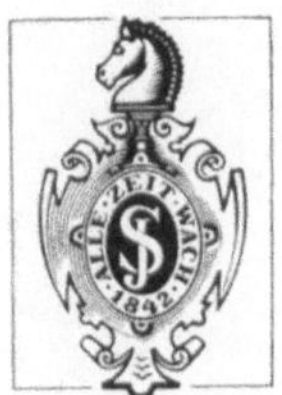
ALLE ZEIT WACH
1842

8. Kongreß der Deutschsprachigen Gesellschaft für Intraokularlinsen Implantation

19. bis 20. März 1994, Berlin

Herausgegeben von

D. T. Pham J. Wollensak R. Rochels Ch. Hartmann

Mit 236 zum Teil farbigen Abbildungen
und 89 Tabellen

Springer-Verlag
Berlin Heidelberg New York
London Paris Tokyo
Hong Kong Barcelona
Budapest

Prof. Dr. med. D. T. Pham
Freie Universität Berlin
Universitätsklinikum Rudolf Virchow
Augenklinik und Poliklinik
Augustenburger Platz 1
D-13353 Berlin

Prof. Dr. med. J. Wollensak
Freie Universität Berlin
Universitätsklinikum Rudolf Virchow
Augenklinik und Poliklinik
Augustenburger Platz 1
D-13353 Berlin

Prof. Dr. med. Rainer Rochels
Universitäts-Augenklinik Kiel
Hegewischstraße 2
D-24105 Kiel

Prof. Dr. Dr. med. Christian Hartmann
Universitätsklinikum Charité
Medizinische Fakultät der Humbold-Universität zu Berlin
D-10098 Berlin

ISBN 978-3-642-50186-9 ISBN 978-3-642-50185-2 (eBook)
DOI 10.1007/978-3-642-50185-2

ISSN 0941-6609

Softcover reprint of the hardcover 1st edition 1994

Satz-, Druck- und Bindearbeiten: Schneider-Druck GmbH, D-91541 Rothenburg ob der Tauber
SPIN: 10123931 25/3130-5 4 3 2 1 0 – Gedruckt auf säurefreiem Papier

Vorwort

Schon bei der 1. Tagung vom 6. bis 7. März in Gießen war vorauszusehen, daß der Kongreß der „Deutschsprachigen Gesellschaft für Intraokularlinsen-Implantation und Refraktive Chirurgie" sehr schnell an Bedeutung zunehmen würde. Inzwischen hat die Tagung einen Umfang erreicht, der in zwei vollen Arbeitstagen kaum gebündelt werden kann. Anhand der eingereichten Kurzfassungen der Vorträge, die jetzt erstmalig eingeführt wurden, mußte durch ein Beratergremium die Spreu vom Weizen getrennt werden. Dies setzte sich auch fort nach der Einreichung der Arbeiten zur Publikation. Ein Gutachtergremium hat alle Arbeiten gesichtet, zur Verbesserung zurückgereicht oder gegebenenfalls auch abgelehnt. Damit läßt sich das Niveau der Tagung weiter anheben. Sicherlich muß in Zukunft die Tagung weiter strukturiert werden. Dies soll in einem Fragebogen an die Mitglieder der Gesellschaft bekräftigt werden.

Zum ersten Mal fand die Tagung in Berlin statt, einer Stadt, die insbesondere durch Albrecht von Graefe mit der Ophthalmologie immer verbunden war und in der sich auch heute noch drei Universitäts-Augenkliniken befinden, neben vielen städtischen und privaten Augenkliniken.

Der Kongreß zeigte, daß die Perfektionierung insbesondere der Kataraktchirurgie einen hohen Standard erreicht hat, so daß auch der angestrebte ambulante Eingriff der Katarkatoperation mit der Linsenimplantation an dieser weiteren Optimierung zum Vorteil des Patienten vorgenommen werden kann. Der Leser kann sicherlich von dem umfangreichen Teil „No-stitch, Astigmatismus" mit 19 Arbeiten Anstöße erhalten und nützliche Hinweise entnehmen.

Neben den Fragen der Kataraktchirurgie wurden auch berufspolitische Gesichtspunkte dargelegt. Insbesondere zeichnet sich in den USA ab, daß vor allem die Kataraktoperation offensichtlich von staatlicher Seite intensiv beeinflußt wird. Solche Entwicklung dürfte auch für die gegenwärtige Situation und für die nächste Zukunft in Deutschland von Bedeutung sein.

Auch zum ersten Mal nahm die refraktive Chirurgie einen führenden Stellenwert ein. Ein ganzer Block der Tagung war diesem Thema gewidmet. Hier zeigte sich allerdings, daß, von einigen Ausnahmen abgesehen, mehr Willensbekundung als wissenschaftliche Arbeit vorgelegt wurde.

Wir waren bemüht, die Arbeiten so rasch wie möglich zum Druck zu bringen, um sie auch den Mitgliedern zugänglich zu machen, die an der Tagung selbst nicht teilnehmen konnten. Die Gliederung der Vorträge entspricht dem Programmaufbau und damit den früheren Kongreßbänden.

Im Namen der Autoren möchten wir Frau H. Berger, Frau St. Zöller und Frau D. Oelschläger vom Springer-Verlag für die gute Zusammenarbeit bei der Fertigstellung dieses Bandes in der gewohnten Form herzlich danken.

D. T. Pham J. Wollensak R. Rochels Ch. Hartmann

Inhaltsverzeichnis

No-stitch, Astigmatismus

Berufspolitik, Biometrie

Nahtfixierte HKL, neue Technologien

Multifokale HKL

Anästhesie, präoperative Problematik

Spezielle IOL

Nachstar, Antientzündliche Therapie

Katarakt/Kapselsack, Glaukom, Keratoplastik, Amotio

Excimerlaser, Refraktive Chirurgie

Mitarbeiterverzeichnis (Erstautoren)

Althaus, C., Priv. Doz. Dr. med
Universitäts-Augenklinik
Moorenstraße 5
40225 Düsseldorf

Amm, M.
Universitäts-Augenklinik
Hegewischstraße 2
24105 Kiel

Anders, N., Dr. med.
Universitäts-Augenklinik
Augustenburger Platz 1
13353 Berlin

Auffarth, G. U., Dr. med.
Universitäts-Augenklinik
Im Neuenheimer Feld 400
69120 Heidelberg

Beck, R., Priv. Doz. Dr. med.
Universitäts-Augenklinik
Doberaner Straße 140
18055 Rostock

Blum, M., Dr. med.
Augenklinik der Ruprecht-Karls-Universität
Im Neuenheimer Feld 400
69120 Heidelberg

Buhl, M., Dr. med.
Universitäts-Augenklinik
Mathildenstraße 8
80336 München

Cendelin, J., Dr. med.
ocni odd FTN
Videnska 800
14059 Praha 4
Tschechische Republik

Daxer, A., Dipl. Ing. Dr. med.
Anichstraße 35
A- 6020 Innsbruck

Derse, M., Dr. med.
Universitäts-Augenklinik
Augustenburger Platz 1
13353 Berlin

Deutsch, St., Dr. med.
Dardenne-Klinik
53177 Bonn-Bad Godesberg

Dick, B., Dr. med.
Universitäts-Augenklinik
Friedrichstraße 18
35385 Gießen

Dornbach, G., Dr. med.
Augenklinik St. Johannes-Spital
Johannesstraße 9–13
44137 Dortmund

Diestelhorst, M., Priv. Doz. Dr. med.
Universitäts-Augenklinik
Joseph-Stelzmann-Straße 9
50931 Köln

Drews, R. C., Prof. Dr. med.
Washington University School of Medicine
St. Louis, Missouri
USA

Eckhardt, B. H., Dr. med.
Augenabteilung im Kreiskrankenhaus Bad Hersfeld
Seilerweg 29
36251 Bad Hersfeld

Effert, R., Priv. Doz. Dr. med.
Universitäts-Augenklinik
Hufelandstraße 55
45122 Essen

Eisenmann, D., Dr. med.
Universitäts-Augenklinik
Friedrichstraße 18
35392 Gießen

Emmerich, K. H., Priv. Doz. Dr. med.
Augenklinik der
Städtischen Kliniken Darmstadt
Heidelberger Landstraße 379
64297 Darmstadt

Ettl. A., Dr. med.
Universitäts-Augenklinik
Anichstraße 35
A-6020 Innsbruck

Faller, U., Dr. med.
Universitäts-Augenklinik
Im Neuenheimer Feld 400
69120 Heidelberg

Fries, U., Dr. med.
Universitäts-Augenklinik
Theodor-Stern-Kai 7
60590 Frankfurt/Main

Gloor, B., Prof. Dr. med.
Universitäts-Augenklinik
Frauenklinikstraße 24
CH-8091 Zürich

Goerdt, J., Dr. med.
Universitäts-Augenklinik
Robert-Koch-Straße 40
37075 Göttingen

Grewing, R., Dr. med.
Augenklinik der
Bundesknappschaft
An der Klinik 10
66280 Sulzbach/Saar

Grote, A., Dr. med.
Universitäts-Augenklinik
Augustenburger Platz 1
13353 Berlin

Guthoff, R., Prof. Dr. med.
Universitäts-Augenklinik
Doberaner Straße 140
18055 Rostock

Häberle, H., Dr. med.
Universitäts-Augenklinik
Augustenburger Platz 1
13353 Berlin

Haigis, W., Dr. rer. nat.
Universitäts-Augenklinik
Joseph-Schneider-Straße 11
97080 Würzburg

Haubrich, T., Dr. med.
Universitäts-Augenklinik
Theodor-Kutzer-Ufer 1
68167 Mannheim

Heider W., Priv. Doz. Dr. med.
Augenklinik Herzog Carl-Theodor
Nymphenburger Straße 43
80335 München

Heinrich A. W., Dr. med.
Augenklinik
Seilerweg 29
36251 Bad Hersfeld

Heinrich, Th., Dr. med.
Universitäts-Augenklinik
Oscar-Orth-Straße 1
66421 Homburg/Saar

Hennekes, R., Prof. Dr. med.
Universitäts-Augenklinik
Laarbeeklaan 101
B-1090 Brüssel
Belgien

Hessemer, V., Priv. Doz. Dr. med.
Universitäts-Augenklinik
Friedrichstraße 18
35385 Gießen

Hettlich, H.-J., Dr. med.
Universitäts-Augenklinik
Ratzeburger Allee 160
23538 Lübeck

Hille, K., Dr. med.
Universitäts-Augenklinik
Oscar-Orth-Straße 1
66421 Homburg/Saar

Jacobi, K. W., Prof. Dr. med.
Universitäts-Augenklinik
Friedrichstraße 18
35392 Gießen

Jacobi, P. C., Dr. med.
Universitäts-Augenklinik
Joseph-Stelzmann-Straße 9
50931 Köln

Kain, H. L., Priv. Doz. Dr. med.
Universitäts-Augenklinik
Mittlere Straße 91
CH-4056 Basel

Kammann, J., Priv. Doz. Dr. med.
Augenklinik St. Johannes-Spital
Johannesstraße 9–11
44137 Dortmund

Kehl, F., Dr. med.
Augenklinik der
Städtischen Kliniken
Mönchebergstraße 41/43
34125 Kassel

Knaflic, D., Dr. med.
Augenabteilung im
Knappschafts-Krankenhaus
An der Klinik 10
66280 Sulzbach

Kohlhaas, M., Dr. med.
Universitäts-Augenklinik
Martinistraße 52
20246 Hamburg

Kohnen, S., Dr. med.
Welfenstraße 8
53173 Bonn

Kohnen, T., Dr. med.
Universitäts-Augenklinik
Friedrichstraße 18
35392 Gießen

Krenzer, S., Dr. med.
Universitäts-Augenklinik
Theodor-Kutzer-Ufer 1
68167 Mannheim

Krüger, H., Dr. med.
Augenklinik der Ruhruniversität
In der Schornau 23–25
44892 Bochum

Krumeich, J. H., Dr. med.
Propst-Hellmich-Promenade 28
44866 Bochum

Krzizok, T., Dr. med.
Universitäts-Augenklinik
Friedrichstraße 18
35385 Gießen

Kuchar, A., Dr. med.
Universitäts-Augenklinik
Abteilung A
Währinger Gürtel 20
A-1090 Wien

Lang, M.
Universitäts-Augenklinik
Oscar-Orth-Straße 1
66421 Homburg

Lieblang, St., Dr. med.
Universitäts-Augenklinik
Oscar-Orth-Straße 1
66424 Homburg

Liekfeld, A.
Universitäts-Augenklinik
Augustenburger Platz 1
13353 Berlin

Lohmann, Chr., Dr. med.
Universitäts-Augenklinik
Franz-Joseph-Strauß-Allee 11
93042 Regensburg

Lorger, C. V., Dr. med.
Universitäts-Augenklinik
Theodor-Kutzer-Ufer
68167 Mannheim

Machemer, H. F., Dr. med.
Universitäts-Augenklinik
Josef-Stelzmann-Straße 9
50931 Köln

Menapace, R., Univ. Doz. Dr. med.
1. Universitäts-Augenklinik
Spitalgasse 2
A-1090 Wien

Menne, H.
Universitäts-Augenklinik
Martinistraße 52
20246 Hamburg

Meyer, H.-J., Prof. Dr. med.
Augenabteilung im Marienhospital
Johannisfreiheit 2–4
49074 Osnabrück

Michelson, G., Priv. Doz. Dr. med.
Universitäts-Augenklinik
Schwabachanlage 6
91054 Erlangen

Mitschischek, E., Dr. med.
Augenabteilung KKH
Virchow-Straße 8
31226 Peine

Mittelviefhaus, H., Dr. med.
Universitäts-Augenklinik
Kilianstraße 5
79106 Freiburg i. B.

Möhring, C., Dr. med
Universitäts-Augenklinik
Mathildenstraße 8
80336 München

Naumann, G. O. H., Prof. Dr. med.
Universitäts-Augenklinik
Schwabachanlage 6
91054 Erlangen

Nawrocki, J., Dr. med.
Katedra i Klinika Chorób Oczu
ul. Kopcinskiego 22
90-153 Lódz
Polen

Neuhann, T., Dr. med.
Helene-Weber-Allee 19
80637 München

Novák, J., MUDr. CSc.
Universitäts-Augenklinik
Sokolská 1
Hradec Králové, 50036
Tschechische Republik

Ohrloff, Chr., Prof. Dr. med.
Universitäts-Augenklinik
Theodor-Stern-Kai 7
60590 Frankfurt

Pham, D. T., Prof. Dr. med.
Universitäts-Augenklinik
Augustenburger Platz 1
13353 Berlin

Quentin, C.-D., Dr. med.
Universitäts-Augenklinik
Robert-Koch-Straße 40
37075 Göttingen

Rozsival, P., Doc., M. D.
Universitäts-Augenklinik
Sokolská 1
Hradec Králové, 50036
Tschechische Republik

Sadowski, B., Dr. med.
Universitäts-Augenklinik
Schleichstraße 12
72076 Tübingen

Schmitz, K., Dr. med.
Krankenhaus
München-Harlaching
Sanatoriumsplatz 2
81545 München

Schnaudigel, O.-E., Prof. Dr. med.
Universitäts-Augenklinik
Theodor-Stern-Kai 7
60590 Frankfurt/Main

Schwarz, N., Dipl. med.
Augenklinik der Charité
Schumannstraße 20/21
10117 Berlin

Seiler, T., Prof. Dr. Dr.
Universitäts-Augenklinik
Carl Gustav Carus
Fetscherstraße 74
01307 Dresden

Seitz, B., Dr. med.
Universitäts-Augenklinik
Schwabachanlage 6
91054 Erlangen

Skorpik, Ch., Priv. Doz. Dr. med.
1. Universitäts-Augenklinik
Spitalgasse 2
A-1090 Wien

Steinkogler, F. J., Prof. Dr. med.
2. Universitäts-Augenklinik
Alserstraße 4
A-1090 Wien

Struck, H. G., Prof. Dr. med.
Universitäts-Augenklinik
Magdeburger Straße 8
06097 Halle/Saale

Sundmacher, R., Prof. Dr. med.
Universitäts-Augenklinik
Moorenstraße 5
40225 Düsseldorf

Teping, Chr., Prof. Dr. med.
Augenklinik Winterbergkliniken
Theodor-Heuß-Straße 122
66119 Saarbrücken

Tetz, M., Dr. med.
Universitäts-Augenklinik
Im Neuenheimer Feld 400
69120 Heidelberg

Vass, C., Dr. med.
1. Universitäts-Augenklinik
Spitalgasse 2
A-1090 Wien

Voeske, W., Dr. med.
Universitäts-Augenklinik
Sehschule
Josef-Schneider-Straße 11
97080 Würzburg

Weindler, J., Dr. med.
Universitäts-Augenklinik
Oscar-Orth-Straße 1
66424 Homburg/Saar

Welt, R., Prof. Dr. med.
Augenklinik der
Städt. Krankenanstalten
Bremserstraße 79
67063 Ludwigshafen

Wenzel, M., Priv. Doz. Dr. med.
Augenklinik der RWTH
Pauwelstraße 30
52074 Aachen

Werner, J., Dipl.-Ing.
Institut f.Biomedizinische Technik
und Medizinische Informatik
Abt. Biomedizinische Technik
PF 10 08 88
18055 Rostock

Wesendahl, T. A., Dr. med.
Universitäts-Augenklinik
Kilianstraße 5
79106 Freiburg

Wiechens, B., Dr. med.
Universitäts-Augenklinik
Hegewichstraße 2
24105 Kiel

Wiegand, W., Priv. Doz. Dr. Dr.
Universitäts-Augenklinik
Robert-Koch-Straße 4
35037 Marburg

Zehetmayer, M., Dr. med.
Universitäts-Augenklinik
Allg. Augenheilkunde B
Währinger Gürtel 18–20
A-1090 Wien

Zeitz, J. H., Dr. med.
Stresemannstraße 7–9
40210 Düsseldorf

No-stitch, Astigmatismus

Lokalisation der selbstschließenden Wundöffnung und korneale Stabilität

D. T. Pham

Zusammenfassung. Verschiedene Parameter bei der Wundkonstruktion der „No-stitch-Technik“ haben unterschiedliche Wirkung auf die korneale Stabilität. Diesbezügliche Kenntnisse können operationstechnisch umgesetzt werden, um den induzierten Astigmatismus zu minimieren oder um einen präoperativen Astigmatismus zu korrigieren. Bekanntlich verursacht die sklerale Wundöffnung eine geringere Abflachung der Hornhaut als eine Wundöffnung, die in der Hornhaut gelegt wird. Bei schrittweiser Verlagerung einer 3,5 mm breiten Inzision von skleral über die korneosklerale Grenze und den kornealen Limbus bis hin zur klaren Hornhaut kann man einen Astigmatismus von 0,5–ca. 1,5 dpt induzieren, wenn die Wundöffnung bei 12 Uhr gelegt wird. Mit einer Inzisionsbreite von 7,0 mm entwickelt sich ein induzierter Astigmatismus von 0,75–4 dpt. Wird die Wunderöffnung in die horizontale Achse gelegt und von temporal vorgenommen, zeigt die korneale Stabilität ein anderes Verhalten: die Abflachung der Hornhaut ist – bei konstant gehaltenen chirurgischen Parametern – signifikant geringer. Der hierbei induzierte Astigmatismus ist verglichen zum Eingriff in der vertikalen Achse bis zu 50% reduziert. Für die tägliche Routinearbeit wird auf konkrete Richtlinien hingewiesen.

Summary. Related to the wound construction of cataract surgery, corneal stability can be influenced by many factors including mainly length and localisation of the incision. Now cataract surgery can be performed with controlled surgically induced astigmatism and a preoperative astigmatism can be corrected effectively. A scleral incision causes less flattening in the axis of the incision than a corneal incision. With a scleral, corneo scleral or clear corneal 3.5 mm incision an astigmatism of 0.5 to 1.5 dpt will be induced, if the wound opening is placed in the 12 o'clock position. A 7 mm incision induces an astigmatism of about 0.75 to 4 dpt. The corneal stability is less influenced by a lateral approach. Compared to the incision in the vertical axis the induced astigmatism can be reduced up to 50%. By chosing an adequate localisation of the incision, an astigmatism up to 4 dpt can be corrected in combination with the cataract extraction. For routine use concrete indications are recommended.

Einleitung

Seit der Einführung der No-stitch-Technik im Frühjahr 1991 tritt die Wundkonstruktion in der Kataraktchirurgie immer mehr in den Vordergrund. Die selbstschließende Inzision erfüllt zwei moderne Hauptanforderungen der Wundöffnung: sie hat eine um vielfach höhere Wundstabilität als die bisheri-

J. Wollensak et al. (Hrsg.)
8. Kongreß der DGII

ge, vor allem bei unphysiologischer Drucksteigerung. Weiterhin wird durch die Wundöffnung die Formstabilität der Hornhaut minimal beeinflußt. Durch Verzicht auf eine Nahtfixation wird eine der wichtigsten Variablen ausgeschlossen, die die Formstabilität der Kornea verändern können. Mit neuen publizierten klinischen Ergebnissen werden weitere Erkenntnisse [13, 15] dargestellt, mit denen eine weitere Anforderung gestellt werden kann: Die Kataraktchirurgie soll möglichst mit kontrolliertem Astigmatismus vorgenommen werden. So kann man neben der Änderung der Inzisionsbreite auch mit entsprechender Lokalisation der Wundöffnung die Form der Hornhaut gezielt beeinflussen.

Superiorer und lateraler Zugang

Die Limbusregion sowie die periphere Hornhaut in der superioren bzw. lateralen Region sind unterschiedlich. Dies ist für die chirurgische Manipulation

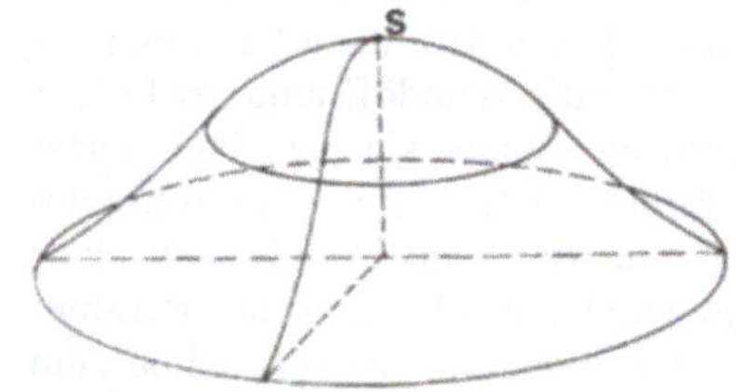

a

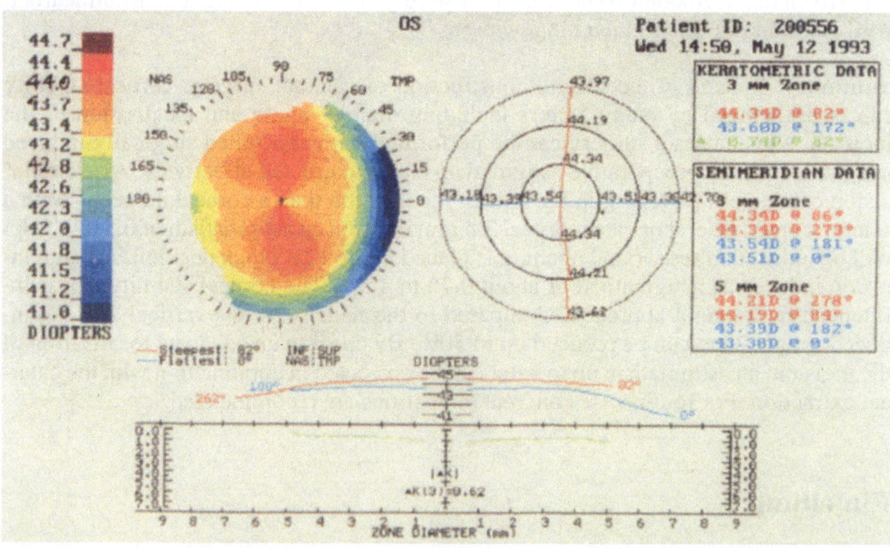

b

Fig. 1 a, b. Schematische Darstellung der Hornhaut (**a**) nach Littmann [7] sowie topographische Analyse einer „normalen" Hornhaut (**b**). Es zeigt sich typischerweise eine stärkere Krümmung der Hornhaut im vertikalen Meridian. Die periphere Hornhaut ist nach temporal erheblich abgeflacht

sowie für den induzierten Astigmatismus von Bedeutung. Folgende geometrische Eigenschaften sollen hervorgehoben werden:

Die Hornhaut ist in der superioren Region wesentlich steiler als in der temporalen Region (Abb. 1 a, b). Eine lamellierende Präparation von skleral über die korneosklerale Zone in die Kornea gestaltet sich in der superioren Region verständlicherweise schwieriger als in der lateralen Region.
Der Hornhautdurchmesser (weiß zu weiß) ist vertikal geringer als horizontal. Es ist somit zu erwarten, daß die Formstabilität der Hornhaut in Abhängigkeit von superiorer oder lateraler Wundöffnung unterschiedlich reagiert.

Die Gestaltung eines lateralen Zugangs ist für die meisten Operateure jedoch ungewohnt. Aufgrund der genannten Besonderheiten der peripheren Hornhaut hat man allerdings einen günstigeren Operationssitus in der lateralen Region. Die lamellierende Präparation ist wegen der flachen peripheren Hornhaut einfacher. Der induzierte Astigmatismus nach einem lateralen Zugang beträgt etwa die Hälfte im Vergleich zur Operation am vertikalen Meridian [15]. Der Eingriff am schrägen Meridian ruft nur einen geringeren Unterschied im Vergleich zum Eingriff am vertikalen Meridian hervor. Der induzierte Astigmatismus bei einem 3,5 mm kornealen Tunnelschnitt am temporal oberen Meridian induziert ebenfalls einen Astigmatismus von knapp über 1,0 dpt [6] und ist vergleichbar mit einem 3,2 mm Tunnelschnitt am vertikalen Meridian [2].

Skleral – korneoskleral – korneal

Bei der Einführung der No-stitch-Technik wurde ein skleraler Zugang mit 3–4 mm Breite bevorzugt. Es lag einer Überlegung zugrunde, daß die radiäre Länge des Tunnels zur Länge der Inzision im Verhältnis von 1 : 1 stehen sollte. So wurde die äußere Inzision in etwa 3–4 mm Limbusabstand gelegt [1, 10]. Diese kleine Inzision im Sinne der Kleinschnittechnik war der Implantation einer faltbaren Linse vorbehalten. Bald wurde festgestellt, daß es auch mit einer wesentlich breiteren Inzision bis zu 7 mm und dazu noch kürzeren Tunnellänge von 1,5–2,0 mm möglich ist, stabile Wundverhältnisse zu erreichen [12, 13]. Diese Entwicklung ist insofern wichtig, als daß man durch eine derartige Inzision die weitverbreitete PMMA-Linse mit einem Optikdurchmesser von 6,5 mm implantieren kann [3, 12]. Ein Jahr später wurde die Inzision noch weiter nach korneal gelegt. Fine führte 1992 die „clear corneal incision" ein [5]. Der Tunnelschnitt wird in der temporalen Hornhaut gesetzt und lamellierend um etwa 1,75 mm in die Vorderkammer präpariert. Die Inzisionsbreite beträgt dabei 3–4 mm. Die Entwicklung in den letzten drei Jahren zeigt, daß am jeweiligen Meridian die Wundöffnung entweder skleral, im Bereich der korneoskleralen Grenze oder rein korneal gelegt werden kann (Abb. 2 a–c). Prinzipiell gilt:

Wird die Inzision mehr skleral gelegt, ist die Tunnelpräparation schwieriger. Der induzierte Astigmatismus ist jedoch geringer.

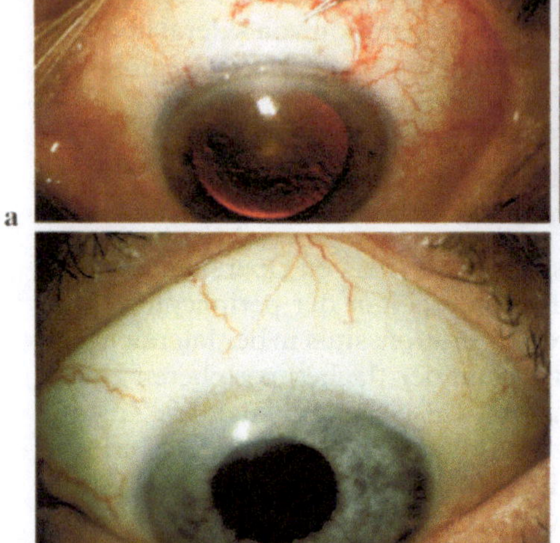

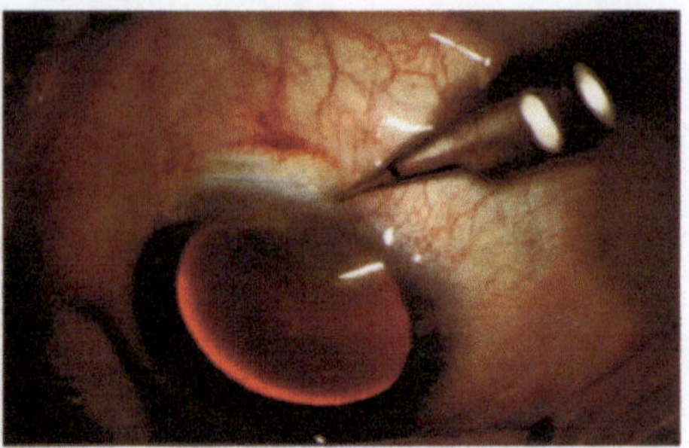

Fig. 2a–c. Klassische Lokalisation bei 12 Uhr: sklerale Inzision (**a**), korneosklerale Inzision im Bereich der blau-weißen Grenze (**b**) und der kornealen Inzision (**c**). Bei der letzteren erkennt man die Inzision lediglich an der zarten Trübung in der Hornhautperipherie

Wird die Inzision mehr korneal gelegt, hat man eine einfachere Lamellenpräparation. Der induzierte Astigmatismus ist jedoch höher und die Wundstabilität geringer.
Wird die Inzision in der korneoskleralen Grenze gelegt, läßt sich die Wundöffnung ebenfalls einfach und zuverlässig gestalten. Der Astigmatismus ist, zwischen 0,5 und 1,0 dpt, höher als bei dem skleralen Tunnelschnitt [15]. Man kann den korneoskleralen Tunnelschnitt durchaus als einen Kompromiß ansehen, sowohl im Hinblick auf die Wundstabilität als auch auf den induzierten Astigmatismus.

Indikationen

In der klinischen Routinearbeit wird meist gewünscht, daß chirurgisch ein geringer Astigmatismus hervorgerufen wird. In der Tat weisen 95% der Kataraktpatienten einen geringen präoperativen Astigmatismus auf (65% haben keinen bzw. einen sehr kleinen Astigmatismus von weniger als 1,0 dpt und 30% haben einen Astigmatismus von 1,0 bis 2,0 dpt; s. Abb. 3). Wenn keine Linsenimplantation geplant ist, kann man einen Tunnelschnitt von 2,8–3,0 mm in beliebiger Lokalisation vornehmen. Der korneale Schnitt ist in diesem Fall am besten geeignet und kann in gewohnter Lokalisation bei 12 Uhr vorgenommen werden. Ist eine faltbare Linsenimplantation geplant, ist meist eine Inzisionsbreite von 3,2–4,0 mm erforderlich. Wird diese Inzision in der 12-Uhr-Position korneal gelegt, muß man mit einem induzierten Astigmatis-

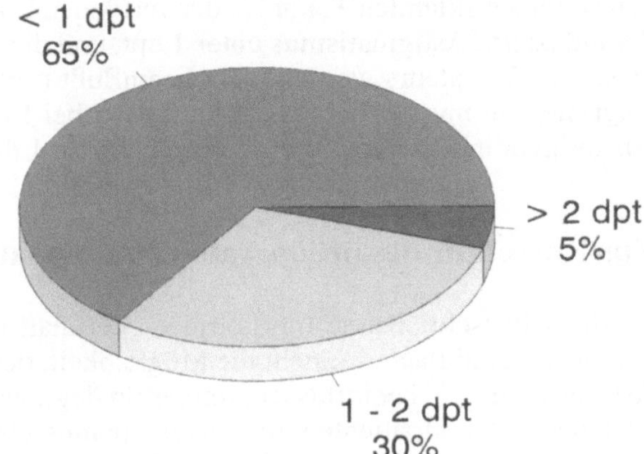

Fig. 3. In 95% der Patienten mit seniler Katarakt beträgt der präoperative Astigmatismus höchstens bis 2 dpt

Tabelle 1. Induzierter Astigmatismus bei einer 3,5 mm Inzisionsbreite je nach Lokalisation

≤ 3,5 mm	Vertikal (12 Uhr)	Temporal
Skleral	0,5–0,75 dpt	≈ 0 dpt
Korneal	1,0–1,5 dpt	0,5–0,75 dpt

Tabelle 2. Induzierter Astigmatismus bei einer 6,0–7,0 mm Inzisionsbreite je nach Lokalisation

6–7 mm	Vertikal (12 Uhr)	Temporal
Skleral	0,75–1,0 dpt	≈ 0,5 dpt
Korneoskleral	1,25–1,75 dpt	0,75–1,0 dpt
Korneal	3,0 –4,0 dpt	1,5 –2,0 dpt

Tabelle 3. Empfohlene Inzisionsbreite und Lokalisation beim erwünschten geringen induzierten Astigmatismus (≤ 1 dpt)

IOL	Inzision	Lokalisation
Keine	2,8–3,0	Korneal
Faltbare	3,2–4,0	Korneal/temporal
PMMA	6,0–7,0	Skleral

mus von 1,0–1,5 dpt rechnen [2]. Wir empfehlen den Kornealschnitt in der temporalen Region, um den induzierten Astigmatismus weiter zu reduzieren (vgl. Tabelle 1). Wird eine PMMA-Linse mit üblichem Optikdurchmesser (6–7 mm) gewählt, wie sie routinemäßig am häufigsten implantiert wird, ziehen wir einen skleralen Tunnel in der vertikalen Lokalisation vor. Somit bleibt der induzierte Astigmatismus unter 1 dpt, und die gewohnten Arbeitsverhältnisse des Operateurs werden nicht beeinflußt (vgl. Tabelle 2). Die Tabelle 3 zeigt die von uns bevorzugte Lokalisation bei Routineeingriffen, bei denen ein geringer induzierter Astigmatismus (bis zu 1 dpt) erwünscht ist.

Zur Korrektur des präoperativen Astigmatismus

Da die selbstschließende Inzision den Meridian in der Eingriffsachse mehr oder weniger abflacht, besteht die Möglichkeit, den präoperativ vorhandenen Astigmatismus zu beeinflussen. Immerhin liegt, wie bereits oben erwähnt, bei 35% der Kataraktpatienten ein Astigmatismus über 1,0 dpt präoperativ vor. Bei unkontrollierter Lage der Wundöffnung würde sich dieser Astigmatismus noch weiter erhöhen, was die optimale postoperative Sehschärfe einschränken kann. Es ist deshalb ratsam, einen präoperativen Astigmatismus ab 1,0 dpt durch gezielte Lokalisation der Wundöffnung mitzukorrigieren. Die Wundöffnung soll prinzipiell am steilen Meridian gelegt werden. Da 93% der Kataraktpatienten einen Astigmatismus nach der Regel bzw. gegen die Regel haben (Abb. 4), kommt meistens eine Lokalisation in der 12-Uhr-Position oder lateral in Frage. Liegt ein Astigmatismus nach der Regel vor, wird in der 12-Uhr-Position wie gewohnt operiert. Besteht präoperativ ein inverser Astigmatismus, so wird der laterale Zugang gewählt (Abb. 5). Bei dem letzteren wird die Wundöffnung in der korneoskleralen Grenze oder korneal gelegt. Die sklerale Inzision beim lateralen Zugang wirkt praktisch astigmatismusneutral und kann deshalb für Korrektur nicht eingesetzt werden.

Eine korneale Inzision, die breiter als 3,5 mm ist, bedarf unbedingt einer radiären Fixationsnaht. Diese Naht hat nur die Funktion, die Wundlamellen zueinander zu halten. Der Knoten soll auf keinen Fall die Hornhaut deformieren, was bei Bulbushypertonie und unter Anwendung eines Keratoskops gut zu kontrollieren ist.

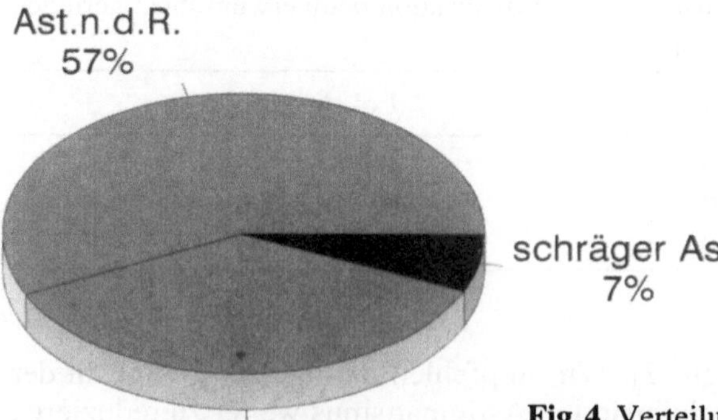

Fig. 4. Verteilung des präoperativen Astigmatismus (n.d.R. = nach der Regel; g.d.R. = gegen die Regel)

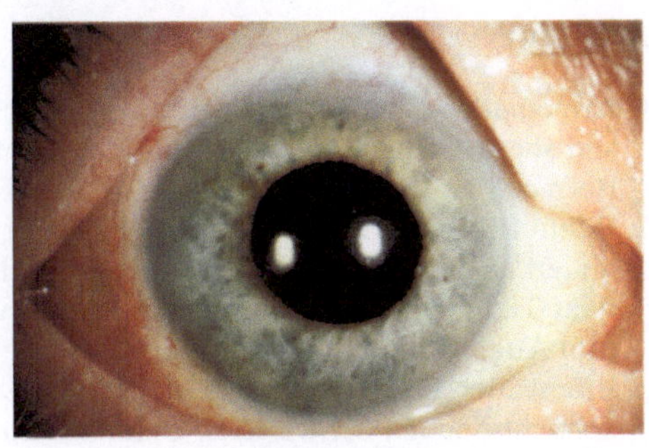

Fig. 5. Temporale Lokalisation (lateraler Zugang an der korneoskleralen Grenze nach Bindehauteröffnung)

Tabelle 4. Empfohlene Lokalisation bei einem präoperativen Astigmatismus, der bei der Kataraktoperation mitkorrigiert werden soll. *n.d.R*: nach der Regel, *g.d.R*: gegen die Regel

Astigmatismus (dpt)	Inzision (6–7 mm)
1,0–2,0 n.d.R.	Korneoskleral/vertikal
2,5–4,0 n.d.R.	Korneal/vertikal
0,5–1,5 g.d.R.	Korneoskleral/temporal
2,0–3,0 g.d.R.	Korneal/temporal

Zur Astigmatismuskorrektur wird folgendes Vorgehen in unserer Klinik angewendet (s. Tabelle 4):

Bei einem Astigmatismus nach der Regel 1,0–2 dpt: korneoskleraler Tunnelschnitt mit 7 mm Breite in der 12-Uhr-Position.
Bei einem Astigmatismus nach der Regel von 3–4 dpt: kornealer 7 mm-Tunnelschnitt in der 12-Uhr-Position. Legen einer radiären 10.0er Nylonnaht unter Keratoskopkontrolle. Zeigt sich postoperativ ein Untereffekt der Astigmatismuskorrektur, wird der Faden nach 4 Wochen entfernt, um eine stärkere Abflachung der Hornhaut zu ermöglichen.
Bei einem präoperativen Astigmatismus gegen die Regel: lateraler Tunnelschnitt mit 7 mm Breite. Man beachte den geringen induzierten Astigmatismus des lateralen Zugangs. Meist ist auch mit dem Kornealschnitt nur ein Korrektureffekt von weniger als 3 dpt zu erreichen.

Durch diese gezielte Lokalisation der Wundöffnung kann der präoperative Astigmatismus effektiv beeinflußt werden. Die Kataraktchirurgie wird somit um einen Schritt weiter perfektioniert.

Literatur

1. Armeniades CD, Boriek A, Knolle GE (1990) Effect of incision length, location and shape on local corneoscleral deformation during cataract surgery. J Cataract Refract Surg 16 : 83–87
2. Böhm B, Pham DT, Liekfeld A (1994) Erfahrungen über hochrefraktive Silikonhinterkammerlinse und 3,2 mm selbstschließende corneale Inzision. Sitzungsbericht Tagung der Berlin-Brandenburgischen Augenärztlichen Gesellschaft. Klin Mbl Augenheilkd 204 : 185
3. Brauweiler HP, Kessler AS, Dühr R (1991) „No Stitch"-Kataraktchirurgie für konventionelle PMMA-IOL. Ophthal Chirurgie 3 : 75–82
4. Duke-Elder S (1976) System of Ophthalmology, vol 2. Henry Kimpton, London, p 93
5. Fine H, Fichtman RA, Grabow HB (1993) Clear corneal cataract surgery and topical anesthesia. Slack, Thorofare/USA, pp 5–26
6. Kamman J, Dornbach G, Schüttrumpf R (1993) Nahtlose Wundadaptation – Vergleich zwischen corneal und Corneoskleralschnitt. Ophthalmologe (Suppl) 1 : 137
7. Koch PS (1991) Structural analysis of cataract incision construction. J Cataract Refract Surg 17 : 661–667
8. Littmann H (1953) Über eine bisher nicht beachtete Art von Hornhaut-Astigmatismus. V Graefes Arch für Ophthalmologie 154 : 603–616
9. McFarland MS (1991) McFarland Surgical Technique. In: Gills JP, Sanders DR (eds) Small-Incision Cataract Surgery. Slack, Thorafare/USA, pp 107–116
10. Menapace R, Radax U, Amon M, Papapanos P (1991) Kleinschnitt-Kataraktchirurgie ohne Naht: Bericht über 100 konsekutive Fälle. Spektrum Augenheilkd 5/4 : 135–140
11. Pham DT, Wollensak J (1991) „No Stitch"-Kataraktchirurgie als Routineverfahren. Technik und Erfahrung nach 500 Fällen. Tagung der Berlin-Brandenburgischen Augenärztlichen Gesellschaft. Klin Mbl Augenheilk 201 : 66–67
12. Pham DT, Wollensak J (1992) „No-Stitch"-Kataraktchirurgie als Routineverfahren. Klin Mbl Augenheilk 200 : 639–643
13. Pham DT, Wollensak J, Seiler T (1994) Eine standardisierte Wundkonstruktion für No-Stitch-Kataraktchirurgie mit maximaler Inzision bis 12 mm. Experimentelle und klinische Ergebnisse. Ophthalmologe 91 : 429–433
14. Pham DT (1993) Kataraktchirurgie und Intraokularlinsen-Implantation mit der No-Stitch Technik. 7. Kongreß der DGII, Springer, Berlin Heidelberg New York Tokyo, S. 80–87
15. Pham DT, Wollensak J, Liekfeld A (1994) Laterale Eröffnung der Vorderkammer in der Kataraktchirurgie. Sitzungsbericht Tagung der Berlin-Brandenburgischen Gesellschaft. Klin Mbl Augenheilk 204 : 184–185
16. Sanders DR, Shepherd J, Ernest PH (1990) Effect of incision size and structure configuration on induced astigmatism and visual rehabilitation. In: Gills JP, Sanders DR (eds) Small incision cataract surgery. Slack, Thorofare/USA, pp 57–88

6-mm-sklerokornealer Tunnelschnitt: Untersuchung der durchschnittlichen induzierten kornealen topographischen Veränderungen

C. Vass und R. Menapace

Zusammenfassung. In einer prospektiven Studie wurden an 20 Augen die induzierten kornealen topographischen Veränderungen nach Kataraktoperation untersucht. Der operative Zugang erfolgte von oben mit 6 mm langer skleraler Inzision und sklerokornealem Tunnel. Zum Wundverschluß wurde als Situationsnaht eine 9-0 Nylon „Infinity-Naht“ gelegt. Die korneale Topographie wurde mittels TMS-1 (Tomey) präoperativ sowie nach einer Woche, einem Monat und 3 Monaten aufgezeichnet. Nach automatischer Artefakterkennung und Ausbesserung wurden Differenzbilder für je 2 Untersuchungen jedes Patienten errechnet. Daraus wurden sodann durchschnittliche Differenzbilder aller Patienten gebildet. Diese zeigten nach einer Woche oben eine deutliche Abflachung (0,2–0,7 dpt) und im horizontalen Meridian eine Ansteilung (0,2–0,8 dpt). Bis zum 3. postoperativen Monat kam es zu keiner wesentlichen weiteren Veränderung des topographischen Bildes. Zur statistischen Bearbeitung mittels gepaartem Wilcoxon-Test wurden die Daten auf 225 korneale Segmente in sieben konzentrischen Ringen reduziert. Es wurden erneut Differenzbilder errechnet und für jedes Segment die statistische Signifikanz berechnet. Der Test ergab Signifikanzen im Bereich der oberen Abflachung sowie der horizontalen Ansteilung. Im unteren Bereich der Kornea ergaben sich keine signifikanten Veränderungen. Die vorliegende Studie beweist, daß ein 6 mm langer sklerokornealer Tunnel mit „Infinity-Naht“ im Durchschnitt nur geringe topographische Veränderungen induziert, und topographisch schon nach einer Woche stabil ist.

Summary. In 20 eyes, we evaluated the mean corneal shape changes induced by a 6 mm superior straight sclero-corneal incision cataract surgery. Although using self-sealing wound architecture we applied a 9-0 Nylon infinity suture to avoid shifting. Corneal topography was recorded with a TMS-1 system (Tomey Inc.). Measurements were taken preoperatively, and one week, one month and three months after surgery. After automatic elimination of artefacts, difference-maps between every two investigations were calculated for each patient. Then we averaged these maps, getting mean difference maps for all 20 patients. These exhibit a distinct upper flattening (0.2–0.7 dpt) and horizontal steepening (0.2–0.8 dpt). Statistic analysis was performed with paired Wilcoxon tests. For this, each topographic image was cut into 225 fields in 7 concentric rings. The mean refractive values of these fields were stored in a data base. The mean differences between the preoperative and the postoperative readings were calculated and transformed into color-coded maps. Statistic significance was calculated for each of the 225 fields. We could prove a significant flattening of the upper cornea and a significant horizontal steepening, induced by surgery. The lower corneal regions did not show any significant change. Concluding, our results show that a 6 mm SSCI with infinity suture

J. Wollensak et al. (Hrsg.)
8. Kongreß der DGII

induces little topographic changes and is characterized by good wound stability as soon as one week postoperative.

Einleitung

Um den Astigmatismusverlauf nach Kataraktoperationen zu verfolgen, werden in der Regel keratometrische Daten erhoben, die oft mit topographischen Bildern ergänzt werden. Zur Berechnung des operativ induzierten Astigmatismus wurden in den letzten Jahren verschiedene Formeln zur Vektoranalyse entwickelt [6, 2, 5, 1, 4]. Allen diesen Formeln ist die Tatsache gemeinsam, daß sie lediglich 4 keratometrische Meßpunkte verwenden und daher asymmetrische Veränderungen nur teilweise erfassen können [7]. Die ebenfalls angefertigten kornealen topographischen Bilder, die wesentlich mehr Information beinhalten, wurden hingegen bisher nur zur Falldemonstration verwendet.

Das Ziel der vorliegenden Studie war, die operativ, durch eine 6 mm Inzision, induzierten kornealen Formveränderungen mittels statistischer Auswertung topographischer Bilder zu analysieren. Dabei galt das Interesse zwei Fragen: 1. in welchem Ausmaß und in welcher Lokalisation treten operativ induzierte topographische Veränderungen auf; 2. zu welchem postoperativen Zeitpunkt ist die Wunde – gemessen an der kornealen Topographie – stabil.

Material und Methoden

Das Patientengut bestand aus 20 konsekutiv operierten Augen von 19 Patienten. Alle Augen wurden von einem Operateur operiert (Menapace). Nach Bindehauteröffnung wurde ein 6 mm langer skleraler Schnitt und ein sklerokornealer Tunnel präpariert. Nach Kapsulorhexis und Phakoemulsifikation wurde eine 6-mm-PMMA-Intraokularlinse in den Kapselsack implantiert. Obwohl die Wunde selbstschließend war, wurde eine horizontale Situationsnaht (Infinity Naht [3]) gelegt. Die korneale Topographie wurde mittels TMS-1 (Tomey) 4mal pro Patienten gemessen: präoperativ sowie 1 Woche, 1 Monat und 3 Monate postoperativ.

Die Zahlenwerte der TMS-1 Bilder wurden in ASCII Code umgewandelt, auf einen Apple transferiert und in dem Programm „Microsoft Excel" mit Hilfe von eigens entwickelter Software weiterverarbeitet. Zunächst wurden die Bilder mit einem Algorithmus zur Fehlererkennung und Ausbesserung bearbeitet. Von den so ausgebesserten Bildern wurden für jeden Patienten Differenzbilder (1 Woche-prä, 3 Monate-prä) errechnet. Aus den jeweils 20 Differenzbildern der 2 Zeitintervalle wurden dann 2 mittlere Differenzen errechnet. Diese wurden in farbige Topographiebilder, bestehend aus 6144 Segmenten, umgewandelt.

Um die Datenmenge einer statistischen Bearbeitung zugänglich zu machen haben wir die Topographie in 225 Felder in 7 konzentrischen Ringen eingeteilt und das so reduzierte Datenmaterial für weitere Analysen benützt. Es wurden wiederum 2 Differenzbilder mit je 225 Segmenten errechnet:

1 Monat–1 Woche, 3 Monate–prä. Das letzte haben wir einer statistischen Analyse unterzogen. Um Areale mit statistisch signifikanter induzierter topographischer Veränderung abzugrenzen, haben wir einen gepaarten Wilcoxon-Test für jedes Segment durchgeführt.

Ergebnisse

Die korneale Topographie zeigt 1 Woche nach 6 mm langer sklerokornealer Incision eine deutliche Abflachung oben und eine Ansteilung im horizon-

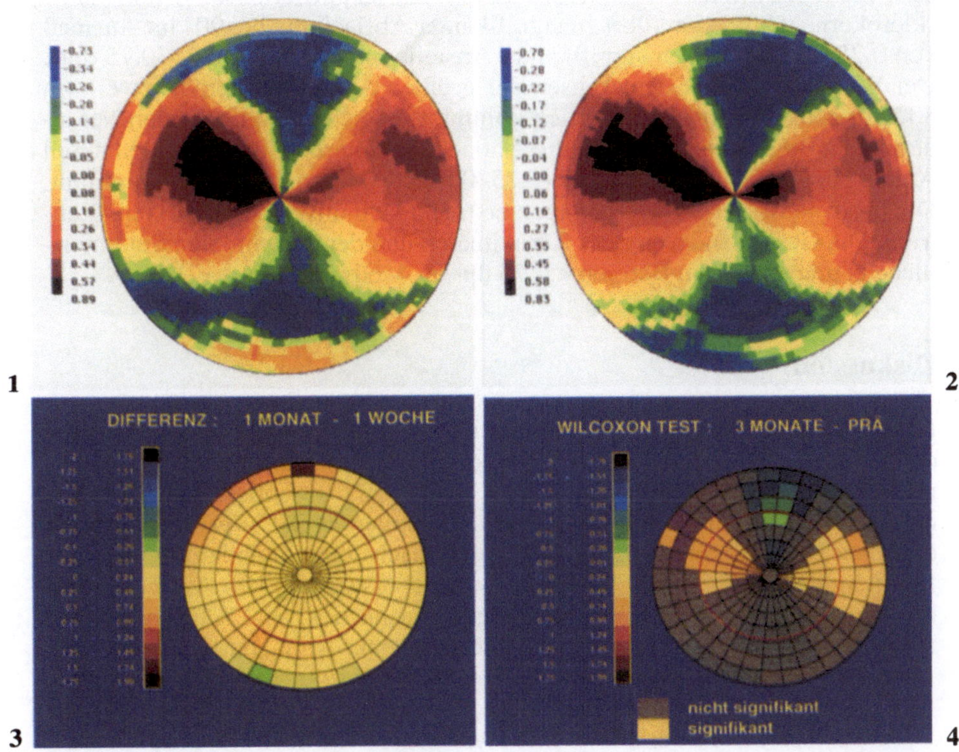

Abb. 1. Differenzbild zwischen 1 Woche postoperativ und präoperativer Topographie; Mittelwerte von 20 Patienten

Abb. 2. Differenzbild zwischen 3 Monaten postoperativ und präoperativer Topographie; Mittelwerte von 20 Patienten

Abb. 3. Differenzbild zwischen 1 Monat und 1 Woche postoperativer Topographie; Mittelwerte von 20 Patienten; 225 Segmente; roter Ring = 4 mm Zone

Abb. 4. Differenzbild zwischen 3 Monaten postoperativ und präoperativer Topographie; 225 Segmente; überlagert mit den Ergebnissen der gepaarten Wilcoxon-Teste; Segmente ohne signifikante Veränderung ($P < 0{,}05$) sind schraffiert

talen Meridian (Abb. 1). Weniger ausgeprägt ist die Abflachung der unteren kornealen Region. 3 Monate postoperativ (Abb. 2) bietet sich ein im wesentlichen unverändertes Bild. Abbildung 3 stellt die reduzierten Differenzdaten dar. Jedes der 225 Felder gibt farbkodiert die durchschnittliche Änderung des entsprechenden kornealen Segmentes zwischen 1 Woche und 1 Monat postoperativ wieder. Man kann erkennen, daß es in dieser Zeitperiode zu keiner weiteren Veränderung der kornealen Topographie kommt.

Die Ergebnisse des gepaarten Wilcoxon Testes sind in Abb. 4 dargestellt. Auf einer farbkodierten Differenzkarte mit 225 Segmenten sind die Areale mit signifikanten induzierten topographischen Veränderungen hervorgehoben; nicht signifikant veränderte Areale sind schraffiert. Die 6 mm lange sklerokorneale Incision führt zu signifikanter Abflachung bei 90° im Ausmaß von 0,25–1,0 dpt und zu signifikanter Ansteilung horizontal (0,25–0,75 dpt). Der Winkel zwischen den Achsen der größten Änderung beträgt jeweils ca 80°. Im unteren kornealen Bereich kommt es zu keinen signifikanten Veränderungen. Bei 90° fällt auf, daß die Abflachung innerhalb des zentralen 4 mm Areals nur gering ausgeprägt ist (0,25–0,5 dpt) und nach peripher zunimmt. Die horizontale Ansteilung dagegen erstreckt sich unvermindert bis ins Zentrum. Die Gesamtänderung der 2 maximalen und der 2 minimalen Semimeridiane beträgt im 4 mm Bereich < 0,75 dpt im 4–6 mm Bereich < 1,0 dpt.

Diskussion

Die vorliegende Studie weist durch statistische Analyse topographischer Bilder eine signifikante wundbezogene korneale Abflachung oben sowie eine nasale und temporale Ansteilung der Kornea nach. Im optisch wichtigsten 4 mm Bereich beträgt die Gesamtänderung weniger als 0,75 dpt. Im Vergleich dazu beträgt die durchschnittliche topographische Gesamtänderung im 4 mm Bereich für die temporale 3 mm CCI weniger als 0,5 dpt [8]. Auch die Ausbreitung der signifikanten Veränderungen war nach 3 mm CCI geringer: sie führte nur temporal jenseits der 2 mm Zone zu einer Abflachung, jedoch – mit Ausnahme von 2 isolierten Segmenten – zu keiner signifikanten nasalen oder vertikalen topographischen Änderung.

Im postoperativen Verlauf konnten wir zeigen, daß auch ein 6 mm Tunnelschnitt bereits nach einer Woche topographisch stabil ist und in den folgenden 3 Monaten keine wesentlichen Veränderungen mehr zu erwarten sind. In welchem Ausmaß diese gute Stabilität auf die horizontale „Infinity Naht" zurückgeht, muß offen bleiben, jedenfalls bringt sie aber einen Zuwachs Sicherheit der nicht durch einen frühpostoperativen Astigmatismus erkauft werden muß. Aus dieser Studie läßt sich der Schluß ziehen, daß die 6 mm sklero-korneale Incision mit „Infinity-Naht" in Beziehung auf die induzierten topographischen Änderungen und die frühzeitige postoperative Stabilität nahe an die Resultate der 3 mm CCI herankommt. Es läßt sich daher auch in Fällen, in denen eine PMMA Linse wünschenswert ist, diese durch eine nahezu astigmatismusneutrale Inzision implantieren. Auch eine frühzeitige visuelle Rehabilitation mit Brillenverordnung nach einer Woche erscheint möglich.

Literatur

1. Alpins NA (1993) A new method of analyzing vectors for changes in astigmatism. J Cataract Refract Surg 19:524–533
2. Cravy TV (1979) Calculation of the Change in Corneal Astigmatism Following Cataract Extraction. Ophthalmic Surg 10:38–49
3. Fine IH (1990) Infinity Suture: modified horizontal suture for 6.5 mm incisions. In: Gills JP, Sanders DR (eds) Small-Incision Cataract Surgery. Slack, Thorofare/USA, pp 141–153
4. Holladay JT, Cravy TV, Koch DD (1992) Calculating the surgical induced refractive change following ocular surgery. J Cataract Refract Surg 18:429–443
5. Jaffe NS, Clayman HM (1975) The pathophysiology of corneal astigmatism after cataract extraction. Trans Am Acad Ophthalmol Otolaryngol 79:615–630
6. Naylor EJ (1968) Astigmatic difference in refractive errors. Br J Ophthalmol 52: 422–425
7. Sanders DR, Gills JP, Martin RG (1993) When keratometric measurements do not accurately reflect corneal topography. J Cataract Refract Surg 19 (Suppl): 131–135
8. Vass C, Menapace R (1994 in press) Computerized statistical analysis of corneal topography: A new method for evaluating corneal shape changes after surgery. Am J Ophthalmol 118 : 177–184

Endothelzellverlust nach Phakoemulsifikation und Injektion faltbarer Silikonlinsen durch einen temporalen Hornhauttunnel

B. Dick, T. Kohnen und K. W. Jacobi

Zusammenfassung. Ein übermäßiger Endothelzellverlust wird als ein möglicher Nachteil der Phakoemulsifikation durch einen Hornhauttunnel in Betracht gezogen. In der vorliegenden Untersuchung ermittelten wir den zentralen Endothelzellverlust (EZV) nach Phakoemulsifikation durch eine temporale Hornhauttunnelinzision.

Patienten und Methoden: 51 Patienten ohne pathologischen Hornhautbefund wurden mittels Phakoemulsifikation durch eine temporale selbstdichtende Zwei-Stufen-Hornhauttunnelinzision operiert. 31 kahnförmige (Chiron, Typ C10; Staar, Typ AA 4203) und 20 diskförmige (Adatomed, Typ 90D) faltbare Silikonlinsen wurden über eine 3,5 bzw. 4 mm Inzision mittels Injektor unter Viskoelastikum (Healon) implantiert. Ein Operateur führte alle Operationen in derselben Technik (bimanuelle Phakoemulsifikation im Kapselsack) durch. Im spiegelmikroskopischen Kontakt-Aufnahmeverfahren (Leitz und Rodenstock, Biophtal) erfaßten wir die zentralen Endothelzellen präoperativ, am 2.–5. Tag und 6 Monate postoperativ.

Ergebnisse: Der Gesamtendothelzellverlust betrug am 2.–5. Tag postoperativ im Mittel 7,2% (± 4,5 SD) und 6,1% (± 2,5) nach 6 Monaten. Es fand sich ein linearer Zusammenhang zwischen EZV und Ultraschalldauer, die durchschnittlich 107 (± 39) Sekunden währte. Der EZV am 2.–5. Tag postoperativ betrug 5,1% (± 2,9) bei Ultraschalldauer bis zu 1´30´´ min (Gruppe A, 18 Patienten) und stieg bei Ultraschalldauer von 1´31´´ min (Gruppe B, 27 Pat.) auf durchschnittlich 7,7% (± 4,5) an. 6 Patienten, die mit einer Ultraschalldauer von 2´31´´–3´30´´ min (Gruppe C) operiert wurden, wiesen am 2.–5. Tag einen EZV von 11,7% (± 5,1) auf. 6 Monate postoperativ ergab sich ein EZV von 4,7% (± 3,6) in Gruppe A, 6,2% (± 2,1) in Gruppe B und 9,5% (± 2,6) in Gruppe C. Die mittlere Ultraschalleistung ergab 22,5% (± 8,9), wobei 37% nicht überschritten wurden.

Schlußfolgerung: Die Phakoemulsifikation durch eine schmale temporale Hornhauttunnelinzision mit nachfolgender Injektion faltbarer Silikonlinsen rief einen mit anderen Operationsverfahren vergleichbaren und akzeptablen Endothelzellverlust von durchschnittlich 6,1% hervor.

Summary. This prospective study was performed to compare the central endothelial cell loss (ECL) after phacoemulsification through a temporal clear-corneal incision. Moreover, the influence of ultrasound time and power on postoperative endothelial cell density was evaluated.

Patients and methods: 51 patients without corneal pathology were operated by phacoemulsification through temporal self-sealing two-step clear-corneal incision with posterior chamber IOL implantation under viscoelastic material (Healon). 31 one-

J. Wollensak et al. (Hrsg.)
8. Kongreß der DGII

piece plate-haptic foldable silicone IOLs (Chiron, C10; Staar Surgical AA 4203) and 20 disc-shaped foldable silicone IOLs (Adatomed, 90D) were implanted by injector through a 3.5 mm or 4 mm incision, respectively. One surgeon performed all operations in the same technique (bimanual phacoemulsification in the capsular bag). Sutureless wound closure was performed. The central endothelial cell counts were recorded preoperatively, on 2.–5. day and 6 months postoperatively by contact endothelial microscopy (Rodenstock, Biophtal).

Results: The collective data revealed a cell loss of 7.2% (± 4.5 SD) on day 2–5 postoperatively and 6.1% (± 2.5) after 6 months. A direct linear relationship was found to exist between ultrasound time (UT) and ECL. The ECL slightly decreased from 5.1% in the first week postoperatively to 4.7% after 6 months (18 patients), operated under UT ≤ 1´30´´ minutes. The ECL decreased from 7.7% to 6.2% after 6 months (27 patients), operated under UT of 1´31´´–2´30´´ min, and from 11.7% to 9.5% under UT of 2´31´´–3´30´´ min. (6 patients). Mean ultrasound power valued 22.5% (± 8.9), without overgoing 37%.

Conclusion: Endothelial cell loss of 6.1% after phacoemulsification through a temporal clear-corneal incision with injection of foldable IOL compares favorably with other series in which cell loss was determined following cataract surgery with or without IOL implantation.

Einleitung

In den letzten Jahren nahm die Bedeutung der Spiegelmikroskopie zur in vivo Beurteilung des Hornhautendothels zu.

Die Spiegelmikroskopie des Endothels wurde durch Vogt [23] erstmalig beschrieben und von Laing et al. [18] 1975 unter Einbeziehung der Erfahrun-

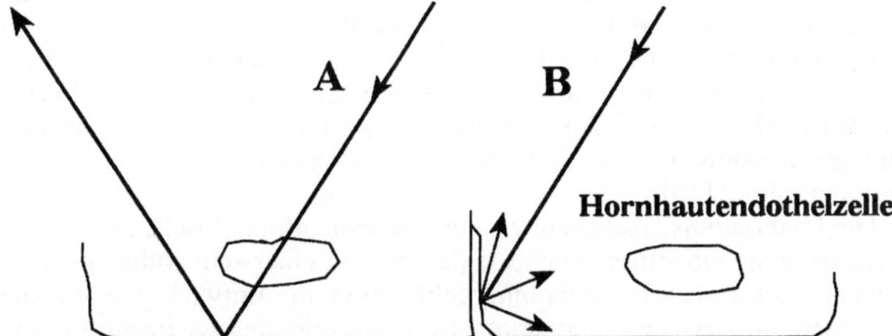

Abb. 1. Schematische Skizze des Strahlengangs bei der Biomikroskopie des Hornhautendothels mittels Spiegelmikroskop. **A:** Lichtstrahlen, die an der glatten, rückseitigen Zellmembran auftreffen, werden reflektiert. **B:** Die auf die seitlichen Zellgrenzen auftreffenden Lichtstrahlen unterliegen einer diffusen Streuung. Aufgrund dieser diffusen Reflexion an den lateralen Zellmembranen werden die Endothelzellgrenzen immer dunkel, wohingegen das Zellinnere durch die gleichmäßige Lichtreflektion an der dorsalen Zellmembran immer hell dargestellt werden

gen von Maurice [19] entscheidend weiterentwickelt und für die klinische Anwendung eingeführt. Nach fotografischer Dokumentation mittels Blitzlicht erlaubt sie aus der Beurteilung der Morphologie und Zahl der Endothelzellen bei starker Vergrößerung ohne störende Oberflächenreflexe eine qualitative und quantitative detaillierte Diagnostik zu treffen (Abb. 1). Eine eindeutige Beurteilbarkeit der Zellkerne kann mit der Spekularmikroskopie nicht erfolgen. Die Auswirkungen verschiedenster chirurgischer Verfahren auf das Hornhautendothel können bereits direkt nach dem Eingriff unter anderem nachgewiesen werden. Verschiedene Untersuchungen über den Einfluß der Operationstechnik auf den Endothelzellverlust beeinflußten die Methoden der Kataraktoperation und die Art und Qualität der Intraokularlinse. Zum Beispiel wurde der Schutz des Endothels vor mechanischer Schädigung durch die Einbringung viskoelastischer Substanzen, die selbst nicht toxisch auf das Endothel wirken, gezeigt.

Mit der Einführung der Intraokularlinse in die Kataraktchirurgie stieg der Endothelzellverlust [3, 6, 21, 22]. Da über einen besonders großen Zellverlust im Schnittbereich und nach Kontakt des Implants oder eines Implantationsinstrumentes mit dem Hornhautendothel berichtet wurde, stellt das mechanische Trauma des Endothels in der Kataraktchirurgie eine entscheidende Ursache für Endothelzellverlust dar. Während in der überwiegenden Mehrzahl der Fälle sich der Endothelzellverlust auf die eigentliche Operation beschränkt, kam es nach Implantation einiger Intraokularlinsen zu einem kontinuierlichen Zellverlust. Bei irisfixierten Linsen ist mit einer kontinuierlichen Schädigung – wohl infolge eines rezidivierenden Kontaktes des Implantates mit dem Endothel – zu rechnen.

Die Entwicklung der Kapsulorhexis durch Neuhann und Gimbel [7, 8, 20] löste einen großartigen Innovationsschub in der Kataraktchirurgie aus. Der kontinuierliche Rand der Kapsulorhexis bietet eine größere Sicherheit vor Komplikationen wie z. B. Kapselruptur und Zonulolyse [12]. Neue Techniken mußten entwickelt werden, um die Emulsifikation der Linse im Kapselsack zu erlauben. In den folgenden Jahren häuften sich eine Vielzahl neuer Phakoemulsifikationstechniken mit dem Ziel einer Optimierung des Verfahrens und Vermeidung zahlreicher Komplikationsmöglichkeiten. Das Verfahren der Endophakoemulsifikation bot dabei einen besonders hervorzuhebenden Endothelschutz [13].

Die Phakoemulsifikation über einen Hornhauttunnel stellt eine neue, vielversprechende Operationsmethode dar, die mit einer sehr frühen postoperativen visuellen Rehabilitation einhergeht. Durch die Entwicklung von speziellen mikrochirurgischen Diamantmessern mit erleichterter Penetration wurde diese Operationstechnik wesentlich verbessert. Fine [5] verband bei der Entwicklung seine positiven Erfahrungen mit der selbstschließenden skleralen Tunnelinzision und der transkornealen Parazentese. Die Hornhauttunnelinzision bietet Vorteile besonders bei speziellen Indikationen wie z. B. Störungen des Gerinnungssystems, Skleraerkrankungen (Skleromalazie) oder auch vorausgegangene fistulierende Glaukomoperation. Durch die Verlagerung der Inzision in die Hornhaut wird die Durchführung der Kataraktoperation in Tropfanästhesie unter Umgehung der Para- oder z.B. Retrobulbäranästhesie [4, 14], die mit einem gewissen Risiko für Komplikationen behaftet sind [2], möglich.

Die Wahl des temporalen Zugangs bietet im Vergleich zum Zugang von 12 Uhr neben besseren Sichtverhältnissen, besonders bei tiefliegendem Bulbus, den Wegfall eines Zügelfadens mit konsekutiver Reduktion der Ptosisgefahr wesentliche Vorteile wie niedrigere Astigmatismusinduktion [vgl. Beitrag Kohnen et al. in diesem Band] und eine geringere postoperative Irregularität der Hornhautoberfläche [13, 16].

Ein übermäßiger Endothelzellverlust durch thermische Effekte am Sleeve des Phakotips, eine größere mechanische Belastung der Hornhaut und die Nähe zur endothelialen Hornhautrückfläche wird als ein möglicher Nachteil der Phakoemulsifikation durch einen Hornhauttunnel in Betracht gezogen.

Das geringe postoperative Stromaödem im Tunnelbereich ist auf die anatomische und chirurgische Charakteristik dieser Operationsmethode zurückzuführen, trägt zum wasserdichten Wundverschluß bei und bildet sich in den ersten Stunden bis Tagen postoperativ zurück.

In der vorliegenden prospektiven Untersuchung sollte überprüft werden, in welchem Zusammenhang der postoperativ ermittelte zentrale Endothelzellverlust (EZV) nach Phakoemulsifikation durch eine temporale Hornhauttunnelinzision mit der Operationsmethode (u. a. Phakodauer und -leistung) steht.

Patienten und Methoden

51 Patienten ohne pathologischen Hornhautbefund wurden in einer prospektiven Studie mittels Phakoemulsifikation durch eine temporale selbstdichtende Zwei-Stufen-Hornhauttunnelinzision operiert.

Operative Technik

Nach Lokalanästhesie erfolgte die initiale Inzision zur Präparation des Zwei-Stufen-Hornhauttunnels limbusparallel mittels 0,3 mm Schnittiefendiamant im limbusnahen Hornhautbereich. Im zweiten Schritt wurde mit einem 3 mm breiten Diamantmesser (Spitzenlänge 1,5 mm) etwa 1,6–1,8 mm schräg durch die klare Hornhaut (Breite: 3,0–3,2 mm) zum Endothel verlaufend der Tunnel zum 2-Stufenschnitt mit Eintritt in die Vorderkammer vollendet. Ein in der Methode erfahrener Operateur (T. K.) führte alle Operationen in derselben Technik durch:

1. Kapsulorhexis mit einer speziell zurechtgebogenen 24-G-Kanüle unter Viskoelastikum und ev. Vollendung der Kapsulorhexis mit einer Utrata-Pinzette.
2. Hydrodissektion und -delineation mit einer flachen Sautter-Kanüle.
3. Bimanuelle Phakoemulsifikation im Kapselsack als sogenannte „Divide-and-Conquer"-Technik unter Viskoelastikum (Healon).

4. Bimanuelle Rindenabsaugung nach Brauweiler über 2 Parazentesen bei ca. 6 und 12 Uhr.
5. Bimanuelle Kapselsackpolitur.

Das Operationsverfahren war also in den folgenden entscheidenden Punkten standardisiert:

- Auffüllen der Vorderkammer mit Healon
- Phakoemulsifikation mit dem gleichen Gerät (Storz, Premiere), das bei einer 100%igen Phakoleistung einen maximalen Hub, also der Distanz der Vorwärtsbewegung der Nadel, von 3 mil. inch (0,0762 mm) aufweist
- Gleicher Operateur
- Phakoemulsifikation in der Hinterkammer
- Zur Irrigation wurde immer die gleiche physiologische intraokulare Spüllösung (Alcon, BSS plus) mit Zusatz von 0,5 ml Adrenalin (Suprarenin) und 1 mg Gentamicin verwendet

Insgesamt 31 kahnförmige (Chiron, Typ C10; Staar, Typ AA 4203) und 20 diskförmige (Adatomed, Typ 90D) einstückige, faltbare Silikonlinsen (Polyorganosiloxan) mit Plattenhaptik (Abb. 2) wurden über eine 3,5 bzw. 4 mm Inzision nach geringer Schnitterweiterung mit dem Diamantmesser mittels Injektor unter Viskoelastikum implantiert. Anhand eines Randomisationsschemas erfolgte die Festlegung, ob die Patienten mit einer kahnförmigen oder diskförmigen Silikon-IOL versorgt werden.

Der Eingriff war nach Absaugen des viskoelastischen Materials und Auffüllung der Vorderkammer mit BSS via Parazentese mit anschließender Wunddichtigkeitsprüfung abgeschlossen (Wundverschluß ohne Naht).

Postoperativ wurden durchschnittliche Phakodauer und -leistung sowie Komplikationen dokumentiert. Alle Patienten wurden postoperativ mit einer lokalen Kombinationstherapie aus Prednisolon + Neomycin + Polymyxin

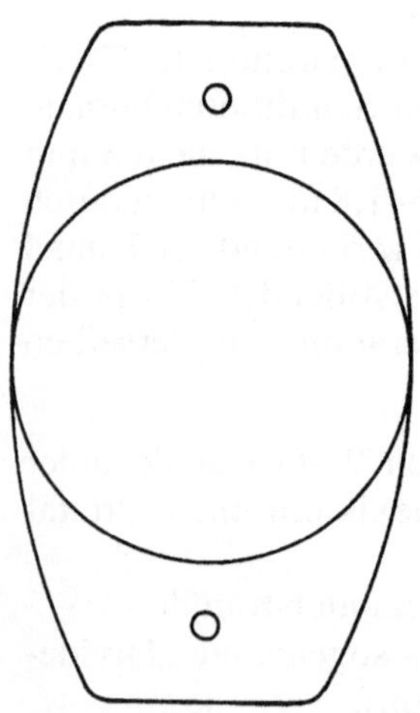

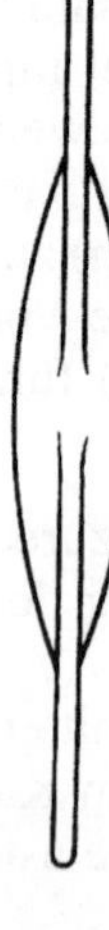

Abb. 2. Schematische Darstellung einer kahnförmigen faltbaren Silikon-IOL (Chiron, C10) mit Plattenhaptik (Gesamtdurchmesser: 10,5 mm; Optikdurchmesser: 6 mm; 2 Positionierungslöcher von 0,4 mm Durchmesser)

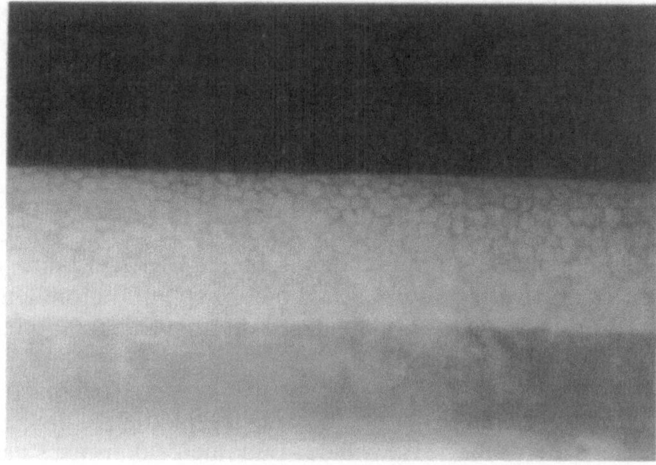

Abb. 3. Zentrales Areal von normalem Hornhautendothel eines 62jährigen Patienten, aufgenommen im Kontaktverfahren mittels Spiegelmikroskop (Rodenstock, Biophthal)

(Mycinopred), 6mal täglich einen Augentropfen, und Flurbiprofen (Ocuflur), 4mal täglich einen Augentropfen, behandelt.

Im Kontaktaufnahmeverfahren erfaßten wir die zentralen Endothelzellen mit dem Spiegelmikroskop (Leitz und Rodenstock, Biophtal) präoperativ und am 2.–5. Tag postoperativ (Abb. 3). Da neben der operativ bedingten Abnahme der Endothelzellen auch die Kenntnis über einen möglichen kontinuierlichen Endothelzellverlust von Bedeutung ist, untersuchten wir die Endothelzellen dieser Patienten konsekutiv ebenfalls 6 Monate postoperativ. Mit diesem Kontaktverfahren wurden jeweils mindestens 5 Aufnahmen des zentralen Endothels auf einen Ilford HP5-Film (ISO 400/27°) angefertigt und die Aufnahme mit dem größten auszählbaren Bildausschnitt für den Papierabzug und die nachfolgende Auszählung der Analyse ausgewählt. Die Zelldichte wurde in der von Waring et al. [24] beschriebenen Methode im Rechteck ausgezählt.

Patienten mit einer Zellzahl $\leq 1650/\text{mm}^2$ oder auffälligem, nicht altersentsprechendem Pleo- oder Polymorphismus wurden von der Studie ausgeschlossen. Ebenfalls ausgeschlossen wurden Patienten mit Pseudoexfoliationssyndrom. Wir definierten den Endothelzellverlust (EZV) wie folgt:

$$\text{EZV}\,(\%) = \frac{(\text{präop} - \text{postop})}{\text{prä}} \cdot 100\%$$

präop: präoperative Zelldichte.
postop: postoperative Zelldichte.

Statistik:

Weiterhin untersuchten wir die Abhängigkeit der postoperativen Endothelzelldichte von der Ultraschalldauer und -leistung mittels Regressions- und

Korrelationsanalyse. Der Student-*t*-Test für unverbundene Stichproben diente dem Vergleich der Ergebnisse der beiden Patientengruppen.

Ergebnisse

Das durchschnittliche Alter aller Patienten betrug 70,4 (± 7,6) Jahre. Die Patienten, die eine kahnförmige Silikon-IOL (Chiron, Typ C10; Staar, Typ AA 4203) erhielten, waren im Durchschnitt 71 (± 7,7) Jahre, diejenigen, die eine diskförmige Silikon-IOL (Adatomed, Typ 90D) erhielten, 69,5 (± 7,5) Jahre alt. Die präoperative Endothelzellzahl aller Patienten betrug im Mittel 2421 (± 236) Zellen pro mm^2.

Die Patientengruppen unterschieden sich statistisch weder im Durchschnittsalter noch in der präoperativen Endothelzelldichte.

Der statistische Vergleich des Endothelzellverlustes nach 3,5 versus 4 mm Inzision ergab keinen signifikanten Unterschied.

Der Gesamtendothelzellverlust betrug am 2.–5. Tag postoperativ im Mittel 7,2% (± 4,5) und 6,1% (± 2,5) nach 6 Monaten (Abb. 4). Es fand sich ein linearer Zusammenhang (signifikanter Korrelationskoeffizient) zwischen EZV und Ultraschalldauer, die durchschnittlich 107 (± 39) Sekunden währte. Es kam mit steigender Ultraschalldauer zu einer Zunahme des Endothelzellverlustes. Der EZV am 2.–5. Tag postoperativ betrug 5,1% (± 2,9) bei Ultraschalldauer bis zu 1´30´´ Minuten (Gruppe A, 18 Patienten) und stieg bei Ultraschalldauer von 1´30´´–2´30´´ Minuten (Gruppe B, 27 Patienten) auf durchschnittlich 7,7% (± 4,5) an. 6 Patienten, die mit einer Ultraschalldauer von 2´31´´–3´30´´ Minuten (Gruppe C) operiert wurden, wiesen am 2.–5. Tag einen EZV von 11,7% (± 5,1) auf. 6 Monate postoperativ ergab sich eine EZV von 4,7% (± 3,6) in Gruppe A, 6,2% (± 2,1) in Gruppe B und 9,5% (± 2,6) in Gruppe C.

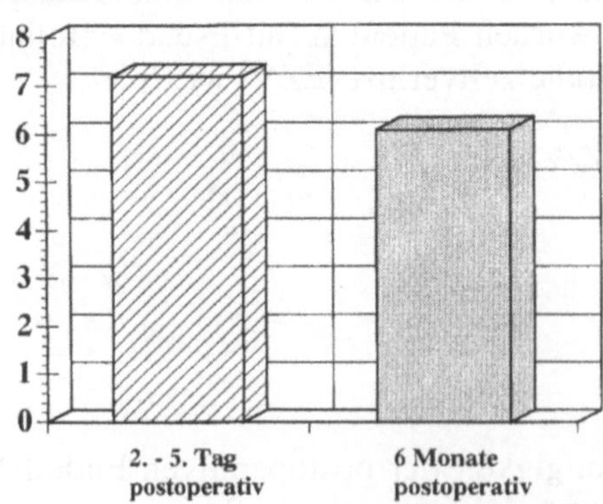

Abb. 4. Gesamter zentraler Endothelzellverlust am 2.–5. Tag und 6 Monate nach Implantation faltbarer Silikonintraokularlinsen

Die mittlere Ultraschalleistung bei allen Operationen ergab 22,5% (± 8,9), wobei 37% nicht überschritten wurden.

Betrachtet man den Endothelzellverlust in Abhängigkeit von der Ultraschalleistung, also der Relation des verwendeten zum maximalen Nadelhub, so findet man einen höheren Verlust mit steigender Leistung. Diesen Zusammenhang verdeutlicht die Aufstellung des Endothelzellverlustes in der folgenden Tabelle:

Tabelle 1. Durchschnittlicher Endothelzellverlust (%) in Abhängigkeit von der Ultraschalleistung (ohne Bezugnahme auf die Ultraschallzeit)

Ultraschalleistung [%]		Endothelzellverlust [%]
≤ 10	(*n* = 6)	4,7
11–20	(*n* = 14)	5,4
21–30	(*n* = 21)	5,8
≥ 31	(*n* = 10)	8,3

Abbildung 5 stellt die Abhängigkeit des Endothelzellverlustes von Ultraschalldauer und -leistung dar. Der Endothelzellverlust stieg also mit längerer Ultraschalldauer und höherer Ultraschalleistung an. Der Endothelzellverlust betrug z. B. bei einer Ultraschalldauer von bis zu 1 Minute 30 Sekunden und durchschnittlicher Ultraschalleistung unter 10% insgesamt 2,6%, wohingegen der Verlust bei einer Ultraschalldauer von über 2 ½ Minuten und einer Leistung von über 30% auf gut 10% anstieg.

Zu berücksichtigen ist die leider nur bedingte Vergleichbarkeit mit anderen Phakogeräten u. a. wegen des unterschiedlichen maximalen Nadelhubs. Die nur

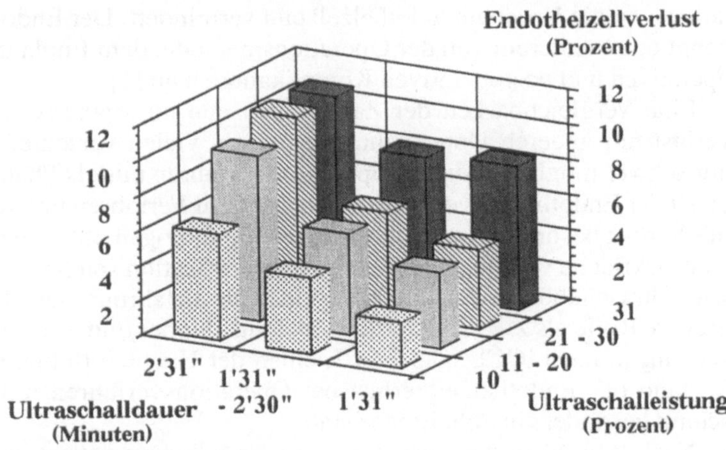

Abb. 5. Korrelation zwischen Endothelzellverlust einerseits und Ultraschalldauer und -leistung andererseits 6 Monate postoperativ

bedingte Vergleichbarkeit mit anderen Phakogeräten rührt darüberhinaus daher, daß der Nadelhub selber wiederum abhängig ist von der Höhe der Spannung in Volt sowie vom technischen Design des Handstücks, das entweder magnetostriktiv (Drahtspule) oder piezoelektrisch (Kristall) als Transducer funktioniert.

Diskussion

Durch den physiologischen Alterungsvorgang verliert das menschliche Hornhautendothel jährlich durchschnittlich 0,5% Zellen (etwa 1600). Sogenannte polymorphe Endothelzellen, die von mehr als 6 benachbarten Zellen umgeben werden, kompensieren dabei den altersbedingten, langsamen Zellverlust. Dieser Prozeß bedingt die zunehmende Inhomogenität der Zellverteilung mit steigendem Lebensalter. Da die Endothelzellen nicht in größerem Umfang zur Zellteilung (Mitose) befähigt sind, ist die Regenerationsmöglichkeit nach Zelläsionen sehr beschränkt. So wirken verschiedene Regenerationsprinzipien (z. B. amitotische Kernteilung, Zellvergrößerung, Migration in den Defektbereich, Rosettenphänomene) in Abhängigkeit vom Schädigungsausmaß mit dem Ziel, die gesamte Hornhautrückfläche mit Endothelzellen auszukleiden, um die Pump- und Barrierefunktion der Endothelzellen dort aufrechtzuerhalten. Wird die kritische Endothelzellzahl (ca. 450 Zellen pro mm^2) unterschritten, können diese Funktionen nicht mehr aufrechterhalten werden, und eine irreversible Hornhauttrübung und -dekompensation mit bullöser Keratopathie sind die Folge.

Aus der Kenntnis dieser Zusammenhänge ist jeder Ophthalmochirurg achtsam und bestrebt, eine Schädigung der Endothelzellen zu vermeiden und endothelschonende Verfahren in der Kataraktchirurgie zu entwickeln oder zu verbessern.

Wir blicken nunmehr über eine Vielzahl von Untersuchungen über den Endothelzellverlust nach Kataraktchirurgie bis in die 70er Jahre zurück. Nach jeder Form der Kataraktchirurgie – ob mit oder ohne Intraokularlinsenimplantation – ist die Hornhautendothelzellzahl vermindert. Der Endothelzellverlust hängt unter anderem von der Operationsmethode, dem Implanttyp sowie den operativen und postoperativen Komplikationen ab [1].

Eine Vergleichbarkeit der Zahlen über den postoperativen Endothelzellverlust mit anderen Untersuchungen ist aus vielen verschiedenen Gründen nur schwer möglich. Bei den Operationsverfahren mittels Phakoemulsifikation ist der Endothelzellverlust im Gegensatz zu Verfahren mit großem Zugang mit Verlust besonders in Schnittnähe relativ homogen über die gesamte Hornhautrückfläche verteilt. Bei der Phakoemulsifikation spielten Einflußfaktoren wie Ultraschalldauer und -leistung oder die Erfahrung des Operateurs eine größere Rolle als z. B. der Ort der Messung, der bei Endothelzellverlustuntersuchungen nach ICCE oder ECCE einen der Haupteinflußfaktoren darstellt. So fand der Endothelzellverlust bei Operationsverfahren mit großem Einschnitt besonders in Schnittnähe statt.

Nach Abschluß der postoperativen Endothelreparation, die nach einem Zeitraum von 6 Monaten angenommen werden darf [6], waren keine weiteren Verluste an Endothelzellen feststellbar.

Die Beeinflussung der Pumpleistung des Endothelzellverbandes unmittelbar nach Kataraktchirurgie gilt als ein sehr sensitiver Parameter für das Ausmaß der Endothelzellschonung, da sie einen aufschlußreichen Rückschluß über die metabolische Situation der Endothelzellen erlaubt. Die frühe visuelle Rehabilitation bereits am ersten postoperativen Tag mit sehr gutem Visus gingen mit einer außerordentlichen Klarheit der Hornhaut ohne zentrales Stromaödem einher. Der reizarme Spaltlampenbefund mit klarer zentraler Hornhaut weist auf eine nur geringfügige, unspezifische Störung der Endothelzellfunktion hin. Die Erfassung des frühpostoperativen Endothelzellverlustes am 2.–5. Tag erwies sich als ein probates Mittel, eine erste Orientation über den Endothelzellverlust nach 6 Monaten zu erhalten. Diesen Sachverhalt verdeutlicht die geringe Abweichung der Endothelzellverluste nach 2–5 Tagen postoperativ (bei höherer Standardabweichung) von den Verlusten nach 6 Monaten.

Veränderungen der Zellgröße (Polymegathismus) und Zellform (Pleomorphismus) scheinen neben der Zelldichte eine Aussage über die Funktion des Endothels zu erlauben. In der vorliegenden Untersuchung fand sich kein unterschiedlicher Pleomorphismus in den Gruppen.

Faltbare Silikon-IOL können theoretisch einen Endothelzellverlust auf verschiedene Art bewirken:

- Kontakt des Hornhautendothels während der Injektion oder der Entfaltung der IOL im Auge. Der Kontakt von Silikon mit Endothel verursachte im Tierversuch [10] weniger Endothelzellverlust als der von Polymethylmethacrylat mit Endothel,
- Irisreibungsphänomene mit konsekutiver chronischer Uveitis infolge fehlendem Kontakt von Hinterkammer-Silikon-IOL mit Plattenhaptik mit der Linsenkapsel – im Gegensatz zum Zustand nach PMMA-Intraokularlinsenimplantation – [17], oder gar
- Endotheltoxizität durch die Verwendung von biologisch nicht inerten Silikonpolymeren.

Ein kontinuierlicher Endothelzellverlust, wie er nach Implantation einiger irisgetragener Linsentypen – wohl durch gelegentliche Berührung des Implantes mit dem Hornhautendothel – früher beschrieben wurde, trat während des Nachbeobachtungszeitraums von 6 Monaten nicht auf. Ein direkter Kontakt zwischen Intraokularlinse und Hornhautendothel ist infolge der heute wesentlich verfeinerten Technik der Kataraktoperation mit Intraokularlinsenimplantation vermeidbar.

Selbst innerhalb der Gruppe der Silikone existieren deutlich unterschiedliche Materialeigenschaften, so daß jeder IOL-Typ bei der Faltung und Implantation ein individuelles Verhalten aufweist. Theoretisch können Silikonintraokularlinsen bei der Entfaltung im Auge unter Viskoelastikum nach der Injektion das Endothel berühren und somit einen erhöhten Endothelzellverlust verursachen, was jedoch bei unseren Patienten nicht auftrat.

Der Endothelzellverlust stieg sowohl bei der frühpostoperativen Messung als auch nach 6 Monaten mit längerer Ultraschalldauer, die mit dem Durchströmungsvolumen (Irrigation/Aspiration) einhergeht, und höherer Ultraschalleistung an. Dieses Ergebnis steht damit im Einklang mit der Beobachtung, daß das Ausmaß des Endothelschadens auch von der Irrigations- und Aspirationszeit abhängt. Beim Vergleich verschiedener intraokularer Spülflüssigkeiten gegeneinander hingegen fanden sich nur diskrete Hinweise auf eine unterschiedliche Endothelverträglichkeit [9, 25].

Größere Wärmeentwicklung und stärkere Turbulenzen können mögliche Ursachen für die Abhängigkeit des Endothelzellverlustes von der Ultraschalldauer und -leistung sein.

Unter „Corneal Burn" versteht man Trübungen und Schrumpfungen besonders der äußeren Wundlefzen nach Aufheizung durch den Phako-Tip [11]. Dieses Phänomen trat bei unseren Patienten nicht auf, ist aber bei höheren Phakozeiten denkbar.

Die anfängliche Skepsis bei Verlagerung der Tunneltechnik in die klare Hornhaut vor allem wegen eines möglichen Verlustes der Astigmatismusneutralität und Angst vor eventuellen Hornhautkomplikationen rückt aufgrund der vorliegenden Ergebnisse weiter in den Hintergrund.

Schlußfolgerung

Abschließend läßt sich feststellen, daß Hornhautkomplikationen wie z. B. ein kontinuierlicher Endothelzellverlust bei Verlagerung der Tunneltechnik in die klare Hornhaut nach nunmehr über einem Jahr Nachbeobachtungszeitraum nicht auftraten.

In der vorliegenden Untersuchung erwies sich die temporale Hornhauttunnelinzision $\leq$ 4 mm mit Injektion faltbarer Silikonintraokularlinsen als ein sicheres Verfahren für die Implantation in den Kapselsack und eignete sich für die nahtlose Operationstechnik ohne übermäßige Beeinflussung der kornealen Endothelzellen bei Messung nach 6 Monaten.

Die Phakoemulsifikation durch eine schmale temporale Hornhauttunnelinzision rief einen mit anderen Operationsverfahren vergleichbaren und akzeptablen Endothelzellverlust von durchschnittlich 6,1% hervor.

Weitere standardisierte Untersuchungen über einen längeren Nachbeobachtungszeitraum erscheinen notwendig, um die Sicherheit dieser neuen Operationstechnik mit Implantation faltbarer Silikonintraokularlinsen hinsichtlich Endothelzellverlust zu untermauern.

Literatur

1. Bourne WM, Kaufman HE (1976) Cataractextraction and the corneal endothelium. Am J Ophthalmol 81:482–485
2. Dick B, Kohnen T, Hessemer V, Jacobi KW (1994) Systemische Komplikationen und Nebenwirkungen der Retrobulbäranästhesie bei Risikopatienten. Klin Monatsbl Augenheilkd 205 : 19–26
3. Drews RC, Waltman SR (1978) Endothelial cell loss in intraocular lens placement. Am J Intra-Ocular Implant Soc J 4: 14–16
4. Fichman RA (1993) Fichman technique for topical anesthesia. In: Gills JP, Hustead RF, Sanders DR (eds) Ophthalmic Anesthesia. Slack, Thorofare

5. Fine IH (1993) Corneal tunnel incision with a temporal approach. In: Fine IH, Fichman RA, Grabow HB (eds) Clear-corneal cataract surgery and topical anesthesia. Slack, Thorofare
6. Galin MA, Lin LL, Fetherof E, Obstbaum SA (1979) Time analysis of corneal endothelial cell density after cataract extraction. Am J Ophthalmol 88:93–96
7. Gimbel HV: Continuous tear capsulotomy (1985) Film. ASCRS-Kongreß Boston, April 1985
8. Gimbel HV, Neuhann T (1990) Development, advantages, and methods of the continous circular capsulorhexis technique. J Cataract Refract Surg 16:31–37
9. Glasser DB, Matsuda M, Ellis JG, Edelhauser HF (1985) Effects of intraocular solutions on the corneal endothelium after in vivo anterior chamber irrigation. Am J Ophthalmol 99:321–328
10. Kassar BS, Varnell ED (1982) Effect of PMMA and silicone lens materials on normal rabbit corneal endothelium: An in vitro study. Am Intra-Ocular Implant Soc J 8:55–58
11. Koch HR (1992) Was ist zu tun bei intraoperativer Verbrennung des korneoskleralen Wundrandes durch den Phakotip während der Kataraktextraktion? Auswirkung und Behandlung abhängig von Inzisionstechnik. Ophthalmochirurgie 4:167–174
12. Kohnen T (1989) Kapsel- und Zonularupturen als Komplikationen der Kataraktoperation Phakoemulsifikation. Dissertation, Bonn
13. Kohnen T, Felderhoff T, Han J, Koch HR (1991) Endothelzellverlust nach endokapsulärer und konventioneller Phakoemulsifikation. 5. Kongreß der DGII; Springer, Berlin S354–365
15. Kohnen T, Hessemer V, Jacobi KW (1993) „Clear cornea"-Phakoemulsifikation in Tropfanästhesie ohne und mit Fazialisblockade. DOG Symposium – Anästhesie für die Ophthalmologie, Heidelberg 18.9.1993
14. Kohnen T, Dick B, Jacobi KW (1994) Früher postoperativer Astigmatismusverlauf bei der Phakoemulsifikation durch eine Hornhauttunnelinzision. Klin Monatsbl Augenheilkd 204:135
16. Kohnen T, Dick B (1994) Computerized videokeratographic analysis of astigmatism induced by temporal corneal tunnel incision for phacoemulsification. Invest Ophthalmol Vis Sci 35 (4) : 1435
17. Kraff MC, Sanders DR, Lieberman HL (1983) Serial corneal endothelial cell loss with lathe-cut and injection-molded posterior chamber intraocular lenses. J Am Intraocul Implant Soc 9 (3):301–305
18. Laing RA, Sandstrom MM, Berrospi AR, Leibowitz HM (1976) Changes in the corneal endothelium as a function of age. Exp Eye Res 22:587–591
19. Maurice DM (1968) Cellular membrane activity in the corneal endothelium of the intact eye. Experientia 24:1094
20. Neuhann T (1987) Theorie und Operationstechnik der Kapsulorhexis. Klin Monatsbl Augenheilkd 190:542–545
21. Olsen T, Eriksen JS (1980) Corneal thickness and endothelial damage after intraocular lens implantation. Acta Ophthalmol 58:773–786
22. Roper-Hall MJ, Wilson RS (1982) Reduction in endothelial cell density following cataract extraction and intraocular lens implantation. Br J Ophthalmol 66:516–517
23. Vogt A (1919) Die Sichtbarkeit des lebenden Hornhautendothels im Lichtbüschel der Gullstrandschen Spaltlampe. Klin Monatsbl Augenheilkd 63:233–234
24. Waring G, Krohn MA, Ford G, Harris R, Rosenblatt L (1980) Four methods of measuring human corneal endothelial cells from specular photomicrographs. Arch Ophthalmol 98:848–855
25. Weekers JF, Dethinne M (1978) Effets de différentes solutions d'irrigation intraoculaires sur l'endothelium de la cornée humaine. J Fr Ophthalmol 11:643–648

Korneale Topographie nach Phakoemulsifikation mit lateraler korneoskleraler 7 mm-Inzision

M. Derse, D. T. Pham, K. Vizireanu, A. Liekfeld und J. Wollensak

Zusammenfassung. *Fragestellung:* Im Rahmen einer prospektiven Studie werden die Veränderungen der Hornhaut-Topographie bei präoperativem inversen Astigmatismus bzw. ohne präoperativen Astigmatismus untersucht.

Methodik: Bei je 34 konsekutiven Fällen mit Astigmatismus inversus bzw. 23 Augen ohne Astigmatismus wurden vor geplanter Phakoemulsifikation mit HKL mittels No-stitch-Technik und lateraler corneoskleraler 7mm-Tunnelinzision sowie 1 Tag, 4 Wochen und 4 Monate postoperativ folgende Untersuchungen durchgeführt: Biomikroskopie, Keratometrie, HH-Topographie, Applanationstonometrie sowie subjektive und objektive Refraktion.

Ergebnisse: Ausgehend von einem Astigmatismus, gegen die Regel von 1,82 ± 0,48 dpt, kam es frühpostoperativ zu einer Astigmatismusinduktion von 1,09 ± 0,79 dpt im Sinne einer Verringerung. Nach 4 Wochen lag der induzierte Astigmatismus bei 1,33 ± 0,99 dpt und zeigte sich in den folgenden Monaten unverändert. Im Gegensatz hierzu konnte bei den Augen mit präoperativem Keratometerwert 0 (Topographie: 0,11 ± 0,44 dpt, gegen die Regel) nur eine frühpostoperative Astigmatismusinduktion von 0,55 ± 0,65 dpt, (in Richtung mit der Regel) beobachtet werden, die sich auch nach 4 Monaten mit 0,53 ± 0,66 dpt, unverändert zeigte.

Diskussion: Bei lateraler Wunderöffnung mit 7 mm korneoskleraler Tunnelinzision kommt es bei präoperativ bestehendem Astigmatismus inversus von mindestens 1,5 dpt, zu einer mittleren Astigmatismusverringerung um 1,1 dpt. Im Gegensatz dazu wird bei präoperativ „sphärischen" Korneae ein geringer Astigmatismus von nur 0,54 dpt, mit der Regel induziert. Mittels der Topographie konnte gezeigt werden, daß ein Teil der Astigmatismusreduktion offenbar durch eine Aufsteilung des flachen HH-Meridians erzielt wird.

Summary. *Purpose:* To present a prospective study on changes of corneal topography of two different patient cohorts, showing either preoperative astigmatism against the rule (ATR) or no preop astigmatism.

Methods and subjects: 34 consecutive cases with preoperative against-the-rule (ATR) astigmatism and 23 cases with no astigmatism prior to surgery underwent phakoemulsification with PCL implantation using a No-Stitch-Technique (lateral corneoscleral 7 mm incision). Biomicroscopy, Keratometry, Corneal Topography, Tonometry, manifest as well as objective refraction was done prior to surgery, at 1 day, 4 weeks, and 4 months postoperatively.

Results: Starting with an astigmatism of 1,82 ± 0,48 dpt astigmatism of the ATR group was reduced by 1,09 ± 0,79 dpt at day one after surgery. At 4 weeks after sur-

J. Wollensak et al. (Hrsg.)
8. Kongreß der DGII

gers the patients showed an induced astigmatism of 1,33 ± 0,99 dpt with no more changes during the next three months. In contrast those eyes with no astigmatism prior to surgery (Manual Keratometry = 0 dpt and 0,11 ± 0,44 dpt ATR astigmatism in Corneal Topography) showed an induction of 0,55 ± 0,65 dpt (towards with-the-rule astigmatism at postoperative day one with no more changes during the following months (0,53 ± 0,66 dpt at 4 months follow-up).

Discussion: In eyes with ATR astigmatism ≥ 1,5 dpt prior to surgery a reduction of the astigmatism of 1,1 dpt (on the avg.) can be achieved using the lateral corneoscleral 7 mm incision with No-Stitch-Technique. In eyes with no astigmatism prior to surgery the amount of astigmatism induction is less (0,54 dpt on the avg.). Steepening on the flat meridian seems to be responsible for part of the effect as Corneal Topography showed.

Einleitung

Im Rahmen der sich durch die No-stitch-Kataraktchirurgie ergebenden Möglichkeiten der Beeinflussung des kornealen Astigmatismus wurden bislang verschiedene Ansätze zur Reduktion eine präoperativ bestehenden inversen Astigmatismus gewählt. Einerseits wurden verschiedenartige Nahttechniken angewandt, zum anderen wurde durch Modifikation des Zugangsortes (laterale Inzisionen) versucht eine entsprechende Astigmatismuskorrektur zu erreichen. So konnte z. B. gezeigt werden, daß eine limbusparallele laterale Tunnelinzision von 7 mm Gesamtlänge beim unselektierten Patientengut eine Astigmatismusinduktion von 1,31 dpt in Richtung mit der Regel bewirkt (D.T.P.; BBAG 1993). Da die Ergebnisse dieser unselektierten Patientengruppe jedoch eine deutliche Varianz aufwiesen, sollte nun eine prospektive Vergleichsstudie zweier Patientengruppen mit unterschiedlicher präoperativer Astigmatismuslage genauere Auskunft über die Induktion des Astigmatismus in Richtung mit der Regel geben. Hierzu wurden 34 Patienten mit präoperativem Astigmatismus gegen die Regel von mindestens 1,5 dpt sowie (als Kontrollgruppe) 23 Patienten ohne präoperativen Astigmatismus in diese Studie eingeschlossen und über mindestens 4 postoperative Monate in unserem Hause kontrolliert.

Patienten und Methoden

Im Zeitraum von August 1993 bis November 1993 wurden 34 konsekutive Patienten, die sich zur elektiven Kataraktoperation in unserer Klinik vorstellten und einen bestehenden Astigmatismus inversus (gegen die Regel) von mindestens 1,5 dpt aufwiesen in eine prospektive Studiengruppe eingeordnet. Weitere Einschlußkriterien waren: keine vorausgegangene Augenoperation, keine Hornhauterkrankungen oder Hornhautverletzungen, gute Fixation (intakte Makula). Für die Kontrollgruppe wurden 23 Patienten ohne präoperativen Astigmatismus (Keratometerwert = 0 dpt) unter denselben Einschlußkri-

Tabelle 1. Präoperativer Astigmatismus (bzw. Differenz des flachsten und steilsten HH-Meridians) sowie Anzahl der Patienten beider untersuchter Kollektive, bei denen eine vollständige Nachuntersuchung über mindestens 4–6 postoperative Monate vorgenommen werden konnte

Gruppe	Augen/ Patienten	Astigmatismus/ dpt ± SD (Keratometer)	Astigmatismus/ dpt ± SD (Topographie)
Astigmatismus	31/31	1,82 ± 0,48	1,32 ± 0,45
Kontrollen	21/21	0 (Definition)	0,11 ± 0,44

terien ausgewählt. Bei beiden Patientengruppen wurden präoperativ sowie am 1. postoperativen Tag, nach einer Woche, nach 1 Monat und nach 4–6 Monaten postoperativ folgende Untersuchungen durchgeführt: Biomikroskopie, Keratometrie (Ophthalmometer, Fa. Zeiss), HH-Topographie (TMS-1, Fa. Tomey bzw. EyeSys, Fa. EyeSys), Appalationstonometrie sowie subjektive und objektive (Autorefraktor RK-1, Fa. Canon) Refraktion mit Bestimmung des unkorrigierten und bestkorrigierten Visus. Bei allen Patienten wurde elektiv eine Phakoemulsifikation mit Implantation einer Standard-Hinterkammerlinse (PMMA, Fa. Pharmacia) vorgenommen. Die Inzision wurde lateral am corneoskleralen Übergang (chirurgischer Limbus) im Bereich der sog. Blau-Weiß-Grenze vorgenommen und hatte eine limbusparallele Gesamtlänge von 7,0 mm. Es wurde auf jegliche Naht verzichtet. 3 Patienten der Astigmatismusgruppe sowie 2 Patienten der Kontrollgruppe erschienen nicht zur 3. bzw. 4. Kontrolluntersuchung (1. bzw. 4.–6. postoperativer Monat), so daß bei 31 respektive 21 Patienten eine vollständige Nachuntersuchung vorgenommen werden konnte. Die präoperativ bestehenden Astigmatismuswerte sind in Tabelle 1 aufgeführt, wobei es sich in allen Fällen um Astigmatismen gegen die Regel (Astigmatismus inversus) handelt. Die topographischen Daten entsprechen den von den Geräten (flächenintegriert) errechneten Werten der zentralen 3-mm-Zone.

Mittleres Alter und Anteil der weiblichen Patienten an beiden untersuchten Patientenkollektiven war nahezu identisch.

Ergebnisse

Eine vollständige Nachuntersuchung bis inklusive 4–6 Monate postoperativ konnte bei 31 der 34 Patienten der Gruppe mit präoperativem Astigmatismus inversus von mindestens 1,5 dpt (Astigmatismusgruppe) sowie bei 21 von 23 Patienten ohne präoperativ bestehenden Astigmatismus (Kontrollgruppe) vorgenommen werden, woraus sich eine Drop-out-Rate von ca. 10% für jede Untersuchungsgruppe ergibt.

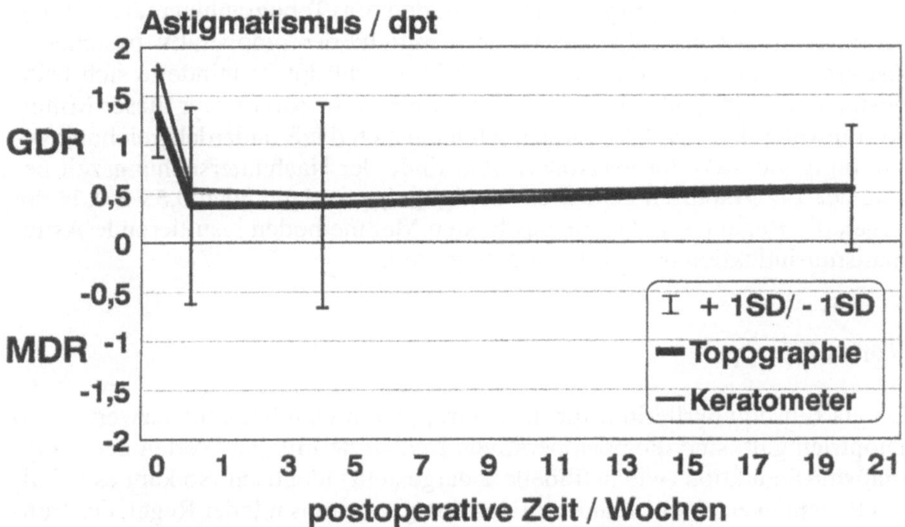

Abb. 1. Topographisch ermittelter Astigmatismus der Astigmatismusgruppe im zeitlichen Verlauf der ersten postoperativen Monate (Mittelwerte ± Standardabweichung). Zum Vergleich wurden die Mittelwerte der Keratometermessungen aufgetragen

Tabelle 2. Induzierter Astigmatismus bezogen auf die entsprechenden Nachbeobachtungsintervalle beider Patientenkollektive. Die Keratometerwerte der Kontrollgruppe entsprechen ausschließlich Astigmatismen mit der Regel

Gruppe	Induzierter Astigmatismus/dpt ± 1 SD		
	Nach 1 Woche	Nach 1 Monat	Nach 4 Monaten
Astigmatismus	1,09 ± 0,79 (Keratometer)	1,33 ± 0,99 (Keratometer)	1,14 ± 0,99 (Keratometer)
	0,94 ± 1,01 (Topographie)	0,94 ± 1,04 (Topographie)	0,77 ± 0,64 (Topographie)
Kontrollen	0,42 ± 0,60 (Keratometer)	0,29 ± 0,59 (Keratometer)	0,20 ± 0,70 (Keratometer)
	0,55 ± 0,56 (Topographie)	0,69 ± 0,76 (Topographie)	0,63 ± 0,66 (Topographie)

Astigmatismusgruppe

Ausgehend von einem Astigmatismus inversus von durchschnittlich 1,82 ± 0,48 dpt kam es frühpostoperativ zu einer Reduktion des mittleren Astigmatismus auf 0,54 ± 0,79 dpt, gemessen mit dem Keratometer, der 1 Monat postoperativ dann 0,48 ± 1.08 dpt betrug. Bei der letzten Nachuntersuchung lag der Astigmatismus noch bei 0,59 ± 0,69 dpt gegen die Regel, bezogen auf die Meßwerte mit dem Zeiss-Ophthalmometer.

In dieser Patientengruppe wurden mit den o. a. Topographiegeräten für die zentrale 3mm-Zone folgende Werte ermittelt: der präoperativ bestehende Astigmatismus gegen die Regel von 0,11 ± 0,44 dpt verminderte sich frühpostoperativ auf 0,38 ± 1,0 dpt. Einen Monat postoperativ war dieser Mittelwert unverändert bei 0,38 dpt, jedoch hatte sich die Standardabweichung geringfügig auf 1,04 dpt vergrößert. Am Ende der Nachuntersuchungszeit betrug der topographisch gemessene Astigmatismus dann noch 0,55 ± 0,64 dpt gegen die Regel (Abb. 1). Die aus beiden Meßmethoden resultierende Astigmatismusinduktion ist in Tabelle 2 dargestellt.

Kontrollgruppe

Da als Einschlußkriterium für diese Gruppe ein Ophthalmometerwert von 0 Dioptrien galt, sind die postoperativen Meßwerte mit den Werten der Astigmatismusinduktion (wie in Tabelle 2 dargestellt) identisch. So kam es bei allen Patienten zu einer Induktion eines Astigmatismus mit der Regel, der frühpostoperativ bei 0,42 ± 0,60 dpt lag, nach 1 Monat postoperativ betrug er noch 0,29 ± 0,59 dpt und am Ende des Nachuntersuchungszeitraumes von mindestens 4 postoperativen Monaten konnte noch ein Astigmatismus von 0,20 ± 0,70 dpt mit dem Keratometer bestimmt werden.

Mittels der benutzten Hornhauttopographen ließ sich präoperativ im Mittel ein geringer Astigmatismus gegen die Regel von 0,11 ± 0,44 dpt bezogen auf die zen-

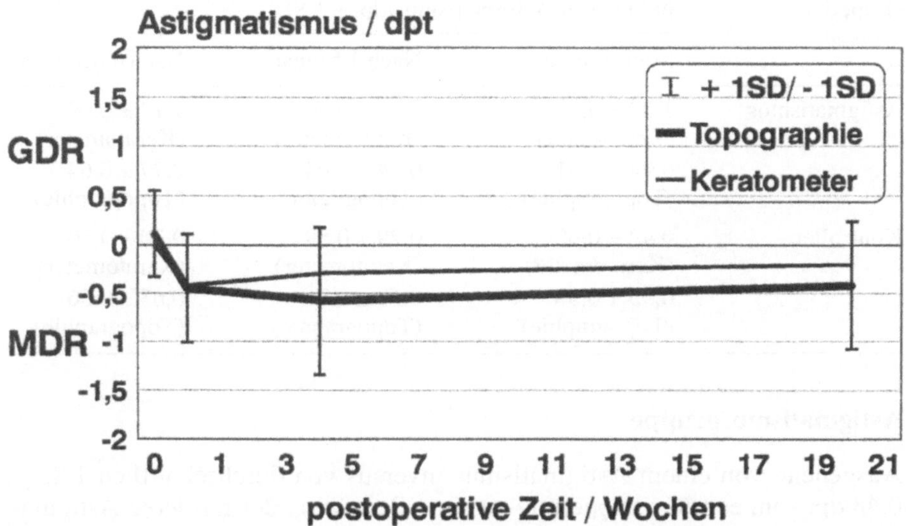

Abb. 2. Topographisch ermittelter Astigmatismus der Kontrollgruppe im zeitlichen Verlauf der ersten postoperativen Monate (Mittelwerte ± Standardabweichung). Zum Vergleich wurden die Mittelwerte der Keratometermessungen aufgetragen

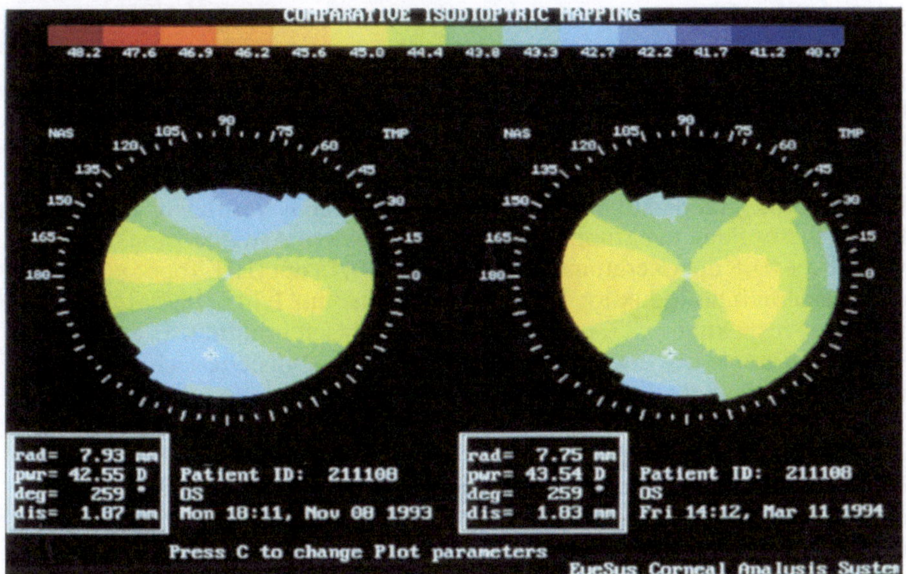

Abb. 3. Hornhauttopographie (präoperativ und 5 Monate postoperativ) eines Patienten der Astigmatismusgruppe mit überdurchschnittlich starker Aufsteilung des flachen Meridians sowie mit typischer Abflachung der Hornhaut im Bereich der temporalen Inzision

trale 3mm-Zone errechnen, der sich jedoch postoperativ ebenso in einen Astigmatismus mit der Regel drehte. Frühpostoperativ wurde im Mittel 0,45 ± 0,56 dpt Astigmatismus mit der Regel gemessen, nach 1 Monat postoperativ 0,58 ± 0,76 dpt und bei der letzten Nachuntersuchung wurde schließlich ein Astigmatismus von 0,42 ± 0,66 dpt mit der Regel bestimmt. Die sich daraus ergebenden Werte der Astigmatismusinduktion sind in Tabelle 2 zusammengefaßt.

Mit Ausnahme eines Falles der Astigmatismusgruppe, bei dem es zur Induktion eines Astigmatismus obliquus gekommen war, konnte aufgrund der bestehenden eindeutigen Achsenlage prä-, bzw. postoperativ auf eine Berechnung des Astigmatismus nach Jaffe verzichtet werden.

Die genauere Auswertung der HH-Topographien zeigte bei allen Patienten eine Abflachung des steileren Hornhautmeridians, insbesondere im Bereich der Inzision (Abb. 2). Diese Abflachung war bei allen Augen der Astigmatismusgruppe stärker ausgeprägt, als bei der Kontrollgruppe. Zusätzlich konnte jedoch bei vielen Patienten auch eine Aufsteilung des flachen HH-Meridians beobachtet werden. Auch hier war die Ausprägung bei der Patientengruppe mit präoperativem Astigmatismus deutlicher, jedoch sehr variabel (Abb. 3). Obwohl in einzelnen Fällen die Hälfte der Astigmatismusinduktion auf diesen Mechanismus zurückzuführen war, gab es insbesondere in der Kontrollgruppe auch Patienten, bei denen keine Aufsteilung des flachen Hornhautmeridians meßbar war.

Diskussion

Die aufgrund unserer früheren Studien mit unselektiertem Patientenkollektiv belegte Astigmatismusinduktion von ca. 1,2 dpt nach einer Phakoemulsifikation mit lateraler korneoskleraler 7mm-Tunnelinzision in No-stitch-Technik und Standard HKL-Implantation konnte in dieser prospektiven Studie bei den Patienten mit präoperativem inversen Astigmatismus verifiziert werden. Es kam in dieser Patientengruppe ausgehend von einem Astigmatismus inversus von 1,82 ± 0,48 dpt (Keratometer) bzw. 1,32 ± 0,45 dpt (HH-Topographie) zu einer dauerhaften Reduktion des Astigmatismus um 1,14 ± 0,99 dpt keratometrisch, respektive 0,77 ± 0,64 dpt topographisch ermittelt. Dieser Effekt war frühpostoperativ etwas stärker ausgeprägt, stabilisierte sich jedoch bereits nach Ablauf des 1. postoperativen Monats.

Im Gegensatz dazu konnte bei Patienten ohne präoperativen Astigmatismus keine so stark ausgeprägte Astigmatismusinduktion nachgewiesen werden. In diesem, als Kontrollgruppe bezeichneten Patientenkollektiv wurde lediglich eine Astigmatismusinduktion in Richtung eines Astigmatismus mit der Regel von 0,20 ± 0,70 dpt (Keratometer), bzw. 0,53 ± 0,66 dpt (Topographie) induziert. Diese erwies sich ab etwa 1 Woche postoperativ zumindest in den Messungen mit den Hornhauttopographiesystemen als im wesentlichen unverändert.

Erstmals konnte in dieser prospektiven Studie jedoch insbesondere gezeigt werden, daß bei der korneoskleralen Inzision nicht nur die bislang schon bekannte Abflachung des präoperativ steileren HH-Meridians für die Astigmatismusänderungen verantwortlich ist, sondern eine zusätzliche Aufsteilung des präoperativ flacheren HH-Meridians zumindest einen gewissen Anteil am Gesamteffekt zu haben scheint.

Refraktive Kataraktchirurgie mit lateraler Frown-Inzision zur Reduktion eines Astigmatismus gegen die Regel[1]

J. Weindler, K. Hille, C. Pesch und K. W. Ruprecht

Zusammenfassung. Da ein operativer Zugang bei 90° einen bestehenden Astigmatismus gegen die Regel verstärken kann, führten wir bei präoperativem Astigmatismus gegen die Regel die Kataraktoperation mit einer Tunnelinzision von lateral durch. Bei einem präoperativen Astigmatismus von ≥ 0,5 dpt bei 90° ± 15° wurde die Kataraktoperation von lateral als korneosklerale No-stitch-Tunneltechnik mit einer 6 mm Frown-Inzision durchgeführt. Folgende Parameter werden präoperativ, 1 Woche und 3 Monate postoperativ bestimmt: Sehschärfe, Spaltlampenbefund, subjektive und objektive Refraktion (Canon RKII), Keratometrie (Zeiss-Keratometer), postoperative Komplikationen. Von bisher 19 untersuchten Patienten war die präoperative Refraktion mit Visus ($\bar{x}$ ± SD/dpt): sph – 0,88 ± 4,0 cyl – 1,58 ± 0,73 Achse 90,8° ± 5,3° = 0,37 ± 0,21. Bereits eine Woche postoperativ lagen niedrigere Zylinderwerte vor. Nach 3 Monaten war der Astigmatismus signifikant niedriger als präoperativ: sph – 1,1 ± 1,0 cyl – 0,88 ± 0,60 Achse 84° ± 24,2° = 0,8 ± 0,22. Bei 15 Patienten war die Zylinderachse gegen die Regel, bei 1 mit der Regel, bei 3 Patienten war der Zylinder kleiner als 0,2 dpt. Eine laterale No-stitch-Tunneltechnik mit einer 6 mm Frown-Inzision reduziert signifikant einen vorbestehenden Astigmatismus gegen die Regel. Nach lateralem Zugang waren Anzahl und Ausmaß unmittelbar postoperativer Komplikationen nicht erhöht.

Summary. Making the corneoscleral incision at the 12 o'clock position preexisting astigmatism against the rule is observed to increase postoperatively. In patients with astigmatism against the rule therefore we make lateral incision for cataract surgery. Lateral corneoscleral no-stitch-technique with 6 mm Frown-incision was made in patients with preoperative astigmatism of ≥ 0,5 D axis 90° ± 15°. Follow-up was performed at one week and three months postoperatively. The following parameters were controlled: visual acuity, slid-lamp-examination, subjective and objective refraction (Canon RKII), keratometry (Zeiss), postoperative complications. Up to now 19 of 28 eyes could be controlled. Preoperative refraction and visual acuity ($\bar{x}$ ± SD, D): sph – 0,88 ± 4,0 cyl – 1,58 ± 0,73 A 90,8° ± 5,3° = 0,37 ± 0,21. 3 months postop.: sph – 1,1 ± 1,0 cyl – 0,88 ± 0,60 A 84,0° ± 24,2° = 0,8 ± 0,22. After three months the astigmatism was significantly lower. There were 15 patients with astigmatism against the rule, 1 with astigmatism with the rule; the astigmatism of 3 patients was below 0,2 D. Lateral corneoscleral 6 mm incision reduces significantly preexisting astigmatism against the rule. After lateral incision postoperative complications were not increased.

---

[1] Mit Unterstützung des Vereins zur Förderung der Augenheilkunde an der Augenklinik mit Poliklinik der Universität des Saarlandes in Homburg (Saar).

J. Wollensak et al. (Hrsg.)
8. Kongreß der DGII

Einleitung

Eines der Hauptziele der heutigen Kataraktchirurgie besteht neben der Verkürzung der Zeit für die Wundstabilisation in der Reduzierung des präoperativen Astigmatismus [6, 7]. Nach der allgemeinen Akzeptanz der Kleinschnitt- und No-stitch-Chirurgie wird die Kataraktchirurgie zunehmend unter dem Aspekt der refraktiven Chirurgie beurteilt. Wie in mehreren Studien belegt werden konnte, führt eine sklerokorneale No-stitch-Tunneltechnik bei einem Zugang in 12-Uhr-Position zu einer Astigmatismusinduktion gegen die Regel [1, 2, 4, 8, 9]. Die Ursache hierfür ist eine Hornhautabflachung in der Eingriffsachse [5]. Bei einem präoperativen kornealen Astigmatismus gegen die Regel besteht deshalb das Risiko, durch einen operativen Zugang bei 12 Uhr den Astigmatismus gegen die Regel zu verstärken. Um die Astigmatismusinduktion durch die sklerokorneale Wunde bei der Kataraktoperation zu nutzen, führen wir bei präoperativem Astigmatismus gegen die Regel die Kataraktoperation im steilen Meridian (Achse 0°) durch. Aufgrund des größeren Abstandes zur optischen Mitte der Hornhaut und der ungehinderten und flacheren Zutrittmöglichkeit für Phako- und I/A-Handstücke bietet sich als Zugangsort die temporale 3- bzw. 9-Uhr-Position an.

Methodik

Bei einem präoperativen kornealen Astigmatismus von ≥ 0,5 dpt und einer Achse von 75° bis 105° führen wir deshalb seit Juni 1993 die Kataraktoperation mit Phakoemulsifikation über einen lateralen Zugang mit einer No-stitch-Tunneltechnik und einer 6 mm Frown-Inzision durch. Die Tunnelbreite beträgt 6 mm. Um einen sicheren Wundverschluß nicht nur für die Stabilität bei intraokularer Druckerhöhung, sondern auch gegenüber Deformationen des Bulbus von außen zu gewährleisten, präparieren wir eine Tunnellänge von 3 mm. Die Sitzposition des Operateurs wird entweder entsprechend auf die Seite des operierenden Auges verlegt oder am Kopfende belassen.

Die Patienten wurden am präoperativen Tag, eine Woche nach der Operation sowie 3 Monate nach der Operation untersucht. Folgende Meßparameter wurden erhoben: Spaltlampenbefund, Sehschärfe, subjektive und objektive Refraktion sowie Keratometrie (Zeiss-Keratometer). Der induzierte Astigmatismus wurde mit der Formel nach Jaffe berechnet [3].

Ergebnisse

Insgesamt 19 Patienten wurden bisher untersucht, 10 Männer, 9 Frauen. Es waren 10 rechte und 9 linke Augen. Das durchschnittliche Alter der Patienten betrug 72 Jahre. Die durchschnittliche präoperative Refraktion betrug sph – 0,48 cyl – 1,5 dpt bei einer Achse von 91°. Der Visus stieg von präoperativ 0,37 auf 0,74 nach einer Woche und auf durchschnittlich 0,83 nach 3 Monaten an

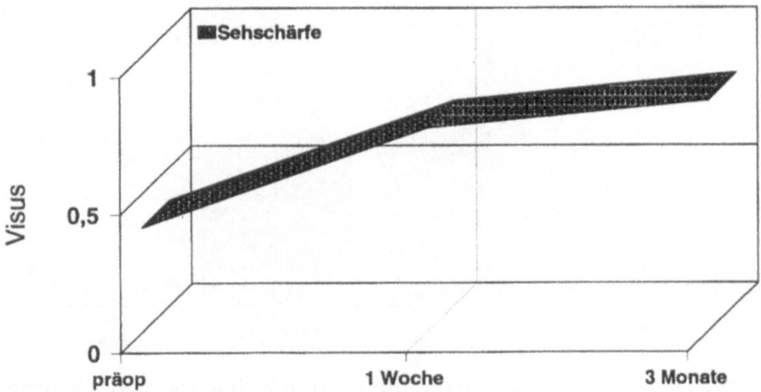

Abb. 1. Sehschärfe

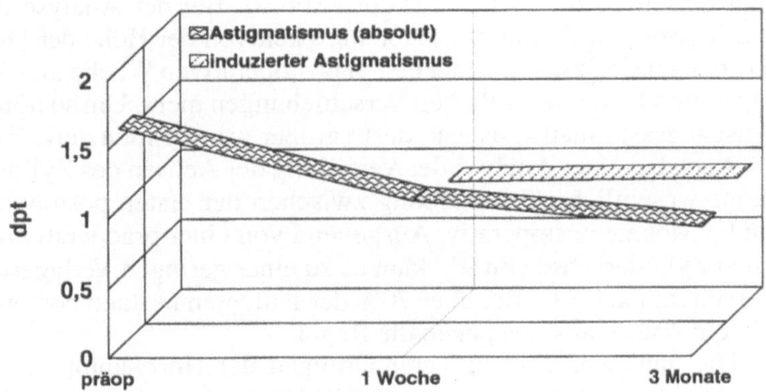

Abb. 2. Absoluter und induzierter Astigmatismus

Tabelle 1. Durchschnittliche Refraktion und Sehschärfe (Mittelwert mit Standardabweichung)

	sph	cyl	Achse	Visus
Präoperativ	–0,88 ± 4,0	–1,58 ± 0,73	90,8° ± 5,3°	0,37 ± 0,21
1 Woche postoperativ	–0,78 ± 1,1	–1,1 ± 0,9*	83,2° ± 10°	0,74 ± 0,23
3 Monate postoperativ	–1,1 ± 1,0	–0,88 ± 0,6*	84° ± 24°	0,8 ± 22

*: $p < 0{,}01$

(Abb. 1). Nach einer Woche reduzierte sich der absolute Zylinder von 1,56 dpt auf 1,1 dpt (Abb. 2). Nach 3 Monaten war der absolute Zylinder mit 0,88 dpt signifikant niedriger als der präoperative Ausgangsastigmatismus (Tabelle 1). Die Höhe des induzierten Astigmatismus war nach einer Woche und nach 3 Monaten gleich und betrug 0,94 bzw. 0,96 dpt. Am häufigsten betrug die Höhe des

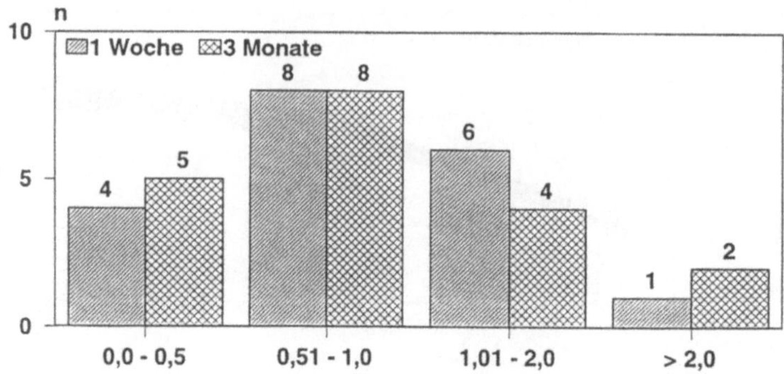

Abb. 3. Verteilung der Höhe des induzierten Zylinders nach 1 Woche und 3 Monaten

induzierten Zylinders 0,5–1,0 dpt (Abb. 3). Bei der Analyse der Verteilung des induzierten Zylinders in Abhängigkeit von der Höhe der Dioptrien (Abb. 3) ergaben sich zwischen der ersten postoperativen Woche und 3 Monate nach Operation keine wesentlichen Verschiebungen mehr. Um so höher der inverse Ausgangsastigmatismus war, desto größer war der induzierte Zylinder.

Auch bei einer Analyse der Verteilung der Achsen des Zylinders zeigt sich keine wesentliche Verschiebung zwischen der ersten postoperativen Woche und 3 Monate postoperativ. Ausgehend von einer präoperativ durchschnittlichen Zylinderachse von 91° kam es zu einer geringen Verlagerung der Zylinderachsen nach 84°. Bei über 70% der Patienten bestand postoperativ weiterhin ein Astigmatismus gegen die Regel.

Die unterschiedlichen Veränderungen der Hornhautoberfläche zwischen einem sklerokornealen Zugang bei 12 Uhr und von lateral möchten wir an einem Beispiel einer Patientin demonstrieren. Bei dieser Patientin bestand auf beiden Augen präoperativ ein Astigmatismus von 1,25 dpt bei 90°. Das linke Auge wurde bei 12 Uhr operiert; beim rechten Auge wurde der laterale Zugang bei 9 Uhr gewählt. Anhand der Hornhauttopographien (Abb. 4 a, b) lassen sich die postoperativen Veränderungen bildlich gut veranschaulichen. Am linken Auge stieg der Zylinder auf 3,0 dpt, am rechten Auge mit lateralem Zugang konnte der Astigmatismus auf 0,75 dpt reduziert werden.

Die Häufigkeit von postoperativen Komplikationen waren bei diesen Patienten nach lateralem Zugang nicht erhöht. Unmittelbar postoperativ traten folgende Komplikationen auf: Descemetfalten 3/19, Vorderkammerblutung 1/19, Irisverletzung 1/19, Epithelödem 2/19, Fibrinreaktion 1/19, keine Kapselruptur, keine Wunddehiszenz.

Diskussion

Bei der durchgeführten No-stitch-Tunneltechnik von lateral ist die Höhe des induzierten Zylinders bereits nach einer Woche weitgehend stabil. Im Gegen-

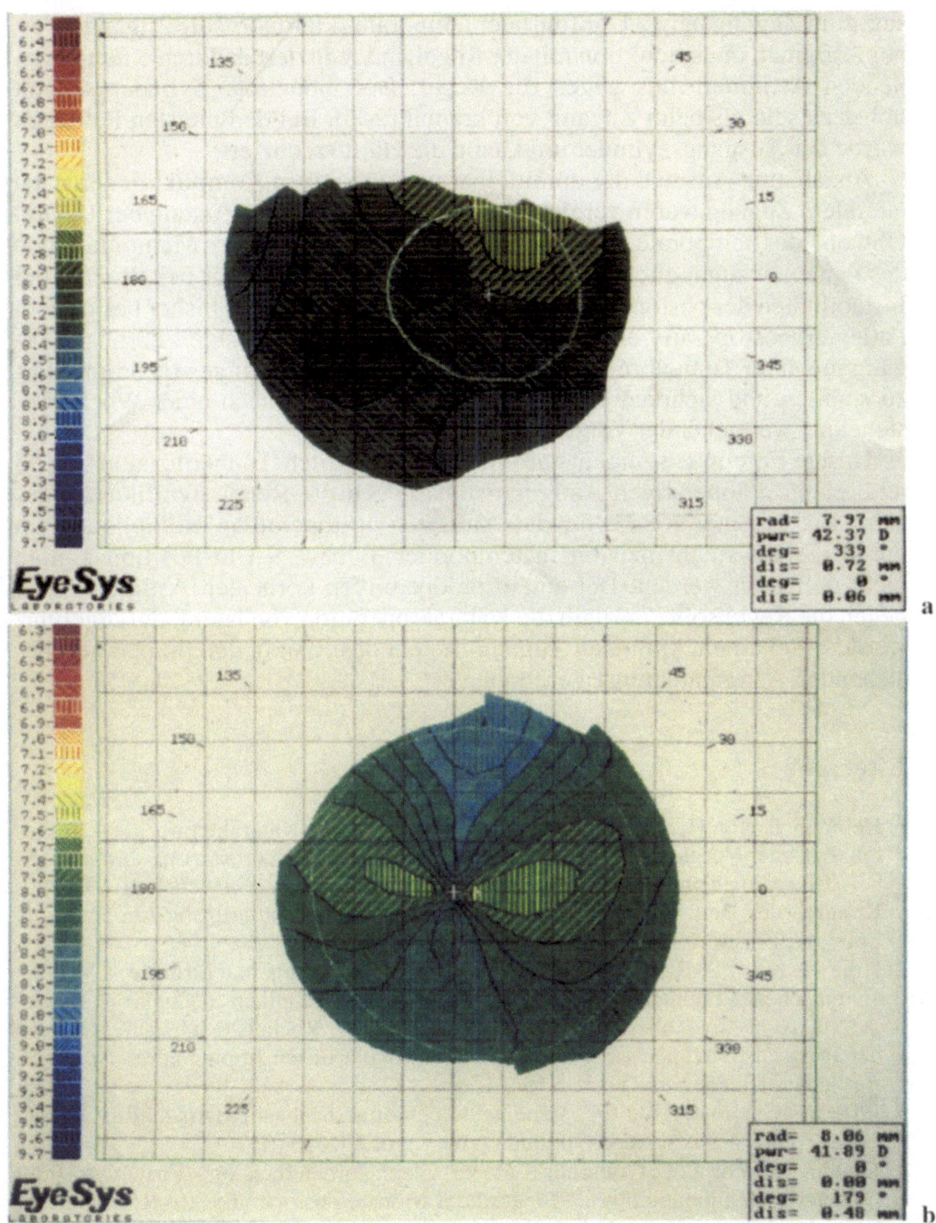

Abb. 4a, b. Postoperative Hornhauttopographie des rechten und linken Auges einer Patientin mit präoperativen Zylinder RA/LA: –1,25 dpt Achse 90°. Rechtes Auge (**a**) sklerokornealer Zugang (6 mm) bei 9-Uhr-Position, linkes Auge (**b**) sklerokornealer Zugang (6 mm) bei 12-Uhr-Position

satz zum Zugang bei 12 Uhr führt der temporale sklerokorneale Zugang zu einer Astigmatismusinduktion mit der Regel und reduziert dadurch einen bestehenden Astigmatismus gegen die Regel. Der induzierte Zylinder scheint höher zu sein als beim Zugang von kranial [2, 6]. Bei den meisten Patienten wurde der Ausgangszylinder um knapp die Hälfte reduziert.

Anzahl und Ausmaß der unmittelbar postoperativen Komplikationen nach lateralem Zugang waren vergleichbar mit dem operativen Zugang bei 12 Uhr. Obwohl der temporale Zugangsort leichter mechanischen Manipulationen des Patienten zugänglich ist und daher ein höheres Risiko für Irritationen und Instabilitäten der postoperativen Wunde besteht, zeigte sich bisher bei keinem Patienten postoperativ eine Wunddehiszenz. Der laterale sklerokorneale Zugang mit einer Tunnelbreite von 6 mm und einer Tunnellänge von 3 mm führt zu stabilen und sicheren Wundverhältnissen. Bereits nach einer Woche besteht eine weitgehende Wundstabilisation.

Unsere Ergebnisse zeigen, daß eine 6 mm No-stitch-Tunnelinzision von lateral einen präoperativen Astigmatismus gegen die Regel signifikant reduziert. Ein erhöhtes Risiko für das Auftreten postoperativer Komplikationen durch die No-stitch-Inzision in temporaler 3- bzw. 9-Uhr-Position konnte nicht gefunden werden. Bei einem präoperativen kornealen Astigmatismus gegen die Regel sollte deshalb die Kataraktoperation von lateral durchgeführt werden. Bei einem kranialen Zugang besteht das Risiko, den präoperativ bestehenden Astigmatismus zu erhöhen.

Literatur

1. Heinrich T, Höh H, Schalm S et al. (1993) Kleinschnitt-Kataraktchirurgie – Vektoranalytischer Vergleich unterschiedlicher Nahttechniken („cross-, one-, no-stitch") bei „frown incision". In: Robert YCA, Gloor B, Hartman C, Rochels R (Hrsg) 7. Kongreß der Deutschsprachigen Gesellschaft für Intraokularlinsen Implantation. Springer, Berlin Heidelberg New York, S 147–153
2. Hille K, Koch S, Ruprecht KW (1993) Kleinschnitt-Kataraktchirurgie – Vektoranalytischer Vergleich unterschiedlicher Schnitt-Techniken („Chevron"-versus „U"-Incision). In: Robert YCA, Gloor B, Hartman C, Rochels R (Hrsg) 7. Kongreß der Deutschsprachigen Gesellschaft für Intraokularlinsen Implantation. Springer, Berlin Heidelberg New York, S 154–158
3. Jaffe NS, Clayman HM (1975) The pathology of corneal astigmatism after cataract extraction. Trans Am Acad Ophthal Otolaryngol 79:615–630
4. Juchem M, Skorpik F, Crammer A (1993) Clear Cornea Incision – Frown Incision: Induzierter Astigmatismus 1 Monat und 3 Monate postoperativ. In: Robert YCA, Gloor B, Hartman C, Rochels R (Hrsg) 7. Kongreß der Deutschsprachigen Gesellschaft für Intraokularlinsen Implantation. Springer, Berlin Heidelberg New York, S 104–108
5. Martin RG, Donald R, Sanders MD, Miller JD, Carson C, Ballew C (1993) Effect of cataract wound incision size on acute changes in corneal topography. J Cataract Refract Surg 19:170–177
6. Neumann AC, McCarty GR, Sanders DR, Raanan MG (1989) Small incisions to control astigmatism during cataract surgery. J Cataract Refract Surg 15:82–87

7. Pfleger T, Papapannos P, Skorpic C, Menapace R, Weghaupt H (1993) Erste Ergebnisse des postoperativen Astigmatismusverlaufes nach „Clear Cornea Incision“ und Wundverschluß ohne Naht. In: Robert YCA, Gloor B, Hartman C, Rochels R (Hrsg) 7. Kongreß der Deutschsprachigen Gesellschaft für Intraokularlinsen Implantation. Springer, Berlin Heidelberg New York, S 109–114
8. Shepherd JR (1989 Induced astigmatism in small incision cataract surgery. J Cataract Refract Surg 15:85–88
9. Suzuki R, Tanaka K, Fujiwara N, Kurimoto S (1992) Postcataract against-the-rule astigmatism after phacoemulsification procedure. Doc Ophthalmol 80:157–166

No-stitch-ECCE mit lateralem Zugang – Möglichkeit zur Korrektur eines bestehenden Astigmatismus gegen die Regel

H. Häberle, N. Anders, S. Drosch, D. T. Pham und J. Wollensak

Zusammenfassung. Für die ECCE und Implantation einer Standard-PMMA-Hinterkammerlinse mit 6,5 mm Optikdurchmesser hat sich die trapezförmige intraskleral lamellierende Wundkonstruktion mit 12 mm Inzision und 11 mm Tunnelbreite bewährt. Wie frühere Studien zeigen konnten, kommt es postoperativ häufig zu einer Abflachung der Hornhaut in der Eingriffsachse und damit zu einem Astigmatismus gegen die Regel. Ein bereits präoperativ bestehender Astigmatismus gegen die Regel wird verstärkt, wenn in der herkömmlichen 12-Uhr-Position inzidiert wird. Daher wurde als Modifikation zur Korrektur eines präoperativ bestehenden Astigmatismus gegen die Regel der 11 mm Tunnelschnitt nach lateral, d.h. temporal verlegt. Wir kontrollierten 40 Patientenaugen mit lateralem Zugang postoperativ und verglichen diese Ergebnisse mit 40 Augen, die vertikal in 12-Uhr-Position operiert worden waren. Bei allen Augen bestand präoperativ ein Astigmatismus gegen die Regel. Präoperativ betrug der mittlere Astigmatismus durchschnittlich 0,99 ± 0,65 dpt (vertikale Vergleichsgruppe 1,08 ± 0,72 dpt). Postoperativ hatte sich der induzierte Astigmatismus bei 1,33 ± 0,8 dpt (1,66 ± 0,94 dpt) stabilisiert. Der absolute Mittelwert des Astigmatismus lag spätpostoperativ bei 0,6 ± 0,67 dpt (2,23 ± 0,93 dpt). Drei Monate postoperativ bestand bei 67% (4%) der Augen ein Astigmatismus mit der Regel. Der inverse Astigmatismus läßt sich in der Mehrheit der Fälle durch die laterale Inzision korrigieren. Der absolute Mittelwert des postoperativen Astigmatismus war dauerhaft um ca. 1,5 dpt niedriger als bei der vertikalen Inzision.

Summary. The selfsealing woundconstruction with a trapezoidal 12 mm incision and 11 mm tunnel width for extracapsular cataractextraction and implantation of a standard PMMA-IOL with 6,5 mm optical diameter in no-stitch-technique has been well established for clinical routine. This technique allows cataract surgery in a nearly closed system. Typically, the cornea flattens at the axis of operation. The conventional vertical incision at 12 o'clock-position causes increase of inverse astigmatism when inverse astigmatism exists already preoperatively. In consideration of this vertical incision was changed to lateral (temporal) incision for eyes with preoperativ inverse astigmatism to effect astigmatism with the rule. We controlled 80 patients at least 3 months after surgery. The results of 40 eyes with lateral incision were compared with 40 eyes which had undergone vertical incision. Preoperatively, all eyes showed inverse astigmatism. Preoperative average astigmatism was 0,99 ± 0,65 dpt (1,08 ± 0,72 dpt). The postoperative induced astigmatism was stabilized on 1,33 ± 0,8 dpt (1,66 ± 0,94 dpt). The absolute mean of astigmatism was 0,6 ± 0,67 dpt (2,23 ± 0,93 dpt). Three months after surgery 67% (4%) of the cases showed astigmatism with the rule. Inverse astigmatism was corrected in the majority of cases. The postoperative difference for absolute mean of astigmatism of about 1,5 dpt was statistically significant.

J. Wollensak et al. (Hrsg.)
8. Kongreß der DGII

Einleitung

Die No-stitch-Technik ist inzwischen ein bewährtes Routineverfahren [1, 9]. Sie ermöglicht neben hoher Wundstabilität bereits in der frühpostoperativen Phase einen stabilen minimierten Astigmatismus. Bei der extrakapsulären Kataraktextraktion (ECCE) ist aus technischen Gründen zur Expression des harten Linsenkerns im Ganzen im Vergleich zur Phakoemulsifikation bei herkömmlicher skleraler Inzision und Implantation einer Standardlinse mit 6,5 mm Optikdurchmesser die größere Tunnelbreite von 11 mm gegenüber 7 mm erforderlich. Daher ist der postoperative Astigmatismus grundsätzlich bei der ECCE höher als bei der Phako. Außerdem kommt es bei der größeren Inzision typischerweise zu einer stärkeren Abflachung der Hornhaut in der Eingriffsachse und damit postoperativ zu einem Astigmatismus gegen die Regel [6, 7]. In einer vorausgegangenen Studie berichteten wir über die Modifikation des nahtlosen Wundverschlusses in der 12-Uhr-Position durch das Legen einer einzelnen Naht bei 12 Uhr in der Mitte der skleralen Inzision [3]. Die Wirkung der Naht zur Aufsteilung der Hornhaut in der Eingriffsachse zur Korrektur eines vorbestehenden Astigmatismus gegen die Regel war jedoch nur vorübergehend. In der vorliegenden Studie wird versucht, die bekannte postoperative Abflachung der Hornhaut in der Eingriffsachse bei präoperativ inversem Astigmatismus therapeutisch zunutze zu machen, indem die sklerale Inzision nach lateral (temporal) verlegt wird. Damit sollte eine Abflachung der Hornhaut am horizontalen Meridian provoziert werden und sich der inverse Astigmatismus entsprechend dauerhaft korrigieren lassen.

Patienten und Methode

In die Studie wurden von 40 konsekutiven Patienten unselektiert und prospektiv 40 Augen aufgenommen, sofern sie einen Astigmatismus gegen die Regel im Bereich 90 ± 22,5° aufwiesen. Ausschlußkriterien waren vorangegangene Operationen oder ein vorbestehender irregulärer Astigmatismus. Bei allen Patientenaugen wurde die extrakapsuläre Kataraktextraktion mit der No-Stitch-Methode durchgeführt. Dazu wurde temporal in 2 mm Limbusabstand die Sklera etwa zur Hälfte ihrer Dicke 8 mm lang horizontal inzidiert. Die sklerale Inzision wurde dann um je 2 mm trapezförmig nach posterior verlängert. Anschließend wurde lamellierend bis zur Vorderkammer präpariert. Die eigentliche Tunnelbreite zur Linsensubluxation und Kernextraktion betrug danach 11 mm. Nach der Linsenimplantation wurde die Vorderkammer abschließend bis zur Normotonie aufgefüllt. Es wurde auf jegliche Naht verzichtet. Als Kontrollgruppe dienten 40 Augen, die unter den gleichen Einschlußkriterien in genau derselben Weise in der 12-Uhr-Position operiert worden waren.

Auswertung des Astigmatismus

Bei allen Patienten wurde neben den ophthalmologischen Standarduntersuchungen (vordere Abschnitte, Visus, Tension) der Astigmatismus mit dem Zeiss-Ophthalmometer gemessen. Zusätzlich wurde bei einem Teil der Patienten die Messung der Ophthalmometerwerte durch eine korneale Topographie verifiziert. Die Befunde wurden prä- und postoperativ am 1. und 2. Tag, nach 4 Wochen und nach mindestens 3 Monaten erhoben.

Achsenlage

Die Achsenlage des Astigmatismus wurde in vier Hauptgruppen unterteilt. Danach wurde als Astigmatismus mit der Regel eine Winkellage von 0 ± 22,5° bezeichnet, als Astigmatismus gegen die Regel eine Lage von 90 ± 22,5°. Die Zwischenlagen entsprachen einem Astigmatismus obliquus.

Absolute Werte

Hierbei wurde der absolute Mittelwert des Astigmatismus unabhängig von der zugehörigen Achsenlage betrachtet. Diese Größe ist für den Visus in Form der notwendigen zylindrischen Korrektur und damit für den Patienten von Bedeutung.

Induzierter Astigmatismus

Die Berechnung erfolgte mit der Vektoranalyse nach Jaffé, die sowohl den Betrag als auch den Winkel berücksichtigt [4].

Statistik

Die Ergebnisse des lateralen Zugangs wurden mit den Ergebnissen des vertikalen Zugangs verglichen (t-Test). Sie wurden auf einem 1%-Signifikanzniveau verifiziert, da die Irrtumswahrscheinlichkeit mit $p < 0{,}01$ angegeben wurde.

Ergebnisse

Achsenlage

Präoperativ bestand bei allen Patienten ein Astigmatismus gegen die Regel. Am ersten postoperativen Tag bestand bei 61% der Augen mit lateralem Zugang ein Astigmatismus mit der Regel gegenüber 3% der Augen mit Inzision in der 12-Uhr-Position. Bei diesen bestand in 77% der Fälle weiter ein Astigmatismus gegen die Regel. 4 Wochen postoperativ hatte sich die Achsenlage praktisch dauerhaft stabilisiert. Bei den Augen mit vertikalem Zugang war in 6% der Fälle ein Astigmatismus mit der Regel eingetreten. Drei Monate postoperativ bestand er bei 4% der Augen, der inverse Astigmatismus bestand in der Mehrheit der Fälle (75%) weiter. Die restlichen Augen wiesen einen Astigmatismus obliquus im Bereich 50/60° bzw. 140/150° auf. Wurde mit lateralem Zugang operiert, so zeigte sich spätpostoperativ (bzw. 4 Wochen postoperativ) in 67% der Fälle (70%) ein Astigmatismus mit der Regel, in 21% (20%) der Fälle ein Astigmatismus gegen die Regel (Abb. 1). Spätpostoperativ bestand bei 12% der Augen ein Astigmatismus obliquus.

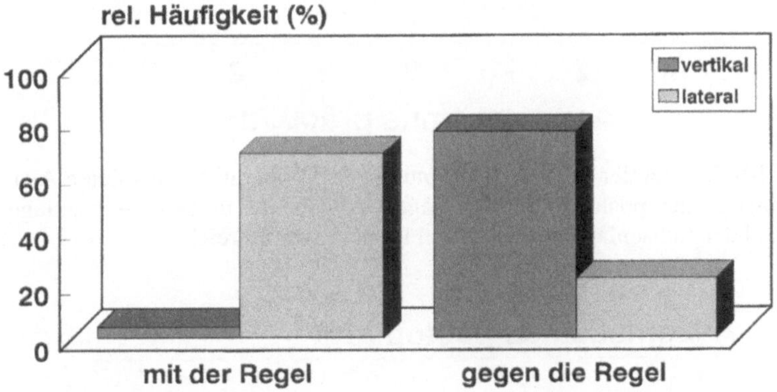

Abb. 1. Achsenlagen spätpostoperativ bei vertikalem versus lateralem Zugang und präoperativ bestehendem Astigmatismus gegen die Regel

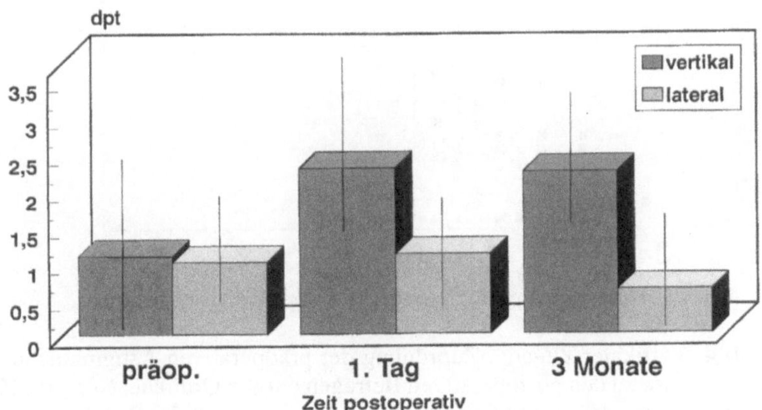

Abb. 2. Absolute Mittelwerte des Astigmatismusbetrages und ihre Standardabweichung bei vertikalem und bei lateralem Zugang

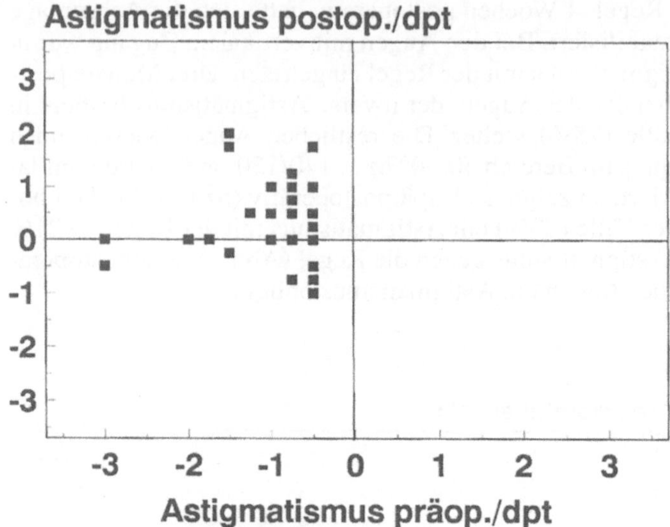

Abb. 3. Lateraler Zugang. Zuordnung der präoperativen absoluten Astigmatismusbeträge zu den postoperativen Beträgen. Angabe der inversen Achsenlage im negativen und der Achsenlage mit der Regel im positiven Bereich

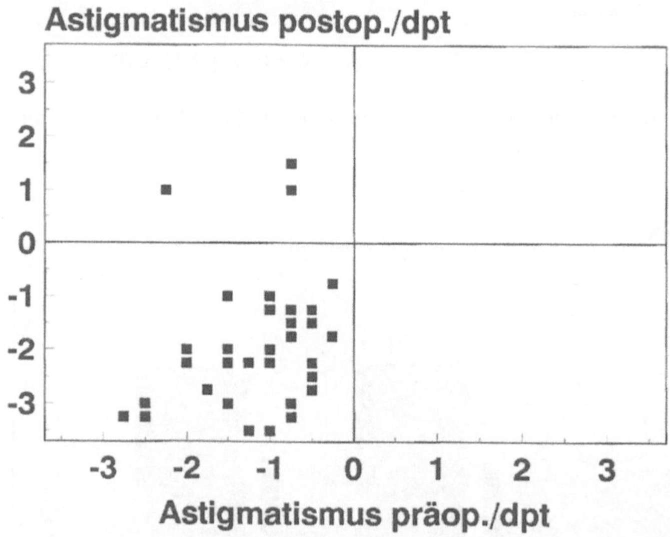

Abb. 4. Vertikaler Zugang. Zuordnung der präoperativen Astigmatismusbeträge auf der Abszisse zu den postoperativen Beträgen auf der Ordinate. Negative Zahlenbereiche als inverse Achsenlage, positive als Achsenlage mit der Regel

Absolute Mittelwerte

Präoperativ bestand bei beiden Gruppen ein ähnlicher absoluter Mittelwert. Bei den Augen, die mit lateralem Zugang operiert worden waren, ein absoluter Mittelwert von 0,99 ± 0,65 dpt, bei der Vergleichsgruppe 1,08 ± 0,72 dpt. Ab dem ersten postoperativen Tag unterschieden sich beide Gruppen deutlich voneinander, der mittlere absolute Astigmatismus lag bei 1,1 ± 0,77 dpt (2,28 ± 1,37 dpt), 4 Wochen postoperativ bei 0,88 ± 0,56 dpt (2,43 ± 1,08 dpt). Spätpostoperativ hatte sich der absolute Astigmatismuswert auf eine Höhe von 0,6 ± 0,67 dpt für Augen mit lateralem Zugang gegenüber 2,23 ± 0,93 dpt für Augen mit vertikalem Zugang stabilisiert (Abb. 2, 3 und 4). Dieser Unterschied war statistisch signifikant ($p < 0{,}01$).

Induzierter Astigmatismus

Unter Berücksichtigung sowohl des Astigmatismusbetrages als auch der Achsenlage nach der Vektoranalyse von Jaffé wird bei der Patientengruppe mit lateralem Zugang ein Astigmatismus von 1,33 ± 0,8 dpt induziert, beim vertikalen Zugang von 1,66 ± 0,94 dpt. Dieser Unterschied war statistisch nicht signifikant. Abb. 3 und 4 zeigen diese Ergebnisse anhand der absoluten Mittelwerte, wobei nur die Achsenlagen mit der Regel (positive Zahlenwerte) und gegen die Regel (negative Zahlenwerte) berücksichtigt wurden.

Diskussion

Die Einführung der No-stitch-Technik mit lamellierender Wundöffnung als Routinemethode hat entscheidend zur Minimierung des induzierten Astigmatismus beigetragen. Bereits frühpostoperativ sind die Werte des Astigmatismus praktisch endgültig stabilisiert [8]. Die flächige Wundadhäsion bietet eine größere Wundstabilität, und der Wundverschluß wird durch den intraokularen Druck selbst gesichert [2, 5]. Bei beiden Patientengruppen war der postoperative Verlauf komplikationslos. Durch die Verlegung der skleralen Inzision nach lateral (temporal) sollte mit konventionellen Methoden der Kataraktchirurgie versucht werden, einen präoperativen Astigmatismus gegen die Regel zu korrigieren und seine postoperative Entwicklung vorhersagbar zu machen.

In einer vorausgegangenen Arbeit berichteten wir über die Möglichkeit, den inversen Astigmatismus durch das Legen einer Einzelnaht in der Mitte der skleralen Inzision bei 12 Uhr zu korrigieren, indem eine Aufsteilung der Hornhaut in der Eingriffsachse provoziert werden sollte [3]. Der Effekt der Naht auf die Achsenlage zeigte sich jedoch nur frühpostoperativ und blieb nicht dauerhaft erhalten, auch wenn ein um ca. 0,5 dpt geringerer Astigmatismus induziert wurde.

In der vorliegenden Arbeit wurde auf jegliche Naht verzichtet. Entscheidenden Einfluß auf die Entwicklung der Achsenlage hat die Wundkonstruktion, die Position des Starschnittes, sein Abstand zum Limbus und auch die Höhe des präoperativ bestehenden Astigmatismus. Die exemplarisch durchgeführten kornealen Topographien veranschaulichten die Abflachung der Hornhaut in der Eingriffsachse insbesondere limbusnah im horizontalen Meridian der Hornhaut. Die Korrektur des inversen Astigmatismus gelang in 67% der Fälle in Richtung eines Astigmatismus mit der Regel. Bei den 21% der Fälle, die weiterhin einen inversen Astigmatismus aufwiesen, bestand präoperativ ein entsprechend höherer Astigmatismus von im Mittel 1,6 dpt, der sich jedoch auch verringern ließ. Der Korrektureffekt verdeutlicht sich im mittleren absoluten Betrag des Astigmatismus, der sich langfristig bei 0,6 ± 0,67 dpt stabilisiert hatte und signifikant ca. 1,5 dpt unter dem des Mittelwertes für den vertikalen Zugang lag. Entscheidend für das refraktive Ergebnis und damit für den Visus des Patienten ist dieser verringerte Astigmatismusmittelwert.

Literatur

1. Armeniades CD, Boriek A, Knolle GE (1990) Effect of incision length, location, and shape on local corneoscleral deformation during cataract surgery. J Cataract Refract Surg 16:83–87
2. Ernest PH, Kiessling LA, Lavery KT (1991) Relative strength of cataract incision in cadaver eyes. J Cataract Refract Surg 17:668–671
3. Häberle H, Anders N, Drosch S, Pham DT, Wollensak J (im Druck) Modifikation der No-Stitch-Technik bei extrakapsulärer Kataraktextraktion durch eine Einzelnaht – Einfluß auf den postoperativen Astigmatismus. Ophthalmologe
4. Jaffé NS, Clayman HM (1975) The pathophysiology of corneal astigmatism after cataract extraction. Trans Am Acad Ophthalmol Otolaryngol 79:615–630
5. Kondrot E (1990) Kondrot surgical technique. In: Gills JP, Sanders DR (eds) Small-incision cataract surgery. Slack Inc, Thorofare, NJ
6. Masket S (1989) Keratorefractive aspects of the scleral pocket incision and closure method for cataract surgery. J Cataract Refract Surg 15:70–77
7. Parker WT, Clorfeine GS (1989) Long term evolution of astigmatism following planned extracapsular cataract extraction. Arch Ophthalmol 107:353–357
8. Pham DT, Wollensak J (1992) ‚No-Stitch'-Kataraktchirurgie als Routineverfahren. Technik und Erfahrung. Klin Mbl Augenheilk 200:639–643
9. Pham DT, Wollensak J, Drosch S (1992) Frühpostoperativer kornealer Astigmatismus. Vergleich verschiedener Nahttechniken. Ophthalmologe 89:305–309
10. Shepherd JR (1989) Induced astigmatism in small incision surgery. J Cataract Refract Surg 15:85–88

Einfluß des postoperativen Intraokulardrucks auf den induzierten Astigmatismus nach Kataraktchirurgie

R. Grewing und U. Mester

Zusammenfassung. Zahlreiche Faktoren beeinflussen den Astigmatismus nach Kataraktchirurgie. Neben Wundkonstruktion und Wundverschluß beeinflußt auch der intraokulare Druck (IOD) in der frühen postoperativen Phase die Wundstabilität. Um den Einfluß des IOD am ersten postoperativen Tag auf den induzierten Astigmatismus zu überprüfen, führten wir eine prospektive Studie an 340 Augen durch. In allen Fällen erfolgte am Ende der Operation ein Wundverschluß mittels Fibrinkleber. Der IOD (mm Hg) am ersten postoperativen Tag wurde in 4 Gruppen unterteilt: (1): < 11 (n = 19), (2): 11–20 (n = 215), (3): 21–30 (n = 86), (4) > 30 (n = 20). Desweiteren wurde eine Gruppe mit IOD < 16 (n = 97) und eine Gruppe mit IOD > 24 (n = 49) gebildet. Der induzierte Astigmatismus wurde 6 Monate postoperativ nach Cravy, Jaffe und Naeser betimmt. Es zeigte sich keine statistisch signifikante Korrelation zwischen dem IOP am ersten postoperativen Tag und dem induzierten Astigmatismus. Möglicherweise führt die Fibrinkleberadaptation des Skleratunnels zu einer schnellen Bulbusstabilität, die auch durch Veränderungen des postoperativen intraokularen Druckes nicht mehr beeinflußt wird.

Summary. Wound closure in cataract surgery is the site where corneal instability and astigmatism is triggered. Using a corneal valve incision the intraocular pressure (IOP) closes the valve, making the incision watertight and stable. To investigate the influence of IOP on induced astigmatism we performed a prospective study in 340 eyes. All eyes was operated on with phacoemulsification of the lens and the implantation of a 6.5 mm PMMA-IOL under Healon. After removal of the viscoelastic the scleral tunnel was closed by fibrin glue. The IOP at the first postoperative day was correlated to the induced astigmatism determined by the methods of Cravy, Jaffe and Naeser six months postoperatively. The IOP (mm Hg) at the first postoperative day was divided into 4 groups: < 11 (n = 19), 11–20 (n = 215), 21–30 (n = 86), > 30 (n = 20) as well as in 2 groups: < 16 (n = 97) and > 24 (n = 49). The induced cylinder was not statistically different between the groups. The results suggest that fibrin glue enables a fast postoperative bulbus stability preventing the influence of intraocular pressure on induced astigmatism.

Einleitung

Zahlreiche Faktoren beeinflussen den Astigmatismus nach Kataraktchirurgie. Neben Wundkonstruktion und Wundverschluß beeinflußt auch der intraokulare Druck (IOD) in der frühen postoperativen Phase die Wundstabilität. Dieser Faktor ist von besonderem Interesse, da postoperative Augeninnen-

J. Wollensak et al. (Hrsg.)
8. Kongreß der DGII

druckerhöhungen durch den routinemäßigen intraoperativen Einsatz viskoelastischer Substanzen häufig zu beobachten sind.

Viele Operateure gehen davon aus, daß Augen mit signifikanter Augeninnendruckerhöhung am ersten postoperativen Tag einen geringeren postoperativen Astigmatismus entwickeln als kataraktoperierte Augen mit erniedrigtem Augeninnendruck. Als Konsequenz wird am Ende der Kataraktoperation das operierte Auge mit BSS-Lösung tonisiert, um eine postoperative Hypotonie zu vermeiden [6]. Da die routinemäßige Wundadaptation an unserer Klinik mit Fibrinkleber durchgeführt wird [4], der gerade in den ersten 3 Tagen eine hohe Festigkeit und Elastizität der Wunde bewirkt [7], war es interessant für uns, zu überprüfen, ob der frühe postoperative Augeninnendruck die so gefestigte Wundkonstruktion beeinflussen kann.

Material und Methode

Um den Einfluß des Augeninnendruckes am ersten postoperativen Tag auf den operativ induzierten Astigmatismus in unserem Patientengut zu überprüfen, führten wir eine prospektive Studie an 340 Augen durch. Die Operationstechnik war in allen Fällen identisch: Nach Anlage einer 6,0 mm Frown-Inzision 2,5 mm hinter dem Limbus erfolgte die Präparation des Skleratunnel 0,5–1,0 mm in die klare Hornhaut. Nach Phakoemulsifikation der Linse und Saug-/ Spülverfahren erfolgte die Schnitterweiterung zur Implantation einer 6,5 mm PMMA-Linse. Nach Entfernung der viskoelastischen Substanz wurde der Skleratunnelverschluß sowie die Bindehautreposition mit Fibrinkleber durchgeführt.

Der intraokulare Druck am ersten postoperativen Tag wurde korreliert mit dem induzierten Astigmatismus 6 Monate postoperativ. Die Astigmatismusbestimmung erfolgte sowohl nach der einfachen Subtraktionsmethode als auch nach den Berechnungsmethoden von Cravy [1], Jaffe und Clayman [3] und Naeser [5].

Der IOP (mm Hg) am ersten postoperativen Tag wurde in 4 Gruppen unterteilt: (1): < 11 ($n = 19$), (2): 11–20 ($n = 215$), (3): 21–30 ($n = 86$), (4) > 30 ($n = 20$). Desweiteren wurde eine Gruppe mit IOP < 16 ($n = 97$) und eine Gruppe mit IOP > 24 ($n = 49$) gebildet.

Ergebnisse

Der operativ induzierte Astigmatismus 6 Monate postoperativ berechnet nach Cravy betrug in der Guppe mit einem IOD unter 11 mm Hg 0,71 dpt, in der Gruppe 11–20 mm Hg 0,68 dpt, in der Gruppe 21–30 mm Hg 0,67 dpt, in der Gruppe über 30 mm Hg 0,68 dpt, in der Gruppe unter 16 mm Hg 0,70 dpt und in der Gruppe über 24 mm Hg 0,69 dpt. Es zeigte sich keine statistisch signifikante Korrelation zwischen dem IOP am ersten postoperativen Tag und dem induzierten Astigmatismus. Auch die anderen angegebenen Berechnungsmethoden für den operativ induzierten Astigmatismus ergaben keine signifikanten Unterschiede zwischen den Gruppen.

Diskussion

Die Bedeutung des intraokularen Druckes für die Wundstabilität wird auch durch Arbeiten an Leichenaugen bestätigt. Ernest konnte nachweisen, daß Wundleckagen bei Skleratunnelinzisionen über 4,0 mm in hypotonen Augen bereits bei geringerer äußerer Krafteinwirkung auftreten verglichen mit Augen, die einen erhöhten Augeninnendruck aufwiesen [2]. Die so provozierten Wundleckagen waren Folge einer Verschiebung der beiden Skleratunnellamellen zueinander. Diese Verschiebung der Wundleftzen muß jedoch nicht so ausgeprägt sein, daß Leckagen die Folge sind. Dies ist äußerst selten der Fall. Dehiszente Skleralamellen können jedoch durch die beginnende Wundheilung in dieser Position fixiert werden. Die Folge ist langfristig eine veränderte Wundkonstruktion. Diese kann auch zu einer Beeinflussung des postoperativen Astigmatismus führen. Erfolgt die Wundadaptation mit Fibrinkleber, besteht keine Beeinflußung des operativ induzierten Astigmatismus durch den Augeninnendruck am ersten Tag nach Kataraktoperation.

Die Adaptation des Skleratunnels mit Fibrinkleber bringt mehrere Vorteile mit sich. Gegenüber der punktuellen Krafteinwirkung durch eine Naht, führt Fibrinkleber zu einer flächenhaften Adhäsion der Skleralamellen. Neben der dadurch erhöhten Wundstabilität wird im Gegensatz zu Nahttechniken auch die Gefahr eines zu starken oder zu schwachen Zugs auf die oberflächliche Skleralamelle vermieden. Abgesehen von seinem hämostatischen Effekt hat der Wundverschluß mit Fibrinkleber im Vergleich zur No-suture-Technik den weiteren Vorteil, den Skleratunnel auch zur Vermeidung sekundärer Infektionen suffizient zu verschließen.

Literatur

1. Cravy TV (1979) Calculation of the change in corneal astigmatism following cataract extraction. Ophthal Surg 10 (1):38–49
2. Ernest PH, Lavery KT, Kiessling LA (1993) Relative strength of scleral tunnel incisions with internal corneal lips constructed in cadaver eyes. J Cataract Refract Surg 19:457–461
3. Jaffe NS, Clayman HM (1975) The pathophysiology of corneal astigmatism after cataract extraction. Trans Am Acad Ophthalmol Otolaryngol 79:OP615–OP630
4. Mester U, Zuche M, Rauber M (1993) Astigmatism after phacoemulsification with posterior chamber lens implantation: Small incision technique with fibrin adhesive for wound closure. J Cataract Refract Surg 19:616–619
5. Naeser K (1990) Conversion of keratometer readings to polar values. J Cataract Refract Surg 16:741–745
6. Pacifico R, Morrison C (1991) Astigmatically neutral sutured small incision. J Cataract Refract Surg 17:710–712
7. Schlag G, Redl H, Turnher M, Dinges HP (1986) The importance of fibrin in wound repair. In: Schlag G, Redl H (eds) Fibrin Sealant in Operative Medicine. Springer, Berlin Heidelberg New York Tokyo, pp 3–12

Bimanuelle Saug-Spültechnik über zwei getrennte Parazentesen nach Phakoemulsifikation – Auswirkungen auf das Astigmatismusverhalten

A. Kuchar, P. Novak, A. Ofluoglu und F. J. Steinkogler

Zusammenfassung. Im Rahmen der Kataraktoperation wurde nach Phakoemulsifikation des Linsenkernes ein bimanuelles Saug-/Spülsystem in Verbindung mit dem Sonocat zur Entfernung der Rindenreste angewandt. Das aus ursprünglich einer Einheit bestehende Saug-/Spülhandstück wurde dafür in zwei funktionell getrennte Handstücke unterteilt, so daß über zwei Parazentesen bei 10 und 2 Uhr einerseits die Spül- und andererseits die Saugkanüle eingeführt werden konnte. Die kleinen Sondendurchmesser garantieren eine optimale Abdichtung der Wundlippen, so daß während des Eingriffes unter der Voraussetzung eines dichten korneoskleralen Tunnels ein positiver Druck in der Vorderkammer erhalten bleibt und für den Verschluß der Parazentesen keine Hornhautnähte erforderlich sind.

Dadurch wird der korneosklerale Tunnel beim Absaugen der Rindenreste geschont, und die unabhängige Spülsonde gewährleistet einen sicheren Abstand der hinteren Kapsel von der Öffnung der Saugkanüle. Weiter können alle Abschnitte des Kapselsackes, besonders die bei 12 Uhr, durch Seitenwechsel der Handstücke erreicht werden.

Die operative Technik wird genau beschrieben und eventuelle Komplikationen dargestellt. Der Astigmatismus wurde präoperativ, eine Woche, ein Monat und 3 Monate postoperativ mit dem Ophthalmometer nach Javal gemessen und mit Hilfe der Vektoranalyse ausgewertet.

Summary. After phacoemulsification of the nucleus a bimanual I/A system was used for removal of the remaining cortex rests. The two handpieces of the I/A system were introduced through two paracenteses at 10 and 2 o'clock. The small diameters of the paracenteses guarantee a tight closure of the corneal wound. In no case corneal sutures were necessary.

The irrigation device secures the posterior capsule during aspiration of the remaining cortex with the aspiration device. Furthermore it is very easy to remove the remaining cortex rests at the 12 o'clock position.

The surgical procedure and complications will be demonstrated. The values of the astigmatism were measured with the ophthalmometer of Javal preoperatively, one day, one week, one month and three months postoperatively. All values were analysed by the vector analysis of Cravy.

Einleitung

Dem postoperativen Astigmatismus nach Kataraktoperation wurde in den letzten Jahren besondere Bedeutung zugemessen. Verschiedene Aspekte der

J. Wollensak et al. (Hrsg.)
8. Kongreß der DGII

Operationstechnik wie Lokalisation und Länge des Tunnels wurden in einigen Arbeiten untersucht und zeigten unterschiedlichen Einfluß auf den induzierten Astigmatismus [1, 2, 3, 7, 10, 11, 12]. Andere Studien zeigten eine zusätzliche Zunahme des Astigmatismus mit der Regel bei Nahtverschluß besonders früh postoperativ [2, 7, 8].

Seit einigen Jahren wird zum Manipulieren in der Vorderkammer ein bimanuelles Saug-/Spülsystem beschrieben, welches über zwei zusätzliche Hornhautparazentesen in die Vorderkammer eingeführt wird [4, 5, 6].

Das Ziel unserer Untersuchungen war es, den induzierten Astigmatismus nach Kataraktoperation mittels Phakoemulsifikation und zusätzlich zweier Parazentesen bei 10 und 2 Uhr zur Verwendung eines bimanuellen Saug-/Spülsystems und selbstschließender Wundtechnik über 3 Monate postoperativ zu ermitteln.

Material und Methode

Seit Herbst 1993 wurden 38 Patienten (22 Frauen, 16 Männer, mittleres Alter: 72,6 a), die mit einer Silikonlinse versorgt werden sollten, präoperativ mit dem Ophthalmometer nach Javal keratometriert. Der Hornhautastigmatismus wurde dabei auf eine halbe Dioptrie genau gemessen.

Ein Chirurg (Prof. Dr. Steinkogler) führte alle Operationen durch. Es wurden nur Patienten in die Studie aufgenommen, die außer der bestehenden Katarakte keine Augenpathologien zeigten. Nach Peribulbäranästhesie wurde für 10 min eine Okulopression angelegt. Nach Eröffnung der Bindehaut wur-

1
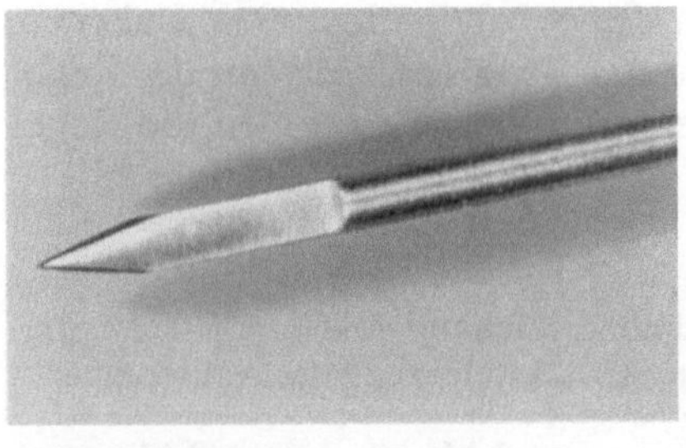

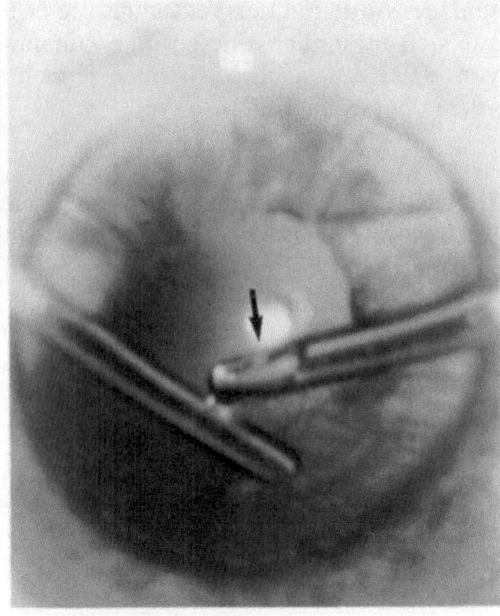
2

Abb. 1. Parazenteselanze, die durch den gleichen Durchmesser des Saugspülgerätes einen Kanal sticht, der beim Einführen der Spülkanüle eine optimale Abdichtung gewährleistet

Abb. 2. Während mit der Spülkanüle *(Pfeil)* die hintere Kapsel zurückgehalten werden kann, ist es mit der Saugkanüle möglich, die Rindenreste leicht zu entfernen

de über einen 3–4 mm korneoskleralen self-sealing Tunnelschnitt die Vorderkammer eröffnet. Zusätzlich wurden zwei Hornhautparazentesen mit dafür speziell entwickelten Parazenteselanzen (Fa. Geuder) bei 10 und 2 Uhr angelegt (Abb. 1). Die Vorderkammer wurde mit Healon aufgefüllt. Daran anschließend wurde die Kapsulorhexis mit der Rhexispinzette ausgeführt und nach Hydrodissektion des Linsenkernes dieser mittels Phakoemulsifikation entfernt. Die verbliebenen Rindenreste wurden über ein bimanuelles Saug-/Spülsystem (nach Brauweiler, Fa. Geuder, Abb. 2) entfernt. Unter Healon wurde eine Silikonlinse in den Kapselsack implantiert. In keinem Fall mußte die Wunde genäht werden. Eine neuerliche Keratometrie wurde 1–2 Tage, 1 Woche, 1 und 3 Monate postoperativ durchgeführt. Die gemessenen Werte wurden bezüglich des induzierten Astigmatismus mittels Vektoranalyse nach Cravy analysiert.

Ergebnisse

In Tabelle 1 werden die Mittelwerte und Standardabweichungen der absoluten Astigmatismuswerte und des induzierten Astigmatismus unabhängig von der Achsenlage zusammengefaßt. Nach einer leichten Zunahme des Astigmatismus unmittelbar postoperativ, fanden sich nach drei Monaten annähernd die gleichen Mittelwerte wie präoperativ. Ab einem Monat postoperativ bis zum Ende der Nachbeobachtungszeit ergab die statistische Auswertung mittels *t*-Test eine nichtsignifikante Veränderung des Astigmatismus ($P > 0{,}05$). Die Werte des induzierten Astigmatismus fielen von unmittelbar postoperativ 0,65 ± 0,53 dpt auf 0,38 ± 0,37 dpt.

Die Auswertung der Astigmatismuswerte mit Berücksichtigung der Achsenlage wurde mit der Vektoranalyse nach Cravy [9] durchgeführt. Dabei ergab sich anfänglich eine geringe Zunahme des Astigmatismus mit der Regel von +0,22 dpt, nach 3 Monaten jedoch ein geringer Wert gegen die Regel –0,28 dpt (s. Tabelle 2).

Tabelle 1. Mittelwerte in Dioptrien und Standardabweichung des Hornhautastigmatismus und des induzierten Astigmatismus ohne Berücksichtigung der Achsenlage

Präoperativ	1–2 Tage	1 Woche	1 Monat	3 Monate
0,62 ± 0,56	0,91 ± 0,78	0,93 ± 0,70	0,81 ± 0,66	0,72 ± 0,62
Induziert:	0,65 ± 0,53	0,60 ± 0,54	0,47 ± 0,36	0,38 ± 0,37

Tabelle 2. Vektoranalyse nach Cravy (Werte in dpt)

1–2 Tage	1 Woche	1 Monat	3 Monate
+0,22	+0,17	–0,08	–0,28

Unmittelbar postoperativ fand sich nur in 2% der Augen ein Astigmatismus geringer als 0,5 dpt, 3 Monate postoperativ jedoch bei 22% der operierten Augen ein Astigmatismus geringer als 0,5 dpt.

Diskussion

Die Kleinschnittechnik und damit verbunden der Einsatz von faltbaren Linsen führte zu einer Verringerung des postoperativen Astigmatismus. Der, aufgrund der exakten Präparation des korneoskleralen Tunnels, fehlende Nahtverschluß verringert weiterhin den postoperativen Astigmatismus. Das Anlegen zweier zusätzlicher Hornhautparazentesen führt zu keiner wesentlichen Änderung der Hornhautarchitektur, die Ausdruck im Astigmatismusverhalten finden würde.

Zeigen sich bei Betrachtung der postoperativen Veränderungen der Zylinderwerte ohne Berücksichtigung der Achsenlagen nur geringe Veränderungen des induzierten Astigmatismus, so kann nur eine Methode, die die Achsenlagen mitbetrachtet, Aufschluß über den genauen Astigmatismusverlauf geben. Dafür wurde die Vektoranalyse nach Cravy gewählt. Dabei konnte eine gewisse Tendenz der Mittelwerte zum Astigmatismus gegen die Regel gefunden werden, wenn auch bei Betrachtung der Einzelfälle nur wenige Fälle wirklich in die Horizontale kippten (4,8%).

Die Kleinschnittechnik über einen korneoskleralen Tunnel in Verbindung mit 2 zusätzlichen Hornhautparazentesen bringt wesentliche Vorteile bei der Manipulation in der Vorderkammer, wobei gleichzeitig nur ein geringer postoperativer, induzierter Astigmatismus festgestellt werden mußte.

Literatur

1. Neumann AC, McCarty GR, Sanders DR, Raanan MG (1989) Small incision to control astigmatism during cataract surgery. J Cataract Refract Surg 15:78–84
2. Masket S (1989) Keratorefractive aspects of the scleral pocket incision and closure method for cataract surgery. J Cataract Refract Surg 15:70–77
3. Gills JP, Sanders DR (1991) Use of small incision to control induced astigmatism and inflammation following cataract surgery. J Cataract Refract Surg 17 (Suppl): 740–744
4. Leuenberger PM (1986) Extraction extra-capsulaire: technique bimanuelle. Klin Mbl Augenheilk 188:425–426
5. Johnson SH (1993) Split and lift: nuclear quadrant management for phacoemulsification. J Cataract Refract Surg 19/3:420–424
6. Pisacano AM, Levy JH, Anello RD (1990) New spatula to facilitate bimanual phacoemulsification. J Cataract Refract Surg 16:259–261
7. Shepard JR (1991) Induced astigmatism in small incision cataract surgery. J Cataract Refract Surg 15:85–88
8. Kondrot EC (1991) Keratometric cylinder and visual recovery following phacoemulsification and intraocular lens implantation using a self-sealing cataract incision. J Cataract Refract Surg 17 (Suppl):731–733

9. Cravy TV (1979) Calculation of the change in in corneal astigmatism following cataract extraction. Ophthalmic Surg 10/1:38–49
10. Menapace R, Radax U, Amon M, Papapanos P (1991) Kleinschnitt-Katarakt-chirurgie ohne Naht: Bericht über 100 konsekutive Fälle. Spektrum Augenheilkd 5/4:135–140
11. Papapanos P, Menapace R, Radax U, Amon M (1992) Verlauf des Astigmatismus nach Kleinschnitt Kataraktchirurgie ohne Naht. Spektrum Augenheilkd 6/1: 31–35
12. Papapanos P, Menapace R, Amon R, Radax U (1992) Astigmatismusverlauf nach Kleinschnitt Kataraktchirurgie ohne Naht mit flexiblen und Small-Optic-PMMA-Linsen. Spektrum Augenheilkd 6/5:217–224

Neue Schnitt-Techniken und Implantationssysteme

R. Menapace

Zusammenfassung. Die bedeutendste Neuerung der jüngsten Zeit auf dem Gebiet der Kataraktchirurgie ist wohl die Technik der „Clear-Cornea-Inzision“ (CCI). Die geringe Tunnellänge erfordert eine weitere Verringerung der Schnittweite, will man unter Verzicht einer Naht eine ausreichende Deformationsstabilität der Wunde erzielen. Dies gab Anlaß zu Verbesserungen bisheriger Faltlinsen und Implantationsinstrumente. Zum einen wurde durch neue Materialien (hochrefraktive Silikone) und Optikdesigns (degressiver Durchmesser des sphärischen Anteils) die Mittendicke der Optik reduziert und von der Dpt-Stärke unabhängig gemacht. Zum anderen wurde der Querschnitt der Implantationsinstrumente weiter verringert. Neue Pinzettendesigns (zartere Branchen aus Titan, Cross-over Design) und Injektorkonstruktionen (verbesserte Stempelmechanismen, Mikrokartuschen) machten dies möglich. – Die vorliegende Arbeit beschäftigt sich mit den konstruktiven Grundprinzipien der CCI und den Voraussetzungen für ihre sichere Anwendung. Die derzeit verfügbaren Implantationssysteme werden beschrieben und bewertet. – Bei richtiger Anwendung hat sich die Technik der Kleinschnitt CCI mit den neuen Faltlinsensystemen als sicher und äußerst effektiv erwiesen. Die 5 mm-CCI muß für spezielle Indikationen reserviert und durch eine radiäre Stütznaht gesichert werden. Die temporäre CCI mit nachfolgender Trabekulovalvektomie hat sich bei gleichzeitiger Filteroperation bewährt. Für Hartlinsen mit großer Optik erwies sich ein sklerokornealer Tunnel mit geradem, durch eine spannungsfreie Horizontalnaht gesicherten Eingang als optimal geeignet.

Summary. The “Clear-Cornea Incision” (CCI) technique may be considered the most important innovation in modern cataract surgery. Since tunnel length is very short, incision width must be minimized in order to provide sufficient wound stability against deformation if no suture is to be used. In order to achieve this, new foldable lenses and implantation instruments have been developed. By using new materials (high-refractive silicones) and designs (degressive spherical optic diameter), central optic thickness was reduced and made independent from the dioptric power. Also, the cross-section of the implantation instruments was decreased. New forceps (more delicate jaws made of titanium, cross-over design) and injectors (improved rod design, microcartidges) have been developed. – This paper deals with the basic principles of CCI architecture and the prerequisites for its safety and efficacy. The implantation systems presently available are described and evaluated. – When adequately performed, the 3,0 mm-CCI with the most recent foldable lens systems is a safe and extremely effective procedure. The 5 mm-CCI must be restricted to special indications and secured by a radial suture. The temporary CCI with subsequent trabeculovalvectomy has proven very useful in combined cataract and glaucoma surgery. For large-optic PMMA lenses, a sclerocorneal tunnel with a straight, horizontally sutured external incision is recommended.

J. Wollensak et al. (Hrsg.)
8. Kongreß der DGII

Einleitung

Die von Howard I. Fine eingeführte Technik der „Clear-Cornea Inzision" (CCI) hat rasche Verbreitung gefunden [1, 2]. Gründe dafür sind die bestechend einfache und rasche Durchführbarkeit auch unter Tropfanästhesie und die nahezu immediate visuelle Rehabilitation, die im Ausdruck „instand vision surgery" ihren Niederschlag gefunden hat. Ursprünglich war die CCI von Faltlinsenimplanteuren entwickelt und für Schnittweiten bis knapp über 3 mm empfohlen worden. Von Hartlinsenanwendern wurde sie jedoch bald auch für small-optic PMMA Linsen übernommen. Die dafür erforderliche Schnittweite beträgt knapp über 5 mm.

Die vorliegende Arbeit behandelt folgende Punkte: Prinzipien und Varianten der Wundarchitektur und deren Abhängigkeit vom verwendeten Instrumentar, Einfluß auf die Deformationsstabilität sowie Konstruktionsmerkmale und Eignung derzeit verfügbarer Faltlinsen und Implantationsinstrumente.

Wundkonstruktion und Deformationsstabilität der CCI

Entscheidendes Kriterium für die Sicherheit selbstdichtender Wunden ist deren Widerstandsfähigkeit gegenüber Deformation. Die Festigkeit des Ventilverschlusses nimmt bei intraokularer Drucksteigerung in jedem Fall zu. Die Schlußfähigkeit bei lokalisierter Eindellung unmittelbar peripher des Tunneleinganges hängt dagegen wesentlich von den Konstruktionsmerkmalen der Wunde ab. Während die Weite des inneren Schnittes die Stabilität der Hornhaut bestimmt, wird die Deformationsstabilität durch das Verhältnis von äußerer Schnittweite zu effektiver Schnittlänge definiert. Während die seitlichen Dimensionen des Wundkanals durch die verwendete Lanze vorgegeben sind, läßt sich dessen Länge durch die Neigung der Lanze beeinflussen. Letztere bestimmt auch die Konfiguration der inneren Wundlippe. Ein eher horizontal vorgetragener Stich läßt einen langen Tunnel mit zum Zentrum hin konkaver Lippe entstehen. Mit zunehmender Neigung nach unten wird der Tunnel kürzer und die innere Lippe begradigt. Dies muß auch bei der Formgebung des vertikalen Vorschnittes („pre-cut") berücksichtigt werden. Der Vorschnitt selbst verhindert das Ausbrechen der Schnittränder während des Tunnelstiches und das Einreißen bei mechanischer Belastung während der Phako/I&A oder Pinzetten-bzw. Injektorinsertion. Die Tiefe des Vorschnitts beeinflußt die Form und Beweglichkeit des kornealen Ventils. Bei tief geführtem Vorschnitt ist dieses beweglicher und die Wunde damit resistenter gegenüber einer Eindellung im Basisbereich [3].

Wesentlich für die Deformationsstabilität der Wunde ist jedoch in erster Linie das Verhältnis zwischen deren Breite und Länge. Von Ernest wurde ein quadratisches Design („square design", [4]) als ideal empfohlen. Dies kann jedoch nicht unabhängig von der Wundweite gesehen werden, da eine etwaige Eindellung des Bulbus in praxi durch die im Vergleich zu den Dimensionen der Wunde großflächige Fingerkuppe erfolgt. Wie in Abb. 1 demon-

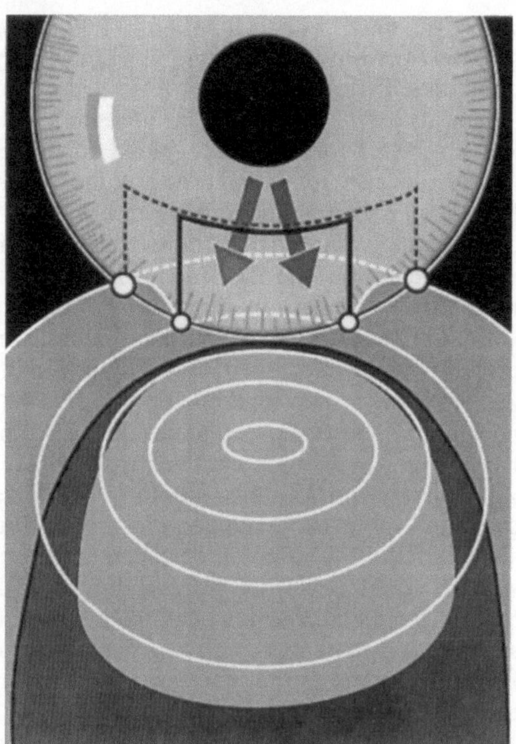

Abb. 1. Ausweitung der eingedellten Zone mit zunehmendem Impressionsdruck der peripher des Tunneleinganges aufgesetzten Fingerkuppe. Ein Übergreifen der Dellwirkung auf den Tunnelboden wird durch die Eckpunkte des Tunneleinganges blockiert. Mit zunehmender Weite des Tunneleinganges erhöht sich die Gefahr einer Wundklaffung

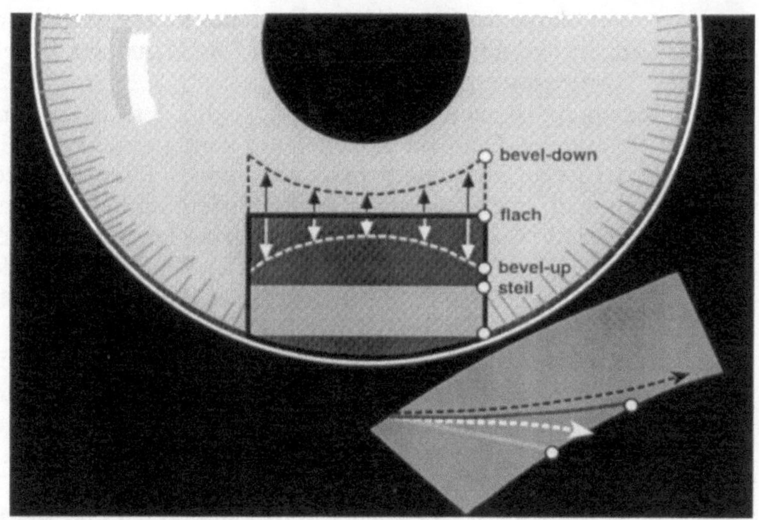

Abb. 2. Abhängigkeit der Tunnellänge und der Lippengestalt von der Neigung *(helles Feld/dunkles Feld)* und dem Anschliff der Lanze (durchgezogene Linie/schraffierte Linien)

striert, ist eine 3 mm CCI bei einer Länge von 1,5 mm stabil gegenüber einer solchen Verformung, während sich eine 5 mm CCI öffnen läßt. Schmale Wunden können somit vergleichsweise kürzer sein, während breite Tunnels eher länger als breit sein oder aber durch eine Naht gesichert werden müssen. Der kritische Wert oder Umschlagpunkt dürfte bei 4 mm liegen.

Für die effektive Länge des Wundkanals ist der Abstand zwischen den Eckpunkten von Wundeingang und innerer Lippe ausschlaggebend. Neben der Neigung während des Tunnelstiches ist hier die Art des Lanzenanschliffes von Bedeutung (Abb. 2). Eine nach oben und unten symmetrisch angeschliffene Lanze erzeugt eine je nach Neigung mehr oder weniger stark zentralwärts konkave Lippe. Weist der Anschliff nach unten („bevel-down"), tendiert die Lanze nach oben. Das Eintauchen in die Kammer wird behindert und die Konkavität der inneren Lippe verstärkt. Weist der Anschliff hingegen nach oben („bevel-up"), tendiert die Lanze nach unten. Das Eintauchen wird begünstigt, die Konkavität der Lippe abgeschwächt oder gar in eine Konvexität übergeführt. Unten angeschliffene Lanzen erzeugen somit tendenzmäßig große effektive Tunnellängen, nach oben angeschliffene hingegen kurze. Ersteres erhöht die Stabilität der Wunde nur scheinbar, da die innere Lippe besonders im Bereich der Kanten durch die Instrumente überdehnt und ihre Schlußfähigkeit dadurch beeinträchtigt wird. Durch von den Kanten ausstrahlende Spannfalten der Deszemet wird zudem die Sicht während der Operation behindert. Durch Klaffen der überdehnten inneren Hornhautlippe kann die visuelle Rehabilitation durch verstärkte und verlängerte Stromaquellung in diesem Bereich erheblich verzögert werden. Einseitig nach unten angeschliffene Lanzen sind daher für korneale Tunnelschnitte wenig geeignet, auch wenn ein Vorschnitt die Gefahr des Ausbrechens des äußeren Schnittes verringert und Länge des Tunnels wie Form der inneren Lippe durch Absenken der Lanze während des Vorführens der Lanze und des Durchstiches der Deszemet korrigiert werden können.

Von Bedeutung ist auch der seitliche Anschliff der Lanzenflanken. Metall läßt sich abgerundet, Diamant hingegen nur kantig zuschleifen. Metallanzen werden in der Regel im Schaftbereich abgerundet, Diamantlanzen hingegen symmetrisch nach oben und unten angeschliffen, da bei planem Schliff der Flanken der Schnitt überdehnt und im Bereich der Ober- und Unterkante traumatisiert wird. Der symmetrische Anschliff der Flanken führt allerdings aufgrund der Eigendicke des Diamanten zu einer nicht unerheblichen Schnitterweiterung zu den Seiten, was bei den Angaben der Schnittweite berücksichtigt werden muß. Abgerundete bzw. plane Flanken verhindern auch eine durch seitliches Abdriften darüber hinaus gehende Schnitterweiterung. Letzteres läßt sich bei entsprechender Übung zwar vermeiden, allerdings nur, wenn der Schliff der Lanzenspitze beidseits unversehrt scharf ist.

Metall- und Diamantlanzen haben weitere Eigenheiten: Metallklingen erreichen nicht die Schärfe von (neuen) Diamantklingen und werden bei Wiedergebrauch rasch stumpf. Schoppung des Gewebes ist die Folge, was zu Deszemetablösungen und unregelmäßigem Schnittverlauf führen kann. Metallklingen sind dünn und deshalb entweder nur nach oben oder nur nach unten angeschliffen, was zu den beschriebenen Nachteilen bei der Schnittführung führt. Diamantklingen sind schärfer als Metallklingen und lassen sich aufgrund ihrer höheren Dicke symmetrisch nach oben und unten anschleifen. Folge ist ein vollkommen neutrales Schneideverhalten. Dies gilt allerdings nur für unversehrte Diamantklingen. Die Schneide nützt sich ab und kann leicht beschädigt werden. Gewebeschoppungen sowie unkontrolliertes Abdriften bei Vorschnellen können die Schnittqualität dann erheblich beeinträchtigen. Auch hinsichtlich der Wundweite besteht ein Unterschied. Wie erwähnt, erzeugen Metallklingen (sehr dünn, i.d.R. nur Spitze angeschliffen) im Vergleich zum angegebenen Kaliber durch seitliche Gewebedehnung etwas schmalere, Diamantklingen (mit 0,2 mm wesentlich dicker, i.d.R. auch Schaft angeschliffen) hingegen weitere Tunnel (3,2 mm gegenüber 3,0 mm).

Aufgrund des in der Schärfe und dem symmetrischen Zuschliff begründeten neutralen Schneideverhaltens ziehen wir die seitlich angeschliffene Diamantlanze vor. Eine scharfe Metallklinge ist einer abgenützten oder gar beschädigten Diamantklinge jedoch zweifellos vorzuziehen.

Vor dem Hintergrund dieser Überlegungen bevorzugen wir derzeit (Stand Februar 1994) einen 0,3 mm tiefen Vorschnitt und eine Tunnellänge von eher 1,75 als 1,5 mm. Als Lanze verwenden wir einen 0,2 mm dünnen, auch an den parallel laufenden Flanken symmetrisch nach oben und unten angeschliffenen Diamanten von derzeit 3,0 mm Breite (Huco Diamant). Wir verwenden auch Lanzen mit rhomboidem, sich zur Spitze hin von 3,2 mm auf 2,7 mm verjüngenden Schaft, da der resultierende leicht trichterförmige Wundkanal die Bewegungsfreiheit des Phako- und I/A-Handgriffes erhöht und das Einführen des Implantationsinstrumentes etwas erleichtert. Ein zu eng bemessener innerer Schnitt kann überdehnt und so in seiner Schlußfähigkeit beeinträchtigt werden, während ein unnötig weiter äußerer Schnitt die Deformationsstabilität des Tunnels verringert.

Der Schnitt selbst wird erzeugt, indem die periphere Kante des Vorschnittes mit der Lanze eingedellt und diese dann in einer Ebene zügig bis in die Kammer vorgeführt wird [5]. Da der Durchmesser der Phako- und I&A-Tips immer noch geringer ist als der von Injektor oder Faltpinzette, wird die Diamantlanze zunächst nur soweit in die Kammer vorgeschoben, bis die benötigte Schnittweite von etwa 2,5 mm erreicht ist. Erst vor der Linsenimplantation wird der Tunnel auf die Dimensionen der Lanze erweitert.

Um ohne Naht ausreichende Deformationsstabilität zu gewährleisten, werden prinzipiell Faltlinsen bevorzugt, die über eine Öffnung von 3 mm implantiert werden können. Besteht eine Kontraindikation (z. B. chronische Uveitis), wird auf eine „small-optic“ PMMA Linse zurückgegriffen. Die dafür nötige Wundweite von knapp über 5 mm erfordert jedoch eine radiäre Stütznaht, um ausreichende Deformationsstabilität zu gewährleisten [6].

Hornhautstabilität und Astigmatismus nach CCI

Entscheidend für die Beeinflussung des Sehens ist die Veränderung der Hornhautkurvatur im Bereich der Pupillaröffnung. Diese hängt wesentlich von der

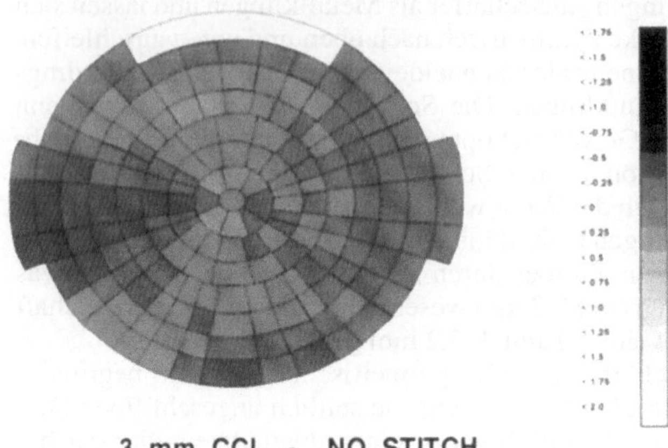

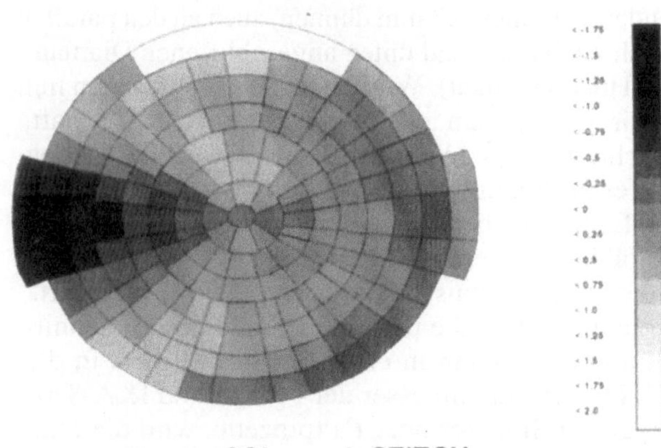

Abb. 3. Mittlere topographische Veränderungen nach temporaler 3 mm CCI 3 Monate postoperativ [7]

Abb. 4. Mittlere topographische Veränderungen nach temporaler 5 mm CCI mit radiärer Stütznaht 3 Monate postoperativ [8]

Exzentrizität des Ventilschnittes und der Breite der inneren Lippe ab. Temporal lädt die klare Hornhaut am weitesten aus. Der Abstand zur nasal und unterhalb der Hornhautmitte gelegenen Durchblicksöffnung ist hier am größten. Aufgrund der geringen Schnittweite ist das Ausmaß der Hornhautverformung gering und auf den Inzisionsbereich konzentriert. Zur Beurteilung von Veränderungen eignet sich methodisch nur die computer-unterstützte Videokeratographie, die derzeit allerdings nur einen „case-by-case" Vergleich erlaubt. Analog zur Vektoranalyse für die Keratometrie wurde deshalb an unserer Klinik ein Algorithmus entwickelt, der die Aufrechnung der videokeratoskopischen Daten von Patientenkollektiven („batch-by-batch“ Analyse) ermöglicht [7]. Zu diesem Zweck wurden die Daten korrespondierender Hornhautareale zusammengefaßt und in ein statistisches Auswertprogramm eingebunden. Wie in Abb. 3 dargestellt, sind die Veränderungen bei der 3 mm CCI minimal (minimale, auf die Umgebung des Schnittbereichs begrenzte Abflachung ohne Coupling zur nasalen Seite), aber auch bei der 5 mm CCI vernachlässigbar und von einer Naht praktisch unabhängig (geringe Abflachung mit Coupling zur nasalen Seite, nicht aber zur Vertikalen, Abb. 4, [8].

Faltlinsen und Implantationsinstrumente für die CCI

Die Notwendigkeit, den verkürzten Hornhauttunnel durch weitere Reduktion der Wundweite ausreichend deformationsstabil zu machen, hat die Entwicklungsanstrengungen auf dem Gebiet der Faltlinsensysteme verstärkt, ist doch nach wie vor die Linsenimplantation für die Wundweite ausschlaggebend. Immerhin ist es gelungen, sie auf 3 mm und neuerdings knapp weniger zu reduzieren. Dies gelang auf 2 Wegen: Zum einen wurden höherbrechende Silikone eingesetzt und die Mittendicke der Optik konstant gehalten, indem der Durchmesser des sphärischen Anteils mit zunehmender Dioptrienstärke stufenweise reduziert wurde. (Auf diese Weise wurde die Mittendecke der AMO PhacoFlex SI-30 (Brechungsindex 1,46, Sphärendurchmesser 5,5–5,0 mm) auf 0,8 bis maximal 1,1 mm reduziert). Zum anderen wurden die Implantationsinstrumente grundlegend überarbeitet. Bei Faltpinzetten wurde der Überkreuzungspunkt der Schenkel nach vorne verlegt, wodurch der Öffnungsspielraum der Branchen im Auge verdoppelt wurde (McDonald Design). Die Branchen selbst wurden zarter gestaltet und der Kurvatur der gefalteten Linse angepaßt (Modifikationen nach Livernois; Ernest, Spaleck, Annen). Die Branchen der Faltpinzetten ohne Cross-over Design (Fine Folder) wurden noch zarter gestaltet, was durch die Verwendung hochfester Titanlegierungen möglich war. Bei Injektionen wurden neue Stempelmechanismen und Kunststoffkartuschen entwickelt (STAAR Microinjector mit Low-Profile Microcartridge). Jüngst wurde auch ein ähnlicher Injektor für Offenschlingenlinsen mit einer Optik aus normalbrechendem Silikon getestet, der auch die Implantation der flexiblen Multifokallinse des Herstellers (AMO, PhacoFlex SSM26) durch eine 3,0 (3,2) mm Wunde ermöglicht (AMO PhacoFlex Inserter).

Die genannten Linsensysteme eignen sich alle für die 3 mm CCI (Abb. 5, 6). Vor- und Nachteile halten sich die Waage. Faltpinzetten erlauben ein rasches Laden und ein sehr kontrolliertes Implantieren und beanspruchen nur eine Hand. Injektoren verhindern dafür jeden Kontakt der Linse mit der Wunde. Generell sind für Offenschlingenlinsen Faltpinzetten, für Kahnlinsen Injektoren besser geeignet. Auf die prinzipiellen Unterschiede der beiden Linsendesigns wurde bereits anderenorts im Detail eingegangen [9].

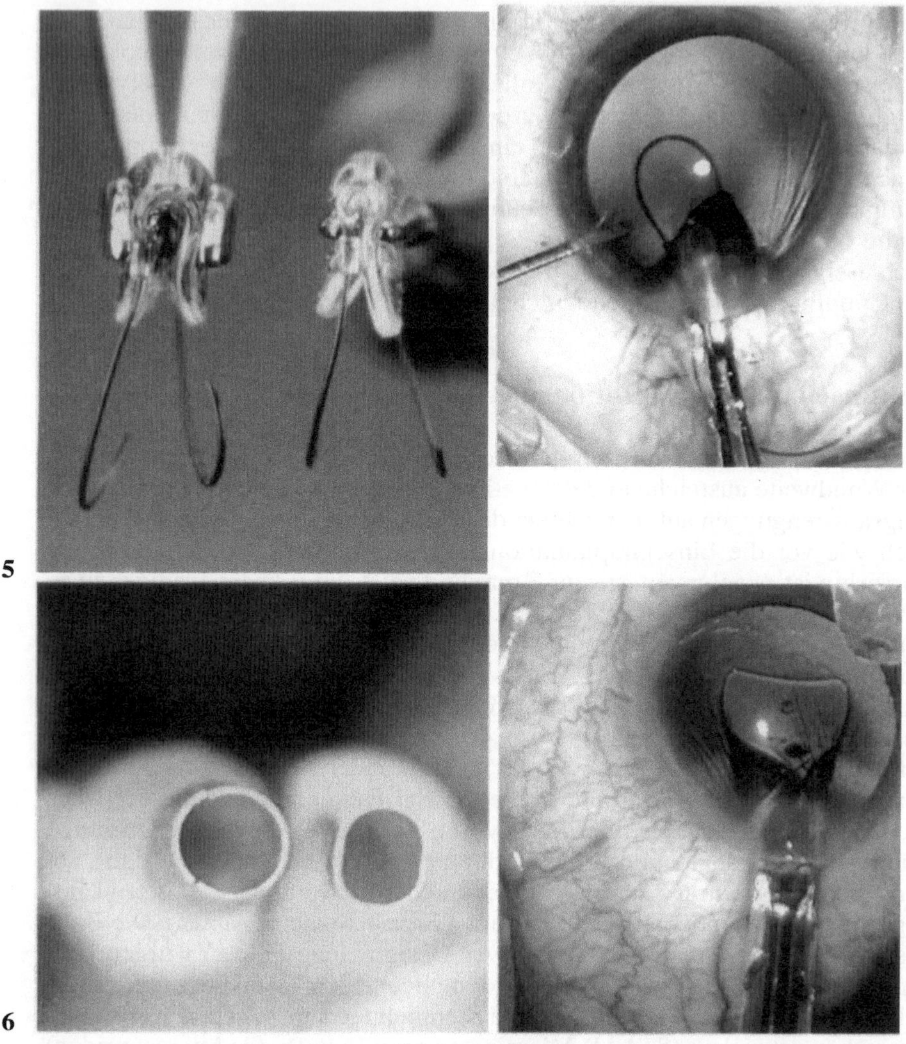

5

6

Abb. 5. Faltung und Implantation einer hochrefraktiven Silikonlinse (AMO Phacoflex SI-30) mit einer modifizierten McDonald Faltpinzette (*links* Profilvergleich mit herkömmlicher Linse und Faltpinzette)

Abb. 6. Microkartuschen erlauben die Injektion von Kahnlinsen (Typ STAAR AA4203) über einen 3 mm-CCI (*links* Profilvergleich mit herkömmlicher Kartusche)

Temporäre CCI und Trabekulektomie („Trabekulovalvektomie")

Die CCI läßt sich gewinnbringend bei der kombinierten Katarakt und Glaukom Operation („Glaukom Triple Prozedur") einsetzen. Dabei wird im kornealen Scharnier des trapezförmigen Sklerallappens (5 × 4 mm) durch horizontales

Vorführen einer Lanze ein 2,5 mm breites selbstdichtendes Ventil gebildet. Dies verhindert Kammerabflachung oder Irisprolaps beim Instrumentenwechsel (Phako/I&A). Auch ein Herausspülen von Irisgewebe während der Phako oder I&A, wie es bei eher weiter ausgefallenem Schnitt nicht selten vorkommt, wird durch das Ventil unterbunden. Das Irisdiaphragma bleibt stabil, eine Traumatisierung der Iris im Wundbereich durch Prolaps oder Instrumente wird vermieden. Intraoperative Miose, aber auch postoperative Fibrinreaktion treten seltener auf. Als Kunstlinse bevorzugen wir bei der kombinierten Operation one-piece 5 mm PMMA Linsen mit möglichst rigiden und 10° angulierten Bügeln. Diese halten die Optik in deutlichem Abstand zur Iris und verhindern dadurch die Ausbildung iridikapsularer Synechien (IKS) im Falle einer dennoch einsetzenden Fibrinreaktion. Auch nach Erweiterung des Ventils auf 5,1 mm bleibt die Ventilfunktion erhalten. Erst nach der Linsenimplantation erfolgt die Resektion des Trabekelwerks, das „en bloc" zusammen mit der Hornhautlippe reseziert wird („Trabekulovalvektomie", Abb. 7). Readaptation von Skleralamelle und Bindehaut erfolgen wie üblich. Unsere Ergebnisse mit dieser Modifikation sind sehr zufriedenstellend, insbesondere im Hinblick auf die Vermeidung von IKS und Zellbesiedelung der Linsenoptik.

Die CCI eignet sich natürlich ausgezeichnet für Augen, an denen bereits eine Filteroperation vorgenommen wurde. Eine einzeitige Operation läßt sich auch im Verein mit der jüngst eingeführten „tiefen Sklerektomie" durch-

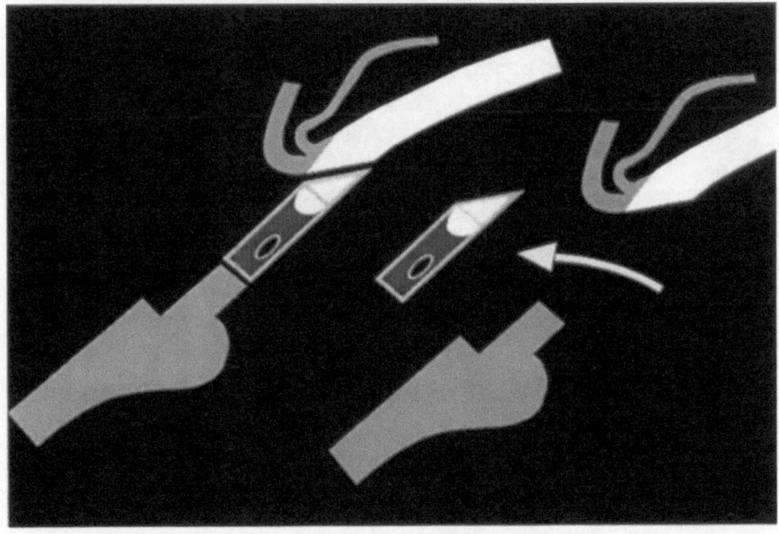

Abb. 7. „Trabekulovalvektomie": Temporäre Hornhautlippe sichert permanent geschlossenes System während der Phako/I&A und Linsenimplantation. Danach wird die Hornhautlippe im Rahmen der Trabekulektomie en bloc exzidiert und die Filteroperation wie üblich zu Ende geführt

führen, indem der nichtpenetrierenden Filteroperation die Kataraktoperation über eine CCI angeschlossen wird.

Schnitte für Hartlinsen mit großer Optik

Für gewisse Patienten ist die Wahl eines PMMA Implantats mit großer (6 oder 7 mm) von Vorteil. Hierzu zählen beispielsweise jugendliche Patienten sowie solche mit hoher Myopie oder (prä)proliferativer diabetischer Retinopathie, bei denen eine optimale Einsehbarkeit der Funduspheripherie gewährleistet sein muß. In diesen Fällen hat sich eine selbstdichtende sklerokorneale Tunnelinzision mit geradem Eingang, der durch eine spannungsfreie Horizontalnaht gesichert wird bewährt (Abb. 8). Diese Schnittechnik erfüllt die Forderung nach einfacher Durchführbarkeit, Deformationsstabilität und Astigmatismusneutralität. Im Vergleich zur posterior-konkaven Schnittführung („frowning") erleichtert der gerade Sklerazugang die lamellierende Präparation der Tunnelflanken, ohne die Hornhautstabilität zu beeinträchtigen [10]. Da die lamellierte Sklerafläche geringer ist, sinkt auch die Häufigkeit von Blutungen aus dem Tunnel. Prinzipiell bevorzugen wir in den genannten Fällen eine 7 mm Optik mit rigiden, in Form und Durchmesser an den Kapselsack angepaßten Bügeln und eine 6 mm Kapsulorhexis, um die Durchblicköffnung optimal zu nützen.

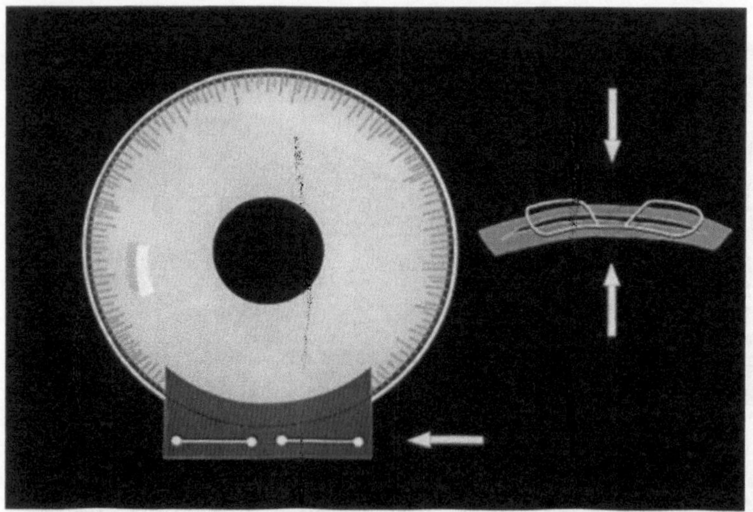

Abb. 8. Sklerokornealer Tunnelschnitt mit Horizontalnaht für Hartlinsen mit großer Optik

Schlußfolgerung

Unsere Erfahrungen mit der 3 mm CCI gründet sich auf mehrere 100 Fälle und sind äußerst positiv. Die Belastung für den Patienten ist durch die verkürzte Dauer und die Durchführbarkeit unter Tropfanästhesie spürbar gesunken. Die Operationskapazität konnte deutlich gesteigert werden. Die Rehabilitation ist immediat, die Brillenverschreibung kann nach einer Woche erfolgen. Die postoperative Sicherheit ist gegeben. In keinem Fall wurde eine Leckage mit Kammerabflachung oder gar Irisanlegung oder -prolaps beobachtet. Eine Infektion ist nicht aufgetreten. Die Sicherheit während der Operation ist optimiert, das System ist permanent geschlossen, indem das Ventil beim Entfernen von Instrumenten sofort einrastet. Bei heute sehr selten gewordenen Kapselkomplikationen kann nach Schnitterweiterung eine PMMA Linse problemlos implantiert werden. Vitreuskomplikationen können im geschlossenen System und unter Einsatz einer Vorderkammerinfusion besser angegangen werden als bisher.

Die 3 mm CCI ohne Naht ist somit als derzeit optimale Technik mit unübertroffener Sicherheitsreserve zu bewerten. Die 5 mm CCI hat aufgrund der mit kleinen Optiken verbundenen Nachteile [9] und der reduzierten Deformationsstabilität der Wunde einen bergrenzten, aber sehr wichtigen Indikationsbereich (chron. Uveitis, rigide Pupille) und erfordert in jedem Fall eine Sicherung durch eine radiäre Stütznaht.

Im Rahmen der Glaukom Triple Prozedur läßt sich die CCI in Gestalt eines temporären Ventils mit großem Vorteil einsetzen.

Literatur

1. Fine IH, Fichman RA, Grabow HB (1993) Clear Corneal Cataract Surgery and Topical Anesthesia. SLACK, Thorofare/USA, pp 5–28
2. Menapace R (1994) Clear-Cornea Chirurgie und Tropfanästhesie – Ein Fortschritt? Augenspiegel 40/3:6–15
3. Langerman DW (1994) Architectural design of a self-sealing corneal tunnel, single-hinge incision. J Cataract Refract Surg 20:84–88
4. Ernest PH (1992) The self-sealing sutureless wound: Engineering aspects and experimental studies. In: Gills JP, Martin RG, Sanders DR (eds) Sutureless cataract surgery. An evolution toward minimally invasive technique. Slack, Thorofare/USA, pp 23–42
5. Menapace R (1993) Reduced incision with high-refractive-index lens. Ocular Surg News 11/15:48–49
6. Menapace R (1994) Delayed iris prolapse with non-sutured clear corneal incisions: Management and implications. J Cataract Refract Surg (in press)
7. Vass C, Menapace R (1994) Computerized statistical analysis of Corneal topography for the evaluation of changes in corneal shape after surgery. Am J Ophthalmol 118:177–184
8. Vass C, Menapace R, Amon M, Radax U (1994) Mean topographical changes induced by 5 mm clear corneal incisions with and without radial suture. Ophthalmology (submitted)

9. Menapace R (1992) Intraokularlinsen für die Implantation durch kleine Inzisionen. In: Neuhann T, Hartmann C, Rochels R (Hrsg) 6. Kongreß der DGII. Springer, Berlin Heidelberg New York Tokyo, S 51–68
10. Wollensak J, Pham DT, Seiler T, Blondin C (1994, im Druck) Der Einfluß von Inzisionsform und Tunnellänge auf den induzierten Astigmatismus bei der No-stitch Technik. Ophthalmologe

Erfahrungen mit temporaler „Clear-Cornea"-Technik unter lokaler Tropfanästhesie

C. Skorpik, H. Weghaupt, M. Zehetmayer, T. Pfleger und U. Scholz

Zusammenfassung. Zwischen Oktober 1992 und Februar 1994 wurden 227 Kataraktoperationen unter Anwendung der „Clear-Cornea"-Inzision von temporal durchgeführt, 167 davon in lokaler Tropfanästhesie. Die Schnittlänge betrug je nach implantiertem Linsentyp (einstückige, kahnförmige Silikonlinse, 3stückige Silikonlinse mit Prolenebügel, 5mm PMMA Linse) 3, 4 oder 5 mm. Wunden bis 4 mm wurden nicht vernäht, 12 von 36 5mm Wunden wurden aus Sicherheitsgründen mit einer radiären Naht versehen. Rechte Augen wurden rechtshändig und linke Augen linkshändig operiert, wobei die Position des Operateurs in allen Fällen am Kopfende des Tisches verblieb. Die Tropfanästhesie gewährleistete dem Patienten eine der Peribulbäranästhesie absolut vergleichbare Schmerzfreiheit. Sowohl die intraoperative Durchführbarkeit wie die postoperativen Ergebnisse im Hinblick auf Wundheilung, Stabilität, Astigmatismusverhalten und visuelle Rehabilitation waren mehr als zufriedenstellend.

Summary. Between october 1992 and february 1994 227 eyes underwent cataract surgery with clear-corneal incision using a temporal approach. 167 cases were done under topical anesthesia. The size of the opening depended from the inserted IOL: 3 mm with a one piece silicone lens, 4 mm with a 3 piece silicone lens with prolene loops and 5 mm with a 5mm PMMA lens. Wounds up to 4 mm remained unsutured, 12 of 36 5mm wounds received 1 radial suture for greater security. Surgery was preformed with the right hand on right eyes and with the left hand on left eyes, the surgeon remaining in all cases at the upper end of the table. Topical anesthesia revealed to be as efficient as peribulbar anesthesia in this procedure. The intraoperative safety and the postoperative results in regard to wound stability and visual acuity were more than satisfactory.

Einleitung

In den letzten Jahren wurde die Kataraktchirurgie mit der Entwicklung faltbarer Linsen und kleiner Implantationsöffnungen immer mehr vereinfacht, so daß es kaum noch möglich schien, weitere Vereinfachungen in der Technik zu erzielen. Durch den Ventilschnitt gelang es, Wunden ohne Naht selbstdichtend zu gestalten [1]. Ein weiterer Schritt zur Vereinfachung war, die Bindehaut nicht mehr zu präparieren, sondern am Limbus direkt durch die Hornhaut in die Vorderkammer einzugehen. Der Schnitt muß ebenfalls ventilartig angelegt sein, damit er durch den Augeninnendruck geschlossen wird. Aus mehre-

J. Wollensak et al. (Hrsg.)
8. Kongreß der DGII

ren Gründen [2] ist es empfehlenswert, den Zugang von temporal zu wählen. Diese Operationstechnik hat nun dazu verleitet, zu prüfen, ob es möglich ist, bei dem geringen Operationstrauma, die Peribulbäranästhesie durch eine Oberflächenanästhesie bei gleicher Schmerzfreiheit zu ersetzen. Die Ergebnisse waren gut und die Tropfanästhesie wird zunehmend angewendet [3, 4]. Sie eignet sich sogar für Operationsverfahren mit Bindehauteröffnung.

An der 1. Universitäts-Augenklinik in Wien haben wir im Oktober 1992 begonnen, die „Clear-Cornea"-Inzision (CCI) in Tropfanästhesie durchzuführen und wenden seither diese Technik routinemäßig an.

Material und Methoden

Im Zeitraum zwischen Oktober 1992 und Februar 1994 wurden vom Autorenteam 227 Operationen durchgeführt und nachuntersucht. Das Durchschnittsalter der Patienten betrug 76 Jahre. 112 mal wurden rechte, 115 mal linke Augen operiert. 1 Patient wurde in Allgemeinanästhesie, 59 in Peribulbäranästhesie und die restlichen 167 in Tropfanästhesie mit 4% Lidocain operiert. Nach vorheriger Sedierung des Patienten mit Meprobamat wurde 3mal vor Operationsbeginn in 10minütigen Abständen getropft. Bei 2 dieser Patienten wurde wegen Schmerzempfindung während der Operation eine zusätzliche Parabulbäranästhesie verabreicht. Der Zugang in das Auge erfolgte in allen Fällen von temporal. Da der Chirurg stets am Kopfende des Operationstisches saß, operierte er rechte Augen mit der rechten und linke Augen mit der linken Hand. Die Schnittführung erfolgte mit dem Diamantmesser; 1mal betrug die Schnittlänge 2,5 mm, 58mal 4 mm, 127mal 3 mm, 36mal 5 mm und 5mal 2,8 mm. Nach der Kapsulorhexis unter Healon und der Hydrodissektion wurde die Phakoemulsifikation bimanuell nach der „Divide-and-conquer"-Technik durchgeführt. Der dabei verwendete Phakospatel diente gleichzeitig der Stabilisierung des Bulbus. Einstückige Silikonlinsen der Fa. Staar wurden mittels Injektorsystem durch 3mm Öffnungen implantiert. Für die 3stückigen Silikonlinsen mit Prolenehaptik der Fa. Allergan benutzten wir den Livernois-McDonald Falter nach Schnitterweiterung auf 4 mm. Rigide 5mm PMMA Linsen der Firmen Pharmacia und ORC wurden durch 5mm Öffnungen implantiert. Bei 4 Augen kam es während der Phakoemulsifikation zu einer Kapselruptur, die in 3 Fällen eine vordere Vitrektomie erforderlich machte. In diesen 4 Fällen wurde eine PMMA Linse in den Sulkus plaziert, in allen anderen Augen erfolgte die Implantation in den intakten Kapselsack. Die 3mm und 4mm und anfangs auch die 5mm Schnitte blieben prinzipiell ohne Naht. Jetzt legen wir jedoch bei letzteren aus Sicherheitsgründen eine radiäre Naht. In dieser Serie wurden 12 Augen mit 5mm Schnitten genäht, davon war 1 Fall eine Sekundärnaht am 2. postoperativen Tag wegen zu kurzem Schnittkanal. Wegen Überhitzung der Wundränder mit geringer Lappenschrumpfung mußten 2mal eine 4mm und 1mal eine 3mm Wunde primär genäht werden um eine bessere Wundadaptation zu gewährleisten und eine spätere Gefäßeinsprossung zu verhindern. Postoperativ wurden die lediglich oberflächenanästhesierten Augen mit einer leeren Schutzschale abgedeckt und die Patienten wurden angewiesen, die Augen während einer Stunde geschlossen zu halten. Der fehlende Lidschlagreflex könnte zu einer epithelialen Hornhautschädigung führen. Postoperativ wurde die lokale antiphlogistische Therapie (Indoptol, Betnesol N) begonnen. Augen nach Peribulbäranästhesie wurden mit einem Salbenverband (Betnesol N Salbe) versehen. Die Patienten wurden entweder am Operationstag oder am ersten postoperativen Tag entlassen. Die lokale antiphlogistische Therapie wurde 3mal täglich während 4 Wochen weitergeführt.

Ergebnisse

Bei allen Patienten war der postoperative Heilungsverlauf unkompliziert. Bereits am ersten postoperativen Tag wurde ein zufriedenstellendes funktionelles Ergebnis erzielt. Der mittlere Visus bei der Nachuntersuchung betrug 0,9 mit Nahzusatz Jg1. Wegen ausgedehnter primärer Kapselfibrose mußte bei einem Patienten bereits 2 Monate postoperativ eine YAG-Kapsulotomie durchgeführt werden. In einem Auge entwickelte sich bei bereits vorbestehender Maculopathie ein zystoides Makulaödem. Der Visus erholte sich unter massiver antiphlogistischer Therapie.

Die Hornhautwunden heilten ohne Komplikationen. Das anfängliche, zarte Epithelödem über dem Wundbereich macht keinerlei Beschwerden und verschwindet innerhalb der ersten Tage. Es bleibt lediglich eine zarte Narbe. Der postoperative Astigmatismus ist dementsprechend stabil und zeigt nur eine geringe Tendenz gegen die Schnittebene. Bei kleinen Schnitten von 3–4 mm beträgt die Astigmatismusänderung nicht mehr als 0,5 dpt. Bei Schnitten von 5 mm kommt es zu stärkeren Astigmatismusverschiebungen bis zu 1 dpt [5]. Auf das postoperative Verhalten des Astigmatismus wird in einer gesonderten Arbeit hingewiesen.

Diskussion

Unsere bisherigen Ergebnisse sind mehr als zufriedenstellend. Die Kapselrupturen waren einerseits schwierigen Operationssituationen, andererseits Gerätefehlern aber in keinem Fall der Operationsmethode anzulasten. Die notwendige vordere Vitrektomie und die sichere Implantation einer PMMA Linse in den Sulkus stellten keinerlei Probleme dar. Die temporale Schnittführung bei Position des Operateurs am Kopfende des Tisches ist für einen Rechtshänder bei rechten Augen kaum ein Hindernis. Nach kurzer Eingewöhnung ist aber auch die Manipulation mit der linken Hand bei linken Augen aus gleicher Position leicht erlernbar. Die Aneignung dieser Fähigkeit erscheint sinnvoll, da die Mehrzahl der derzeit gebräuchlichen Operationstische zur Verstellung des Kopfstückes ein Metallgestänge besitzen, das bei seitlicher Position die Beinfreiheit des Operateurs für die Betätigung der Pedale extrem beeinträchtigt. Über den Vergleich der Tropfanästhesie mit 4% Lidocain zur Peribulbäranästhesie wird an anderer Stelle berichtet werden. In bezug auf Schmerzempfindlichkeit konnte kein signifikanter Unterschied zwischen beiden Methoden festgestellt werden. Sollten für den Patienten unangenehme Sensationen auftreten, so ermöglicht die selbstdichtende Wundkonstruktion in jeder Phase der Operation eine zusätzliche Parabulbärinjektion ohne Gefährdung der Operationssituation. Dies war in unserer Serie jedoch nur in 2 Fällen notwendig.

Wichtig ist eine gute Zykloplegie (z. B. Cyclopentolat) um Schmerzempfindung durch eventuellen intraoperativen Zonulazug zu vermeiden. Aus demselben Grund sollten auch intraokuläre Druckschwankungen vermieden werden. Die Beweglichkeit des Auges ist intraoperativ durch die Stabilisierung mittels Phakospatels nicht störend. Andererseits kann ein aktives Bewegen des Bulbus nach nasal den Zugang zur temporalen Wunde erleichtern, ohne die Bindehaut mit einer Pinzette zu verletzen. Wir können unsere bisherigen Ergebnisse nur positiv beurteilen. Die Operationszeit wurde durch Wegfallen der Bindehautpräparation weiter verkürzt. Die Wunden sind stabil, mit nur geringen Änderungen des Astigmatismus. Alles in allem stellt die CCI unter reiner Oberflächenanästhesie für den Patienten einen kurzen, wenig belastenden Eingriff dar, der zu einer schnellen postoperativen Rehabilitation führt.

Literatur

1. Gills JP (1990) Sutureless cataract surgery. In: Gills JP, Sanders DR (eds) Small incision cataract surgery. Slack, Thorofare/USA, pp 127–140
2. Cravy TV (1991) Routine use of the lateral approach to cataract extraction to achieve rapid and sustained stabilization of postoperative astigmatism. J Cataract Refract Surg 17:415–423
3. Williamson CH, Fine IH (1993) Foldable IOLs, topical anesthesia and clear-corneal incisions. In: Martin RG, Gills JP, Sanders DR (eds) Foldable intraocular lenses. Slack, Thorofare/USA, pp 135–158
4. Williamson CH (1992) "Cataract Keratotomy" with topical anesthesia. Ocul Surg News 1 Aug, 1992
5. Neumann AC, McCarty GL, Sanders DR, Raanan MR (1989) Small incisions to control astigmatism during cataract surgery. J Cataract Refract Surg 15:78

Korneale 7 mm-Tunnelinzision zur Phakoemulsifikation und Korrektur eines hohen präoperativen Astigmatismus

A. Grote, D. T. Pham und J. Wollensak

Zusammenfassung. Durch die Lokalisation und Breite einer Inzision zur Kataraktoperation kann man den postoperativen Astigmatismus erheblich beeinflussen. Bei einem ausgewählten Patientenkollektiv kann ein hoher präoperativer Astigmatismus durch einen 7 mm breiten kornealen Tunnelschnitt im steilen Meridian zu einem großen Teil korrigiert werden. Wir untersuchten 23 Patienten mit einem Astigmatismus von 2,0–4,75 dpt. Es ließ sich ein durchschnittlicher Astigmatismus von 3 dpt induzieren, allerdings mit großer individueller Streubreite. Im Vergleich zum skleralen Schnitt muß ein längerer Heilungsverlauf bis zur Stabilisierung des Astigmatismus berücksichtigt werden.

Summary. Localization and width of a corneal tunnel incision can influence the postoperative astigmatism after cataract surgery to a great extent. In a selected group of patients it can be useful to reduce a high preoperative astigmatism by choosing a 7 mm clear corneal incision for phacoemulsification and intraocular lens implantation. We examined 23 patients with a preoperative astigmatism of 2,0–4,75 dpt. A 7 mm clear corneal incision was cut in the steep meridian. The amount of induced astigmatism is about 3 dpt with broad individual range. Compared to a scleral incision a longer healing process must be taken into account.

Einleitung

Meist ist die Schnittführung bei der Kataraktchirurgie darauf angelegt, einen möglichst geringen oder keinen Astigmatismus zu induzieren. Jedoch kann es durchaus wünschenswert sein, eine refraktive Änderung hervorzurufen. Ca. 10% der Patienten haben vor der Kataraktoperation einen Astigmatismus von über 2 dpt [3]. Da ein hoher Astigmatismus den endgültigen Visus einschränken kann, ist es in einigen Fällen erstrebenswert, eine Astigmatismusreduktion zu erzielen. Bisher wurde dazu in der Regel ein zweizeitiges Vorgehen gewählt: nach der Kataraktoperation erfolgte die (chirurgische [4] oder Laser-)Keratotomie. Mit einer gezielten Lokalisation und Form der Inzision zur Kataraktoperation kann man einzeitig im Rahmen der Kataraktentfernung einen hohen Astigmatismus korrigieren [3].

In-vitro-Versuche sowie die klinische Anwendung zeigten, daß ein kornealer Schnitt eine refraktive Änderung bewirkt. Eine korneale Tunnelinzision von über 4 mm Breite ruft eine erhebliche Abflachung der Hornhaut in der

J. Wollensak et al. (Hrsg.)
8. Kongreß der DGII

Eingriffsachse hervor. Ein skleraler Schnitt von 7 mm Breite ruft eine Astigmatismusänderung von etwa 0,8 dpt. hervor [1]. Eine korneale Inzision bewirkt eine refraktive Änderung von 4–6 dpt [3]. Wir haben diese Erkenntnis eingesetzt, um im Rahmen der Kataraktoperation einen hohen Astigmatismus zu korrigieren. Ziel der vorliegenden Studie war, die durch eine 7 mm korneale Tunnelinzision hervorgerufene Astigmatismusänderung zu untersuchen.

Patienten und Methode

Wir untersuchten 23 Patienten mit Katarakt und einem präoperativen Astigmatismus von 2–4,75 dpt. Bis auf einen Patienten hatten alle einen Astigmatismus nach der Regel. Die Patienten waren nicht voroperiert, es bestanden keine höhere Myopie oder Hyperopie. Es wurde eine korneale Tunnelinzision von 7 mm Breite und einer radiären Tunnellänge von 1,5–2 mm im steilen Meridian präpariert. Alle Patienten erhielten nach Phakoemulsifikation eine PMMA-Hinterkammerlinse mit 6,5 mm Optikdurchmesser. Prä- und postoperativ wurden bei den Patienten die Keratometerwerte mit dem Zeiss-Ophthalmometer bestimmt sowie eine korneale Topographie mit dem EyeSys-Gerät angefertigt, und zwar in der 1. und 4. Woche postoperativ sowie bei der letzten Untersuchung nach 2–10, im Mittel 5 Monaten postoperativ. Der absolute und induzierte Astigmatismus (berechnet nach der Vektoranalyse nach Jaffe) wurden ausgewertet. Zur Verbesserung der Wundstabilität haben wir seit 5 Monaten eine Mittelnaht gelegt. Diese Naht wird nicht fest angezogen, am besten unter Keratoskopkontrolle gelegt und bei Untereffekt der Korrektur nach 4 Wochen entfernt.

Ergebnisse

Die 23 Patienten hatten ein Durchschnittsalter von 67 Jahren. Der präoperative Astigmatismus betrug 2–4,75 dpt, 12 Patienten hatten einen Astigmatismus von 4 dpt oder mehr. Der intra- und postoperative Verlauf waren komplikationslos. Der absolute Astigmatismus betrug präoperativ im Mittel 3,6 dpt (SD 0,75). Er sank auf 1,9 dpt (SD 1,1) sofort postoperativ. Spät postoperativ betrug der durchschnittliche absolute Astigmatismus 1,5 dpt (SD 0,8; Tabelle

Tabelle 1. Absoluter und induzierter Astigmatismus prä-, früh- und spätpostoperativ (*SD* Standardabweichung)

Astigmatismus	Absolut	SD	Induziert	SD
Präoperativ	3,6	0,75	–	–
Früh postoperativ	1,9	1,05	3,9	1,58
Spät postoperativ	1,53	0,8	3,1	1,25

Tabelle 2. Absoluter Astigmatismus, Werte der einzelnen Patienten prä- (**a**), früh- (**b**) und spät- (**c**) postoperativ

a	b	c
2	2,25	2,5
2,25	3,5	2
3	3,25	3
3		0,5
3	1,5	1,25
3	1	1
3	2	0,75
3	2,5	
3,5	2,5	1
3,5	3	2
3,5	1	1
4	1	
4	1,5	0
4	1	1
4	1,75	1,25
4	1,5	2,5
4,25	3	1
4,25	4	0,75
4,25	0	
4,25	0,5	2,5
4,75	1	2,5
4,75		2
4,75	1,5	2

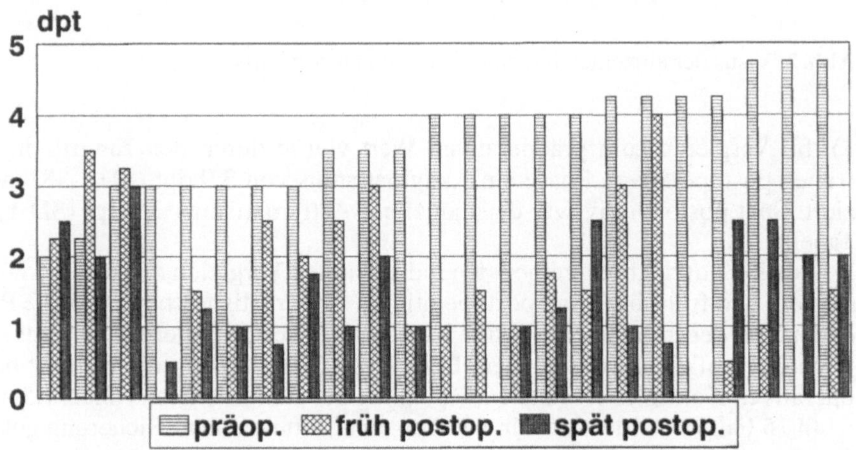

Abb. 1. Absoluter Astigmatismus, Werte der einzelnen Patienten prä- (**a**), früh- (**b**) und spät- (**c**) postoperativ

Tabelle 3. Absoluter und induzierter Astigmatismus prä-, früh- und spätpostoperativ für die Patientengruppen ohne und mit Mittelnaht (*SD* Standardabweichung)

	Präoperativ	Früh postoperativ	Spät postoperativ
Absoluter Astigmatismus			
Ohne Mittelnaht	3,6 (SD 0,8)	1,9 (SD 1,4)	1,46 (SD 0,7)
Mit Mittelnaht	3,8 (SD 0,6)	1,75 (SD 0,7)	1,54 (SD 0,9)
Induzierter Astigmatismus			
Ohne Mittelnaht		4,2 (SD 1,6)	3,1 (SD 1,4)
Mit Mittelnaht		3,2 (SD 1,3)	2,9 (SD 1,1)

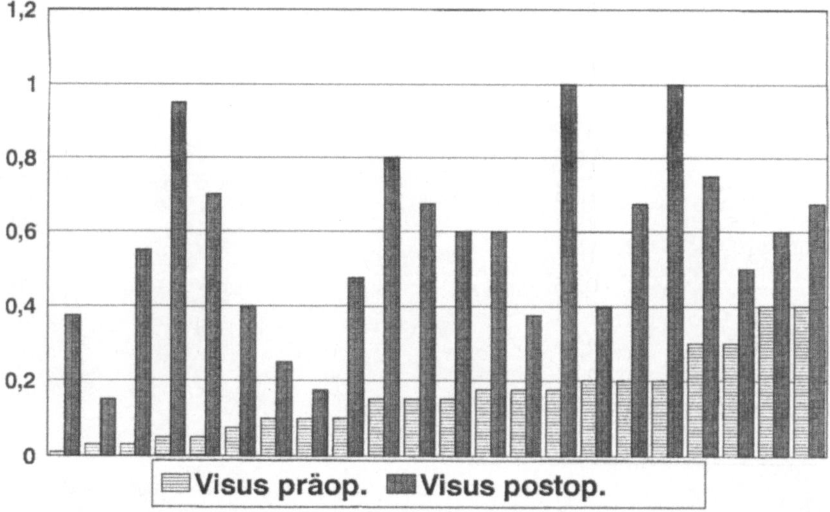

Abb. 2. Visus der einzelnen Patienten prä- und postoperativ

1). Im Vergleich zum präoperativen Wert wurde durch den Eingriff in der frühen postoperativen Phase ein Astigmatismus von 3,9 dpt (SD 1,58) induziert. Spät postoperativ war der induzierte Astigmatismus 3,1 dpt (SD 1,25; Tabelle 1).

Tabelle 2 und Abb. 1 zeigen den individuellen Vergleich zwischen präoperativem und früh- bzw. spätpostoperativem Astigmatismusbetrag. Bei 2 Patienten fehlt der frühe postoperative Keratometerwert, 3 Patienten sind zur späteren Kontrolle nicht erschienen. Bei 12 von 20 Patienten, die zur spät postoperativen Kontrolle erschienen waren, lag der Astigmatismus unter 1,5 dpt.

In 15 Fällen wurde keine, in 8 Fällen eine Mittelnaht zur Sicherung gelegt. Die Ergebnisse der beiden Patientengruppen ohne und mit Sicherungsnaht unterscheiden sich mit Ausnahme des frühen induzierten Astigmatismus nicht (Tabelle 3).

Der Visus betrug präoperativ im Mittel 0,2, postoperativ 0,525 (Abb. 2).

Anhand der EyeSys-Daten ließ sich eine Aufsteilung der Hornhaut beobachten, die k-Werte waren im Mittel früh postoperativ um 0,97, spät postoperativ um 1,18 dpt höher als präoperativ.

Diskussion

Vorteile einer kornealen Inzision im Vergleich zum skleralen Schnitt sind die leichte Zugänglichkeit, gute Übersicht und fehlende Blutung. Zudem besteht die Möglichkeit, gleichzeitig mit der Kataraktoperation eine Astigmatismuskorrektur vorzunehmen. Nachteilig sind eine verminderte Wundstabilität und ein längerer Heilungsverlauf bis zur Stabilisierung des Astigmatismus. Wegen der Breite der Inzision sollte zur Verbesserung der Wundstabilität eine spannungsfreie Sicherungsnaht in der Mitte des kornealen Schnittes gelegt werden.

Beim individuellen Vergleich der absoluten und induzierten Astigmatismuswerte zeigen sich recht große Unterschiede. Es lassen sich erhebliche inter- und intraindividuelle Unterschiede erkennen, in den meisten Fällen ist der Astigmatismus deutlich vermindert. Die großen Differenzen sind vermutlich zumindest zu einem Teil chirurgisch bedingt, da die Lage der Inzision in der Kornea bzw. der Abstand zum Limbus etwas variieren kann. Außerdem kann in der frühen postoperativen Phase der Astigmatismus durch ein eventuell bestehendes Hornhautödem im Schnittbereich beeinflußt werden. Tendenziell war im Nachbeobachtungszeitraum eine Abnahme des chirurgischen Korrektureffektes zu erkennen, jedoch zeigten auch die Spätergebnisse einen deutlichen Effekt mit einem induzierten Astigmatismus von durchschnittlich 3,1 dpt. Im Vergleich zum skleralen Schnitt muß ein längerer Heilungsverlauf einkalkuliert werden, was sich an der noch deutlichen Änderung der Astigmatismuswerte im Beobachtungszeitraum zeigt. Ob Refraktion, Augendruck und Alter des Patienten als mögliche weitere Faktoren einen Einfluß auf den postoperativen Astigmatismus haben, ist Gegenstand nachfolgender Untersuchungen. Bei den bisher untersuchten Patienten ist eine Tendenz zur Veränderung bzw. Zunahme der k-Werte um etwa 1 dpt zu erkennen. Dies sollte bei der Biometrie berücksichtigt werden.

Die vorliegende Arbeit ist die erste Studie über eine 7 mm breite korneale Tunnelinzision zur Phakoemulsifikation und Astigmatismuskorrektur. Das Patientenkollektiv ist noch recht klein, dennoch lassen sich unseres Erachtens bereits aufschlußreiche Aussagen zum Verhalten des Astigmatismus bei breiter kornealer Inzision machen. Trotz aller noch unbekannten Faktoren und größeren individuellen Schwankungen ist bei der 7 mm kornealen Tunnelinzision ein deutlicher Korrektureffekt von etwa 3 dpt zu erwarten.

Literatur

1. Pham DT (1993) Kataraktchirurgie und Intraokularlinsen-Implantation mit der No-Stitch-Technik. In: Robert YCA, Gloor B, Hartmann Ch, Rochels R (Hrsg) 7. Kongreß der DGII, Springer, Berlin, S 79–87
2. Pham DT, Wollensak J (1993) Laterale Eröffnung der Vorderkammer in der Kataraktchirurgie. Vortrag, Berlin-Brandenburgische Gesellschaft 1993
3. Pham DT (1994) Lokalisation der selbstschließenden Wundöffnung und korneale Stabilität. Referat, 8. Kongreß der DGII, Berlin 1994
4. Thornton SP (1990) Astigmatic Keratotomy with Cataract Extraction. In: Gills JP, Sanders DR (Hrsg) Small-Incision Cataract Surgery. Slack, Thorofare, NJ, S 245–258

Astigmatismusreduktion durch „Clear-Cornea"-Tunnelinzision bei Phakoemulsifikation mit HKL-Implantation

T. Haubrich, M. C. Knorz, V. Seiberth und H. Liesenhoff

Zusammenfassung. Mittels computergestützter Videokeratoskopie wurde die Möglichkeit einer intraoperativen Astigmatismusreduktion durch einen kornealen Tunnelschnitt bei der Kataraktoperation untersucht. Die Astigmatismusänderung der Hornhaut wurde als zweifache Standardabweichung vom Mittelwert der Hornhautbrechkraft für 3 konzentrische Zonen (3 mm, 3–5 mm, 5–7 mm) der Hornhaut bestimmt. 12 Augen von 9 Patienten mit kongenitalem Astigmatismus wurden prä- und postoperativ untersucht und alle 3 Monate nachkontrolliert. Prä- zu postoperativ kam es in der zentralen Zone der Hornhaut zu einer Astigmatismusreduktion von ca. 30%, in der mittleren Zone zu einer nur minimalen Reduktion und in der Hornhautperipherie zu einer Induktion eines irregulären Astigmatismus. In den folgenden 6 Monaten kam es in allen 3 Hornhautzonen zu einer weiteren Astigmatismusreduktion um ca. 10%, anschließend erwiesen sich die Befunde als stabil. Die korneale Tunnelinzision im steilsten Meridian der Hornhaut erwies sich als effektive Methode zur intraoperativen Astigmatismusreduktion.

Summary. We examined the intraoperative reduction of corneal astigmatism performing 5.5-mm clear cornea incision in cataract surgery on 12 eyes with congenital astigmatism using computer-assisted videokeratoscopy. The change of astigmatism was calculated as twice the standard deviation from the mean of the corneal dioptric power. Three concentric corneal zones (3 mm, 3–5 mm, 5–7 mm) were evaluated and examination was performed preoperatively and every three months postoperatively. The astigmatism of the central 3-mm zone was reduced by 30% pre-op to post-op, the 3–5-mm zone revealed a slight reduction of astigmatism and irregular astigmatism was induced in the corneal periphery. Within the following six months astigmatism was reduced by further 10% in each of the corneal zones, later the results proofed to be stable. The clear cornea incision performed in the steepest meridian of the cornea was shown to be an effective method to reduce astigmatism in cataract surgery.

Einleitung

Ein hoher präoperativer Hornhautastigmatismus limitiert bei den heutigen nahezu astigmatismusneutralen Schnittechniken der Kataraktchirurgie das visuelle Ergebnis [1–4]. Wir untersuchten daher mittels computergestützter Videokeratoskopie im Rahmen einer prospektiven Studie die Möglichkeit einer intraoperativen Astigmatismusreduktion durch einen kornealen Tunnelschnitt. Unsere besondere Beachtung galt dabei den operativ induzierten

J. Wollensak et al. (Hrsg.)
8. Kongreß der DGII

Veränderungen der Hornhautkurvatur im optisch relevanten Zentrum der Kornea.

Patienten und Methode

Bei 12 Augen von 9 Patienten mit einem präoperativen Hornhautastigmatismus über 1,5 dpt im Keratometer nach Javal wurde eine computergestützte Hornhauttopographie präoperativ, 3–5 Tage postoperativ sowie 3, 6, 9 und 12 Monate postoperativ mit dem TMS-1 der Fa. Computed Anatomy durchgeführt. Bisher konnten bereits 9 Augen von 7 Patienten nach 6 Monaten und 6 Augen von 5 Patienten nach 9 Monaten nachkontrolliert werden.

In allen Fällen wurde eine Phakoemulsifikation über einen kornealen Tunnelschnitt von 5,5 mm Breite durchgeführt und eine PMMA-IOL mit einem Optikdurchmesser von 6 mm implantiert. Der Schnitt wurde jeweils im topographisch ermittelten steilsten Hornhautmeridian, d.h. in der Achse des Pluszylinders des präoperativ bestehenden Astigmatismus, angelegt und am Ende der Operation mit einer 10 × 0 Nylon Horizontalnaht zur Sicherung der Adaptation der Tunnellamellen gegen postoperative Manipulation verschlossen.

Als quantitatives Maß für die Asphärizität der Hornhaut und damit den prä- und postoperativen Hornhautastigmatismus wurde die 2fache Standardabweichung vom Mittelwert der Hornhautbrechkraft anhand der 256 Meßpunkte auf jedem der 20 inneren Topographieringe berechnet. Diese Brechkraftunterschiede in Dioptrien auf jedem der 8 Ringe der zentralen 3 mm Zone der Kornea sowie den jeweils 6 Ringen der mittleren 3–5 mm Zone und der peripheren 5–7 mm Zone der Hornhaut wurden für die Auswertung als Mittelwerte zusammengefaßt. Die quantitative Erfassung der Brechkraftdifferenzen in jeder Zone als zweifache Standardabweichung ermöglichte eine Verringerung der Beeinflussung des Ergebnisses durch Meßwertfehler. Eine Reduktion des Hornhautastigmatismus, also eine Annäherung an das Idealbild einer Kugeloberfläche, entsprach somit einer Abnahme der Standardabweichung in der betreffenden Zone. Anhand des TMS-Datensatzes wurden die Veränderungen bei jeder Kontrolluntersuchung für die 3 Hornhautzonen separat bestimmt.

Ergebnisse

Präoperativ zu postoperativ kam es in der zentralen 3 mm Zone der Hornhaut zu einer Astigmatismusreduktion um durchschnittlich 1,2 dpt (± 0,81; Abb. 1 und 2). Die mittlere 3–5 mm Zone zeigte eine nur geringfügige Reduktion des Astigmatismus von 0,28 dpt (± 0,67). Die periphere 5–7 mm Zone dagegen zeigte eine geringfügige Zunahme des Astigmatismus um 0,06 dpt (± 0,73). Hier entwickelte sich ein irregulärer ypsilonförmiger Astigmatismus.

Der Vergleich des postoperativen Bildes mit der 6 Monatsverlaufskontrolle zeigte für alle drei Hornhautzonen im Mittel einen weiteren Rückgang des

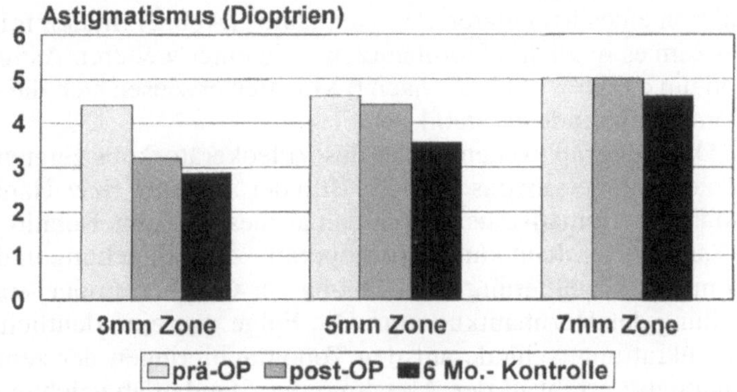

Abb. 1. Hornhautastigmatismus präoperativ, postoperativ und bei der 6 Monatskontrolle für die 3 untersuchten Hornhautzonen

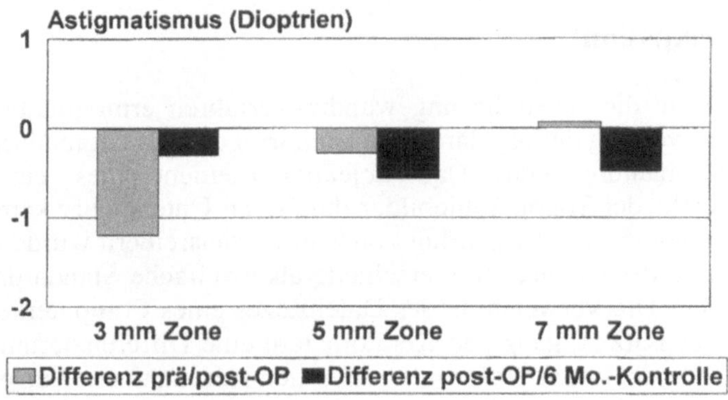

Abb. 2. Differenzen des Hornhautastigmatismus prä- zu postoperativ und postoperativ zur 6 Monatskontrolle für die 3 untersuchten Hornhautzonen

Tabelle 1. Hornhautastigmatismus als 2fache Standardabweichung in Dioptrien

Hornhautzonen	Präoperativ	Postoperativ	6 Monatskontrolle
3 mm	4,4 dpt (± 0,9)	3,2 dpt (± 0,96)	2,8 dpt (± 1,02)
3–5 mm	4,6 dpt (± 0,99)	4,4 dpt (± 0,97)	3,6 dpt (± 1,05)
5–7 mm	5,0 dpt (± 1,05)	5,0 dpt (± 0,77)	4,5 dpt (± 0,96)

Astigmatismus (Abb. 1 und 2), in der zentralen Zone um 0,3 dpt (± 0,52), in der mittleren Zone um 0,54 dpt (± 0,35) und in der peripheren Zone der Kornea von 0,48 dpt (± 0,26).

Zusammenfassend kam es prä- zu postoperativ in der zentralen Zone der Hornhaut zu einer Astigmatismusreduktion von ca. 30%, in der mittleren Zone zu einer nur minimalen Reduktion und in der Hornhautperipherie zur Induktion eines irregulären Astigmatismus (Abb. 2). In den folgenden 6 Monaten kam es in allen 3 Hornhautzonen zu einer weiteren Astigmatismusreduktion um ca. 10% (Abb. 2), nach 6 Monaten erwiesen sich die topographischen Hornhautbefunde als stabil.

Die topographischen Bilder des Videokeratoskops zeigten bei unseren Patienten präoperativ das typische Bild der Sanduhr- bzw. Hantelfigur eines regulären Astigmatismus. Durch den kornealen Tunnelschnitt im steilsten Meridian der Hornhaut kam es postoperativ zur Abflachung in dieser Achse und damit zur Nivellierung der Maxima der Graphen in der isometrischen Darstellung der Hornhautkurvatur. Die Folge war eine deutliche Reduktion der Brechkraftunterschiede auf den Topographieringen der zentralen Hornhaut, quantitativ erfaßt in der Abnahme der Standardabweichung der Meßwerte, mit Ausbildung eines ypsilonförmigen irregulären Astigmatismus in der Hornhautperipherie mit dreigipfligem isometrischen Kurvenverlauf.

Diskussion

Das in dieser Studie angewandte Verfahren ermöglichte eine quantitative Auswertung der regulären wie auch irregulären astigmatischen Änderung der Hornhautbrechkraft. Das subjektive Element eines rein qualitativen Vergleichs der Topographiebilder durch den Untersucher kam damit nicht zum Tragen [5, 6]. Der Einfluß von Meßwertausreißern wurde durch die Bestimmung der Brechkraftunterschiede als zweifache Standardabweichung minimiert. Die Verwendung des Datensatzes eines Computerkeratoskops ließ im Gegensatz zu gängigen Keratometern eine Differenzierung der Veränderungen in der optisch relevanten zentralen Hornhautzone von denen in der Hornhautperipherie zu [7]

Der bekannte Effekt einer Abflachung der Hornhaut in der Achse des kornealen Tunnelschnitts konnte auch in unserem Patientenkollektiv nachgewiesen werden, qualitativ anhand der Nivellierung der isometrischen Graphen der Hornhautkurvatur, quantitativ durch Abnahme der Standardabweichung der Brechkraft [8, 9, 10]. Die Lage des Schnitts im steilsten Meridian der Hornhaut ermöglichte Kataraktextraktion und Astigmatismusreduktion in einem Operationsschritt [11]. Operativer Aufwand und Risiko waren nur geringfügig erhöht. Die Astigmatismusreduktion erwies sich bereits früh postoperativ als effektiv und im Verlauf als stabil. Die in der zentralen Hornhaut erzielte Astigmatismusreduktion bewirkte lediglich außerhalb der optisch relevanten 5 mm Zone der Kornea einen irregulären Astigmatismus ohne Einfluß auf den Visus.

Trotz der bisher geringen Fallzahl, die eine weiterführende statistische Aufarbeitung noch nicht gestattete, und der fehlenden Randomisierung in unserer Studie erschien die „Clear-Cornea"-Tunnelinzision im steilsten Meridian der Hornhaut als effektives Instrument der refraktiven Kataraktchirurgie. Sie ermöglichte eine frühzeitige optische Rehabilitation bei hoher subjektiver Zufriedenheit der Patienten. Weitere refraktive Therapiemöglichkeiten wurden durch dieses Vorgehen nicht eingeschränkt.

Literatur

1. Brint SF, Ostrick DM, Bran JE (1991) Keratometric cylinder and visual performance following phacoemulsification and implantation with silicon small-incision or poly(methyl metacrylate) intraocular lenses. J Cataract Refract Surg 17: 32–36
2. Sanders DR, Sheperd J, Ernest PH et al. (1990) Effect of incision size and suture configuration on induced astigmatism and visual rehabilitation. In: Gills JP, Sanders DR (eds) Small-incision cataract surgery. Slack, Thorofare/USA, pp 15–25
3. Gimbel HV, Sanders DR, Raanan MG (1991) Visual and refractive results of multifocal intraocular lenses. Ophthalmology 98: 881–888
4. Gormley DJ, Gersten M, Koplin RS, Lubkin V (1988) Corneal modeling. Cornea 7: 30–35
5. Wilson SE, Klyce SD, Husseini ZM (1993) Standardized color-coded maps for corneal topography. Ophthalmology 100: 1723–1727
6. Wilson SE, Klyce SD (1991) Quantitative descriptors of corneal topography. A clinical study. Arch Ophthalmol 109: 349–353
7. Thornton SP (1993) Clinical evaluation of corneal topography. J Cataract Refract Surg 19 (Suppl): 198–202
8. Martin RG, Sanders DR, Miller JD et al. (1993) Effect of cataract wound incision size on acute changes in corneal topography. J Cataract Refract Surg 19 (Suppl): 170–177
9. Martin RG, Sanders DR, Miller JD (1993) Effect of cataract wound incision size on acute changes in corneal topography. J Cataract Refract Surg 19 (Suppl): 170–177
10. Hayashi K, Nakao F, Hayashi F (1993) Topographic analysis of early changes in corneal astigmatism after cataract surgery. J Cataract Refract Surg 19: 43–47
11. Axt JC, McCaffery JM (1993) Reduction of postoperative against-the-rule astigmatism by lateral incision technique. J Cataract Refract Surg 19: 380–386

Vergleich des chirurgisch induzierten Astigmatismus nach 3,5 mm-(nahtloser) und 5 mm-(mit radiärer Einzelnaht) Hornhauttunnelinzision von temporal

T. Kohnen, B. Dick und K. W. Jacobi

Zusammenfassung. Die postoperative Astigmatismusinduktion nach Kataraktoperation und Kunstlinsenimplantation hängt im wesentlichen von Größe, Architektur und Lokalisation der Inzision ab. In der vorliegenden Studie verglichen wir die chirurgisch induzierte Hornhautverkrümmung nach 3,5 mm und 5 mm Hornhauttunnelinzision von temporal.

Patienten und Methoden: In einer prospektiven, randomisierten Studie wurden 40 Patienten am grauen Star durch eine 2-Stufen-Hornhauttunnelinzision operiert. Nach Kapsulorhexis und Hydrodissektion wurde eine bimanuelle Phakoemulsifikation, Rindenaspiration und Kapselpolitur durchgeführt. 20 Patienten (Gruppe A) erhielten über eine 3,5 mm Inzision eine faltbare Silikonlinse mittels Injektor. Weiteren 20 Patienten (Gruppe B) wurde eine PMMA-IOL mit 5 mm Optikdurchmesser durch eine 5 mm Eröffnung implantiert. Ein Operateur führte alle Operationen durch, wobei die Patienten der Gruppe A ohne Naht und die der Gruppe B mit einer radiären Adaptationsnaht versorgt wurden. Mittels computerisierter Videokeratoskopie wurden präoperativ, in der ersten postoperativen Woche und nach 6 Monaten eine Hornhauttopographie erstellt. Durch Vektoranalyse (Methode nach Jaffe) wurde der chirurgisch induzierte Astigmatismus unmittelbar postoperativ und nach 6 Monaten berechnet.

Ergebnisse: Der Gesamtastigmatismus betrug präoperativ in Gruppe A 0,75/68° und in Gruppe B 0,72/65°, in der ersten postoperativen Woche 0,86/76° (A) und 1,06/86° (B) bzw. nach 6 Monaten 0,72/80° (A) und 0,82/63° (B). Der chirurgisch induzierte Astigmatismus (Vektoranalyse) wurde in der ersten postoperativen Woche für Gruppe A mit 0,63 dpt (± 0,41) und für Gruppe B mit 0,91 dpt (± 0,77), nach 6 Monaten für Gruppe A mit 0,37 dpt (± 0,14) und für Gruppe B mit 0,7 dpt (± 0,5) berechnet.

Schlußfolgerung: Temporale Hornhauttunnelinzisionen (≤ 5 mm) induzieren einen geringen frühpostoperativen Hornhautastigmatismus, der mit der Zeit noch geringfügig abnimmt. Als nahezu astigmatismusneutral zeigte sich die Implantation faltbarer Silikon-IOL durch eine 3,5 mm Inzision über einen Zeitraum von 6 Monaten.

Summary. Postoperative astigmatism after cataract surgery mainly depends on size, architecture and localisation of the incision. In this study we compared the surgically induced astigmatism after 3,5 mm and 5 mm temporal corneal tunnel incisions.

Patients and methods: In a prospective randomized study 40 patients were operated by phacoemulsification through a 2-step clear corneal tunnel incision from temporal. 20 patients (group A): cartridge-injection of a foldable plate-haptic silicone IOL through a 3,5 mm self-sealing incision, 20 patients (group B): 5 mm optic PMMA-IOL through a 5 mm incision with one radial suture. Corneal topography data were

J. Wollensak et al. (Hrsg.)
8. Kongreß der DGII

obtained using the computerized videokeratographic analysis system (EysSys Company) preoperatively, 1 week and 6 months postoperatively. Vectoral analysis (Jaffe) was performed to calculate the surgically induced astigmatism.

Results: The total astigmatism was 0.75/68° in group A and 0.72/65° in group B preoperatively, in the first postoperative week 0.86/76° (A) and 1.06/86° (B) and after 6 months 0.72/80° (A) and 0.82/63° (B). The surgically induced astigmatism (vector analysis) was calculated during the first postoperative week in group A with 0.63 dpt (± 0.41) and for group B with 0.91 dpt (± 0.77), after 6 months in group A with 0.37 dpt (± 0.14) and in group B with 0.7 dpt (± 0.5).

Conclusion: Vectoral analysis demonstrated that temporal corneal incisions induced low early postoperative astigmatism. The initially induced cylindrical changes became smaller according to time after surgery. The implantation of foldable plate-haptic silicone IOLs through a 3,5 mm incision showed almost astigmatic neutrality during a period of 6 months.

Einleitung

Zu den letzten Neuentwicklungen in der Kataraktchirurgie gehören die Tunnelinzisionen, entweder mit Einzelnaht verschlossen oder als selbstdichtende Konstruktionen ohne Naht [1, 3, 26]. Ein großer Vorteil der kleinen, selbstdichtenden Inzision ist neben dem geringeren Gewebetrauma, der intraoperativen Sicherheit, der verminderten Entzündungsreaktion und Schmerzempfindung, dem schnelleren postoperativen Heilungsverlauf, besonders ein niedriger früh- und spätoperativer Astigmatismus [29].

Im Jahre 1992 wurde von Fine ein neuer Zugang für die Phakoemulsifikation vorgestellt: die Hornhauttunnelinzision [4]. Diese neue Schnittführung wird an den guten Ergebnissen der skleralen Tunneltechniken gemessen werden. Gerade die astigmatogene Wirkung einer rein korneal gelegenen Inzision ist neben den Auswirkungen auf Hornhautendothel und Stabilität einer solchen Wunde ein wichtiges Kriterium für seine Anwendbarkeit. Wir haben daher in dieser Arbeit untersucht, wie sich der Hornhautastigmatismus nach zwei verschieden großen Hornhauttunnelschnitten von temporal in einem postoperativen Zeitraum von 6 Monaten verhält.

Patienten und Methoden

Diese prospektive, randomisierte Untersuchung verglich temporale Hornhauttunnelinzision von 3,5 mm (ohne Nahtverschluß) und 5 mm (radiäre Einzelnaht) Breite. Grundlage bildeten 40 Patienten, die sich im April–Juni 1993 an der Universitäts-Augenklinik Gießen einer Phakoemulsifikation mit Hinterkammerlinsen (HKL)-Implantation unterzogen. Es wurden nur Patienten in die Studie aufgenommen, die zwischen 45 und 85 Jahren alt waren, keine vorbestehenden Korneaabnormitäten (diagnostiziert durch die Videokeratographie) zeigten, keine vorhergegangenen intraokularen Operationen hatten, deren Operation komplikationslos verlief und deren Partnerauge nicht schon in die Studie aufgenommen war. Die Patienten wurden einer IOL-Gruppe/Inzisionsgröße mit Hilfe eines Randomisierungsschemas zugeteilt. Gruppe A (3,5 mm Inzision) erhielt eine faltbare, kahnförmige Silikonlinse (Fa. Chiron, Typ C10) und Gruppe B (5 mm-Inzision) eine einstückige Polymethylmethacrylat (PMMA)-IOL mit runder 5 mm Optik (Fa. Pharmacia, Typ 809).

Operationstechnik

Alle Operationen wurden mit der gleichen Phakotechnik in Peribulbäranästhesie von einem Operateur (T. K.) durchgeführt. Lediglich die Inzisionsgröße und das Implant unterschied sich in den beiden Gruppen.

Hornhauttunnelschnitt: Ohne Bindehautpräparation und Muskelfaden wurde am temporalen Limbus ein 0,3 mm tiefer 3,5 bzw. 5 mm langer Initialschnitt mit einem Schnittiefendiamanten gelegt. Mit dem sog. „Clear-Cornea"-Diamant wurde der korneale Tunnel (1,7–2 mm Länge × 3 mm Breite) präpariert (Abb. 1, 2).

Phakoemulsifikation: Nach Auffüllen der Vorderkammer mit viskoelastischem Material (Healon) wurden 2 Parazentesen bei 11–12 Uhr/6–7 Uhr am rechten Auge und bei 5–6 Uhr/12–1 Uhr am linken Auge gelegt. Die zirkuläre Kapsulorhexis wurde mittels einer zurechtgebogenen 24er Kanüle über die Parazentese durchgeführt. In schwierigen Fällen wurde eine Utrata-Pinzette

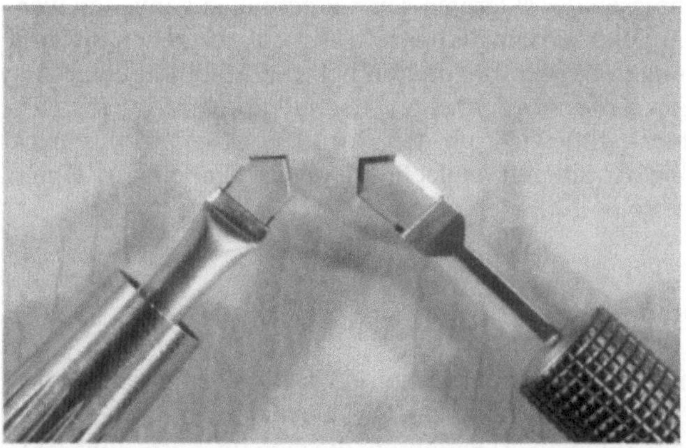

Abb. 1. „Clear-Cornea"-Diamanten mit vier schneidenden Kanten. *links:* ursprüngliche Version (Huco, Maße: 3,0 mm Breite, 3,5 mm Gesamtlänge (1,5 mm Spitzenlänge), 0,17 mm Dicke); *rechts:* Version mit breiteren Schneiden und längerem Schaft (auch für Skleratunnelpräparation geeignet; Geuder, Maße: 3,0 mm Breite, 5 mm Gesamtlänge (1,5 mm Spitzenlänge), 0,2 mm Dicke)

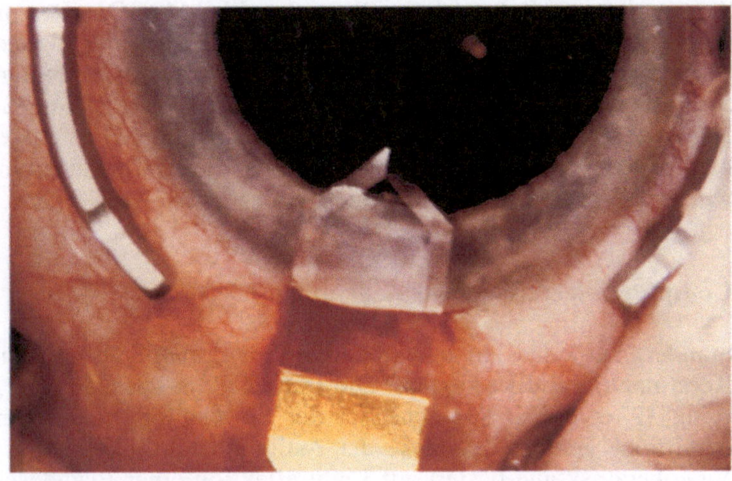

Abb. 2. Präparation der temporalen Hornhauttunnelinzision mit dem „Clear-Cornea"-Diamanten

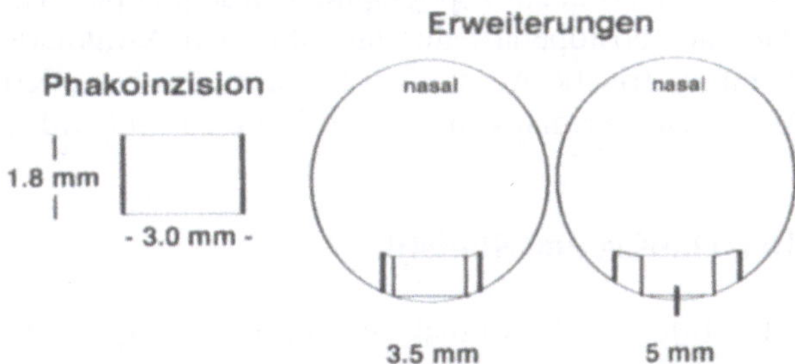

Abb. 3. Schematische Darstellung der Inzisionsgrößen bei der temporalen Hornhauttunnelinzision: 3,5 mm für die faltbare IOL (Chiron C10), 5 mm für die rigide PMMA-IOL (Pharmacia 809)

durch den Schnitt zur Hilfe genommen. Hierauf erfolgte eine Hydrodissektion (kapsulokortikale Dissektion) und Hydrodelineation (kortikonukleäre Dissektion) mit einer flachen Sautter-Kanüle. Die Entfernung der Katarakt wurde mit bimanueller Phakoemulsifikation unter Viskoelastikum (Healon) durchgeführt („Divide-and-Conquer"-Technik). Durch die 2 Parazentesen wurde eine sorgfältige bimanuelle Rindenabsaugung und bimanuelle Kapselpolitur vorgenommen.

Implantation: Vor der Implantation der HKL wurde der Schnitt nach Auffüllen der Vorderkammer mit viskoelastischem Material (Healon) auf 3,5 bzw. 5 mm (Abb. 3) erweitert. Unter Healon-Schutz wurde entweder eine gefaltete, plattenförmige Silikonlinse (Chiroflex C10) mittels Injektor (Softtrans IT

Staar) oder eine Polymethylmethacrylat (PMMA)-IOL (Pharmacia 809) mit einer Pinzette in den Kapselsack implantiert. Hierauf erfolgte die sorgfältige Entfernung des viskoelastischen Materials mit einem monomanuellen Saug-/Spül-Ansatz. Der Wundverschluß erfolgte bei den 3,5 mm Schnitten ohne Naht, bei den 5 mm Schnitten wurde zur Adaptation eine radiäre Einzelknopfnaht gelegt. Nach Tonisierung des Bulbus mittels BSS über eine Parazentese wurde der Schnitt auf Dichtigkeit geprüft.

Computerisierte Videokeratographie (CVK)

Standardmethoden zur postoperativen Astigmatismusbestimmung sind die Keratometrie und Refraktion. Die Entwicklung des „Corneal Modeling System" [7] eröffnete eine neue Ära der Hornhautoberflächendarstellung, und damit eine genauere Analyse der Astigmatismusentwicklung [15, 30]. Die Videokeratoskopie basiert auf Lichtreflektion einer Placidoscheibe von der Kornea, Videoaufnahme des reflektierten Bildes sowie Computeranalyse und -bearbeitung. In dieser Studie haben wir das Hornhautvideokeratoskop der Firma EyeSys Laboratories, Inc. (Houston, Texas USA) zur Untersuchung benutzt. Die korneale Topographie wurde präoperativ, am 1.–4. Tag sowie nach 6 Monaten postoperativ durchgeführt. Zur Astigmatismusberechnung diente das keratometrische Äquivalent (durchschnittliche Krümmung des steilsten und flachsten Meridians) der 3 mm-Zone aus den videokeratoskopischen Daten.

Berechnung und Statistik

Mit Hilfe der Vektoranalyse nach Jaffe [10] wurde der chirurgisch induzierte Astigmatismus in der frühen sowie späten postoperativen Phase berechnet. Im Student-*t*-Test wurde der jeweils induzierte Astigmatismus der beiden unterschiedlichen Schnittgrößen gegeneinander verglichen.

Ergebnisse

Die videokeratoskopische Darstellung der Hornhautoberfläche zeigte bei der Operationstechnik mit temporaler Hornhauttunnelinzision eine Abflachung im Schnittbereich. Die Inzisionsregion war durch einen dreieckig geformten abgeflachten Bereich mit Spitze zum Hornhautzentrum gekennzeichnet (Abb. 4). Die klinische Untersuchung zeigte in den ersten postoperativen Tagen bei den meisten Patienten ein transitorisches Epithelödem in der Tunnelregion, welches nicht bis in die optische Achse reichte und sich nach wenigen Tagen zurückbildete.

Die exemplarische Verlaufskontrolle einer Patientin in der Videokeratoskopie (Abb. 5) zeigte in der frühen postoperativen Phase einen abflachenden Effekt im horizontalen Meridian bei etwa 15°. Es resultierte eine Zunahme

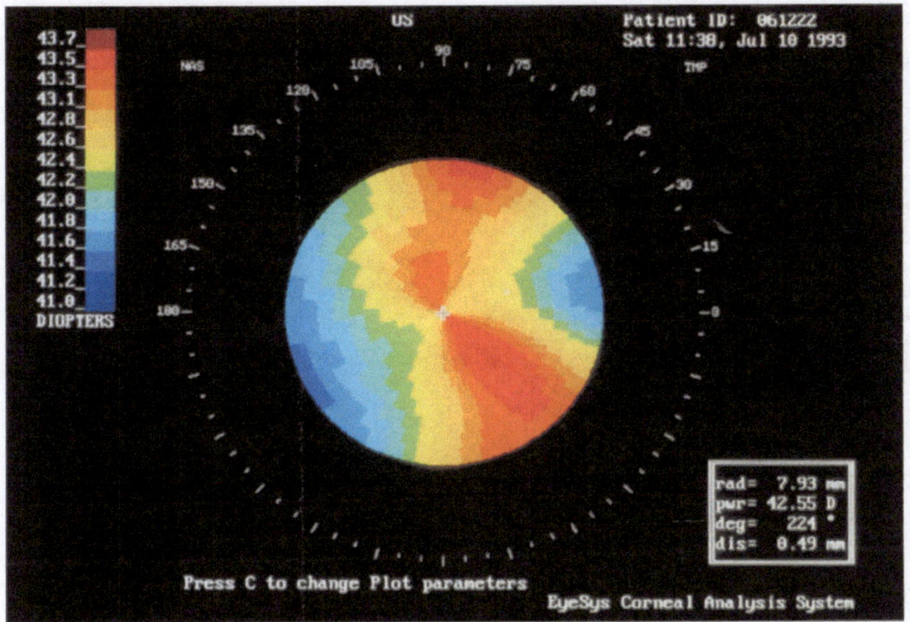

Abb. 4. Hornhauttopographie (linkes Auge) eines Patienten mit temporaler Hornhauttunnelinzision (3,5 mm) und Silikon-IOL-Injektion in der frühen postoperativen Phase [temporal abgeflachtes Areal, *blaues Dreieck*], Astigmatismusinduktion mit der Regel

der Hornhautkrümmung in vertikaler Achse (vermehrter Gelb/Rot-Farbanteil in der 105°-Achse), also eine Zunahme des Astigmatismus mit der Regel. Die folgenden beiden videokeratoskopischen Aufnahmen (nach 2 und 7 Monaten) zeigten wieder eine leichte Abflachung in vertikaler Achse (Abnahme des gelben/roten Farbenanteils in der 105°-Achse) mit Rückbildung des frühpostoperativ induzierten Astigmatismus (Abb. 5). Es zeigt sich, daß die Hornhautoberfläche nach 6–7 Monaten eine fast identische Struktur zum Ausgangsbefund annimmt [19].

Der Gesamtastigmatismus betrug präoperativ in Gruppe A 0,75/68° und in Gruppe B 0,72/65° und stellt annähernd gleiche Ausgangsgruppen dar. In der ersten postoperativen Woche nahm der Gesamtastigmatismus in Gruppe A mit 0,86/76° nicht so viel zu wie in Gruppe B mit 1,06/86°. Nach 6 Monaten fiel in beiden Gruppen der Wert wieder ab: 0,72/80° (A) und 0,82/63° (B). Die Vektoranalyse der ermittelten Daten (CVK) ergab in der ersten postoperativen Woche einen chirurgisch induzierten Astigmatismus für Gruppe A (Faltlinse) von 0,63 dpt (± 0,41) und für Gruppe B (PMMA-IOL) von 0,91 dpt (± 0,77). Nach 6 Monaten reduzierte sich in Gruppe A der Wert auf 0,37 dpt (± 0,14) und in Gruppe B auf 0,7 dpt (± 0,5). Die statistische Auswertung ergab einen signifikant niedrigeren chirurgisch induzierten Astigmatismus in der 3,5mm-Inzisionsgruppe ($P \leq 0{,}005$), (Abb. 6).

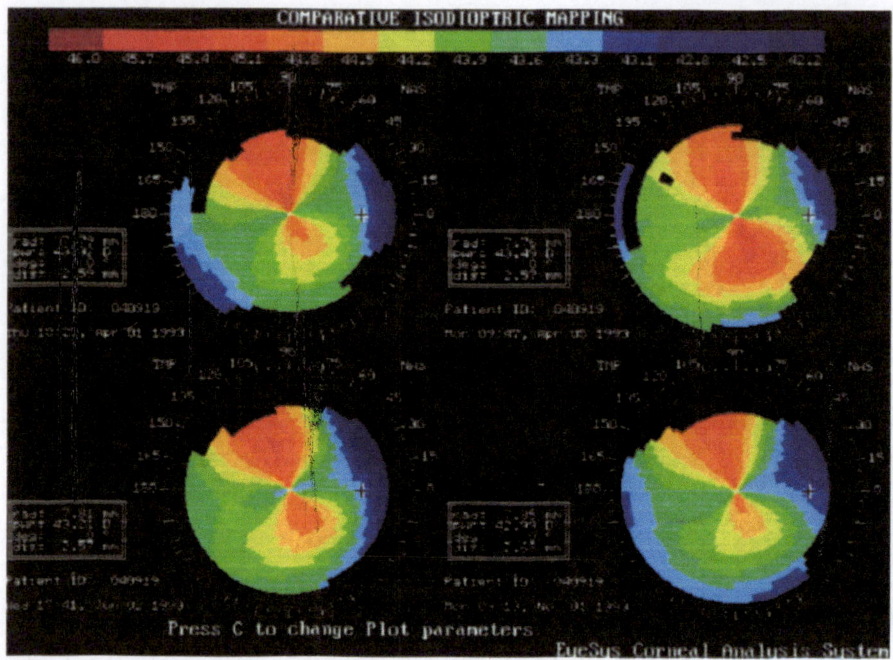

Abb. 5. Hornhauttopographieverlaufsschema eines Patienten mit 3,5 mm breiter, temporaler Hornhauttunnelinzision (linkes Auge) und faltbarer IOL; *links oben:* präoperativ, *rechts oben:* 3. postoperativer Tag, *links unten:* 2 Monate postoperativ, *rechts unten:* 7 Monate postoperativ

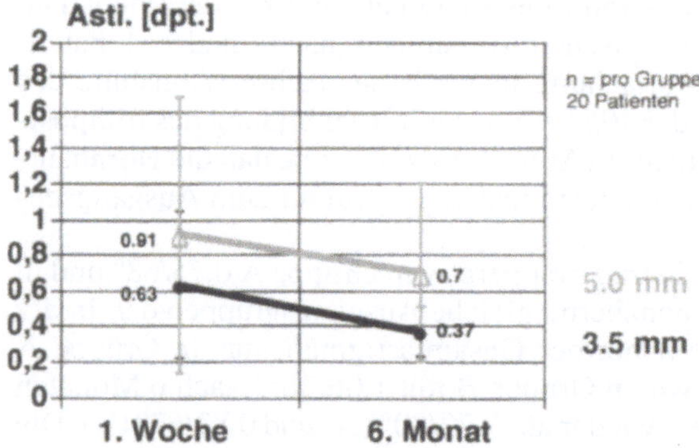

Abb. 6. Astigmatismusentwicklung der beiden Patientengruppen mit temporaler Hornhauttunnelinzision über ein halbes Jahr (chirurgisch induzierter Astigmatismus nach Jaffe); die *untere, dunklere Linie* zeigt den Astigmatismusverlauf nach Faltlinsenimplantation mit 3,5-mm-Inzision (Gruppe A), die *obere, hellere Linie*, den bei den 5-mm-Inzisionen (Gruppe B)

Diskussion

Mehrere Faktoren beeinflußen den postoperativ induzierten Astigmatismus nach Kataraktextraktion: Schnittbreite [29] und Schnittarchitektur [27], Lokalisation in Hornhaut oder Sklera (anterior/posterior; superior/temporal [15], Anlegen oder Nichtanlegen einer Naht [20] oder andere verschließende Techniken [22], Nahtmaterial [9], Nahttechnik [25], Operationstechnik (z.B. Hitzeentwicklung des Phakotips mit Strukturveränderungen des Gewebes [17], Kautern) und Operateur. Es zeigte sich besonders in den letzten Jahren, daß die Schnitte für faltbare Intraokularlinsen (3,5–4 mm) signifikant geringere Astigmatismusinduktion aufweisen, als die für PMMA-Linsen [29]. Höherbrechende Materialien für faltbare Intraokularlinsen lassen eine weitere Reduktion der Schnittgrößen erwarten [21].

Nahtlose Kleinschnittchirurgie eliminiert den nahtinduzierten Astigmatismus. Die von den meisten Kataraktchirurgen bevorzugte superiore Schnittlokalisation der skleralen Tunnel zeigte in Langzeituntersuchungen bei nahtlosem Verschluß eine Tendenz der Astigmatismusentwicklung gegen die Regel, die von der Breite, Form und Länge des Schnittes abhängig war [11, 20, 28].

Die Technik der Hornhauttunnelinzision wurde anfänglich ebenfalls bei 12 Uhr durchgeführt. Grabow fand bei superioren 3,5 mm Inzisionen ($n = 27$) einen induzierten Astigmatismus von 1,39 dpt, bei 3,5 mm temporalen Inzisionen ($n = 474$) von 0,81 dpt [8]. Pflegler et al. fanden bei 4,0 mm Inzision nach 3 Monaten folgende Werte: 0,78 dpt (± 0,81) für temporalen Schnitt, 1,5 dpt (± 0,9) für superiore Schnitte. Aufgrund des höheren Astigmatismus und der Entwicklung eines inversen Astigmatismus verließ die Arbeitsgruppe diese Schnittlokalisation für den Routineeingriff mit dieser Schnittführung [24]. In unserem eigenen Patientengut war der induzierte Astigmatismus bei superioren Inzisionen doppelt so hoch wie bei temporalen [18]. Außerdem zeigten sich mehrere hohe Astigmatismen gegen die Regel, wogegen die temporalen Inzisionen eine Induktion mit der Regel aufwiesen [18, 19]. Koch führt den (massierenden) Druck des Oberlids bei superiorer Inzision als Grund für eine Astigmatismusinduktion gegen die Regel an [16]. Kammann et al. machen ebenfalls die Sperrung der Wunde durch die Lidbewegung für die Ausbildung eines inversen Astigmatismus verantwortlich [12]. Gonvers weißt darauf hin, daß eine temporal, vertikal verlaufende Inzision schneller epithelialisiert, als ein bei 12.00 Uhr gelegener, horizontaler Schnitt [6]. Wir selber halten zusätzlich noch die ellipsenförmige Hornhautoberfläche für eine höhere Astigmatismusentwicklung bei superiorem Schnitt verantwortlich. Nach Duke-Elder ist der horizontale Hornhautdurchmesser im allgemeinen 1 mm größer als der vertikale und beträgt 11,7 mm (Variationen zwischen 11 und 12,5 mm gelten als Normvarianten; [2]). Ein Schnitt am temporalen Limbus ist somit weiter von der Hornhautmitte entfernt als eine superiore Inzision.

Auch eine oblique Inzision zeigte eine höhere Astigmatismusinduktion. Kammann et al. berichteten bei temporal oben gelegenen Schnitten in die klare Hornhaut für Falt- und PMMA-IOL (3,5–5 mm Inzisionen) über einen induzierten Astigmatismus von insgesamt 1,45 dpt (± 0,6) bei Nachkontrolle von 6 Monaten [12]. In einer weiteren Veröffentlichung untersuchte er nur 3,5 mm Inzisionen. Auch hier lag der induzierte Astigmatismus nach obliquer „Clear-Cornea“ bei 1,09 dpt (± 0,43) nach einem Jahr [13].

In unserer Studie mit einer begrenzten Patientenzahl (n = 40) zeigte sich nach temporaler „Clear-Cornea“-Inzision eine initiale Astigmatismusinduktion mit abnehmender Tendenz in dem 6monatigen Untersuchungszeitraum. Eine Abflachung der Hornhaut im Inzisionsbereich bewirkt eine Zunahme des Astigmatismus mit der Regel. Diese Abflachung reduziert sich mit der Zeit und damit auch der induzierte Astigmatismus. Die kleine Inzision für Faltlinsen war signifikant astigmatismusneutraler als die 5 mm für PMMA-IOL. Andere Autoren fanden für PMMA-IOL (4,5–5 mm) einen fast identischen Wert nach 3 Monaten von 0,68 dpt (± 0,88) [11]. Die Astigmatismusinduktion mit der Regel bei temporaler Schnittführung kann zur Therapie eines präexistenten inversen Astigmatismus ausgenutzt werden.

Außerordentlich wichtig für die Operationstechnik ist die präzise Schnittführung mit reproduzierbarer Breite (2,5–3,5 mm) und Länge (1,7–2 mm). Kürzere Tunnel sind nicht selbstdichtend, längere führen zu einer intraoperativen Sichtbehinderung. Ein Zwei-Stufen-Schnitt und die Präparation mit einem Diamantmesser sind sehr hilfreich. Das Vorritzen der Tunnelinzision erleichtert die Präparation, da man mit dem Diamanten genau in der 0,3 mm Vertiefung den Schnitt beginnen kann und es nicht zu seitlichem Ausreißen der Tunneloberfläche kommt. Beim Eintauchen der beiden seitlichen Diamantkanten in den 0,3 mm tiefen „Vorschnitt“ befindet sich der Diamant 1,5 mm in der Hornhaut (Spitzenlänge der Diamanten). Nun wird die Eröffnung zur Vorderkammer hin angestrebt. Bis der Diamant das restliche Hornhautstroma und die Descement-Membran perforiert hat, verlängert sich der Tunnel noch um einige 1/10 mm, so daß die innere Tunnelöffnung eine Entfernung von mindestens 1,7 mm zur äußeren Eintrittsstelle an der Hornhaut hat. Aus dieser Abmessung des Tunnels resultiert ein zuverlässiges selbstschließendes inneres Ventil (für Tunnelbreiten nicht größer als 3,5 mm) ohne dabei Hornhautfalten während der Phakoemulsifikation zu erzeugen. Somit eignet sich diese Inzision als nahtlose Technik hauptsächlich für faltbare Intraokularlinsen. Nach Implantation einer rigiden Optik sollte eine Naht zur Adaption der Tunnelwundränder gelegt werden (vgl. Beitrag MENAPACE in diesem Band).

Der Hornhauttunnelschnitt bietet gegenüber den skleralen Tunneltechniken Vorteile wie Blutungsarmut mit fast aufgehobenem Risiko postoperativer Hyphämata, keinen kauterbedingten Astigmatismus und aufgrund des kürzeren Tunnels weniger Hornhautimpression durch den Phakotip mit besseren intraoperativen Sichtverhältnissen. Auf einen Zügelfaden kann verzichtet und die Gefahr der postoperativen Ptosis minimiert werden [5]. Den Nachteil eines erhöhten Endothelzellverlustes aufgrund der Nähe der Inzision zum Hornhautdach konnten wir nicht feststellen (s. Beitrag DICK et al. in diesem Band). Eine Überhitzung durch den Phakotip macht sich bei einer rein kornealen Schnittführung deutlicher bemerkbar als bei einem Skleratunnel. Ein steifer Infusionssleeve (z.B. Silikonmaterial mit einer Polysulfonverstärkung) kann dies vermeiden helfen [23].

Die temporale Hornhauttunnelinzision induzierte in dieser Studie einen geringen Astigmatismus mit der Regel und zeigte einen konstanten Verlauf über den Untersuchungszeitraum. Langzeitstudien sind zur weiteren Prüfung dieses Verfahrens nötig.

Literatur

1. Brauweiler HP (1993) Nahtfreier Wundverschluß für große Inzisionen. In: Neuhann T, Hartmann C, Rochels R (Hrsg) 6. Kongreß der Deutschsprachigen Gesellschaft für Intraokularlinsen Implantation, Springer, Berlin Heidelberg New York Tokyo, S 24–30
2. Duke-Elder S (1961) Systems of Ophthalmology, Vol. II. The anatomy of the visual system. Kimpton, London, S 92–94
3. Fine IH (1991) Architecture and construction of a self-sealing incision for cataract surgery. J Cataract Refract Surg 17 (Suppl) : 672–676
4. Fine IH (1992) Self-sealing corneal tunnel incision for small-incision cataract surgery. Ocul Surg News 1 May, 38–39
5. Fine IH (1993) Corneal tunnel incision with a temporal approach. In: Fine IH, Fichman RA, Grabow HB (Hrsg) Clear-corneal cataract surgery and topical anesthesia. Slack, Thorofare/USA, S 25–26
6. Gonvers M (1994) Phakoémulsification avec incision en cornée claire. Klin Monatsbl Augenheilkd 204 : 271–273
7. Gormely DJ, Gersten M, Koplin RS, Lubkin V (1988) Corneal modeling. Cornea 7 : 30–35
8. Grabow HB (1993) The clear-corneal incision. In: Fine IH, Fichman RA, Grabow HB (Hrsg) Clear-corneal cataract surgery and topical anesthesia. Slack, Thorofare/USA, S 29–62
9. Jacobi KW, Strobel J (1986) Hornhautastigmatismus nach Kataraktoperation. Klin Monatsbl Augenheilkd 188 : 209–215
10. Jaffe NS, Clayman HN (1975) The pathophysiology of corneal astigmatism after cataract extraction. Trans Am Acad Ophthalmol Otolaryngol 79 : 615–630
11. Juchem M, Skorpik F, Crammer A (1993) Clear Cornea Incision – Frown Incision: Induzierter Astigmatismus 1 Monat und 3 Monate postoperativ. In: Robert YCA, Gloor B, Hartmann C, Rochels R (Hrsg) 7. Kongreß der Deutschsprachigen Gesellschaft für Intraokularlinsen Implantation. Springer, Berlin Heidelberg New York Tokyo, S 104–108
12. Kammann J, Dornbach G, Schüttrumpf R (1993) Nahtlose korneale Kleinschnittchirurgie. Indikationen und klinische Ergebnisse. Ophthalmo Chirurgie 5 : 28–32
13. Kammann J, Dornbach G, Schüttrumpf R (1993) Ergebnisse nach kornealer und skleraler Kleinschnittchirurgie mit Linsenimplantation. In: Robert YCA, Gloor B, Hartmann C, Rochels R (Hrsg) 7. Kongreß der Deutschsprachigen Gesellschaft für Intraokularlinsen Implantation. Springer, Berlin Heidelberg New York Tokyo, S 120–125
14. Koch DD, Wakil JS, Samuelson SW, Haft EA (1992) Comparison of the accuracy and reproducibility of keratometer and the EyeSys Corneal Analysis System Model I. J Cataract Refract Surg 18 : 342–347
15. Koch DD, Haft EA, Abaraca A (1993) Topographic stability of superior vs temporal 5-mm incisions. XIth Congress of the European Society of Cataract and Refractive Surgeons, Innsbruck, 29 Aug – 2 Sept, Book of abstracts p 75

16. Koch HR (1993) Phakotechnik mit Clear-Cornea-Inzision und Implantation von Silikonlinsen. Ophthalmo Chirurgie 5 : 117–130
17. Koch HR (1992) Was ist zu tun bei intraoperativer Verbrennung des korneoskleralen Wundrandes durch den Phakotip während der Kataraktextraktion? Auswirkungen und Behandlungen abhängig von Inzisionstechnik. Ophthalmo Chirurgie 4 : 167–174
18. Kohnen T, Dick B, Jacobi KW (1994) Früher postoperativer Astigmatismusverlauf bei Phakoemulsifikation durch eine Hornhauttunnelinzision. Sitzungsber 43. Vereinigung Nordwestdeutscher Augenärzte. Klin Monatsbl Augenheilkd 204 : 135
19. Kohnen T, Dick B (1994) Computerized videokeratographic analysis of astigmatism induced by temporal corneal tunnel incision for phacoemulsification. Invest Ophthalmol Vis Sci 35/4 : 1435
20. Masket S (1991) Horizontal anchor suture closure method for small incision cataract surgery. J Cataract Refract Surg 17 (Suppl) : 689–695
21. Menapace R, Papapanos P (1994) Eignung einer faltbaren Offenschlingen-Linse Phacoflex SI-30 für die Kapselsackimplantation durch selbstdichtende sklerokorneale Tunnelinzisionen. Klin Monatsbl Augenheilkd 204 : 111–120
22. Mester U, Zuche M, Rauber M (1993) Astigmatismus after phacoemulsification with posterior chamber lens implantation: Small incision technique with fibrin adhesive for wound closure. J Cataract Refract Surg 19 : 616–619
23. Neuhann T, Neuhann Th (1993) Die „Clear Cornea Incision" für die Phakoemulsifikation. Vor- und Nachteile des nahtfreien Hornhautschnittes. In: Robert YCA, Gloor B, Hartmann C, Rochels R (Hrsg) 7. Kongreß der Deutschsprachigen Gesellschaft für Intraokularlinsen Implantation. Springer, Berlin Heidelberg New York Tokyo, S 100–103
24. Pfleger T, Papapanos P, Skorpik C, Menapace R, Weghaupt H (1993) Erste Ergebnisse des postoperativen Astigmatismusverlauf nach „Clear Cornea Incision" und Wundverschluß ohne Naht. In: Robert YCA, Gloor B, Hartmann C, Rochels R (Hrsg) 7. Kongreß der Deutschsprachigen Gesellschaft für Intraokularlinsen Implantation. Springer, Berlin Heidelberg New York Tokyo, S 109–114
25. Pham DT, Wollensak J, Drosch S (1992) Frühpostoperativer cornealer Astigmatismus – Vergleich verschiedener Nahttechniken. Ophthalmologe 89 : 305–309
26. Pham DT, Wollensak J (1992) „No-stitch"-Kataraktchirurgie als Routineverfahren – Technik und Erfahrung. Klin Monatsbl Augenheilkd 200 : 639–643
27. Seiler T, Wollensak J (1985) Hornhautastigmatismus nach skleralem 2-Stufenschnitt bei Kataraktoperation mit Implantation von Hinterkammerlinsen. Klin Monatsbl Augenheilkd 167 : 495–498
28. Singer JA (1991) Frown incision for minimizing induced astigmatism after small incision cataract surgery with rigid optic intraocular lens implantation. J Cataract Refract Surg 17 (Suppl) : 677–688
29. Steinert RF, Brint SF, White SM, Fine IH (1991) Astigmatism after small incision cataract surgery. A prospective, randomized, multicenter comparison of 4- and 6,5 mm incisions. Ophthalmology 98/4 : 417–423
30. Vass C, Menapace R (1994) Computerized statistical analysis of corneal topography for the evaluation of changes in corneal Shape after surgery. Am J Ophthalmol 118 : 177–184

Vorteile und Langzeitergebnisse der kornealen Kleinschnittchirurgie bei Glaukompatienten

J. Kammann, G. Dornbach und E. Cosmar

Zusammenfassung. 74 Glaukompatienten zur Kataraktoperation (hiervon 25 mit Filterkissen) wurden mit Hilfe der nahtlosen kornealen Kleinschnittchirurgie operiert und mit einer Silikonlinse versorgt. Die Ergebnisse bis zu 18 Monaten postoperativ zeigen einen raschen Visusanstieg bei nur geringen Astigmatismusschwankungen. Der operativ induzierte Astigmatismus geht im ersten Jahr allmählich auf 0,82 ± 0,45 dpt zurück. Nach Ablauf von 18 Monaten zeigt sich ein erneuter Anstieg auf durchschnittlich 1,19 ± 0,80 dpt. Bei kornealer Schnittführung temporal oben kommt es durch die Abflachung der Hornhaut im Inzisionsbereich zur Ausbildung eines schrägen Astigmatismus mit Achslage im Meridian der Inzision. Bei 2 Patienten mit präoperativ erhöhten Augeninnendruckwerten war nach der Kataraktextraktion zur Drucknormalisierung eine fistulierende Glaukomoperation erforderlich. Bei 28,5% der Patienten mit Filterkissen und 32,6% der Patienten ohne Filterkissen war nach 1 Jahr der Druck ohne Medikation im Normbereich. Mit Hilfe der kornealen Kleinschnittchirurgie kann bei Katarakt und grenzwertigen Augeninnendruckwerten oder Werten über dem Normbereich zunächst eine Kataraktoperation vorgenommen werden, nach der bereits häufig eine Drucknormalisierung eintritt. In den Fällen, in denen keine Drucksenkung erreicht wird, kann später in unvernarbtem Gewebe noch eine fistulierende Operation durchgeführt werden.

Summary. 74 glaucoma patients experiencing cataract surgery (25 with filtering bleb) were implanted with a silicone lens using sutureless clear cornea small incision surgery. The results up to 18 months postoperatively showed a rapid increase in vision accompanied by minor changes in astigmatism. Within the first year post-OP, the intraoperatively induced astigmatism slowly decreased to 0,82 ± 0,45 dpt. 18 months postoperatively, a new increase to an average of 1.19 ± 0.80 dpt was observed. Due to the flattening of the cornea in the incision area, an superior temporal clear cornea incision results in the formation of an oblique astigmatism with its axis located in the meridian of the incision. 2 patients with elevated intraocular pressure (IOP) had to undergo filtrating glaucoma surgery after cataract extraction to normalize the IOP. 1 year postoperatively, 28.5% of the patients with filtering bleb and 32.6% of the patients without filtering bleb had an IOP within the normal range without glaucoma medication. With the help of clear cornea small incision surgery, with cataract combined with IOP in the upper normal range or above the normal range, cataract surgery can be performed first, which is often followed by normalization of the IOP. In cases where no decrease in the intraocular pressure can be achieved, a fistulating operation can be performed lateron in scarless tissue.

J. Wollensak et al. (Hrsg.)
8. Kongreß der DGII

Einleitung

Kataraktoperationen mit Hinterkammerlinsenimplantation werden heute bei Glaukompatienten auch nach fistulierender Operation routinemäßig vorgenommen [3, 7]. Die Operationstechnik sollte dem individuellen Zustand des Auges jedoch Rechnung tragen [6]. Das Filterkissen, die umgebenden Abflußgebiete und der Kammerwinkel sollten nicht tangiert werden. Ein Kornealschnitt zur extrakapsulären Kataraktextraktion (ECCE) zeigt postoperativ einen höheren Restastigmatismus und, bedingt durch den großen Schnitt, ein ausgeprägtes Epithelödem [8]. Die Anwendung der Phakoemulsifikation mit kleinerem Schnitt und Implantation einer gefalteten, flexiblen Linse reduziert den Astigmatismus und die Ausprägung des Hornhautödems, wie wir in einer früheren Studie zeigen konnten [4]. In dieser Studie werden Langzeitergebnisse bis zu 18 Monaten präsentiert.

Material und Methode

Seit Dezember 1991 haben wir 25 Patienten mit Filterkissen und 49 Glaukompatienten ohne vorausgegangene fistulierende Operation unter Anwendung der kornealen Kleinschnittchirurgie mit einer Intraokularlinse versorgt. Es handelte sich um 47 Frauen und 27 Männer, bzw. 44 rechte und 30 linke Augen. Das Alter lag zwischen 48 und 91 Jahren, im Durchschnitt betrug es 73,53 ± 9,44 Jahre. Nachuntersuchungen erfolgten nach 1 Woche, 1 Monat, 3 Monaten, 6 Monaten, 1 Jahr und 18 Monaten.

Operationsmethode

Nach Präparation eines rein korneal gelegenen, 3 mm breiten und 1,5 bis 2 mm langen Tunnels im temporal oberen Bereich erfolgt nach Phakoemulsifikation und Rindenabsaugung die Implantation einer gefalteten Silikon-Disk-Linse (Typ 90D, Firma Adatomed GmbH) in den Kapselsack. Der Wundverschluß ist nahtlos.

Ergebnisse

Postoperativ stieg der Visus schnell an (Abb. 1). Das leichte Absinken der Werte nach 1 Jahr ist auf beginnenden Nachstar und beginnende Fibrosierung der hinteren Linsenkapsel zurückzuführen. Der durchschnittliche induzierte Astigmatismus (Abb. 2), ermittelt nach der Vektoranalyse von Jaffe und Clayman [2], sinkt im Verlauf des ersten postoperativen Jahres allmählich ab, steigt nach Ablauf von 18 Monaten jedoch um etwa 0,37 dpt wieder an. Abbildung 3 gibt die Änderungen der Zylinderachse wieder. Nach 18 Monaten zeigen über 50% der Patienten eine Drehung der Ausgangsachse um mehr als

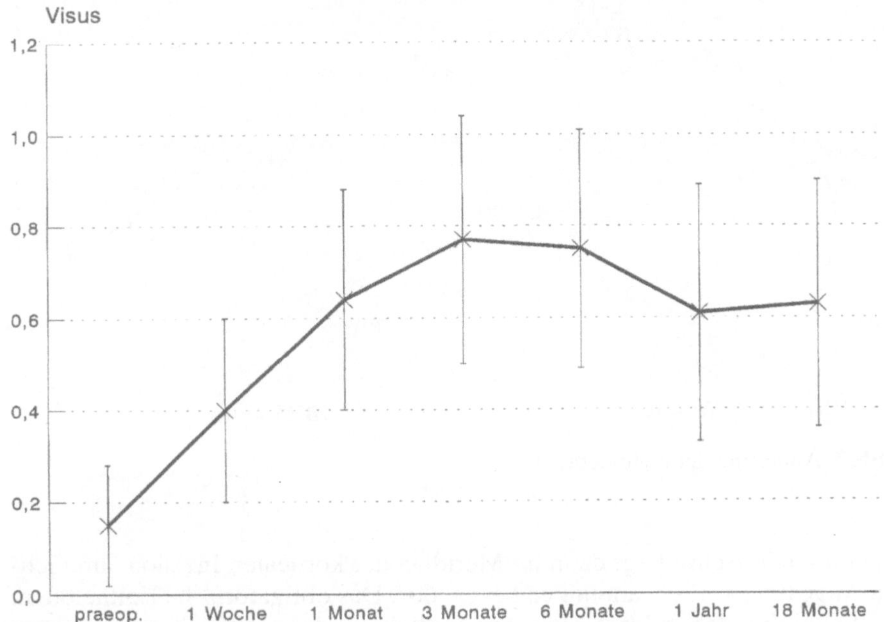

Abb. 1. Visusentwicklung

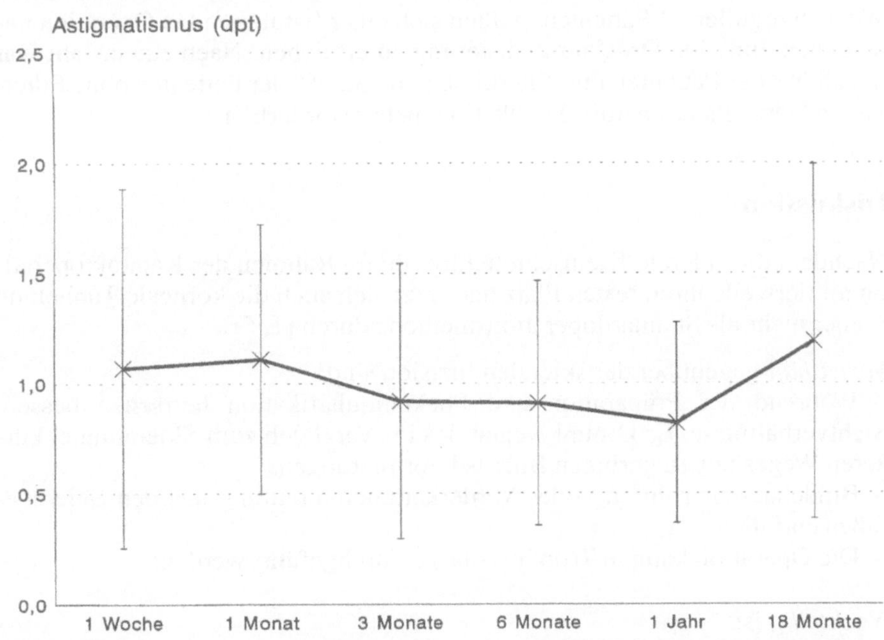

Abb. 2. Operativ induzierter Astigmatismus (dpt; Vektoranalyse nach Jaffe und Clayman)

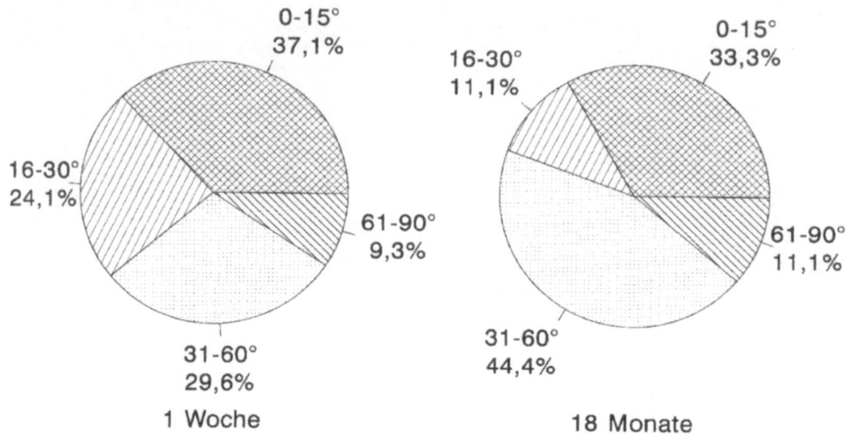

Abb. 3. Änderung der Zylinderachse

30 Grad. Die Achse liegt dann im Meridian der kornealen Inzision, am rechten Auge bei ca. 120°, am linken bei ca. 60°. Das obligatorische Epithelödem im Schnittbereich bildete sich gewöhnlich in den ersten Tagen spontan zurück. 10 Patienten ohne Filterkissen zeigten präoperativ einen erhöhten intraokularen Druck. Mit medikamentöser Hilfe war der Druck bei 5 dieser Patienten 1 Woche nach Kataraktoperation und bei weiteren 3 Patienten nach 4 Wochen reguliert. 2 Patienten mußten sich einer fistulierenden Operation unterziehen, um eine Drucknormalisierung zu erreichen. Nach einem Jahr war bei 28,5% der Patienten mit Filterkissen und 32,6% der Patienten ohne Filterkissen keine glaukomatöse Medikation mehr erforderlich.

Diskussion

Nachdem die sklerale Kleinschnittchirurgie im Rahmen der Kataraktoperation mittlerweile ihren festen Platz hat, setzt sich auch die korneale Tunnelung immer mehr als Standardoperationsmethode durch [1, 5].

Vorteilhaft gegenüber der skleralen Inzision sind:
- Während der Präparation und Phakoemulsifikation herrschen bessere Sichtverhältnisse. Es kommt wegen des im Vergleich zum Skleratunnel kürzeren Weges nur zu geringen Bulbusdeformierungen.
- Bindehautunterblutung oder Vorderkammereinblutung aus den Sklerageläßen entfallen.
- Die Operation kann in Tropfanästhesie durchgeführt werden.

Nachteilig ist:
- Die Operationstechnik ist eindeutig schwieriger.
- Die Hornhautinzision wirkt sich stärker auf die Zylinderachse aus.

- Die kleine Inzision läßt nur die Implantation von flexiblen, faltbaren Linsen oder Linsen mit kleiner Optik zu.
- Die Stabilität der Wunde ist im Vergleich zu Sklerawunden geringer. Der Astigmatismus ist höher und schwankt länger.

Daher setzen wir die korneale Kleinschnittchirurgie nur bei speziellen Indikationen ein. Zum einen handelt es sich um Patienten mit angeborenen oder erworbenen Gerinnungsstörungen. Ein zweiter Komplex umfaßt anatomisch ungünstige Verhältnisse wie tiefliegende Augen oder enge Pupillen. Hier ist der Kornealschnitt wegen des kürzeren Weges günstiger. Auch bei dünner Sklera erscheint uns der Korneatunnel geeigneter. Die dritte Gruppe, die Hauptgruppe, stellen die Glaukompatienten. Wir sehen die Indikation für einen kornealen Tunnel bei Patienten mit Filterkissen, das durch den Kornealschnitt nicht beeinträchtigt wird, bei grenzwertigen, konservativ nur schwer regulierbaren Tensionswerten, bei okulärer Hypertension und bei jungen Glaukompatienten, bei denen später eventuell eine fistulierende Operation durchgeführt werden muß.

Aufgrund unserer Ergebnisse sind wir dazu übergegangen, bei Patienten mit Katarakt und erhöhtem intraokularen Druck zunächst eine Dickenmessung der Linse vorzunehmen und diese eventuell erst über einen Kornealschnitt durch eine Intraokularlinse zu ersetzen. In vielen Fällen wird durch die Vertiefung der Vorderkammer allein schon eine Druckregulierung erreicht [3, 7]. Sollte dies nicht ausreichen, kann problemlos noch eine fistulierende Glaukomoperation in unvernarbtem Bindehaut- und Skleragewebe angeschlossen werden. Eine mit höherem Risiko verbundene kombinierte Katarakt-Glaukom-Operation halten wir nicht für erforderlich.

Literatur

1. Grabow HB (1993) The clear corneal incision. In: Fine IH, Fichman RA, Grabow HB (eds) Clear corneal cataract surgery & topical anaesthesia. SLACK, Thorofare/USA, pp 29–62
2. Jaffe NS, Clayman HM (1975) The pathophysiology of corneal astigmatism after cataract extraction. Trans Am Acad Ophthalmol Otolaryngol 79:OP 615–630
3. Kammann J, Nückel A, Lücking W, Wetzel W (1985) Hinterkammerlinsen-Implantation bei Glaukom. Fortschr Ophthalmol 82:183–185
4. Kammann J, Dornbach G, Schüttrumpf R (1993) Cataract-Operationen bei Glaukom-Patienten. Sitzungsbericht der 155. Versammlung des Vereins Rheinisch-Westfälischer Augenärzte. Zimmermann, Balve
5. Klemen UM (1993) Indikationen zum Hornhauttunnelschnitt. In: Robert YCA, Gloor B, Hartmann C, Rochels R (Hrsg) 7. Kongreß der Deutschsprachigen Gesellschaft für Intraokularlinsen-Implantation. Springer, Berlin Heidelberg New York Tokyo, S 115–119
6. Küchle HJ, Meyer-Rüsenberg G, Meyer-Rüsenberg HW (1983) Zur Schnittführung bei Kataraktextraktionen nach fistulierender Glaukomoperation. Klin Monatsbl Augenheilkd 182:277–280

7. Kusber M, Aust W (1991) Kunststofflinsen-Implantation bei Katarakt-Patienten mit Glaukom. Klin Monatsbl Augenheilkd 198 : 185–189
8. Weber U (1993) Kataraktoperationen bei Patienten mit Diabetes und Glaukom. Sitzungsbericht der 155. Versammlung des Vereins Rheinisch-Westfälischer Augenärzte. Zimmermann, Balve

Biomikroskopische Beurteilung von Haptikposition und innerem Wundkanal nach Phakoemulsifikation (Tunneltechnik, Frown-Inzision) und IOL-Implantation nach 9–12 Monaten

O.-E. Schnaudigel und U. Fries

Zusammenfassung. Die Ultraschallmikroskopie erlaubt es, am lebenden Auge postoperativ den Wundbereich der Limbusregion und die Position der Linsenhaptik im Bereich der Hinterkammer zu kontrollieren. Sie zeigt, daß die Tunneltechnik postoperativ auch morphologisch sehr stabile Wundverhältnisse aufweist und erlaubt zusätzlich die exakte Lokalisation der Haptiken der implantierten Kunstlinse.

Summary. Ultrasound biomicroscopy allows in the living eye the postoperative examination of the wound region in the limbal area and the position of the IOL haptics in the posterior chamber. It shows that in small incision surgery (tunnel technique) in the postoperative period the structure of the incision area is very stable. In addition, the exact localisation of the haptic position of the implanted intraocular lens is possible.

Einleitung

Die Phakoemulsifikation mit Tunneltechnik ohne Naht und Implantation einer Hinterkammerlinse ist in den letzten Jahren zur Methode der Wahl bei Kataraktextraktion geworden. Nachuntersuchungen haben schon die nach einigen Monaten sehr stabilen Wundverhältnisse gezeigt, biomikroskopisch aber ist der Wundbereich nicht in allen Teilen überprüfbar.

Material und Methode

Die Ultraschallbiomikroskopie [1–3] mit hochfrequentem Ultraschall (auf 50–100 mhz) mit dem Gerät OBM 840 (Humphrey-Zeiss) ermöglicht die Untersuchung des lebenden Auges im Querschnitt mit einer Auflösung, die an das mikroskopische Bild heranreicht. Bis zu einer Tiefe von 4–5 mm sind die vorderen Augenabschnitte bis hin in den Bereich des Ziliarkörpers gut darstellbar.

Patientengut

Bei 20 Patienten nach komplikationsloser Phakoemulsifikation mit Tunnelschnitt und Implantation einer Hinterkammerlinse wurde 9–12 Monate postoperativ die Position der Linsenhaptik und der Bereich des Schnittkanals mit dem Biomikroskop untersucht.

J. Wollensak et al. (Hrsg.)
8. Kongreß der DGII

Befunde

Bei allen Patienten konnte die Linsenhaptik dargestellt werden, in 3 Fällen lagen die Bügel der PMMA-Linse (modifizierter Simcoe-Typ) nicht wie gewünscht im Kapselsack (Abb. 1 a), sondern im Bereich des Sulcus ciliaris (Abb. 1 b).

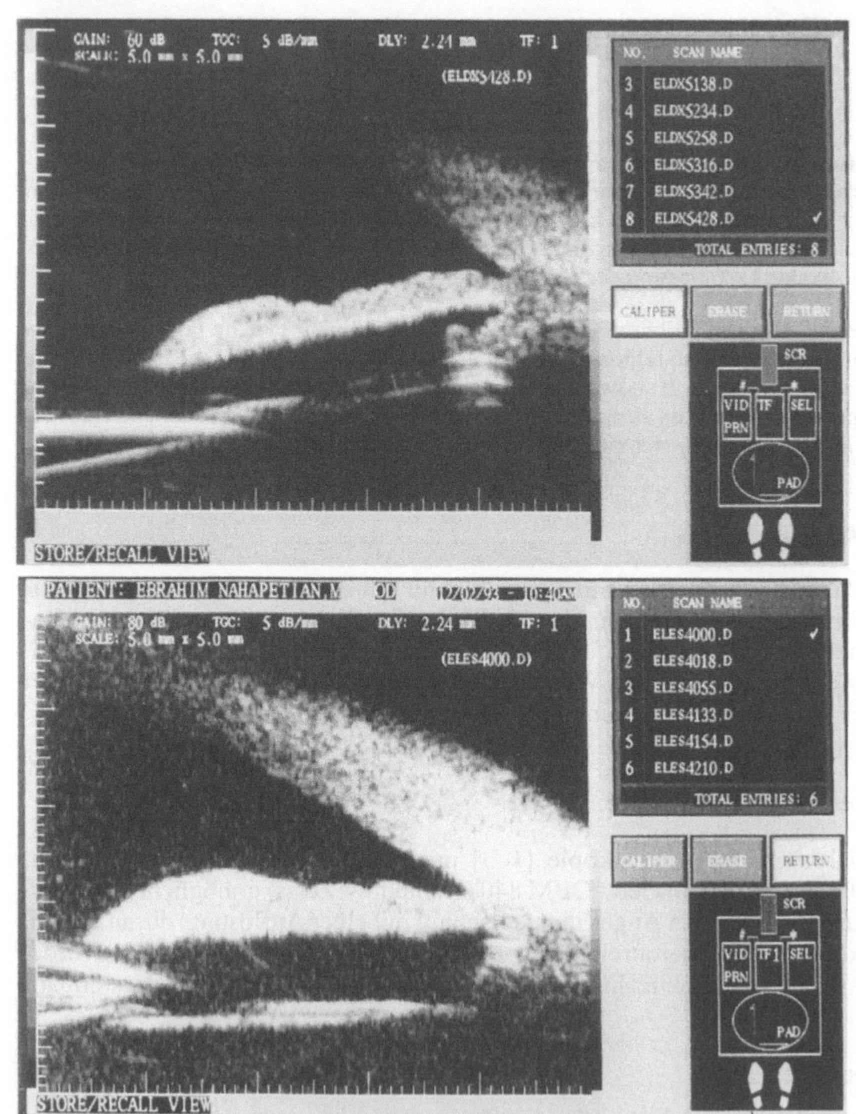

Abb. 1 a. Hinterkammer-IOL (PMMA), Kapselsackfixation, Wundspalt stufenfrei adaptiert

Abb. 1 b. Hinterkammer-IOL (PMMA), Sulcusfixation, Wundspalt stufenfrei adaptiert

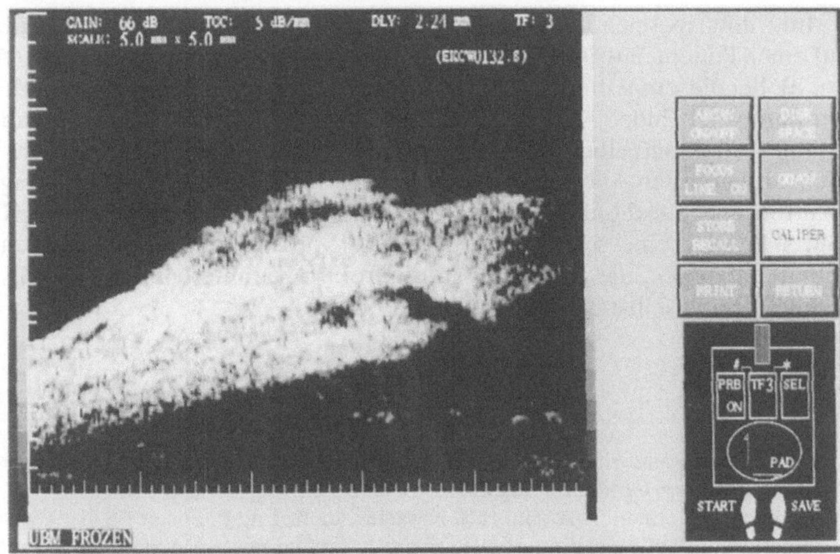

Abb. 2. Tunnelschnitt (9 Monate postoperativ), Dehiszenz der inneren Wundlippe

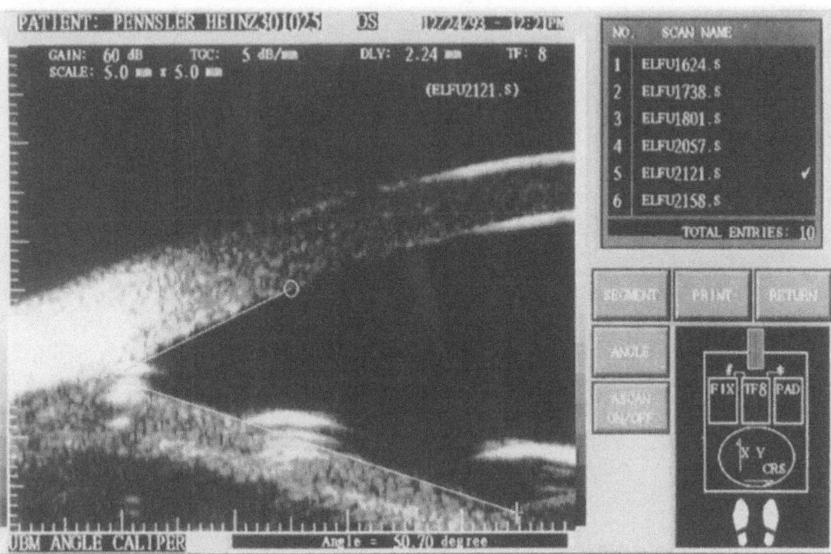

Abb. 3. Vorderkammerlinse (Sekundärimplantation mit Tunnelschnitt), Bügel im Kammerwinkel

Im Limbusbereich ließ sich der Schnittkanal, der „Tunnel“ darstellen, bis auf einen Patienten war dieser Bereich postoperativ stufenfrei adaptiert (Abb. 1a, b), bei diesem Patienten fand sich eine Dehiszenz der inneren Wundlippe am kornealen Ende (Abb. 2), ohne daß klinisch Zeichen einer Hornhautdekompensation und einer Bulbushypotonie aufgetreten waren. In einigen, hier nicht aufgeführten Abbildungen läßt sich der Bereich des Tunnels als fraglich spaltförmiger Resthohlraum zeigen. In Ergänzung zu der Hinterkammerlinse läßt sich auch eine sekundär implantierte Vorderkammerlinse mit Tunnelschnitt darstellen, die Bügel liegen reizfrei im Kammerwinkel (Abb. 3), der Tunnelbereich selbst ist stufenfrei verheilt.

Literatur

1. Pavlin CJ, Harasiewicz K, Sherar MD, Foster FS (1991) Clinical Use of Ultrasound Biomicroscopy. Ophthalmology 98:287–295
2. Pavlin CJ, Rootman D, Arshnoff S, Harasiewicz K, Eng P, Foster FS (1993) Determination of haptic position of transsclerally fixated posterior chamber intraocular lenses by ultrasound biomicroscopy. J Cataract Refract Surg 19:573–577
3. Pavlin CJ, Sherar MD, Foster FS (1990) Subsurface Ultrasound Microskopic Imaging of the Intact Eye. Ophthalmology 97:244–250

Induzierte Asymmetrie der kornealen Topographie durch den 3-Stufen-Tunnelschnitt zur Kataraktchirurgie ohne Naht

W. Heider, H. M. Müller und A. Hensel

Zusammenfassung. In einer prospektiven Studie wurde die korneale Topographie von 26 Augen vor und 4–6 Monate nach Phakoemulsifikation mit skleralem 6 mm Tunnelschnitt bei 12.00 Uhr untersucht. Mit dem Videokeratoskop TMS-1 wurden in den beiden horizontalen und vertikalen Semimeridianen an jeweils maximal 8 Meßpunkten in 0,5 mm Abstand die Hornhautkrümmung gemessen und die prä- und postoperativen Werte verglichen. Postoperativ kam es in dem vertikalen Meridian zu einer Abflachung, die in der oberen Hälfte signifikant größer war als im unteren vertikalen Semimeridian. In den beiden horizontalen Semimeridianen ließ sich eine gleichmäßige Krümmungszunahme nachweisen.

Da in der zentralen optisch wirksamen Zone von 3 mm die induzierte vertikale Asymmetrie nur gering ausgeprägt war, sind mögliche optische Auswirkungen zu vernachlässigen.

Summary. 26 eyes have been operated by phacoemulsification, unsutured scleral tunnel incision and implantation of a one-piece-PMMA PCL with 6,0 mm optic diameter. The corneal topography has been examined by videokeratoscopy preoperatively and 4–6 months postoperatively in the upper, lower, nasal and temporal semimeridians at maximal 8 points. The surgical induced flattening of the superior vertical semimeridian has been significantly greater than the flattening of the inferior semimeridian. The steepening of the horizontal meridian has been equal on both sides.

The central optical zone of the cornea showed a minor induced asymmetrie, which has probably no optical effect.

Einleitung

In den letzten Jahren fand die nahtlose Kataraktchirurgie bei Verwendung von starren PMMA-Intraokularlinsen mit Durchmessern von 6–7 mm zunehmende Verbreitung [1, 2, 3, 5, 9, 10]. Die dabei angewandte Technik der skleralen Tunnelinzision bietet postoperativ die Vorzüge einer geringen Astigmatismusinduktion bei schnellem Erreichen einer stabilen kornealen Topographie [2, 4, 6]. Jede Schnittführung im limbalen oder kornealen Bereich hat Veränderungen der kornealen Topographie zur Folge und somit Auswirkungen auf die Refraktion. Refraktive Chirurgie wird in der Regel mit symmetrischen kornealen Schnittführungen vorgenommen. Die Schnittführung zur Kataraktchirurgie setzt jedoch asymmetrisch nur an einer Seite der Hornhaut an, so daß erwartet werden kann, daß dementsprechend auch die korneale To-

J. Wollensak et al. (Hrsg.)
8. Kongreß der DGII

pographie in asymmetrischer Weise verändert wird [7, 8]. Um das Ausmaß der Induktion einer Asymmetrie der Hornhautgeometrie durch den skleralen Tunnelschnitt abzuklären, wurden mit nahtloser Technik operierte Augen prä- und 4–6 Monate postoperativ bei stabilen kornealen Verhältnissen videokeratoskopisch untersucht.

Patienten und Methodik

26 Augen von 25 Patienten konnten in die Studie einbezogen werden:

Patientengut: 25 Patienten, 26 Augen, Alter: 64 ± 14,4 Jahre, Nachuntersuchungszeitraum: 4–6 Monate

Alle Augen waren von einem Operateur (W. H.) nach der nachfolgend angegebenen standardisierten Methode operiert worden:

Operationsmethode: Skleraler 5 × 6-mm-Tunnelschnitt bei 12.00 Uhr, Phakoemulsifikation; 6-mm-one-piece-PMMA-Intraokularlinse, keine Naht

Der dabei angewandte konkavbogenförmige Tunnelschnitt hatte eine Breite und seitliche Länge von 5 mm bei einer zentralen Länge von 4 mm (Abb. 1). Präoperativ und 4–6 Monate postoperativ wurden die Augen mit dem Videokeratoskop TMS-1 untersucht. Jeweils maximal 8 Meßpunkte in 0,5 mm Abstand auf den Semimeridianen 0°, 90°, 180° und 270° (Abb. 2) wurden zur Auswertung herangezogen.

Die operativ induzierte Änderung der Hornhautkrümmung wurde durch Differenzbildung der prä- und postoperativen Brechkraftmeßwerte in Diop-

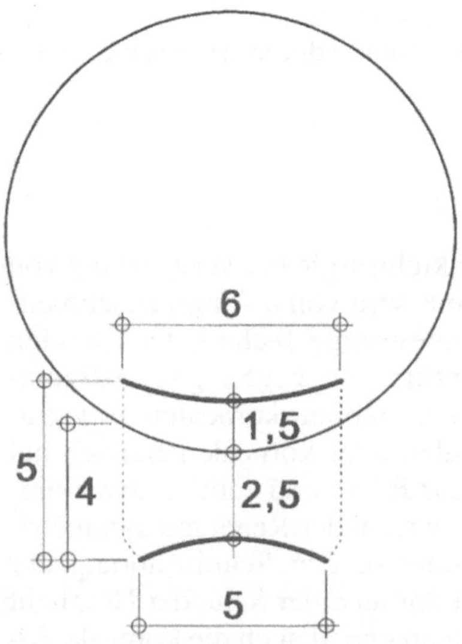

Abb. 1. Schematische Darstellung der Konfiguration des 3-Stufen-Tunnelschnittes zur Implantation von 6-mm-PMMA-Hinterkammerlinsen. Abmessungen in mm

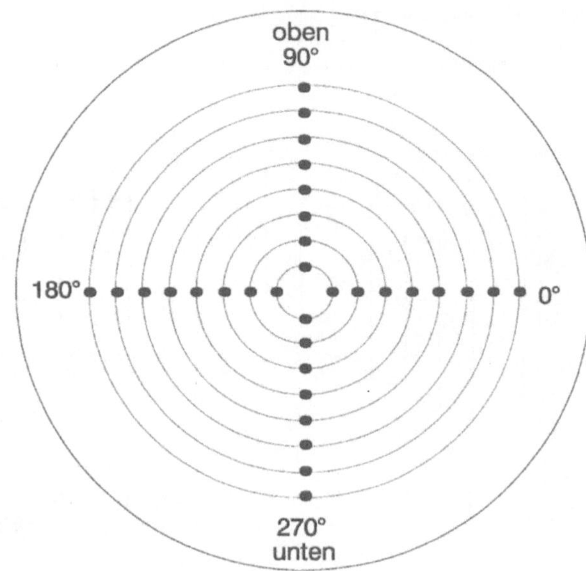

Abb. 2. Darstellung der kornealen Meßpunkte der Videokeratoskopie in den 4 Semimeridianen. Abstand der Meßpunkte voneinander jeweils 0,5 mm

trien (dpt) für jeden einzelnen Meßpunkt bestimmt. Für die erhaltenen Differenzwerte wurden die Mittelwerte für alle Augen an jedem einzelnen Meßpunkt bestimmt und statistisch mit dem „Wilcoxon-matched-pairs"-Test ausgewertet ($P < 0{,}05$).

Ergebnisse

Die operativ induzierte Änderung der Hornhautkrümmung zeigte in den vertikalen Semimeridianen einen von oben nach unten kontinuierlich abnehmenden Abflachungseffekt durch die Tunnelinzision (Abb. 3). Dieser Effekt war im oberen vertikalen Semimeridian signifikant stärker ausgeprägt als die Hornhautkrümmungsänderung in den anderen drei Semimeridianen (Tabelle 1). Die größte Abflachung der Hornhaut zeigte sich bei 90° in 4 mm Entfernung vom Hornhautzentrum mit 1,45 ± 0,65 dpt. Am entsprechenden Meßpunkt bei 270° zeigte sich eine Abflachung von 0,06 ± 1,13 dpt. In der zentralen optisch wirksamen Zone der Hornhaut (3 mm) ließ sich zwischen dem oberen und unteren Semimeridian keine signifikante Asymmetrie nachweisen. Es fand sich in dieser Zone eine gleichmäßige Abflachung von durchschnittlich 0,37 dpt. In den horizontalen Semimeridianen ließ sich eine gleichmäßige Krümmungszunahme von durchschnittlich 0,28 ± 0,06 dpt nasal und 0,30 ± 0,03 dpt temporal nachweisen.

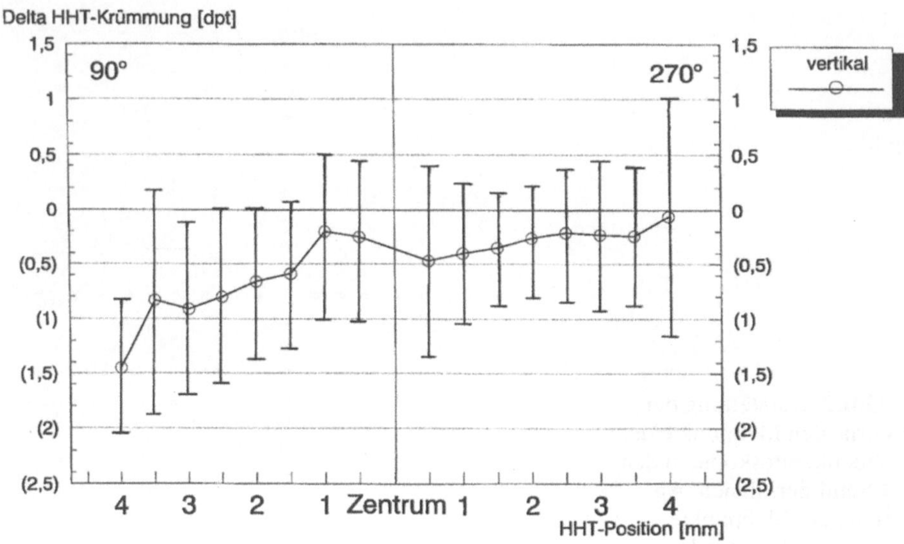

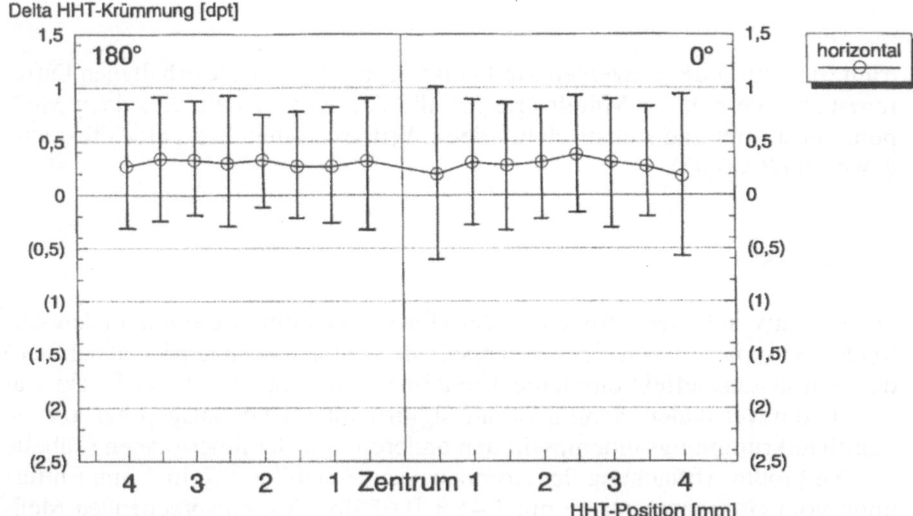

Abb. 3 a, b. Änderung der Hornhautkrümmung von präoperativ zu 4–6 Monate postoperativ an 16 Meßpunkten im vertikalen (**a**) und im horizontalen (**b**) Meridian bei 26 Augen nach skleraler Tunnelinzision bei 12.00 Uhr („dpt-Werte" in Klammern bedeuten postoperative Abnahme der HHT-Krümmung)

Tabelle 1. Unterschiede der prä- und postoperativen Änderung der Hornhautkrümmung in den jeweiligen Semimeridianen. Wilcoxon-matched-pairs-Test, $P < 0{,}05$

	Unten	Temporal	Nasal
Oben	Signifikant	Signifikant	Signifikant
Unten		Signifikant	Signifikant
Temporal			Nicht signifikant

Diskussion

Die Ergebnisse zeigen, daß der sklerale Tunnelschnitt bei 12.00 Uhr als refraktiver Eingriff eine vertikale Asymmetrie der kornealen Topographie induziert, die am stärksten ausgeprägt ist im peripheren Anteil des 90°-Semimeridians, also in der Nähe der Inzision. Dies entspricht der in der Literatur [7, 8], bei allerdings nur kurzer Nachbeobachtungszeit, angegebenen videokeratoskopisch nachgewiesenen Abflachung der Hornhaut im Schnittbereich. Da die für die optische Rehabilitation wichtigen zentralen Hornhautanteile keine wesentlichen asymmetrischen Krümmungsveränderungen zeigten, ist durch die sklerale Tunnelinzision bei 12.00 Uhr keine störende Bildverzerrung zu erwarten. Die induzierte periphere Asymmetrie wird deshalb klinisch kaum wirksam werden. Für eine gezielte refraktive Gegeninzision bei 6.00 Uhr zur Behebung der vertikalen kornealen Asymmetrie ergibt sich aus diesem Grund sicherlich keine Notwendigkeit.

Literatur

1. Brauweiler HP, Kessler AS, Dühr R (1991) „No-Stitch“-Kataraktchirurgie für konventionelle PMMA-Intraokularlinsen. Ophthalmo-Chirurgie 3:75–82
2. Brauweiler HP (1993) Nahtfreier Wundverschluß für große Inzisionen. In: Neuhann T, Hartmann C, Rochels R (Hrsg) 6. Kongreß der Deutschsprachigen Gesellschaft für Intraokularlinsen-Implantation. Springer, Berlin Heidelberg New York Tokyo, S 24–30
3. Busin M, Uweis M, Schmidt J, Koch J, Spitznas M (1993) Phakoemulsifikation ohne Nahtverschluß. Ergebnisse bei Implantation einer PMMA-Linse mit großer Optik. Ophthalmologe 90:329–335
4. Ernest PH, Kiessling LA, Lavery KT (1991) Relative strength of cataract incisions in cadaver eyes. J Cataract Refract Surg 17:668–677
5. Joergensen JS, Onzain JI, Müller-Bergh I (1993) Wundverschluß ohne Naht: Ergebnisse von 65 Fällen nach Kleinschnittkataraktextraktion mit einer Schnittöffnung von 6,5 mm. In: Neuhann T, Hartmann C, Rochels R (Hrsg) 6. Kongreß der Deutschsprachigen Gesellschaft für Intraokularlinsen-Implantation. Springer, Berlin Heidelberg New York Tokyo, S 46–50
6. Koch PS (1991) Structural analysis of cataract incision construction. J Cataract Refract Surg 17:661–667

7. Koch DD, Haft EA, Gay C (1993) Computerized videokeratographic analysis of corneal topographic changes induced by sutured and unsutured 4 mm scleral pocket incisions. J Cataract Refract Surg 19 (Suppl): 166–169
8. Martin RG, Sanders DR, Miller JD, Cox CC, Ballew C (1993) Effect of cataract wound incision size on acute changes in corneal topography. J Cataract Refract Surg 19 (Suppl): 170–177
9. Pham DT, Wollensak J (1992) „No-stitch"-Kataraktchirurgie als Routineverfahren. Technik und Erfahrung. Klin Monatsbl Augenheilkd 200: 639–643
10. Pham DT, Wollensak J, Drosch S (1993) Klinische Erfahrung nach 1000 No-stitch-Kataraktoperationen mit Standard-PMMA-Linse. In: Neuhann T, Hartmann C, Rochels R (Hrsg) 6. Kongreß der Deutschsprachigen Gesellschaft für Intraokularlinsen-Implantation. Springer, Berlin Heidelberg New York Tokyo, S 31–36

No-stitch-Technik bei extrakapsulärer Kataraktentbindung: Vektoranalytischer Vergleich des induzierten Astigmatismus gegenüber einer Kleinschnittunneltechnik mit Phako

K. Hille, D. Khorsandian und K. W. Ruprecht

Zusammenfassung. 20 Patienten wurden von einem Operateur (K. H.) in konsekutiver Serie über einen modifizierten 6 mm U-Tunnelschnitt mittels ECCE operiert und mit einer Serie von 124 Patienten verglichen, bei denen die Katarakt mittels Phakoemulsifikation über einen 3 mm U-Tunnelschnitt entfernt wurde. Während und nach der Operation kam es bei keinem Patienten zu ernsthaften Komplikationen. Der Median des induzierten kornealen Zylinders (nach Jaffe) lag 6 Tage nach der Operation bei 1,0 dpt (0,93 dpt), nach 2 Monaten bei 1,25 dpt (Zahlen in Klammern für 3 mm Phakoschnitt). Bezogen auf den induzierten Astigmatismus sowie die Zylinderachse bestanden keine signifikanten Unterschiede zwischen den beiden Techniken. Die extrakapsuläre Linsenextraktion über einen selbstschließenden Tunnelschnitt stellt bei geplanter ECCE eine Alternative zur Kleinschnittunneltechnik dar.

Summary. 20 patients underwent ECCE via a modified 6 mm U-tunnel-incision performed consecutively by the same surgeon (K. H.). These patients were then compared with a series of 124 patients in whom the cataract had been removed with phacoemulsification via a 3 mm U-tunnel-incision. There were no serious intra or postoperative complications. The median induced astigmatism was 1,0 dpt (0,93 dpt) 6 days and 1,25 dpt 2 months postoperatively (values in brackets refer to the 3 mm incision technique). Regarding the induced astigmatism and axis there were no significant differences between both techniques. The extracapsular cataract extraction via a self-closing tunnel-incision is a valid alternative to the small-incision tunnel-technique in patients with a hard nucleus.

Einleitung

Bei einer Phakoemulsifikation des Linsenkerns sind bei harten Kernen lange Phakozeiten erforderlich. Es besteht somit die Gefahr einer Endothelschädigung.

Um die Vorteile der Tunneltechnik wie sicherer Wundverschluß, geringer Astigmatismus und kurze Operationszeit zu nutzen, untersuchten wir die Möglichkeit der Extraktion des Linsenkerns ohne Phakoemulsifikation über einen selbstschließenden Tunnelschnitt.

J. Wollensak et al. (Hrsg.)
8. Kongreß der DGII

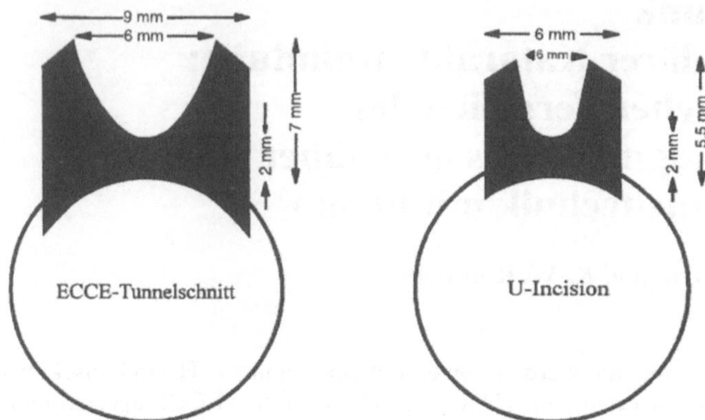

Abb. 1. Schematische Darstellung der Schnittführung bei der extrakapsulären Linsenextraktion über einen 6 mm-Tunnelschnitt sowie bei der Phakoemulsifikation des Linsenkerns über einen 3 mm-U-Tunnelschnitt

Patienten und Methodik

Bei 20 Patienten wurde in einer konsekutiven Serie von einem Operateur eine extrakapsuläre Kataraktextraktion über einen selbstschließenden, 6 mm breiten U-Tunnelschnitt (Abb. 1) durchgeführt. Der Schnitt wurde bei 12 Uhr angelegt. Die minimale Länge des Tunnels bei 12 Uhr betrug 2 mm, die maximale ca. 7 mm. Die postoperativen Ergebnisse wurden mit einer Serie von 124 Patienten verglichen, bei denen vom gleichen Operateur eine Phakoemulsifikation des Linsenkerns über einen 3 mm U-Tunnelschnitt (Abb. 1) durchgeführt wurde [5]. In beiden Patientengruppen wurden one piece PMMA-Linsen von 6,5 mm Durchmesser in den Kapselsack implantiert.

Die Nachuntersuchung der Patienten erfolgte nach 6 Tagen und 2 Monaten. Anhand eines standardisierten Protokolls wurden subjektive und objektive Refraktion, die Keratometerwerte sowie Besonderheiten dokumentiert.

Der operativ induzierte Zylinder der Hornhaut wurde aus den Keratometerwerten über eine Vektoranalyse nach Jaffe [1] errechnet. Wir klassifizierten die Achsen, um eine statistische Auswertung zu ermöglichen. Eine Achslage < 30° oder > 150° bezeichneten wir als eine Achse nach der Regel, > 60° und < 120° als gegen die Regel, andere Achslagen bezeichneten wir als einen schrägen Astigmatismus. Die statistische Auswertung erfolgte mit dem Wilkoxon Rangsummentest ($P < 0{,}05$) und dem Chiquadrattest ($P < 0{,}05$).

Ergebnisse

Beide Gruppen zeigten präoperativ keinen statistisch signifikanten Unterschied bezüglich der demographischen Daten. Der präoperative korneale

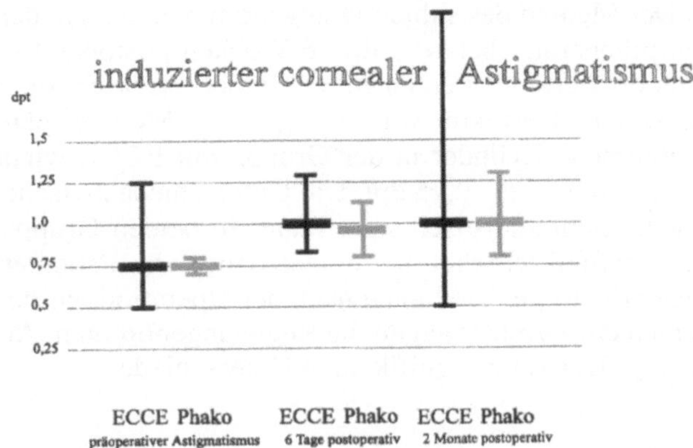

Abb. 2. Median und 95% Vertrauensbereich des präoperativen sowie des induzierten kornealen Astigmatismus 6 Tage sowie 2 Monate postoperativ

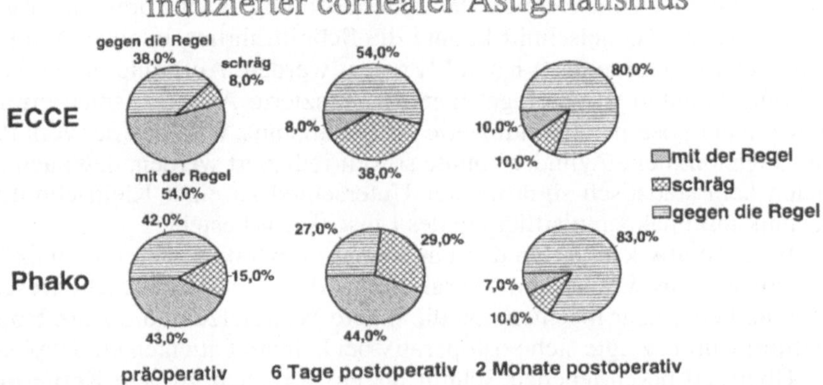

Abb. 3. Darstellung der Achslage des präoperativen kornealen Astigmatismus sowie des operativ induzierten kornealen Astigmatismus 6 Tage sowie 2 Monate postoperativ

Astigmatismus lag bei beiden Gruppen bei 0,75 dpt, wobei etwa die Hälfte der Patienten einen Astigmatismus mit der Regel aufwiesen (Abb. 2). Durch die Operation wurde unter Zugrundelegung der Keratometerwerte in beiden Gruppen ein Astigmatismus von 1 dpt induziert. Zwischen beiden Gruppen bestand bezüglich des induzierten Astigmatismus kein signifikanter Unterschied (Wilkoxon). Die größere Streubreite bei der extrakapsulären Kataraktextraktion erklärt sich durch die kleinere Gruppe. Lediglich 6 Tage postoperativ sahen wir bei den ohne Phakoemulsifikation operierten Patienten mehr Patienten mit einer Astigmatismusänderung gegen die Regel (Abb. 3), nach 2 Monaten zeigten sich jedoch keine signifikanten Unterschiede zwischen beiden Gruppen (χ^2).

Der Median des subjektiv angenommenen Zylinders lag bei beiden Gruppen präoperativ bei –0,5 dpt. 6 Wochen postoperativ nahmen die extrakapsulär operierten Patienten eine Zylinderkorrektur von –0,75, die Patienten mit Phako eine Korrektur von –1,0 dpt an. 2 Monate später lag der subjektiv angenommene Zylinder in der Gruppe mit ECCE wieder bei –0,5 dpt, in der Phakogruppe bei –0,75 dpt. Die Unterschiede zwischen beiden Gruppen sind jedoch nicht statistisch signifikant. In beiden Gruppen fanden wir als Ausgangsbefund lediglich bei einem Drittel der Patienten einen Astigmatismus gegen die Regel. 2 Monate nach der Operation wurde von der Hälfte der Patienten ein Zylinder gegen die Regel angenommen. Auch hier finden sich mit dem χ^2-Test keine signifikanten Unterschiede.

Diskussion

Durch andere Autoren [3, 4] wurden bereits Techniken zu einer extrakapsulären Linsenextraktion über einen Tunnelschnitt beschrieben. Durch die Modifizierung des von uns durchgeführten Tunnelschnitts bei Phakoemulsifikation auf einen im Bereich der Skleralöffnung 6 mm breiten, insgesamt 9 mm breiten Tunnelschnitt konnte die Schnittführung in einer Astigmatismus-neutralen Zone nach Koch [2] gelegt werden. Aufgrund dieser Schnittführung konnten wir geringe operativ induzierte Astigmatismen erreichen. Sowohl der postoperativ induzierte Astigmatismus, wie auch der vom Patienten angenommene Zylinder konnte soweit reduziert werden, daß nach 2 Monaten kein statistisch signifikanter Unterschied zu einer Kleinschnittunneltechnik mit Phakoemulsifikation des Linsenkerns besteht.

Intraoperativ kam es bei den Patienten mit extrakapsulärer Technik häufiger zu Blutungen aus dem Skeralschnitt, die sich jedoch nicht wesentlich störend bemerkbar machten. Da die innere Wundlefze in die klare Hornhaut geführt wurde, zeigte sich postoperativ bei keinem Patienten ein Hyphama.

Über den beschriebenen Schnitt lassen sich auch größere Kerne mit der Spülschlinge extrahieren. Die Schnittführung erlaubt ein Auseinanderweichen der Wundränder und damit den Durchtritt von Kernen, die mehr als 6 mm Durchmesser messen.

Da während der Extraktion des Kernes der Kern erst im Tunnel komprimiert wird, konnte bei gleichzeitiger Applikation von Healon vor der Extraktion des Kernes in keinem Fall eine Schädigung des Endothels nachgewiesen werden.

Mit der hier vorgestellten Operationstechnik ist eine sichere und komplikationsfreie Extraktion des Linsenkerns über einen Tunnelschnitt möglich. Da auch bezüglich des postoperativen Astigmatismus kein Unterschied zu einer Kleinschnittechnik mit Phakoemulsifikation des Linsenkerns besteht, stellt der vorgestellte selbstschließende Tunnelschnitt in besonderen Situationen eine gute Alternative zu einer Kleinschnittunneltechnik dar.

Literatur

1. Jaffe NS, Clayman HM (1975) The pathology of corneal astigmatism after cataract extraction. Trans Am Acad Ophthalmol Otolaryngol 79:615–630
2. Koch JS (1991) Structural analysis of cataract incision construction. J Cataract Refract Surg 17:661–666
3. Pham DT, Wollensak J, Drosch S (1993) A modified ECCE with self-sealing wound construction, technique and results of a prospective study. Ophthalmol 2:311
4. Lemagne JM, Kallay O Jr (1993) Astigmatism after a large scleral pocket incision in extracapsular cataract extraction. J Cataract Refract Surg 19:613–615
5. Hille K, Koch S, Ruprecht KW (1993) Kleinschnitt-Kataraktchirurgie – Vektoranalytischer Vergleich unterschiedlicher Schnitt-Techniken („Chevron"-versus „U"-Incision). In: Robert YCA, Gloor B, Hartmann C, Rochels R (Hrsg) 7. Kongreß der Deutschsprachigen Gesellschaft für Intraokularlinsen Implantation. Springer, Berlin Heidelberg New York Tokyo, S 154–158

Zystoides Makulaödem mehr als ein Jahr nach Nd:YAG-Kapsulotomie

J. Goerdt, C. D. Quentin und W. Behrens-Baumann

Zusammenfassung. In einer prospektiven Studie wurde bei 78 Patienten mit 91 Augen die Häufigkeit des fluoreszenzangiographisch nachweisbaren zystoiden Makulaödems (ZMÖ) nach extrakapsulärer Kataraktextraktion mit Hinterkammerlinsenimplantation untersucht. Bei allen Patienten konnte am Tag der Kapsulotomie sowie nach 18,4 Monaten (Mittelwert) eine Fluoreszenzangiographie durchgeführt werden. Das ZMÖ wurde in 3 Schweregrade (I–III) unterteilt. Ein ZMÖ Grad I bestand in 7,7%, Grad II in 2,2% und Grad III in 1,1%. Bei 68 Augen erfolgte eine fluoreszenzangiographische Zwischenkontrolle nach 6,1 Monaten (Mittelwert). Hierdurch wurde die Beurteilung der Entwicklung des ZMÖ im Längsschnitt möglich.

Summary. The incidence of angiographic cystoid macular edema (CME) after extracapsular cataract extraction with posterior chamber lens and Nd:YAG capsulotomy has been studied prospectively. 78 patients with 91 eyes had fluorescein angiography at the day of capsulotomy and again 18,4 months later. CME grade I, according to the criteria described by Miyake, occured in 7,7%, grade II in 2,2% and grade III in 1,1%. In addition 68 eyes had an angiogramm 6 months after the capsulotomy. This revealed the dynamic changes of CME.

Einleitung

Die extrakapsuläre Kataraktextraktion (ECCE) oder die Phakoemulsifikation mit Hinterkammerlinsenimplantation (HKL) sind heute die am häufigsten angewandten Operationsmethoden in der Kataraktchirurgie. Im Vergleich zur intracapsulären Kataraktextraktion (ICCE) mit Vorderkammerlinsenimplantation tritt insbesondere ein zystoides Makulaödem (ZMÖ) seltener auf [20]. In Abhängigkeit von der Nachbeobachtungszeit kommt es bei der extrakapsulären Technik jedoch in bis zu 50% der Fälle [12, 21] zu einer Nachstarbildung oder Kapselfibrose. Wegen der dadurch verursachten Visusminderung wird bei bis zu ca. 60% [9, 20] eine Kapsulotomie erforderlich. Die primäre und sekundäre chirurgische Nachstardiscision wurden durch die komplikationsärmere Nd:YAG-Kapsulotomie ersetzt. Neben einem vorübergehenden Tensioanstieg treten als Komplikationen eine Ablatio in bis zu 2,5% [4, 6, 13, 15, 16] und ein ZMÖ auf. Die Angaben zu seiner Häufigkeit schwanken zwischen 0% und 13% [1, 5, 8, 23]. Häufig sind die Studienergebnisse schlecht vergleichbar, da die Diagnose eines ZMÖ teilweise klinisch, biomikrosko-

J. Wollensak et al. (Hrsg.)
8. Kongreß der DGII

pisch und fluoreszenzangiographisch erfolgte. Auch ist der Zeitpunkt der Fluoreszenzangiographie unterschiedlich gewählt worden. Die Differenzierung eines fluoreszenzangiographisch gesicherten ZMÖ in die Schweregrade I–III, wie von Miyake [11] vorgeschlagen, erscheint uns zum besseren Vergleich der Studienergebnisse und in Hinblick auf die klinische Bewertung wichtig. Da prospektive Langzeitstudien fehlen, sollte in der vorliegenden prospektiven Studie die Inzidenz des fluoreszenzangiographisch gesicherten ZMÖ nach ca. 1,5 Jahren untersucht werden. Insbesondere war es unsere Absicht, den Verlauf im individuellen Längsschnitt zu analysieren.

Patienten und Methoden

Die Studie beendeten 78 Patienten mit insgesamt 91 Augen. Es handelte sich um 43 Frauen und 35 Männer im Alter von 21–84 Jahren (Mittelwert 65,3 Jahre).

Einschlußkriterien:

- komplikationslose extrakapsuläre Kataraktextraktion mit Implantation einer Hinterkammerlinse in den Kapselsack und Nachstarbildung mit Visusherabsetzung auf 0,5 und weniger;
- Durchführung einer Fluoreszenzangiographie am Tag der Kapsulotomie und ca. ein Jahr später.

Ausschlußkriterien:

- Retinopathia diabetica, feuchte senile Makulopathie, systemische Kortisontherapie, Gabe von Prostaglandinsynthesehemmern.

Nd:YAG-Kapsulotomie

Für die Kapsulotomie wurde der Nd:YAG-Laser der Fa. Zeiss verwandt. Die Pulsrate pro Kapsulotomie lag zwischen 2–90 Pulsen (Mittelwert 19,3 Pulse), die Energie je Impuls zwischen 1,2–6,0 mJ (Mittelwert 2,54 mJ) und die Gesamtenergie zwischen 4,8 und 225,0 mJ (Mittelwert 50,3 mJ). Nach der Kapsulotomie wurden keine steroidalen oder nicht-steroidalen Antiphlogistika appliziert. Regelmäßig wurden 500 mg Acetazolamid (Diamox ret.) verabreicht.

Fluoreszenzangiographie

Es wurden 5 ml einer 10%igen Fluoreszein-Natrium-Lösung in eine Kubitalvene injiziert. Zur Beurteilung der Spätphase wurden 8 Bilder nach 20 min aufgenommen. Als Film wurde Tri-Xpan (27 DIN = 400 ASA Empfindlichkeit) der Fa. Kodak verwandt. Die Beurteilung der Angiogramme erfolgte durch zwei unabhängige Untersucher ohne Kenntnis der Patientendaten. Das ZMÖ wurde in Anlehnung an Miyake nach dem Fluoreszenzangiogramm in vier Schweregrade unterteilt:

Grad 0: kein Farbstoffaustritt,
Grad I: geringer, perifovealer Farbstoffaustritt,

Grad II: deutlicher Farbaustritt,
Grad III: Vollbild des ZMÖ mit typischer radspeichenartiger Ausprägung.

Ergebnisse

Bei allen Patienten konnte am Tag der Kapsulotomie sowie im Mittel nach 18,4 Monaten (10–62 Monate) eine Fluoreszenzangiographie durchgeführt werden. Bei 68 Augen war zusätzlich eine fluoreszenzangiographische Untersuchung nach 6,1 Monaten (Mittelwert) möglich. Die Kapsulotomie wurde in einem Zeitraum ab dem 4. postoperativen Tag bis 4,5 Jahre (Mittelwert 24,9 Monate) nach der Kataraktextraktion vorgenommen.

Tabelle 1. Häufigkeit des ZMÖ bei 91 Augen nach Nd:YAG-Kapsulotomie

Tag der ND:YAG-Kapsulotomie		18,4 Monate nach ND:YAG-Kapsulotomie	
ZMÖ	Häufigkeit [%]	ZMÖ	Häufigkeit [%]
Grad 0	91,2	Grad 0	81,4
		Grad I	7,7
		Grad II	2,2
		Grad III	–
Grad I	7,7	Grad 0	3,3
		Grad I	3,3
		Grad II	–
		Grad III	1,1
Grad II	1,1	Grad 0	1,1

Tabelle 2. Häufigkeit und Veränderung des ZMÖ bei 68 Augen nach Nd:YAG-Kapsulotomie; jeweils 2 fluoreszenzangiographische Kontrollen

Tag der Nd:YAG-Kapsulotomie		6,7 Monate nach Nd:YAG -Kapsulotomie		18,4 Monate nach Nd:YAG -Kapsulotomie	
ZMÖ	Häufigkeit [%]	ZMÖ	Häufigkeit [%]	ZMÖ	Häufigkeit [%]
Grad 0	97,1	Grad 0	92,7	Grad 0	86,8
				Grad I	5,9
		Grad I	1,5	Grad 0	–
				Grad I	1,5
		Grad II	2,9	Grad I	1,5
				Grad II	1,5
Grad I	2,9	Grad I	1,5	Grad I	1,5
		Grad II	1,5	Grad I	1,5

Vor der Kapsulotomie betrug der Visus im Durchschnitt 0,3 (Bereich: 0,05–0,5). Erwartungsgemäß kam es zu einem deutlichen Visusanstieg, der im Laufe der Nachbeobachtungszeit praktisch unverändert blieb. Der Mittelwert lag bei 0,7 (Bereich: 0,05–1,0). Bei einem Patienten war ein unverändert reduzierter Visus auf eine Makulopthie bei Myopia magna zurückzuführen.

Am Tag der Kapsulotomie fand sich ein vorbestehendes ZMÖ bei 8 Augen (8,8%), bei 83 Augen (91,2%) war kein ZMÖ nachweisbar. Am Ende des Nachbeobachtungszeitraumes war ein ZMÖ bei 9 Augen (9,9%) neu aufgetreten, kein ZMÖ bestand bei 78 Augen (85,7%). Bei 4 Augen (4,4%) hatte sich ein vorbestehendes ZMÖ völlig zurückgebildet, bei 3 Augen (3,3%) war es unverändert geblieben, in einem Fall (1,1%) hatte sich aus einem ZMÖ Grad I ein Grad III entwickelt (Tabelle 1).

Eine fluoreszenzangiographische Zwischenkontrolle konnte bei 68 Augen durchgeführt werden. Nach ca. 6 Monaten war bei 3 Augen (4,4%) ein ZMÖ neu aufgetreten. Bis zur Abschlußkontrolle war dies bei 2 Augen konstant geblieben. In dem dritten Fall hatte sich aus einem ZMÖ Grad II ein ZMÖ Grad I entwickelt. Am Ende der Nachbeobachtungszeit war bei weiteren 4 Augen (5,9%) ein ZMÖ neu nachweisbar. Dies war nach 20, 24, 34 und 60 Monaten aufgetreten (Tabelle 2).

Diskussion

Die häufigste Komplikation nach extrakapsulärer Kataraktextraktion sind die Kapselfibrose oder der Nachstar [12, 19, 20]. Der Nd:YAG-Laser ermöglicht die einfache Durchführung der Kapsulotomie. Durch diesen Eingriff wird jedoch der Hauptvorteil der extrakapsulären Technik zunichte gemacht. Die anatomische Trennung von Vorder- und Hinterabschnitt wird aufgehoben [20]. Der Defekt der hinteren Kapsel verursacht vitreoretinale Komplikationen, was schon seit der Zeit der chirurgischen Nachstardiscision bekannt ist [7, 18, 22].

Retrospektive Untersuchungen sind ungeeignet, eine Aussage über die Häufigkeit des ZMÖ zu treffen. Es wird nur das klinisch auffällige, d.h. zu einer Visusminderung führende ZMÖ erfaßt. Wir wissen jedoch, daß meist nur gering ausgeprägte und in ihrem Schweregrad wechselnde ZMÖ auftreten. Diese führen nur in 10% der Fälle zu einer Visusminderung unter 0,5 [23].

Mehrere prospektive Studien sind durchgeführt worden. Entsprechende Langzeitergebnisse liegen jedoch kaum vor. In zwei ähnlich konzipierten Studien [3, 8] konnte ca. 8 Wochen nach Nd:YAG-Kapsulotomie fluoreszenzangiographisch kein ZMÖ nachgewiesen werden. In der weiteren Nachbeobachtungszeit von ca. 6 Monaten trat ein klinisch relevantes ZMÖ nicht auf. Die Autoren weisen jedoch darauf hin, daß sie möglicherweise ein bereits resorbiertes oder erst noch entstehendes ZMÖ nicht erfaßt haben könnten. Andere Autoren [23] geben nach einer retrospektiven Studie ca. 8 Wochen als Zeitraum bis zum Auftreten eines ZMÖ an. Vogel et al. [20] sehen eine Häufung des ZMÖ nach 4–6 Monaten, allerdings nach ICCE mit Vorderkammerlinsenimplantation. In einer prospektiven Studie [1] finden die Autoren trotz primär stark entzündlicher Reaktion erst nach 9–12 Monaten in 5,6% der Fälle ein fluoreszenzangiographisch nachweisbares ZMÖ. Quentin et al. [14] sehen bei 7,8% der Fälle ca. 6 Monate nach einer Kapsulotomie ein neu aufgetretenes oder verstärktes ZMÖ. Bei der Korrelation des Ausprägungsgrades zum Visus fällt auf, daß in einem Fall bei einem ZMÖ Grad III noch ein Visus von 0,8 besteht.

Bei der Analyse unserer Ergebnisse ist neben der Häufigkeitsverteilung zu einem bestimmten Zeitpunkt insbesondere die Entwicklung des ZMÖ im individuellen Längsschnitt interessant [2]. Bei der Betrachtung der Häufigkeitsverteilung des ZMÖ bestätigt sich, daß vorwiegend geringgradige Ausprägungen auftreten (Tabelle 1 [23]). In einem Fall sahen wir ein klinisch auffälliges ZMÖ Grad III. Dies unterstreicht, daß eine Differenzierung der Schweregrade empfehlenswert ist, damit die Ergebnisse nicht verzerrt werden und eine klinische Bewertung erleichtert wird. Bei der Analyse unserer Patientendaten im Längsschnitt ist festzustellen, daß es bei einem vorbestehenden wie auch bei einem neu aufgetretenen ZMÖ in den meisten Fällen zu einer Besserung des Schweregrades oder zu keiner Änderung kommt (Tabelle 1 und 2). Eine Verschlechterung trat viel seltener auf. Nur bei einem Patienten entwickelte sich aus einem ZMÖ Grad I ein ZMÖ Grad III. In einem anderen Fall verschlechterte sich ein vorbestehendes ZMÖ Grad I bei der Zwischenkontrolle zu Grad II, das sich bis zum Ende der Untersuchung wieder zurückgebildet hatte. Andererseits trat bei der letzten Kontrolle bei 4 Augen nach bis zu 60 Monaten ein geringradiges ZMÖ neu auf (Tabelle 2). Korreliert man den Visus mit dem Grad des ZMÖ, finden wir einen konstanten Vi-

Tabelle 3. Exemplarische Darstellung der Entwicklung des ZMÖ in Korrelation zum Visus

Patient	Tag der Nd:YAG-Kapsulotomie ZMÖ/Visus	Zeit nach Nd:YAG-Kapsulotomie ZMÖ/Visus	Zeit nach Nd:YAG-Kapsulotomie ZMÖ/Visus
1 A. G.	Grad I/0,2[a]	–	18 Monate Grad III/0,3
2 H. E.	Grad II/0,05	–	19 Monate Grad 0/0,5
3 P. I.	Grad 0/0,4	6 Monate Grad 0/0,8	60 Monate Grad I/0,7
4 C. M.	Grad 0/0,3	6 Monate Grad I/0,8	11 Monate Grad I/0,8
5 T. A.	Grad 0/0,1	5 Monate Grad II/0,7	10 Monate Grad I/0,7
6 L. O.	Grad 0/0,3[b]	6 Monate Grad II/0,3	28 Monate Grad II/0,4

[a] Interferenzvirus 0,63; [b] Glaukomatöse Optikusatrophie.

sus trotz einer unterschiedlichen Ausprägung des ZMÖ. Entscheidend für die Visusherabsetzung ist wahrscheinlich mehr die Dauer als der Schweregrad des ZMÖ [2, 14] (Tabelle 3).

Bei den vielen nach Kataraktextraktion und Nd:YAG-Kapsulotomie hervorragend rehabilitierten Patienten, die klinisch einen stabilen Befund mit gutem Visus bieten, liegt unter Berücksichtigung der fluoreszenzangiographischen Ergebnisse ein subklinischer dynamischer Prozeß vor. Ähnliche Beobachtungen wurden auch nach Kataraktextraktion gemacht [10]. Die Ursachen für das fluktuierende Auftreten des ZMÖ liegen jedoch noch im dunkeln. Es scheint aber weniger das Trauma der Kapsulotomie als der Defekt des hinteren Kapselblattes dafür verantwortlich zu sein [22, 23]. Hierfür sprechen auch unsere Ergebnisse.

Im klinischen Alltag sollte berücksichtigt werden, daß ein ZMÖ auch lange Zeit (60 Monate) nach einer Nd:YAG-Kapsulotomie auftreten kann und möglicherweise auch eine Visusminderung verursacht.

Literatur

1. Albert DW, Wade E, Richard K et al. (1990) A prospective study of angiographic cystoid macular edema one year after Nd:YAG posterior capsulotomy. Ann Ophthalmol 22:139–143
2. Behrens-Baumann W, Quentin CD, Eckhardt B, Vogel M (1989) Zur Einteilung und Wertigkeit des zystoiden Makulaödems bei Pseudophakie. Klin Monatsbl Augenheilk 194:16–21
3. Bukelman A, Abrahami S, Oliver M, Pollack A (1992) Cystoid macular edema following neodymium:YAG laser capsulotomy. A prospective study. Eye 6:35–38
4. Coonan P, Fung W-E, Webster R-G Jr et al. (1985) The incidence of retinal detachment following extracapsular cataract extraction. Ophthalmology 92:1096–1101
5. Durham DG (1985) Three thousand YAG lasers in posterior capsulotomies: An analysis of complications and comparison to polishing and surgical discissions. Trans Am Ophthalmol Soc 83:218–229
6. Javitt JC, Tielsch JM, Canner JK et al. (1971) National Outcomes of Cataract-extraction. Ophthalmology 99:1487–1497
7. Kraff MC, Sanders DR, Jampol LM (1984) Effect of primary capsulotomy with extracapsular surgery on the incidence of pseudophakic cystoid macular edema. Am J Ophthalmol 98:166–170
8. Lewis H, Singer TR, Hanscom TA, Straatsma BR (1987) A prospective study of cystoid macular edema after Neodymium:YAG laser capsulotomy. Ophthalmology 94:478–482
9. Lisegang TJ, Bourne WM, Ilstrup DM (1985) Secundary surgical and neodym: YAG laser discission. Am J Ophthalmol 100:510–519
10. Miami Study Group (1979) Cystoid macular edema in aphakic and pseudophakic eyes. Am J Ophthalmol 88:45–48
11. Miyake K (1977) Prevention of cystoid macular edema after lens extraction by topical indomethacin (I). Graefes Arch Klin Exp Ophthalmol 203:81–88

12. McDonnell PJ, Patel A, Green WR (1985) Comparison of intracapsular and extracapsular cataract surgery. Ophthalmology 92:1208–1225
13. Oldendoerp J (1989) Netzhautablösung nach Neodym-YAG-Laser-Kapsulotomie in aphaken und pseudoaphaken Augen. Klin Monatsbl Augenheilkd 194:234–240
14. Quentin CD, Behrens-Baumann W, Goerdt J (1991) Prospektive Studie über das zystoide Makulaödem nach Nd:YAG-Kapsulotomie. In: Wenzel et al. (Hrsg) 5. Kongreß der Deutschen Gesellschaft für Intraokularlinsen Implantation. Springer, Berlin Heidelberg New York Tokyo, S 659–664
15. Schneider G (1985) Zur Nachstardiscision mit dem Nd:YAG-Laser. Klin Monatsbl Augenheilkd 187:221–223
16. Schrems W, Kriegelstein GK (1987) Risiken der Nachstartherapie mit dem Neodym-YAG-Laser. In: Jacobi KW, Schott K, Gloor B (Hrsg) 1. Kongreß der Deutschen Gesellschaft für Intraokularlinsen-Implantation. Springer, Berlin Heidelberg New York Tokyo, S 94–100
17. Sorr EM, Everett WB, Hurite FG (1979) Incidence of fluorescein angiographic subclinical macular edema following phacoemulsification of senile cataracts. Ophthalmology 86:2013–2018
18. Stark WJ, Worthen DM, Holladay JT et al. (1983) The FDA report on intraocular lenses. Ophthalmology 90:311–317
19. Terry AC, Stark WJ, Maumenee AE (1983) Neodym:YAG laser for posterior capsulotomy. Am J Ophthalmol 96:716–720
20. Vogel M, Behrens-Baumann W, Petersen J et al. (1993) Vergleich der Komplikationen nach intra- und extrakapsulärer Kataraktextraktion mit Linsenimplantation. Klin Monatsbl Augenheilkd 203:43–52
21. Wilhelmius KR, Emery JM (1980) Posterior capsule opacification following phakoemulsification. Ophthalmic Surg 11:264–267
22. Winslow L, Taylor B (1985) Retinal complications following YAG laser capsulotomy. Ophthalmology 92:785–789
23. Wright PL, Wilkinson CP, Balyeat HD (1988) Angiographic cystoid macular edema after posterior lens implantation. Arch Ophthalmol 106:740–744

Visus, Refraktion und Farbensehen nach Implantation von Intraokularlinsen

B. Sadowski und K.-P. Steuhl

Zusammenfassung. Für Sehschärfe und Farbensehen ist die Funktionsfähigkeit der Zapfen in der Makula von Bedeutung. Nach Implantation einer Kunstlinse kann es durch Absorption von Licht bestimmter Wellenlängen zu einer veränderten Farbempfindung kommen.

Methodik: Nach extrakapsulärer Kataraktextraktion wurde 28 Patienten eine faltbare Silikonlinse (Gruppe a) implantiert, im Vergleich dazu 9 Patienten eine PMMA-Linse (Gruppe b). Postoperativ wurden Visus, Refraktion und Farbensehen mit den pseudoisochromatischen Tafeln nach Ishihara, den Standard Pseudoisochromatic Plates, Part II, und den Farbanordnungstests Farnsworth Panel D-15 desaturiert und Farnsworth-Munsell 100-hue (FM 100) Test durchgeführt.

Ergebnisse: 24 Monate postoperativ lag der Visus der Patienten im Mittel bei 1,05 ± 0,18 (a) bzw. 1,0 ± 0,1 (b). Der Astigmatismus betrug weniger als 0,5 in Gruppe a und 0,53 in Gruppe b. Alle Patienten zeigten Farbsinnstörungen mit Bevorzugung im Blaubereich, die v.a. im FM 100 Test nachgewiesen werden konnten, deren Gesamtfehlerzahl jedoch die Altersnorm nicht überschritt. Diese Ergebnisse unterschieden sich bei Patienten mit PMMA-Linsen nicht wesentlich von denen der Patienten mit faltbaren Silikonlinsen.

Schlußfolgerung: Faltbare Silikonlinsen und PMMA-Linsen können bei guter Operationstechnik gute psychophysische Ergebnisse bzgl. Visus und Refraktion ergeben. Postoperativ kann es zu Farbsinnstörungen im Blaubereich kommen, wobei aber die Gesamtfehlerzahl noch innerhalb der Altersnorm liegt.

Summary. Cone function is responsible for visual acuity and color vision. After implantation of intraocular lenses a resorption of light with determined wavelength can cause an alteration of color vision.

Method: We investigated patients after extracapsular cataract operation and implantation of a foldable silicone lense (group a; $n = 28$) or a PMMA lense (group b; $n = 9$). Postoperatively visual acuity, refraction and color vision (Pseudoisochromatic Plates of Ishihara, Standard Pseudoisochromatic Plates, Part II, arrangement tests desaturated Farnsworth Panel D-15 and Farnsworth-Munsell 100-hue (FM 100) test) had been tested.

Results: 24 months after operation the visual acuity was 1.05 ± 0.18 group a) and 1.0 ± 0.1 group b). The astigmatism was below 0.5 in group a) and 0.53 in group b). All patients had color vision deficiencies with a prevalence of the tritan axis of confusion, which was most obvious in the Farnsworth Munsell 100 hue test. However the total error number was within the age-matched norm. There was no relevant difference between the type of the lenses.

J. Wollensak et al. (Hrsg.)
8. Kongreß der DGII

Conclusion: Foldable silicone lenses and PMMA lenses after good operation technique can give good psychophysical results concerning visual acuity and astigmatism. Postoperatively only slight color vision deficiency in the tritan axis can result, however the total error number was within the age related norm.

Einleitung

Mittels Phakoemulsifikation ist die extrakapsuläre Kataraktoperation mit einer kleineren Schnittführung durchführbar. Durch Intraokularlinsen mit kleinem Durchmesser oder faltbare Silikonlinsen ist eine Anpassung der Größe der Schnittöffnung an die, die für die Phakoemulsifikation notwendig ist, möglich [1, 2, 4], was zu einer besseren Ausschöpfung der Vorteile der Kleinschnittechnik, wie z. B. geringere Traumatisierung des Auges, verkürzter Heilungsverlauf, geringerer operativ induzierter Astigmatismus [5, 6] führt. Eine Veränderung der optischen Medien kann jedoch verständlicherweise zu einer veränderten Wahrnehmung führen. Ein empfindliches Kriterium ist die Farbwahrnehmung.

Ziel unserer prospektiven Studie war die visuelle Rehabilitation über einen Zeitraum von 24 Monaten zu dokumentieren und die Wahrnehmung unbeeinflußt von der Operation zu erfassen um damit eine bessere Aussage über die Qualität der Implantate machen zu können.

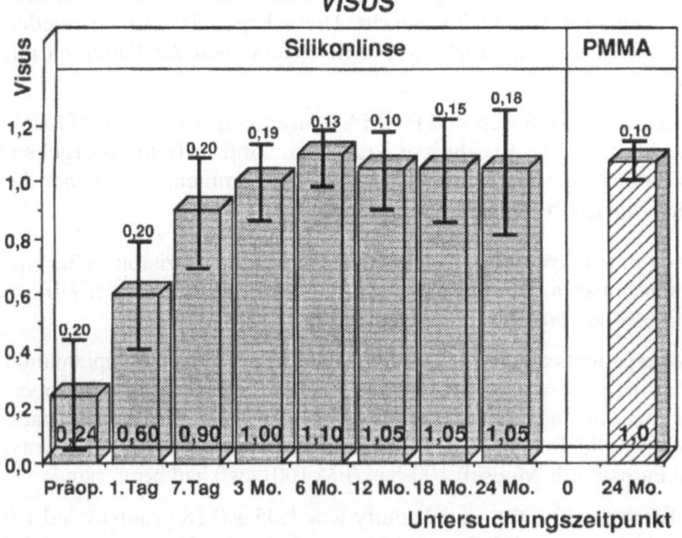

Abb. 1. Mittelwert (Balken und Wert am Balken) und Standardabweichung des Visus zum jeweiligen Untersuchungszeitpunkt

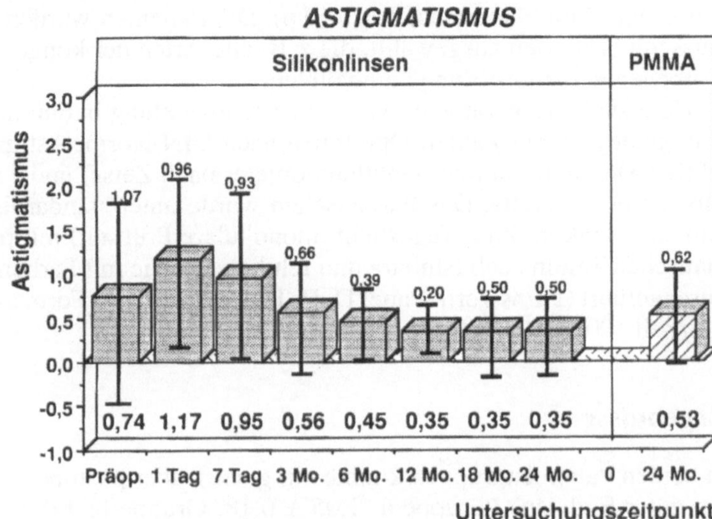

Abb. 2. Mittelwert (Balken und Wert unter dem Balken) und Standardabweichung des Astigmatismus zum jeweiligen Untersuchungszeitpunkt

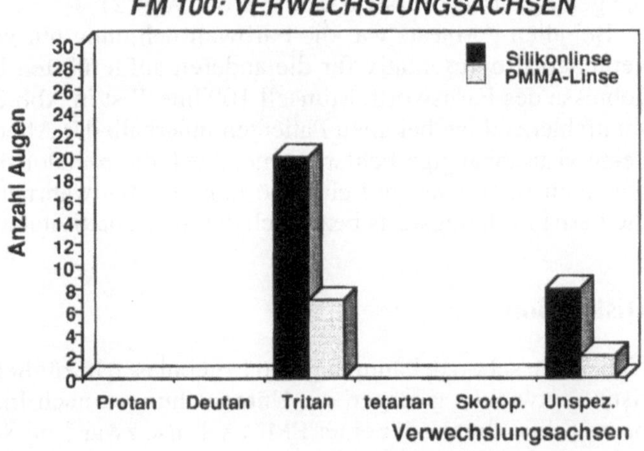

Abb. 3. Farnsworth Munsell 100 hue Test: Verteilung der Verwechslungsachsen

Material und Methoden

Alle Patienten wurden in gleicher Weise von einem Operateur mittels Phakoemulsifikation operiert und nach einem identischen Schema postoperativ versorgt. 28 Patienten der Gruppe a wurden mit einer faltbaren Silikonlinse (Fa. AMO, Typ SI 19 NB, 6 mm Optik, 2 eingesetzte Prolenebügel, Gesamtdurchmesser 14 mm) versorgt, 9 Patienten der Gruppe b mit einer PMMA-

Linse (Fa. Kabi Pharmacia, Typ 740 p). Die Patienten wurden nach strengen Ausschlußkriterien ausgewählt, die z.B. alle Arten der kongenitalen oder erworbenen Farbsinnstörung beinhalteten.

Untersuchungsparameter waren Visusentwicklung in 6monatigen Abständen, gemessen mit Zahlen-Optotypen nach DIN-Norm, Astigmatismus (objektive Messung mit dem Ophthalmometer nach Zeiss) und Farbensehen 24 Monate postoperativ. Das Farbensehen wurde unter standardisierten Bedingungen (Nahkorrektur, Tageslicht, monokulare Prüfung) mit pseudoisochromatischen Tafeln nach Ishihara und Ichikawa sowie mit Farbanordnungstests durchgeführt (Farnsworth Panel D-15 Test, desaturierte Form und Farnsworth Munsell 100 hue Test; [3, 8, 9]).

Ergebnisse

In beiden Patientengruppen konnte ein guter früher postoperativer Visus und ein guter Endvisus (Gruppe a: 1,05 ± 0,18; Gruppe b: 1,0 ± 0,1) gemessen werden, der 24 Monate postoperativ wegen geringer Kapselfibrose etwas niedriger lag als 6 Monate nach der Operation (s. Abb. 1). Der Astigmatismus war insgesamt sehr gering und reduzierte sich im Beobachtungszeitraum weiter. 24 Monate postoperativ wurde in Gruppe a ein Astigmatismus von 0,35 ± 0,5 gemessen, in Gruppe b 0,53 ± 0,62 (Abb. 2).

Bei allen Farbtests war die Farbwahrnehmung nur gering im Blaubereich verändert. Representativ für die anderen aufgeführten Farbtests sind die Ergebnisse des Farnsworth Munsell 100 hue Test in Abb. 3 dargestellt. Die Gesamtfehlerzahl lag bei allen Patienten innerhalb der Altersnorm. Es zeigte sich keine visusabhängige Fehlersumme. Auch die pseudoisochromatischen Tafeln gaben einen Hinweis auf eine Störung der Blauwahrnehmung, jedoch waren die Farbanordnungstests bezüglich der Testsensitivität am zuverlässigsten.

Diskussion

Neben den schon bekannten guten Ergebnissen bezüglich Visus und Astigmatismusentwicklung zeigen die Untersuchungen nach Implantation einer faltbaren Silikonlinse oder einer PMMA-Linse zwar eine Störung der Farbwahrnehmung im Blaubereich, die jedoch von geringem Ausmaß ist und im Alltagsleben keine Konsequenz hat. Aufgrund des späten postoperativen Untersuchungszeitpunktes (24 Monate postoperativ) ist eine Veränderung der Farbwahrnehmung als direkte Folge des operativen Eingriffs (z.B. Mikroskoplicht [7, 10]) ausgeschlossen.

Literatur

1. Allaraktria L, Knoll RL, Lindstrom RL (1987) Soft intraocular lenses. J Cataract Refract Surg 13:607–620
2. Faulkner GD (1987) Folding and inserting silicone intraocular lenses. J Cataract Refract Surg 13:649–652
3. Marré M, Marré E (1986) Erworbene Störungen des Farbensehens, Diagnostik. Thieme, Leipzig
4. Neuhann Th, Neuhann T (1991) Erste Erfahrungen mit Memory Lens. Eine thermoplastische Intraokularlinse zur Implantation durch kleine Inzisionen. In: Wenzel M, Reim M, Freyler H, Hartmann C (Hrsg) 5. Kongreß der Deutschen Gesellschaft für Intraokularlinsen-Implantation. Springer, Berlin Heidelberg New York Tokyo, S 371–374
5. Shepherd JR (1989) Induced astigmatism in small incision cataract surgery. J Cataract Refract Surg 15:85–88
6. Skorpik C (1991) Kleinschnitt-Kataraktchirurgie. In: Wenzel M, Reim M, Freyler H, Hartmann C (Hrsg) 5. Kongreß der Deutschen Gesellschaft für Intraokularlinsen Implantation. Springer, Berlin Heidelberg New York Tokyo, S 275–282
7. Zrenner E (1984) Die erhöhte Strahlenbelastung der Netzhaut nach Implantation intraokulärer Linsen und ihre Behebung durch farblose Filtergläser. Klin Monatsbl Augenheilk 184:193–196
8. Zrenner E (1985) Farbsinnprüfungen: Grundlagen, Meßverfahren und Anwendungen bei angeborenen und erworbenen Farbsinnstörungen. In: Lund O-E, Waubke TN (Hrsg) Bücherei des Augenarztes, Bd 106. Enke, Stuttgart, S 263–286
9. Zrenner E (1986) Akute Farbsinnstörung. In: Lund O-E, Waubke TN (Hrsg) Bücherei des Augenarztes, Bd 109. Enke, Stuttgart, S 234–252
10. Zrenner E (1990) Lichtinduzierte Schäden am Auge. Fortschr Ophthalmol 87 (Suppl):42–51

Berufspolitik, Biometrie

Kataraktchirurgie in den USA: Chirurgische und berufspolitische Entwicklung

R. C. Drews

In den USA befinden sich nicht nur die Kataraktchirurgie oder die Ophthalmologie in einer Phase des revolutionären Umbruchs, sondern die Medizin windet sich auch in der Umklammerung des gesetzgeberischen Wirbelwindes. Die Politiker unseres riesigen Landes haben sowohl die Öffentlichkeit als auch die Ärzte – einschließlich vieler Lehrstühle – davon überzeugt, daß sich die medizinische Versorgung der USA in einer Krise befindet. Unkontrollierte Ausgaben steigen exponentiell und übersteigen bereits 14% unseres Bruttosozialproduktes! Und noch immer sind 37 Millionen der Bevölkerung ohne Krankenversicherung! Angeblich bräuchte das Land, das sich rühmt, das beste medizinische Niveau auf der Welt aufzuweisen, nicht nur strengere gesetzliche Vorschriften für die Ärzte, sondern auch eine komplette Neuordnung aller Kliniken und Praxen. Und natürlich noch viel, viel mehr Bürokratie…

Daß diese ganze Propaganda nur ein geschickt zusammengestelltes Gebilde aus Halbwahrheiten und Lügen ist, wird von der Bevölkerung, die ansonsten nur wenig von Presse und Fernsehen erfährt, nicht erkannt. Hie und da regen sich jedoch Stimmen der Vernunft.

37 Millionen ohne Krankenversicherung?! In einem Land mit 250 Millionen Einwohnern. In Wahrheit sind 2/3 unter 30: gesunde junge Leute, die sich dafür entschieden haben, das Risiko selbst zu tragen, statt die Kosten für eine stetig wachsende Bevölkerung mit einem steigenden Anteil an alten Menschen mitzutragen. Der Rest ist zeitweise ohne Versicherung, nämlich zwischen zwei Jobs. Die Gesamtzahl der Personen ohne Krankenversicherung war zwar im letzten Jahrzehnt ziemlich gleichbleibend, doch die Hälfte aller Fälle war nur 4 Monate oder weniger ohne Versicherungsschutz. Hinsichtlich der Patienten, die wirklich nicht die Mittel für eine Krankenversicherung aufbringen, besteht eine lange Tradition der Wohlfahrt auf Kosten von Ärzten und Krankenhäusern, und das schon lange vor dem Eingreifen der Behörden in die medizinische Praxis. Die Krankenhäuser in St. Louis brachten beispielsweise im vergangenen Jahr mehr als 300 Millionen Dollar für medizinische Versorgung auf, die nicht rückerstattet wurden. Hier gibt es keine Krise.

Wie sind wir in diese Spirale der medizinischen Kostenzunahme geraten? Durch die Einmischung der Behörden. Vor 30 Jahren wurde uns gesagt, daß unsere medizinischen Fakultäten mehr Ärzte produzieren müßten, anderenfalls würde die medizinische Versorgung im Jahre 1990 katastrophal ausse-

J. Wollensak et al. (Hrsg.)
8. Kongreß der DGII

hen. Und die Regierung hat sowohl den Ausbau als auch die Neugründung von medizinischen Hochschulen durchgesetzt und staatlich gefördert.

Durch Medicare and Medicaid erfuhren wir, daß alle Bürger das Anrecht auf die beste (und gleichwertige) medizinische Versorgung hätten und daß die Regierung dafür aufkommen würde. Ohne jegliche Einschränkungen! Auf diese Weise entstand in der Bevölkerung der Glaube, daß ein Recht auf jegliche Art der medizinischen Versorgung bestünde und ein anderer die Kosten dafür tragen würde. Und nun wundert sich die Regierung über die entstehenden Kosten! Und die Lösung sehen sie in noch mehr behördlicher Einmischung!! Ungeachtet der Tatsache, daß schwerwiegende Regierungsfehler letztendlich zur Aufhebung von Bestimmungen für Straßentransport, Flugverkehr, das überregionale Fernsprechnetz, Schienen- und Busverkehr, Öl und Gas geführt haben, wird uns weisgemacht, daß die Lösung des Problems in einer Generalüberholung der schon jetzt an strenge Bestimmungen gebundenen Mediziner und der völligen Übernahme dieses zum Industriezweig erklärten Berufsstandes durch die Regierung besteht. Präsident Clintons Plan umfaßt 1342 Seiten. Niemand mag diesen Plan, da jeder seinen eigenen Plan vorzuweisen hat. Wir haben keine Ahnung, wofür man sich letzten Endes entscheiden wird. Die Zukunft der Medizin in den Vereinigten Staaten ist in der Schwebe.

Was wirklich benötigt wird, ist, daß sich die US-Regierung aus den medizinischen Belangen heraushält: d.h. keine Vorschriften mehr. Es darf keine Versicherung mehr geben, die für alle Kosten aufkommt: Der Bürger muß einen Teil der finanziellen Verantwortung für die entstehenden medizinischen Kosten selbst tragen. Unser Rechtssystem muß wieder auf einen gesunden Boden gestellt werden, im Gegensatz zu der derzeit üblichen Praxis, daß jeder jeden verklagt, und das mit einem beträchtlichen finanziellen Gewinn für den Gewinner. Die nationale Handelskommission, die jegliche Ethik erbarmungslos aus der medizinischen Praxis verbannt hat, muß zu einer promedizinischen Einstellung gelangen. Und von der amerikanischen Gesundheitsbehörde FDA muß der politische Druck genommen werden, der sie bislang daran hindert, richtig zu funktionieren.

Warum wird die Ophthalmologie besonders hervorgehoben? [Weil hier besondere Bedingungen bestehen: Unsere Gebührensätze, besonders in der Kataraktchirurgie, wurden Jahr für Jahr systematisch und in fast einzigartiger Weise herabgesetzt.] Weil die technischen Fortschritte in der Kataraktchirurgie, beginnend mit der Ära der erfolgreichen Linsenimplantation vor zwei Jahrzehnten bis zum heutigen Tage, zu unglaublichen Erfolgen in diesem Bereich geführt haben, wobei das Sehvermögen wiederhergestellt wird, und das in einem Ausmaß, das jeden bisher bekannten Rahmen sprengt. 97% der Kataraktoperationen sind erfolgreich, das Sehvermögen der meisten Patienten ist nach der Operation besser als in ihren kühnsten Träumen. Die Linse eines 75jährigen läßt ohne ein Herabsetzen der Sehkraft durch Katarakt nur 30% des eingehenden Lichts durch bei einer Auflösung von 50 Linienpaaren pro Millimeter. Bei pseudophakem Ersatz ergibt sich ein 99%iger Durchlaß bei einer Auflösung von 300 Linienpaaren.

Vor 50 Jahren waren die Voraussetzungen für erfolgreiche Kataraktchirurgie eine „Verbesserung der Sehkraft", und nur Patienten, die praktisch blind waren, mit einer Sehkraft von 0,01, wurden operiert. Es ist kein Wunder, daß sich heute auch Patienten mit wesentlich geringeren Sehstörungen für eine Operation entscheiden. Und warum auch nicht, wenn wir in der Lage sind, ihnen zu helfen, und wenn ein anderer dafür die Kosten übernimmt...? Ja, die Kosten sind der springende Punkt. Bei 1400000 Kataraktoperationen pro Jahr in den Vereinigten Staaten, die 30% des gesamten Medicare-Budgets für Operationen ausmachen! Was soll falsch daran sein, wenn wir bereit sind, den Preis zu zahlen? Besonders dann, wenn andere nicht von dieser medizinischen Betreuung ausgeschlossen werden? Und wären die Gesamtkosten wirklich so hoch, wenn die Patienten einen Teil davon selbst tragen würden?

Während andere bestrebt sind, die Kosten zu reduzieren, haben sich die Ophthalmologen immer teurer werdenden Techniken zugewandt. Die technischen Kosten sprengen langsam jeden Rahmen. In vielen amerikanischen Krankenhäusern ist die Kataraktchirurgie inzwischen ein Verlustgeschäft. In 80% der Fälle wird Phakoemulsifikation durchgeführt, und die Kosten für Geräte und Verbrauchsmaterial betragen das 8- bis 10fache der Kosten für ECCE. Warum? „Um Schritt zu halten mit den anderen?" Um den Astigmatismus zu reduzieren? Um kleinere Wunden zu bekommen? No-stitch? Werbung in Funk und Fernsehen? Der Werbeaufwand in den USA für medizinische Belange ist beispiellos. Ebenso das unmoralische Abwerben von Patienten von anderen Ärzten. Es gibt sogar Augenabteilungen, die darauf geeicht sind, alle Patienten für sich zu behalten (oder besser gesagt deren Geld), um dann in das Klagelied einzustimmen, daß es zu viele Ärzte gibt. Wenn es, wie es heißt, „zu viele" Spezialisten gibt, so liegt das daran, daß unsere fabelhaften Universitäten darauf versessen waren, viele Fachärzte auszubilden, um die bestmögliche medizinische Versorgung zu ermöglichen. Meine eigene Institution, die Washington University of St. Louis, hat in einem Zeitraum von 40 Jahren nicht einen einzigen Allgemeinarzt mit Absicht hervorgebracht.

Doch um all das geht es hier gar nicht. Für die Bürokraten, die von den Politikern zum Reduzieren der Kosten eingesetzt wurden, ist es offensichtlich, daß die Kataraktchirurgie genau der Bereich ist, bei dem man beginnen sollte. Das Herabsetzen der Gebühren hat keinen ausreichenden Erfolg gebracht. Wenn man 40% der Kataraktchirurgie für „unnötig" erklärt, kann man 16% der Medicare-Kosten für Chirurgie einsparen! Da die Bevölkerung eine so drastische und offensichtliche Kürzung des Gesundheitswesens nicht hinnehmen würde, geschieht dies durch eine Art bürokratischer Tyrannei – eines der vielen Übel der heutigen USA. Nachträgliche Zahlungsverweigerung und der drohende Ausschluß von der Behandlung von Medicare-Patienten: falls der Eingriff innerhalb eines Zeitraums von weniger als 3 Monaten nach der Operation des anderen Auges durchgeführt wurde; ein weiblicher Patient, in deren Familie etwa Hämophilie aufgetreten war, und die vor Ablauf der Prothrombinwartezeit operiert wurde – ungeachtet der Tatsache, daß Hämophilie bei Frauen nur selten auftritt und gar nicht übersehen werden kann, und ungeachtet der Tatsache, daß der Eingriff erfolgreich war; bei einer Sehkraft von 0,3, wegen des Fehlens einer ausreichenden Dokumentation der Sehschwäche des Patienten. Diese Liste ließe sich beliebig fortsetzen.

Um die Vorteile bei gleichzeitiger Kostenersparnis zu erlangen, habe ich in den letzten 2 Jahren zunehmend mehr Kleinschnittchirurgie bei extrakapsulären Operationen angewendet. Langsam bin ich es jedoch müde, einen geringeren Astigmatismus in der frühen postoperativen Phase gegen Hornhauttrübung einzutauschen, und, abgesehen von den günstigen Fällen, sind meine Schnitte inzwischen wieder größer. Sollte ich mich der No-stitch-Technik zuwenden? Meine Patienten und ich finden in unseren Briefkästen Werbeschriften von Instituten, die sich auf diese wundervolle „neue" Technik spezialisiert haben. Seltsamerweise habe ich schon vor 45 Jahren bei dieser Art von Schnittechnik assistiert und sie auch während meiner gesamten Laufbahn in der Kleinschnittchirurgie angewendet. Sie wurde mir von meinem Vater beigebracht. Sie ist keine neue Technik. Die Tropfnarkose wurde angewendet, bis die Retrobulbärnarkose sicher wurde. Ich habe bis zum Jahr 1959 bei Kataraktoperationen unter Tropfanästhesie assistiert. Bis zirka 1975 habe ich diese Form der Anästhesie selbst bei peripherer Iridektomie angewendet. Ich denke, daß es falsch ist, die Narkose wieder für den allgemeinen Gebrauch zu propagieren. Meiner Meinung nach würde dies die Komplikationsrate erhöhen. In meiner eigenen Praxis hat sich genau das Gegenteil als richtig erwiesen – nämlich Allgemeinnarkose in schwierigen Fällen aufgrund der besseren Ergebnisse. Bei mir gibt es schon seit 1958 keine Skleralappen mehr; und den Schnitt durch die klare Hornhaut wende ich seit 1957 an. Es erstaunt mich nur, daß noch niemand den umgekehrten Hornhautschnitt nach Dermott Pierce – Jaques Charleux neu erfunden hat – übrigens eine ausgezeichnete Methode. Aber vielleicht hat das ja schon jemand. Und nun zum „Frown"-Einschnitt. Wie lange gibt es den schon? Wenn man in den USA einen „Frown"-Einschnitt macht und dafür keine Gebühr an einen Arzt, der vor kurzem für diese Methode ein Patent bekommen hat, zahlt, kann man vor Gericht gezerrt werden.

Entwicklung? Durcheinander! Ein Technik-des-Monats-Club. Immanente massive, aber unbekannte Veränderungen im Gesundheitssystem auf Veranlassung der Regierung. Dies ist eine nervöse Zeit. Aber ich habe den Glauben nicht verloren: Langfristig werden ethische Grundsätze triumphieren. Und schließlich sind Ärzte gewitzter als Politiker.

Literatur

1. Brookhiser R (1994) Barefoot doctors v. scroogecare. Time, January 10, p 64
2. Weaver JP (1992) The best care other people's money can buy. The Wall Street Journal, November 19
3. Base JL, Rue RC, Wesbury SA (1993) Why we spend too much on health care and what we can do about it. The Heartland Institute, Chicago
4. Drews RC (1993) The current crisis in US Health Care. Ophthalmic Practice 11:4
5. Drews RC (1993) The implications of reform. Washington Univ School Med Outlook, Winter, p 20

Zum derzeitigen Stand der Katarakt- und refraktiven Hornhautchirurgie – Ergebnisse der Umfrage der DGII 1993

M. Wenzel und J. Wollensak

Zusammenfassung. 1993 wurde wieder die Umfrage der DGII durchgeführt. Die Angaben von 197 Augenabteilungen, an denen zusammen 590 Kollegen kataraktchirurgisch tätig sind, wurden ausgewertet. Von 76% der Ärzte wurde die Phakoemulsifikation bevorzugt. An 65% der Kliniken wurden ambulante Operationen angeboten. In 50% der Kliniken wurden auch Silikonlinsen implantiert.

Summary. A survey on the status of cataract and refractive surgery in 1993 has been carried out by the DGII. The data of 197 eye-clinics with a total of 590 surgeons were involved. 76% of the eye-surgeons preferred phakoemulsification. 65% of the surgeons offered out-patient surgery. 50% of the surgeons used silicone-lenses.

Einleitung

Mit den Umfragen der DGII soll ein Wandel der Operationsgewohnheiten erfaßt werden. Ihr Sinn ist es nicht, Entwicklungen zu bewerten. Vielmehr soll als Ergänzung zur Themenauswahl von Kongressen, Zeitschriften und auch Industrieinformationen untersucht werden, welche neue Praktiken den Eingang in den chirurgischen Alltag gefunden haben. Bei Verhandlungen um die Vergütung ärztlicher Leistungen arbeiten die Partner mit ihrem eigenen statistischen Material. Eigene Umfrageergebnisse können uns dann von Nutzen sein.

Zählungen der Industrie lassen vermuten, daß in Deutschland pro Jahr 280000–300000 Linsen implantiert werden. Es gibt etwa 600 Augenkliniken oder Belegarztabteilungen, von denen aber nicht alle kataraktchirurgisch tätig sind. An unserer Umfrage beteiligten sich 197 Augenabteilungen, davon 155 aus Deutschland. Zusammen wurden 146951 Kataraktoperationen vorgenommen, davon 130625 in Deutschland. Damit haben an der Umfrage etwa ⅓ aller operativ tätigen Abteilungen teilgenommen, die zusammen ca. 45% aller Operationen durchgeführt haben. Demnach waren es überproportional viele Ärzte aus kleineren Belegabteilungen, die sich nicht an der Umfrage beteiligt haben. Die Teilnehmerquoten sind in den letzten Jahren konstant geblieben [2–5] und entsprechend in etwa der der amerikanischen Umfrage [1].

Im Median wurden 650 Katarakte an einem Haus operiert bei maximalen Werten von 4000/Jahr.

Die Frage 5 „Wieviele Kataraktoperationen haben Sie (bis Dezember) 1993 durchgeführt?" wurde auf 11 Antwortbögen offensichtlich mißverstanden und

J. Wollensak et al. (Hrsg.)
8. Kongreß der DGII

möglicherweise die Zahl aller bisher operierten Katarakte angegeben, so daß Zahlen bis zu 10000 angegeben worden sind. Von diesen 11 Antwortbögen wurde die Frage „5" nicht ausgewertet.

Herkunftsland

16 Antworten kamen aus Österreich, 19 aus der Schweiz, 156 aus Deutschland (davon 22 aus den neuen Bundesländern) und 6 aus anderen Ländern.

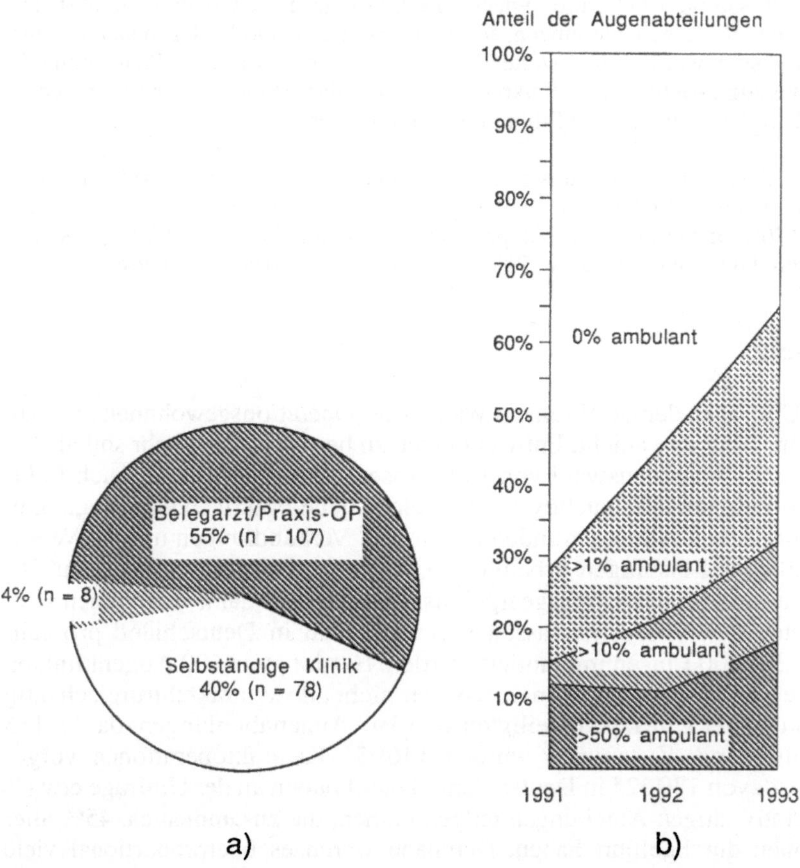

Abb. 1 a, b. Organisation der einsendenden Kliniken. **a** 1993 kamen 59% der Antworten von Belegärzten (4% davon kamen von Belegärzten, die an einer selbständigen Augenklinik operieren); **b** ambulante Kataraktoperationen 1991–1993. Der Anteil der Kliniken, an denen die ambulante Chirurgie angeboten wird, hat von 28% auf 65% zugenommen

Organisation

Die meisten Antworten (59%) kamen von Belegärzten, von denen 4% als Belegärzte an einer selbständigen Augenklinik arbeiten (Abb. 1 a, b). In den neuen Bundesländern sind dahingegen 76% selbständige Kliniken und nur 24% belegärztliche Abteilungen.

Ambulante Kataraktoperation

Die ambulante Kataraktchirurgie hat in den letzten Jahren zugenommen (Abb. 1 b). In einem Drittel der Häuser wird nie ambulant operiert, in einem weiteren Drittel wird bis zu 10% ambulant operiert und im letzten Drittel werden über 10% der Patienten ambulant operiert (Tabelle 1). In den neuen Bundesländern wird zu 57% nie ambulant operiert, zu 29% selten ambulant (1–15% der Operationen) und zu 14% überwiegend ambulant (> 90%).

Kataraktoperateure an einem Haus

In den meisten Häusern operieren 2 oder 3 Kollegen Katarakte (Tabelle 2). Der Anteil der Häuser, an denen mehr als 4 Ärzte Katarakte operieren, hat in den letzten 3 Jahren von 30% auf 20% abgenommen. Aus den neuen Bundes-

Tabelle 1. Ambulante Kataraktoperationen

	Anteil der ambulanten Kataraktoperationen [%]					
	0	1–10	11–20	21–30	31–40	41–50
Anteil der Kliniken [%]	35	33	7	3	2	2
	Anteil der ambulanten Kataraktoperationen [%]					
	51–60	61–70	71–80	81–90	91–100	
Anteil der Kliniken [%]	3	2	1	1	10	

Tabelle 2. Kataraktoperateure an einem Haus

	Anzahl der Kataraktoperateure an einem Haus						
	1	2	3	4	5	6	7–14
Anteil der Kliniken [%]	21	26	18	12	7	4	9

ländern antwortete nur noch eine Klinik mit 4 Operateuren, in den anderen Häusern operieren nur 1–3 Kollegen.

Anästhesie

11% der Katarakte werden in ITN operiert, 89% in Lokalanästhesie. In 8% der Häuser wurden Kataraktoperationen auch unter Tropf- oder Subkonjunktivalanästhesie durchgeführt. Davon wurden in 5% der Häuser 0,5%–10% der Operationen unter Tropfanästhesie durchgeführt, in 1,5% der Häuser

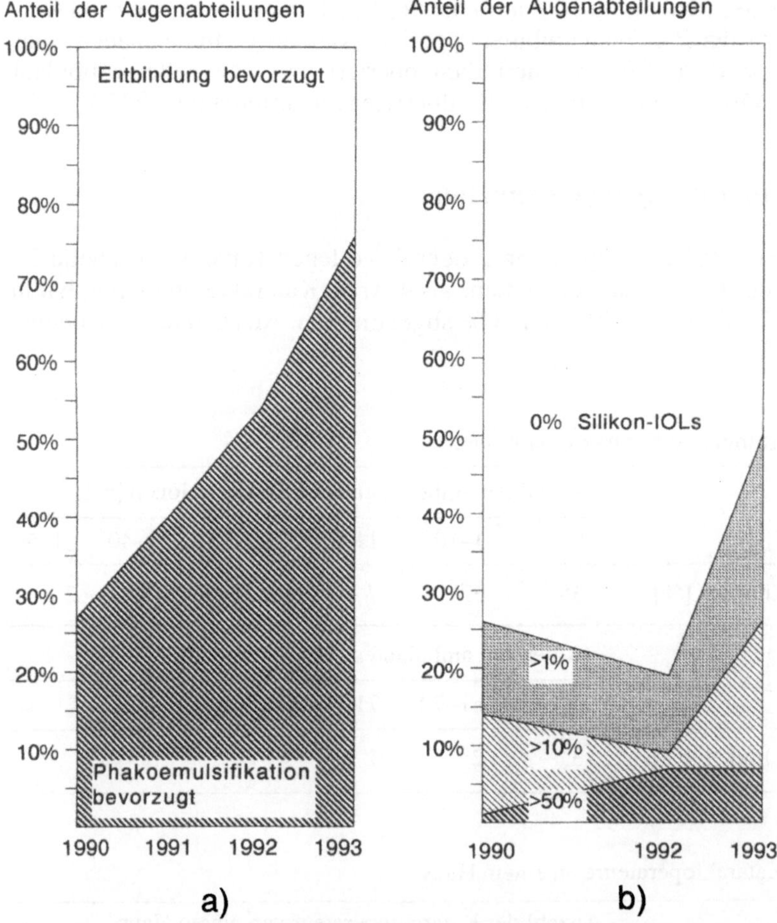

Abb. 2a, b. Operationsverfahren. **a** Phakoemulsifikation 1990–1993. Der Anteil der Kliniken, in denen die Phakoemulsifikation bevorzugt wird, hat von 37% auf 76% zugenommen; **b** Implantation von Silikonlinsen 1990–1993. Der Anteil der Kliniken, an denen Silikonlinsen implantiert werden, hat von 26% auf 50% zugenommen

20%–40% der Operationen und in 1,5% der Häuser wurden die Patienten zu über 90% unter Tropf- oder Subkonjunktivalanästhesie operiert.

Operationsmethode

An 76% der Häuser wird inzwischen die Phakoemulsifikation bevorzugt, 1990 waren es erst 27% gewesen (Abb. 2a). In den neuen Bundesländern hatte 1990 erst eine Klinik (4%) die Phakoemulsifikation bevorzugt, 1993 sind es schon 38% der Kliniken.

Vorderkammereröffnung

In 66% der Kliniken wird die Vorderkammer über einen Tunnelschnitt eröffnet. Davon wird von 60% der korneosklerale Tunnel bevorzugt und von 6% der korneale Tunnel „Clear Cornea" (Tabelle 3).

Linsendurchmesser

Der bevorzugte Linsendurchmesser liegt bei 6,0 mm (Tabelle 4); im Vorjahr lag er noch bei 6,5 mm [5]. In den USA wird die ovale 5 × 6 mm Linse wieder zunehmend selten implantiert, in unserem Sprachraum hatte sie nie eine größere Bedeutung gehabt, 1993 wurde sie von 1% der Kliniken bevorzugt implantiert [1, 5].

Tabelle 3. Clear-Cornea-Chirurgie

	Anteil der Kataraktoperationen via „clear cornea" [%]								
	0	1–10	11–20	21–30	31–40	41–50	51–80	81–90	91–100
Anteil der Kliniken [%]	66	25	6	1	1	1	0	2	4

Tabelle 4. Durchmesser der Linsenoptik

	Bevorzugter Durchmesser der Linsenoptik [mm]				
	5	5–6	6	6–7	7
Anteil der Kliniken [%]	7	15	47	26	7

Tabelle 5. Implantation von Silikonlinsen

	Anteil der Silikonlinsen an allen Implantaten [%]					
	0	1–10	11–20	21–30	31–40	41–50
Anteil der Kliniken [%]	50	24	8	3	2	2
	Anteil der Silikonlinsen an allen Implantaten [%]					
	51–60	61–70	71–80	81–90	91–100	
Anteil der Kliniken [%]	0	1	1	3	3	

Linsenmaterial

Eine große Änderung der letzten Jahre ist die Einstellung der Ärzte zu Silikonlinsen. PMMA blieb zwar an 93% der Kliniken das bevorzugte Material, aber über die Hälfte der Kollegen haben inzwischen eigene Erfahrungen mit der Implantation von Silikonlinsen (Tabelle 5). Während der Anteil der Kollegen, die überwiegend Silikonlinsen implantieren, im letzten Jahr bei 7% unverändert blieb, hat der Anteil derer, die nur hin und wieder eine Silikonlinse implantieren, von 26% auf 50% zugenommen (Abb. 2b). Es bleibt abzuwarten, wie sich diese Kollegen in Zukunft entscheiden.

Es fiel auf, daß die „Clear-Cornea"-Chirurgen kein bestimmtes Linsenmaterial bevorzugten. Von den 9 Kliniken, die über 50% ihrer Operationen mittels Hornhauttunnel durchführten und die Wunde überwiegend nicht nähten, wurden in 5 Häusern die Implantation von 5 oder 5,5 mm PMMA-Linsen bevorzugt und in 4 die Implantation von Silikonlinsen.

Wundnaht

Die meisten Kollegen verzichten nach einer Phakoemulsifikation auf eine Wundnaht. 18% der Kollegen, die die Phakoemulsifikation bevorzugen, ver-

Tabelle 6. Wundnaht nach der Staroperation

	Anteil der genähten Starschnitte [%]					
	0	1–10	11–20	21–30	31–40	41–50
Anteil der Kliniken [%]	5	26	5	4	2	3
	Anteil der genähten Starschnitte [%]					
	51–60	61–70	71–80	81–90	91–100	
Anteil der Kliniken [%]	3	3	3	5	40	

sorgen den Starschnitt fast immer (> 90%) mit einer Naht und 45% nähen ihn praktisch nie (≤ 10%). Im Mittel wird nach der Phakoemulsifikation von 3 Starstichen nur einer genäht.

Zu den Zahlenangaben von Tabelle 6 ist zu vermerken, daß von 94% der Kliniken, die die Entbindung bevorzugen, der Schnitt praktisch immer (91–100%) genäht wird.

Wartezeit

Die mittlere Wartezeit auf eine Kataraktoperation lag bei etwa 3 Monaten (Tabelle 7). Gegen Ende der 80er Jahre kam es zu einer Verkürzung der bis dahin viel längeren Wartezeiten, die sich seitdem nicht mehr weiter verkürzt haben [3].

Refraktive Hornhautchirurgie

1993 wurden an 68% der Kliniken keinerlei refraktive Eingriffe vorgenommen; an 28% der Kliniken zusammen 848 Astigmatismus-Operationen; an 9% der Kliniken zusammen 1015 Excimer-Laser Eingriffe, an 9% der Kliniken zusammen 273 radiäre Keratotomien und an 4% der Kliniken zusammen 157 andere refraktive Eingriffe (Linsenchirurgie, Epikeratophakien). Die Anzahl sowohl der refraktiven Eingriffe als auch der Zahl der Operateure hat in den letzten Jahren zugenommen ([2, 4, 5]; Abb. 3a, b). Eine Renaissance der radiären Keratotomie ist auch in den USA zu verzeichnen [1], wohl als Reaktion auf die politisch bedingten finanziellen Einbußen bei der Kataraktchirurgie. Es hat sich kein Kollege mehr an der Umfrage beteiligt, der nur refraktiv chirurgisch arbeitet und nicht kataraktchirurgisch. 1993 lag die Zahl der Häuser, an denen Excimer-Laser-Chirurgie durchgeführt wurde, erstmals höher als die Zahl der Häuser, an denen radiäre Keratotomien durchgeführt worden sind.

Tabelle 7. Wartezeit auf die Staroperation

	Mittlere Wartezeit auf eine Staroperation (Monate)					
	0	1–10	11–20	21–30	31–40	41–50
Anteil der Kliniken [%]	5	13	23	19	14	5
	Mittlere Wartezeit auf eine Staroperation (Monate)					
	51–60	61–70	71–80	81–90	91–100	
Anteil der Kliniken [%]	8	3	3	2	4	

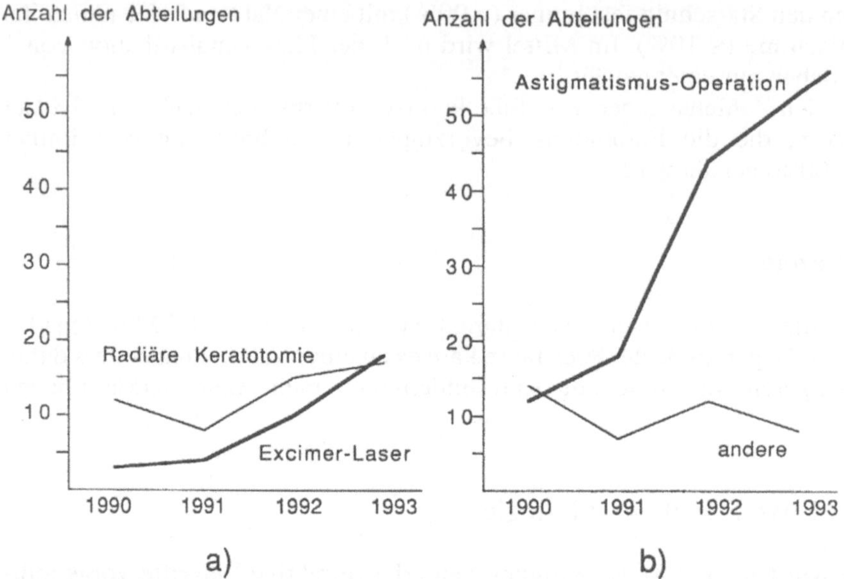

Abb. 3 a, b. Refraktive Chirurgie. **a** Radiäre Keratotomie und Excimer-Laser-Keratomileusis 1990–1993. Der Anteil der Kliniken, an denen Excimer-Laser Eingriffe vorgenommen werden, hat von 3 auf 18 zugenommen; **b** Astigmatismus- und andere refraktive Operationen 1990–1993. Der Anteil der Kliniken, an denen Eingriffe gegen den Astigmatismus durchgeführt werden, hat von 12 auf 56 zugenommen.

In den neuen Bundesländern wurden sehr viel weniger refraktive Eingriffe durchgeführt, an drei Kliniken (12%) wurden zusammen 25 Astigmatismusoperationen vorgenommen, sonst wurden keine refraktiven Eingriffe gemeldet.

Danksagung. Es ist uns ein besonderes Anliegen, allen Kollegen, die an dieser Studie beteiligt waren, herzlich für Ihre Mithilfe zu danken.

Literatur

1. Learning DV (1993) Practice styles and preferences of ASCRS members – 1992 survey. J Cataract Refract Surg 19:600–606
2. Reim M, Wenzel M, Bucher PJM (1991) Zum derzeitigen Stand der Kataraktchirurgie im deutschsprachigen Europa. In: Wenzel M et al. (Hrsg) 5. Kongreß der DGII. Springer, Berlin Heidelberg New York Tokyo, S 19–30
3. Wenzel M, Reim M (1987) Kataraktoperationen und Linsenimplantationen 1983–1985. Ergebnisse einer Umfrage anläßlich der 84. Tagung der DOG in Aachen. Fortschr Ophthalmologie 84:450–452
4. Wenzel M, Neuhann T (1993) Zum derzeitigen Stand der Katarakt- und refraktiven Hornhautchirurgie. In: Neuhann T et al. (Hrsg) 6. Kongreß der DGII. Springer, Berlin Heidelberg New York Tokyo, S 215–222

5. Wenzel M, Gloor B (1993) Zum derzeitigen Stand der Katarakt- und refraktiven Hornhautchirurgie – Ergebnisse der Umfrage der DGII 1992. In: Robert YCA, Gloor B, Hartmann C, Rochels R (Hrsg) 7. Kongreß der DGII. Springer, Berlin Heidelberg New York Tokyo, S 88–95

Langzeitvergleich ultraschallbiometrischer und keratometrischer Geometriedaten des Auges nach Hinterkammerlinsenimplantation

W. Voeske, W. Haigis und W. Waller

Zusammenfassung. Zusammenfassend läßt sich feststellen, daß nach HKL-Implantation in den Sulcus ciliaris im Langzeitvergleich keine statistisch signifikante Änderung der Biometriedaten Hornhautradius Achsenlänge und Vorderkammertiefe – was Mittelwert und Standardabweichung betrifft – zu beobachten ist. Die Refraktion bleibt stabil. Eine tendenzielle Angleichung der interindividuellen Vorderkammertiefen scheint stattzufinden. Für eine Änderung der Strategie der IOL-Berechnung ergibt sich danach keine Indikation, weil die in die Berechnung eingehenden Daten im Mittel konstant bleiben.

Summary. A long term follow up of 54 eyes supplied with a PCL in the sulcus ciliaris revealed no significant changes for the means and standard deviations of axial length, corneal curvature and anterior chamber depth. The refraction remained stable. There seems to be a slight tendency to decrease the spread of the interindividual ACDs. From these results there is no indication as to change the strategy of IOL calculation, since all relevant data remain constant on an average.

Einleitung

Der Intraokularlinsenstärkeberechnung mit den heutigen geometrisch optischen Formeln liegt die sog. dünne Linsen Formel zugrunde.

IOL-Formel für dünne plankonvexe Linsen:

$$D_L = \frac{n}{L-d} - \frac{n}{n/z-d}$$

$$z = D_C + \frac{Ref}{1 - Ref\, d_{BC}} \quad \text{und} \quad \frac{n_C - 1}{R}$$

D_L = Brechkraft der IOL
n = Brechungsindex für Glaskörper, Kammerwasser
L = Achsenlänge
d = Vorderkammertiefe
D_C = Gesamtbrechkraft der Hornhaut
Ref = Refraktion (sphärisches Äquivalent)
d_{BC} = Abstand vorderer Hornhautscheitel – hinterer Brillenscheitel

J. Wollensak et al. (Hrsg.)
8. Kongreß der DGII

n_C = fiktiver Brechungsindex der Hornhaut
R = mittlerer Hornhautradius

Die in die Berechnung eingehenden Parameter Achsenlänge, durchschnittliche Hornhautkrümmung und die sogenannte Vorderkammertiefe, bzw. der der Ultraschallmessung zugängliche Abstand von Hornhautscheitel zu Linsenvorderfläche, sind postoperativ meßbar und damit bekannt. Nicht bekannt ist bisher, ob sich diese Daten auch mehrere Jahre nach der IOL-Implantation konstant verhalten oder ob meßbare oder gar für die Refraktionsberechnung relevante Änderungen eintreten.

Material und Methodik

Wir führten an 54 Augen von 36 Patienten, mit einem Durchschnittsalter von 67 Jahren (38–78 Jahre) eine retrospektive Studie aus. Den Patienten war nach extrakapsulärer Kataraktextraktion eine plankonvexe sulcusfixierte PMMA-Hinterkammerlinse mit J-Loop-Haptik und 10° anteriorer Anwinkelung von 16–29 dpt IOL-Stärke implantiert worden. Danach waren durchschnittlich 2 Jahre (0,5–4,5 Jahre) postoperativ Achsenlänge und Vorderkammertiefe ultraschallbiometrisch mit Immersionstechnik bestimmt worden (Grieshaber Biometric System). Die Hornhautradien waren mit dem Zeiss-Ophthalmometer ermittelt worden. Weiterhin war die subjektive Refraktion bestimmt worden. Der gleiche Untersuchungsablauf wurde 5 Jahre später mit denselben Patienten wiederholt.

Fragestellung

Folgende Fragen sollten beantwortet werden:

1. Tritt im Langzeitvergleich eine Änderung der in die IOL-Berechnung eingehenden Daten Achsenlänge, Hornhautradius und Vorderkammertiefe ein?
2. Ändert sich die Refraktion im Langzeitvergleich?
3. Ergeben sich aus den Ergebnissen Konsequenzen für die IOL-Berechnung?

Ergebnisse

Hornhautradius und Achsenlänge

Beim Vergleich der durchschnittlichen individuellen Hornhautradien sowie der Achsenlängen von 1988 und 1993 (Abb. 1) zeigt sich, daß sich diese äußerst konstant verhalten. Die Mittelwerte differieren nicht, ebensowenig die Minima und Maxima. Aus der Regressionsanalyse errechnet sich ein Korrelationskoeffizient von 98% bzw. 99%. Eine statistisch signifikante Änderung der Hornhautradien und Achsenlängen ist nicht eingetreten (Tabelle 1).

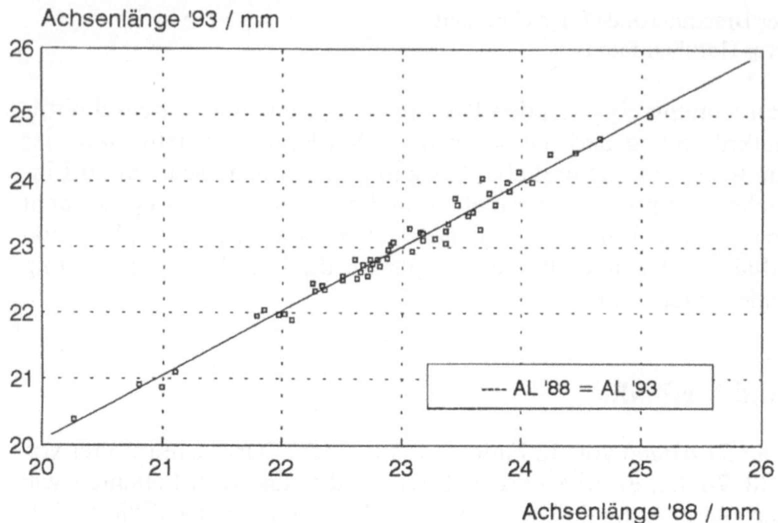

Abb. 1. Vergleich der Achsenlänge '88 und '93. Kein statistisch signifikanter Unterschied

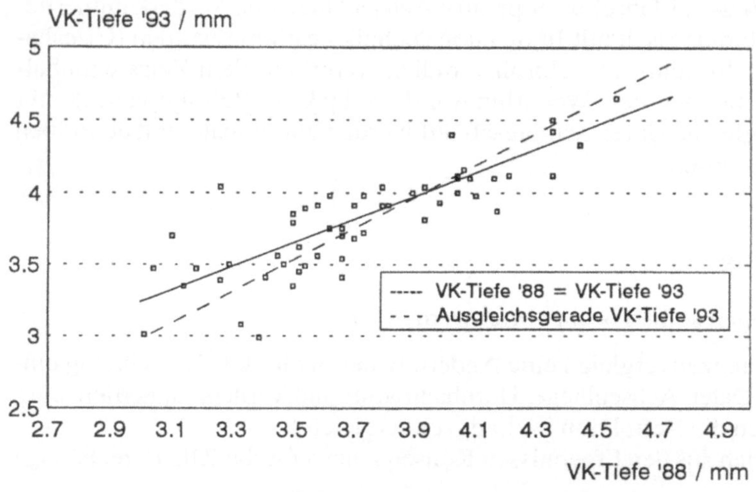

Abb. 2. Vergleich der postoperativen VK-Tiefen '93 und '88. Keine statistisch signifikante Änderung für *MW* (Mittelwert), *STDABW* (Standardabweichung). Signifikante Änderung der Ausgleichsgeradensteigung

Vorderkammertiefe

Beim Vergleich der sonographisch meßbaren Vorderkammertiefen 2 Jahre und 7 Jahre postoperativ zeigt sich keine statistisch signifikante Änderung von Mittelwert und Standardabweichung. Die Extrema weichen kaum voneinander ab. Im Einzelfall bestehen recht große Differenzen zwischen den 5

Jahre auseinanderliegenden Meßergebnissen, was sich auch in dem etwas niedrigeren Korrelationskoeffizient von 82% ausdrückt. Komplizierte Heilverläufe in der unmittelbaren postoperativen Phase finden sich bei den Patienten, bei denen stark differierende VK-Tiefen gemessen wurden, nicht. Beim Vergleich der Ausgleichsgeraden der Meßergebnisse von 1993 mit der Winkelhalbierenden zeigt sich ein statistisch signifikanter Unterschied in den Steigungen der Geraden (Signifikanzniveau > 95%). Früher eher flache Vorderkammern wurden jetzt tiefer gemessen, während früher tiefe Vorderkammern nun mit etwas flacheren Werten bestimmt wurden (Abb. 2, Tabelle 1).

Refraktion

Der Refraktionsvergleich zeigt, daß keine statistisch signifikante Änderungen eingetreten sind, so daß auch bei der postoperativen Refraktion von einem im Verlauf von 5 Jahren konstanten Wert ausgegangen werden kann. Eine leichte Myopisierungstendenz beim Mittelwert und bei den Extrema ist statistisch nicht signifikant (Abb. 3, Tabelle 1). Eine detaillierte Korrelationsanalyse zwischen Refraktionsänderung einerseits und Änderung der einzelnen Biometriedaten Hornhautradius, Achsenlänge und Vorderkammertiefe andererseits ergibt keinerlei statistisch signifikante Zusammenhänge.

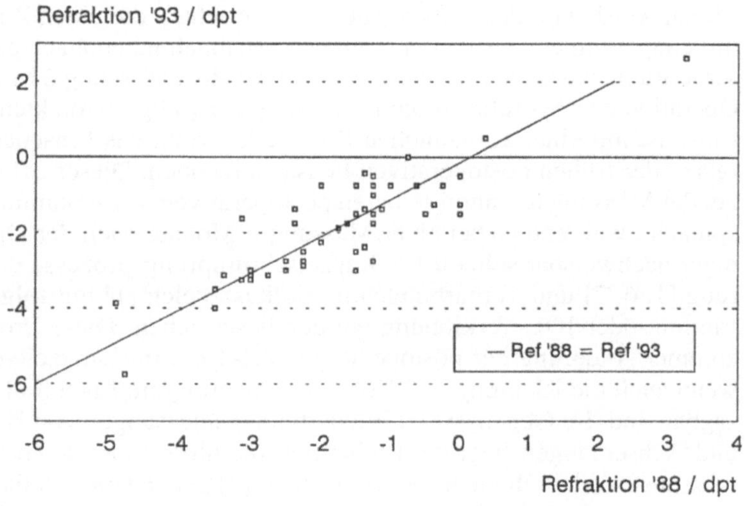

Abb. 3. Vergleich der subjektiven Refraktionen '93 und '88. Keine statistisch signifikante Änderung für *MW* (Mittelwert), *STDABW* (Standardabweichung)

Tabelle 1. Ergebnisse der Untersuchungen von Hornhautradius (*HH*), Achsenlänge, Vorderkammertiefe (*VK*) und Refraktion

	HH-Radius [mm]	Achsenlänge[a] [mm]	VK-Tiefe [mm]	Refraktion [dpt]
MW ± SD				
'88	7,78 ± 0,28	22,92 ± 0,93	3,72 ± 0,37	–1,67
'93	7,80 ± 0,28	22,94 ± 0,93	3,80 ± 0,36	–1,84
min/max				
'88	7,20	20,26	3,01	–4,87
'93	7,20	20,39	2,99	–5,75
Korr. Koeff				
r	0,98	0,99	0,82	0,85

[a] Werte ohne Korrektur des IOL-bedingten Meßfehlers [5].

Diskussion

Bei einer Longitudinaluntersuchung nach Implantation einer sulcusfixierten Hinterkammerlinse konnten Giers et al. [3] eine Konstanz der postoperativen Achsenlänge und mittleren postoperativen Hornhautbrechkraft im Verlauf der ersten 10 postoperativen Monate feststellen. Diese Ergebnisse entsprechen unseren Langzeitbeobachtungen. Eine Myopisierung in der postoperativen Phase vom Zeitpunkt direkt nach der Operation bis zum 10. postoperativen Monat wurde von den selben Autoren beobachtet, die einen Zusammenhang mit einer zeitgleichen Vorderkammertiefenabnahme beobachteten [3]. In unserer Studie wurde jedoch die erste postoperative Messung 6 Monate nach der Operation durchgeführt. Nach Entfernung der i. allg. verdickten kataraktösen Linse ist mit einer allmählichen Rückverlagerung des Linsenaufhängeapparats in der frühen postoperativen Phase zu rechnen. Dieser Effekt dürfte sich bei der Messung der unmittelbaren postoperativen Vorderkammertiefe widerspiegeln, während er bei einer Messung 6 Monate nach der Operation nicht mehr nachweisbar sein dürfte. Kapselschrumpfungsprozesse durch Fibrosierung [1, 6, 7] und Vernarbungen im Sulkusbereich [1] mit folgender Dezentrierung oder IOL-Verkippung wurden beschrieben. Diese Prozesse dürften zu einer Änderung der postoperativen VK-Tiefe im Langzeitverlauf führen, wenn auch die Richtung und Höhe der Änderung im Einzelfall nicht voraussagbar sind. Im Gegensatz zu Wiederholungsmessungen von Hornhautradien und Achsenlängen liegt die Reliabilität bei ultrasonografischen VK-Tiefenmessungen deutlich niedriger. Giers et al. [2] geben einen Reliabilitätskoeffizienten von 0,85 an. Bei Kontrolluntersuchungen muß also bei der VK-Tiefenbestimmung mit einer meßtechnisch bedingten höheren intraindividuellen Schwankung gerechnet werden. Eine tatsächliche Vorderkammertiefenänderung von $^1/_{10}$ mm hätte eine Änderung der zu berechnenden IOL-Brechkraft um ca. 0,15 dpt zur Folge. Bei kurzen Augen hat diese Änderung einen größeren Effekt auf die subjektive Refraktion als bei längeren Augen. In unserem Kollektiv konnten aufgrund der relativ kleinen Fallzahl keine aussagekräftigen Untergruppen für lange und kurze Augen gebildet werden. Für die Gesamtgruppe wurde jedoch kein statistisch signifikanter Zusammenhang zwischen Refraktionsänderung und Änderung der postoperativen VK-Tiefe gefunden.

Literatur

1. Daicker B (1986) Die phakoziliäre Fibrose, eine Ursache der sekundären Dezentrierung von Hinterkammerlinsen. Klin Mbl Augenheilkd 188:449–452
2. Giers U, Frieling E, Schütte E, et al. (1988) Perioperative biometrische Untersuchungen bei Pseudophakie. In: Jakobi KW, Schott K, Gloor B (Hrsg) Erste Tagung der DGII. Springer, Berlin Heidelberg New York, Tokyo, S 115–124
3. Giers U, Epple C, Schütte E (1989) Vorderkammerabflachung und Myopisierung bei sulcusfixierten Hinterkammerlinsen. Klin Mbl Augenheilkd 195:353–355
4. Haigis W (1989) Linsenberechnungsformeln. In: Buschmann W, Trier HG (Hrsg) Ophthalmologische Ultraschalldiagnostik. Springer, Berlin Heidelberg New York Tokyo, S 75–81
5. Haigis W, Voeske W, Waller W, Duzanec Z (1990) Postoperative Biometry and Keratometry after Posterior Chamber Lens Implantation. Eur J Implant Refract Surg 2:191–202
6. Skorpik C, Menapace R, Hienert H et al. (1987) Veränderungen der hinteren Linsenkapsel nach extrakapsulärer Kataraktextraktion und Hinterkammerlinsenimplantation. Fortschr Ophthalm 84:600–602
7. Wolter JR (1985) Pathologie der Linsenimplantation. Fortschr Ophthalm 82: 334–343

Vorstellung eines neuen handgehaltenen Keratometers

C. Möhring, C. Höing, H.-D. Schworm und A. Kampik

Zusammenfassung. Die Keratometrie ist vor geplanten Kataraktoperationen zur Bestimmung der notwendigen Brechkraft der Intraokularlinsen neben der Achsenlängenmessung eine essentielle Untersuchung. Alle bisher dazu verwendeten Verfahren, ob mit manuellen oder automatischen Keratometern, setzen einen sitzenden Patienten mit ruhig gehaltenem Kopf voraus. Dies ist jedoch z. B. bei Kindern nicht immer möglich. Ein kleineres, flexibleres Gerät wäre daher wünschenswert. Es wurden die Ergebnisse eines neuen handgehaltenen Keratometers (Alcon) mit den bisher etablierten Methoden (Zeiss-Keratometer, Topcon-Keratometer) verglichen. Dazu wurden 35 Kinder im Alter von 3–12 Jahren untersucht. Während sich einige Kinder aus Angst mit den großen Geräten nicht untersuchen ließen, gestaltete sich die Untersuchung mit dem neuen, kleineren Gerät einfacher. Die ermittelten Hornhautradien zeigten eine gute Übereinstimmung mit den etablierten Methoden. Darüber hinaus war gefragt, in wieweit Messungen mit dem Handkeratometer in Narkose vor geplanter Operation vergleichbar mit Ergebnissen des Wachzustandes sind. Es zeigte sich, daß die Resultate in Narkose geringe, allerdings statistisch nicht signifikante Unterschiede aufwiesen.

Summary. Next to the measurement of bulbus length the keratometry is an essential examination to determine the refraction of the intraocular lens. All proceedings, which were used uptoday like manual or automatic keratometry, could be used by patients, who should stay still. Examining children, these proceedings can't be used in all cases. Under this point of view a smaller and much more flexible implement would be a great help. The results of a new handheld keratometer were compared with the standard methods (Zeiss-keratometer, Topcon-keratometer). For that purpose 35 children between 3 and 12 years had been examined. Some children were afraid of being examined with the big implements, not so with the small handheld keratometer. The radius of the cornea, which were found out, showed a good correlation with the standard method. In addition to this, we compared results with the handheld keratometer during anesthesia before surgery to the one not in narcosis. There was a statistically nonsignificant deviation.

Einleitung

Eine Erstbeschreibung der Messung des zentralen Hornhautradius erfolgte bereits 1619 durch Scheiner [1], Good [3] entwickelte 1847 und unabhängig davon Placido [2] 1880 ein Handkeratoskop, mit welchem der Astigmatismus

J. Wollensak et al. (Hrsg.)
8. Kongreß der DGII

der Hornhaut mit Hilfe des Spiegelbildes eines beleuchteten Rechteckes diagnostiziert wurde. In den folgenden Jahren konnte sowohl die Messgenauigkeit wie auch die Handhabung der Keratometrie verbessert werden, ohne eine prinzipielle Änderung am Meßverfahren durchzuführen. Durch diese Verbesserungen gewann die Keratometrie an Bedeutung.

Derzeit findet die Keratometrie im Wesentlichen in zwei Bereichen Anwendung. Zum einen bei der Anpassung von Kontaktlinsen [4], darüber hinaus ist die Keratometrie vor geplanten Kataraktoperationen zur Bestimmung der erforderlichen Brechkraft der Intraokularlinsen (IOL) neben der Achsenlängenmessung eine essentielle Untersuchung [5].

Alle bisher dazu verwendeten Verfahren, ob mit manuellen oder automatischen Keratometern, setzen einen sitzenden Patienten mit ruhig gehaltenem Kopf voraus. Dies ist jedoch nicht bei jedem Patienten möglich, insbesondere nicht bei Kindern, älteren oder behinderten Patienten. Ein kleineres und damit flexibleres, mobiles Gerät wäre daher wünschenswert.

Es wird daher ein handgehaltenes, mobiles Keratometer im Vergleich mit den bisher etablierten Methoden vorgestellt. Zur Frage gestellt ist die Korrelation der Ergebnisse des handgehaltenen Keratometers zunächst mit einem manuellen und anschließend einem automatischen Keratometer. Darüber hinaus wird versucht zu klären, inwieweit Resultate des handgehaltenen Keratometers, die in Intubationsnarkose erhoben wurden mit Ergebnissen des Wachzustandes vergleichbar sind.

Methode

In der Untersuchung fanden folgende Gerätetypen Verwendung: Das Keratometer nach Zeiss für die manuelle Keratometrie, das Autokeratorefraktometer Topcon KR 3500 für die automatische und das automatische Handkeratometer von Alcon für die handgehaltene Keratometrie.

Untersucht wurden 35 Kinder im Alter von 3–12 Jahren, bei denen im Rahmen einer Kataraktoperation oder Schieloperation eine Intubationsnarkose (ITN) geplant war. Angestrebt war die Untersuchung beider Augen. Zunächst wurde im Wachzustand eine manuelle Keratometrie durchgeführt, anschließend die handgehaltene und zuletzt die automatische Keratometrie. Am nächsten Tag folgte in ITN eine Wiederholung der handgehaltenen Keratometrie vor dem geplanten operativen Eingriff.

Ergebnisse

Manuelle Keratometrie

Einige Kinder ließen sich mit dem manuellen Keratometer nach Zeiss nicht untersuchen. So konnte in 10 Fällen beidseits und in 3 Fällen einseits (rechts) aufgrund fehlender Mitarbeit kein Ergebnis erhoben werden. 22 manuell er-

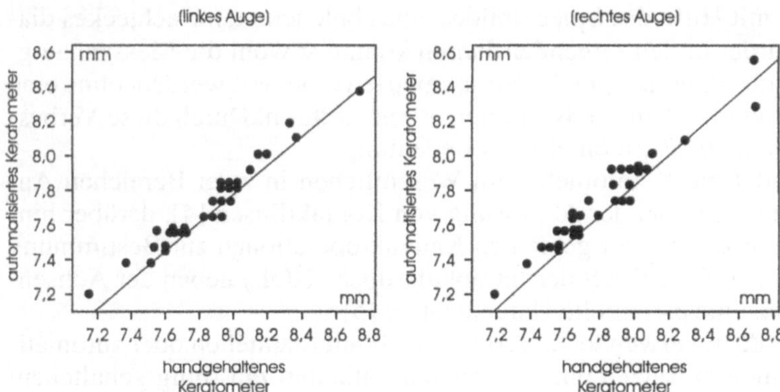

Abb. 1. Vergleich der Mittelwerte der Hornhautradien im Wachzustand

mittelte Keratometerwerte des rechten Auges wurden mit den Ergebnissen der automatischen Keratometrie verglichen. Es zeigte sich ein Korrelationskoeffizient R = 0,125 bei einer Signifikanz von 0,5780 (Standardfehler 1,29773). Links wurden 25 Fälle in gleicher Weise verglichen und es resultierte ein Korrelationskoeffizient R = 0,740 (Signifikanz 0,000; Standardfehler 0,26448, linkes Auge wurde zuerst untersucht).

Automatische Keratometrie

Im Vergleich zur manuellen Keratometrie zeigten die Kinder bei der Untersuchung mit dem automatischen Keratometer eine wesentlich bessere Mitarbeit. Jeweils in einem Fall beiderseits und einseits konnten keine Befunde erhoben werden. Die Ergebnisse im einzelnen: In der Abb. 1 sind 32 am rechten Auge mit dem automatischen Keratometer im Wachzustand ermittelte Werte den Ergebnissen des Handkeratometers gegenübergestellt worden.

Wie dargestellt, liegt eine sehr gute Korrelation R = 0,980 vor (Signifikanz 0,000; Standardfehler 0,05588). Am linken Auge zeigte sich in 31 Fällen eine Korrelation von R = 0,990 (Signifikanz 0,000; Standardfehler 0,03389).

Handgehaltene Keratometrie

Das Handkeratometer betreffend wurden Ergebnisse des Wachzustandes mit den in Narkose durchgeführten Resultaten verglichen (Abb. 2).

Bei 27 Untersuchungen am rechten Auge stellte sich eine gute Korrelation mit R = 0,855 dar (Signifikanz 0,000; Standardfehler 0,15008). 25 Vergleiche am linken Auge zeigten einen Korrelationskoeffizienten von R = 0,938 (Signifikanz 0,000; Standardfehler 0,08482).

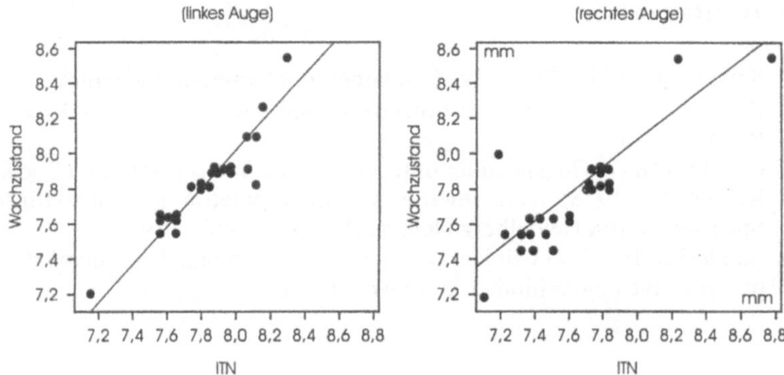

Abb. 2. Vergleich der Mittelwerte der Hornhautradien Wachzustand/ITN mit handgehaltenem Keratometer

Diskussion

Die vorliegende Untersuchung zeigt, daß die Ergebnisse des handgehaltenen Keratometers mit den etablierten Methoden vergleichbar sind. Wie anhand der Korrelationskoeffizienten zu erkennen ist, liegt eine gute Übereinstimmung der Ergebnisse der automatischen und der handgehaltenen Keratometrie vor. Da jedes Meßinstrument andere Hornhautbereiche zur Messung der Radien benutzt, die Hornhaut aber asphärisch ist [4], überrascht es nicht, daß man mit verschiedenen Geräten verschiedene Krümmungsradien bei der gleichen Hornhaut erhält. Darüber hinaus wird in dieser Arbeit bestätigt, daß bei Kindern aufgrund fehlender Mitarbeit eine zuverlässige manuelle Keratometrie nicht immer möglich ist. Da heute die Intraokularlinsenimplantation bei Kleinkindern vermehrt Anwendung findet, spielt eine zuverlässige Keratometrie eine zunehmende Rolle. In diesem Zusammenhang sei vermerkt, daß eine Änderung der Hornhautradien um 0,1 mm zu einer Änderung der Brechkraft der IOL um 0,5 dpt führt. Vor allem bei Kindern jünger als 5 Jahre ist eine Untersuchung mit den etablierten Geräten oftmals unmöglich. In diesen Fällen bietet das kleine handgehaltene und tragbare Keratometer eine zuverlässige Alternative, die wie oben gezeigt auch in Narkose vergleichbare Resultate liefert. Die im Wachzustand und in Narkose gering unterschiedlichen, statistisch aber nicht signifikant unterschiedlichen Ergebnisse könnten durch fehlende Fixationsmöglichkeit oder veränderte Hornhautradien bei manueller Lidöffnung in Narkose erklärt werden. Weitere Untersuchungen dazu erscheinen sinnvoll, da die derzeit mit dem Handkeratometer ermittelten Hornhautradien in Narkose vorsichtig zu bewerten sind. Es läßt sich zusammenfassend feststellen, daß das Handkeratometer vergleichbare Resultate im Wachzustand liefert, in Narkose Ergebnisse mit geringem nicht signifikantem Unterschied liefert und daher bei schwer zu untersuchenden Patienten vorteilhaft einzusetzen ist.

Literatur

1. Scheiner C (1619) Occlusive Fundamentum Opticum. Innsbruck
2. Placido A (1880) Novo instrumento de esploracao de corneal. Periodico Oftalmol Pract 5:27–32
3. Good H (1847) On a peculiar defect of vision. Trans Camb Phil Soc 8:493–502
4. Reiben M (1978) Keratometrie, Ophthalmometrie in Kontaktlinsenanpassung. Springer, Berlin Heidelberg New York Tokyo, S 87–109
5. SunderRaj P (1992) Clinical comparison of automated and manual keratometry in preoperative ocular biometrie. Eye 6:60–62

Die Lagebeurteilung von Intraokularlinsenhaptiken in vivo mit Hilfe der Ultraschallbiomikroskopie – Möglichkeiten und Grenzen

R. Guthoff, J. Stave und U. Bergmann

Zusammenfassung. Das Ultraschallbiomikroskop ist ein Hochfrequenzultraschallgerät mit einem Auflösungsvermögen bis 50 μm. Es ermöglicht, Strukturen der vorderen Augenabschnitte differenziert darzustellen. Intraokularlinsen sind hoch reflektierende Substanzen, die mittels Ultraschall gut abgrenzbar sind. Wir untersuchten die Lage der Linsenoptik und -haptik. Eine gute Dokumentation der Lokalisation einer Kunstlinse ist möglich. Die exakte Zuordnung der Haptik zum Ziliarkörper gelingt nicht immer. Eine routinemäßige Untersuchung von Hinterkammerlinsenimplantaten erscheint momentan nicht sinnvoll.

Summary. The ultrasound biomicroscope is a high-frequency ultrasonic unit with a resolution up to 50 μm. With the help of this instrument it is possible to visualize the anterior segment of the eye with high precision. Intraocular lenses can be regarded as high reflective intraocular foreign bodies and therefore can be localized with respect to the surrounding intraocular tissues. We examined the positions of the lens optics and haptics in 38 patients. The haptics cannot always be exactly coordinated to the ciliary body. A routine examination of posterior-chamber lenses by ultrasound biomicroscopy is of minor clinical value.

Einleitung

Das Ultraschallbiomikroskop wurde von Pavlin et al. [1–4] entwickelt. Seit kurzem steht uns ein solches Gerät zur Verfügung. Durch den Einsatz eines hochfrequenten Schallkopfes konnte das Auflösungsvermögen im Gewebe bis in den mikroskopischen Bereich gesteigert werden. Es ermöglicht eine detaillierte Darstellung der vorderen Augenabschnitte, einschließlich Irisrückfläche und Ziliarkörper.

Intraokularlinsen (IOL) mit ihrem optischen Teil und der Haptik sind hochreflektierend und im Ultraschallbild gut darstellbar. Dazu haben wir In-vitro-Untersuchungen an Ganzkörper- PMMA- und Silikonlinsen durchgeführt und 38 Patienten mit implantierten Kunstlinsen untersucht.

Material und Methoden

Das Ultraschallbiomikroskop ist im Vergleich zu herkömmlichen Ultraschallgeräten (Schallfrequenzen zwischen 8 und 10 MHz) mit einem 50-MHz-

J. Wollensak et al. (Hrsg.)
8. Kongreß der DGII

Schallkopf ausgestattet. Die maximale Eindringtiefe des Ultraschalls beträgt 4 mm. An Fadenmodellversuchen wurde nachgewiesen, daß das axiale und laterale Auflösungsvermögen des Gerätes ca. 50 μm beträgt.

Ein Einzelschwinger bewegt sich sektorenförmig über die zu untersuchende Gewebsregion. Die Untersuchungen werden im Immersionsverfahren durchgeführt. Wir verwenden dazu ein gering visköses oder wäßriges Ankopplungsmedium. Der Patient befindet sich in liegender Position. Nach Durchführung einer Tropfanaesthesie wird dem Patienten ein trichterförmiger Ring auf die Sklera aufgesetzt und mit dem entsprechenden Ankopplungsmedium gefüllt. Bei Annäherung des Schallkopfes an die Hornhaut auf weniger als 1 mm ertönt ein Signal, und die Schwingerbewegung wird gestoppt. Ein Gewebsausschnitt von 5 × 5 mm oder wahlweise 2,5 × 2,5 mm wird auf dem Monitor abgebildet. Eine Farbkodierung ist möglich. Wir untersuchten PMMA- und Silikonlinsen in vitro und Ganzkörper-PMMA-Linsen in vivo. Bei den In-vitro-Versuchen wurden die IOL in Methylzellulose eingebettet. Klinische und ultraschallbiomikroskopische Befunde liegen von 38 Patienten vor.

Ergebnisse

In-vitro-Studien

Die ultraschallbiomikroskopische Darstellung des optischen Teils von PMMA-Linsen im Ultraschallbiomikroskop lieferte der Spaltlampenmikrosko-

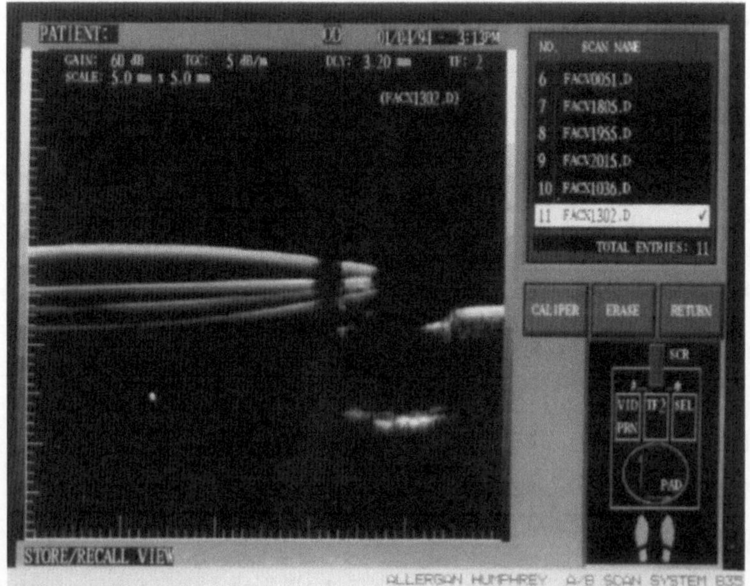

Abb. 1. IOL, In-vitro-Darstellung mit Bohrloch

Tabelle 1. Klinische Befunde von 38 Kunstlinsenpatienten

Befund	n
Regelrechter Befund bei Ganzkörper-PMMA-HKL kapselsackfixiert	15
– sulkusfixiert	5
– mit fibrotischem und regeneratorischem Nachstar	8
Ganzkörper-PMMA-HKL	
– sulkusfixiert	4
Irisgetragene Vorderkammerlinse in situ	2
– subluxiert mit Hornhautdekompensation	2
Kammerwinkelgestützte Vorderkammerlinsen	2

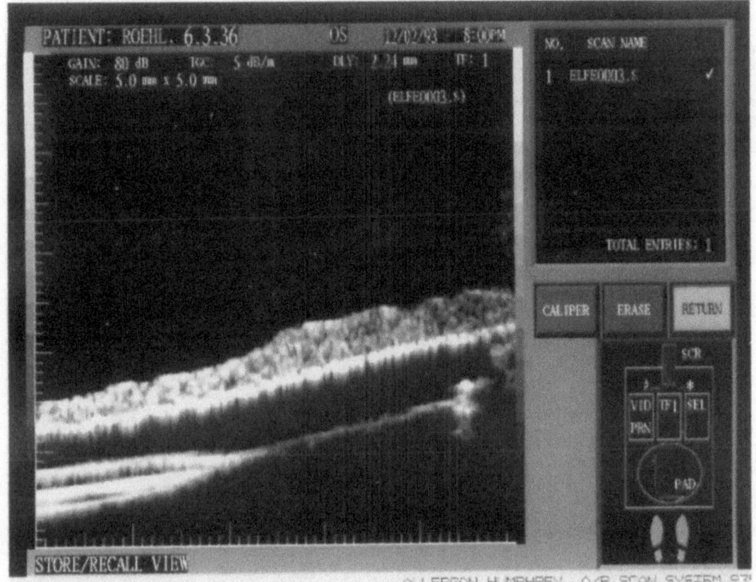

a

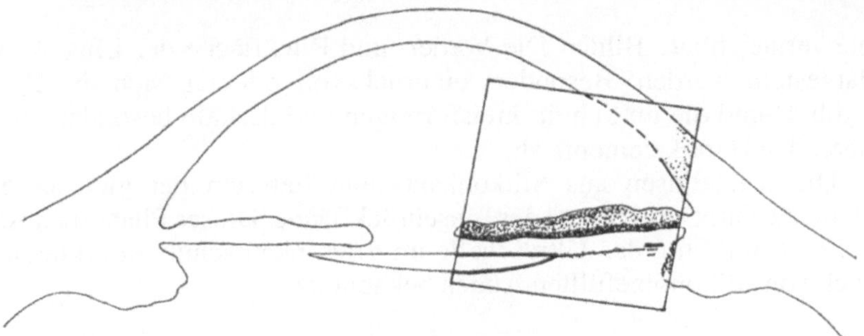

b

Abb. 2. a Kapselsackgestützte Hinterkammerlinse (Normalbefund), **b** schematische Darstellung einer kapselsackgestützten Hinterkammerlinse

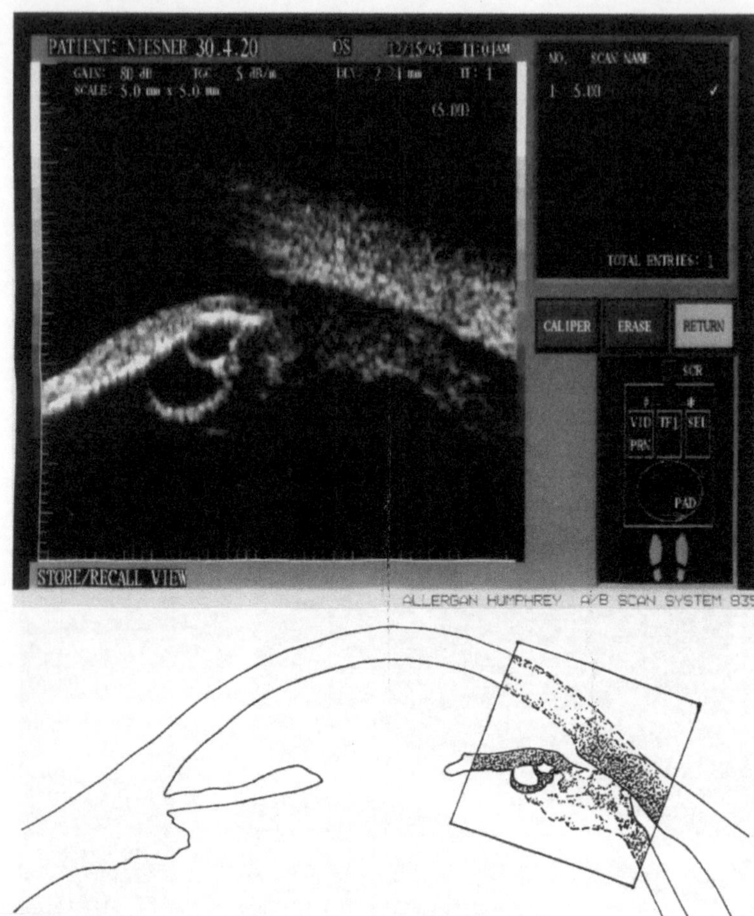

Abb. 3. a regeneratorischer Nachstar, **b** schematische Darstellung eines regeneratorischen Nachstars

pie vergleichbare Bilder. Die Vorder- und Rückfläche der Linse kann exakt dargestellt werden. Besonders eindrucksvoll bildeten sich die Bohrlöcher (Abb. 1) und die im Schnitt kreisförmigen und deshalb besonders gut reflektierenden Haptikelemente ab.

Die Kunstlinsen aus Silikonkautschuk lieferten bei gleicher Untersuchungstechnik kein Signal der Linsenrückfläche. Dieses Phänomen ist mit der hohen Dämpfung des Ultraschalls im Silikonkautschuk zu erklären, wie es auch von silikonölgefüllten Augen bekannt ist.

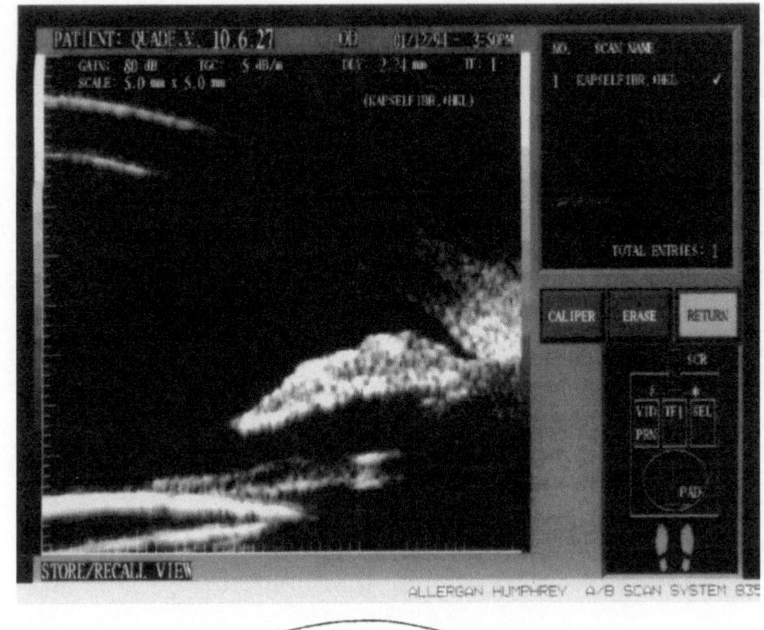

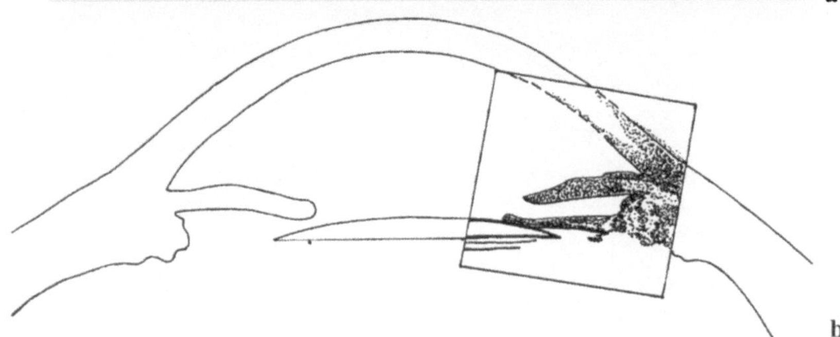

Abb. 4. **a** verdichtete vordere Linsenkapsel, **b** schematische Darstellung einer verdichteten vorderen Linsenkapsel

In-vivo-Untersuchungen

Wir untersuchten insgesamt 38 Patienten mit implantierten Kunstlinsen (Ganzkörper-PMMA-Linsen). Die klinischen Befunde sind in Tabelle 1 zusammengefaßt.

Die Linsenoptik von regelrecht kapselsackfixierten Hinterkammerlinsen (HKL) ließ sich mit Vorder- und Rückfläche gut darstellen. Die Linsenhaptik bildete sich entlang der Irisrückfläche bis in den Ziliarkörperbereich ebenfalls sehr gut ab, wobei der ausgespannte Kapselsack in der Regel zu erkennen war (Abb. 2). Ebenso untersuchten wir die Haptiklage sulkusfixierter HKL. Bei Patienten mit einem regeneratorischen und fibrotischen Nachstar ließen sich die verdichteten Anteile bis in die Äquatorregion verfolgen (Abb. 3 und 4).

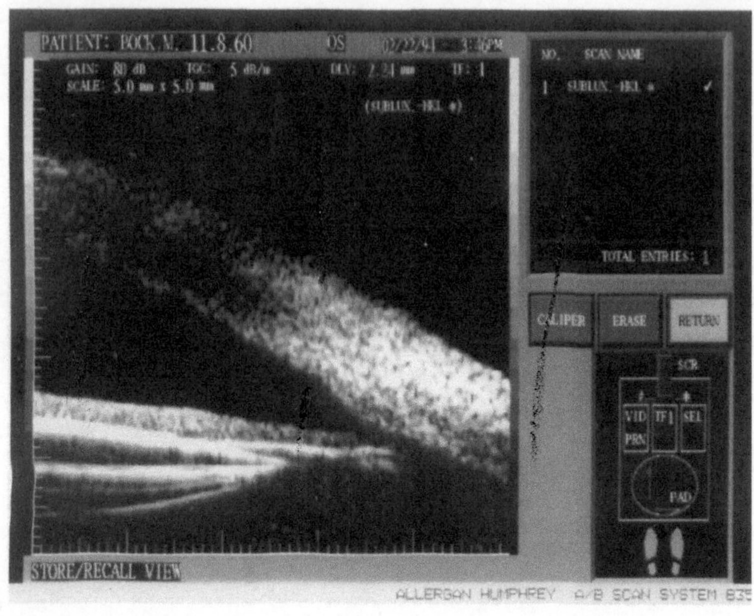

a

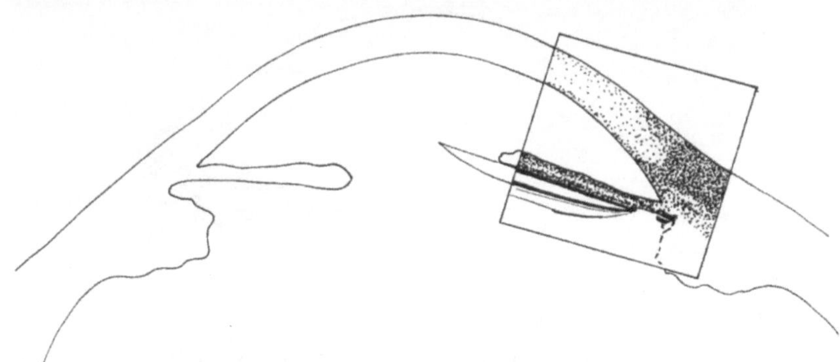

b

Abb. 5. a subluxierte Hinterkammerlinse mit Anlagerung an die Irisrückfläche, **b** schematische Darstellung einer subluxierten Hinterkammerlinse

Im Vergleich zu den regelrecht fixierten HKL untersuchten wir auch subluxierte Implantate. Ultraschallbiomikroskopisch fielen flächenhafte Verklebungen zwischen der IOL-Optik und dem Pigmentblatt der Iris auf (Abb. 5). Diese Befunde waren auch spaltlampenmikroskopisch zu erheben.

Irisgetragene Vorderkammerlinsen lassen sich in gleicher Weise darstellen. Es gelingt, einfacher als bei HKL, die distalen Haptikanteile exakt zu lokalisieren.

Die spaltlampen- und ultraschallbiomikroskopischen Untersuchungsergebnisse von kammerwinkelgestützten Vorderkammerlinsen waren qualitätsmäßig miteinander vergleichbar.

Diskussion

Die vorderen Augenabschnitte konnten bislang nur ungenügend mittels der herkömmlichen Ultraschalltechnik untersucht werden. Mit dem Ultraschallbiomikroskop ist es möglich, exakte Messungen der Hornhautdicke, der Vorderkammertiefe und des Kammerwinkels vorzunehmen. Kammerwinkelstrukturen, die durch Trübungen der Hornhaut nicht darstellbar sind, können untersucht und differenziert werden. Die Bereiche hinter der Iris, einschließlich der Ziliarkörperregion, sind gut darstellbar, und somit läßt sich auch die gesamte Ausdehnung der IOL echographisch abbilden.

Die Lage der Kunstlinsenoptik kann exakt beschrieben werden, ebenso der Verlauf der Haptik. Eine genaue Zuordnung von Kapselsack- oder Sulkusfixierung ist nicht eindeutig möglich. Ein Nachstar im Bereich der vorderen Kapsel, auch wenn er spaltlampenmikroskopisch nicht sichtbar ist, stellt sich gut dar. Eine zuverlässige Darstellung des Nachstars im Bereich der hinteren Kapsel ist nicht möglich, eine YAG-Kapsulotomie damit ebenfalls nicht.

Ein routinemäßiger Einsatz zur IOL-Lagebeurteilung ist nach unserer Erfahrung nicht sinnvoll.

Literatur

1. Pavlin CJ, McWhae JA, McGowan HD, Foster FS (1992) Ultrasound biomicroscopy of anterior segment tumors. Am J Ophthalmol 99: 1220–1228
2. Pavlin CJ, Harasievicz K, Sherar MD, Foster FS (1991) Clinical use of ultrasound biomicroscopy. Ophthalmology 98: 298–295
3. Pavlin CJ, Sherar MD, Foster FS (1990) Subsurface ultrasound microscopic imaging of the intact eye. Ophthalmology 97: 244
4. Pavlin CJ, Ritch R, Foster FS (1992) Ultrasound biomicroscopy in plateau iris syndrome. Am J Ophthalmol 113: 390–395

Biometriedaten nach Hinterkammerlinsenimplantation bei hoher Myopie

N. Schwarz, J, Reimann, G. Kalb und Ch. Hartmann

Zusammenfassung. Die Implantation von Intraokularlinsen bei Patienten mit hoher Myopie ist ein Diskussionsthema in der Kataraktchirurgie. In der vorliegenden Studie wurden postoperative Ultraschallbiometriedaten unter Anwendung des Linsenberechnungsprogrammes von Methling u. Kalb ausgewertet. Von den 73 nachuntersuchten kataraktoperierten Augen mit Achsenlängen größer als 25 mm lagen bei Kapselsackfixation (42 Augen) die Mittelwerte der Vorderkammertiefe bei 4,81 mm und bei Sulkusfixation (28 Augen) bei 4,50 mm. Im Unterschied zu emmetropen Augen wirkt sich diese Differenz von 0,3 mm nicht auf die Brechkraft in der Hinterkammerlinse aus, falls eine bestimmte postoperative Refraktion angestrebt wird.

Summary. The IOL implantation in high myopia is discussed in cataract surgery. In that study we evaluated the postoperative A-scan-biometry dates of patients with myopia after posterior chamber lens implantation. The power of IOL were calculated by a new programm from Methling at al. The 73 eyes with achslength more than 25 mm have a different position of intraocular lens. The middle anterior chamber depth was 4,81 mm with intracapsulary IOL position (42 eyes) and was 4,50 mm by IOL position in sulcus (28 eyes). The difference of 0,3 mm between the two locations of posterior chamber lenses is only interesting in emmetropic eyes but has no influence on postoperative refraction in myopic eyes.

Einleitung

Je nach Literaturangabe liegt die Inzidenz für Myopie in der Bevölkerung zwischen 5 und 18% [2]. Die Implantation von Intraokularlinsen bei Patienten mit höherer Myopie ist nach wie vor ein Diskussionsthema in der Kataraktchirurgie [3, 5]. Aus verschiedenen biomechanischen Überlegungen heraus, wurde in der Charité Augenklinik 1991 mit der systematischen Implantation von Hinterkammerlinsen bei hochmyopen Patienten (Hinterkammerlinsen von –5,0 bis +10,0 dpt) begonnen. Die Ergebnisse dieser seit 3 Jahren laufenden Studie werden im Folgenden hinsichtlich der postoperativ erhobenen Ultraschallbiometriedaten speziell unter den Aspekten:

- Hinterkammerlinsenimplantationsort,
- postoperative Veränderungen,
- Auswirkung auf die angestrebte postoperative Refraktion,
- Genauigkeit der Messung

ausgewertet.

J. Wollensak et al. (Hrsg.)
8. Kongreß der DGII

Tabelle 1. Refraktion und AL der kataraktoperierten myopen Augen von Januar 1991 bis November 1993 (Charité Augenklinik)

Präoperative Refraktion	Mittelwert	–12,0 dpt
	Minimalwert	–31,0 dpt
	Maximalwert	–1,0 dpt
Achsenlänge	Mittelwert	28,6 mm
	Minimalwert	25,0 mm
	Maximalwert	35,8 mmm

Material und Methoden

In den Jahren 1991 bis 1993 lag der Anteil hochmyoper Patienten im Krankengut unserer Kataraktpatienten bei durchschnittlich 2,66% (1991: 2,5%; 1992: 4,4%; 1993: 1,1%). In die Studie wurden alle im genannten Zeitraum kataraktoperierten Patienten mit Hinterkammerlinsenimplantation und einer Achsenlänge von mehr als 25 mm aufgenommen (Tabelle 1).

Fünf Untersucher mit Erfahrung in der Ultraschallbiometrie führten die Messung an einem Ultraschallgerät (Ophthascan S) in standardisierter Technik mit Wasservorlaufstrecke und jeweils 3–5 Messungen durch [7, 9]. Die Nachbeobachtungszeit lag zwischen 1 und 1,3 Jahren. Von den insgesamt operierten 112 myopen Augen konnten 73 Augen nachuntersucht werden. Das Geschlechterverhältnis ist zugunsten der weiblichen Patienten (74%) verschoben. Die Position der Intraokularlinse wurde durch die Spaltlampenuntersuchung in maximaler Mydriasis im Vergleich zum Operationsprotokoll ermittelt. Verwendet wurden 3 verschiedene Linsentypen mit gleichem Linsendesign (Plan-Konvex-Linse, 10° nach vorn abgewinkelte Haptik).

Ergebnisse

Folgende Hinterkammerlinsenpositionen wurden ermittelt:

42 Augen Kapselsackfixation,
28 Augen Sulkusfixation,
3 Augen postoperative Lageveränderung der der Intraokularlinse mit gemischter Sulkus- und Kapselsackfixation.

Die Vorderkammertiefen unterscheiden sich je nach Lage der Intraokularlinse, bei Kapselsackfixation beträgt die durchschnittliche Vorderkammertiefe 4,81 mm (Medianwert) mit einer Variationsbreite von 0,56 mm. Bei Sulkusfixation beträgt die Vorderkammertiefe durchschnittlich 4,5 mm mit einer Variationsbreite von 0,55 mm. Damit beträgt die Vorderkammertiefendifferenz zwischen Sulkus- und Kapselsackfixation im Mittel 0,31 mm.

Im Vergleich der Achsenlängen ergibt sich eine Differenz von 0,2 mm im arithmetischen Mittel der prä- und postoperativ gemessenen Werte. Wegen der Laufzeitveränderung des Ultraschallsignals in der PMMA-Linse wurde unabhängig von der Brechkraft (Linsendicke) 0,3 mm zum Ultraschallmeßwert addiert. Die präoperativen Achsenlängen lagen im Mittelwert bei 28,61 mm (Varianzbreite 2,03 mm), der Mittelwert der postoperativen Achsenlängen bei 28,81 mm, 1–1,3 Jahre postoperativ (Varianzbreite 2,09 mm).

Diskussion

Bei einem relativ geringen Anteil hochmyoper Patienten am Gesamtkrankengut der Katarakt-Patienten spielt die postoperative Kontrolle der myopen Augen wegen der speziellen Risiken, wie Pseudophakieamotio und Fragen der postoperativen Sehschärfe, eine wichtige Rolle. In diesem Zusammenhang sind biometrische Daten essentielle Planungs- und Beurteilungsparameter. Die Ultraschallbiometrie der hochmyopen Patienten mit fortgeschrittener Katarakt ist aus verschiedenen Gründen kompliziert:

1. Es entstehen Fehler bei der Achsenlängenmessung durch myopische Dehnungsveränderungen wie, Conus myopicus und Staphyloma posticum.
2. Die dichtgetrübte Cataracta corticalis posterior läßt oft keine eindeutige Bestimmung der Lage der hinteren Kapsel zu.
3. Die Ultraschallbiometrie hat einen systematischen Fehler von 0,2 mm in der Meßgenauigkeit, der physikalisch bedingt ist und mit der Länge der gemessenen Strecke zunimmt.

Unter diesem Aspekt zeigt die Differenz von 0,2 mm in den Mittelwerten der prä- und postoperativ gemessenen Achsenlängen eine sehr gute Reproduzierbarkeit der Messungen, trotz der Ultraschall-Laufzeitveränderung durch die PMMA-Linse, die als konstanter Wert in die Berechnung einging. Für die A-Scan-Biometrie sollte unter Verwendung einer Wasservorlaufstrecke und standardisierter Signalqualitäten für die Auswahl des zur Berechnung ver-

Tabelle 2. Einfluß von Vorderkammertiefe, Linsendicke und Achslänge auf die Berechnung der HKL-Brechkraft emmetroper und myoper Augen nach dem Programm von Methling und Kalb [4]

Änderung	[mm]	Änderung der HKL-Brechkraft	
		Emmetropie AL = 24 mm	Hohe Myopie AL = 28 mm
Vorderkammertiefe	0,3	0,42 dpt	0,12 dpt
	0,5	0,75 dpt	0,23 dpt
Hintere Kapsellage	0,3	1,16 dpt	0,05 dpt
(Linsendicke)	0,5	1,56 dpt	0,11 dpt
Achsenlänge	0,2	0,61 dpt	0,46 dpt
	0,5	1,64 dpt	1,09 dpt

wendeten Meßwertes eine Mittelwertbildung aus 3–5 Messungen erfolgen. Stark abweichende Meßwerte entfallen [1, 7, 9].

Tabelle 2 verdeutlicht die unterschiedlichen Einflüsse der Vorderabschnitts-Meßwerte und der Achsenlänge bei Emmetropie und hoher Myopie auf die Berechnung der Intraokularlinsenbrechkraft. Dabei spielt das verwendete Linsenberechnungsprogramm [6, 8] und damit die Verwendung der präoperativen Vorderkammertiefe und Linsendicke eine Rolle. Wir benutzten das Programm von Methling u. Kalb [4], dem die Schnittebenenmethode zugrunde liegt. Die Betrachtung der Größenordnung zeigt, daß Achsenlängenmeßfehler deutlich ins Gewicht fallen. Sie wirken sich bei Emmetropie und Achsenmyopie nahezu gleichwertig auf die Berechnung der Hinterkammerlinsenbrechkraft aus. Dem gegenüber hat ein Meßfehler im Vordersegment des myopen Bulbus wesentlich geringeren Einfluß auf die Treffgenauigkeit der Hinterkammerlinsenberechnung als für das normal gebaute Auge. Eine nicht wunschgemäß im Kapselsack, sondern im Sulkus plazierte Linse, hat beim hochmyopen Patienten im Gegensatz zum Patienten mit normaler Achsenlänge keinen nennenswerten Einfluß auf die postoperativ angestrebte Refraktion. Zwischen kapselsack- und sulkusplazierter Hinterkammerlinse besteht in unserem Kollektiv ein Unterschied der Vorderkammertiefe von 0,3 mm. Eine gleichbleibende postoperative Refraktion würde hier durch eine Hinterkammerlinsenänderung von 0,12 dpt erreicht. Bei einem Auge von 28 mm Achsenlänge ist diese Veränderung vernachlässigenswert klein. Bei Augen mit einer Achsenlänge von 24 mm zieht eine Veränderung der Vorderkammertiefe um 0,3 mm eine 3–4 mal größere Änderung der Hinterkammerlinsenbrechkraft nach sich.

Literatur

1. Buschmann W, Trier HG (1989) Ophthalmologische Ultraschalldiagnostik. Springer, Berlin Heidelberg New York Tokyo
2. Höh H (1992) Anisomyopie – Neue Aspekte in Diagnostik und Therapie. Enke, Stuttgart
3. Hünemohr D, Pham DT, Wollensak J (1992) Netzhautablösung bei Hinterkammerlinse. Klin Mbl Augenheilk 200:91–94
4. Methling D, Kalb G (1992) Ein neues Programm zur Berechnung von Intraocularlinsen. Klin Mbl Augenheilk 201:247–253
5. Ochi T, Gon A, Kora Y et al. (1988) Intraocular lens implantation and high myopia. J Cataract Refract Surg 14:403–408
6. Olsen T, Thim K, Corydon L (1991) Accuracy of the newer generation intraocular lens power calculation formulas in long and short eyes. J Cataract Refract Surg 17: 187–193
7. Ossoinig KC (1979) Standardized echography: basic principles, clinical applications and results. In: Dallow RL (ed) Ophthalmic ultrasonography: comparative techniques. Little Brown, Boston
8. Sanders DR, Reztlaff J, Kraff MC et al. (1990) Comparison of the SRK/T formula and other theoretic and regression formulars. J Cataract Refract Surg 16:341–346
9. Uozato H, Mahino H (1993) Equivalent ultrasonic velocity for intraocular lens implanted eyes in A-mode-biometry. Nippon-Ganka-Gakkai-Zasski 97:933–938

IOL-Brechkraftberechnung bei „Triple"-Operationen

G. Michelson, J. Sauerschell, A. Händel und G. O. H. Naumann

Zusammenfassung. Bei gleichzeitiger Trübung von Linse und Hornhaut hat sich das einzeitige Vorgehen von perforierender Keratoplastik, Kataraktextraktion und IOL-Implantation bewährt. Ein spezielles Problem stellt jedoch die Berechnung der IOL-Stärke dar. Es wurden 91 Patienten mit „Triple"-OPs aus dem Zeitraum 7/90 bis 11/92 sowie 78 Patienten mit Kataraktextraktion und HKL-Implantation aus dem Zeitraum 4/93 bis 6/93 als Kontrollgruppe untersucht. Aus der für die implantierte IOL errechneten Refraktion und der zuletzt festgehaltenen postoperativen Refraktion wurde die biometrische Abweichung errechnet. Im Idealfall beträgt die biometrische Abweichung 0 dpt. Bei den „Triple"-OPs wurden IOLs von im Durchschnitt 20,15 ± 5,35 dpt implantiert. Bei der Gruppe mit Kataraktextraktionen und HKL wurden Linsen mit im Schnitt einer Brechkraft von 21,59 ± 5,5 dpt implantiert. Die berechnete Zielrefraktion für die „Triple"-OPs betrug –2,2 ± 1,67 dpt, wobei die tatsächlich erreichte Refraktion im Schnitt –0,19 ± 2,85 dpt betrug. Bei der Berechnung der Differenz aus postoperativ gemessener und präoperativ errechneter Refraktion ergab sich eine Abweichung von +2,02 dpt ± 3,27 dpt. In 48,4% konnte die Refraktion auf ± 2 dpt vorausgesagt werden. Bei der Kontrollgruppe mit alleinigen Kataraktextraktionen mit HKL war die vorhergesagte Refraktion –1,58 ± 1,3 dpt, die tatsächlich postoperative Refraktion betrug –1,42 ± 1,38 dpt. Die errechnete Abweichung war bei dieser Gruppe 0,17 ± 1,19 dpt. In dieser Gruppe war die Vorhersehbarkeit auf ± 2 dpt bei 94,9% aller Operationen. Vergleicht man die Histogramme der Abweichungen, so zeigt sich, daß bei den „Triple"-Operationen es zu einer signifikant schwächeren Vorhersehbarkeit und zu einer systematischen Verschiebung um 2 dpt kam. In unserer Untersuchung zeigte sich weiterhin, daß v. a. bei langen Augen ein systematischer Fehler in Richtung „Implantation zu schwacher IOLs" gemacht wurde. Als mögliche Ursache sehen wir die schwierige Vorhersehbarkeit des postoperativen Hornhautkrümmungsradius. Mit Hilfe einer speziell auf den jeweiligen Chirurgen angefertigten Regressionsformel sollte die Berechnungsformel modifiziert werden um damit eine bessere IOL-Berechnung durchführen zu können.

Summary. Extracapsular cataract extraction (ECCE) with posterior chamber intraocular lens (IOL) implantation combined with penetrating keratoplasty (KPL) presents a problem in IOL power calculation. We examined 91 patients with combined ECCE-IOL/KPL-operation („Triple"-OP). The control were 78 patients with ECCE-IOL-operation (ECCE/IOL-OP). Upon comparing the preoperatively determined refractive goal with that actually obtained, a biometric deviation was calculated. In an „ideal" case the biometric deviation is 0 dpt. In „Triple-OP" we found a biometric deviation of +2,02 ± 3,27 dpt. In 48,4% of the patients the biometric deviation was lower than ± 2 dpt. The control (ECCE/IOL-OP) showed a biometric deviation of 0,17

J. Wollensak et al. (Hrsg.)
8. Kongreß der DGII

± 1,19 dpt. In this group the predictibility was significantly higher. In 94,9% of the patients with ECCE/IOL-OP the biometric deviation was lower ± 2 dpt. In conclusion patients with ECCE-IOL/KPL-operation showed significantly undercorrected IOLs and a significantly higher biometric deviation.

Problemstellung

Bei gleichzeitiger Trübung von Linse und Hornhaut hat sich das einzeitige Vorgehen von perforierender Keratoplastik, Kataraktextraktion und IOL-Implantation bewährt. Der Vorteil des einzeitigen Vorgehens liegt gegenüber der zweizeitigen Operation bei einer schnelleren visuellen Rehabilitation. Ein spezielles Problem stellt jedoch die Berechnung der IOL-Stärke dar. Aufgrund der veränderten postoperativen Hornhautbrechkraft ist die Vorhersagbarkeit der postoperativen Refraktion eingeschränkt.

Methodik

Es wurden 91 Patienten mit „Triple"-OPs aus dem Zeitraum 7/90 bis 11/92 sowie 78 Patienten mit Kataraktextraktion und HKL-Implantation aus dem Zeitraum 4/93 bis 6/93 als Kontrollgruppe untersucht. Die Biometrie wurde präoperativ mit einer 10 MHz A-Schallkopf-Sonde mittels der Immersionsmethode am liegenden Patienten durchgeführt. Die IOL-Berechnung erfolgte mit dem Computerprogramm IOL PC nach Haigis unter Berücksichtigung einer neuen „theoretischen" Formel. Es wurden in beiden Gruppen überwiegend bikonvexe Linsen kapselsackfixiert implantiert. Aus der für die implantierte IOL errechneten Refraktion und der zuletzt festgehaltenen postoperativen Refraktion wurde die biometrische Abweichung errechnet. Im Idealfall beträgt die biometrische Abweichung 0 dpt. Bei den „Triple"-Operationen wurde die postoperative Refraktion im Schnitt 64 Tage nach der Operation, bei der Kataraktextraktion mit HKL am Entlassungstag gemessen. Das Alter bei den „Triple"-Operationen betrug im Durchschnitt 70,1 ± 13 Jahre.

Bei der Gruppe mit alleiniger Kataraktextraktion und kapselsackfixierter HKL-Implantation betrug das Alter 68 ± 16 Jahre. Von den 91 durchgeführten „Triple"-Operationen wurden bei 64 Patienten eine perforierende Keratoplastik mit simultaner Kataraktextraktion und Hinterkammerlinsenimplantation durchgeführt. Bei 15 von 91 Patienten erfolgte eine perforierende Keratoplastik mit sekundärer IOL-Implantation sowie bei 12 von 91 Patienten erfolgte eine perforierende Keratoplastik mit IOL-Austausch.

Ergebnisse

Die Augenlängen bei der Patientengruppe „Triple"-OP betrugen im Schnitt 24,5 ± 1,7 mm (21,2–30,9 mm) mit einer durchschnittlichen Hornhautbrechkraft von 42,9 ± 4,38 (33,0–61 dpt). Bei der Gruppe mit alleiniger Kataraktextraktion mit HKL-Implantation betrugen die Augenlängen 23,9 ± 2,0 mm (19,9–33,1 mm) mit einer mittleren Hornhautbrechkraft von 42,9 ± 1,5 dpt (40,0–46,0). Bei den „Triple"-OPs wurden IOLs von im Durchschnitt 20,15 ± 5,35 dpt implantiert. Bei der Gruppe mit Kataraktextraktionen und HKL wurden Linsen mit einer Brechkraft im Schnitt von 21,59 ± 5,5 dpt implantiert. Die berechnete Zielrefraktion für die „Triple"-OPs betrug –2,2 ± 1,67 dpt, wobei die tatsächlich erreichte Refraktion im Schnitt –0,19 ± 2,85 dpt betrug. Bei der Berechnung der Differenz aus postoperativ gemessener und präoperativ errechneter Refraktion ergab sich eine Abweichung von +2,02 dpt ± 3,27 dpt. Das heißt, es wurden im Durchschnitt um 2 dpt zu schwache Linsen implantiert. In 48,4% konnte die Refraktion auf ± 2 dpt vorausgesagt werden. Bei 41,8% der Fälle war die implantierte IOL mindestens um 2 dpt zu schwach. Bei Augenlängen größer 24,5 mm, bzw. größer 27 mm erhöhte sich der Anteil der Patienten mit um 2 dpt zu schwachen IOLs auf 54,1 bzw. 71,4%.

Bei der Kontrollgruppe mit alleiniger Kataraktextraktion mit HKL war die vorhergesagte Refraktion –1,58 ± 1,3 dpt, die tatsächliche postoperative Refraktion betrug –1,42 ± 1,38 dpt. Die errechnete Abweichung war bei dieser Gruppe 0,17 ± 1,19 dpt. In dieser Gruppe war die Vorhersehbarkeit auf ± 2 dpt, bei 94,9% aller Operationen. Vergleicht man die Histogramme der Abweichungen, so zeigt sich, daß bei den „Triple"-Operationen es zu einer signifikant schwächeren Vorhersehbarkeit und zu einer systematischen Verschiebung um 2 dpt kam. Die Abweichung zwischen errechneter Refraktion und tatsächlicher Refraktion bei den „Triple"-OPs zeigte sich unabhängig von dem Zeitintervall zwischen OP und Nachuntersuchung.

Diskussion

In der Literatur berichten mehrere Arbeitsgruppen über ihre Fehlerspannweite bei „Triple"-Operationen. Dabei wird über Fehlerspannweiten in dem Vorhersagebereich von ± 2 dpt, von 16–62% berichtet. In der vorgelegten Studie ergab sich ein Anteil von 48,4% im Fehlerbereich von ± 2 dpt. In unserer Untersuchung zeigte sich weiterhin, daß v.a. bei langen Augen ein systematischer Fehler in Richtung „Implantation zu schwacher IOLs" gemacht wurde. Als mögliche Ursache sehen wir die schwierige Vorhersehbarkeit des postoperativen Hornhautkrümmungsradius. Mit Hilfe einer speziell auf den jeweiligen Chirurgen angefertigten Regressionsformel sollte die Berechnungsformel modifiziert werden um damit eine bessere IOL-Berechnung durchführen zu können.

Literatur

1. Binder PS (1985) Intraocular Lens Powers Used in the Triple Procedure. Effect on Visual Acuity and Refractive Error. Ophthalmology 92:1561–1566

2. Crawford GJ, Stulting RD, Waring GO et al. (1986) The Triple Procedure. Analysis of Outcome, Refraction, and Intraocular Lens Power Calculation. Ophthalmology 93:817–824
3. Musch DC, Meyer RF (1988) Prospective Evaluation of a Regression-determined Formula for Use in Triple Procedure Surgery. Ophthalmology 95:79–85
4. Schönherr U, Händel A, Ruprecht KW, Naumann GOH (1988) Simultane perforierende Keratoplastik, Katarakt-Extraktion und Kunstlinsen-Implantation („Triple-Procedure") 1981–1987. Klin Mbl Augenheilkd 192:644–649

Ultraschallbiometrie pseudophaker Augen – Beeinflussung der Schallaufzeit durch IOL-Materialien

U. Fries und C. Ohrloff

Zusammenfassung. Zur korrekten Erstellung der Refraktionsbilanz pseudophaker Augen ist die Kenntnis der implantierten Intraokularlinse sowie deren akustischer Kenndaten, d.h. Schallgeschwindigkeit bei +35°C und Mittendicke unerläßlich. Bei Verwendung der in den meisten Biometriegeräten vorhandenen Einstellung „Pseudophakie" wird eine mittlere Schallgeschwindigkeit für plankonvexe PMMA-IOLs angenommen, der technische Standard entspricht dem Linsendesign vom Anfang der achtziger Jahre. Moderne IOL-Materialien führen, bedingt durch dünnere Mittendicke und höhere bzw. niedrigere Schallgeschwindigkeit zu refraktionsabhängig veränderten mittleren Schallgeschwindigkeiten. Dieser Fehler kann zur Fehltransformation der Schallaufzeit bis zu 2,5 dpt bei implantierter IOL von +21 dpt führen.

Summary. To get a correct bilantiation of refraction the knowledge of sound velocity as well as thickness of an implanted IOL is necessary. The usage of intermediate sound velocity leads to wrong transformations depending on the material and thickness of the IOL implanted. Most biometry machines use software settings of PMMA-IOLs in designs of the early eighties – convex-plano and about 1 mm thickness. Modern IOLs have less thickness depending to refraction and higher or lower sound velocity. This mistake can lead to misscalculation of axial length in pseudophacic eyes up to 2,5 dpt with implanted IOL of +21 dpt.

Einleitung

Die Achsenlängenmessung pseudophaker Augen wird bei den meisten handelsüblichen Biometriegeräten ohne Teilstreckenmessung durchgeführt, es wird eine mittlere Schallgeschwindigkeit angenommen oder ein Korrekturfaktor berücksichtigt. Dies bedeutet, daß ein additiver Faktor (+0,2 mm), der die kürzere Schallaufzeit in PMMA gegenüber dem Augengewebe berücksichtigt, vom System bei der Schallaufzeittransformation addiert wird. Gebräuchliche mittlere Schallgeschwindigkeiten betragen für phake Augen 1550 m/s, aphake Augen 1532 m/s, pseudophake Augen mit PMMA-IOL (0,5 mm Mittendicke) 1546 m/s, mit Silikon-IOL 1486 m/s. Für „Standardlinsen" im mittleren Refraktionsbereich schien dies ausreichend genau, anders als bei PMMA-IOL-Materialien mit individuellem Optikdesign ist dieses Vorgehen jedoch nicht mehr ausreichend zuverlässig. Viele Biometriegeräte sind in ihrer Soft-Ware bei Pseudophakiemessungen nur für „Standard-PMMA-IOLs" ausgelegt.

J. Wollensak et al. (Hrsg.)
8. Kongreß der DGII

Material und Methode

Die Schallgeschwindigkeit verschiedener moderner IOL-Materialien (PMMA, Silikon, Soft-Acryl, Hema) wurde im Labor bei 20° C und 37° C ermittelt. Hierzu wurden die Linsen mittels Hochfrequenzultraschall bei 50 MHz (Ultraschallbiomikroskop, UBM Mod. 840, Fa. Humphrey-Zeiss) in 0,9%-iger Kochsalzlösung vermessen (Abb. 1). Die Beeinflussung der Achsenlänge wurde unter Berücksichtigung der jeweiligen bekannten Mittendicke bestimmt.

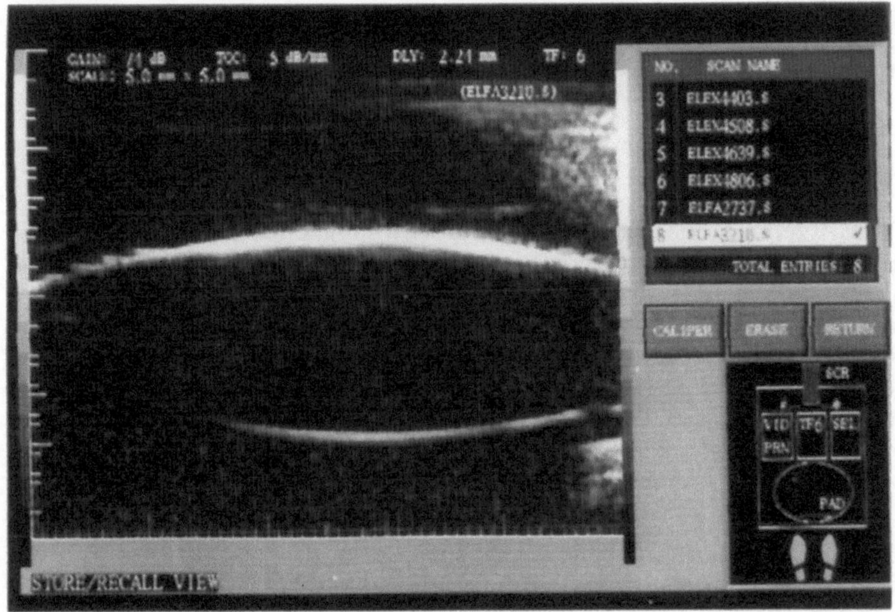

Abb. 1. Hochauflösende ultraschallechographische Darstellung einer Silikon-IOL

Tabelle 1. Schallgeschwindigkeiten

Linsentyp	Schallgeschwindigkeit 20°C [m/s]	Schallgeschwindigkeit 35°C [m/s]
PMMA 1	2740	2720
PMMA 2	2720	2700
Soft Acryl	2200	2120
Hema	1015	1000
Silikon 1	1105	1090
Silikon 2	1020	1015
Silikon 3	989	985

Tabelle 2. Fehlmessungen: Abweichungen von der Aphakieschallgeschwindigkeit (1532 m/s) bei 35°C gegenüber Standard-PMMA-IOL, plankonvex, + 21 dpt

Linsentyp	Fehlmessung [mm]	Refraktions-fehler [dpt]	Mittlere Schall-geschwindigkeit [m/s]
PMMA 1	–0,22	0,66	1557
PMMA 2	–0,21	0,63	1557
Soft Acryl	–0,21	0,63	1550
Hema	0,76	–2,3	1485
Silikon 1	0,51	–1,53	1507
Silikon 2	0,74	–2,22	1500
Silikon 3	0,83	–2,49	1497

Anmerkung. Die gemessenen Linsentypen sind beim Verfasser zu erfragen.

Ergebnisse

PMMA zeigt die höchsten Schallaufgeschwindigkeiten aller IOLs (< 2700 m/s) abhängig vom Vernetzungsgrad. Flexible Materialien haben deutlich niedrigere Schallgeschwindigkeiten, Soft-Acryl (~ 2200 m/s) liegt hier am höchsten, gefolgt von Hema (~ 1000 m/s), Silikon-IOLs (~ 980–1100 m/s) liegen je nach Polymerisierung deutlich niedriger (Tabelle 1).

Die Auswirkungen auf die ermittelte Achsenlänge für ein Auge bei mittlerer Achsenlänge von 23,5 mm sind in Tabelle 2 für IOLs von +21 dpt Stärke aufgelistet, sie betragen gegenüber einem aphaken Auge –0,87 mm bei Silikon-IOL bis +0,21 mm bei PMMA- und Soft-Acryl-IOL.

Diskussion

Die Beeinflussung der Biometrie durch unterschiedliche Intraokularlinsenmaterialien und -designs wird derzeit noch kaum berücksichtigt. Dünnere und flexible Materialien finden in der ophthalmochirurgischen Literatur starke Beachtung [9]. Im Bereich der optischen Eigenschaften (Mindestauflösung, Abbildungsgüte u.a) sind administrative Qualitätskontrollen (Vertriebszulassung [1]) vorgeschrieben und wissenschaftliche Untersuchungen werden publiziert [4, 5, 6, 7]. Der Einfluß dieser neuen Kunstlinsen auf die Biometrie pseudophaker Augen findet jedoch kaum Beachtung [8, 10]. Saubere Refraktionsbilanzen nach Intraokularlinsenimplantationen lassen sich nur unter Kenntnis der jeweiligen akustischen Intraokularlinsendaten (Mittendicke und Schallgeschwindigkeit bei 35°C) erstellen. Die Annahme einer mittleren Schallgeschwindigkeit [2, 3] führt zwangsläufig zu systematischen gröberen Fehlern. Bei Nichtberücksichtigung dieser physikalischen Grundlagen können eklatante Fehlmessungen erfolgen, d.h. eine Refraktionsfehlabschätzung bis über 3 dpt.

Bei kürzeren Augen mit dickeren Linsen ergeben sich noch gravierendere Unterschiede, die alleinige Angabe des Materials ist unzureichend, da selbst bei Berücksichtigung der in der Literatur angegebenen mittleren Schallgeschwindigkeit für Augen mit Silikonintraokularlinsen [2] Achsenlängenabweichungen von 0,5 mm bei diesen Linsenmaterialien auftreten können. Die Bandbreite der Materialdichte bei flexiblen Silikonlinsen zeigt sich analog dem refraktiven Index in der Schallgeschwindigkeit. Deshalb ist für die kunstgerechte Biometrie eine geeignete Softwareausstattung der Geräte mit individuell einstellbaren Schallgeschwindigkeiten und Teilstreckenmessungen bei Pseudophakie zu fordern. Weiterhin sollte eine Deklaration der akustischen Kenndaten auf der dem Patienten auszuhändigenden Intraokularlinsenkarte erfolgen, damit bei Abweichungen vom Refraktionsziel eine gezielte Aufspürung der Fehlerursachen anhand einer sauberen Refraktionsbilanz möglich wird.

In der ophthalmologischen Literatur wird zumeist die Angabe der Untersuchungstemperatur unterlassen. Bei Schallgeschwindigkeiten am Auge ist von etwa 35°C auszugehen, Angaben abweichender Schallgeschwindigkeiten können bei schnelleren Werten durch niedrigere Untersuchungstemperatur und damit besserer Leitfähigkeit oder höherer Moleküldichte beruhen, bei niedrigeren Werten auf geringerer Materialdichte bzw. höheren Untersuchungstemperaturen.

Bei Angabe der Dickenwerte jeder Intraokularlinse im gesamten Lieferumfang der Hersteller könnte bei ungenügender Softwarausstattung der Biometriegeräte durch einen im Normogramm ablesbaren additiven Korrekturfaktor die korrekte Achsenlänge ermittelt werden.

Literatur

1. American National Standard for Ophthalmic – Intraocular Lenses – Optical and Physical Requirements, ANSI Z80.7–1984 (1984) American National Standards Institute, New York, pp 6–12
2. Byrne SF, Green RL (1992) Ultrasound of the eye and Orbit. Mosby, St. Louis, pp 220–232
3. Buschmann W, Trier HG (1989) Ophthalmologische Ultraschalldiagnostik. Springer, Berlin Heidelberg New York Tokyo, S 35–40
4. Cunanan CM, Tarbaux NM, Knight PM (1991) Surface properies of intraocular lens materials and their influence on in vitro cell adhesion. J Cataract Refract Surg 17:767–773
5. Fries U, Ohrloff C, Schnaudigel OE (1992) Abbildungsgüte verschiedener Intraokularlinsentypen (mono-, bi- und multifokal) in Luft und in Wasser. Ophthalmologe 89:151–156
6. Holladay JT, Dijk H van, Portney V et al. (1990) Optical performance of multifocal intraocular lenses. J Cataract Refract Surg 16:413–422
7. Holladay JT, Ting AC, Koester CJ, Willis TR (1987) Intraokular lens resolution in air and water. J Cataract Refract Surg 13:511–517

8. Holladay JT, Prager TC (1989) Accurate ultrasonic biometry in pseudophakia. Am J Ophthalmol 107:189–190
9. Menapace R, Papapanos P (1994) Eignung der faltbaren Offenschlingen-Linse Phacoflex SI-30 für die Kapselsackimplantation durch selbstdichtende sklerokorneale Tunnel-Incisionen. Klin Monatsbl Augenheilkd 204:111–120
10. Milauskas AT, Marney S (1988) Pseudo axial length increase after silicone lens implantation as determined by ultrasound scans. J Cataract Refract Surg 14: 400–402

Nahtfixierte HKL, neue Technologien

Einnähung von Hinterkammerlinsen

C. Althaus und R. Sundmacher

Zusammenfassung. Eine anerkannte Möglichkeit der Versorgung von Augen ohne ausreichende Kapselsackstrukturen ist die transsklerale Nahtfixierung von Hinterkammerlinsen (HKL) im Sulcus ciliaris (Sc). Publizierte Vergleichsstudien mit den Alternativmethoden der Iris-Nahtfixation einer HKL und der Vorderkammerlinsenimplantation haben bezüglich der Langzeitverträglichkeit absolut keine Aussagekraft. Meist sind die Fallgruppen prognostisch zu unterschiedlich; fast niemals sind die Operateure in der Lage, Aussagen über die Präzision zu machen, mit der das angestrebte Operationsziel auch tatsächlich erreicht wurde. Dies betrifft besonders die exakten topographischen Fixationsverhältnisse.

Zielsetzung: Es sollen diejenigen operationsmechanischen Grundlagen aufgezeigt werden, die einfach und zuverlässig in einem hohen Prozentsatz zu einem perfekten Sitz der HKL im Sc führen, auch ohne daß in der Routine eine Endoskop benutzt werden muß.

Methodik: Ausgehend von einer vielverwandten Standardmethode wurde der Operationsverlauf und das Fixationsergebnis der transskleralen Fixation am Patienten intraoperativ endoskopisch untersucht, schrittweise den sich ergebenden Erfordernissen angepaßt und optimiert.

Ergebnisse: Die Anwendung unserer so entwickelten Implantationsmethode steigert den Prozentsatz der idealen Einnähungsergebnisse von initial nur 25% auf 80%. Für das perfekte Erreichen des Operationszieles müssen drei Bedingungen erfüllt werden: 1. Am normotonen Auge sollte der Durchstich ab externo und am hypotonen Auge ab interno erfolgen. 2. Die HKL muß möglichst ohne Implantationswinkel über eine Zwischenlagerung in der Vorderkammer in den Sc eingelegt werden. 3. Ein hierfür ideales Linsendesign wurde entwickelt.

Schlußfolgerungen: Mit unserer Operationsmethode wird die sichere Sc Implantation, insbesondere die Rate der korrekten Haptiklage, erheblich verbessert. Eine deutlich bessere Langzeitverträglichkeit der so implantierten Linsen darf erwartet werden.

Summary. Transscleral suture fixation of posterior chamber intraocular lenses (PCL) in the ciliary sulcus is performed to visually rehabilitate eyes without sufficient capsular bag remenants. Studies comparing this technique with the alternatives of suturing a PCL to the peripheral iris or implantation of an anterior chamber lens still lack evidence concerning longterm side effects. Especially the fact that most surgeons do not exactly know whether they really sutured the PCL into the ciliary sulcus or not makes comparison difficult if not impossible. We want to present the basic operative principals in transscleral suture fixation that allow correct ciliary sulcus fixation in a much higher percentage without the need to use an endoscope in routine surgery.

J. Wollensak et al. (Hrsg.)
8. Kongreß der DGII

Method: Intraoperative endoscopic evaluation of the location of the transscleral suture and PCL haptic led – step by step – to the development of a new implantation technique and PCL design.

Results: With this new technique the percentage of correct sulcus fixation increased from initially 25% to 80%. Three requirements have to be fulfilled: 1. Needle penetration of the fixation suture should be performed ab externo in the normotonic eye and ab interno in the hypotonic eye. 2. After primarily positioning the PCL in the anterior chamber the PCL can be implanted in a second step into the posterior chamber with a minimal implantation angle. 3. A special lens design was developed.

Conclusions: Our new implantation technique significantly increased the percentage of correct transscleral suture fixation in the ciliary sulcus, especially the rate of correct haptic positioning. Significantly better longterm results can be expected.

Einleitung

Eine anerkannte Möglichkeit der Versorgung von Augen ohne ausreichende Kapselsackstrukturen ist die transsklerale Nahtfixierung von Hinterkammerlinsen (HKL) im Sulcus ciliaris (Sc) [4, 5, 10, 12]. Alternativmethoden sind die Irisnahtfixation einer HKL und die Vorderkammerlinsenimplantation [4, 13]. Vergleichende Studien bezüglich der Langzeitverträglichkeit sind in ihrer Aussagekraft zum Teil erheblich eingeschränkt. Zum einen werden Indikationsgruppen verglichen, die bezüglich der präoperativen Ausgangslage extrem unterschiedlich sind, zum anderen werden Vorderkammerlinsen bei schwerer vorgeschädigten Augen nicht in gleichem Maße implantiert wie HKLs [5]. Erschwerend in der Bewertung der publizierten Ergebnisse kommt das Unwissen der meisten Operateure über den tatsächlichen Fixationsort bei der transskleralen Fixation hinzu [1, 4, 7, 9]. Dieser ist aber gerade entscheidend in der Bewertung der Langzeitverträglichkeit der transskleral fixierten HKL. Erfolgt die Fixation exakt im Sc, so darf von einer auch langfristig geringeren Beeinträchtigung der Blutkammerwasserschranke ausgegangen werden als bei einer Fixation auf der Pars plicata des Ziliarkörpers [8].
Es sollen diejenigen operationsmechanischen Grundlagen aufgezeigt werden, die einfach, zuverlässig und in einem hohen Prozentsatz zu einem perfekten Sitz der HKL im Sc führen, auch ohne daß in der operativen Routine ein Endoskop eingesetzt werden muß. Hierbei wird besonders auf den Umstand hingewiesen, daß weniger die korrekte Durchstichlokalisation, die bisher schon Thema einiger Studien war, für die korrekte Haptikpositionierung wichtig ist, sondern vor allem eine adäquate Implantationstechnik mit einem geeigneten Linsentyp.

Material und Methode

Ausgehend von einer Standardmethode, die wir von 1987 bis 1991 an 128 Augen angewandt haben [12] und die von zahlreichen Ophthalmochirurgen in ähnlicher Form auch weiterhin angewandt wird, überprüften wir an bisher 63 Augen mit intraoperativer endoskopischer Kontrolle die Zuverlässigkeit des Durchstichs und der anschließenden Haptiklokalisation im Sc. Der Operationsablauf wurde schrittweise den sich ergebenden Erkenntnissen und Erfordernissen angepaßt und optimiert. Im gleichen Zeitraum wurden mit der neuen Technik 50 Augen ohne Endoskop operiert. Die methodischen Details wurden bereits publiziert [1, 2, 3, 11].

Ergebnisse und Diskussion

Die Nahtführung ab externo ist nur am tonisierten, noch nicht eröffneten Bulbus sinnvoll. Am nach der vorderen Vitrektomie hypotonen Bulbus penetriert die Nadel leicht prolabierte Ziliarkörperzotten, so daß der Sulkus schon verfehlt wird. Die ab externo Nahtführung sollte deshalb nur bei einer geplanten Sekundärimplantation ohne begleitende Keratoplastik gewählt werden. Die Wahrscheinlichkeit des korrekten Durchstichs ab externo am tonisierten Auge liegt bei etwa 80%.

Im Falle eines hypotonen Bulbus (z.B. in Verbindung mit Keratoplastik) ergibt die ab interno Nahtführung die zuverlässigeren Ergebnisse [1, 2]. Aufgrund der erheblichen Variabilität der Anatomie des Sc [6] ließe sich die Trefferquote nur noch weiter verbessern, wenn der Durchstich bei simultaner endoskopischer Kontrolle erfolgen würde. Dies ist aber zur Zeit aus raumtaktischen Gründen nicht praktikabel und wird sicherlich in die Routine keinen Einzug halten.

Wichtiger als die exakte Durchstichlokalisation – besonders im Hinblick auf die Langzeitverträglichkeit der transskleral fixierten HKL – ist die korrekte Lage der Haptik. Bei einem Durchstich durch die Pars plicata aber korrekter Haptiklage wird nur eine Zotte irritiert. Ist der Durchstich korrekt, liegt die Haptik aber auf der Pars plicata, können von einer Haptik bis zu 6 Zotten komprimiert werden.

Tabelle 1. Endoskopisch gesicherte Lage der Haptik bei unterschiedlichen Nadeldurchtrittsstellen (Implantation „kleiner" Hinterkammerlinsen aus der Vorderkammer heraus; bei 44 Augen, Stand 26.2.94)

Nadeldurchtrittsstelle	n	Lage der Haptik		
		S. ciliaris	P. plicata	P. plana
Sulcus ciliaris	58	55	3	0
Irisbasis	2	2	0	0
Pars plicata	18[a]	15[a]	3	0
Pars plana	3	2	0	1
Gesamt	81	74	6	1

[a] = 5 mal Durchstich in den vordersten Zottenanteilen.

Die Implantation wurde und wird von den meisten Operateuren üblicherweise noch so durchgeführt, daß die HKL bei schmalem 12 Uhr Zugang zunächst in Richtung 6 Uhr hinter die Iris geschoben und dann der 6 Uhr Bügel am Faden in Richtung 9 Uhr gezogen wird, während gleichzeitig der 12 Uhr Bügel in Richtung 3 Uhr hinter die Iris rotiert wird. In Verbindung mit einer Keratoplastik werden die Bügel rechtläufig direkt bei 3 und 9 Uhr hinter die Iris geleitet. Mit dieser Technik, die von der Vorstellung ausgeht, daß der Bügel am Fixationsfaden in den Sulkus hineingezogen werden kann, erfolgt eine korrekte Haptiklage im Sulkus selbst bei korrektem Durchstich nur in 50% [1, 2, 3]. Die Erklärung liegt darin, daß der primär eingeführte Bügel bei dieser Technik häufig über die Ziliarkörperzotten auf die Pars plana gleitet. Einmal fehlgeleitet läßt er sich aber praktisch nicht mehr in den Sulkus ziehen.

Der Grund für die primäre Fehllage des Bügels liegt in einem zu steilen Implantationswinkel, der in Verbindung mit einer Keratoplastik noch ausgeprägter ist als bei einem korneoskleralen Zugang. Dies ist bislang in der Literatur praktisch nicht beachtet worden. Um den Implantationswinkel zu minimieren, haben wir eine Implantationstechnik entwickelt, bei der die HKL primär in der Vorderkammer mit den Bügeln im Kammerwinkel abgelegt wird und erst in einem zweiten Schritt die Haptiken nacheinander in engem Kontakt mit Irisrückfläche und praktisch ohne wirksamen Implantationswinkel in den Sulkus eingelegt werden. Tabelle 1 zeigt, daß auf diese Weise eine korrekte Haptikpositionierung bei korrektem Durchstich in 95% erreicht werden konnte, aber auch unabhängig von der Durchstichlokalisation in noch 91%, was belegt, daß der Vorgang der Implantation wichtiger als der ganz korrekte Durchstich ist.

Für diese neue Implantationstechnik ist die ursprünglich von uns verwendete große HKL (7 mm Optik, 13,5 mm Gesamtdurchmesser) ungeeignet, weil eine so große Linse häufig nicht leicht aus der Vorderkammer heraus zu implantieren ist. Besser geeignet für die Mehrzahl aller Fälle, besonders auch für etwas engere Pupillen, ist eine eigens konzipierte Linse mit 6 mm Optik, 12,5 mm Gesamtdurchmesser und 10° Angulation der Haptiken (Typ 28 C Morcher; [11]).

Zur Beurteilung der Kurz- und Langzeitverträglichkeit der Operationsmethode sind insbesondere Augen mit einer reinen Sekundärimplantation nach vor Jahren durchgeführter, unkomplizierter intrakapsulärer Kataraktextraktion geeignet, da hier bereits präoperativ der Funktionsstatus des Auges verläßlich zu erheben ist und eine relativ homogene Gruppe vorliegt. Unsere funktionellen Kurzzeitergebnisse in dieser Gruppe mit neuer Technik ($n = 32$) sind sehr gut. Bei 25 Augen liegt eine Nachbeobachtungszeit ≥ 1 Monat vor (i.M. 14 Monate, Spannbreite 1–24 Monate). Präoperativ erreichten 84% einen Visus ≥ 0,5 und 76% einen Visus ≥ 0,8. Postoperativ war dies bei 92% bzw. ebenfalls 76% der Fall. Bei 2/25 Augen bestand bereits präoperativ ein angiographisch nachgewiesenes Makulaödem, bei beiden Augen persistierte es postoperativ zwar, der Visus besserte sich aber um 2 Zeilen. Neu entstanden 3 angiographisch gesicherte Makulaödeme, wobei nur eines zu einem Visusab-

Tabelle 2. Durchstich- und Haptiklokalisation in bezug zur Visusentwicklung, zum Makulaödem, zum Flaremeterwert und zur Nachbeobachtungszeit für Augen mit Z.n. ICCE und sekundärer transskleraler HKL-Einnähung ($n = 26$, Stand 26.2.94)

Nr.	1. D	1. H	2. D	2. H	Visus		MÖ		Flare	Bes	Nb
					prä	post	prä	post			
1.	Ib	–	–	–	0,8	0,7	Ø (o, f)	Ø (o, f)			11
2.	–	–	P.pli.	–	0,6	1,0	Ø (o, f)	Ø (o)			17
3.	S.c.	P.pla.	S.c.	–	0,4	0,5	Ø (o, f)	Ø (o, f)	4,3/2,4	fd. myop.	29
4.	P.pli.	P.pli.	S.c.	S.c.	0,5	0,6	+ (o, f)	Ø (o)		TSMD	9
5.	S.c.	S.c.	S.c.	P.pla.	0,6	0,4	–	Ø (o)			2
6.	S.c.	S.c.	S.c.	P.pli.	0,8	1,0	Ø (o, f)	Ø (o, f)			28
7.	P.pli.*	S.c.	S.c.	S.c.	0,5	0,8	+ (o, f)	+ (o, f)	12,1/0,8		24
8.	P.pli.*	S.c.	S.c.	S.c.	0,9	0,8	Ø (o, f)	Ø (o, f)	6,1	TSMD	24
9.	S.c.	S.c.	S.c.	–**	1,0	1,0	Ø (o, f)	Ø (o)	4,9/0,5		23
10.	S.c.	S.c.	S.c.	–**	1,0	1,0	Ø (o)	Ø (o)	5,1/1,3		22
11.	S.c.	–**	S.c.	S.c.	0,8	1,0	Ø (o, f)	Ø (o, f)			22
12.	P.pli.*	S.c.	S.c.	P.pla.	0,3	0,8	Ø (o, f)	Ø (o)	3,8/0,5		21
13.	S.c.	S.c.	S.c.	S.c.	0,9	1,0	Ø (o, f)	Ø (o, f)	5,9/2,4		21
14.	Ib	S.c.	S.c.	S.c.	0,8	1,0	Ø (o)	Ø (o, f)	6,3		21
15.	P.pli.*	S.c.	S.c.	S.c.	1,0	1,0	Ø (o, f)	Ø (o, f)			20
16.	P.pli.	P.pli.	P.pli.	S.c.	1,0	1,0	Ø (o, f)	Ø (o)	8,0/1,3		16
17.	S.c.	S.c.	S.c.	S.c.	0,4	0,2	Ø (o, f)	+ (o, f)		TSMD	8
18.	P.pli.	–	S.c.	–	0,7	0,5	Ø (o, f)	Ø (o, f)	3,5/0,8	HH-Narbe	14
19.	S.c.	S.c.	S.c.	S.c.	0,1	0,3	+ (o)	+ (o)			14
20.	S.c.	S.c.	S.c.	S.c.	0,9	1,0	Ø (o, f)	Ø (o)	3,6/0,6		12
21.	–	S.c.	S.c.	S.c.	0,8	1,0	Ø (o, f)	Ø (o)	4,6/2,7		11
22.	S.c.	S.c.	S.c.	S.c.	1,0	0,7	Ø (o)	+ (f)	5,6/1,0	GK-Bltg	12
23.	P.pli.	S.c.	S.c.	S.c.	0,8	1,0	Ø (o, f)	Ø (o)	7,3/1,2		11
24.	S.c.	S.c.	P.pli.	P.pli.	1,0	1,0	Ø (o, f)	Ø (o)	5,7/0,6		8
25.	P.pli.	S.c.	S.c.	S.c.	1,0	1,0	Ø (o)	Ø (o)	4,8/2,3	TSMD	4
26.	S.c.	–	–	–	1,0	0,7	Ø (o, f)	Ø (o)	9,4/1,3	GK-Bltg, I.U.	3

(*D* = Durchstich, *H* = Haptik, *Nb* = Nachbeobachtung in Monaten, *prä* = präoperativ, *post* = postoperativ, **P. pli* = Pars plica, *P. pla* = Pars plana, *S.c* = Sulcus ciliaris, –** = Vaulting der Optik, *ø(o,f)* = kein MÖ (ophthalmoskopisch, fluo.-angiographisch), *TMSD* = trockene senile Makuladegeneration, *Gk-Bltg* = Glaskörperblutung, *I.U.* intermediäre Uveitis).

fall von 0,7 auf 0,2 führte, die zwei anderen Augen wiesen einen Visus von 1,0 bzw. 0,7 auf.

Tabelle 2 stellt die Lage des Durchstichs und der Haptiken aus dieser Gruppe in Beziehung zur Visusentwicklung, zur Inzidenz eine Makulaödems und zum Vorderkammerreizzustand (Flaremeter) dar. Angesichts der komplexen Kombinationsmöglichkeiten ist unschwer ersichtlich, daß wir zur Zeit noch keine Antwort auf die Frage geben können, welche Komplikationen nach welcher Zeit bei nicht korrekter transskleraler Fixation zu erwarten sind.

Schlußfolgerungen

Die von uns eingeführte Methode der intraoperativen Endoskopkontrolle erlaubt es, sich Gewißheit über den exakten Sitz einer transskleral fixierten Hinterkammerlinse zu verschaffen. Diese Kenntnis is unerläßliche Voraussetzung dafür, daß anhand eines großen Krankengutes später einmal darüber entschieden werden kann, ob bestimmte Fehlimplantationen mit einer Langzeitunverträglichkeit einhergehen oder nicht. Die entscheidende Frage der Langzeitverträglichkeit kann allerdings erst in 5–10 Jahren anhand eines dann hoffentlich zahlenmäßig ausreichend vorliegenden endoskopisch dokumentierten Krankengutes entschieden werden. Wir gehen davon aus, daß die Bügellage und weniger die Durchstichlokalisation die wesentliche Determinante der Langzeitverträglichkeit sein wird.

Literatur

1. Althaus C, Sundmacher R (1992) Transscleral suture fixation of posterior chamber intraocular lenses through the ciliary sulcus: endoscopic comparison of different suture techniques. Germ J Ophthalmol 1:117–121
2. Althaus C, Sundmacher R (1993) Intraoperative intraocular endoscopy in transscleral fixation of posterior chamber lenses – Consequences for suture technique, implantation procedure and choice of PCL design. Refract Corneal Surg 9(5): 333–339
3. Althaus C, Sundmacher R (1993) Endoskopisch kontrollierte Optimierung der transskleralen Nahtfixation von Hinterkammerlinsen im Sulkus ciliaris. Ophthalmologe 90:317–324
4. Apple DJ, Price FW, Gwin T, Imkamp E, Daun M, Casanova R, Hansen S, Carlson AN (1989) Sutured retropupillary posterior chamber intraocular lenses for exchange or secondary implantation. Ophthalmology 96:1241–1247
5. Davis RM, Best D, Gilbert GE (1991) Comparison of intraocular lens fixation techniques performed during perforating keratoplasty. Am J Ophthalmol 111: 743–749
6. Davis RM, Campbell DM, Jacoby BG (1991) Ciliary sulcus anatomical dimensions. Cornea 10:244–248
7. Lubniewski AJ, Holland EJ, Van Meter WS, Gussler D, Parelman J, Smith ME (1990) Histologic study of eyes with transsclerally sutured posterior chamber intraocular lenses. Am J Ophthalmol 110:237–243
8. Miyake K, Asakura M, Kobayashi H (1984) Effect of intraocular lens fixation on the blood-aqueous barrier. Am J Ophthalmol 98:451–455
9. Robin SB, Rubenstein JB, Kay MD, Epstein RJ (1991) Haptic location of transsclerally fixated posterior chamber intraocular lenses in the cadaver eye. Invest Ophthalmol Vis Sci 32:796–796

10. Schein OD, Kenyon KR, Steinert RF, Verdier DD, Waring GOIII, Stamler JF, Seabrook S, Vitale S (1993) A randomized trial of intraocular lens fixation techniques with penetrating keratoplasty. Ophthalmology 100:1437–1443
11. Sundmacher R, Althaus C (1993) Die operationstechnischen Grundlagen der transskleralen Einnähung von Hinterkammerlinsen. Klin Mbl Augenheilkd 202: 320–328
12. Sundmacher R, Althaus C, Wester R (1991) Two years experience with transscleral fixation of posterior chamber lenses. Graefe's Arch Clin Ophthalmol 229: 512–516
13. Zaidman GW, Goldman S (1990) A prospective study on the implantation of anterior chamber intraocular lenses during keratoplasty for pseudophakic and aphakic bullous keratopathy. Ophthalmology 97:757–762

Ergebnisse sulkusnahtfixierter Hinterkammerlinsen als Routineimplant nach intrakapsulärer Kataraktoperation

S. Deutsch, S. Kohnen und H. P. Brauweiler

Zusammenfassung. Bei 56 Augen von 45 Patienten wurden nach intrakapsulärer Kataraktoperation Hinterkammerlinsen mit Nahtfixation im Sulcus Ciliaris implantiert. Das mittlere Alter der Patienten betrug 63,2 Jahre (29–89 Jahre). Bei 32 Frauen und 24 Männern betrug der Nachbeobachtungszeitraum im Mittel 10,0 Monate (6–12 Monate). Zwei Implantationen wurden bei der Extraktion subluxierter Linsen durchgeführt, bei den übrigen lag die Kataraktextraktion mehrere Jahre zurück. In 7 Fällen handelte es sich um traumatische Aphakien mit entsprechenden zusätzlichen Veränderungen des vorderen Augenabschnittes. Bei allen Operationen wurde die Sulkusnaht „ab externo" durchgeführt, seit Mitte 1991 wurde in der Regel ein selbstschließender Bogenschnitt als Operationszugang verwendet. In allen Fällen wurden einstückige PMMA-Linsen mit Fixationsösen an der Haptik (PC 279 W, 7 mm, C-loop, Fa. Polytech) implantiert.

Ergebnisse: Bei 22% der Augen war der bestkorrigierte postoperative Visus gleich, bei 62% besser als der präoperative Visus. Dabei lagen 91,1% (51 Augen) bei einem Visus von 0,5 oder besser. Bei den Fällen mit Visusverschlechterung fand sich einmal ein zystoides Makulaödem sowie eine Ablatio retinae. In den anderen Fällen handelte es sich um operationsunabhängige Begleiterkrankungen (senile Makuladegeneration, Optikusatrophie, diabetische Retinopathie). In 80,3% der Fälle war der postoperative Verlauf komplikationslos, in 9 Fällen zeigte sich intra- oder frühpostoperativ eine leichte Glaskörperblutung, die sich in allen Fällen nach wenigen Tagen spontan völlig resorbiert hatte. Nach einer Nachbeobachtungszeit von im Mittel 10 Monaten lag die Refraktion der operierten Augen in 52,6% der Fälle in einem Bereich von ± 1,0 dpt im bezug zur Zielrefraktion. Die größte Abweichung von ± 3,0 dpt zeigte sich bei 2 Augen.

Schlußfolgerungen: Sowohl im Bezug auf die gefundenen Komplikationen als auch für Visus und Refraktion erwies sich die Fixation einer Hinterkammerlinse mit Sulkusnaht bei fehlender Linsenkapsel als zuverlässig und sicher.

Summary. We implanted posterior-chamber-lenses in 56 eyes of 45 patients, using a suture-fixation in the ciliar sulcus. The average age was 63,2 years (29–89 years), the period of investigation 10 months (6–12 months). Two implantations were performed after the extraction of subluxated lenses. In 7 cases we did the surgery in aphacic eyes after injuries with additional after-effects that made e.g. an iris-plasty necessary in 4 cases. In all procedures we performed the stitch through the sclera 'ab externo', since the summer 1991 a selfsealing frown-incision was used for implantation. All patients received one-piece PMMA lenses with modified c-loops.

J. Wollensak et al. (Hrsg.)
8. Kongreß der DGII

Results: 22% of the eyes achieved a postoperative vision equivalent to the preoperative data, in 62% the vision was better than preoperative. A vision of 0.5 or better was achieved in 91.1% of all patients. In the other cases 1 CME was found as well as 1 retinal detachment. A macular degeneration, diabetic retinal changes and an atrophy of the optic nerve that occurred were not due to the surgery. 80.3% of the postoperative courses did not show any complications. 9 slight bleedings into the vitreous did completely resolve in a few days. The postoperative refraction were found within a range of 1 diopter in regard to the target-refraction.

Conclusion: As well in regard to postoperative complications as to achieved vision and refraction the fixation of posterior-chamber-lenses by a suture in the ciliar sulcus is a save procedure in eyes without an intact capsular bag.

Einleitung

Zum operativen Ausgleich einer Aphakie mit fehlender Linsenkapsel stehen heute prinzipiell 2 Verfahren zur Verfügung. Die zur Zeit gebräuchlichste Methode ist die Implantation einer kammerwinkelgestützten Vorderkammerlinse. Eine Hinterkammerlinse kann mit Nähten im Sulcus ciliaris oder an der Iris fixiert werden. Der Grund für die überwiegende Bevorzugung der Vorderkammerlinse liegt in der technisch schwierigeren und zeitlich längeren Operation bei der Sulkusnahtfixation. Ebenso wird noch häufig über diverse Komplikationen nach einem relativ hohen Prozentsatz der Eingriffe berichtet. Wir bevorzugen die Hinterkammerlinse gegenüber der Vorderkammerlinse wegen der nachgewiesenen Endothelzellschonung und geringeren Störungen der Blut-Kammerwasser-Schranke mit den bekannten Folgeschäden [10]. Die Studie wird zeigen, daß mit der erforderlichen Routine, Operationsmethode und Material eine Routineimplantation der sulcusnahtfixierten Linsen bei Sekundärimplantationen befürwortet werden kann.

Patienten und Methode

56 Augen von 45 Patienten wurden mit einer sulcusnahtfixierten HKL (SHKL) versorgt. In 2 Fällen wurde bei luxierter bzw. subluxierter Linse primär eine SHKL implantiert. 7 SHKL erhielten Patienten mit Zustand nach traumatischer Aphakie, wobei in 4 Fällen gleichzeitig eine Irisplastik durchgeführt wurde. Die Indikation zur Operation der übrigen 47 aphaken Augen war in der Regel eine Kontaktlinsenunverträglichkeit. Das Alter der Patienten lag zwischen 29 und 89 Jahren, im Mittel 63,2 Jahre. Der Beobachtungszeitraum betrug 6–12 Monate, im Mittel 10 Monate. Bei allen Augen wurde mit Ausnahme der erwähnten Irisplastiken dieselbe Operationstechnik durchgeführt. Implantiert wurden Linsen der Fa. Polytech (Typ PC 279 W, 7 mm, modified C-loop mit Befestigungsöse).

Zunächst wurden 2 dreieckige Skleradeckel mit etwa 3 mm Basis am Limbus bei 2 Uhr und 8 Uhr präpariert, um postoperativ eine Irritation der Bindehaut oder eine fortgeleitete Endophthalmitis zu verhindern. Über zwei Parazentesen bei 2 und 10 Uhr wurde eine bimanuelle vordere Vitrektomie durchgeführt. Anschließend wurde die Vorderkammer mit einer viskoelastischen Substanz gefüllt, wobei der Bulbus tonisiert und der Sulcus ciliaris dargestellt wird. Ein mit einer geraden Nadel armierter Prolene-10-0-Faden (STC-6, Fa. Ethicon) wurde bei 8 Uhr unter dem Skleradeckel von außen durchgestochen, unter der Iris hergeführt und von einer 27-gg.-Kanüle, die entsprechend bei 2 Uhr eingeführt wurde, unter Sicht aufgefangen. Für die Punktion wurde ein Abstand von ca. 0,5 mm vom Limbus eingehalten. Der hinter der Iris durchgezogene Prolenefaden wurde durch den Korneoskleralschnitt herausgeführt, außerhalb des Auges durchtrennt und die freien Enden an den Befestigungsösen der Linse verknotet. Bei gleichzeitigem Zug an den Fäden durch die Punktionsstellen konnte die Linse leicht in die Hinterkammer positioniert werden. Der rechtzeitige Zug an den Fäden ist wichtig um eine Implantation besonders des ersten Bügels hinter den Ziliarkörpern zu vermeiden. Die Befestigung erfolgte mit Rückstichnähten unter den Skleradeckeln. In allen Fällen wurde unmittelbar postoperativ 40 mg Gentamycin und 4 mg Fortecortin parabulbär gespritzt. Die durchschnittliche Operationsdauer betrug 35 min.

Ergebnisse

Der postoperativ beste Visus war bei 21% der Augen gleich und bei 62% besser als der präoperative Wert. 91,1% der Augen erreichten einen Visus von 0,5 oder besser (Abb. 1). Bei 7 Augen trat eine Visusverschlechterung um eine Visusstufe ein. Ursache war in einem Fall ein zystoides Makulaödem, in einem Fall eine Ablatio retinae 2 Monate postoperativ, die operativ wiederangelegt werden konnte (Abb. 2). In 3 weiteren Fällen waren operationsunabhängige

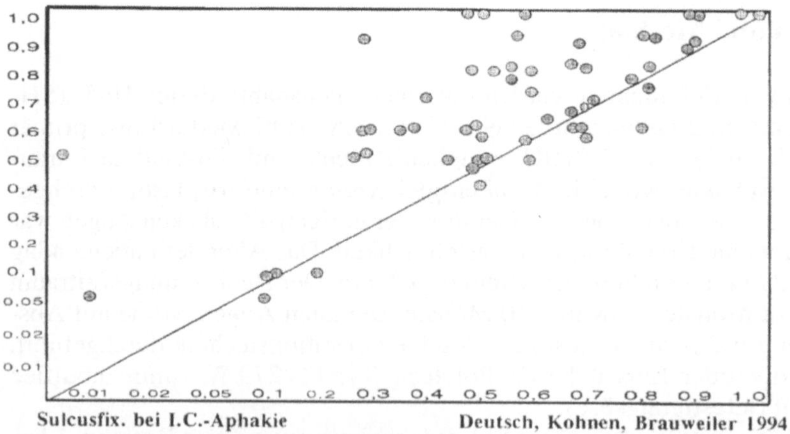

Abb. 1. Postoperative Visusentwicklung

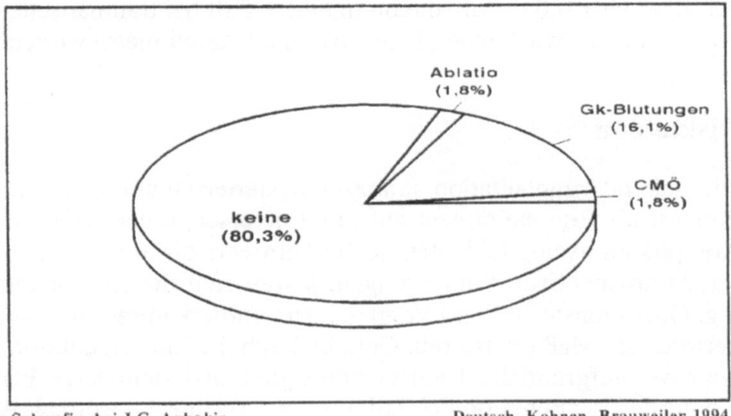

Abb. 2. Postoperative Komplikationen

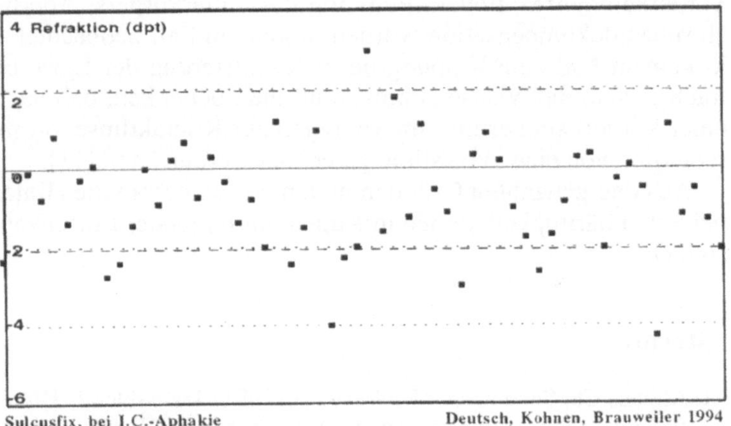

Abb. 3. Abweichung von der Zielrefraktion

Begleiterkrankungen wie eine senile Makuladegeneration, eine Optikusatrophie und eine diabetische Retinopathie die Ursache.

Da das zystoide Makulaödem bei einem Auge mit traumatischer Vorschädigung auftrat, bleibt bei den 47 einfachen Aphakien lediglich eine Ablatio retinae als persistierende visusrelevante Komplikation, die auf den Eingriff zurückzuführen sein könnte. Eine Blutung in den Glaskörperraum trat in 9 Fällen auf, wobei der Eintrittsort bei 8 Augen der korneosklerale Schnitt war. Bei einem Patienten war die Punktion die Blutungsursache. In allen Fällen hatte sich die Blutung in wenigen Tagen komplett resorbiert, ohne Auswirkungen auf den Visus zu haben. Die Refraktion lag bei 52,6% der Fälle innerhalb ± 1,0 dpt in bezug zur Zielrefraktion. Bei 2 Augen wich die Refraktion in den Bereich ± 3,0 dpt ab, davon in einem Fall bei traumatischer Aphakie mit präoperativ schwankenden Biometrie- und Keratometriewerten (Abb. 3).

Diskussion

Die Sekundärimplantation sulkusnahtfixierter Hinterkammerlinsen wird zumindest als Routineimplant aufgrund diverser in der Literatur angegebener Komplikationsmöglichkeiten noch kontrovers diskutiert. Wie die Zahlen unserer retrospektiven Studie zeigen, lassen sich die Komplikationen bei der o.g. Operationstechnik im Vergleich zur Vorderkammerlinse auf mehr als ein vertretbares Maß reduzieren. Gerade durch die Sulcuspunktion „ab externo", bei zuvor aufgrund des Tunnelschnitts gut tonisiertem Auge, kann unter guter Kontrolle eine Punktion des Ziliarkörpers vermieden werden. Außer der vorderen Vitrektomie und der Implantation findet keine Manipulation im Augeninneren statt.

Komplikationen, die in der Literatur oft beschrieben werden, wie fibrinöse Vorderkammerreaktionen, Punktion des Ziliarkörpers, Aderhautamotio und Hornhautdekompensation wurden in keinem Fall beobachtet. Ebenso wurde in keinem Fall eine Kippung oder Dezentrierung der Linse beobachtet. Betrachtet man das Visusergebnis, muß man bedenken, daß nach Implantation einer Vorderkammerlinse im Vergleich zur Kontaktlinse, oft mit einer Visusreduktion von einer Visuslinie gerechnet werden kann [11].

Aus den genannten Gründen halten wir weiterhin die Hinterkammer auch bei Sekundärimplantationen in Augen mit fehlender Linsenkapsel für den besten Ort.

Literatur

1. Althaus Ch, Sundmacher R, Wester R (1991) Transsklerale Hinterkammerlinsenfixation – Gelöste und weiterhin offene Fragen. In: Wenzel M et al. (Hrsg) 5. Kongreß der DGII. Springer, Berlin Heidelberg New York Tokyo, S 605–613
2. Bialasiewicz AA, Janßen K, Hillermann K, et al. (1993) Sulcusnahtfixierte Hinterkammerlinsenimplantation – Indikationen, Ergebnisse und Komplikationen bei 56 Augen nach 12 Monaten. In: Robert YCA et al. (Hrsg) 7. Kongreß der DGII. Springer, Berlin Heidelberg New York Tokyo, S 178–181
3. Brauweiler HP, Kessler AS (1991) Eine Methode zur Implantation sulcusfixierter Hinterkammerlinsen bei fehlender Hinterkapsel – Technik und Ergebnisse. In: Wenzel et al. (Hrsg) 5. Kongreß der DGII. Springer, Berlin Heidelberg New York Tokyo, S 620–626
4. Daus W, Tetz M, Buschendorff P, Völcker HE (1992) Sklerale Nahtfixation von Hinterkammerlinsen – Technik und Ergebnisse. In: Neuhann T et al. (Hrsg) 6. Kongreß der DGII. Springer, Berlin Heidelberg New York Tokyo, S 179–189
5. Hartmann C, Bartz-Schmidt KU (1993) Die Sulcusnaht-IOL – Experimentelle und klinische Untersuchungen zum idealen Haptikdesign. In: Robert YCA et al. (Hrsg) 7. Kongreß der DGII. Springer, Berlin Heidelberg New York, Tokyo, S 258–266

6. Hermeking H, Gerke E (1992) Sklerafixation – Innenstich versus Außenstich – Eine vergleichende Studie mit Vorstellung einer neuen Technik mit dem Schlaufenfaden. In: Neuhann T et al. (Hrsg) 6. Kongreß der DGII. Springer, Berlin Heidelberg New York Tokyo, S 169–178
7. Kohnen T, Soliman M, Koch HR (1990) Long term results with sulcus sutured posterior chamber lenses. 8. ESCRS-Congress, Dublin, Book of abstracts, p 66
8. Mittelviefhaus H (1992) Technische Details bei der transskleralen Hinterkammerlinsenfixation – Skleralappen- und Knotentechniken. In: Neuhann T et al. (Hrsg) 6. Kongreß der DGII. Springer, Berlin Heidelberg New York Tokyo, S 190–198
9. Mittelviefhaus H, Grehn F (1991) Transsklerale Hinterkammerlinsenfixation – 4 Jahre Erfahrungen. In: Wenzel M et al. (Hrsg) 5. Kongreß der DGII. Springer, Berlin Heidelberg New York Tokyo, S 597–604
10. Mittelviefhaus H, Wiek K (1993) Transsklerale Hinterkammerlinsenfixation ohne Skleralappen – Vereinfachung der Technik für die Linseneinpflanzung bei komplizierter Kataraktextraktion. In: Robert YCA et al. (Hrsg) 7. Kongreß der DGII. Springer, Berlin Heidelberg New York Tokyo, S 173–177
11. Myake K, Asakura M, Kobayaski H (1984) Effect of intraocular lens fixation on the blood aqueous barrier. Am J Ophthalmology 98:451–455
12. Stark WJ, Worthen DM, Holladay JT (1983) The FDA report on intraocular lenses. Ophthalmology 90:311–317

Kapselnaht als alternative Behandlung bei subluxierter Linse

R. Hennekes und T. Adank

Zusammenfassung. In Fällen von (traumatischer) Linsenluxation mit Zonuladialysen von weit über 180° kann eine interkapsuläre Phakoemulsifikation ausgeführt werden. Die Zonuladialyse kann dadurch wieder fixiert werden, daß man den Kapseläquator direkt mit dem Sulcus ciliaris vernäht. Eine Hinterkammerlinse kann dann entweder in den Kapselsack oder in den Sulcus ciliaris implantiert werden. Die Vernähung der Hinterkapsel mit dem Sulcus ist auch als rekonstruktive Maßnahme bei Kapselrupturen ehemals extrakapsulär operierter Augen möglich.

Summary. In cases of (traumatically) subluxated lenses intercapsular phacoemulsification can be done. The zonular dialysis can be fixed by suturing the capsule directly into the sulcus. The PCL can then be implanted either into the capsular bag or into the sulcus. Suture fixation of a posterior capsule is also possible as a reconstructive measure in previously extracapsular operated eyes with giant capsular tears.

Einleitung

Heutzutage ist die subluxierte oder atopische Linse noch eine der letzten Indikationen für eine Linsenextraktion oder Lensektomie [1, 6, 10–12]. Die visuelle Rehabilitation erfolgt dann i. allg. durch die Implantation einer Vorderkammerlinse oder einer transskleral fixierten Hinterkammerlinse. Die heutigen Phakoemulsifikationstechniken machen es jedoch möglich, die Hinterkapsel auch in Fällen von größeren Zonuladialysen zu erhalten. Der Operateur muß sich dann entscheiden, ob die vorhandenen zonulären Verbindungen in der Lage sind, eine Hinterkammerlinse sicher zu halten. Dies wird der Fall sein bei Zonuladialysen von weniger als 160°. Eine Hinterkammerlinse wird jedoch mit großer Sicherheit dann luxieren, wenn die Dialyse mehr als 180° beträgt und keine weiteren Maßnahmen zur Fixation getroffen werden. Die direkte Nahtfixation der IOL Haptiken ist eine relativ neue Technik mit guten Kurzzeitresultaten. Die Langzeitstabilität ist hier jedoch noch nicht sicher abzuschätzen, da die längsten Nachbeobachtungszeiten, über die berichtet werden, 5–6 Jahre nicht überschreiten, z. B. [4, 5]. Es wäre deshalb wünschenswert, die übriggebliebenen, natürlichen Linsenstrukturen selbst zu benützen, um in Fällen von Zonuladialysen von mehr als 180° einen sicheren Sitz der Hinterkammerlinse zu erreichen. Dies ist von besonderer Bedeutung bei jugendlichen Patienten oder Kindern. In diesem Zusammenhang möchten wir

J. Wollensak et al. (Hrsg.)
8. Kongreß der DGII

über Fälle von subluxierten Linsen mit beträchtlicher Zonuladialyse berichten. In diesen Fällen wurden Bemühungen unternommen, durch direkte Kapselnaht ein stabiles hinteres Diaphragma zu erzeugen, von dem man annehmen konnte, daß es eine dauerhafte Langzeitfixation der IOL garantiere, unabhängig von allen Problemen der Nahtdegradation oder Nahtabstoßung.

Material und Methoden

Es wurden 5 Augen operiert: 4 mit einer traumatischen zonulären Dialyse von 180°–270° bei jungen Männern und 1 Auge zum Zwecke einer sekundären Hinterkammerlinsen-Implantation nach mißglückter extrakapsulärer Kataraktextraktion 3 Jahre zuvor mit einem großen Kapselriß und konsekutiver Kapselschrumpfung.

In den ersten Fällen wurde die Vorderkapsel durch eine kontinuierliche zirkuläre Kapsulorrhexis geöffnet. Die Linse wurde phakoemulsifiziert, die Rindenreste entfernt und eine anteriore Vitrektomie durch die Dialyse hindurch ausgeführt. Die Anatomie des Kapselsackes wurde durch Auffüllung mit Healon wiederhergestellt. Danach wurde der Äquator des Kapselsackes im Bereich der Zonuladialyse direkt in den Sulkus genäht. Die transsklerale Fixation des Kapselsackes wurde mit 10-0 Prolene Nähten vorgenommen (s. Abb. 1 a, b). In einem Fall wurde die Hinterkammerlinse direkt in den refixierten Kapselsack implantiert, in den weiteren Fällen wurde eine Hinterkammerlinse mit einem Gesamtdurchmesser von 13,75 mm in den Sulcus

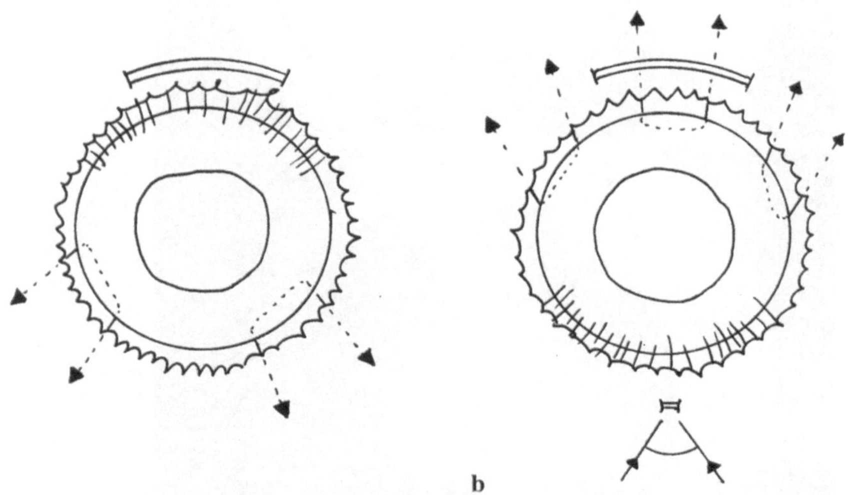

Abb. 1 a, b. Schematische Darstellung der transäquatoriellen und transskleralen Kapselnähte bei Zonuladialyse in der unteren Zirkumferenz durch die Implantationsöffnung hindurch (**a**) oder durch eine inferiore Parazenthese bei superiorer Dialyse (**b**)

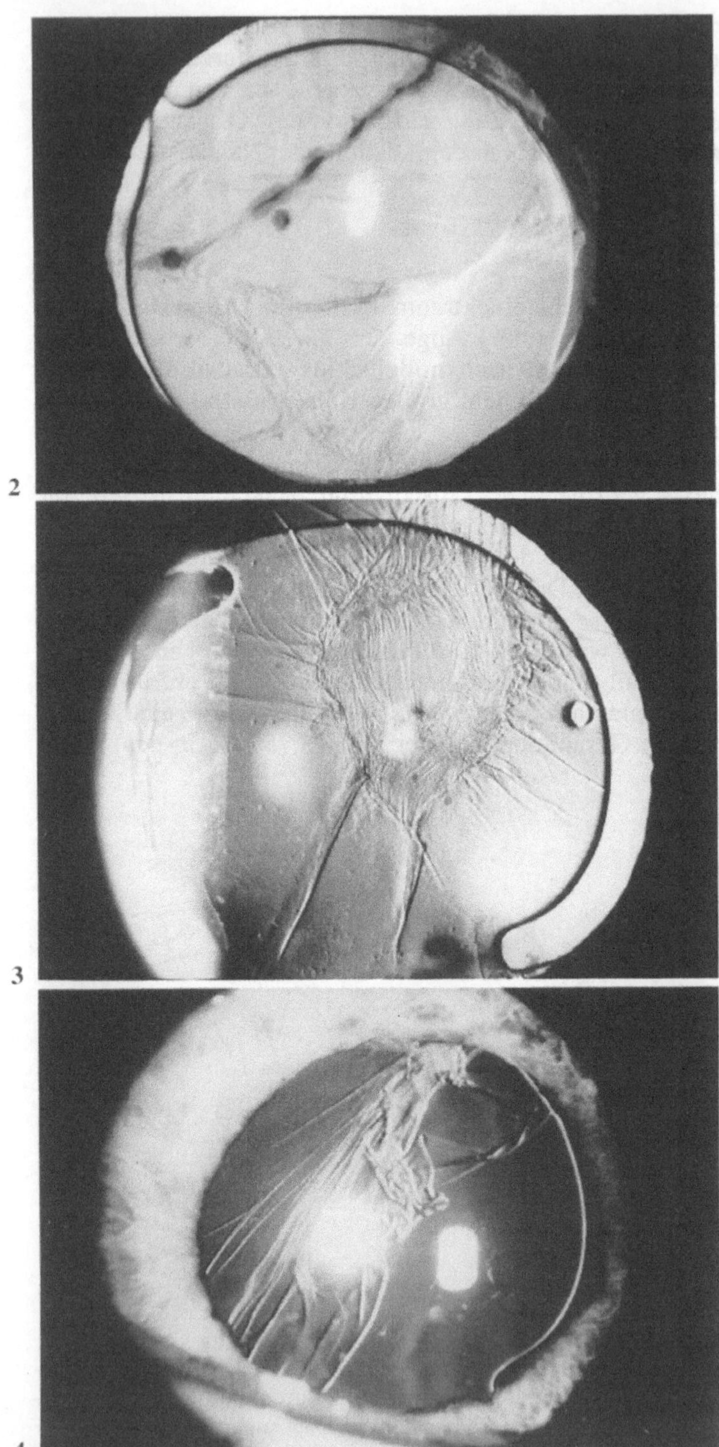
2
3
4

ciliaris vor den intakten Kapselsack implantiert. Im Fall der Sekundärimplantation wurden die Reste der geschrumpften und verbackenen Hinterkapsel gereinigt und mobilisiert. Teile der Linsenkapsel wurden auf eine Nadel gespießt und direkt in den Sulcus ciliaris genäht. Auf diese Weise konnte der restierende periphere Kapseldefekt auf unter 160° verkleinert werden und eine Hinterkammerlinse in den Sulcus ciliaris mit einem minimalen Dislokationsrisiko implantiert werden.

Ergebnisse

Abbildung 2 zeigt ein Beispiel für eine Kapselsackimplantation nach Naht einer inferioren Zonuladialyse ein Jahr nach der Operation. Abbildung 3 ist ein Beispiel für eine Sulkusimplantation einer HKL nach Naht einer 200° Zonuladialyse superior, 1,5 Jahre nach der Operation. Deutlich sind kapsuläre Opazifikationen und Fibrosen zu sehen. Alle bisher implantierten Linsen sitzen stabil und zentriert und es gibt keinen Hinweis dafür, daß die nahtfixierte Hinterkapsel sich aus der primären Verankerung losreißen könnte. Der Visus entsprach in allen operierten Fällen dem präoperativen Interferometriewerten. Im Fall der Abb. 2 konnten postoperative Adhäsionen zwischen Kapselequator und Sulcus ciliaris bzw. Iriswurzel unter Indentierung gesehen werden. Abbildung 4 gibt einen Eindruck über die Stabilität einer intraokularen Hinterkammerlinse, die sekundär in den Sulcus ciliaris implantiert wurde vor das teilweise restaurierte und refixierte Kapseldiaphragma. Auch diese Linse blieb nach 2 Jahren gut zentriert und der Visus ungestört.

Diskussion

Aus den geschilderten Fällen kann man ableiten, daß es unter bestimmten Umständen möglich ist, bei hochgradig subluxierter Linse ein Kapseldiaphragma wiederherzustellen, das stark genug ist, eine Hinterkammerlinse zu tragen. Die Technik ist nicht einfach und man kann sicherlich ihren Nutzen diskutieren, v. a. da Alternativen existieren. Wir denken jedoch, daß die Re-

Abb. 2. In den Kapselsack implantierte Hinterkammerlinse ein Jahr nach Refixation einer Zonuladialyse von 210° in der unteren Zirkumferenz. Es besteht praktisch keine Dezentration

Abb. 3. In den Sulcus implantierte Hinterkammerlinse 1,5 Jahre nach Refixation einer zonulären Dialyse von 200° in der oberen Zirkumferenz. Auch hier besteht praktisch keine Dezentration

Abb. 4. Rekonstruiertes Hinterkapseldiaphragma aus Kapselresten nach nicht gelungener ECCE mit Kapselriß drei Jahre vor der Reintervention. Nach 2 Jahren sitzt die Linse noch immer stabil am primären Implantationsort

stauration einer physiologischeren Anatomie (d.h. die Rekonstruktion eines retropupillären Diaphragmas) ihrerseits selbst bereits ein Argument ist, dies zu tun. So können Adhäsionen zwischen Kapsel und Sulkus entstehen, die eine dauerhafte Festigkeit gewährleisten. Die Unsicherheit über die Langzeitstabilität von transskleral fixierten Hinterkammerlinsen, die bekannten Gefahren der Vorderkammerlinse [2, 8, 9] und die langdauernde und schwierige visuelle Rehabilitation bei Epikeratophakie [3, 7] machen rekonstruktive Maßnahmen der Hinterkapsel wohl am lohnenswertesten bei jugendlichen Patienten oder Kindern. Die direkte Nahtfixation des Kapselsackes übertrifft in ihrer Festigkeit andere kapselsackstabilisierende Maßnahmen wie z.B. einen äquatorial plazierten Ring (Witschel, DGII 94) oder intraokulare Linsen mit langen C-Schlaufen. Denn bei diesen Techniken bleibt ja weiterhin die Zonuladialyse bestehen. Ziliokapsuläre oder iridokapsuläre Verbindungen im Dialysebereich dürften sich wohl nicht reproduzierbar mit ausreichender Sicherheit ausbilden, um – vor allem bei großen Dialysen – die Linse festzuhalten und ein Umklappen nach hinten zu verhindern. Obwohl Langzeitergebnisse (> 2 Jahre) bei rekonstruierter Hinterkapsel noch nicht zur Verfügung stehen, kann man trotzdem annehmen, daß alle möglichen Spätkomplikationen durch eine sorgfältige und angemessene Reintervention vermieden oder beherrscht werden können. Eine totale Dislokation der Hinterkammerlinse in den Glaskörper ist sehr unwahrscheinlich, da kapsuläre Adhäsionen mit einem hohen Wahrscheinlichkeitsgrad eine freie Bewegung der Linse verhindern dürften. Darüber hinaus sind Endothel- oder Kammerwinkelschäden, wie sie nach einer Vorderkammerlinsenimplantation auftreten können, so unwahrscheinlich wie bei jeder anderen konventionell fixierten Hinterkammerlinse. Würde eine vor oder in den nahtfixierten Kapselsack implantierte Linse beginnen, destruktive Aktivitäten zu entfalten, könnte man sie explantieren und das Auge so rekonstruieren daß eine einfache Aphakie resultieren würde. Mit anderen Worten: unter den schlechtesten Umständen bleibt immer noch die Option erhalten, eine Komplikation in eine Situation zu konvertieren, die auch vorhanden gewesen wäre, wenn man den konventionellen Weg eingeschlagen hätte.

Literatur

1. Behki R, Noël LP, Clarke WN (1990) Limbal Lensectomy in the management of ectopia lentis in children. Arch Ophthalmol 108:809–811
2. Craig MT, Mamalis N, Crandall AS, McDonald DK (1989) Spontaneous in vivo fracture of an anterior chamber intra-ocular lens loop. Arch Ophthalmol 107: 642–643
3. Grabner G (1991) Komplikationen der Epikeratophakie zur Korrektur von Aphakie, Myopie, Hyperopie und Keratokonus. Fortschr Ophthalmol 88:4–11
4. Hennekes R, Delcoigne CD (1991) Transclerally fixed posterior chamber lens in absence of posterior capsule support. Bull Soc Belge Ophthalmol 241:89–93
5. Hennekes R, Pham Duy T (1989) Langzeitbeobachtungen nach HKL-Implantation mit defekter oder fehlender Hinterkapsel. Fortschr Ophthalmol 86:426–428

6. Hing S, Speedwell L, Tayler D (1990) Lens surgery in infancy and childhood. Br J Ophthalmol 74:73–77
7. Kim WJ, Lee JH (1993) Longterm results of myopic epikeratoplasty. J Cataract Refract Surg 19:352–355
8. Lakhanpal V, Dogra MR, Jackobson MS (1991) Sympathetic ophthalmia associated with anterior chamber intraocular lens implantation. Ann Ophthalmol 23: 139–143
9. Lyle WA, Jin JC (1993) Secondary intraocular lens implantation: anterior chamber vs posterior chamber lenses. J Cataract Refract Surg 19:488–493
10. Reese PD, Weingeist TA (1987) Pars plana management of ectopia lentis in children. Arch Ophthalmol 105:1202–1204
11. Syrdalen P (1987) Pars plana technique for removal of congenital subluxated lenses in young patients. Acta Ophthalmol 65:585–588
12. Weidle EG, Thiel HJ, Soldner K (1985) Indikation und Ergebnisse der Linsenentfernung über den Pars-Plana-Zugang. Klin Mbl Augenheilk 186:7–12

Zur Problematik der Entfernung luxierter Linsen

J. Nawrocki, W. Omulecki, E. Szusterowska-Martin
und J. Sempińska-Szewczyk

Zusammenfassung. Verschiedene Operationstechniken wurden zur Entfernung einer in den Glaskörperraum luxierten Linse angewendet. Ist eine Absaugung oder Phakoemulsifikation der Linse im Glaskörperraum nicht möglich, ist eine Luxation der Linse in die Vorderkammer mit anschließender Entfernung über einen limbalen Vorderkammerzugang erforderlich. In den letzten Jahren wurden hierzu häufig Perfluorokohlenstoffe benutzt, die am Ende der Operation wieder entfernt werden müssen. Wir führten an 27 Augen eine Entfernung der luxierten Linse mittels Pars-plana-Vitrektomie ohne Einsatz viskoelastischer Substanzen oder Perfluorokohlenstoffen durch. In allen Fällen war mittels konventioneller bimanueller Vitrektomietechnik eine Entfernung der Linse möglich. Eine bereits präoperativ bestehende PVR-Ablatio konnte in 2 von 3 Fällen durch intraokulare Silikonöltamponade wieder zum Anliegen gebracht werden. Ein präoperativ bestehendes Sekundärglaukom normalisierte sich postoperativ in 7 von 12 Augen. Postoperativ entwickelten 2 Augen eine rhegmatogene Ablatio retinae, die in einem Fall erfolgreich operiert wurde. Die Ergebnisse unserer Studie zeigen, daß die Entfernung luxierter Linsen auch ohne Anwendung der Perfluorokohlenstoffe erfolgreich möglich ist.

Summary. Different operative techniques provide capabilities for treating posteriorly dislocated lens. If the phacoemulsification in the vitreous cavity is not possible to be performed, the lens should be mobilised, lifted into the anterior chamber and removed by limbal approach. The use of liquid perfluorocarbons as an intraoperative tool was described. However, they have to be removed at the end of the operation. 27 eyes underwent pars plana vitrectomy, without using any foreign substance. In all eyes, a posteriorly dislocated lens, was mobilised, lifted into the anterior chamber and removed by limbal approach. Preoperatively evident complicated retinal detachment was successfully treated with silicone oil tamponade in 2/3 eyes. Preoperatively elevated intraocular pressure was normalised in 7/12 eyes postoperatively. In 2 eyes after the lens removal rhegmatogenous retinal detachment appeared, which was successfully treated in one eye. The results indicate that the removal of posteriorly dislocated lens can be successfully performed without use of perfluorocarbon liquid.

Einleitung

Die häufigsten Komplikationen einer Linsenluxation in den Glaskörperraum sind Uveitis, Glaukom und Netzhautablösung. Die Entfernung der luxierten Linse mit Pars-plana-Vitrektomie stellt die komplikationsärmste Operations-

J. Wollensak et al. (Hrsg.)
8. Kongreß der DGII

technik dar. Hierbei ist eine vollständige Befreiung der Linse von Glaskörperadhärenzen möglich. Zur Luxation der so mobilisierten Linse in die Pupillarebene wird oft auf Natriumhyaluronat [5] sowie in den letzten Jahren auf Perfluorokohlenstoffe [3, 4] zurückgegriffen. Im letzteren Fall ist am Ende der Operation eine restlose Entfernung der Perfluorokohlenstoffe erforderlich. Um die Notwendigkeit des Einsatzes solcher die Operation verteuernder Hilfsmittel zu überprüfen, führten wir eine Analyse der letzten 27 Vitrektomien zur Entfernung einer in den Glaskörperraum luxierten Linse durch.

Material und Methode

Im Zeitraum von Januar 1992 bis November 1993 wurden 27 Patienten mit Luxation/Subluxation der Linse behandelt. Es handelte sich um 9 Frauen und 18 Männer im Alter von 41–79 Jahren (Mittelwert 60 Jahre). 11 Augen zeigten eine ausgeprägte Subluxation und 16 Augen eine totale Luxation der Linse.

Es bestanden folgende Ursachen der Luxation: Trauma (20 Augen), Luxation des Linsenkernes durch Kapselruptur bei Kataraktoperation (3 Augen), Subluxation nach Vitrektomie (2 Augen) und Marfan-Syndrom (2 Augen). Die Dauer der Luxation/Subluxation betrug bei 13 Augen weniger als 1 Monat, bei 8 Augen 1–6 Monate, und bei 6 Augen 1–5 Jahre. Der intraokulare Druck war präoperativ bei 12 Augen (44%) erhöht. Eine komplizierte Netzhautablösung wurde bei 3 Augen präoperativ beobachtet.

Die Operationstechnik war in allen 27 Fällen identisch: Es wurde eine Standard Pars-plana-Vitrektomie zur Mobilisierung der Linse durchgeführt. Dann folgte ein Anheben der Linse mit dem Vitrektom und Kaltlichtquelle in die Pupillarebene. Nachdem die Linse in die Pupillarebene mit dem Vitrektom und dem Lichtleiter angehoben worden war, öffnete der zweite Operateur die Vorderkammer am Limbus und exprimierte die Linse.

Die postoperative Beobachungszeit betrug 6–18 Monate (Mittelwert 10 Monate).

Ergebnisse

Die Sehschärfe vor und nach Linsenentfernung ist in Tabelle 1 ausgeführt. Eine Sehschärfe von 5/25–5/5 wurde bei 15/27 Augen (55%) erreicht. Für eine postoperative Sehschärfe von weniger als 1/50 wurden folgende Ursachen diagnostiziert: komplizierte Netzhautablösung (2 Augen), Optikusatrophie (4 Augen) und posttraumatische Makulaveränderungen (1 Auge). Eine Sehschärfe von 1/50–5/50 wurde bei 2 Augen nach erfolgreicher Behandlung der Netzhautablösung und bei 3 Augen mit traumatischen Makulaveränderungen beobachtet.

Der intraokulare Druck vor und nach Linsenentfernung ist in der Tabelle 2 dargestellt. Während vor dem Eingriff ein Sekundärglaukom in 12/27 Augen (44%) nachweisbar war, bestand postoperativ ein erhöhter intraokularer

Tabelle 1. Visus vor und nach Linsenentfernung

Sehschärfe	Vor Linsenentfernung	Nach Linsenentfernung
<1/50	13	7
1/50–5/50	5	5
5/25–5/12	3	5
5/10–5/5	6	10

Tabelle 2. Der intraokulare Druck (*IOC*) vor und nach Linsenentfernung

IOC [mmHg]	Vor Linsenentfernung	Nach Linsenentfernung
>50	5	–
21–49	7	5
5–20	10	19
4	5	3

Druck noch bei 5 Augen. Bei einem der Augen mit weiterhin bestehendem Glaukom auch nach erfolgloser Zyklokryokoagulation, wurde eine Trabekulektomie durchgeführt. In den übrigen 4 Fällen mit Funktion unter 1/50 war der intraokulare Druck trotz medikamentöser Behandlung erhöht. Die Augen waren aber reizfrei und ohne Schmerzen, so daß auf weitere Eingriffe verzichtet wurde.

Eine komplizierte Netzhautablösung wurde präoperativ bei 3/27 Augen (11%) beobachtet. Bei diesen Fällen war die Linse mit der Netzhaut durch eine ausgeprägte proliferative Vitreoretinopathie fest verbunden. Bei 2 Augen nach Linsenentfernung konnte die Netzhaut mit Silikonöltamponade zum Anliegen gebracht werden. Postoperativ kam es bei weiteren 2 Augen zur Netzhautablösung. In einem Fall lehnte der Patient weitere Eingriffe ab. Das andere Auge mit komplizierter Netzhautablösung und Foramen in der unteren Fundushälfte lag nach Ablationoperation mit Cerclage und Silikonöltamponade komplett an.

Diskussion

Die Entfernung der im Glaskörperraum luxierten harten Linse ist ein therapeutisches Problem für den behandelnden Augenarzt. Die Methode der Entfernung der Linse nach der Fixation mit 2 Nadeln [1] nach Lagerung des Patienten mit Gesicht nach unten kann nur bei mobilen Linsen durchgeführt werden und wird in unserer Klinik aufgrund schwerer beobachteter Komplikationen nicht durchgeführt. Ultraschallfragmentation der Linse ist nicht immer durchführbar und kann ebenfalls zu Komplikationen führen [2]. Aus diesen Gründen meinen wir, daß die beste Methode zur Entfernung einer luxierten Linse ein Anheben der Linse in die Vorderkammer mit anschließender Expression durch einen Limbuszugang darstellt. Intraoperative Manipulationen mit Natriumhyaluronat [5] wurden weitgehend wieder aufgegeben, nicht zuletzt wegen dem Risiko der Pupillenverengung sowie dem Risiko postoperativer Augeninnendruckerhöhungen. In den letzten Jahren wurde eine Methode beschrieben, in der nach Vitrektomie das Auge mit Perfluorokarbonflüssigkeit aufgefüllt wird [3, 4]. Die Linse, die leichter als diese Flüssigkeit ist, kann so einfach in die Pupillarebene angehoben werden. Die Perfluorokarbonflüssigkeit muß am Ende des Eingriffes vollständig entfernt werden. Wir haben bei der Entfernung der luxierten Linse auf die Anwendung von körperfremden Substanzen verzichtet. Die von uns angewandte Methode konnte bei enger Pupille und bei präoperativer Netzhautablösung durchgeführt werden. Wir hatten eine gute Sichtkontrolle während des Eingriffes. Einzige Notwendigkeit ist die Anwesenheit eines 2. Operateurs während des Eingriffes. Unsere guten Ergebnisse zeigen, daß auch ohne Verwendung körperfremder Substanzen die luxierte Linse unproblematisch entfernt werden kann.

Literatur

1. Barraquer J (1972) Surgery of the dislocated lens. Trans Am Acad Ophthalmol Otolaryngol 76:44–59
2. Fastenberg DM, Schwartz PL, Shakin JL, Golub BM (1991) Management of dislocated nuclear fragments after phacoemulsification. Am J Ophthal 112:535–539
3. Richard G (1991) In: Wentzel et al. (Hrsg) 5. Kongreß der DGII. Springer, Berlin Heidelberg New York Tokyo, S 776–780
4. Shapiro MJ, Resnick KI, Weinberg A (1991) Management of dislocated crystalline lens with perfluorocarbon liquid. Am J Ophthal 112:401–405
5. Toczolowski J (1987) The use of sodium hyaluronate (Hyalcon) for the removal of severely subluxated lenses. Ophthal Surg 18:214–216

Phakotip mit neuem Wirkprinzip

R. Welt

Zusammenfassung. Die neu entwickelte Ultraschallspitze Mega-Tip vereinigt Vorteile des Small-Port- und Cobra-Tips. Zwei im Tipende eingearbeitete, um 45° angewinkelte Stufen erzeugen zusätzlich 50% Ultraschallenergie und gestalten das Tipinnere trichterförmig mit Entwicklung einer Windkesselfunktion. In der ersten klinischen Anwendung zeigt sich eine Reduzierung der notwendigen Ultraschallenergie, besonders bei härteren Linsenkernen, die Hornhautendothelbelastung ist geringer, Rupturen der hinteren Linsenkapsel treten seltener auf.

Summary. The recently developed ultrasonic Mega Tip combines the advantages of Small Port- and Cobra Tip. 2 steps with 45° angulation in the end of the tip generate 50% more ultrasonic power and fannel skaping of the tip with wind kessel function. First clinical experiences show reduced energy for very hard nuclei, less corneal endothelium damages, lower rate of posterior capsular rupture.

Einleitung

Die von Kelman in den 60er Jahren entwickelte und seit 1970 klinisch angewandte Phakoemulsifikation wurde bis 1980 mit einem nahezu unveränderten Gerätesystem eines Herstellers durchgeführt. In den folgenden 10 Jahren brachten Neuentwicklungen Systemverbesserungen, wie Wechsel von Wasserkühlung auf Luftkühlung im Bereich des Handgriffes, Autotuning von Frequenz und Hub des Phakotips, Ablösung der magnetostriktiven Energieerzeugung durch Piezoelektrik mit Energiesteigerung, volle Autoklavierbarkeit des Handstücks, gepulste Energieabstrahlung, Refluxmöglichkeit im Absaugweg und als wichtigste Neuerung die lineare Steuerung der Energieabgabe. Die Ultraschallspitze, der Phakotip, erfuhr in den ersten 20 Jahren der Phakoemulsifikation erstaunlicherweise keine Veränderungen, die zu Effektivitätssteigerung führten. Lediglich unterschiedliche Anschrägungen des Tipendes in 15°, 30°, 45° und 60° wurden angeboten, die nur der besseren optischen Kontrolle dienten, bei härteren Kernen jedoch Verlängerung der benötigten Ultraschallzeit bedingten. Auch die Reduzierung des Tipdurchmessers verminderte die Leistung, erlaubte jedoch den Zugang zum Kern auch durch kleine Kapselöffnungen.

Erst in den letzten 4 Jahren wurde erkannt, daß durch Umgestaltung des Tips und Variation des Absauglumens höhere Effektivität verbunden mit ver-

J. Wollensak et al. (Hrsg.)
8. Kongreß der DGII

ringerter Belastung intraocularer Gewebe möglich ist. So wurde beim Small-Port-Tip die Wandung deutlich verbreitert und gleichzeitig das Absauglumen von normal 0,91 bei herkömmlichen Tips auf 0,4 mm reduziert. Damit sollten die ultraschallabstrahlenden Flächen am Tipende vergrößert, die Gefahr der Kapselruptur verkleinert werden. Der geringere Innendurchmesser wurde durch höhere Saugleistung ausgeglichen. Große Verbreitung hat diese Tipform nicht erreicht, wohl wegen der stark reduzierten Schneidwirkung der Tipspitze und der vermehrten Entwicklung von Luftblasen.

Aufwendiger, aber effektiver, scheint der Cobra-Tip zu sein, der durch sphärisch gekrümmte trichterförmige Innengestaltung zusätzliche fokussierte Energieabstrahlung im Tipende entwickelt und durch Nutzung der Windkesselfunktion ergiebiger absaugt. Gesteigert wird die Leistung noch durch Einarbeitung von Metallamellen mit unterschiedlichen Schwingungseigenschaften im Trichterbereich, die eine Amplitudenerhöhung der Schallwellen bewirkt. Anwender des relativ teuren Cobra-Tips, der ein angepaßtes Handstück benötigt, berichten über positive Erfahrungen.

Gerätebeschreibung

Die Techniker der Firma Geuder haben 1993 eine Ultraschallspitze unter der Bezeichnung „Mega-Tip" entwickelt, die Vorteile des Small-Ports als auch des Cobra-Tips vereinigen kann (Abb. 1). Sie weist im vorderen Bereich ebenfalls Trichterform auf, die durch 2 innen eingearbeitete Stufen mit einer Anwinkelung von 45° erreicht wird. Diese Stufen strahlen noch einmal 50% zusätzliche Energie zu der Leistung des herkömmlich gestalteten Außenrandes ab. Dadurch entstehen 2 Energiefokuspunkte auf der Tipachse, die hereinragende Kernteile aufarbeiten. Die somit erzeugten Energiewellen verbleiben im Trichter und gelangen nur stark abgeschwächt in das Augeninnere. Gleich-

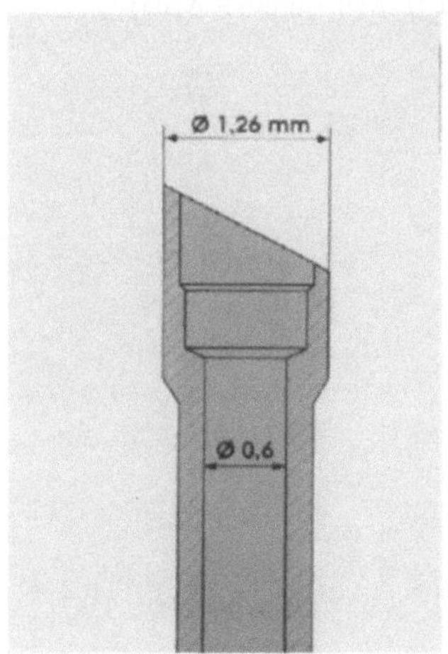

Abb. 1. Mega-Tip im Schema, vordere Außendurchmesser 0,126 mm, vorderer Innendurchmesser 0,9 mm, hinterer Innendurchmesser 0,6 mm

zeitig wird so eine Tipblockade durch zu kräftige, im Tipinneren fixierte Kernanteile, verhindert; die Gefahr der Kapselruptur ist kleiner, da ein Teil des Linsenkerns im Tipinneren aufgearbeitet wird.

Durch Anhebung der Saugleistung auf 300 mmHg wurde die Effektivität des Tips weiterhin gesteigert, da das von der Trichterspitze ableitende Absaugvolumen wie beim Small-Port und beim Cobra-Tip deutlich gegenüber dem Lumen am Tipende reduziert ist.

Der Mega-Tip kann am Handgriff des Phakosystems des Herstellers problemlos gegen einen herkömmlichen Tip ausgetauscht werden, das automatische Tuning läuft ebenfalls in normaler Form ab. Es entfallen Kosten für eine Handgriffanpassung, die Kosten für den Tip selbst liegen etwa 60% höher als für einen normalen Tip.

Ergebnisse

Erste klinische Anwendungen ergaben eine bis zu 50%ige Reduzierung der Gesamtultraschallzeit bei Anwendung von 40–50% der Maximalenergie, die sich besonders bei Linsenkernen der Härtegrade 3 und 4 als vorteilhaft erwies. So konnte ein hypermaturer Linsenkern in 1,34 min Ultraschallzeit aufgearbeitet werden. Auch bei mittelharten und weichen Kernen wurden schnellere und effektivere Emulsifikationen erzielt.

Endothelmikroskopische prä- und postoperative Untersuchungen ließen bei den ersten Fällen den Schluß zu, daß mit geringerer Endothelbelastung bei Anwendung des Mega-Tips zu rechnen ist. Durchschnittlich war die Reduzierung der Hornhautendothelzelldichte 20% geringer als bei Anwendung des Normaltips. Die postoperativen biomikroskopischen Hornhautbefunde entsprachen diesen Ergebnissen.

Bei einer geplanten klinischen Langzeitstudie wird eine schnellere und endothelschonendere Aufarbeitung sowohl weicher als auch v.a. harter Linsenkerne sowie eine Reduzierung der Rate von Kapselrupturen während der Phakophase erwartet.

Das teledioptrische System (Makulalinse) nach Koziol und Peyman. Erweiterung der Indikation: Binokulare Implantation und Implantation außerhalb des Erfolgszieles von Lesefähigkeit

E. Mitschischek

Zusammenfassung. Intensive Erfahrungen mit dem teledioptrischen System nach Koziol und Peyman zur operativen Behandlung von Makulaschäden zur Wiederherstellung von Lesefähigkeit seit Anfang 1991 haben uns zunehmend ermutigt, in speziellen Fällen binokular zu implantieren – und zwar auch dann, wenn keinerlei Lesefähigkeit, aber eine wesentliche Verbesserung der Orientierung im täglichen Lebensbereich zu erwarten war. Wir stellen 5 Patienten mit sehr unterschiedlichen Ausgangssituationen vor.

Summary. Since 1991, intensive experiences of the „Teledioptric System" of Koziol/Peyman's encouraged us to binocular implantations in special cases. Presenting 5 different patients, we'll show that the possibility of this system is more universal than the authors may have expected: even in cases where the ability to read is excluded, a great amount of the „quality of daily life" can be restituted.

Einleitung

Intensive Beschäftigung mit dem „teledioptrischen System" nach Koziol und Peyman seit Anfang 91 und nahezu 150 Implantationen des von uns optimierten IOL-Designs [3] ergeben Erfahrungen, aus denen heraus eine Erweiterung der Indikation erwächst. Richtet sich die Grundvorstellung der ursprünglichen Autoren und ihrer Vorläufer [1, 2] auf Wiederherstellung von Lesefähigkeit bei Makuladegeneration, so fielen uns immer wiederkehrende Äußerungen der Operierten beim ersten Verbandswechsel auf: „Der dunkle Fleck in der Mitte ist weg..." Und objektiv: die Visustafel, die – wenn überhaupt – präoperativ in den Randbereichen erkannt wurde, konnte in der Regel „s.c." bis $^1/_{20}$ oder mehr stokkungsfrei durchgelesen werden. Dies, sowie die immer wieder geäußerte Wahrnehmung „leuchtender" Farben und deutlicher Kontraste veranlaßte uns, bei ausgewählten Patienten, bei denen zunächst keinerlei Lesefähigkeit zu erwarten war, ebenfalls die Makula-IOL zu implantieren – und das doppelseitig.

Die Ergebnisse sollen hier anhand von 5 disparaten Einzelfällen dargestellt werden.

Material und Methoden

Die Grundlagen, an denen sich nichts geändert hat, sind mehrfach von uns veröffentlicht [3, 4] und sollen hier nicht wiederholt werden. Der operative

J. Wollensak et al. (Hrsg.)
8. Kongreß der DGII

Vorgang erschließt sich aus dem von uns entwickelten „Diagonalschnitt“ [5] der große Designs mühelos implantierbar macht.

Was bleibt, ist die Problematik einer höchst individuellen Vor- und Nachsorge: für erstere haben wir die unbürokratischen Möglichkeiten einer offenen Ambulanz, für letztere einen Optikermeister zur Verfügung, der sich mit unendlicher Geduld den Operierten widmet.

Ergebnisse

Wir stellen 5 Patienten einschließlich Fundusbefund vor. Es handelt sich um extreme und disparate Ausgangssituationen, die eben in diesem Spektrum die Potenz des „teledioptrischen Systems“ verdeutlichen helfen: wenn Lesefähigkeit nicht ermöglicht werden kann, so doch ein Zuwachs an „Lebensqualität“, der anders nicht zu erreichen wäre, soweit es das Optische betrifft.

1. Patientin, 77 Jahre:
Diabetes ohne diabetische Netzhautveränderungen, unwesentliche Cat.-Trübungen. OS mit Zustand nach zentraler Laserkoagulation unbekannter Veranlassung (Abb. 1). Visus präoperativ: cc 0,1 / 1/20 exzentrisch. II/92 Makula-IOL beidseitig. Fernvisus: OD cc. 0,16, links Seitenausgleich. Nähe: (+22,0 sph) Nieden 1! –„Ich lese wieder dicke Bücher…“

2. Patientin, 53 Jahre:
Beidseits Makulaforamina, gleichwertig im Funktionsausfall (Abb. 2). „Seit 8 Jahren habe ich nichts mehr gelesen…“ Visus präoperativ: cc beidseitig 0,2

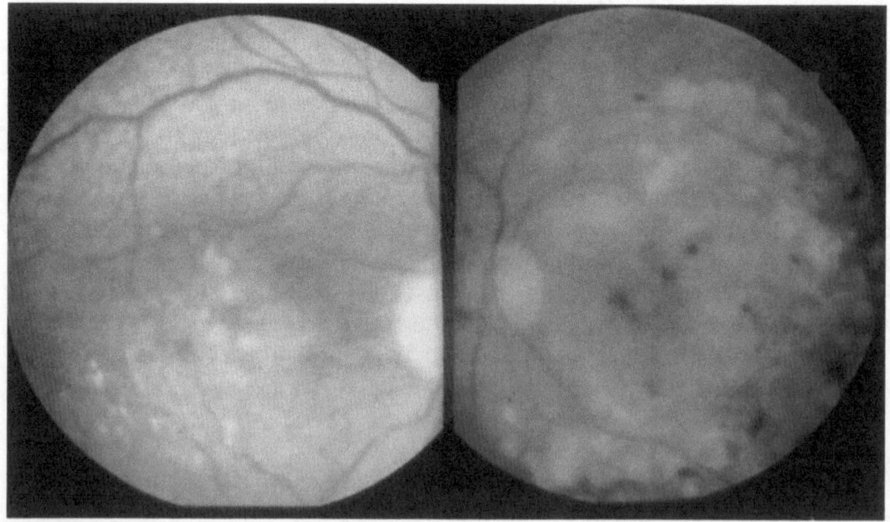

Abb. 1. Fundus R/L von Patientin 1

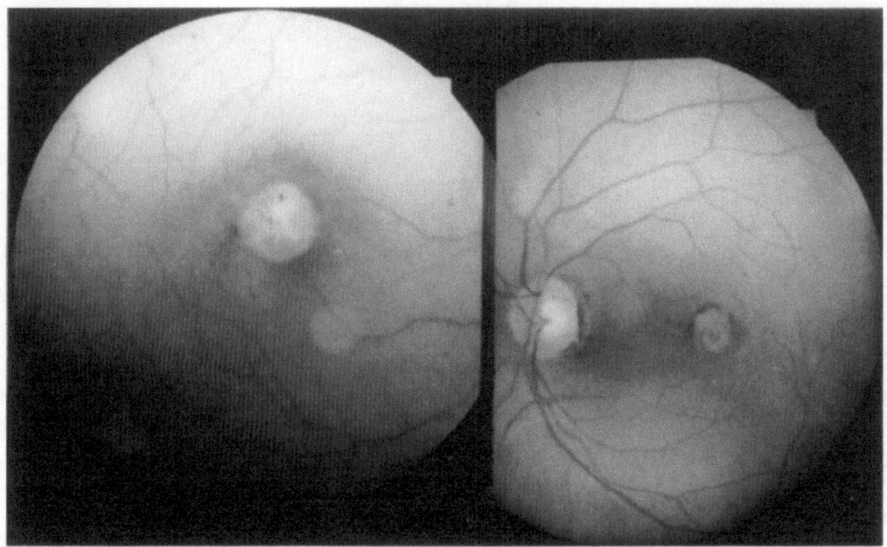

Abb. 2. Fundus R/L von Patientin 2

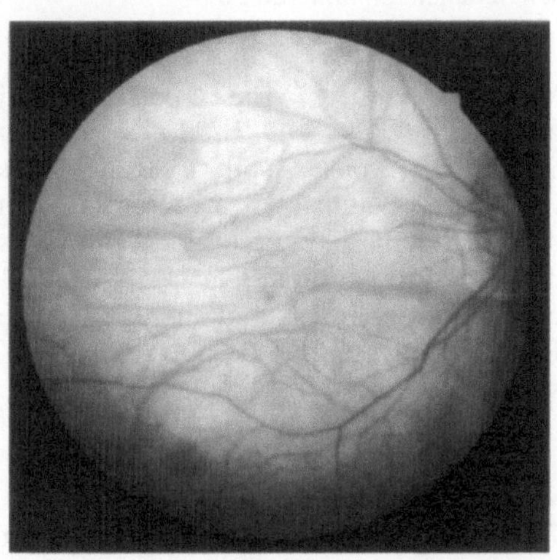

Abb. 3. Fundus R/A von Patientin 3. Das Fundusfoto der linken Seite steht nicht zur Verfügung, es besteht aber gleicher Befund wie rechts

mühsam, exzentrisch. II/93 Makula-IOL beidseitig. Visus postoperativ F/N cc 0,5 beidseitig. (Fernkorrektur +2,75/–0,5/90° und +2,0/–0,75/90°. Nahkorrektur: +7,75 sph/–0,5/90° und 7,5 sph/–0,75/90°). Neben störungsfreier Fernsicht und normaler Lesefähigkeit ergab sich eine beachtliche Stereopsis: Titmus-Test: Fliege+, Tierreihe von A–C +, Ringe von 1–5 +!

3. Patientin, 59 Jahre:
Beidseitig Myopia magna (ca. –8,0 dpt), beidseitig Schielamblyopie mit Nystagmus bei Makulaaplasie (Abb. 3). Strabismus konvergent und alternierend.

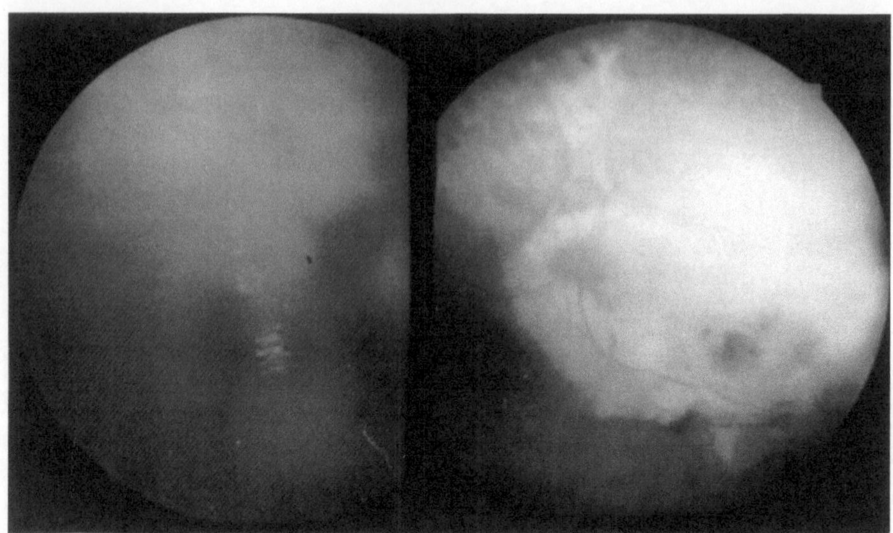

Abb. 4. Fundus R/L von Patientin 4. Rechts sind andeutungsweise noch Papille und parapapilläre Netzhaut sichtbar. Die grauen Bezirke zeigen das Ausmaß der ödematösen Schäden am hinteren Pol

Visus präoperativ: Ferne cc 0,16 beidseitig, Nähe: Nieden 8 in weniger als 10 cm Abstand. I/92 OD, II/93 OS Makula-IOL. Fernkorrektur: –0,5/–0,5 sph: 0,2. Nähe: +5,0/+5,0 sph: 0,6 Rodenstock-Tafel in 30 cm Abstand. (Nieden 1 in 10 cm!) „Natürlich ist es mit zwei operierten Augen besser als mit dem einen – ich habe jetzt keine Ermüdungserscheinung mehr beim Lesen…" und die Patientin ist Kindergärtnerin: „Jetzt kann ich endlich meinen Kindern in einem normalen Abstand aus den Büchern vorlesen, so daß die über meinen Rücken mit ins Buch schauen können. Das habe ich mir immer gewünscht, solange ich den Beruf mache…"

4. Patientin, 90 Jahre:
Zwischen 2 Personen wurde sie zur Erstuntersuchung geschleppt, so daß wir sie für total hinfällig und inoperapel hielten: Jahrzehntelanger Diabetes, dichte Katarakte beidseits, die jeglichen Einblick verwehrten und ältere Zeugnisse dreier Uni-Kliniken, aus denen das Ausmaß der Netzhautschäden erahnbar war. („Die haben alle gesagt, Sie bleiben blind, solange Sie leben…"). Echographisch keine Amotio, nur GK-Blutung beidseitig, Funktion: rechts LS, links HBW. III/93 wagten wir in je einer Sitzung, erst links, dann rechts Cat.-Ex. mit Makula-IOL-Einsetzung. Die anschließende pp-Vitrektomie brachte dann das vorliegende Bild (Abb. 4) zutage. Eine Woche später wiederholten wir das Procedere auf drängenden Wunsch der Patientin rechts mit zusätzlicher Silikonimplantation. Der Befund ist seit einem Jahr stabil, der Erfolg: Aus einem totalen Pflegefall ist eine Frau geworden, deren geistige Beweg-

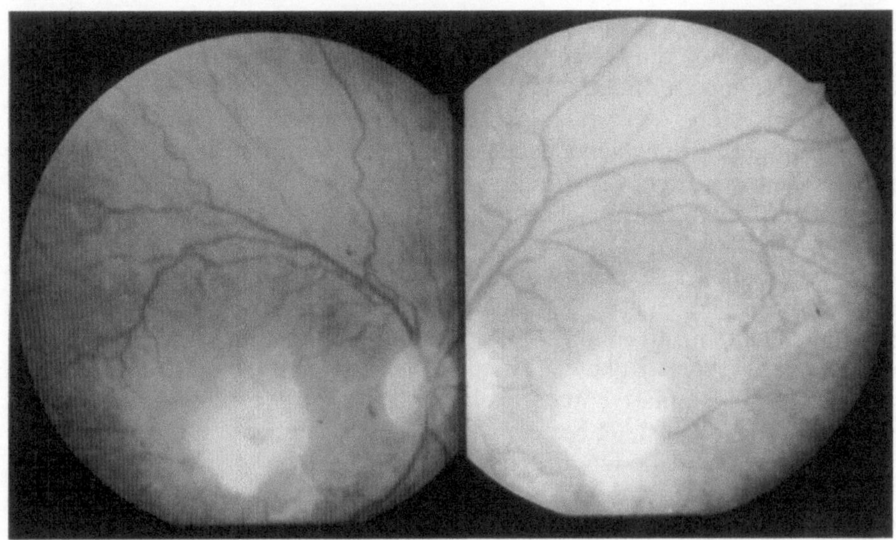

Abb. 5. Fundus R/L von Patient 5

lichkeit man mancher 20jährigen wünschen möchte. In ihrer gewohnten Umgebung ist sie wieder selbständig, geht sogar in ihrem Dorf selbst einkaufen und sieht bisweilen TV. Mit beidseitiger Fernkorrektur von +2,0 sph liest sie auf der Metertafel 1/20. Weil wir selbst dieses Ergebnis für unmöglich hielten, fordern wir die Patientin immer auf, den Finger auf die Zahl zu halten, die sie liest. Wer es recht verstehen will: bislang halten wir diese Patientin für den größten Erfolg dieses Systems!

5. Patient, 65 Jahre:
Apoplex vor 7 Jahren, Makuladegeneration beidseitig. Visus beidseitig cc 1/35 (Abb. 5) – mit weißem Stock seit Jahren. Nach dem von uns entwickelten Simulationstest können wir einige Verbesserung in Aussicht stellen, Erlangung von Lesefähigkeit allerdings schließen wir aus. XI/93 wird beidseits die Makula-IOL implantiert. Mit der Fernkorrektur +0,5 sph/–0,5/90° und +2,0 sph/–0,5/90° sieht er 0,08 bzw 0,06 mit +20,0 sph/–0,5/90° liest er rechtsseitig normale Zeitungsschrift in 30 cm Abstand.

Diskussion

Auf dem DGII-Kongreß München 92 haben wir bereits dargestellt, daß und warum das System „Makulalinse" höchst individuell gehandhabt werden sollte, um Erfolg zu bringen [3].

Wenn wir hier – sicherlich erstmals – binokulare Implantation in speziellen Einzelfällen vorstellen, so deshalb, um zu zeigen, daß dieses System Koziol und Peyman mehr hält, als es verspricht: Lesefähigkeit ist sicherlich ein soziales Kontaktproblem erster Ordnung – und wenn es nur um das Auffinden einer Telefonnummer geht.

Aber angesichts der Alterspyramide, der wachsenden Isolierung durch DBS-bedingte Sehschwäche, bedeuten ein hinreichendes Fernsehbild und die Möglichkeit der Eigenversorgung in den gewohnten 4 Wänden einen unschätzbaren Zuwachs an Lebensqualität – und das jenseits allen arithmetischen Kalküls.

Die Tatsache, daß wir eine Anzahl von Patienten haben, die jahrelang – nach konventioneller IOL-Implantation – mit keinerlei optischen Zusatzhilfen zurechtkamen und erst nach IOL-Tausch z. T. beachtliche Nahvisusergebnisse zeigen, scheint zu beweisen, daß es sich beim teledioptrischen System um eine echte Alternative in der Rehabilitation von Makulaschäden handelt, wenn nicht um die bislang beste. Allerdings: wir halten es für unabdingbar, in jedem Falle die hämodynamische Situation postoperativ stabil zu halten. Nach mehr als 10 Jahren Erfahrung mit dem Durchblutungsmittel Vincamin (in seiner 30-mg-Retard-Version ratiopharm) halten wir eine diesbezügliche Dauermedikation für unverzichtbar.

Doppelseitige Implantation der Makula-IOL – soweit wir unsere diesbezüglichen Ergebnisse beurteilen können – scheint sowohl bei desolaten Makulasituationen wie bei seitengleichen Degenerationsbefunden besonders empfehlenswert.

Literatur

1. Choyce P (1964) Galiean telescope using the anterior chamber implant as eyepiece: a low-visual-acuity aid for macular lesions. In: Choyce P (ed) Intraocular lenses and implants. Lewis, London, pp 156–161
2. Koziol J, Peyman GA (1988) Age-related macular degeneration and its management. J Cataract Refract Surg 14:421–430
3. Mitschischek E (1993) Lesefähigkeit bei seniler Maculadegeneration – Erfahrungen mit dem teledioptrischen System nach Koziol/Peyman. In: Neuhann TH, Hartmann Ch, Rochels R (Hrsg) 6. Kongreß der DGII. Springer, Berlin Heidelberg New York Tokyo, S 307–310
4. Mitschischek E (1993) Die „Makula-Linse“ nach Koziol/Peyman. Möglichkeiten und Grenzen des teledioptrischen Systems. Augenspiegel 3/93:60–63
5. Mitschischek E (1991) Der Diagonalschnitt bei Kapselsackeröffnung zur extrakapsulären Katarakt-Extraktion. Klin Monatsbl Augenheilkd 199:406–408

Erste praktische Erfahrungen mit dem neuen Cavitron/Kelman Phako-Emulsifier-System

C. Teping und C. Backes-Teping

Zusammenfassung. Es wurde eine Serie von insgesamt 100 Kataraktextraktionen in Tunnel- und clear cornea Technik nach Kapsulorhexis mittels Phakoemulsifikation durchgeführt, wobei das neuartige Phakogerät „Series 20.000 – Legacy" (Alcon Surgical Inc., Fort Worth, Texas, USA) zur Anwendung kam, um die Praktikabilität dieses Gerätes zu testen. Die neue Ultraschallsteuerung über einen Mikrocomputer mit je 4 Piezokristallen pro Handstück ermöglichte derzeit den Einsatz zweier verschiedener Ultraschallfrequenzen (40–60 kHz). Durch Abwinkelung der Ultraschallspitzen und damit verbesserter Ausnutzung der Kavitation innerhalb des Phakotip konnte die Effektivität erhöht werden. Eine besondere Steuerung der Peristaltikpumpe simuliert annähernd die Charakteristik einer Venturipumpe, so daß bei unverändert hoher Sicherheit die Schnelligkeit als ein entscheidender Punkt verbessert wurde. Neben diesen gerätespezifischen Faktoren erwies sich das „Series 20.000 – Legacy" als sehr bedienerfreundlich, es erlaubt die Menuführung für den Anwender über einen Farbmonitor mit „Touch-Screen"-Funktion. Eine kabellose Infrarotfernsteuerung gewährleistete optimales steriles Arbeiten auch in nicht direkter Sichtverbindung zwischen Gerät und Fernbedienung. Insgesamt bietet die neuartige Technik des „Series 20.000 – Legacy" dem Kataraktoperateur durch einen hohen Grad der Anpassung an operative Erfordernisse eine wesentliche Arbeitserleichterung bei der routinemäßigen Durchführung von Kataraktoperationen.

Summary. 100 cataract operations were performed with scleral tunnel – and clear-cornea technique, using the new Cavitron/Kelman – Phacosystem „Series 20.000 – Legacy" (Alcon Surgical Inc., Fort Worth, Texas, USA) to test practicability of the equipment. The new microprocessor for ultrasonics control with four piezo cristals per handpiece ensures use of two different ultrasonic frequencies (40–60 kHz). Efficiency could be raised by using a curvated ultrasonic tip which offers an improved utilization of cavitation within the phacotip. The new Turbostaltic pump design combines the best of peristaltic, diaphragma and venturi systems. The special controlling system nearly simulates the characteristics of venturi pump in order to improve velocity of vacuum rise while keeping high security level. Beside these apparatus factors, the „Series 20.000 – Legacy" was easy to handle, it enables the surgeon to work with wireless infrared, full function remote control on an active 256 color monitor for quick recognition of information. This provides expanded flexibility in and out of the sterile field. Altogether, the new technique of the „Series 20.000 – Legacy" offers the surgeon an essential facility while performing cataract operation by showing a high grade of adaptation on operative nessessaties.

J. Wollensak et al. (Hrsg.)
8. Kongreß der DGII

Einleitung

Hochwertige Technologie und der zunehmende Einfluß der Computertechnik garantieren heute einen hohen Qualitätsstandard bei modernen Phakogeräten. Eine beachtenswerte Neuentwicklung stellt die jüngste Generation des Cavitron/Kelman „Phako-Emulsifier"-Systems dar, dessen Spezifikationen einen wichtigen Einfluß auf den Sicherheitsstandard des Operateurs haben. Über Einzelheiten der technischen Neuerungen und deren Bedeutung bei der Durchführung von Kataraktoperationen soll im Folgenden berichtet werden.

Material und Methode

Es wurde eine Serie von 100 Kataraktoperationen in Tunnel- und „Clear-Cornea"-Technik nach Kapsulorhexis mittels Phakoemulsifikation durchgeführt, wobei das neue Cavitron/Kelman-Phakogerät „Series 20.000 – Legacy" zur Anwendung kam, um die Praktikabilität zu testen. Das Gerät bietet im Vergleich zu herkömmlichen Phakogeräten folgende Besonderheiten:

- neue Ultraschallsteuerung mittels Mikrocomputer und 4 Piezokristallen je Handstück,
- zukunftsweisende Technologie durch Möglichkeit, 2 (später 3) verschiedene Ultraschallfrequenzen (40–60 kHz) in Anwendung zu bringen (80 kHz als zukünftige Erweiterungsmöglichkeit),
- neuartige abgewinkelte Form von Ultraschallspitzen,
- besonderer Steuerungsmechanismus der Peristaltikpumpe,
- Menuführung für den Anwender,
- kabellose Infrarotfernsteuerung,
- akustische Rückmeldung der angewählten Einstellungen durch Sprachausgabe,
- programmierbarer Fußschalter für Funktionen.

Ergebnisse

Im klinischen Einsatz haben sich die folgenden Punkte als besonders vorteilhaft erwiesen:

Durch Abwinkelung der Ultraschallspitzen („Kelman Turbosonics Tip Design", Abb. 1) ergibt sich eine verbesserte Effektivität mittels Ausnutzung der Kavitation innerhalb der Phakotipöffnungen. Die Emulsifikation sehr dichter und harter Linsenkerne ist bei niedrigerer Phakoleistung möglich. Weiterhin läßt sich peripheres Linsenmaterial leichter und gefahrloser aspirieren.

Infolge der technischen Gestaltung des „Kelman Turbosonics Tip" und der Textur des Infusionsmantels ergibt sich im Vergleich zu konventionellen Handstücken eine erniedrigte akustische positive Druckentwicklung. Bei Steigerung der Phakoleistung bis zum Maximalwert zeigt der Kelman Tip ei-

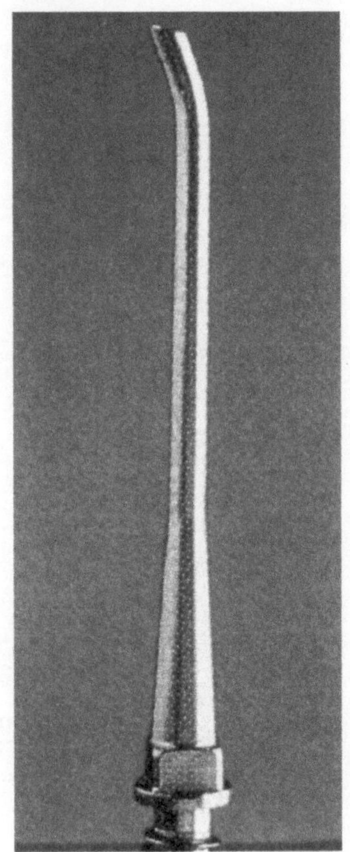

Abb. 1. Neuartige Form von Ultraschallspitzen mit abgewinkeltem Ende („Kelman Turbosonics Tip Design")

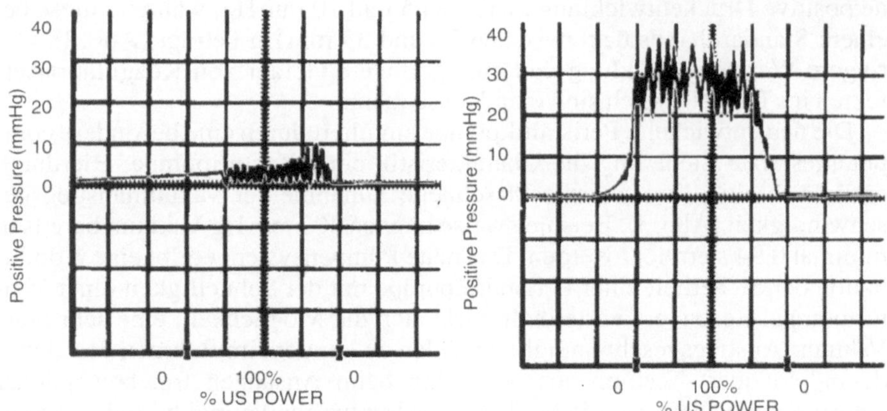

Abb. 2. Vergleich der akustischen positiven Druckentwicklung bei Variation der Ultraschalleistung zwischen Turbosonics-Handstück (*links*) und Standardhandstück (*rechts*). *Ordinate:* Positive Druckentwicklung in mmHg, *Abszisse:* Ultraschalleistung (*US power*) in %

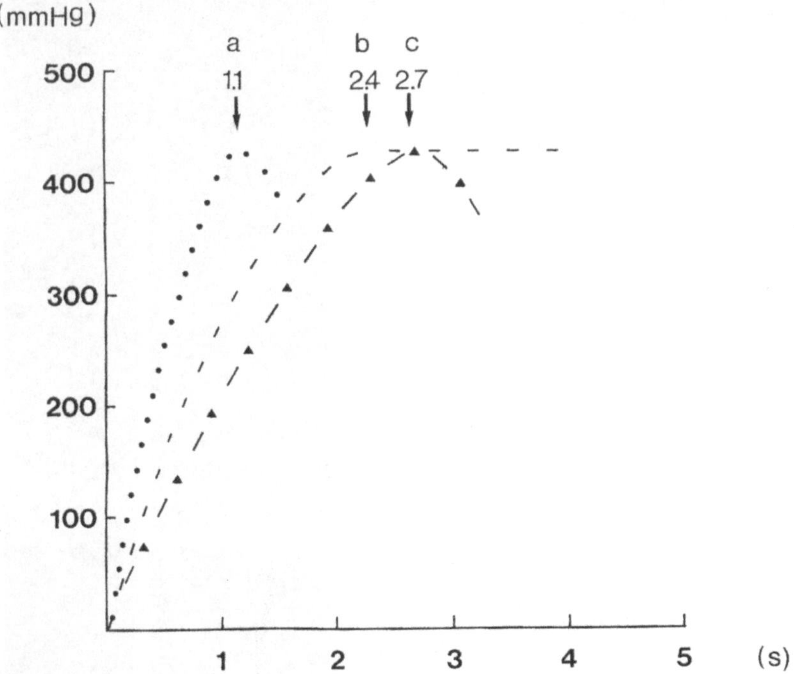

Abb. 3. Vergleich der Vakuumanstiegsgeschwindigkeit von 3 unterschiedlichen Pumpensystemen. a = „Series 20.000 – Legacy Turbostaltic" – Pumpensystem; b = reines Venturisystem; c = reines Peristaltiksystem; Ordinate: Vakuum in mm Hg, Abszisse: Zeit in s

ne positive Druckentwicklung zwischen 5 und 10 mm Hg, während diese bei einem Standardhandstück zwischen 20 und 35 mm Hg beträgt (Abb. 2). Geringere Wärmeentwicklung und eine geringere Gefahr von Koagulationseffekten im Tunnelbereich sind eine Konsequenz.

Die neu entwickelte Peristaltikpumpe simuliert durch eine besondere computergestützte Steuerung die Charakteristik einer Venturipumpe. Hierdurch ergibt sich eine direkte und sehr schnelle Zunahme der Vakuumanstiegsgeschwindigkeit (Abb. 3). Beispielsweise können 400 mm Hg Vakuum bereits in minimal 0,94 s erreicht werden. Das neue Pumpensystem ergibt eine Kombination der Sicherheit einer Peristaltikpumpe mit der Schnelligkeit einer Venturipumpe. Besonders vorteilhaft wirkt sich die Möglichkeit, eine sehr hohe Vakuum-Anstiegsgeschwindigkeit wählen zu können, im Rahmen der „Divide-and-conquer"-Technik aus, weiterhin beim Ansaugen frei beweglicher Kernfragmente sowie im Falle der Kapselruptur zur Vermeidung des Absinkens von Kernfragmenten.

Neben diesen gerätespezifischen Faktoren erweist sich das „Series 20.000 – Legacy"-Gerät als sehr bedienerfreundlich; es erlaubt die mikrocomputergesteuerte Menuführung für den Anwender über einen Farbmonitor mit

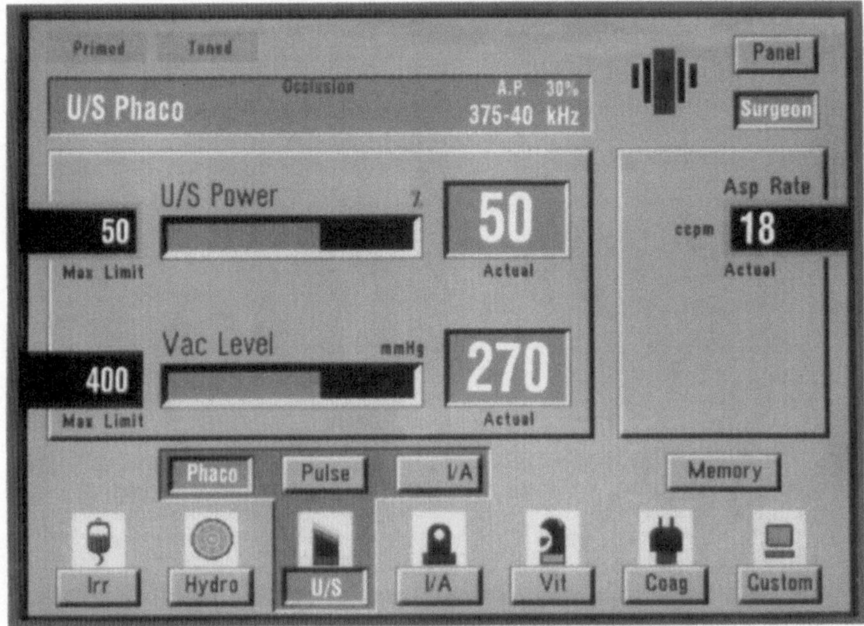

Abb. 4. Beispiel für die Bildschirmdarstellung aktueller Funktionen während eines Phakovorgangs

„Touch-Screen“-Funktion (Abb. 4) sowie eine akustische Rückkopplung der gewählten Einstellungen über eine Sprachausgabe. Eine kabellose Infrarot-Fernsteuerung gewährleistet optimales steriles Arbeiten auch in nicht direkter Sichtverbindung zwischen Gerät und Fernbedienung. Der programmierbare Fußschalter erlaubt die Einstellung der Funktionen a) Verstellung der Flaschenhöhe, b) Pedalwege und c) Schwergängigkeit des Pedals sowie wahlweise die Steuerung von Vakuum oder Durchflußrate.

Beurteilung

Die neuartige Technik des neuen Cavitron/Kelman Systems „Series 20.000 – Legacy“ bietet dem Operateur durch einen hohen Grad der Anpassung an operative Erfordernisse eine wesentliche Arbeitserleichterung und einen hohen Sicherheitsgrad bei der routinemäßigen Durchführung von Kataraktoperationen.

Multifokale HKL

Neue multifokale Intraokularlinsen

K. W. Jacobi und D. Eisenmann

Zusammenfassung. Eine kaum noch zu übersehende Vielzahl theoretischer und klinischer Studien beschreibt die Abbildungseigenschaften bi- und multifokaler Intraokularlinsen (MIOL), dennoch ist der klinische Einsatz vergleichsweise zurückhaltend. Dabei werden für herkömmliche diffraktive und refraktive MIOL übereinstimmend exzellente funktionelle Ergebnisse angeführt mit Fern- und Nahvisuswerten, die denen der monofokalen IOL durchaus entsprechen. Eine Reduktion der Kontrastempfindlichkeit wird erst bei sehr niedrigen Kontraststufen signifikant, auch eine Einschränkung der Dämmerungssehschärfe und der Blendempfindlichkeit erscheint nicht dramatisch. Der Einsatz neuer optischer MIOL-Prinzipien (asymmetrische MIOL, „echte" MIOL), neuer Linsendesigns und -materialien (faltbare Silikon-MIOL, 5mm-Optiken) und neuer astigmatismusneutralisierender Operationstechniken („clear cornea incision") läßt eine weitere Verbesserung dieser Funktionen und damit eine größere Akzeptanz dieses Linsentyps mit erweiterter Tiefenschärfe erwarten.

Summary. A large variety of theoretical and clinical studies describes the optical performance of bi- and multifocal intraocular lenses (MIOLs). But the acceptance and the clinical use of this new lens type is low, although functional results seem to be comparable to those of monofocal IOLs. Contrast sensitivity is reduced only at low contrast levels, an impairment of mesopic vision and glare does not seem to be dramatical. The development of new optical principles (asymmetrical MIOLs, MIOLs with multiple foci), new lens designs and materials (foldable silicone MIOLs, 5mm-optic) and the use of new astigmatism-neutralizing techniques („clear cornea incision") promises a further improvement of functional results and may enlarge the acceptance of these lenses with an increased depth of field.

Hintergrund

Über die ersten klinischen Ergebnisse mit Bifokallinsen berichteten Keates et al. bereits 1987 [11]. In den folgenden Jahren wurden theoretische und klinische Abbildungseigenschaften von MIOL in einer kaum mehr zu überschauenden Vielzahl von Publikationen untersucht: dabei beschreibt die bei weitem

Unser Dank gilt allen Kolleginnen und Kollegen sowie den Damen und Herren der Herstellerfirmen, die sich die Mühe gemacht haben, unseren Fragebogen zum Thema Multifokallinsen zu beantworten.

J. Wollensak et al. (Hrsg.)
8. Kongreß der DGII

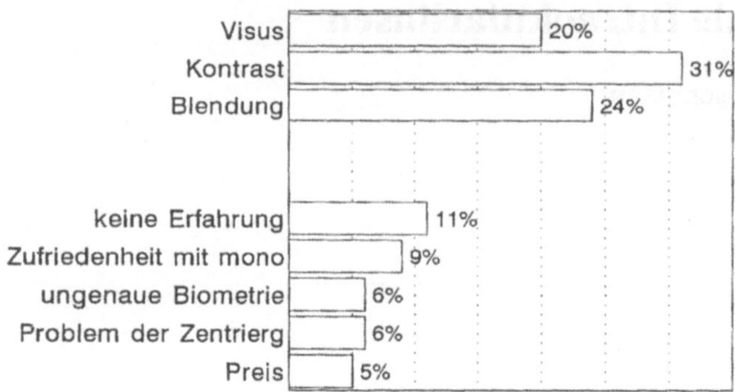

Abb. 1. Gründe für die Ablehnung von MIOL. VOL, DOCH, „high volume surgeons" (81 Teilnehmer) (Umfrage Jacobi/Eisenmann 2/94)

überwiegende Mehrheit der Autoren funktionelle Ergebnisse von MIOL, die – bei dem Vorzug der vergrößerten Tiefenschärfe oder auch sog. Pseudoakkommodation – im Vergleich zur monofokalen IOL kaum reduziert sind (Literaturbeispiele s. unten); nur ganz wenige Arbeiten berichteten über nicht befriedigende Ergebnisse [6]. Dennoch konnte die MIOL bis heute keinen nennenswerten Marktanteil erobern, das Interesse seitens der Implanteure scheint derzeit sogar eher rückläufig [12].

In einer dieser Tage durchgeführten Umfrage bei der Vereinigung Ophthalmologischer Lehrstuhlinhaber (VOL), den Deutschen Ophthalmologischen Chefärzten (DOCH) sowie mehreren uns bekannten sog. „high volume surgeons" (insgesamt 81 Teilnehmer) fragten wir zum einen, ob an der jeweiligen Klinik derzeit MIOL implantiert würden sowie ggf. nach den Gründen für die Ablehnung von MIOL. Dabei gaben immerhin 31% der Befragten an, derzeit MIOL einzusetzen, bis auf 3 Kliniken lag der Anteil der MIOL am Gesamtvolumen der IOL jedoch jeweils unter 10%. Die gegen MIOL angeführten Argumente sind in Abb. 1 dargestellt: im wesentlichen wurden eine Beeinträchtigung des Visus (20%), der Kontrastempfindlichkeit (31%), des Gegenlichtvisus (24%) sowie fehlende (Langzeit)erfahrung (11%) genannt.

Dem lassen sich klinische Ergebnisse zahlreicher repräsentativer Arbeiten entgegenhalten: so beschreiben Bonnet et al. [2], Gimbel et al. [7], Wollensak et al. [16] und Jacobi u. Eisenmann [8] für die diffraktive 3M-Linse und Percival u. Setty [13], Steinert et al. [15] und Eisenmann u. Jacobi [4] für die Array-MIOL der Fa. Allergan einen Visus, der sich statistisch nicht vom Visus einer monofokalen IOL unterscheidet. Die Untersuchung des Kontrastvisus mit den von Regan entwickelten Kontrasttafeln scheint erst ab einer Kontraststufe von 11% signifikant reduziert im Vergleich zu monofokal [4, 13, 15], die Kontrastempfindlichkeit, untersucht mit den Pelli-Robson-Charts wird ebenfalls als nur geringfügig reduziert beschrieben [2, 3]. Die Untersuchung des Gegenlichtvisus war in einer von Rüther et al. [14] durchgeführten Studie erst ab einer Leuchtdichte von 3000 cd/qm für die diffraktive Linse signifikant reduziert im Vergleich zur monofokalen IOL; Auffahrt et al. [1] berichtet, daß bei Untersuchungen am Mesoptometer II nur 30% der Patienten mit diffraktiver MIOL, aber auch nur 44% der Patienten mit monofokaler IOL die aktuellen DOG-Richtlinien für die Nachtfahrttauglichkeit erfüllten. Untersuchungen der Giessener Klinik (vorliegender Kongreßband) konnten schließlich aufzeigen, daß auch 5 Jahre nach Implantation diffraktiver MIOL kein „Langzeiteinbruch" an einem älteren Patientenkollektiv zu verzeichnen war.

Die IOL-Hersteller scheinen im Gegensatz zum derzeit geringen Interesse der Implanteure der MIOL mehr Beachtung zu schenken: so erwarten 7 von 8 befragten Herstellerfirmen (Adatomed, Allergan, Alcon, Domilens, Iolab, Morcher, Pharmacia, Storz) einen zukünftigen Marktanteil der MIOL von 10 bis 20%. Der aktuelle Anteil der MIOL am Volumen der Gesamtproduktion wurde dagegen übereinstimmend mit weniger als 1% angegeben.

Theoretische und klinische Ergebnisse neuer MIOL

Eine Reihe neuer MIOL-Designs und -Konzepte befinden sich derzeit in Entwicklung oder erster klinischer Erprobung: so wird die Fa. Pharmacia im 2. Quartal 1994 eine diffraktive „One-piece"-MIOL mit heparinmodifizierter Oberfläche anbieten; Adatomed hat die Entwicklung von asymmetrischen diffraktiven Silikon-MIOL abgeschlossen; von Domilens wurde die asphärische „Progress"-MIOL modifiziert und steht mit einer 5mm-Optik zur Kataraktkleinschnittchirurgie zur Verfügung. Auch Iolab berichtet über eine Weiterentwicklung der refraktiven 2-Zonen-MIOL „Nuvue"; erste Erfahrungen nach Implantation dieser Linse mit 5,5mm-Optik (Modell 8191M) über einen Hornhauttunnel deuten auf eine signifikante Verbesserung der funktionellen Ergebnisse im Vergleich zum Vorgängermodell hin (John Pearce, persönliche Mitteilung).

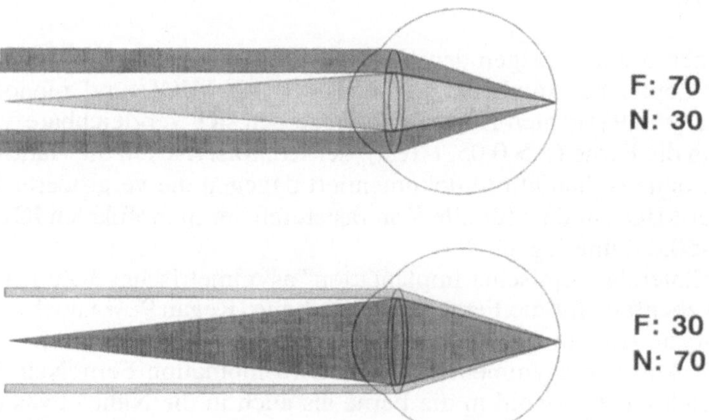

Abb. 2. Lichtverteilung auf Fern- und Nahfokus bei asymmetrischer 3-Zonen-MIOL mit unterschiedlicher Gewichtung beider Brennpunkte

Wir wollen im folgenden über Ergebnisse theoretischer und klinischer Untersuchungen mit der faltbaren Silikon-MIOL SSM 26-NB „ARRAY“ der Fa. Allergan sowie mit asymmetrischen 3-Zonen-MIOL der Fa. Morcher (Modell 83L/S und 84L/S) berichten. Die von Jacobi u. Eisenmann [9] beschriebenen asymmetrischen MIOL stellen dabei ein neues Konzept zur binokularen Implantation von MIOL dar: am führenden Auge wird der Fernfokus mit 70% (Morcher 83L, Fern:Nah 70:30) der einfallenden Lichtenergie betont, während am Gegenauge umgekehrt die Gewichtung auf dem Nahfokus liegt (Morcher 83S Fern:Nah 30:70). So läßt sich nach binokularer Implantation eine im Verhältnis zur herkömmlichen MIOL mit symmetrischer Lichtaufteilung verbesserte Kontrastwahrnehmung für Ferne und Nähe erzielen (schematische Darstellung des Prinzips der asymmetrischen MIOL s. Abb. 2).

Methoden

Mit einer von Jacobi und Reiner beschriebenen Optik ist die binokulare „Implantation physikalischer Augen mit IOL“ möglich. Dem Betrachter wird so ein subjektiver Eindruck von der Abbildungsqualität der IOL vermittelt; gleichzeitig können Visus, Kontrastempfindlichkeit etc. mittels klinisch üblicher Sehtafeln an normalsichtigen Probanden bestimmt werden [10]. Wir untersuchten an jeweils 6 Probanden Kontrastvisus (Regan-Kontrasttafeln) für Ferne und Nähe (in Zykloplegie) nach bilateraler „Implantation“ folgender IOL: Allergan SSM 26-NB, Morcher 83L/S, Morcher 83G (Fern:Nah 50:50), Pharmacia 811B (monofokal). Ferner berichten wir über erste klinische Ergebnisse mit den genannten MIOL sowie mit asymmetrischen MIOL Morcher 84L/S (Optikdurchmesser 5 mm, sonst wie Typ 83L/S).

Ergebnisse

Abbildungen 3 und 4 zeigen den Kontrastvisus in Ferne und Nähe nach binokularer „optischer Implantation“ von ARRAY-MIOL und monofokaler IOL. Für alle untersuchten Kontraststufen zeigen sich vergleichbare Visusergebnisse in die Ferne ($P > 0{,}05$, *t*-Test), der Kontrastvisus in die Nähe (in Zykloplegie, ohne Nahaddition) dokumentiert dagegen die vergrößerte Tiefenschärfe der MIOL und ist für alle Kontraststufen der monofokalen IOL signifikant ($P < 0{,}05$) überlegen.

Nach bilateraler „optischer Implantation“ asymmetrischer 3-Zonen-MIOL zeigt sich ebenfalls für die Ferne weder für hohe (Regan 96%) noch für niedrige Kontraste (Regan 11%) ein signifikanter Unterschied zwischen mono- und multifokal. Die asymmetrische MIOL-Kombination Fern:Nah 70:30 / 30:70 erzielt dabei sowohl in die Ferne als auch in die Nähe etwas bessere Funktionen als eine herkömmliche MIOL-Kombination mit symmetrischer Lichtaufteilung Fern:Nah 50:50 / 50:50 (Abb. 5 und 6). Diese theoretischen Ergebnisse deuten darauf hin, daß sich nach binokularer Implantation von

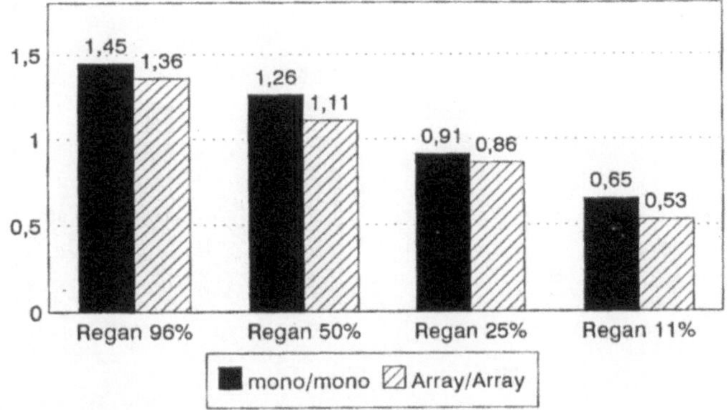

Abb. 3. Kontrastvisus Ferne. Binokulare Implantation „physikalischer Augen mit IOL". Vergleich ARRAY-MIOL / monofokal

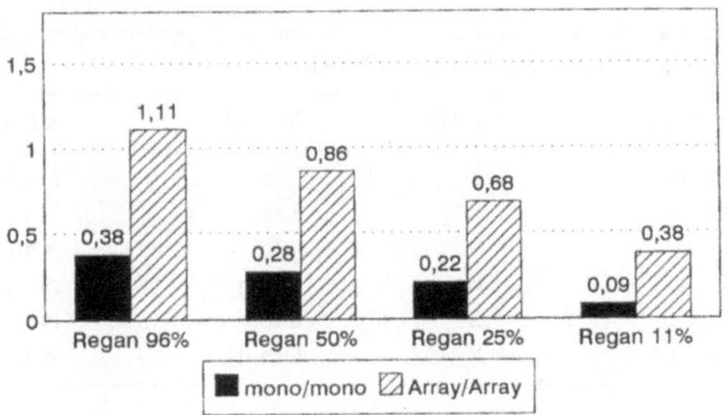

Abb. 4. Kontrastvisus Nähe. Binokulare Implantation „physikalischer Augen mit IOL". Vergleich ARRAY-MIOL / monofokal. Untersuchung in Zykloplegie, ohne Nahaddition

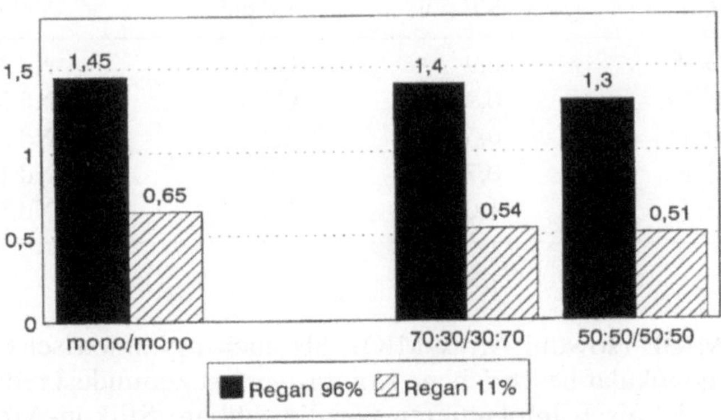

Abb. 5. Kontrastvisus Ferne. Binokulare Implantation „physikalischer Augen mit IOL". Vergleich asymmetrische MIOL / symmetrische MIOL, monofokal

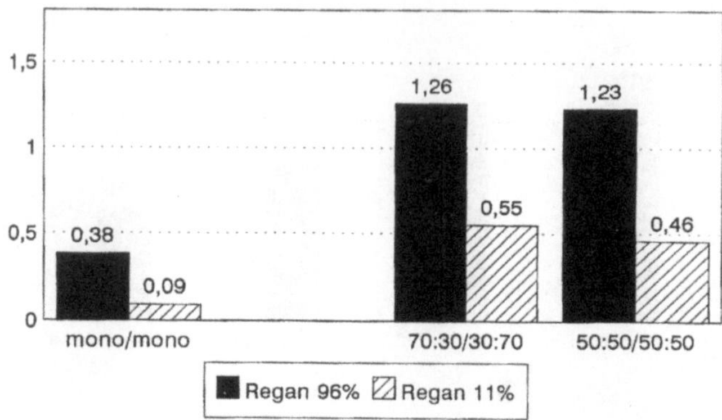

Abb. 6. Kontrastvisus Nähe. Binokulare Implantation „physikalischer Augen mit IOL". Vergleich asymmetrische MIOL / symmetrische IOL / monofokal

Tabelle 1. Array-Silikon-MIOL. Visus am 2. postoperativen Tag. Implantation gefaltet über temporalen Hornhauttunnel

Patient	VF IOL	VF ccF	VN IOL	VN ccN
B. M.	0,8	0,9	Nd 2	Nd 1
H. H.	0,7	1,0	Nd 3	Nd 1
B. H.	0,9	1,0	Nd 1	Nd 1
K. R.	1,0	G.b.n.	Nd 1	Nd 1
L. H.	1,2	G.b.n.	Nd 1	Nd 1
B. M.	0,8	G.b.n.	Nd 3	Nd1

Tabelle 2. Morcher 84S (Fern: Nah 30: 70; 5-mm-Optik). Visus 2. postoperativer Tag. Implantation über temporalen Hornhauttunnel

Patient	VF IOL	VF ccF	VN IOL	VN ccN
O. A.	0,9	G.b.n.	Nd 2	Nd 2
B. M.	0,9	G.b.n.	Nd 3	Nd 1
H. D.	0,5	0,7	Nd 3	Nd 1
C. H.	0,7	1,0	Nd 1	Nd 1
H. L.	1,0	1,2	Nd 1	Nd 1

MIOL (sowohl Array-MIOL als auch asymmetrische 3-Zonen-MIOL) der monokular beschriebene Kontrastverlust zumindest reduziert.

Klinisch implantieren wir die faltbare Silikon-Array-MIOL derzeit im Rahmen einer prospektiven Studie über einen temporalen Hornhauttunnel und Phakoemusifikation. Tabelle 1 zeigt erste frühpostoperative Ergebnisse

(2. postoperativer Tag) bei einer kleinen Patientenzahl: unkorrigiert erzielen alle Patienten einen Fernvisus zwischen 0,7 und 1,2; der – ebenfalls unkorrigierte – Nahvisus liegt bei Nieden 3–Nieden 1.

Vergleichbare Ergebnisse fanden sich schließlich nach technisch analoger Implantation der asymmetrischen 3-Zonen-MIOL Morcher 84S: obwohl diese Linse dem Fernfokus nur 30% Lichtanteil zukommen läßt, liegt der Fernvisus aller Patienten bei besser/gleich 0,7; der Nahvisus beträgt ohne Korrektion wiederum Nieden 3 bis 1 (Tabelle 2).

Klinische Ergebnisse nach monokularer Implantation asymmetrischer 3-Zonen-MIOL werden in ausführlicher Form bei [5] beschrieben. Diese ersten klinischen Ergebnisse sowie die genannten theoretischen Resultate lassen erwarten, daß sich nach binokularer Implantation einer Linsenkombination Fern: Nah 70: 30 / 30: 70 eine Empfindlichkeit auch für niedere Kontraste erzielen läßt, die derjenigen der monofokalen IOL sehr nahekommt. Eine multizentrische Studie ist derzeit im Gange, um diese Fragestellung an einem umfangreichen Patientenkollektiv zu untersuchen. Insgesamt lassen die beschriebenen Entwicklungen und Ergebnisse für die Zukunft eine weitere Verbesserung der funktionellen Ergebnisse von MIOL und damit sicherlich auch eine größere Akzeptanz dieses Linsentyps mit vergrößerter Tiefenschärfe erwarten.

Literatur

1. Auffahrt GU, Hunold W, Breitenbach S, Wesendahl TA, Mehdorn E (1993) Langzeitergebnisse für Kontrastsehvermögen und Blendungsempfindlichkeit bei Patienten mit diffraktiven Multifokallinsen. Klin Monatsbl Augenheilkd 203: 336–342
2. Bonnet P, Robinet A, Colin J (1991) Etude comparative de deux types d'implants bifocaux par la mesure de l'acuité visuelle et de la sensibilité au contraste. J Fr Ophthalmol 14/5: 295–299
3. Eisenmann D, Jacobi KW (1993) Functional and social rehabilitation after implantation of monofocal and bifocal intraocular lenses. Eur J Implant Refract Surg 5: 99–102
4. Eisenmann D, Jacobi KW (1993) Die ARRAY-Multifokallinse – Funktionsprinzip und klinische Ergebnisse. Klin Monatsbl Augenheilkd 203: 189–194
5. Eisenmann D, Jacobi KW (im Druck) Theoretische und klinische Abbildungseigenschaften refraktiver 3-Zonen-Multifokallinsen mit unterschiedlicher Gewichtung von Fern- und Nahfokus. Klin Monatsbl Augenheilkd
6. Ellingson FT (1990) Explantation of 3M diffractive intraocular lenses. J Cataract Refract Surg 16: 697–702
7. Gimbel HV, Sanders D, Raanan M (1991) Visual and refractive results of multifocal intraocular lenses. Opthalmology 98: 881–887
8. Jacobi KW, Eisenmann D (1992) Optische Rehabilitation: Intraokularlinse. In: Lund OE, Waubke TN (Hrsg) Ophthalmologische Rehabilitation. Enke, Stuttgart, S 40–48

9. Jacobi KW, Eisenmann D (1993) Asymmetrische Mehrzonenlinsen – ein neues Konzept multifokaler Intraokularlinsen. Klin Monatsbl Augenheilkd 202:309–314
10. Jacobi KW, Reiner J (1993) „Physikalische Augen" zur Prüfung verschiedener intraokularer Linsen. Klin Monatsbl Augenheilkd 203:433–435
11. Keates RH, Pearce JL, Schneider RT (1987) Clinical results of the multifocal lens. J Cataract Refract Surg 13:557–560
12. Leaming DV (1993) Practise styles and preferences of ASCRS members – 1992 survey. J Cataract Refract Surg 19:600–606
13. Percival SPB, Setty SS (1991) Comparative analysis of three prospective trials of multifocal implants. Eye 5:712–716
14. Rüther K, Eisenmann D, Zrenner E, Jacobi KW (1994) Der Einfluß diffraktiver Multifokallinsen auf Kontrastsehen, Gegenlichtsehschärfe und Farbsinn. Klin Monatsbl Augenheilkd 204:14–19
15. Steinert RF, Post CT, Brint SF et al. (1992) A retrospective, randomized double-masked comparison of a zonal-progressive multifocal intraocular lens and a monofocal intraocular lens. Ophthalmology 99:853–860
16. Wollensak J, Pham DT, Wiemer C (1991) Klinische Ergebnisse nach Implantation einer multifokalen diffraktiven Hinterkammerlinse. Klin Monatsbl Augenheilkd 199:91–95

Diffraktive Multifokallinsen: 5-Jahres-Ergebnisse

D. Eisenmann und K.W. Jacobi

Zusammenfassung. *Patienten und Methoden:* 23 Augen von 18 Patienten (m = 69,3 Jahre) mit diffraktiven MIOL und 21 Augen von 16 Patienten (m = 69,9 Jahre) mit monofokalen IOL wurden 58–64 Monate nach Implantation untersucht: wir bestimmten Fern- und Nahvisus mit und ohne Korrektion, Kontrastvisus (Regan 96%-, 50%-, 25%-, 11%-Kontrasttafeln), Blendempfindlichkeit (BAT-Tester) und Tiefenschärfe (Defokussierkurven).

Ergebnisse: Für Fernvisus ohne und mit Korrektion, Nahvisus mit Nahaddition sowie Blendempfindlichkeit fanden sich keine signifikanten Unterschiede zwischen beiden Patientenkollektiven. Unkorrigierter Nahvisus (P = 0,02) sowie Nahvisus mit alleiniger Fernkorrektion (P < 0,0001) waren bei multifokaler Pseudophakie signifikant überlegen; Defokussierkurven dokumentieren für die diffraktive MIOL eine im Vergleich zur monofokalen IOL um das 2- bis 3-fach vergrößerte Tiefenschärfe. Demgegenüber zeigte die monofokale IOL für niedrige Kontraste (Regan 11%) signifikant bessere Ergebnisse (P = 0,0003), für höhere Kontraste bestand kein Unterschied.

Schlußfolgerungen: Auch nach 5 Jahren zeigte sich bei einem älteren Patientenkollektiv mit diffraktiven MIOL kein „Langzeiteinbruch"; die funktionellen Ergebnisse entsprechen im wesentlichen den von uns beschriebenen 2-Jahres-Ergebnissen.

Summary. *Methods:* We examined the following parameters in 23 eyes of 18 patients (m = 69,3 y.) with a diffractive bifocal IOL (3 M 815LE) 58 to 64 months after clinical implantation: uncorrected and corrected distance- und near visual acuity, contrast sensitivity (Regan 96%-, 50%-, 25%-, 11%- contrast charts), glare (brightness acuity tester) and depth of field (defocus curves). Results were compared to an age matched control group of 16 patients (21 eyes; m = 69,9 y.) with a conventional monofocal IOL.

Results: No significant difference was found for distance acuity, near acuity with near addition and glare. Uncorrected near visual acuity (P = 0,02) and near acuity with distance correction (P < 0,0001) were significantly superior in the diffractive group with a double to threefold increase in the depth of field. The monofocal IOL proved to be superior for only very low contrasts (Regan 11%; P = 0,0003); there was no significant difference for higher contrast levels.

Conclusion: Altogether we found excellent functional results – comparable to monofocal vision but with the advantage of an increased depth of field – five years after implantation of the diffractive lens in an aged population.

J. Wollensak et al. (Hrsg.)
8. Kongreß der DGII

Einleitung

Diffraktive Multifokallinsen (MIOL) stehen seit 1987 zur Verfügung; trotz anfänglicher euphorischer Bewertung seitens zahlreicher Implanteure und obwohl in der Literatur nahezu ausschließlich positive funktionelle Ergebnisse beschrieben wurden, gelang es diesem Linsentyp bis heute nicht, einen nennenswerten Marktanteil zu erobern. Ein Argument, das – neben funktionellen Eigenschaften wie erhöhter Blendempfindlichkeit und reduziertem Kontrastvisus – gegen MIOL angeführt wird, ist das Fehlen von Langzeitergebnissen. Nachdem der bisher längste, in der Literatur berichtete Nachbeobachtungszeitraum 2 Jahre umfaßt, stellen wir in der vorliegenden Arbeit 5-Jahresergebnisse an einem älteren Patientenkollektiv vor.

Patienten und Methoden

Wir untersuchten 23 Augen von 18 Patienten mit diffraktiven MIOL und 21 Augen von 16 Patienten mit einer monofokalen Standardlinse. Alle Patienten wiesen ein Alter von über 65 Jahren auf (Durchschnittsalter diffraktiv: 69,3 Jahre, monofokal: 69,9 Jahre). Der postoperative Nachbeobachtungszeitraum betrug 58–64 Monate. Bei der von uns seinerzeit eingesetzten MIOL handelte es sich um die diffraktive Linse 3M Typ 815LE, eine „3-piece"-PMMA-Linse mit konkav-konvexer („meniskusförmiger") Optik; die diffraktiv wirksamen Zonen befinden sich auf der Rückseite der Optik. Gegenstand der vergleichenden Nachuntersuchung waren unkorrigierter und bestkorrigierter Fernvisus sowie Nahvisus (Birkhäuser-Tafeln) ohne Korrektion, mit Fernkorrektion und mit Nahaddition.

Der Kontrastvisus in Ferne und Nähe wurde mit den von Regan entwickelten Kontrasttafeln der Kontraststufen 96%, 50%, 25% und 11% untersucht. Die Untersuchung des Kontrastvisus in die Nähe wurde in die Ferne unter Vorhalten eines –3,0 dpt-Glases durchgeführt, d.h. der Patient benutzte den Nahfokus der MIOL zum Sehen in die Ferne.

Der Gegenlichtvisus wurde mit dem Brightness Acuity Tester der Fa. Mentor durchgeführt; dieser weist 3 Helligkeitsstufen entsprechend 12, 100 und 400 ft-lambert auf.

Die Untersuchung der Tiefenschärfe erfolgte anhand von Defokussierkurven.

Zur statistischen Auswertung wurde der *t*-Test für abhängige Stichproben verwendet; das Signifikanzniveau wurde auf 5% festgelegt.

Ergebnisse

Der Fernvisus mit Korrektion lag bei der diffraktiven Gruppe im Mittel bei 0,91 (± 12), bei der monofokalen Gruppe bei 0,96 (± 0,1). Patienten mit multifokaler IOL wiesen einen besseren unkorrigierten Fernvisus auf als Patienten mit monofokaler IOL, da bei multifokaler Pseudophakie in der präoperati-

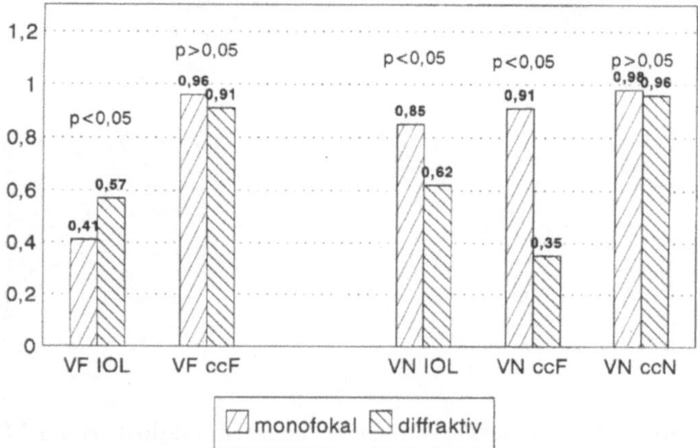

Abb. 1. Fern- und Nahvisus ohne (IOL), mit Fernkorrektion (ccF), mit Nahaddition (ccN). Mittelwerte mit diffraktiver MIOL und monofokaler IOL

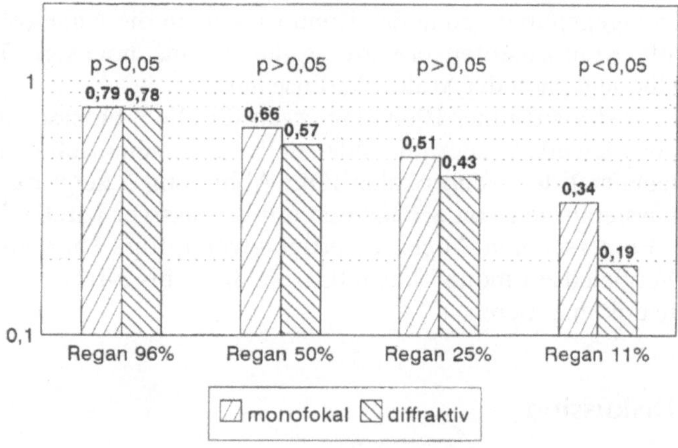

Abb. 2. Kontrastvisus (Ferne, mit Korrektion). Regan 96%-, 59%-, 25%-, 11%-Kontrasttafeln. Mittelwerte mit diffraktiver MIOL und monofokaler IOL

ven Biometrie Emmetropie angestrebt worden war, während Patienten mit monofokaler IOL leicht myopisiert wurden.

Bei der Untersuchung des unkorrigierten Nahvisus und des Nahvisus mit alleiniger Fernkorrektion (d.h. ohne Nahaddition) zeigte die diffraktive MIOL signifikant bessere Ergebnisse (*P* = 0,02 bzw. *P* < 0,0001). Mit bester Nahaddition ergab sich ein nahezu identischer Nahvisus (diffraktiv 0,98 ± 0,06, monofokal 0,96 ± 0,07); (zusammenfassende Darstellung der Mittelwerte von Fern- und Nahvisus siehe Abb. 1).

Bei der Untersuchung des Kontrastvisus in die Ferne fanden sich zwar für die monofokale IOL bei allen untersuchten Kontraststufen geringfügig besse-

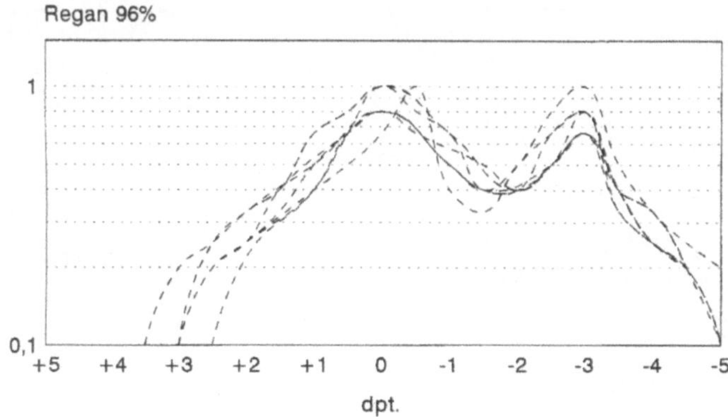

Abb. 3. Defokussierkurven von 8 Patienten mit diffraktiver MIOL. Vergrößerte Tiefenschärfe bei 2gipfligem Kurvenverlauf

re Mittelwerte, ein statistisch signifikanter Unterschied lag jedoch nur bei sehr niedrigen Kontrasten (11%-Kontrasttafel) vor ($P = 0{,}0003$; s. Abb. 2). Demgegenüber zeigte der Kontrastvisus in die Nähe (ohne Nahaddition) für alle Kontraststufen erwartungsgemäß eine hochsignifikante ($P < 0{,}0001$) Überlegenheit der Multifokallinse auf.

Der Visus unter Blendung ergab für alle 3 untersuchten Helligkeitsstufen zwar jeweils wiederum tendenzielle, aber statistisch nicht signifikante Überlegenheit der monofokalen IOL. Abbildung 3 zeigt exemplarisch die Defokussierkurven von 8 Patienten mit diffraktiver MIOL: insgesamt hatten alle 23 untersuchten Augen derartige zweigipflige Kurvenverläufe, die eine im Vergleich zur monofokalen IOL um die 2- bis 3-fach vergrößerte Tiefenschärfe dokumentieren.

Diskussion

Percival [6] berichtete 1989 erstmals über klinische Ergebnisse der diffraktiven MIOL; in der Folge wurden von der überwiegenden Mehrzahl der Implanteure exzellente funktionelle Ergebnisse dieses Linsentyps beschrieben (siehe z.B [7, 8]). Langzeiterfahrungen mit der diffraktiven Linse liegen jedoch nicht vor; der bisher längste Nachbeobachtungszeitraum beträgt 2 Jahre [1, 4]. Ein funktioneller „Langzeiteinbruch“ der diffraktiven MIOL wäre denkbar bei Ausbildung einer altersbedingten Makulopathie oder auch eines postoperativen Nachstars, die sich „potenzierend“ auf die physikalisch bedingte reduzierte Kontrastempfindlichkeit auswirken könnten. Auch ein Verlust der Bifokalfunktion der MIOL wäre dann vorstellbar.

Für diese Befürchtungen ergaben die beschriebenen 5-Jahres-Ergebnisse keine Bestätigung: vielmehr fand sich speziell für die Empfindlichkeit hoher und mittlerer Kontraste kein signifikanter Unterschied zur monofokalen Kontrollgruppe; lediglich für niedrige Kontraste zeigte sich eine Überlegenheit der Monofokallinse, die aber auch schon frühpostoperativ nachweisbar ist [5].

Eine Beeinträchtigung der Bifokalfunktion der diffraktiven MIOL wurde bei einem kleinen Teil der Patienten frühpostoperativ beschrieben: ursächlich wurden eine Dezentrierung [2] oder ein irregulärer Hornhautastigmatismus diskutiert [3]. Unsere Langzeitergebnisse zeigen nun bei allen Patienten eine intakte Bifokalität, die sich sowohl in einem guten Nah(kontrast)visus ohne Nahaddition, als auch in einer Defokussierkurve mit vergrößerter Tiefenschärfe dokumentieren läßt. Auch eine Beeinträchtigung des Gegenlichtvisus war nicht festzustellen.

Zusammenfassend fanden sich also 5 Jahre nach Implantation diffraktiver MIOL funktionelle Ergebnisse, die keinerlei Hinweise für eine funktionelle Langzeitbeeinträchtigung ergaben und im wesentlichen den von uns publizierten 2-Jahres-Ergebnissen [4] entsprachen.

Literatur

1. Auffahrt GU, Hunold W, Breitenbach S, Wesendahl T, Mehdorn E (1994) Long-term results for glare and contrast sensitivity in patients with diffractive multifocal intraocular lenses. Eur J Implant Ref Surg 6:40–46
2. Belluci R, Giardini P (1993) Pseudoaccommodation with the 3M diffractive multifocal intraocular lens: a refraction study of 52 subjects. J Cataract Refract Surg 19: 32–35
3. Eisenmann D, Schickel B, Rödinger M (1993) Lack of bifocality in patients with the diffractive multifocal IOL – a model of illustration. Invest Ophthalmol Vis Sci (ARVO-abstract) 33/4:1452
4. Hessemer V, Eisenmann D, Jacobi KW (1993) 2-Jahres-Ergebnisse nach Implantation diffraktiver multifokaler Intraokularlinsen. Ophthalmologe 90:348–351
5. Olsen T, Corydon L (1990) Contrast sensitivity in patients with a new type of multifocal intraocular lens. J Cataract Refract Surg 16:42–46
6. Percival P (1989) Early experience with the diffractive bifocal lens. Eur J Implant Refract Surg 1:1–2
7. Rüther K, Eisenmann D, Zrenner E, Jacobi KW (1994) Der Einfluß diffraktiver Multifokallinsen auf Kontrastsehen, Gegenlichtsehschärfe und Farbsinn. Klin Monatsbl Augenheilkd 204:14–19
8. Wollensak J, Pham DT, Wiemer C (1991) Klinische Ergebnisse nach Implantation einer multifokalen diffraktiven Hinterkammerlinse. Klin Monatsbl Augenheilkd 199:91–95

Binokularfunktionen mit Multifokallinsen

T. Krzizok, D. Eisenmann und K. W. Jacobi

Zusammenfassung. Bei 30 Patienten mit beidäugiger MIOL zeigten sich insgesamt gute Nahvisuswerte mit Fernkorrektion sowohl im Fern-, als auch im Nahfokus (nur mit Fernkorrektion Birkhäuser 0,60; bei zusätzlicher Nahaddition – also Nutzung des Fernfokus – 0,70). Entsprechend lag in den meisten Fällen ausreichend gute Bifokalfunktion vor. Dagegen hatten 33% ohne Nahaddition keinerlei Stereofunktionen, während mit Nahzusatz durch den Fernfokus der MIOL in 33 cm Prüfentfernung durchschnittlich 170´´ Stereopsis nachweisbar waren. Bedingt durch postoperativen Astigmatismus bzw. Restrefraktion betrug der mittlere Nahvisus ohne jede Brillenkorrektion 0,44 ± 0,22. Entsprechend trugen nur 30% der Patienten gar keine Brille mehr bzw. 42% keine Lesebrille. Zur Verbesserung der Bifokal- und damit Binokularfunktionen müssen die MIOL weiterentwickelt werden. Die Implantation einer einseitigen MIOL bei monofokaler IOL am phaken Gegenauge (Gruppe von 12 Patienten mit erheblicher Aniseikonie in der Nähe ohne Nahaddition; dasselbe gilt für Presbyopie am Gegenauge) oder unterschiedlicher Typen von MIOL (häufig keine Stereopsis durch den Nahfokus) ist abzulehnen.

Summary. In 30 patients with bilateral multifocal IOL (MIOL) resulted a good visual acuity in 0.33 m, as a result of sufficient bifocal function (averaged visual acuity of each eye without addition of 3 D by spectacles [near focus of MIOL] 0,60; adding 3 D 0,70 [far focus of MIOL]). On the other hand, 33% had no stereopsis, using the near focus of the MIOL, while 170 seconds of arc were detectable with additional 3 D in 0.33 m through the far focus. The averaged visual acuity without any spectacle correction was limited by astigmatism and biometric deviations to 0,44 ± 0,22. Therefore, only 30% wore no more glasses. The monolateral implantation of a MIOL is not advisable because of aniseiconia in the near focus.

Einleitung

Im Vordergrund der Untersuchungen zur Beurteilung der Eignung von Multifokallinsen (MIOL) stehen der unkorrigierte und korrigierte Fern- und Nahvisus, die Kontrastempfindlichkeit, das Dämmerungssehen und die Blendungsempfindlichkeit [3, 4]. Neben diesen monokularoptischen Funktionen sind auch die binokularen Funktionen zu berücksichtigen, denn bereits bei der Implantation monofokaler IOL sind binokulare Probleme durch Aniseikonie und Anisophorie [1, 2, 5–8] präoperativ zu berücksichtigen. Bei ein- oder beidseitig implantierten MIOL ist für binokulare Fragestellungen primär zu untersu-

J. Wollensak et al. (Hrsg.)
8. Kongreß der DGII

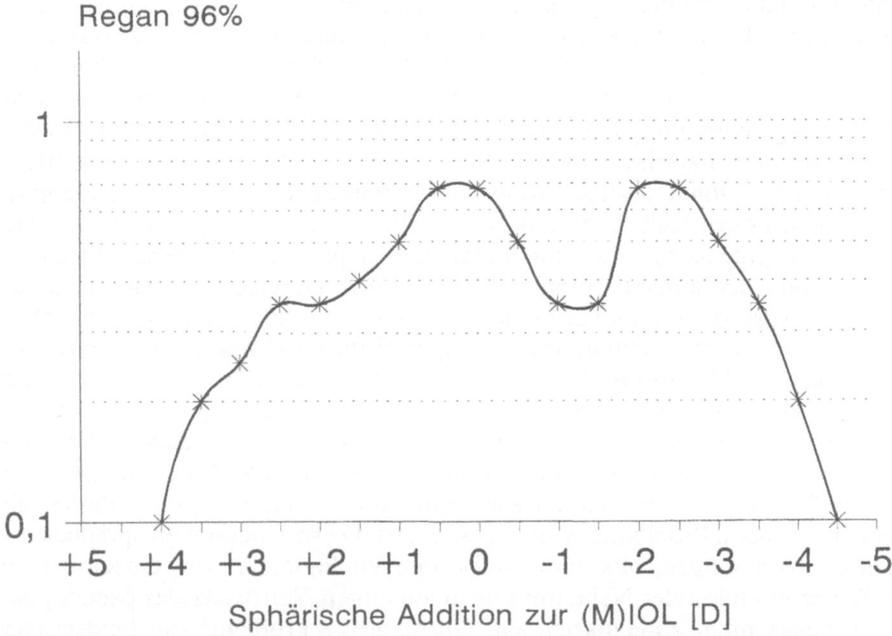

Abb. 1. Beispiel einer Defokussierkurve einer gut funktionierenden MIOL (eigentlich bifokalen IOL) mit 2 optisch bzw. funktionell gleichwertigen Brennpunkten. Die Kontrastempfindlichkeitswerte auf der Ordinate können bei einem 96%igem Kontrast der üblichen Visusbestimmung gleichgesetzt werden. Bei fehlenden Bifokalfunktionen, d.h. nicht möglicher Pseudoakkommodation mit der MIOL, wäre nur ein Gipfel der Kurve vorhanden. Bei allein sphärischer Restrefraktion müßte dieser Gipfel relativ steil beidseitig abfallen, bei einem zusätzlichen Astigmatismus wäre der Gipfel eher plateauartig entsprechend den Brennpunkten eines Sturm-Konoids

chen, ob bifokale Funktion vorliegt. Im Einzelfall kann bei MIOL der 2. Fokus (vgl. Abb. 1) nicht nachweisbar sein, so daß nur eine eingipflige Defokussierkurve mit entsprechender Tiefenschärfe (sowohl der Terminus Tiefenschärfe als auch Schärfentiefe sind physikalisch-optisch verwendbar) wie bei einer monofokalen IOL existiert. Die Ursachen eines fehlenden 2. Fokus bei MIOL sind letztlich nicht eindeutig geklärt, diskutiert wird u.a. ein postoperativer irregulärer Astigmatismus. Durch das Nichterreichen der angestrebten Pseudoakkommodation treten die alleinigen Nachteile von MIOL in den Vordergrund (reduzierter Kontrastvisus etc.). Ein neues Konzept bei beidäugiger Implantation von MIOL ist die unterschiedliche Gewichtung der Lichtmenge, die auf den Fern- und Nahfokus entfällt: an einem Auge wird der Fernbereich mit bis zu 70% der einfallenden Lichtmenge betont, während am anderen Auge der Nahfokus akzentuiert wird. Das Design dieser sog. asymmetrischen MIOL wurde von Jacobi 1992 [4] entworfen, anfangs als 7-Zonen MIOL, später dann als 3-Zonen MIOL. Refraktive MIOL mit 3 Zonen (z.B. Fa. Storz „True Vista“, Fa. Kabi-Pharmacia „Modell BI89“, Fa. Alcon „Modell AcuraSee") sind als Weiterentwicklung des länger bekannten Modells einer 2-Zonen-MIOL (Fa. Iolab „Nuvue" – mit einem zentralen Teil für die Nähe) zu verstehen mit geringerer Anfälligkeit der Bifokalfunktionen gegenüber einer nicht exakten Zentrierung der IOL. Das bewährte Konzept einer gleichen Lichtmengenverteilung auf Fern- und Nahfokus bei 3 mm Pupillenweite wurde bei den asymmetrischen MIOL dahingehend modifiziert, daß der mittlere ringförmige Nahteil in seiner Breite variiert wird. Die Idee, einen der Pleoptik entliehenen Fern-Nah-Alternans zu schaffen, ist interessant: das eine Auge erhält eine gute Kontrastwahrnehmung und ein gutes Dämmerungssehen entsprechend einer hohen Lichtmenge für die Ferne und vice versa das Gegenauge für die Nähe. Bereits bei monofokalen IOL ist eine solche Idee naheliegend, will man bei einem geringen Astigmatismus und genauer Biometrie auf eine Fern- und Nahbrille verzichten (in der Literatur „Monovision" genannt [1]). Wollte man dann jedoch Binokularfunktion optimal gewährleisten und würde z.B. in der Nähe das Auge mit dem Fernfokus (100% entsprechend einer monofokalen IOL mit postop. Emmetropie) mit einer Nahaddition von 3 D als Brillenglas versehen, so wäre eine Aniseikonie und Anisophorie mit entsprechenden Problemen vorprogrammiert. Diese Situation entspräche derjenigen von jungen, akkommodationsfähigen Patienten, die einseitig eine IOL haben und in der Nähe mit einem alleinigen Nahzusatz des pseudophaken Auges nicht zurechtkommen. Ob derartige Probleme bei beidseitiger Implantation asymmetrischer MIOL auftreten, sollte u.a. geprüft werden. Bei den ebenfalls untersuchten diffraktiven MIOL (Firma 3M, die u.g. Modelle 815 und 825 werden nicht mehr hergestellt) werden 41% der Lichtenergie gleichmäßig auf Fern- und Nahfokus verteilt und 18% entfallen auf Brennpunkte höherer Ordnung. Der Vorteil dieser MIOL ist die weitgehende Unabhängigkeit von IOL-Dezentrierung und vom Pupillendurchmesser. Tatsächliche MIOL, also IOL mit nicht nur 2 (wie alle o.g. MIOL, die eigentlich bifokale IOL sind), sondern mehreren Brennpunkten, sind wenig verbreitet (z.B. die Array-MIOL von AMO) und sollen hier nicht speziell untersucht werden.

Material und Methoden

Im Zeitraum 1992 bis 1994 wurden retrospektiv 42 Patienten mit MIOL folgender Gruppenbildung mindestens 4 Monate postoperativ nachuntersucht:

Gruppe I: 11 Patienten mit beidseitiger diffraktiver MIOL (3M 815LE oder 825X) – Durchschnittsalter 59 Jahre.

Gruppe II: 14 Patienten mit beidseitiger asymmetrischer MIOL (Morcher 83L [F/N = 70/30], 83E [F/N = 60/40], 83G [F/N = 50/50], 83F [F/N = 40/60], 83S [F/N = 30/70] – Durchschnittsalter 62 Jahre).

Gruppe III: 5 Patienten mit beidseits verschiedenen MIOL-Typen (aus Gruppe I und II sowie AMO Array – Durchschnittsalter 63 Jahre).

Gruppe IV: 12 Patienten mit MIOL in einem Auge (3M 815LE oder 825X) und (monofokaler) IOL am anderen Auge (Durchschnittsalter 63 Jahre).

Die Operationen erfolgten hauptsächlich in extrakapsulärer Technik. Routinemäßig wurden untersucht: Hornhautastigmatismus (Ophthalmometer bzw. Autokeratometer, ggf. HH-Topographie), objektive Refraktion (Autorefraktometer; cave unrichtige Werte bei MIOL, insbesondere bei enger Pupille), subjektive Refraktion (Feinabgleich) für die Ferne und für die Nähe (da selbst Nieden 1 in 33 cm nur ≈ Visus 0,7 wird die Verwendung von Birkhäuser-Tafeln empfohlen und bevorzugt) mit und ohne Korrektion (für die Nähe also sc, mit Fernkorrektion sowie mit Fernkorrektion und Nahaddition von 3 D [dabei wurde auf exakte Abstandseinhaltung von 33 cm geachtet, ansonsten würde ein Vergrößerungseffekt bei MIOL durch Nahfokus *und* Nahaddition z. B. in 16 cm erreicht werden]), ergänzend zur subjektiven Refraktion die Erstellung einer Defokussierkurve, Aniseikonie in der Ferne (Phasendifferenzhaploskopie) und in der Nähe (Esser-Test; Rot-Grün-Trennung nach dem Anaglyphenverfahren) sowie Binokularfunktionen in der Ferne (Prüfung auf Simultansehen mit den Streifengläsern nach Bagolini) und in der Nähe (Titmus-Test als nichtrandomisierter Test; Lang-, Randot- und TNO-Test als randomisierte Tests) sowie der Fusionsbreite (Prismen oder Synoptophor). Vorausgegangen [4] sind an diesem Patientenkollektiv Untersuchungen der Kontrastempfindlichkeit (Pelli-Robson- und Regan-Kontrasttafeln), der Dämmerungssehschärfe und der Blendungsempfindlichkeit (Mesoptometer II) sowie der IOL-Abbildungsqualität mit dem von Eisenmann et al. beschriebenen Gerät [3]. In Einzelfällen erfolgte eine Rasterelektronenmikroskopie zur Untersuchung der IOL/MIOL-Oberfläche. Die statistische Auswertung der Daten erfolgte mit der Software PC-Statistik, Version 2.16 von Prof. O. Hoffmann, Gießen.

Ergebnisse

Der unkorrigierte IOL-Fernvisus aller Einzelaugen beträgt 0,48 ± 0,21 im Vergleich zum Fernvisus mit bester Korrektion von 0,79 ± 0,24. Der MIOL-Nahvisus ohne Fern- und ohne Nahkorrektion beträgt 0,44 ± 0,22 (A), mit zusätzlicher Fernkorrektion 0,60 ± 0,24 (B) sowie bei zusätzlicher Addition von 3 D (also Nutzung des Fernfokus) 0,70 ± 0,22 (C) – geprüft mit Birkhäuser-Text in 33 cm. Zwischen A und B ist die Differenz hochsignifikant ($P < 0{,}01$), zwischen B und C an der Grenze zur Signifikanz ($P = 0{,}06$), vgl. Abb. 2 und 3. Der binokulare Nahvisus mit Fernkorrektion beträgt 0,71 ± 0,29 gegenüber 0,79 ± 0,22 mit zusätzlicher Nahaddition von 3 D.

Eine banale, für die Beurteilung des praktischen Erfolgs einer beidseitigen MIOL-Implantation aber wichtige Frage ist die, ob postoperativ noch eine Brille getragen wird. Insgesamt tragen postoperativ 30% der Patienten überhaupt keine Brille mehr; 42% benutzten keine Nahbrille und 37% keine Fernbrille mehr. Bei der Überprüfung der Binokularfunktionen bei allen 30 Pati-

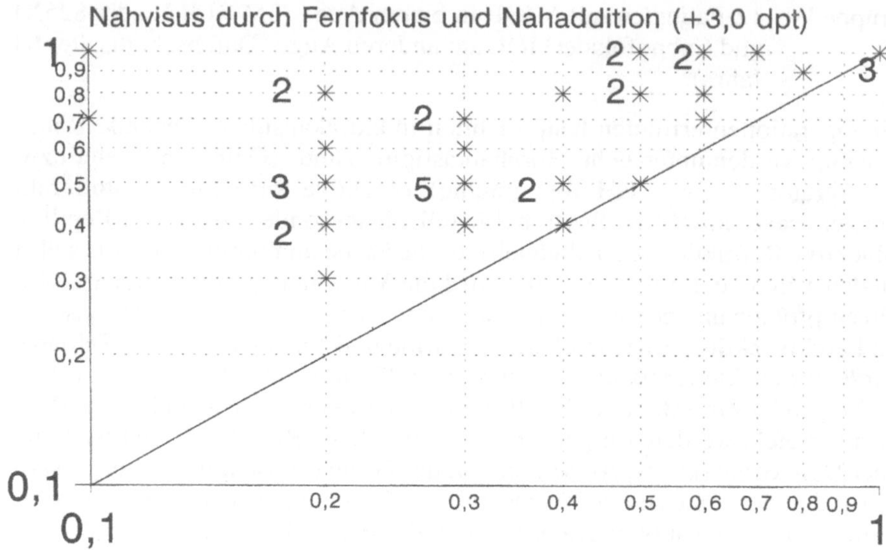

Abb. 2. 38 Augen von 19 Patienten mit beidseitiger MIOL. Korrelation des (monokularen) Nahvisus durch den Nahfokus der MIOL zu dem Nahvisus durch den Fernfokus mit Fernkorrektion und zusätzlicher Nahaddition von 3 dpt. Logarithmische Darstellung der X- und Y-Achse, Nahvisus mit Birkhäuser-Tafeln in 33 cm geprüft. Statt einer Regressionsgeraden ($r = 0{,}61$; $P < 0{,}01$; $\mathbf{y} = 0{,}65$ mal $\mathbf{x} + 0{,}41$) wurde die sog. Identitätskurve (y = x) eingezeichnet: der Nahvisus durch den Fernfokus mit + 3 dpt Addition ist bei 27 von 38 Augen mindestens 2 logarithmische Stufen besser als durch den Nahfokus der MIOL ohne Fernkorrektion (bzw. in 50% der Augen sogar mindestens 3 logarithmische Stufen!). Die Abbildung zeigt also die Diskrepanz zwischen dem Nahvisus ohne irgendeine Brillenkorrektion zu dem optimalen Nahvisus

enten mit beidseitiger MIOL zeigt sich durch den Nahfokus bei einem Drittel der Patienten keine Stereopsis, besonders auffällig ist dies in Gruppe III (bei 4 von 5 Patienten) und bei den 7-Zonen MIOL der Gruppe II (bei 2 von 5 Patienten). Mit Nahaddition hatten alle 30 Patienten Stereopsis (mindestens 3800 Winkelsekunden, was dem Erkennen der Fliege im Titmus-Test entspricht), der Mittelwert liegt bei 170. Eine Varianzanalyse zeigt lediglich eine signifikante Korrelation der Stereopsis mit Nahaddition zum binokularen Nahvisus mit Nahaddition ($r = -0{,}60$).

Mit Fernkorrektion ist in allen Gruppen keine Aniseikonie am Phasendifferenzhaploskop nachweisbar. In der Nähe zeigte sich (Esser-Test) in den Gruppen I, II und III keine Aniseikonie (max. 0,9%, was im Meßfehlerbereich liegt), und zwar sowohl mit Fern- als auch mit Nahkorrektion, also in beiden MIOL-Brennpunkten. In Gruppe IV dagegen besteht mit Fernkorrektion eine erhebliche Aniseikonie von bis zu 8% in der Nähe, die mit beidseitiger Nahkorrektion auf 0,9% abnimmt.

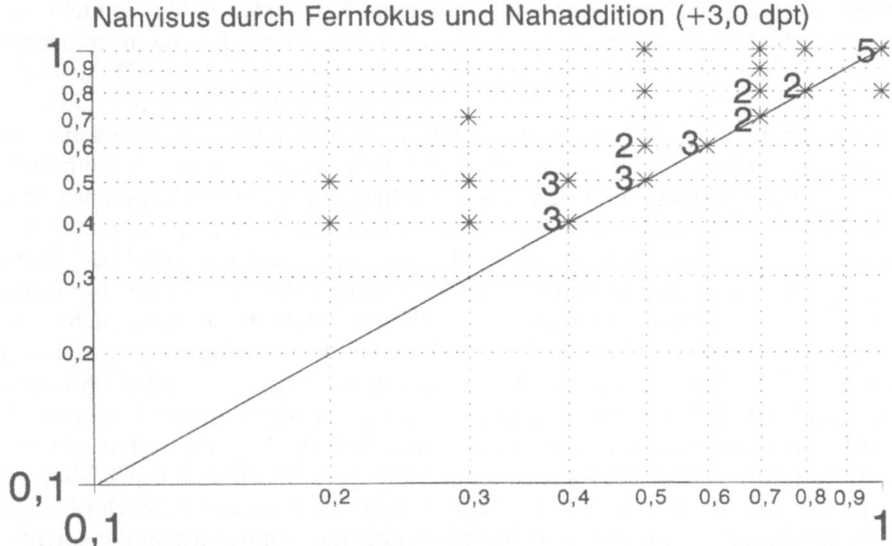

Abb. 3. Im Gegensatz zu Abb. 2 wird hier auf der X-Achse der Nahvisus mit Fernkorrektion ohne Nahaddition zu dem Nahvisus mit Fern- und Nahkorrektion bei 38 Augen von 19 Patienten mit beidseitiger MIOL dargestellt. Entsprechend recht guter Bifokalfunktionen, d. h. funktionierender Pseudoakkommodation, ist meistens nur eine geringe Visusverbesserung in 33 cm bei Nutzung des Fernfokus der MIOL durch Anbieten einer Nahaddition von + 3 D zu erzielen. Aus Abb. 2 und 3 kann man schlußfolgern, daß die entscheidende Visusverbesserung durch Ausgleich der Restrefraktion resultiert

Diskussion

Der MIOL-Visus in Ferne und Nähe zeigt einen hochsignifikanten Unterschied zu dem mit Fernkorrektion und ggf. zusätzlicher Nahaddition. Dies liegt einerseits am postoperativen Astigmatismus, der durch Kleinschnittechniken geringer wird, und an der Standardabweichung der Biometrie (formelunabhängig ± 0,75 dpt), andererseits an der noch nicht optimalen Bifokalfunktion. Die erstgenannten Faktoren machen beim Nah- und Fernvisus der Einzelaugen mit MIOL eine Visusdifferenz von 0,16 bzw. sogar 0,31 (Ferne) aus, während die gering reduzierte Bifokalität (Differenz Fernfokus zu Nahfokus nach Restrefraktionsausgleich in 33 cm Entfernung) nur 0,10 Visusdifferenz bewirkt. Die optischen Eigenschaften der von uns untersuchten MIOL bezüglich der Bifokalität sind also befriedigend. Bei den refraktiven 3-Zonen MIOL wird vom optischen Prinzip her der Fernfokus gegenüber dem Nahfokus betont, wenn die Pupille enger oder weiter als 3 mm ist.

Die genannten Visuswerte für die Ferne und Nähe mit und ohne Korrektion erklären, daß nur 30% der Patienten gar keine Brille mehr benötigen, wenngleich das Tragen oder Nichttragen einer Fern- oder Nahbrille nicht unbedingt objektiven Kriterien gehorchen muß. Der Grund für die in immerhin 33% fehlende Stereopsis in der Nähe durch den Nahfokus der MIOL, also ohne zusätzliche Nahkorrektion, ließ sich in einer Varianzanalyse nicht klären. Insbesondere fand sich keine Korrelation zum binokularen Nahvisus mit Fernkorrektion. Die o.g. reduzierte Bifokalität konnte somit erstaunlicherweise statistisch nicht als Erklärung der fehlenden Binokularität dienen. Ein Aniseikonieproblem entsteht nur bei einseitiger MIOL-Implantation und monofokaler IOL bzw. Presbyopie am phaken Gegenauge (vergleichbar einem akkommodationsfähigen Patienten mit einseitiger IOL, der in der Nähe nur einen einseitigen Nahzusatz hat), weshalb eine solche heute nicht mehr vorgenommen werden sollte. Die Frage, inwieweit bei den Patienten mit dieser Konstellation Beschwerden in Form reduzierter Stereopsis oder Probleme aufgrund der Anisophorie auftreten, ist sekundär, denn in der Literatur [2, 6–8] ist mehrheitlich eine Aniseikonie unter 5% als Ziel empfohlen, obwohl in Einzelfällen auch über Patienten mit Stereopsis bei einer deutlich höheren Aniseikonie berichtet wird (cave Titmus-Test, bei dem leicht falsch positive Angaben resultieren können). Jedenfalls sollte man vor der Annahme kortikaler Plastizität die o.g. Literatur und die Tatsache berücksichtigen, daß im VECP ab 5% Aniseikonie keine binokulare Summation mehr nachweisbar ist und ab 8–10% binokulare Hemmung auftritt [5].

Insgesamt werden die Visuswerte in der Nähe und Ferne mit Fernkorrektion so erheblich verbessert, daß die erfolgreiche Implantation einer MIOL – ohne Betrachtung der Kontrastempfindlichkeit und des Dämmerungssehens – eine geringe postoperative Restrefraktion voraussetzt. Dann sind die o.g. MIOL tatsächlich in der Lage, bei entsprechend ausgewählten Patienten eine gewisse Unabhängigkeit von der Brille zu ermöglichen. Zu klären bleibt die Ursache der nicht selten fehlenden Stereopsis durch den Nahfokus.

Durch Fortentwicklung der MIOL können möglicherweise Verbesserungen der Bifokalfunktionen und damit der Binokularität erzielt werden, vergleichbar der Entwicklung der ersten Gleitsichtgläser (die allerdings auch bei langem Lesen im Vergleich zur Lesebrille ungeeignet sind).

Literatur

1. Boerner CF, Trasher BH (1984) Results of monovision correction in bilateral pseudophakes. J Am Intraocul Implant Soc 10:49–50
2. Dannheim EA, Retzlaff AU (1979) Fusions- und Aniseikonieprobleme bei einseitiger Aphakie. Klin Monatsbl Augenheilkd 174:629
3. Eisenmann D, Jacobi KW, Reiner J (1992) Beurteilung der Abbildungseigenschaften bi- und multifokaler Intraokularlinsen durch ein neues optisches System. Klin Monatsbl Augenheilkd 201:381–387
4. Eisenmann D, Jacobi KW (1993) Physikalisch-optische Eigenschaften asymmetrischer Mehrzonenmultifokallinsen. In: Robert YCA et al. (Hrsg) 7. Kongreß der DGII. Springer, Berlin Heidelberg New York Tokyo, S 249–252

5. Katsumi O, Tanino T, Hirose T (1986) Effect of aniseikonia on binocular function. Invest Ophthalmol Vis Sci 27/4:601–604
6. Katsumi O, Miyanaga Y, Hirose T, Okuno H, Asaoka I (1988) Binocular function in unilateral aphakia. Correlation with aniseikonia and stereoacuity. Ophthalmology 95/8:1088–1093
7. Lubkin V, Covin R, Pavlica M, Kramer P (1990) Aniseikonia in unilateral and bilateral pseudophakia. Invest Ophthalmol Vis Sci 31 (Suppl):94
8. Pittke EC, Thill M (1987) Korrekturprinzipien der einseitigen Aphakie zum Erhalt der Binokularfunktionen. Klin Monatsbl Augenheilkd 190/1:67–71

Klinische Ergebnisse nach Implantation einer asphärischen multifokalen Hinterkammerlinse

Ph. C. Jacobi, C. Schwind und W. Konen

Zusammenfassung. Die sich aus der geometrischen Optik einer zonal progressiven Multifokallinse (AMO Array MIOL) theoretisch ableitbaren optischen Vorteile wurden anhand einer kleinen Patientengruppe untersucht. 21 Augen von 15 Patienten im mittleren Alter von 60,8 ± 13,5 Jahren hatten 8,1 ± 2,4 Monate postoperativ eine unkorrigierte Sehschärfe von 0,56 ± 0,3 für die Ferne und 0,54 ± 0,3 für die Nähe. 75% der Patienten erreichten einen bestkorrigierten Fernvisus von 0,9 und besser. Der Nahvisus mit alleiniger Fernkorrektur lag bei 0,72 ± 0,2. Durch Nahaddition verbesserte sich die Nahsehschärfe auf 0,89 ± 0,2. Für die Pseudoakkommodation konnte eine deutliche Altersabhängigkeit festgestellt werden: ein jüngeres Teilkollektiv (46 ± 6 Jahre) hatte bei einer Visusstufe von 0,4 eine Tiefenschärfe von 6,5 dpt, während ein älteres Kollektiv (71 ± 7 Jahre) eine deutlich reduzierte Bifokalität aufwies. Die ≥ 90%ige (≥ 75%ige) Kontrastreduktion führte gegenüber den Monofokallinsen zu einer signifikanten Reduktion der Kontrastsehschärfe (Blendungssehschärfe). Während der Einfluß des postoperativen Astigmatismus vernachlässigbar war, bestand auch für die Kontrast- und Blendempfindlichkeit eine deutliche Altersabhängigkeit. Als Fazit zeigte sich für die jüngere Patientengruppe eine ausreichende Tiefenschärfe für Ferne und Nähe bei akzeptabler Reduktion der Kontrast- und Blendempfindlichkeit bei relativer Unempfindlichkeit gegenüber des postoperativen Astigmatismus.

Summary. Multifocal intraocular lenses (MIOL) have been designed to provide improved uncorrected near visual acuity compared with monofocal IOL. Due to theoretical considerations an increase in depth of focus is combined with significant decrease in contrast sensitivity and glare. In 21 eyes of 15 patients with a mean age of 60.8 ± 13.5 years a new zonal-progressive MIOL (AMO Array) has been implanted. At 8.1 ± 2.4 months postoperatively the uncorrected visual acuity averaged 0.56 ± 0.3 for distance and 0.54 ± 0.3 for near focus. 75% achieved a best-corrected distance visual acuity of ≥ 0.9. With distance correction only, mean near visual acuity was 0.72 ± 0.2. Best-corrected near acuity increased to 0.89 ± 0.2. In the depth of focus we observed an age-dependent difference. For younger patients (46 ± 6 years) pseudoaccommodation had a total range of 6.5 D where vision attained was ≥ 0.4. In the older patients (71 ± 7 years) visual acuity at the near focus was substantially reduced. Regan contrast sensitivity was lower for MIOL patients at all contrast levels, but indicating significance only at very low contrast (11%). The functional significance of the loss of contrast sensitivity and glare appears to be increasing with age but less dependent on the amount of postoperative astigmatism. Especially the younger patients were very satisfied with the results of cataract extraction and the small loss of contrast sensitivity was counterbalanced by the advantage of improved depth of focus and uncorrected near visual acuity.

J. Wollensak et al. (Hrsg.)
8. Kongreß der DGII

Einleitung

Das Ziel maximaler visueller Rehabilitation bei Pseudophakie sollte im Idealfall der Sehleistung des phaken Auges entsprechen. Mit Hilfe der intraokularen Kunstlinsenimplantation läßt sich zum heutigen Zeitpunkt die Fähigkeit der Akkommodation mit einem der natürlichen Linse vergleichbaren Mechanismus nicht erreichen. Verschiedene Formen der Pseudoakkommodation, wie z.B. der kombinierte myope Astigmatismus [1], die einseitige Myopisierung [2] und die Implantation von bi- oder multifokaler Intraokularlinsen [3–5], stellen Ansätze zur Überwindung des Problems dar.

Derzeit stehen uns eine Vielzahl bi- und multifokaler Intraokularlinsen (MIOL) mit unterschiedlichen Wirkungsprinzipien zur Verfügung. Ohne Zweifel konnte hiermit eine Verbesserung der unkorrigierten Nahsehschärfe erzielt werden. MIOL erweitern die Möglichkeiten bisher bewährter Monofokallinsen um einen Linsentyp mit vergrößerter Tiefenschärfe. Die Pseudoakkommodation durch MIOL wird durch Simultanabbildung von zwei oder mehreren Bildern auf der Netzhaut ermöglicht. Die Entwicklung eines ausreichenden Tiefensehens ohne zusätzliche Gläserkorrektur wird jedoch erzielt auf Kosten einer allgemeinen Reduktion der Brillianz des Bildes. In der klinischen Untersuchung spiegelt sich dies im wesentlichen in einer reduzierten Kontrastempfindlichkeit bzw. erhöhten Blendempfindlichkeit wieder [6, 7].

Das Konzept einer zonal progressiven refraktiven Hinterkammerlinse (Allergan Medical Optics Array MIOL) sollte zu einer „echten" multifokalen Intraokularlinse führen, mit deren Hilfe sich die Sehleistung bei Pseudophakie der des akkommodationsfähigen Auges annähert, ohne an „Sicherheit" gegenüber den monofokalen Intraokularlinsen (IOL) zu verlieren. Ziel der vorliegenden Arbeit war es, die genannten Sehfunktionsparameter, d.h. Sehschärfe, Pseudoakkommodation, Kontrast- und Blendempfindlichkeit bei einem kleinen Patientenkollektiv mit MIOL zu untersuchen, da aufgrund der Multifokalität hier Nachteile im Vergleich zu monofokalen IOL zu erwarten sind. Eine Reihe von Autoren berichten über eine reduzierte Bifokalfunktion für ältere Patienten und für solche mit einem hohen postoperativen Astigmatismus [6, 8, 9]. Da bei der Patientenauswahl weder das Alter noch der präoperative Hornhautastigmatismus als Ausschlußkriterien verwendet wurde, konnte postoperativ auf etwaige Unterschiede in diesen Gruppen untersucht werden.

Patienten und Methoden

Die Allergan Medical Optics Array MPC-25NB (Allergan, Irvine, CA) ist eine refraktive Hinterkammerlinse mit asphärisch varifokalen Zonen, die eine progressive Nahaddition ermöglicht. Die Optik umfaßt auf der IOL-Vorderfläche zentral auf einem Durchmesser von 4,7 mm insgesamt 5 progressive Zonen mit asphärischer Oberfläche. Jeder dieser Ringe erzeugt multiple Brennpunkte mit einer maximalen Nahaddition von +3.5 dpt. Die Zonen sind so berechnet, daß der Fernteil mit etwa 50% des einfallenden Lichtes bevorzugt wird, etwa 35% entfallen auf den Nahfokus, der Rest verteilt sich auf intermediäre Brennpunkte.

Die Array MIOL wurde nach Phakoemulsifikation über einen 6 mm Skleratunnel an 21 Augen von 15 Patienten (6 männlich; 9 weiblich) im mittleren Alter von 60,8 ± 13,5 Jahren (21–83 Jahre) intrakapsulär implantiert. Das postoperative Nachbeobachtungsinterval erstreckte sich von 4–16 Monate und lag im Mittel bei 8,1 ± 2,4 Monaten. Der mittlere präoperative Astigmatismus betrug 1,49 ± 1,25 dpt (Spannweite, 0–4,25 dpt), postoperativ lag der Astigmatismus bei 1,89 ± 1,4 dpt. Der chirurgisch induzierte Astigmatismus, der sich mit Hilfe der Vektoranalyse nach Jaffe berechnen läßt [10], betrug zum postoperativen Untersuchungszeitpunkt 0,67 ± 1,19 dpt.

Die Kontrastsehschärfe wurde mit den Regan-Kontrasttafeln (95%, 50%, 25% und 11%) bestimmt. Als Blendungsquelle diente der Brightness-Acuity-Tester [11]. Die Pseudoakkommodation wurde anhand von Defokussierkurven ermittelt, d.h. die Sehschärfe wurde unter definiertem Abstand nach Vorhalten von Gläsern abnehmend von +3 dpt bis –6 dpt bestimmt.

Ergebnisse

8 Monate nach Implantation der Array MIOL liegt der unkorrigierte Fernvisus für 21 Augen bei 0,56 ± 0,3 und der bestkorrigierte Fernvisus bei 0,98 ± 0,2. Da es sich bei der Patientenauswahl nicht ausschließlich um sog. „best cases" handelt, sind diese Visuswerte durchaus mit denen nicht auserwählter Monofokallinsenträgern vergleichbar. Eine entscheidende Frage kommt dem erzielten Nahvisus zu: Erwartungsgemäß zeigt sich die unkorrigierte und

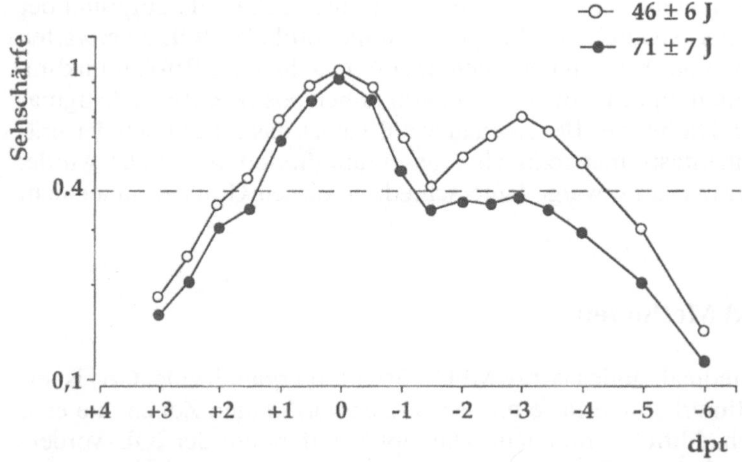

Abb. 1. Defokussierkurve AMO Array. Die Symbole beschreiben die Mittelwerte des jungen (*n* = 6) und alten (*n* = 9) Teilkollektivs

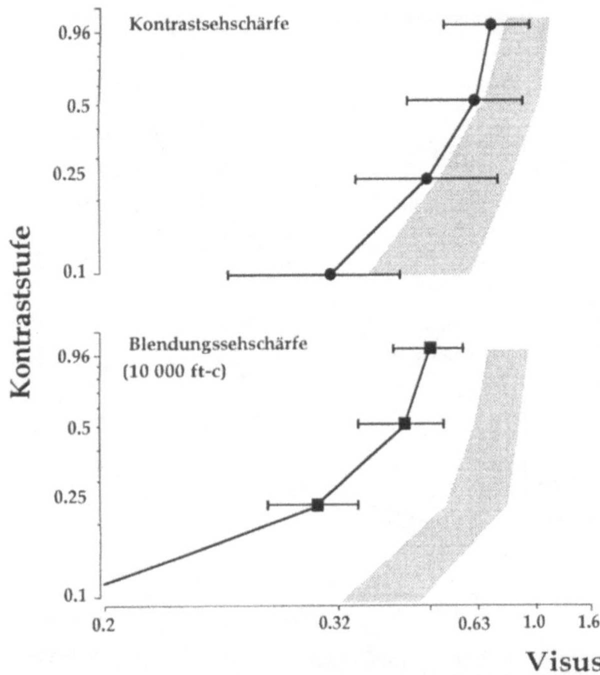

Abb. 2. Mittelwerte (± SD) der Kontrast- und Blendungssehschärfe für AMO Array MIOL (*n* = 21). Der schraffierte Bereich kennzeichnet die einfache Standardabweichung eines Vergleichkollektivs monofokaler IOL Patienten

fernkorrigierte (also ohne Nahaddition) Sehschärfe der Array-MIOL den monofokalen IOL deutlich überlegen. Der Nahvisus liegt unkorrigiert bei 0,54 ± 0,3 bzw. fernkorrigiert 0,72 ± 0,2. In der englischsprachigen Literatur wird häufig ein „funktioneller Visus" von 0,5 oder besser abgegeben. Mit entsprechender Fernkorrektur wird diese Sehschärfe von allen unseren Patienten mit Array MIOL für Ferne *und* Nähe erreicht. Mit zusätzlicher Nahaddition von +1,5 bis maximal +2,5 dpt steigt der Nahvisus im Mittel auf 0,89 ± 0,2.

Die Pseudoakkommodation, d.h. die Fähigkeit der MIOL Gegenstände in unterschiedlichen Abständen scharf abzubilden, wurde anhand sogenannter Defokussierkurven ermittelt. Abb. 1 zeigt 2 gemittelte Defokussierkurven, die nach Vorhalten von Gläsern (abnehmend von +3,0 bis –6,0 dpt in ½-dpt-Schritten) bestimmt wurden. Es ist bekannt, daß bestimmte Patientengruppen offensichtlich über keine ausreichende Bi- bzw. Multifokalität verfügen. Als Ursache werden Astigmatismus und Patientenalter aufgeführt. Während in unserem kleinen Kollektiv bezüglich des prä- und postoperativen Astigmatismus kein Einfluß auf die Pseudoakkommodation nachweisbar ist, zeigt sich jedoch eine deutliche Altersabhängigkeit. Die Patienten im mittleren Alter von 71 ± 7 Jahren (*n* = 9) haben im Vergleich zu dem jüngeren Kollektiv (46 ± 6; *n* = 6) einen signifikanten Visusabfall zwischen –1,5 und –5,5 dpt. Dieser Abschnitt der

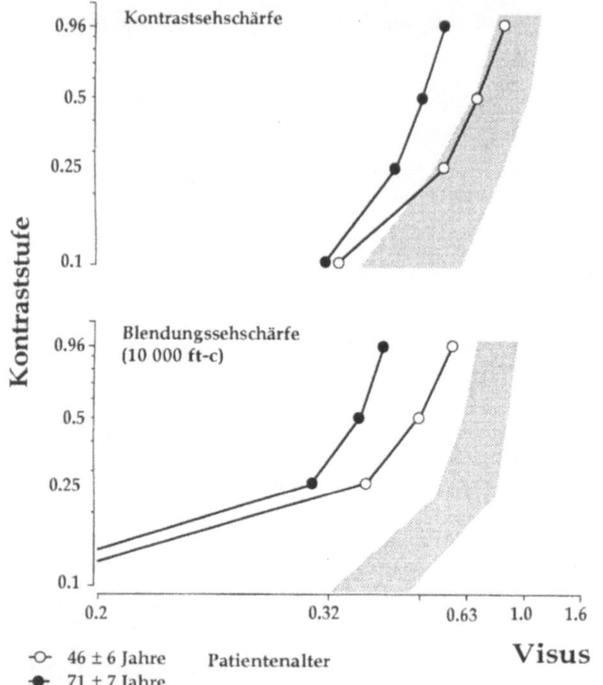

Abb. 3. Altersabhängige Verteilung der Mittelwerte (± SD) für Kontrast- und Blendungssehschärfe

Defokussierkurve wäre dem optischen Nahfokus der Array MIOL zuzuordnen, so daß die ältere Patientengruppe eine deutlich reduzierte Bifokalität aufweist. Entsprechend der multifokalen Konzeption der Array MIOL wird für das jüngere Kollektiv neben der Bifokalität auch ein günstiger intermediärer Visus von 0,4 oder besser erzielt.

Die in vitro vorliegende reduzierte Kontrastwiedergabe von MIOL impliziert eine sorgfältige Untersuchung der Kontrastempfindlichkeit sowohl mit als auch ohne Blendung. In Abb. 2 sind die gemittelten Werte von Kontrast- und Blendungssehschärfe in Abhängigkeit von den Regan-Kontraststufen aufgeführt. Der schraffierte Bereich kennzeichnet die einfache Standardabweichung eines Vergleichkollektivs mit monofokaler IOL als Referenz. Unsere Ergebnisse stimmen mit denen anderer Autoren darin überein, daß nach Implantation von MIOL für hohe und mittlere Kontraststufen kein wesentlicher Unterschied zur monofokalen IOL besteht. Für niedrige Kontraste (≤ 11%) bzw. für hohe Ortsfrequenzen zeigt sich die monofokale IOL jedoch überlegen.

Auch für die Kontrast- und Blendungssehschärfe ist ein Unterschied bezüglich des Patientenalters und postoperativen Astigmatismus festzustellen. Ältere Patienten (71 ± 7 Jahre; $n = 9$) haben schon bei hohen Kontrasten (96% und 50%) ein reduziertes Kontrast- und Blendungsempfinden, erkennbar an der relativen Linksverschiebung (Abb. 3). Demgegenüber beeinflußt ein hoher post-

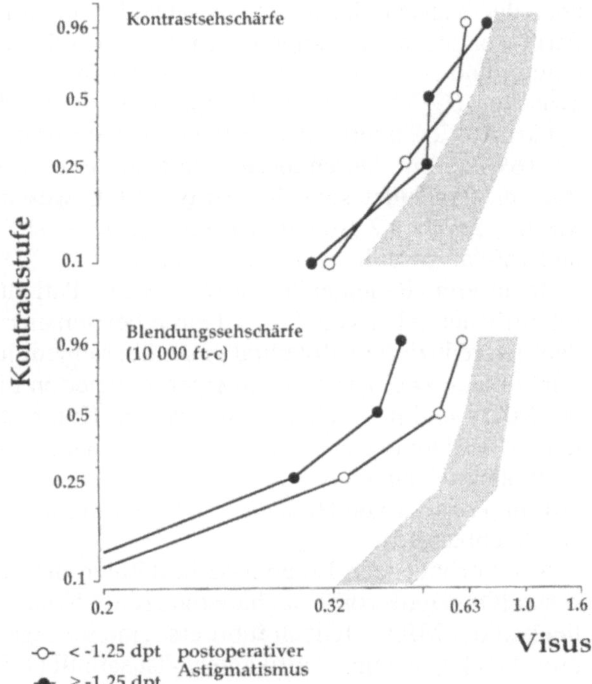

Abb. 4. Einfluß des postoperativen Astigmatismus auf die Kontrast- und Blendungssehschärfe

operativer Astigmatismus (≥ 1,25 dpt) das Kontrastsehen nur bei gleichzeitiger Blendung (Abb. 4).

Diskussion

Die Implantation bi- oder multifokaler Intraokularlinsen erweitert in der überwiegenden Zahl der Fälle die Tiefenschärfe und ermöglicht es dem Patienten, ohne zusätzlichen Nahzusatz einen guten Nahvisus zu erzielen. In Übereinstimmung mit anderen Autoren [6, 12, 13] läßt sich auch in unserem Patientenkollektiv bestätigen, daß eine Bifokalität nicht zwingend mit einem schlechteren Visus erkauft werden muß. Mit dem Konzept der zonal progressiven refraktiven Hinterkammerlinse ist der „Tageslichtvisus" gegenüber den monofokal IOL nicht reduziert. Es hat sich auch bestätigt, daß diese Patienten für alltägliche Tätigkeiten insgesamt unabhängiger vom Tragen einer Brille (Gleitsicht-, Bifokal- und Lesebrille) sind. Anhand der Defokussierkurve läßt sich zeigen, daß die Array MIOL durch die progressive Nahaddition neben einer intermediären Zone über einen Nahfokus verfügt, ohne an Tiefenschärfe im Fernpunkt gegenüber den monofokalen IOL zu verlieren. Da es sich bei der Array-Linse um eine fernbetonte MIOL handelt, ist der Fernvisus gegenüber der Nahsehschärfe (ohne Nahaddition) um 2 Visusstufen besser. Die Fernbetonung wird bedingt durch die unterschiedliche prozentuale Lichtverteilung und schwankt in Abhängigkeit von der Pupillenweite (2,4–4,0 mm) zwischen 60–50% für den Fernpunkt und zwischen 22–35% für den Nahpunkt. Auf die intermediären Foci wird ein prozentualer Restlichtanteil von 12–18% verteilt. Durch diese differenzierte Lichtverteilung auf intermediäre Foci unterscheidet sich die Array MIOL wesentlich von den diffraktiven MIOL, die über 2 Brennpunkte mit jeweils 41% Lichtverteilung verfügen, und 18% als Streulicht verloren gehen.

In unserem Patientenkollektiv wies eine Patientengruppe mit einem durchschnittlichen Alter von 71 ± 7 Jahren bei annähernd gleichem Fernvisus eine deutlich reduzierte Bifokalität gegenüber einem jüngeren Teilkollektiv (46 ± 6 Jahre) auf. Dies läßt sich mit einer reduzierten Lichtverteilung im Nahfokus der MIOL und möglicherweise geringen Kontrastempfindlichkeit älterer Patienten erklären. Demgegenüber ist die Defokussierkurve für das jüngere Teilkollektiv durchaus mit den In-vitro-Ergebnissen an der optischen Bank [14] und mit der von Holladay et al. bestimmten Tiefenschärfe phaker Augen vergleichbar [15].

Die vorliegenden Ergebnisse bestätigen die prinzipiell aus der geometrischen IOL-Optik vorhersagbare reduzierte Kontrast- und Blendungsempfindlichkeit der MIOL. Jedoch führt erst eine 90%ige Kontrastreduktion (Regantafel 11%) zu einem signifikanten Visusabfall (1,5 Visusstufe) gegenüber den monofokalen IOL. Bei zusätzlicher Blendung (10000 ft candles) beginnt die Visusreduktion bereits 75%iger Kontrastreduktion (Regan-Tafel 25%). Die Ergebnisse aus Abb. 2 lassen sich auch dahingehend interpretieren, daß Patienten mit MIOL ca. 0,2 relative logarithmische Einheiten oder 30% mehr Kontrast benötigen um eine Visusstufe vergleichbarer Monofokallinsenträger zu erreichen. Die notwendige Kontrastanhebung für eine vergleichbare Blendungssehschärfe beträgt etwa 50%. Für die Kontrast- und Blendungsempfindlichkeit konnten wir in unserem Patientenkollektiv eine deutliche Altersabhängigkeit zuungunsten älterer Patienten feststellen. Je nach Kontraststufe und zusätzlicher Blendung beträgt die Visusreduktion der älteren Patienten zwischen 0,7–1,7 Visusstufen. Auffallend ist, daß sich der Einfluß des Patientenalters besonders für hohe und mittlere Kontraststufen bemerkbar macht. Eine Erklärung hierfür findet sich in den hohen Ortsfrequenzen, die bei diesen Kontraststufen erreicht und geprüft werden. Der kontrastherabsetzende Einfluß der Simultanabbildung der MIOL scheint für kleine Optotypen – entsprechend einer geringeren Anzahl erregbarer rezeptiver Felder auf Netzhautebene – eher ins Gewicht zu fallen. Altersbedingte subklinische Netzhautveränderungen führen so möglicherweise zu den schlechteren Kontrast- und Blendungsempfindlichkeiten. In gleicher Weise läßt sich die fehlende Bifokalität für die Defokussierkurve erklären.

Entgegen der in der Literatur vorherrschenden Meinung war der Einfluß des präoperativen Astigmatismus auf das postoperative Ergebnis von geringerer Ausschlagkraft. Während ein höherer postoperativer Astigmatismus (> –1,25 dpt) die Pseudoakkommodation und die Kontrastsehschärfe nicht beeinflußte, konnte lediglich eine reduzierte Blendungssehschärfe festgestellt werden. Zu erklären wäre diese relative Unempfindlichkeit gegenüber dem Hornhautastigmatismus durch einen nur geringen induzierten Astigmatismus (0.67 ± 1,19 dpt) bei vergleichsweise hohen Ausgangswerten (1,49 ± 1,25 dpt). Für weitere Spekulationen war das untersuchte Patientenkollektiv jedoch zu gering.

Nach unserer Überzeugung wird das Spektrum der etablierten Kunstlinsen durch MIOL sinnvoll bereichert. Die zonal progressive Array-Linse verfügt sowohl im Fern- als auch Nahpunkt über eine ausreichende Tiefenschärfe. Sie bietet besonders für solche Patienten eine Alternative zur monofokalen IOL, die den Wunsch besitzen, vom Tragen einer Sehhilfe möglichst unabhängig zu sein und dafür bereit sind, unter ungünstigen Beleuchtungsbedingungen gewisse Abstriche an die Brillianz des Bildes zu machen. Inwiefern die beschriebene Reduzierung der Kontrastempfindlichkeit dann auch zur entsprechenden Beeinträchtigung des mesopischen Sehens im alltäglichen Leben – insbesondere der Nachtfahrtauglichkeit – darstellt, gilt im Einzelfall sorgfältig abzuwägen. Die Bedeutung des Patientenalters ist für die Indikationsstellung sicherlich aufzuwerten, während das Vorliegen eines präoperativen Astigmatismus (> 1,5 dpt) von geringerer Bedeutung zu sein scheint. Dennoch ist für einen ausreichenden Erfolg der MIOL Implantation die Vermeidung eines hohen postoperativen Astigmatismus und eine zuverlässige Biometrie wesentliche Voraussetzung.

Literatur

1. Datiles MB, Gancayco T (1990) Low myopia with low astigmatic correction gives cataract surgery patients good depth focus. Ophthalmology 97:922–926
2. Boerner CF, Thrasher BH (1984) Results of monovision correction in bilateral pseudophakes. J Am Intraocul Implant Soc 10:49–50
3. Wollensak J, Pham D-T, Wiemer C (1991) Klinische Ergebnisse nach Implantation einer multifokalen diffraktiven Hinterkammerlinse. Klin Monatsbl Augenheilkd 199:91–95
4. Jacobi KW, Eisenmann D (1993) Asymmetrische Mehrzonenlinsen – ein neues Konzept multifokaler Intraokularlinsen. Klin Monatsbl Augenheilkd 202: 309–314
5. Gimbel HV, Sanders DR, Raanan MG (1991) Visual and refractive results of multifokal intraokular lenses. Ophthalmology 98:881–888
6. Percival P (1990) Indications for the multizone bifocal implant. J Cataract Refract Surg 16:193–197
7. Rüther K, Eisenmann D, Zrenner E, Jacobi KW (1994) Der Einfluß diffraktiver Multifokallinsen auf Kontrastsehen, Gegenlicht, Sehschärfe und Farbsinn. Klin Monatsbl Augenheilkd 204:14–19
8. Maskét S (1991) Control of corneal astigmatism in regard to multifocal implants. In: Maxwell S (ed) Current concepts of multifocal intraocular lenses. Slack, Thorofare/USA
9. Eisenmann D, Jacobi KW (1994) Multifokale Intraokularlinsen. In: Pham DT, Wollensak J, et al. (Hrsg) 8. DGII-Kongreß. Springer, Berlin Heidelberg, S 217 ff

10. Jaffe NS, Clayman HN (1975) The pathophysiology of corneal astigmatism after cataract extraction. Trans Am Acad Ophthalmol Otol 97:615–630
11. Holladay JT, Prager TC, Trujillo J, Ruiz RS (1987) Brightness acuity test and outdoor visual acuity in cataract patients. Ophthalmology 111:372–374
12. Steinert R, Post C, Brint C et al. (1992) A prospektive randomized, double-masked comparison of a zonal-progressive multifocal intraocular lens and a monofical intraocular lens. Ophthalmology 99:853–860
13. Jacobi KW, Eisenmann D (1993) Klinische Ergebnisse nach Implantation asymmetrischer Mehrzonen-Multifokallinsen. In: Robert YCA, Gloor B, Hartmann C, Rochels R (Hrsg) 7. Kongreß der Deutschsprachigen Gesellschaft für Intraokularlinsen-Implantation. Springer, Berlin Heidelberg New York Tokyo, S 253–257
14. Holladay JT, Van Dijk H, Lang A et al. (1990) Optical performance of multifocal intraocular lenses. J Cataract Refract Surg 16:413–416
15. Holladay JT, Lynn MJ, Waring GO III et al. (1991) The relationship of visual acuity, refractive error and pupil size after radial keratomy. Arch Ophthalmol 109: 70–76

Funktionelle Ergebnisse einer neuen diffraktiven Bifokallinse versus Monofokallinse

A. Liekfeld, D. T. Pham und J. Wollensak

Zusammenfassung. In einer offenen prospektiven Studie wurden eine neue diffraktive Bifokallinse („One-Piece"-HKL, PMMA, Nahaddition 4,0 dpt) und eine Monofokallinse des gleichen Typs miteinander verglichen. Bei insgesamt 34 Patienten wurden 18 Bifokal- und 16 Monofokallinsen implantiert. Die Ergebnisse zeigten einen hochsignifikant besseren Nahvisus ohne Korrektur für die Bifokallinsen. Der korrigierte Fernvisus, die Kontrastempfindlichkeit, die Kontrastsehschärfe und die Blendungssehschärfe zeigten keine signifikanten Unterschiede zwischen den beiden Gruppen.

Summary. An open prospective trial was set up to compare a new diffractive bifocal lens (one-piece PCL, PMMA, add power 4,0 dpt) and a monofocal lens of the same type. 18 patients had a bifocal implant, 16 patients had a monofocal implant. The patients with a bifocal implant had a highly significantly better uncorrected near visual acuity than the patients with a monofocal implant. The results of corrected distance visual acuity, of contrast sensitivity, of low contrast visual acuity and of glare visual acuity did not show significant differences between the two groups.

Einleitung

Seit Implantation der ersten Multifokallinse 1986 [4] wurden viele verschiedene Modelle von Multifokallinsen entwickelt und klinisch getestet [2, 12]. Dabei wurde versucht, den Zweck der Multifokallinsen, nämlich die Pseudoakkommodation, möglichst zu optimieren und gleichzeitig mögliche Nachteile zu reduzieren. So sollen dem Patienten mit Multifokallinse möglichst ohne Korrektur sowohl ein zufriedenstellender Fernvisus als auch ein ausreichender Nahvisus gewährleistet sein. Dabei sollten ihm die bisher typischerweise für Multifokallinsen beschriebenen Nachteile – für einige Modelle mehr [2, 5, 10], für andere weniger [6, 11] – weitestgehend erspart bleiben.

Prinzipiell lassen sich 2 verschiedene Typen von Multifokallinsen unterscheiden: die refraktiven und die diffraktiven. Die erste diffraktive Linse (ehemals Fa. 3M), die 1987 implantiert wurde, ist die derzeit am weitesten verbreitete Multifokallinse [5] und hat sich bisher in ausgesuchten Fällen bewährt [1, 6, 9, 13]. Dennoch werden gelegentlich unerwünschte optische Nebenwirkungen auch dieses Linsentyps beschrieben.

Ein neues Multifokallinsenmodell mit diffraktivem Prinzip soll in dieser Arbeit vorgestellt werden. Vor allem bezüglich der Nachteile sollte sich jede

J. Wollensak et al. (Hrsg.)
8. Kongreß der DGII

neue Multifokallinse einem Vergleich mit der Standardmonofokallinse stellen. Wie weit sie dem Vergleich standhalten kann, müssen die entsprechenden Untersuchungen zeigen. Aus den Ergebnissen sollten Konsequenzen für die Anwendung und Indikationsstellung gezogen werden.

Material und Methoden

Im Rahmen einer internationalen Multizenterstudie implantierten wir an unserer Klinik zwischen Februar und April 1993 bei insgesamt 34 Patienten im mittleren Alter von 60 Jahren (± 9 Jahre) 18 Bifokallinsen und 16 Monofokallinsen. Die Patienten wurden randomisiert auf beide Gruppen verteilt, das mittlere Alter der Patienten mit Bifokallinse betrug 59,8 Jahre (± 8,7 Jahre), das der Patienten mit Monofokallinse 60,4 Jahre (± 9,7 Jahre). Die Patienten wiesen neben der Katarakt keine pathologischen Augenveränderungen auf und hatten einen Retinometerwert von mindestens 0,8.

Bei den implantierten Hinterkammerlinsen handelte es sich um „One-Piece"-Linsen aus PMMA, wobei die Bifokallinse (Modell 808X, Pharmacia) eine diffraktive Optik mit einer Nahaddition von 4,0 dpt besaß. Die Monofokallinse (Modell 808D, Pharmacia) entsprach der derzeit an unserer Klinik routinemäßig implantierten Hinterkammerlinse (Modell 751A, Pharmacia), die diffraktive Linse entsprach im optischen Prinzip der bei uns als Multifokallinse routinemäßig implantierten Hinterkammerlinse, wobei dieses neue Modell im Gegensatz zu der bisher implantierten Linse eine „One-Piece"-Linse darstellte. Als Operationstechnik wurde die Phakoemulsifikation mit „No-stitch"-Wundverschluß angewandt. Die postoperativen Untersuchungen wurden nach einem Tag, nach 2 Wochen, 6 Wochen, 5 Monaten, 9 Monaten und 12 Monaten durchgeführt. Neben den üblichen ophthalmologischen Untersuchungen wurden Fern- und Nahvisus jeweils mit und ohne Korrektur, Kontrastempfindlichkeit (Vistech Charts/Pelli Robson), Kontrastsehschärfe (Humphrey-Autorefraktometer) und Blendungssehschärfe (Humphrey-Autorefraktometer) untersucht.

Ergebnisse

Die folgenden Ergebnisse beziehen sich auf einen Nachuntersuchungszeitpunkt von 5–6 Monaten und weichen nicht wesentlich von denen zu früheren Zeitpunkten bzw. nach einem Jahr erhobenen Daten ab.

Der *Fernvisus* zeigte sowohl mit als auch ohne Korrektur für die beiden Patientengruppen keine signifikanten Unterschiede (Abb. 1): Ohne Korrektur betrug der Fernvisus bei den Patienten mit Bifokallinse durchschnittlich 0,7 (± 0,27), bei den Patienten mit Monofokallinse durchschnittlich 0,78 (± 0,3); mit Korrektur erreichten die Patienten mit Bifokallinse einen Fernvisus von 1,01 (± 0,18), die Patienten mit Monofokallinse einen Fernvisus von 1,1 (± 0,23).

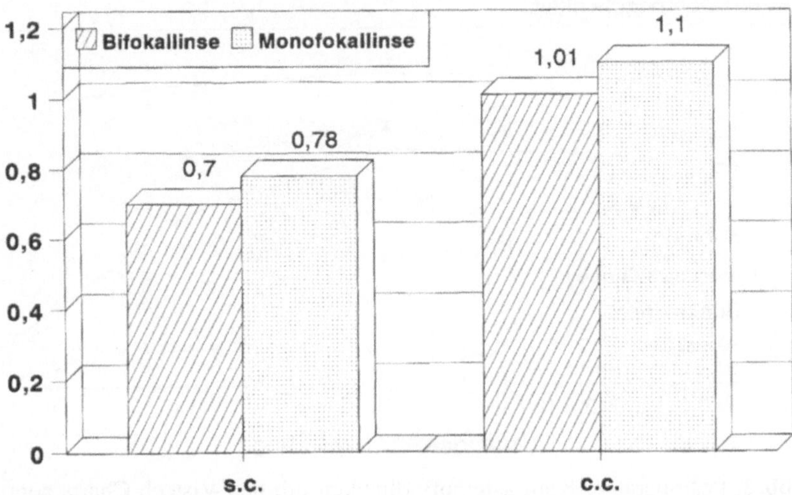

Abb. 1. Postoperativer Fernvisus nach 5–6 Monaten; keine signifikanten Unterschiede

Tabelle 1. Postoperativer Nahvisus nach 5–6 Monaten

	Bifokallinse	Monofokallinse
Durchschnittlicher Nahvisus ohne Nahzusatz	Nieden I	Nieden VII–VIII
Nahzusatz (+ 2,75 dpt) für Nieden I benötigt	1/18 Patienten	16/16 Patienten

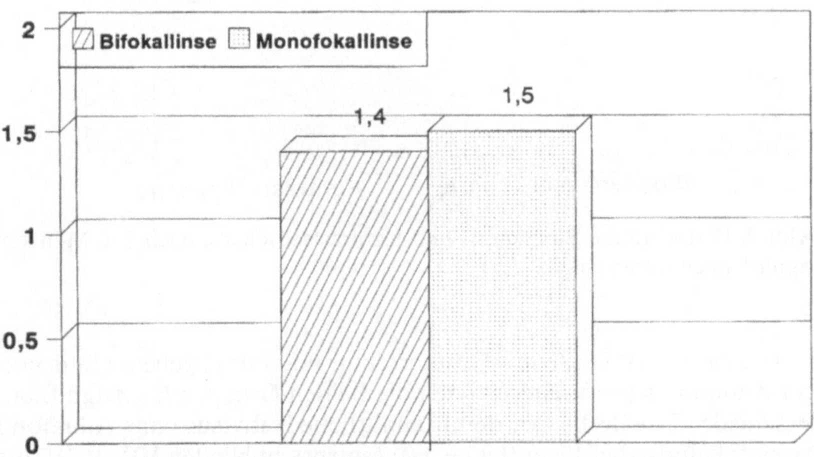

Abb. 2. Postoperative Kontrastempfindlichkeit mit den Pelli Robson Charts geprüft nach 5–6 Monaten; kein signifikanter Unterschied

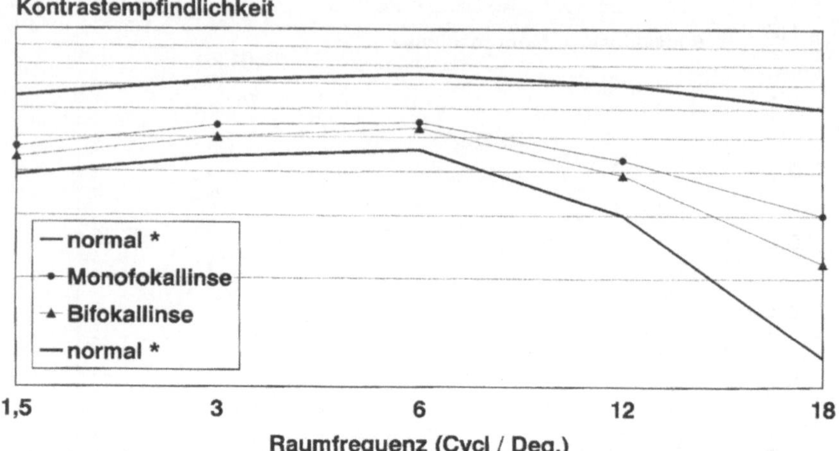

Abb. 3. Postoperative Kontrastempfindlichkeit mit den Vistech Charts geprüft nach 5–6 Monaten, hier exemplarisch aufgeführt für den Fernvisus unter mittlerer Beleuchtungshelligkeit; keine signifikanten Unterschiede. (*Normbereich dazwischen, 90% der 10- bis 70jährigen)

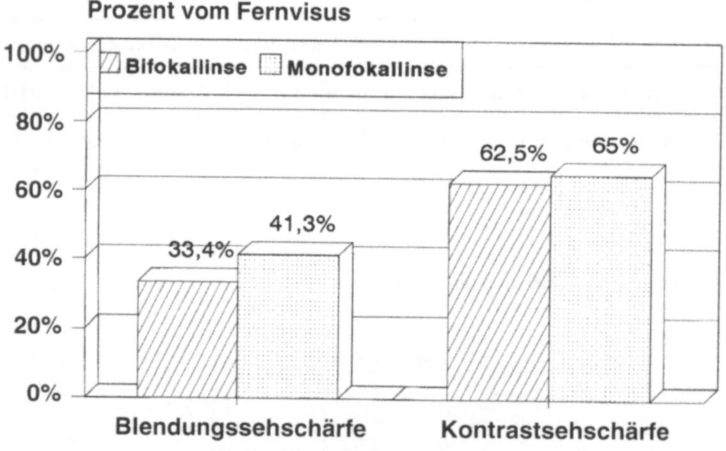

Abb. 4. Postoperative Blendungs- und Kontrastsehschärfe nach 5–6 Monaten; keine signifikanten Unterschiede

Der *Nahvisus* wurde mit Fernkorrektur und mit gegebenenfalls notwendiger Addition geprüft. Hier zeigten die beiden Gruppen hochsignifikante Unterschiede (Tabelle 1): Der durchschnittliche Nahvisus ohne Addition lag mit Monofokallinse bei Jäger 9,4 (± 3,0) (entspricht Nieden VII–VIII), mit Bifokallinse lag er bei Jäger 1,2 (± 0,5) (entspricht Nieden I). Mit entsprechender Addition lasen alle Patienten in beiden Gruppen Nieden I. Das bedeutete für die Patienten mit Bifokallinse, daß alle ohne Nahzusatz auskamen, um einen Nahvisus von Nieden I zu erreichen, während alle Patienten mit Monofokallinse einen Nahzusatz von 2,75 dpt benötigten, um Nieden I zu lesen.

Die *Kontrastempfindlichkeit* wurde anhand der Pelli-Robson-Tafeln und mit den Vistech Charts getestet. Bei den Pelli-Robson-Tafeln werden dem Patienten gleich große Zeichen in abnehmendem Kontrast präsentiert. Der Unterschied zwischen den beiden Gruppen mit 1,4 (± 0,18) für die Bifokallinsen und 1,5 (± 0,19) für die Monofokallinsen war nicht signifikant (Abb. 2). Bei der Untersuchung mit den Vistech Charts werden dem Patienten schraffierte Felder mit unterschiedlicher Schraffurbreite und unterschiedlichem Kontrast präsentiert. Die Untersuchung wurde sowohl für die Ferne als auch für die Nähe und unter drei verschiedenen Beleuchtungsbedingungen durchgeführt. Es zeigten sich auch hier keine signifikanten Unterschiede bei allen diesen Untersuchungen zwischen den beiden Gruppen (Abb. 3). Und die Ergebnisse beider Gruppen lagen innerhalb des Normbereichs der Kontrastempfindlichkeit von 90% der Durchschnittsbevölkerung (Alter: 10–70 Jahre).

Blendungssehschärfe und *Kontrastsehschärfe* wurden am Autorefraktometer (Humphrey 570) getestet. Dabei lesen die Patienten Zeichen von abnehmender Größe unter Blendung bzw. mit niedrigem Kontrast. Die Ergebnisse werden jeweils in „Prozent vom Fernvisus" angegeben, um sie miteinander vergleichbar zu machen. Ebenfalls zeigten sich hier keine signifikanten Unterschiede (Abb. 4): Die Blendungssehschärfe für die Bifokallinsen-Gruppe lag bei 33,4% (± 14,5%), für die Monofokallinsen-Gruppe bei 41,3% (± 20,0%). Die Kontrastsehschärfe mit Bifokallinse lag durchschnittlich bei 62,5% (± 13,25%), mit Monofokallinse bei 65,0% (± 13,2%).

Die Patienten wurden außerdem nach störenden optischen Phänomenen (wie Halos, Blendungsempfindlichkeit, verzerrte Bilder, Doppelbilder usw.) befragt. Lediglich 2 Patienten mit Bifokallinse beschrieben solche Phänomene, wobei sie nicht als störend oder beeinträchtigend empfunden wurden. Unter den Monofokallinsenpatienten gab es einen solchen Fall.

Diskussion

Im Vergleich zu bisherigen Publikationen über Multifokallinsen [6, 8, 10, 12] zeigen die hiesigen Untersuchungen des neuen diffraktiven Multifokallinsenmodells zumindest gleichwertige, teilweise überlegene funktionelle Ergebnisse.

Der einzig signifikante Unterschied im Vergleich zur Standardmonofokallinse zeigt der Nahvisus ohne zusätzliche Korrektur. Mit 4,0 dpt Nahzusatz scheint diese Bifokallinse für den Patienten optimale Nahvisusbedingungen zu schaffen.

Auch der Fernvisus ohne Korrektur zeigt insgesamt zufriedenstellende Ergebnisse, kann jedoch – wie auch bei der Monofokallinse – durch eine entsprechende Fernkorrektur noch verbessert werden. In diesem Zusammenhang sei darauf hingewiesen, daß vor allem für die Multifokallinsen ein möglichst geringer postoperativer Astigmatismus (z. B. durch „small-incision" oder astigmatismusausgleichende Operationstechnik [7]) und Emmetropie (durch sorgfältiges und mehrfaches Biometrieren) anzustreben sind. Denn eine gewisse Pseudoakkommodation durch Astigmatismus [3] oder eine Myopisierung sind hier für den Patienten nicht von Vorteil, sondern behindern das Prinzip der Multifokallinse in ihrer vollen Wirkung.

Die guten funktionellen Ergebnisse bezüglich Kontrastempfindlichkeit, Kontrastsehschärfe und Blendungssehschärfe, die sich nicht signifikant von den Ergebnissen mit Monofokallinse unterscheiden, zeichnet diese Multifokallinse im Vergleich zu den bisherigen Modellen [2, 8, 12] aus. Einschränkend muß jedoch festgestellt sein, daß die fehlende Signifikanz möglicherweise durch eine zu geringe Patientenzahl zustande kommt. Hier müssen die Ergebnisse der übrigen Studienzentren abgewartet werden, um endgültige Schlüsse zu ziehen.

Auch in dieser Untersuchung wurden wie bei bisherigen Studien [6, 11] pathologische Augenveränderungen neben der Katarakt als Ausschlußkriterien festgelegt. So haben wir weiterhin keine Erfahrungen mit Multifokallinsenimplantation in Augen mit Veränderungen wie fortgeschrittenes Glaukom, retinale Erkrankungen oder Makularleiden. Hier sei zunächst, wie auch bei Kindern, wo uns bisher Ergebnisse fehlen, Zurückhaltung geboten.

Literatur

1. Bellucci R, Giardini P (1993) Pseudoaccommodation with the 3M diffractive multifocal intraocular lens: A refraction study of 52 subjects. J Cataract Refract Surg 19:32–35
2. Hessemer V, Eisenmann D, Jacobi KW (1993) Multifokale Intraokularlinsen – eine Bestandsaufnahme. Klin Monatsbl Augenheilkd 203:19–33
3. Huber C (1981) Planned myopic astigmatisms as substitute for accommodation in pseudophakia. Am Intraocular Implant Soc J 7:244–249
4. Keates RH, Pearce JH, Schneider RT (1987) Clinical results of the multifocal lens. J Cataract Refract Surg 13:557–560
5. Knorz MC, Liesenhoff H (1993) Indikationen und Kontraindikationen für die Implantation bifokaler Intraokularlinsen. Klin Monatsbl Augenheilkd 202:500–506
6. Lindstrom RL (1993) Food and Drug Administration Study Update, One-year Results from 671 Patients with the 3M Multifocal Intraocular Lens. Ophthalmology 100:91–97
7. Pham DT (1994) Lokalisation der selbstschließenden Wundöffnung und korneale Stabilität. DGII 1994
8. Rüther K, Eisenmann D, Zrenner E, Jacobi KW (1994) Der Einfluß diffraktiver Multifokallinsen auf Kontrastsehen, Gegenlichtsehschärfe und Farbsinn. Klin Monatsbl Augenheilkd 204:14–19
9. Teping C, Wenner M, Deppe W (1991) Funktionelle Ergebnisse nach Implantation bifokaler diffraktiver Intraokularlinsen. In: Wenzel M et al. (Hrsg) 5. Kongreß der Deutschen Gesellschaft für Intraokularlinsen Implantation. Springer, Berlin Heidelberg New York

10. Wenner M, Deppe W, Teping C (1991) Dämmerungssehen und Blendempfindlichkeit bei Trägern monofokaler und diffraktiver bifokaler Intraokularlinsen. In: Wenzel M et al. (Hrsg) 5. Kongreß der Deutschen Gesellschaft für Intraokularlinsen Implantation. Springer, Berlin Heidelberg New York
11. Wiemer C, Pham DT, Wollensak J (im Druck) Kann die diffraktive multifokale Hinterkammerlinse als Routinelinse implantiert werden? Ophthalmologe 91
12. Wollensak J, Pham DT, Wiemer C (1991) Ergebnisse multifokaler Hinterkammerlinsen unterschiedlicher Typen. In: Wenzel M et al. (Hrsg) 5. Kongreß der Deutschen Gesellschaft für Intraokularlinsen Implantation. Springer, Berlin Heidelberg New York
13. Wollensak J, Pham DT, Wiemer C (1991) Klinische Ergebnisse nach Implantation einer multifokalen diffraktiven Hinterkammerlinse. Klin Monatsbl Augenheilkd 199:91–95

Die faltbare AMO-Array Multifokal-IOL: Ergebnisse einer prospektiven Studie

C. V. Lorger, M. C. Knorz, V. Seiberth, H. Liesenhoff

Zusammenfassung. Wir untersuchten das Sehvermögen mit der AMO-Array Multifokal-IOL (MIOL), einer faltbaren Silikon-IOL, die wir im Rahmen einer multizentrischen, prospektiven Studie bei 25 Patienten implantierten. Alle Patienten wurden 7–11 Monate postoperativ nachuntersucht. Wir bestimmten den Hornhautastigmatismus, die subjektive Refraktion sowie den Fern- und Nahvisus. Zusätzlich wurde eine Defokussierkurve bestimmt. Schließlich wurden alle Patienten anhand standardisierter Fragebögen über ihre subjektiven Seheindrücke befragt. Der Fernvisus war mit Korrektur in 96% der Fälle und ohne Korrektur in 56% 0,6 oder besser. Der Nahvisus war mit einer Nahaddition in 92%, mit Fernkorrektur in 80% und ohne Korrektur in 40% der Fälle besser als 0,6. Der Nahvisus war signifikant geringer als der Fernvisus (t-test, $P < 0{,}05$). Die Defokussierkurve zeigte einen zweigipfligen Kurvenverlauf mit einem zweiten Visusmaximum im Nahbereich. Die Schärfentiefe betrug ca. 4 dpt. Als häufigste optische Phänomene wurden Blendung und das Sehen von Halos angegeben (25%). Unsere Ergebnisse zeigen, daß die Array MIOL den Fernbrennpunkt betont. Jedoch ist ein ausreichender Nahvisus ohne eine zusätzliche Nahaddition gewährleistet. Deshalb kann großteils auf eine Brillenkorrektur verzichtet werden.

Summary. The AMO-Array multifocal IOL (MIOL), a foldable silicone IOL, was implanted in 25 patients in a prospective, multicenter study. All patients were examined 7–11 months postoperatively. We determined corneal astigmatism by, subjective refraction, and near and distance visual acuity. Additionally, a defocus curve was determined by spectacle defocus from –5.0 to 3.0 D. All patients were questioned about their subjective assessment of vision. Best corrected (uncorrected) distance acuity was 20/30 or better in 96% (56%). Best corrected (uncorrected) near acuity was 20/30 or better in 92% (40%), while near acuity with distance correction was 20/30 or better in 80% of cases. We determined a pseudoaccommodation of about 4 D. Halos and glare were the visual side effects reported most frequently, with an incidence of 25%. Our results indicate that the Array MIOL favours distance vision, while near acuity is still sufficient. Thus, there is less need of permanent spectable correction.

Einleitung

Multifokale Intraokularlinsen (MIOL) sollen die Akkommodationsfähigkeit des phaken Auges nachahmen, indem sie eine brauchbare Sehschärfe in verschiedenen Entfernungen ermöglichen. Die Patienten werden dadurch weitgehend unabhängig von einer ständigen Brillenkorrektur. Alle MIOLs basie-

J. Wollensak et al. (Hrsg.)
8. Kongreß der DGII

ren auf dem Prinzip des Simultansehens. Verschiedene optische Prinzipien und Designs kommen dabei zur Anwendung [1, 7]. Wir haben im Rahmen einer multizentrischen Studie das Sehvermögen mit der AMO-Array Multifokal IOL untersucht.

Material und Methoden

Die AMO-Array Multifokal-IOL ist eine aus fünf konzentrischen Zonen aufgebaute refraktive MIOL [15, 16, 18]. Sie besteht aus einer zentralen Zone mit einem Durchmesser von 2,1 mm, die hauptsächlich den Fernfokus betont. In der Peripherie folgen weitere 4 ringförmige Zonen, die eine kontinuierliche Krümmung mit einem Ausdehnungsbereich über 3,5 dpt aufweisen. Die einzelnen Zonen sind asphärisch geformt. Jede Zone ist in bezug auf Nah- und Fernsehkraft verschieden gewichtet. Die IOL ist so konzipiert, daß bei einem Pupillendurchmesser von 2,8 mm 50% des Lichtes auf den Fernfokus, 38% auf den Nahfokus und 12% auf intermediäre Foci verteilt werden [16]. Die Nahaddition von 3,5 dpt entspricht einer wirksamen Brillenaddition von ca. 2,8 dpt und einem Leseabstand von 36 cm [3].

Wir haben 25 AMO-Array MIOLs implantiert. Alle IOLs wurden vom gleichen Operateur, nach Phakoemulsifikation, Kapsulorhexis und über einen 4 mm großen, selbstabdichtenden Korneoskleraltunnel implantiert. Alle Patienten wurden 7–11 Monate postoperativ nachuntersucht. Wir ermittelten den objektiven Hornhautastigmatismus mittels videokeratoskopischer Untersuchungen (TMS 1, Computed Anatomy). Es wurden der unkorrigierte und korrigierte Nahvisus und zusätzlich der Nahvisus mit Fernkorrektur ermittelt. Der Nahvisus wurde mit der Rosenbaum Nahlesetafel in einer standardisierten Entfernung von 35 cm bestimmt. Die ermittelten Jaeger-Werte wurden für die Auswertung in Snellen-Werte umgewandelt.

Des weiteren ermittelten wir eine Defokussierungskurve. Wir benutzten dafür die „Regan Low Contrast Acuity" Tafel mit 96% Kontrast und defokussierten durch Vorsetzen von Probiergläsern über einen Bereich von +3,0 dpt bis –5,0 dpt in Schritten von 0,5 dpt. Alle Testbedingungen waren standardisiert und sind im Detail an anderer Stelle beschrieben [12]. Schließlich wurden alle Patienten anhand standardisierter Fragebögen über ihre subjektiven Seheindrücke befragt.

Bei der statistischen Auswertung verwendeten wir den *t*-Test.

Ergebnisse

Der mittlere Visus und die Refraktionswerte sind in Tabelle 1 dargestellt. Die Visusangaben für alle 25 Patienten sind in Tabelle 2 dargestellt. Der Nahvisus war lediglich mit Fernkorrektur signifikant niedriger als der Fernvisus (P = 0,01), während mit einer zusätzlichen Nahaddition von 1,6 dpt kein Unterschied zwischen Nah- und Fernvisus bestand.

Tabelle 1. Astigmatismus, Refraktion und Visus mit der AMO-Array MIOL 7–11 Monate postoperativ (*n* = 25)

	Mittelwert	SD	Min/Max
Astigmatismus (dpt)	0,75	0,65	0/4,0
Sphärisches Äquivalent (dpt)	+0,53	1,35	–3,75/+1,75
Nahaddition (dpt)	+1,6	0,52	0/3,25
Fernvisus:			
unkorrigiert	0,71	0,24	0,2/1,4
korrigiert	1,02	0,18	0,6/1,4
Nahvisus:			
unkorrigiert	0,56	0,29	0,2/1,0
mit Fernkorrektur	0,71	0,23	0,4/1,0
mit Nahaddition	0,94	0,15	0,8/1,0

Tabelle 2. Visus mit der AMO-Array MIOL 7–11 Monate postoperativ (*n* = 25)

Visus	Ferne				Nähe					
	sc		cc		sc		cc Ferne		mit Nah-addition	
	n	[%]	*n*	[%]	*n*	[%]	*n*	[%]	*n*	[%]
≥ 1,0	6	24	17	68	4	16	6	24	16	64
0,7–1,0	8	32	7	28	6	24	14	56	7	28
0,5–0,6	8	32	1	4	10	40	3	12	2	8
< 0,5	3	12	0	0	5	20	2	8	0	0
Summe	25	100	25	100	25	100	25	100	25	100

Defokussierkurven mit der AMO-Array MIOL und einer monofokalen IOL [7, 12] sind in Abb. 1 gezeigt.

Wie deutlich erkennbar, zeigt sich bei der AMO-Array MIOL ein zweigipfliger Kurvenverlauf. Der erste Höhepunkt befindet sich bei 0 dpt Defokussierung, entsprechend dem Fernfokus, der zweite bei etwa –3,0 dpt Defokussierung, entsprechend dem Nahfokus. Bei der monofokalen IOL sieht man lediglich einen Höhepunkt bei 0 dpt Defokussierung. Folglich beträgt die Schärfentiefe, oder auch „Pseudoakkommodation" mit der AMO-Array MIOL etwa 4 dpt, verglichen mit etwa 1,5 dpt mit einer monofokalen IOL. Unter Pseudoakkommodation versteht man den Entfernungsbereich, in dem eine Sehschärfe von 0,5 oder besser erreicht wird. Diese Ergebnisse zeigen, daß die AMO-Array ein Visus von 0,5 oder besser in einem Entfernungsbereich von 25 cm bis unendlich ermöglicht.

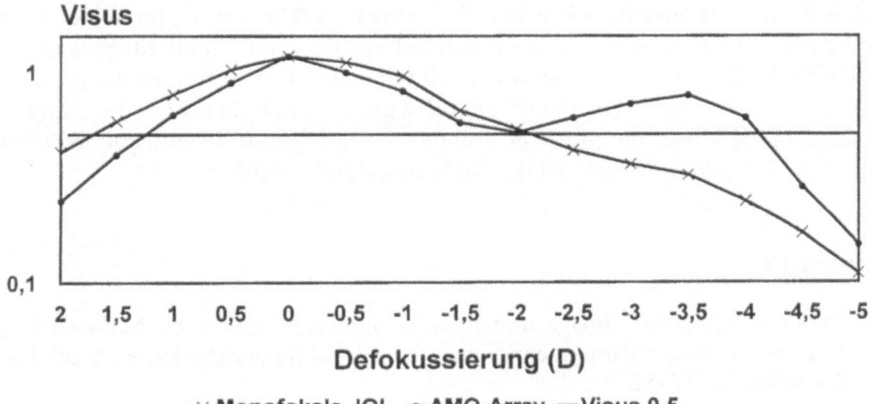

Abb. 1. Defokussierkurven der AMO-Array MIOL und einer monofokalen IOL

Diskussion

Multifokale IOLs erzeugen simultan mehrere Bilder auf der Netzhaut. Dies führt einerseits zu einer höheren Schärfentiefe, andererseits aber zu einer Herabsetzung des Bildkontrastes [1, 3, 4, 5]. Die AMO-Array MIOL betont den Fernfokus. Dies gleicht den Ergebnissen anderer Studien mit refraktiven multifokalen IOLs wie z. B. der Storz True Vista Bifokal IOL (BIOL) oder der Alcon AcuraSee BIOL [6, 14]. Auch bei diesen IOLs war die Sehschärfe für die Ferne deutlich besser als für die Nähe. 96% unserer Patienten hatten einen Fernvisus von 0,6 oder besser. Der Nahvisus war mit Fernkorrektur bei 80% 0,6 oder besser. Knorz fand ähnliche Ergebnisse mit der True Vista IOL [6]. Bei diffraktiven MIOLs hingegen, fand sich kein bedeutender Unterschied zwischen Fern- und Nahvisus [2, 7, 11, 17, 19]. Der Vorteil der AMO-Array MIOL ist, verglichen mit anderen PMMA MIOLs, ihre Faltbarkeit. So sind für ihre Implantation kleinere Inzisionen erforderlich und der postoperative Astigmatismus wird geringer. Deshalb ist die Unabhängigkeit von einer Brillenkorrektur wahrscheinlicher. Auch Percival u. Setty zeigten in ihrer Studie über die AMO-Array PMMA MIOL [16], daß mit dieser IOL die Notwendigkeit einer ständigen Brillenkorrektur geringer war als bei monofokalen IOLs. Die AMO-Array MIOL zeigte eine Schärfentiefe von 4 dpt. Bei monofokalen IOLs betrug sie lediglich 1,5 dpt [7, 12]. Unsere Ergebnisse korrespondieren mit den subjektiven Angaben der Patienten. 60% aller Patienten verzichteten in ihrem alltäglichen Leben gänzlich auf eine Brillenkorrektur. 25% trugen eine Fernbrille. 70% aller Patienten bevorzugten jedoch zeitweise eine zusätzliche Nahaddition, z. B. bei längerem Lesen. Die beobachteten auch Percival u. Setty [16] bei ihrem Patientenkollektiv. Um gute klinische Ergebnisse und eine hohe Zufriedenheit der Patienten zu erreichen, ist eine sorgfältige Auswahl der Patienten sehr wichtig [8]. Ähnlich wie auch bei anderen Studien [16, 18] zur AMO-Array PMMA MIOL erreichen 68% unserer Patienten eine Sehschärfe von 1,0 oder besser Ferne. Mit Fernkorrektur erreichten 80% in der Nähe einen Visus von 0,7 oder besser, mit zusätzlicher Nahaddition war dies bei 92% der Fall. Dies korrespondiert mit der subjektiven Befragung der Patienten sowohl in unserem Patientenkollektiv, als auch dem anderer Untersuchungen [16]. Zusammenfassend zeigen unsere Ergebnisse eine gute Bifokalfunktion der AMO-Array MIOL. Sie betont den Fernfokus.

Literatur

1. Chipman RA (1991) Image formation by multifocal lenses. In: Maxwell WA, Nordon LT (Hrsg): Current concepts of multifocal intraocular lenses. Slack Inc., Thorofare, pp 37–52
2. Hessemer V, Eisenmann D, Jacobi KW (1993) Multifokale Intraokularlinsen – Eine Bestandsaufnahme. Klin Monatsbl Augenheilkunde 203: 19–33
3. Holladay JT, Prager TC, Chandler TY et al. (1988) A three-part system for refining intraocular lens power calculations. J Cataract Refract Surg 14: 17–24
4. Holladay JT, van Dijk H, Lang A, Portney V, Willis TR, Sun R, Oksman HC (1990) Optical performance of multifocal intraocular lenses. J Cataract Refract Surg 16: 413–422
5. Knorz MC (1991) Die True Vista Bifokal-IOL-Ergebnisse der Europäischen Multizentrischen Studie. In: Wenzel M, Reim M, Freyler H, Hartmann C (Hrsg) 5. Kongreß der Deutschsprachigen Gesellschaft für Intraokularlinsen Implantation. Springer, Berlin Heidelberg New York, S 240–250
6. Knorz MC (1992) Die TRUE-VISTA-Bifokal-IOL. Ergebnisse der europäischen multizentrischen Studie. Ophthalmologe 89: 157–161
7. Knorz MC (1993) Vision with bifocal intraocular lenses. German J Ophthalmol 2: 32–41
8. Knorz MC (1993) Indikationen und Kontraindikationen für die Implantation bifokaler Intraokularlinsen. Klin Mbl Augenheilkd 202: 500–506
9. Knorz MC (1993) A theoretical model to predict contrast sensitivity with bifocal intraocular lenses. Ger J Ophthalmol 3 (in Druck)
10. Knorz MC, Aron-Rosa D, Claessens D, Seiberth V, Münch D (1992) Vision with the TRUE VISTA Bifocal IOL. Eur J Implant Ref Surg 4: 95–98
11. Knorz MC, Bedoya JH, Hsia TC, Neubert WJ, Jones M, Mc Cray BD, Seiberth V, Liesenhoff H (1992) Comparison of modulation transfer function and through focus response with monofocal and bifocal IOLs. Ger J Ophthalmol 1: 45–53
12. Knorz MC, Claessens D, Schaefer RC, Seiberth V, Liesenhoff H (1993) Vision with bifocal IOLs. Part 1: Evaluation of contrast acuity and defocus curve in bifocal and monofocal IOLs. J Cataract Refract Surg 19: 513–523
13. Knorz MC, Hsia TC, Seiberth V, Liesenhoff H (1993) Sehvermögen mit bifokalen IOLs – Korrelation experimenteller und klinischer Befunde. In: Neuhann Th, Hartmann Ch, Rochels R (Hrsg) 6. Kongreß der Deutschsprachigen Gesellschaft für Intraokularlinsen Implantation. Springer, Berlin Heidelberg New York, S 286–290
14. Lorger CV, Knorz MC, Seiberth V, Tandogan T, Liesenhoff H (1993) Erste Ergebnisse nach Implantation der AcuraSee Bifokal-IOL. In: Neuhann Th, Hartmann Ch, Rochels R (Hrsg) 6. Kongreß der Deutschsprachigen Gesellschaft für Intraokularlinsen Implantation. Springer, Berlin Heidelberg New York, S 524–527

15. Lorger CV, Knorz MC, Seiberth V, Liesenhoff H (1993) Die faltbare AMO-Array Multifokal-IOL – Erste Ergebnisse. In: Robert YCA, Gloor B, Hartmann C, Rochels R (Hrsg) 7. Kongreß der Deutschsprachigen Gesellschaft für Intraokularlinsen Implantation. Springer, Berlin Heidelberg New York, S 267–271
16. Percival SPB, Setty SS (1993) Prospectively randomized trial comparing the pseudoaccommodation of the AMO ARRAY multifocal lens and a monofocal lens. J Cataract Refract Surg 19:26–31
17. Simpson MJ (1989) The diffractive multifocal intraocular lens. Eur J Implant Ref Surg 1:115–121
18. Steinert RF, Post CT, Brint SF, Fritsch CD, Hall DL, Wilder LW, Fine IH, Lichrenstein SB, Masket S, Casebeer C, Oksman H (1992) A prospective, randomized, double-masked comparison of a zonal-progressive multifocal intraocular lens and a monofocal intraocular lens. Ophthalmology 99:853–861
19. Wallace RB (1991) 3M diffractive multifocal intraocular lens, 69–75. In: Maxwell A, Nordan LT (Hrsg) Current concepts of multifocal intraocular lenses. Slack Inc., Thorofare
20. Winther-Nielsen A, Corydon L, Olsen T (1993) Contrast sensitivity and glare in patients with a diffractive multifocal intraocular lens. J Cataract Refract Surg 19: 254–257

Anästhesie, präoperative Problematik

Studien zur Bulbus- und Orbikularisakinesie bei Kataraktoperationen

V. Hessemer

Zusammenfassung. Die Akinesie von Bulbus u. M. orbicularis gilt weithin als wichtige Voraussetzung für Kataraktoperationen. In jüngerer Zeit wird jedoch von einigen Operateuren behauptet, eine Akinesie sei für eine Phakoemulsifikation mit kleiner kornealer Tunnelinzision nicht mehr nötig, hierfür sei die Hornhauttropfanästhesie ausreichend. Es ist unbestritten, daß die Tropfanästhesie im Vergleich mit retro- oder peribulbärer Anästhesie gewisse Vorteile hat: kein Retrobulbärhämatom, keine Bulbusperforation, keine zentralnervösen und kardiozirkulatorischen Komplikationen. Dennoch besitzt eine profunde Bulbusakinesie ohne Zweifel den Vorteil, daß sie dem Ophthalmomikrochirurgen eine größere Sicherheitsreserve bietet. Trotz abnehmender Präferenz innerhalb der letzten Jahre ist die Retrobulbäranästhesie nach wie vor die beste Methode zur Erzielung einer guten Bulbusakinesie [11]. Wir stellen daher neue Untersuchungen zur Optimierung der retrobulbären Bulbusakinesie vor. – Die Orbikularisakinesie (meist durch Fazialisblock) ist unbestritten eine wichtige Voraussetzung zur Prävention einer Vis a tergo bei konventionellen intraokularen Operationen im offenen System, z.B. bei ECCE. Es ist jedoch fraglich, ob eine Orbikularisakinesie auch für die Phakoemulsifikation wesentlich ist: Da bei dieser Operationsmethode im geschlossenen System der IOD nicht auf Null abfällt, fehlt der für i.o. Eingriffe im offenen System charakteristische Parazenteseeffekt (IOD-Abfall, Aderhauthyperperfusion, intraoperativ imponierend als Vis a tergo). Dies könnte die Beobachtung erklären, daß eine fehlende Orbikularisakinesie bei Phakoemulsifikation nicht zu einer Vis-a-tergo-Häufung führt [17]. Daraus ergibt sich eine relativierte Bedeutung von Orbikularisakinesie und Fazialisblock für Kataraktoperationen im geschlossenen System.

Summary. Akinesia of globe and orbicularis muscle is widely considered as an essential prerequisite for cataract surgery. Recently, however, some surgeons maintain that small-incision clear-corneal phacoemulsification does not require akinesia; topical anesthesia is claimed to be sufficient. It is out of question that topical anesthesia has some benefits compared to retro- or peribulbar anesthesia: no retrobulbar hemorrhage or globe perforation, no CNS or cardiovascular complications. Beyond any doubt, however, profound globe akinesia offers a broader safety margin to the ophthalmic microsurgeon. Despite decreasing preference within the last years, retrobulbar anesthesia is still the best method to achieve good globe akinesia [11]. We thus present new studies for further improvement of retrobulbar globe akinesia. – It is unchallenged that orbicularis akinesia (usually produced by facial nerve blockade) is an important factor to prevent vitreous bulging during conventional open-system intraocular surgery such as ECCE. It is questionable, however, if orbicularis akinesia is also necessary for phacoemulsification: Since the IOP does not drop to zero, when perfor-

J. Wollensak et al. (Hrsg.)
8. Kongreß der DGII

ming closed-system intraocular surgery, there is no paracentesis effect (drop of IOP, choroidal hyperperfusion, appearing as intraoperative vitreous bulging) which is typical for open-system surgery. This might explain the observation that missing orbicularis akinesia does not lead to a higher frequency of vitreous bulging during phacoemulsification [17]. In consequence, the importance of orbicularis akinesia and facial nerve block is reduced during closed-system cataract surgery.

Einleitung

Neben dem 100. Todesjahr von Hermann von Helmholtz können wir auf diesem Kongreß im Jahre 1994 eines weiteren historischen Datums gedenken, nämlich des 110jährigen Bestehens der Hornhauttropfanästhesie. Die Entdeckung von Carl Koller [18], daß Kokain eine lokalanästhetische Wirkung auf die Kornea besitzt, wurde erstmals auf der 16. Versammlung der Ophthalmologischen Gesellschaft in Heidelberg im Jahre 1884 vorgetragen.

Kataraktoperationen gehörten zu den allerersten Indikationen der Tropfanästhesie und wurden jahrzehntelang in Tropfanästhesie durchgeführt. Mit der Erfindung neuerer Lokalanästhetika kam man jedoch in den 30er Jahren von der Tropfanästhesie ab: Vor allem Procain mit Adrenalinzusatz war wesentlich weniger toxisch als Kokain und daher gut zur retrobulbären Injektion geeignet. Die Retrobulbäranästhesie wurde und wird wegen der guten Anästhesie und *Akinesie* sehr geschätzt und ist bis heute weltweit das häufigste Lokalanästhesieverfahren in der Kataraktchirurgie [19].

Etwa seit 2 Jahren erleben wir jedoch eine überraschende Renaissance der Tropfanästhesie v. a. aufgrund von Publikationen amerikanischer Autoren [6, 8, 16, 32]: In Verbindung mit der Kleinschnittkataraktchirurgie, insbesondere einer bimanuellen Phakotechnik über eine Hornhauttunnelinzision, sei die Tropfanästhesie das Lokalanästhesieverfahren der Wahl. Die Tropfanästhesie habe den entscheidenden Vorteil, daß die v. a. von der Retrobulbäranästhesie bekannten lokalen Komplikationen (Retrobulbärhämatom, Bulbusperforation) und insbesondere die gefürchteten systemischen Komplikationen [7, 11, 24, 27, 33] vermieden würden. Eine Voraussetzung zur Durchführung von Kataraktoperationen in Tropfanästhesie seien allerdings kooperative, nichtängstliche Patienten. Diese Voraussetzung ist jedoch das zentrale Problem der Tropfanästhesie: Selbst Patienten, die präoperativ äußerst kooperativ und wenig ängstlich erscheinen, reagieren auf die perioperative Situation nicht selten mit einer psychovegetativen Streßreaktion [1]. Viele Protagonisten der Tropfanästhesie führen daher bei ihren Patienten eine intravenöse Sedierung durch [6, 8, 16, 32]. Damit kommt man jedoch – über die Lokalanästhesie hinaus – in den Grenzbereich der Vollnarkose mit ihren nicht unerheblichen Risiken bei einem geriatrischen Patientengut [10].

Auf dem DOG-Symposium „Anästhesie für die Ophthalmochirurgie“, das 1993 in Heidelberg stattfand, wurde in einer Rundtischdiskussion mit führenden Experten [15] ein weitgehender Konsens erzielt, daß die Akinesie des

Bulbus essentiell sei wegen einer größeren Sicherheitsreserve bei mikrochirurgischen Eingriffen.

Im folgenden werden kursorisch einige Studien unserer Arbeitsgruppe zusammenfassend dargestellt, in denen mit quantitativen Methoden Bulbus- und Orbikularisakinesie bei unterschiedlichen Lokalanästhesieverfahren untersucht wurden.

Patienten und Methode

Es wurden stets Patienten untersucht, die sich einer Kataraktoperation mit IOL-Implantation unterzogen. Details zum Patientengut und zur Operationstechnik wurden ausführlich publiziert (siehe z.B. [11–13]).

Als Lokalanästhesiemethoden wurden Retrobulbäranästhesie (RETRO; intrakonale Injektionstechnik nach Atkinson [2]), Fazialisblock (Technik nach Nadbath und Rehman [22]) und Peribulbäranästhesie (PERI; Technik nach Davis und Mandel [4]) verwendet. Details zur Injektionstechnik finden sich in einem kürzlich erschienenen Übersichtsartikel [11]; auf die injizierten Lokalanästhetika wird im folgenden Abschnitt eingegangen. Zur Hornhauttropfanästhesie wurde 3–4mal präoperativ – bei Bedarf auch intraoperativ – Lidocain 4% (Xylocain) getropft.

Zur Untersuchung der Bulbusakinesie wurde der Limbustest nach Kestenbaum verwendet (Details in [11]), mit dem die monokulare Exkursionsfähigkeit des Bulbus bestimmt werden kann.

Als Parameter für die Güte der Orbikularisakinesie wurde die Lidschlußkraft mit einem nach Straub modifizierten Müller'schen Ophthalmodynamometer gemessen (Details in [11]).

Ergebnisse und Diskussion

Bulbusakinesie

Die klassische Methode zur Erzielung einer Bulbusakinesie ist die Retrobulbäranästhesie (RETRO). In einem kürzlich erschienenen Übersichtsartikel [11] wurde im Detail auf die Vor- und Nachteile unterschiedlicher RETRO-Techniken eingegangen. Eine systematische vergleichende Studie der Effekte unterschiedlicher retrobulbär injizierter Lokalanästhetika hinsichtlich der erzielten Bulbusakinesie fehlt jedoch in der Literatur.

Abbildung 1 zeigt ein unpubliziertes Ergebnis einer Studie [3], in der u.a. die Bulbusmotilität bis zu 7 Stunden nach retrobulbärer Injektion von 4 ml Lidocain (Xylocain), Bupivacain (Carbostesin) oder 4 ml einer Bupivacain-Lidocain-Mischung (BL-Mix) gemessen wurde. Die Abbildung zeigt, daß Lidocain zu einer akzeptablen Einschränkung der Bulbusmotilität in einem Zeitraum von etwa 90 min nach Injektion führt; danach kehrt die Beweglichkeit des Bulbus wieder rasch zurück. Die Wirkung von Bupivacain ist in den er-

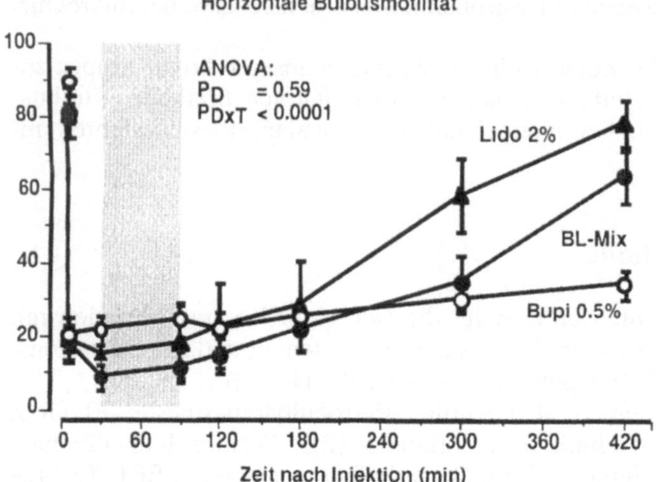

Abb. 1. Horizontale Bulbusmotilität (Ab- und Adduktion zusammengefaßt) vor und nach retrobulbärer Injektion von 4 ml Bupivacain 0.5% (Bupi), Lidocain (Lido) oder der Kombination aus beiden (BL-Mix); angegeben sind Mittelwerte ± Standardabweichungen der Mittelwerte. ANOVA: Varianzanalyse; P_D und $P_{D\times T}$: Irrtumswahrscheinlichkeiten für folgende Nullhypothesen: $H_{0(D)}$: keine Differenz zwischen den Behandlungsverfahren im Mittel; $H_{0(D\times T)}$: keine Differenz zwischen den Behandlungsverfahren im zeitlichen Verlauf. Schraffierter Bereich: intraoperatives Zeitintervall

sten 90 min post injectionem schwächer als die von Lidocain, dafür bleibt sie wesentlich länger erhalten als die Lidocainwirkung. Die Bupivacain-Lidocain-Mischung führt überraschenderweise zu einer temporären Wirkungsverstärkung (im Vergleich mit den Monosubstanzen) innerhalb der ersten 120 min nach Injektion. Allerdings ist die Wirkung der Kombination kürzer im Vergleich mit Bupivacain als Monosubstanz.

Aus dieser Untersuchung ziehen wir folgende Schlußfolgerung: Die profundeste Bulbusakinesie wird durch retrobulbäre Injektion einer Kombination von Bupivacain und Lidocain hervorgerufen. Diese Kombination hat gegenüber Bupivacain als Monosubstanz ferner den Vorteil, daß eine hohe Bupivacain-Dosis mit der Gefahr systemischer Komplikationen durch dieses relativ toxische Lokalanästhetikum [9, 30] vermieden wird. Die Wirkungsdauer der Kombination ist zwar kürzer als von Bupivacain, aber ausreichend lang auch für die komplizierteste Kataraktoperation.

Die Peribulbäranästhesie (PERI) ist innerhalb der letzten Jahre rasch zu einem modernen Klassiker in der Kataraktchirurgie avanciert [4, 5, 11–14, 19, 26, 31]. In der ursprünglich 1986 von Davis u. Mandel [4] angegebenen Technik wird die PERI mit 2 Injektionen durchgeführt, einer Injektion temporal unten und einer zweiten nasal oben. Neuerdings wird jedoch von mehreren Autoren eine Technik mit nur einer Injektion empfohlen [5, 26, 31]. Wir haben die Bulbusrestmotilität bei PERI mit nur einer Injektion (temporal unten) verglichen mit einer fraktionierten Technik, bei der das gleiche Injektionsvolumen (6 ml Bupivacain-Lidocain-Mischung) auf 2 Injektionsorte (temporal unten und nasal oben) verteilt wurde [14]. Dabei fand sich, daß die Restmotilität bei PERI mit nur einem Injektionsort deutlich größer war als bei 2 Injektionsorten. – In einer anderen Untersuchung [12] verglichen wir die Bulbusrestmotilität bei PERI mit fraktionierter Injektion von 10 oder 8 ml Lokalanästhetikum (Bupivacain-Lidocain-Mischung) mit der Restmotilität nach RETRO mit 5 ml Lokalanästhetikum. Nach beiden PERI-Varianten lag eine größere Bulbus-Restmotilität als nach RETRO vor.

Die Ergebnisse der beiden o. g. Untersuchungen zur peribulbären Anästhesie bedeuten für die Praxis: Wünscht man, eine möglichst gute Bulbusakinesie durch PERI zu erzielen, so ist eine Technik mit 2 Injektionsorten zu bevorzugen. Selbst dann jedoch ist die Bulbusakinesie nicht so zuverlässig wie bei RETRO – auch bei doppelter Lokalanästhetikumdosis.

Orbikularisakinesie

Bei Operationen am weit offenen Auge – wie sie die ECCE darstellt – ist eine erhaltene Orbikularisaktivität ein wesentlicher Faktor, der zum Auftreten einer intraoperativen Vis a tergo disponiert (weitere Faktoren: erhaltene Zugwirkung der Mm. recti, mechanischer Druck von außen, vermehrte Aderhautdurchblutung [23]). Eine Akinesie des M. orbicularis ist daher unbestritten eine wichtige Voraussetzung zur Reduktion der Vis-a-tergo-Häufigkeit. Die klassische Methode zur Erzielung einer Orbikularisakinesie ist der Fazialisblock. Die älteste Methode nach van Lint [20] (Infiltrationsanästhesie der kurzen zygomatischen Endäste der N. facialis am temporalen Orbitarand) führt zu einer nur relativ schlechten Orbikularisakinesie [29]. Ein besserer Effekt [29] wird durch die weitverbreitete Technik nach O'Brien [25] hervorgerufen, bei der die Kanüle über dem Mandibulaköpfchen eingestochen wird. Die beste Orbikularisakinesie [29] soll durch die Methode nach Nadbath u. Rehman [22] erzielt werden, bei der die Injektion unterhalb des Ohrläppchens erfolgt.

Abbildung 2 zeigt ein Ergebnis einer unpublizierten Untersuchung [3], in der u. a. die Lidschlußkraft bis zu 7 Stunden nach Fazialisblockade (Technik nach Nadbath/Rehman) mit 4 ml Bupivacain 0,5% (Carbostesin) oder Etidocain 1% (Dur-Anest) gemessen wurde. Etidocain bewirkt während des gesamten Untersuchungszeitraums eine stärkere Reduktion der Lidschlußkraft als Bupivacain (und alle anderen untersuchten Lokalanästhetika). Mit anderen Worten: Für eine profunde Orbikularisakinesie ist Etidocain das am besten geeignete Lokalanästhetikum.

In einer weiteren Studie [13] haben wir die Orbikularisakinesie durch Fazialisblockade (Nadbath/Rehman-Technik) mit dem Effekt durch PERI (ohne Fazialisblock) verglichen. Nach PERI, selbst mit einem relativ geringen Injektionsvolumen (6 ml), fand sich eine zuverlässige Orbikularisakinesie, die einem Fazialisblock zumindest gleichwertig war. Die Orbikularisakinesie

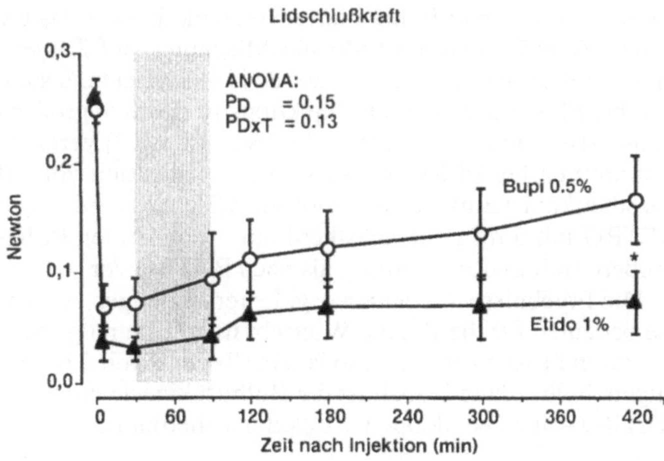

Abb. 2. Lidschlußkraft vor und nach Fazialisblock (nach Nadbath/Rehman) mit 4 ml Bupivacain 0.5% (Bupi) oder Etidocain 1% (Etido); weitere Erklärungen s. Legende zu Abb. 1

durch PERI ist vermutlich auf eine direkte Lokalanästhetikumpenetration in die Fasern des M. orbicularis zurückzuführen.

Während die Wichtigkeit der Orbikularisakinesie für Operationen am weit offenen Auge nicht kontrovers ist, wird in letzter Zeit häufig die Frage gestellt, ob eine Orbikularisakinesie bei Kataraktoperationen im geschlossenen System (Phakoemulsifikation) nötig sei. Zur Beantwortung dieser Frage haben wir Phakoemulsifikationen (mit kornealen Tunnelinzisionen von maximal 3,2 mm Länge) in Hornhauttropfanästhesie entweder ohne oder mit Fazialisblock durchgeführt und die Häufigkeit einer intraoperativen Vis a tergo registriert [17]. Überraschenderweise fand sich in der (äußerst geringen) Vis-a-tergo-Häufigkeit kein signifikanter Unterschied zwischen Operationen ohne und mit Fazialisblock. Zur Erklärung dieses Phänomens haben wir folgende Hypothese entwickelt:

Bei einer Kataraktoperation im geschlossenen System (Phakoemulsifikation) kommt es zu keinem nennenswerten Parazenteseeffekt. Unter „Parazenteseeffekt" versteht man das Phänomen, daß bei Eröffnung des Auges der intraokulare Druck von ca. 15 mmHg auf 0 abfällt, reziprok dazu der okuläre Perfusionsdruck um etwa 15 mmHg ansteigt und konsekutiv die Aderhautdurchblutung wegen fehlender Autoregulationsfähigkeit massiv ansteigt. Da die Aderhaut die am stärksten durchblutete Struktur des gesamten Körpers ist, kommt es in der Folge zu einer massiven Verdickung der Aderhaut und einem Nach-vorne-Drängen der prächorioidal gelegenen Strukturen, klinisch als Vis a tergo imponierend [21, 23, 28]. Fehlt nun dieser Effekt bei Operationen im geschlossenen System, tritt eine Vis a tergo seltener auf als bei Operationen am weit offenen Auge (eine allfällige klinische Beobachtung von Kataraktchirurgen, die von der ECCE zur Phakoemulsifikation gewechselt sind).

Eine fehlende Orbikularisakinesie – als mögliche *extra*okulare Ursache einer Vis a tergo (s. oben) – fällt hier also offenbar weniger stark ins Gewicht. Dies relativiert die Bedeutung von Orbikularisakinesie und Fazialisblock für Kataraktoperationen im geschlossenen System, macht sie nach unserer Auffassung jedoch nicht überflüssig.

Literatur

1. Adams HA, Hessemer V, Hempelmann G, Jacobi KW (1992) Die endokrine Streßreaktion bei Kataraktoperationen in Lokalanaesthesie. Klin Mbl Augenheilk 200:273–277
2. Atkinson WS (1936) Retrobulbar injection of anesthetic within the muscle cone (cone injection). Arch Ophthalmol 16:501
3. Breer B, Hessemer V, Jacobi KW, Hempelmann G (1993) Anästhesiequalität und Lokalanästhetika-Plasmaspiegel bei Retrobulbäranästhesie plus Fazialisblock. Eine Vergleichsuntersuchung mit verschiedenen Lokalanästhetika und Zusätzen. DOG-Symposium „Anästhesie für die Ophthalmochirurgie", Heidelberg 1993
4. Davis DB, Mandel MR (1986) Posterior peribulbar anesthesia: An alternative to retrobulbar anesthesia. J Cataract Refract Surg 12:182–184
5. Davis DB, Mandel MR (1990) Peribulbar anesthesia. A review of technique and complications. Ophthalmol Clin North Am 3:101–110
6. Fine IH, Fichman RA, Grabow (Hrsg) Clear-Corneal Cataract Surgery & Topical Anesthesia. Slack, Thorofare 1993
7. Frankfurter Rundschau (1992) Patientin starb nach örtlicher Betäubung. Samstag, 21. Nov. 1992, Nr. 271, Ausgabe S/R/D, S. 19
8. Grabow HB (1993) Topical anaesthesia for cataract surgery. Eur J Implant Ref Surg 5:20–24
9. Hathaway EG (1983) Respiratory arrest following bupivacaine retrobulbar block. Am Ophthalmol 15:1175
10. Hempelmann G, Biscoping J (1985) Alter und Narkosefähigkeit. Med Welt 36: 1180–1184
11. Hessemer V (1994) Peribulbäranästhesie versus Retrobulbäranästhesie mit Fazialisblock. Techniken, Lokalanästhetika und Zusätze, Akinesie und sensible Blockade, Komplikationen. Klin Mbl Augenheilk 204:75–89
12. Hessemer V, Aktan G, Jacobi KW (1990) Peribulbäranästhesie, eine effektive Methode für die Kataraktchirurgie? In: Freyler H, Skorpik Ch, Skorpik, Grasl M (Hrsg) Springer, Wien New York, S 306–311
13. Hessemer V, Schmidt K-G, Jacobi KW (1991) Lidakinesie durch Peribulbäranästhesie ohne Fazialisblock. In: Wenzel M, Reim M, Freyler H, Hartmann C (Hrsg) 5. Kongreß der Deutschsprachigen Gesellschaft für Intraokularlinsen-Implantation. Springer, Berlin Heidelberg New York Tokyo, S 111–120
14. Hessemer V, Schmidt W, Schmidt K-G (1991) „Low-volume"-Peribulbäranästhesie. Fortschr Ophthalmol 88 (Suppl I): 146
15. Hessemer V, Adams H-A, Jacobi KW, Jantzen J-P, Kampik A, Koch H-R, Neuhann Th, Scharrer A, Wollensak J (1993) Anästhesie bei ambulanter Ophthalmochirurgie. Rundtischdiskussion auf dem DOG-Symposium „Anästhesie für die Ophthalmochirurgie", Heidelberg, 17./18. Sept. 1993
16. Kershner RM (1993) No-stitch topical anesthesia. In: Gills JP, Hustead RF, Sanders DR (Hrsg) Ophthalmic Anesthesia. Slack, Thorofare, pp 172–175

17. Kohnen T, Hessemer V, Jacobi KW (1993) „Clear-cornea"-Phakoemulsifikation in Tropfanästhesie ohne oder mit Fazialisblock. DOG-Symposium „Anästhesie für die Ophthalmochirurgie", Heidelberg, 17./18. Sept. 1993
18. Koller C (1884) Vorläufige Mittheilung über locale Anaesthesirung am Auge. Vortrag (verlesen von J. Brettauer) auf der 16. Versammlung der Ophthalmologischen Gesellschaft, Heidelberg, 15. Sept. 1884. In: Ber. 16. Vers. Ophthalmol. Ges., Heidelberg 1884. Donders FC, Hess W, Zehender W (Hrsg) Univ.-Buchdruckerei von Adlers Erben, Rostock 1884
19. Leaming DV (1992) Practice styles and preferences of ASCRS members – 1991 survey. J Cataract Refract Surg 18:460–469
20. Lint M van (1914) Paralysie palpébrale temporaire provoquée dans l'opération de la cataracte. Ann Ocul 15:420–424
21. Michelson G, Naujoks B, Ruprecht KW, Naumann GOH (1989) Risikofaktoren für die Vis a tergo am „offenen Auge" bei Katarakt-Extraktionen in Lokalanästhesie. Fortschr Ophthalmol 86:298–300
22. Nadbath RP, Rehman I (1963) Facial nerve block. Am J Ophthalmol 55:143–146
23. Naumann GOH, Lang GK (1988) Anästhesie in der Augenheilkunde. Pathophysiologische und operationstechnische Besonderheiten aus der Sicht des Ophthalmochirurgen. In: Rügheimer E (Hrsg) Klinische Anästhesiologie und Intensivtherapie, Anästhesie für Operationen im Kopfbereich, Bd. 35. Springer, Berlin Heidelberg New York S 104–120
24. Nicoll JMV, Acharya PA, Ahlen K, Baguneid S, Edge KR (1987) Central nervous system complications after 6000 retrobulbar blocks. Anesth Analg 66:1298–1302
25. O'Brien HD (1964) Anesthesia for cataract surgery. Am J Ophthalmol 57: 751–760
26. Pannu JS (1990) Peribulbar vs. retrobulbar anesthetic techniques. Ophthalmic Surg 21:147–149
27. Rosenblatt RM, May DR, Barsoumian K (1980) Cardiopulmonary arrest after retrobulbar block. Am J Ophthalmol 90:425–427
28. Ruprecht KW (1989) Indikationen, Kontraindikationen und Komplikationen der Lokalanästhesie am Auge. In: Piepenbrock S, Schäffer J (Hrsg) Anästhesie in der Augenheilkunde. Schriftenreihe Intensivmedizin, Notfallmedizin, Anästhesiologie, Bd 72. Thieme, Stuttgart, S 64–69
29. Schimek F, Steuhl KP, Fahle M, Thiel HJ (1990) Die Lidakinesie nach unterschiedlichen Techniken der Fazialisblockade. Fortschr Ophthalmol 87:696–702
30. Smith JL (1982) Retrobulbar bupivacaine can cause respiratory arrest. Ann Ophthalmol 14:1005–1006
31. Tenner A (1990) Peribulbäre Anästhesie. Wege zu einer neuen Technik. Ophthalmo-Chir 2:36–40
32. Williamson CH (1993) Clear corneal incision with topical anesthesia. In: Gills JP, Hustead RF, Sanders DR (Hrsg) Ophthalmic Anesthesia. Slack, Thorofare, S 176–183
33. Wittpen JR, Rapoza P, Sternberg P, Kuwashima L, Saklad J, Patz A (1986) Respiratory arrest following retrobulbar anesthesia. Ophthalmology 93:867–870

Ein neues Gerät zur Vermessung der optischen Abbildungsschärfe bei Linsentrübungen

H. F. Machemer, J. Weber und C. König

Zusammenfassung. Ziel der Entwicklung war ein Gerät, daß die medienbedingte Sehschärfe objektiv vermißt. Als Prinzip wählten wir eine Funduskamera, die über den Beleuchtungsstrahlengang ein fokussiertes Bild auf die Netzhaut wirft. Das Bild wird über die gleiche Optik beobachtet. Die Schärfe des Bildes hängt von den brechenden Medien ab, wobei korrigierbare Refraktionsfehler ausgeglichen werden sollten. Das projizierte Bild besteht aus sechs unterschiedlich großen Zahlen, die nach dem Snellen'schen Prinzip aufgebaut sind. Neben jeder Zahl befindet sich ein Quadrat mit Balken, die das gleiche minimum separabile aufweisen. Die kleinste erkannte Zahl bzw. Balkenquadrat galt als Meßergebnis des Gerätes, das wir „Optical Acuity Meter" (OAM) genannt haben. Vergleichsmessungen wurden mit dem nach dem Streulichtprinzip arbeitenden „Opacity Lens Meter" 702 von Interzeag durchgeführt. Patienten: 28 Augen von 19 Patienten mit Katarakt, aber ohne weitere visusbeeinträchtigende Pathologika wurden untersucht. Ergebnisse: Patienten mit schlechterem OAM hatten auch schlechtere Visuswerte. Der Korrelationskoeffizient zwischen OAM Werten und Visus betrug R von –0,786. Für das OLM 702 lag der Wert bei –0,406. Schlußfolgerung: Das Gerät erlaubt eine zuverlässige, objektive Einschätzung der optischen Abbildungsqualität des Auges. Weicht der Visuswert erheblich von der „optischen Sehschärfe" ab, kann auf einen relevanten Einfluß anderer Pathologika (z.B. Makulopathie) geschlossen werden.

Summary. A new device for the objective assessment of media opacifications was developed and tested on cataract patients. We used the fundus-camera mechanism to project a Snellen chart on the retina and observe the reflected image. Its resolution correlates with the quality of the optical media. The device was named Optical Acuity Meter (OAM). It was compared with the Opacity Lens Meter 702 by Interzeag. Patients: 28 eyes of 19 patients with cataract were examined, including the fellow eyes. Patients with other forms of ocular pathology were excluded. Results: Patients with lower visual acuity had worse OAM readings. R was –0.786 for the OAM and –0.406 for the OLM702. Conclusion: The OAM allows reliable and objective assessment of cataracts. Its usefulness concerning the measurement of other media opacifications is under investigation.

Einleitung

Es gibt verschiedene Situationen, in denen die objektive Erfassung von Linsentrübungen wünschenswert wäre. So kann bei Gutachtenpatienten, Klein-

J. Wollensak et al. (Hrsg.)
8. Kongreß der DGII

kindern oder anderen schlecht kooperierenden Patienten die subjektive Visusangabe unzuverlässig sein. Eine andere häufige Situation sind kombinierte Augenkrankheiten, bei denen die subjektiven Angaben zwar zuverlässig sind, aber damit noch nicht auf die Wertigkeit der unterschiedlichen Pathologika in Hinblick auf die Visusreduktion geschlossen werden kann. Dies ist z.B. bei Katarakt in Kombination mit Glaukom oder Makulopathie der Fall.

Für diese Fragestellung stehen uns neben den herkömmlichen subjektiven Verfahren (Retroillumination, Funduseinblick und Dichteabschätzung an der Spaltlampe) für die objektive Messung zwei verschiedene Prinzipien zur Verfügung. Dieses sind das Streulichtprinzip, wie es bei der zwar genauen, aber sehr aufwendigen Scheimpflugfotographie und dem „Opacity Lens Meter" (OLM) 702, Interzeag) eingesetzt wird und das Abbildungsprinzip, welches in dem Okular Photometer und in einem von uns neu entwickelten Gerät eingesetzt wird.

Das Gerät funktioniert auf der Basis einer Funduskamera, und wird im weiteren als „Optical Acuity Meter" (OAM) bezeichnet. Das OAM basiert auf der Idee, ein Bild durch die natürliche Pupille nach passieren der optischen Medien in seiner Darstellung beobachten zu können und somit einen realistischen Eindruck von der Abbildungsqualität zu bekommen. Das Handrefraktometer PR 50 von Rodenstock erfüllte vom Prinzip her diese Forderungen, so daß wir es als Basis für das Gerät wählten.

In einer klinischen Studie sollte die Praktikabilität des Gerätes im klinischen Alltag sowie die Validität seiner Messungen im Vergleich zum Visus bestimmt werden. Als exemplarische Medientrübung wurde die Katarakt gewählt. Als Maßstab für die Meßqualität diente das OLM 702.

Material und Methoden

Das OLM arbeitet nach dem Streulichtprinzip: Ein langwelliges Licht wird durch die Pupille in das Auge geworfen und der linsenbedingte Streulichtanteil durch einen exzentrisch angeordneten elektronischen Detektor registriert und über einen Mikrocomputer numerisch ausgedrückt. Je höher der Meßwert, desto dichter die Trübung.

Das OAM wurde aus dem Handrefraktometer PR 50 entwickelt. Beleuchtungs- und Beobachtungsstrahlengang sind nach dem Gullstrand'schen Prinzip konzentrisch geteilt. Ein- und Austrittspupille betragen 5 mm, bzw. 3 mm. So können Trübungen im physiologisch wirksamen optischen Bereich in die Messung eingehen, ohne daß punktuelle Veränderungen überbewertet werden. Die Pfeilfigur wurde durch skalierte Meßzeichen ersetzt. Wir entwickelten zu diesem Zweck eine nach dem Snellen'schen Prinzip aufgebaute Figur aus einer Kombination von Balkengruppen und Zahlen, die der Größe nach in einer geometrischen Reihe ($1:\sqrt{2}$) abgestuft wurden. Die Zahlen gehen von 1 bis 7, der Größe nach ansteigend. Die Figur 6 wurde aus Platzgründen weggelassen. Aus dem selben Grund besteht das Zeichen 7 nur aus Balken, ohne Zahl. Die Untersuchung wurde im abgedunkelten Raum durchgeführt. Die

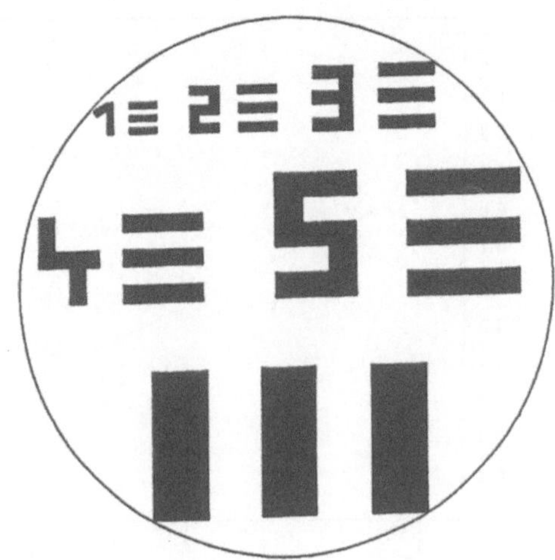

Abb. 1. Meßfigur, nach dem Snellen Prinzip aufgebaut. Zeichen 6 fehlt aus Platzgründen, ebenso die Zahl zu Zeichen 7. Das größte noch erkennbare Balkenzeichen ergibt den Meßwert.

Messungen mit dem OAM und dem OLM702 wurden präoperativ in Mydriasis direkt hintereinander vom selben Untersucher durchgeführt. Das Bild wurde scharf gestellt und das kleinste vom Untersucher noch erkennbare Balkenzeichen der Meßfigur abgelesen. Auch hier gilt, daß der höhere Wert einer dichteren Trübung entspricht (Abb. 1).

Die Patienten befanden sich in stationärer Behandlung in der Universitäts-Augenklinik Köln zur Operation einer Katarakt. Um alle Trübungsgrade untersuchen zu können, wurden die Partneraugen in die Studie mit einbezogen. Da der reine Medieneffekt auf den Visus untersucht werden sollte, wurden andere okuläre Pathologien, wie Diabetes, Glaukom oder Makulopathien, weitestgehend ausgeschlossen. Falls eine langfristige postoperative Kontrolle stattfand, wurde zum Einschluß in die Studie ein Visus > 0,7 gefordert.

Ergebnisse

Es wurden 28 Augen von 19 Patienten mit Katarakten aller Trübungsgrade untersucht. Das Alter der Patienten betrug 39–90 Jahre (MW 73,7 ± 11,6) mit einem Visus von 0,1–1,2 (MW 0,49 ± 0,26). Durch die Aufnahme von Partneraugen in die Studie wurden auch Katarakte nicht operationswürdiger Trübungsgrade untersucht. Augen mit einer Sehschärfe von < 0,1 lagen außerhalb des Meßbereiches des OAM und wurden daher in dieser Arbeit nicht berücksichtigt.

Die Meßwerte von OAM und OLM702 wurden gegen den dezimalen Visus aufgetragen (Abb. 2 und 3).

Eine lineare Regressionsanalyse wurde durchgeführt. Die Steigung der Regressionsgeraden ist für beide Geräte negativ, da der Meßwert mit geringerem Visus zunimmt. Die Meßwerte beider Geräte korrelieren mit dem Visus. Der Korrelationskoeffizient zwischen OLM-Werten und Visus betrug –0,406.

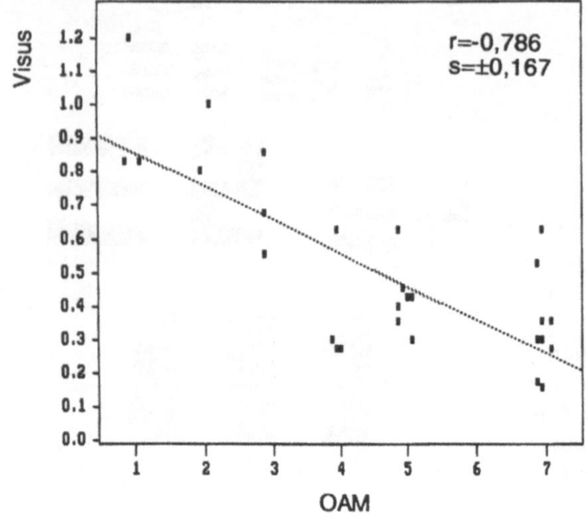

Abb. 2. Regressionsanalyse von OAM Meßwerten gegen den dezimalen Visus

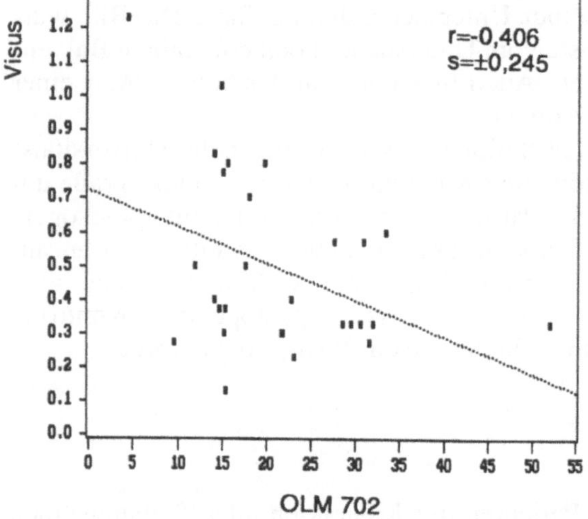

Abb. 3. Regressionsanalyse von OLM-Meßwerten gegen den dezimalen Visus

Die residuale Standardabweichung (Visus → OLM) betrug ± 0,245. Für das OAM ließ sich eine engere Beziehung der beiden Größen zeigen: Der Korrelationskoeffizient betrug –0,786 bei einer residualen Standardabweichung (Visus → OAM) von ± 0,167.

Diskussion

Mit beiden hier untersuchten Geräten kann die Trübung der Katarakt vermessen werden. Für das OAM konnte eine deutlich engere Beziehung zur Sehschärfe hergestellt werden. Die Probleme des OLM liegen z.T. in seinem Meßprinzip begründet. Zwar werden für jede Kataraktform Meßwerte ausgerechnet, aber die Messung ist nur von der Dichte der Katarakt beeinflußt, so daß der starke Einfluß beispielsweise von Hinterschalentrübungen, bei der neben der Streuung auch die Reflektion berücksichtigt werden muß, nicht korrekt gemessen wird. Nachteile des OAM sind in seinem durch sein Funktionsprinzip eingeschränkten Meßbereich zu sehen. Um eine Abbildung beurteilen zu können, müssen noch abbildungsfähige Medien vorhanden sein. Wir haben die Grenze bei einem Visus von 0,1 gesetzt. Bei den obengenannten Anwendungsgebieten ist das OAM eine Hilfe bei der Befundeinschätzung.

Die Wertigkeit der Messungen für andere Formen von Medientrübung wird zur Zeit untersucht und ist nach ersten Zwischenergebnissen vielversprechend. Die Quantifizierbarkeit eröffnet weiterhin die Möglichkeit, die Mathematik der Visusreduktion zu untersuchen: Welche visusmindernden Faktoren wirken sich wie auf die Reduktion aus? Addieren sich die Faktoren oder bestehen überadditive Beziehungen? Eine zuverlässige Beantwortung dieser Fragen könnte zu einer an der Visuserwartung orientierten Operationsstrategie bei kombinierten Augenerkrankungen führen.

Literatur

1. Aikyama R, Chimono S, Fujiwara T, Kobayashi O, Yamamadsto A, Yata K (1986) Characteristics of cataracts seen by retroillumination. 11 Cataract in Diabetic Subjects. Jpn J Clin Ophta 40(6):607–610
2. Bebie H, Flammer J (1987) Lens Opacity Meter. A new instrument to quantify lens opacity. Ophtalmologika 195:14–18
3. Ben-Sira I, Bodenheimer J, Weinberger D, Yassur Y (1980) Clinical methods for measurement of light backscattering from the in vivo human lens. Invest Ophtalmol Vis Sci April vol. 19(4):435–437
4. Christenbury J, Mc Pherson S (1985) Potential Acuity Meter for predicting postoperative visual acuity in cataract patients. Am J Ophtalmol 99:365–366
5. Datiles M, Edwards P, Kaiser-Kupfer M, McCain L, Podgor M (1987) A comparative study between the PAM and the laser interferometer in cataracts. Graefe's Arch Clin Exp Ophtalmol 225:457–460
6. Enoch J, Bedell H, Kaufmann H (1979) Interferometric visual acuity testing in anterior segment disease. Arch Ophtal 97:1916–1919
7. Green D (1970) Testing the vision of cataract patients by means of laser generated interference fringes. Science 168:1240–1242
8. Hockwin O, Lerman S, Ohrloff C (1984) Investigations of lens transparency and its disturbances by microdensitometric analyses of Scheimpflug photographs. Current Eye Research vol 3:1
9. Interzeag AG (1991) Opacity Lens Meter 701/702 Betriebsanleitung
10. Lachenmayr B (1993) Potentielle Sehschärfe bei Störungen der brechenden Medien. Quintessenz
11. Odom J, Chao G, Weinstein G (1988) Preoperative prediction of postoperative visual acuity in patients with cataracts: A quantitative review. Doc Ophtalmol Proc Series 70:5–17

12. Robert Y (1993) Das Problem der Trübungsmessung der Linse. In: Robert Y, Gloor B, Hartmann C, Rochels R (Hrsg) 7. Kongreß der DGII, Zürich 1993, Springer, Berlin Heidelberg; S 453–456
13. Röhler R (1962) Die Abbildungseigenschaften der Augenmedien. Vision Res 2: 391–429
14. Thibos L, Bradley A, Still D (1989) Visual acuity measured with clinical maxwellian view systems: Effects of beam entry location. Noninvasive assessment of the visual system. Technical Digest Series. Washington, Optical Society of America, pp 94–97

Perioperative Qualitätskontrolle bei Peri- und Retrobulbäranästhesie durch Einsatz eines Anästhesieprotokolls

H. M. Lang, J. Weindler, S. Hoffmann, K. Ellinghaus und K. W. Ruprecht

Zusammenfassung. Zur Qualitätssicherung bei der Retro- und Peribulbäranästhesie (RBA) und zur Minimierung von perioperativen Komplikationen entwickelten wir ein einseitiges Anästhesieprotokoll, auf dem Risikofaktoren des Patienten sowie anästhesie- und operationsrelevante Größen erfaßt werden. Das Protokoll ist aufgeteilt in drei Abschnitte. 1. Abschnitt: Risikofaktoren des Patienten, relative Kontraindikationen einer RBA und präoperative Vorbereitung. Der Stationsarzt ist für diesen Teil verantwortlich. 2. Abschnitt: Art und Menge des Lokalanästhetikums, perioperatives Monitoring vitaler Größen, perioperativ verabreichte Medikamente und Beurteilung der RBA. Diesen Teil füllt der die RBA durchführende Arzt aus. 3. Abschnitt: Postoperative Beurteilung der RBA durch den Operateur. In einer prospektiven Studie wurden während eines Zeitraumes von 4 Monaten konsekutiv die Anästhesieprotokolle von 562 Patienten ausgewertet. Das Durchschnittsalter der Patienten betrug 74,1 Jahre. Es waren 63% Frauen und 37% Männer. Häufigste Vorerkrankungen: arterielle Hypertonie 42%, KHK 28%, Herzrhythmusstörungen 18%, Diabetes mellitus 27,2%, respiratorische Störungen 31,3%, neurologische Erkrankungen 16,7%, Intraoperative Zusatzmedikation: Nefedipin 26,5%, Midazolam 2,1%, Sonstiges 1,2%. Die durchschnittlich retrobulbär injizierte Menge betrug 6,6 ml Lokalanästhetika-Lösung. Eine fast vollständige Bulbusakinesie bestand in 84%, eine deutliche Bulbusmotilität noch bei 3%. Bei den vom Operateur angegebenen Besonderheiten standen die Vis-à-tergo (18,2%) und die motorische Unruhe des Patienten (8,1%) im Vordergrund. Durch den Einsatz des Anästhesieprotokolls werden Fehler durch mangelnde Informationsweitergabe vermindert. Intraoperativ scheinen weniger anästhesiebedingte Komplikationen aufzutreten.

Summary. For quality assurance of peri- and retrobulbar anaesthesia (RBA) and to minimize perioperative complications we developed a one-side anaesthetic protocol to registrate risk factors of the patient and important anaesthetic and operative parameters. The protocol is divided in three parts. First: Riskfactors of the patient, relative contraindications of RBA and preoperative preparation. The ward physician had to complete this part. Second: type and volume of local anaesthetics for RBA, cardiovascular parameters, perioperative medication and motility of bulbus after RBA, registrated by the retrobulbar anaesthesist. Third: Complications and quality of RBA, noted by the surgeon after operation. In a prospective study during four months the anaesthetic protocols of 562 patients were analysed. The average age was 74,1 years. There were 63% women, 37% men. Diseases of the patients: hypertension 42%, coronary artery disease 28%, arrhythmias 18%, diabetes mellitus 27,2%, respiratory diseases 31,3%, neurologic diseases 16,7%. Perioperativ medication Nifedipin 26,5%, Midazolam 2,1%, others 1,2%. The average volume of retrobulbar injection was 6,6 ml.

J. Wollensak et al. (Hrsg.)
8. Kongreß der DGII

After RBA 84% had no or little motility, 3% had evident movement. The use of the RBA-protocol helps us to avoid loss of information of the preoperative preparation. The use of the RBA-protocol seems to reduce intraoperative complications.

Einleitung

Führen Anästhesisten die Lokalanästhesie am Auge durch, erfolgt in der Regel eine Dokumentation in Form eines Narkoseprotokolls [8, 9]. An unserer Klinik liegt die Durchführung der Peri- bzw. Retrobulbäranästhesie (RBA) in den Händen von Assistenten unseres Fachgebietes. Um die Vorteile der in der Anästhesie üblichen Dokumentation für uns effektiv nutzen zu können, haben wir ein einseitiges Anästhesieprotokoll für die Peri- bzw. Retrobulbäranästhesie entworfen (Abb. 1; [3]).

Durch das Protokoll werden Risikopatienten sowie auftretende Komplikationen frühzeitig identifiziert. Durch entsprechend frühzeitige Maßnahmen kann dadurch das perioperative Risiko minimiert werden. Eine Erfassung von vitalen und anästhesierelevanten Größen sichert die Qualität des Verfahrens und erfüllt die Anforderungen an eine medikolegale Dokumentation. Im Rahmen einer Qualitätssicherung werden die Protokolle statistisch ausgewertet [1].

Material und Methoden

Das Protokoll ist in 3 Abschnitte unterteilt (Abb. 1).

Der 1. Abschnitt, der bereits am präoperativen Tag vom Stationsarzt auszufüllen ist, dient der Erfassung von Risikofaktoren sowie relativen Kontraindikationen gegen den geplanten Eingriff. Außerdem werden Voraussetzungen sowie Besonderheiten vermerkt. So müssen Achsenlänge, Operationsfähigkeit und Einverständnis des Patienten genauso wie ein Quickwert > 70% vorliegen.

Der 2. Abschnitt wird von dem die Lokalanästhesie durchführenden Arzt ausgefüllt und beinhaltet die Art und Menge des verwendeten Anästhetikagemisches sowie den Ort und die Häufigkeit der Injektionen. In einem Diagramm wird das perioperative Monitoring vitaler Größen sowie der Zeitpunkt der Lokalanästhetika-Injektionen und der Applikation von Zusatzmedikamenten sowie OP-Anfang und -Ende dokumentiert. In einem Schema wird nach RBA die Restmotilität des Bulbus in den vier Hauptblickrichtungen sowie die Innen- und Außenrotation an Hand einer Skalierung von 0 bis 2 dokumentiert: 0 = „keine Restmotilität", 1 = „leichte Restmotilität" oder 2 = „deutliche Restmotilität". Ergibt die Summe dieser Zahlen 0 oder 1, so gilt die Restmotilität insgesamt als aufgehoben oder gering, bei 2 oder 3 als mäßig und bei 4 oder mehr als deutlich. Analog wird mit der Lidmotilität und der Bulbussensibilität verfahren.

Im 3. Abschnitt wird der Anästhesieerfolg unmittelbar postoperativ noch einmal aus der Sicht des Operateurs hinsichtlich Sensibilität, Motilität, intra-

Augenklinik mit Poliklinik der Universität des Saarlandes WI/Ho/Ru 7/93

Direktor: Prof. Dr. K.W. Ruprecht

PROTOKOLL FÜR RETRO- UND PERIBULBÄRANÄSTHESIE

Patient:	m/w	geboren am:	Operation:	RA / LA	Datum:
____________________		________	____________		________

o Allergie: ....

o Diabetes mellitus o insulinpflichtig

o Hypertonie

o Herzrhythmusstörungen: .... (o Schrittmacher)

o KHK: .... o Herzinfarkt

o Herzinsuffizienz: ....

o Respiratorische Störung: ....

o Niereninsuffizienz (Kreatinin: ...,... mg/100ml)

o Lebererkrankung: ....

o Neurolog./psych. Erkrankung: ....

o Antikoagulation: ....

o Hypakusis o Hörgerät

o Sonstige Erkrankung: ....

o Oculus melior/unicus functionalis

o Hohe Myopie

Achsenlänge: .... mm (Refraktion: .... dpt)

o AV-Block II°/III°

o keine Okulokompression

o Anästhetikum ohne Vasokonstringens

o Voroperation: ....

Quickwert: ..... %

o Op-Fähigkeit o Anästhesie-stand-by

o Einverständnis

o Bemerkungen: ....

Unterschrift Stationsarzt/ärztin

Prämedikation: .... Einnahmezeit: ....

Unterschrift Pflegekraft

Anästhetikum: o Standardmischung (Carbostesin 0,75%, Artecain 2%, Hyaluronidase, Naphazolinnitrat)

o ....

1. Lidakinesie: (L)=van Lint, (A)=Atkinson, (B)=O'Brien 1) ......ml 2) ......ml

2. Peri-/Retrobulbäranästhesie ($X_{1,2,3}$): cranial: ......ml ......ml ......ml; caudal: ......ml ......ml ......ml

Zeit/ Injektion

Op-Beginn: ↓ Op-Ende: ↑

Puls •--• Blutdruck x--x

240, 220, 200, 180, 160, 140, 120, 100, 80, 60

Zusatzmedikation/ Besonderheiten:

1) ....
2) ....
3) ....
4) ....
5) ....
6) ....
7) ....
8) ....

Lidmotilität: OL .....
(0,1,2) UL .....

Bulbusmotilität:
☐ (0,1,2)

Sensibilität:
◯ (0,1,2)

Bemerkung: ....

0=keine
1=vermindert
2=nomal

Unterschrift Anästhesist/in

Anmerkungen des Operateurs

o Vis a tergo ....

o Sensibilität ....

o Schmerzen ....

o Motilität ....

o Husten

o unruhiger Patient

Sonstiges: ....

Unterschrift Operateur

Abb. 1. Protokoll für Retro- und Peribulbäranästhesie

operativ aufgetretener Schmerzen, Husten oder Unruhe des Patienten sowie dem Vorhandensein einer vis-à-tergo beurteilt.

Ergebnisse

Im Rahmen der Qualitätssicherung wurden die Protokolle von 562 Patienten, die innerhalb von 4 Monaten operiert wurden, ausgewertet. Es handelte sich zu 63% um Frauen, zu 37% um Männer. Die Kataraktchirurgie stand mit 85% an erster Stelle. Zu 48,4% wurden rechte, zu 51,6% linke Augen operiert. Das Durchschnittsalter der Patienten betrug 74,1%. Entsprechend hoch war die Anzahl von Vorerkrankungen. Bei 42% lag eine arterielle Hypertonie vor; knapp ein Drittel litt an respiratorischen, vorwiegend obstruktiven Störungen; mehr als ein Viertel hatte eine KHK, davon 7,5% bereits einen Myokardinfarkt erlitten. Bei 27% der Patienten fand sich ein Diabetes mellitus (Abb. 2).

Bessere oder einzige Augen wurden in 5,9% operiert. Eine hohe Myopie mit einer Bulbuslänge von mehr als 26 mm fand sich in 8,3%. Auf eine Okulokompression mußte in 1,1% verzichtet werden. Pro Patient wurden im Mittel 6,6 ml des Anästhetikagemisches injiziert. Eine Zweitinjektion war bei etwas mehr als einem Drittel der Patienten nötig.

Obwohl die Patienten angewiesen waren, ihre Herz-Kreislauf-Medikamente am Morgen des Operationstages wie gewohnt einzunehmen, war bei 26,5% die zusätzliche präoperative Gabe von Antihypertensiva im Operationssaal erforderlich. In der Regel wurden hier 5 mg Nifedipin sublingual appliziert. Hierdurch konnte der Blutdruck von im Mittel 162/82 mmHg vor RBA auf 150/77 mmHg vor OP-Beginn gesenkt werden. Die Pulsfrequenz sank im gleichen Intervall von 75 auf 73 pro Minute. Bei 2,1% war zusätzlich die Gabe von Midazolam indiziert.

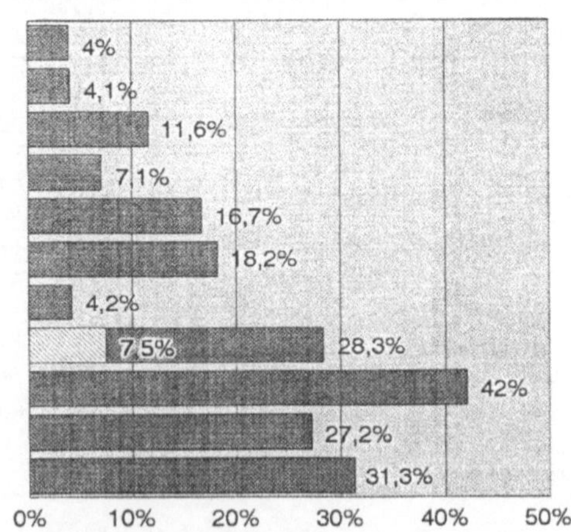

Abb. 2. Allgemeinmedizinische Grunderkrankungen von Patienten vor einer Operation in Retro- oder Peribulbäranästhesie ($n = 562$)

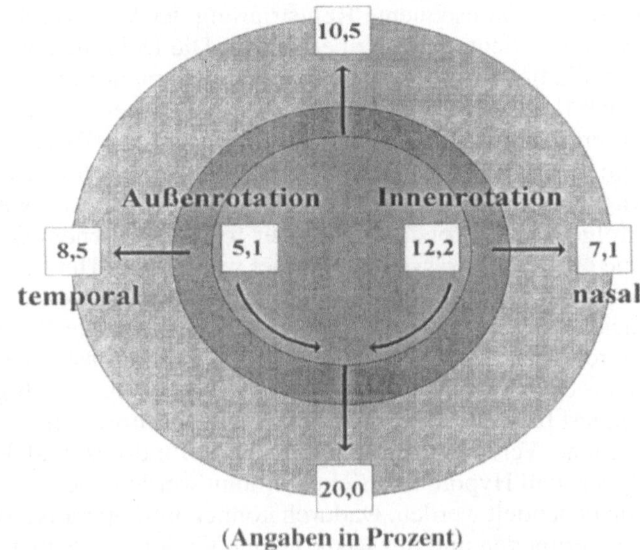

Abb. 3. Häufigkeit einer Restmotilität in die verschiedenen Blickrichtungen nach Retro- oder Peribulbäranästhesie

Unmittelbar präoperativ war die Sensibilität bei nahezu allen Patienten (99,8%) ausgeschaltet. Die Bulbusmotilität war bei 84,4% vollständig aufgehoben oder gering, bei 12,8% mäßig und bei 2,8% noch deutlich vorhanden. Die Häufigkeit des Vorhandenseins einer Restmotilität in die verschiedenen Blickrichtungen, zusammengefaßt für ein rechtes Auge, zeigt Abb. 3. Es fand sich recht häufig eine Restaktivität des M. obliquus superior mit Blicksenkung und Innenrotation.

Bei den vom Operateur angegebenen Besonderheiten standen die Vis-à-tergo mit 18,2% und die Unruhe des Patienten mit 8,1% im Vordergrund. Bei einem Patienten mußte der geplante Eingriff wegen eines Retrobulbärhämatoms nach RBA verschoben werden.

Diskussion

Der klinische Einsatz des Anästhesieprotokolls seit fast 3 Jahren hat gezeigt, daß eine gute Informationsweitergabe vom Voruntersucher auf Station zum Retrobulbäranästhesisten im OP gewährleistet ist und Fehler durch mangelnde Informationsweitergabe beziehungsweise vergessene präoperative Untersuchungen minimiert werden. Durch die präoperative Dokumentation der Vorerkrankungen werden Risikopatienten identifiziert [4]. Notwendige Zusatzuntersuchungen oder entsprechende therapeutische Maßnahmen werden dadurch rechtzeitig eingeleitet, ggf. wird die Operation verschoben oder ein Anästhesist hinzugezogen. Insbesondere für den Assistenten auf Station vermindert die konsequente Registrierung der Vorerkrankungen das Risiko, gefährdete Patienten nicht zu erkennen. Die Dokumentation von relativen Kontraindikationen einer RBA wie Oculus melior/unicus, hohe Myopie, AV-Block II. bzw. III. Grades oder Voroperationen, gewährleistet, daß aufgrund des erhöhten Risikos bei der Durchführung der RBA entsprechende notwendige Vorsichtsmaßnahmen eingehalten werden [6, 10, 11]. Bei hoher Myopie wird beispielsweise eher eine Peribulbäranästhesie oder Intubationsnarkose erfolgen; bei Voroperationen oder fortgeschrittenem Glaukom muß evtl. auf eine Okulokompression verzichtet werden; bei Herzrhythmusstörungen wird der Zusatz sympathomimetisch wirkender Vasokonstringentien zum Lokalanästhetikum vermieden. Dadurch lassen sich die Risiken einer RBA minimieren. Der Zwang zur Dokumentation des Anästhesieerfolges läßt Sensibilitäts- oder Motilitätsreste frühzeitig erkennen, so daß ggf. rechtzeitig nachinjiziert bzw. der Operateur entsprechend informiert werden kann. Durch die zeitliche Verlaufsdokumentation von Blutdruck und Herzfrequenz können Hyper- und Hypotonien sicher erkannt werden und durch eine Zusatzmedikation behandelt werden. Dadurch können intraoperative Blutdruckschwankungen vermieden und das Risiko einer Vis-à-tergo reduziert werden [5]. Durch den konsequenten Einsatz des Anästhesieprotokolls scheinen perioperative oder anästhesiebedingte Komplikationen seltener aufzutreten. Darüber hinaus entspricht ein solches Protokoll den Anforderungen an die ärztliche Dokumentationspflicht. Der Forderung nach höchster Sicherheit für den Patienten und der Prophylaxe von Zwischenfällen sowie dem Bemühen um Qualitätssicherung in der Ophthalmochirurgie wird Rechnung getragen [1, 2, 7].

Literatur

1. Arnold M (1992) Grundsätzliche Grenzen der Qualitätssicherung in der Medizin. Anästh Intensivmed 33:258–261
2. Kersting Th (1991) Qualitätssicherung und Qualitätskontrolle in der Anästhesiologie. Anästh Intensivmed 32:308–314
3. Lang HM, Weindler J, Hoffmann S, Ellinghaus K, Ruprecht KW (1993) Anästhesieprotokoll zur Qualitätssicherung bei Retrobulbäranästhesie. Ophthalmologe 90 (Suppl 1): 141
4. List WF (1990) Organisationsformen der präoperativen Befunderhebung. Anästh Intensivmed 31:307–309
5. Michelson G, Ruprecht KW, Lang GK (1988) Kontinuierliches Blutdruckmonitoring bei Kataraktoperationen in Lokalanästhesie. Klin Mbl Augenheilk 193: 360–363
6. Naumann GOH, Lang GH (1988) Anästhesie in der Augenheilkunde. Pathophysiologische und operationstechnische Besonderheiten aus der Sicht des Ophthalmochirurgen. In: Rügheimer E (Hrsg) Klinische Anästhesiologie und Intensivtherapie, 35: Anästhesie für Operationen im Kopfbereich, Springer Verlag, Berlin, S 104–120
7. Opderbecke HW (1991) Qualitätssicherung im Fachgebiet Anästhesiologie. Anästh. Intensivmed 32:304–307

8. Osswald PM (1989) Grundvorstellungen über die Inhalte des Anästhesieprotokolls und des präoperativen Zustandsprotokolls. Teil I. Anästh Intensivmed 30:205–207
9. Osswald PM (1989) Grundvorstellungen über die Inhalte des Anästhesieprotokolls und des präoperativen Zustandsprotokolls. Teil II. Anästh Intensivmed 30: 239–241
10. Ruprecht KW (1989) Indikationen, Kontraindikationen und Komplikationen der Lokalanästhesie am Auge. In: Piepenbrock S (Hrsg) Anästhesie in der Augenheilkunde, Thieme, Stuttgart, S 64–69
11. Ruprecht KW, Michelson G, Lang GK (1988) Lokalanästhesie in der Ophthalmochirurgie. In: Rügenheimer E (Hrsg) Klinische Anästhesiologie und Intensivtherapie, 35: Anästhesie für Operationen im Kopfbereich, Springer Verlag, Berlin, S 121–142

Tropfanästhesie versus Peribulbäranästhesie bei Kataraktoperationen via „Clear-Corneal-Incisions“

M. Zehetmayer, U. Radax, C. Skorpik, R. Menapace, M. Schemper, H. Weghaupt und U. Scholz

Zusammenfassung. 72 Kataraktoperationen via temporalem „clear-cornea“-Zugang von 36 Patienten wurden im Rahmen einer prospektiven Vergleichsstudie erfaßt. Nach Zufallszuteilung wurde je ein Auge eines Patienten in Tropfanästhesie, das andere Auge in Peribulbäranästhesie operiert. Das sujektive Schmerzempfinden wurde mit einer visuell analogen Skala (VAS), die Motilitätssituation mit einer Punkteskala erhoben. Bei der Bewertung des Schmerzempfindens fanden sich in den Gruppen Tropf- und Peribulbäranästhesie keine signifikanten Unterschiede. Die fehlende Motilitätseinschränkung in Tropfanästhesie wurde von den Operateuren als nicht störend beurteilt, vielmehr stellte die Möglichkeit der aktiven Mitarbeit des Patienten einen wichtigen, positiven Faktor dar. In mehr als 90% aller Patienten lassen sich Kataraktoperation via temporaler „Clear-Corneal-Inzision“ in Tropfanästhesie durchführen. Die Nachinjektionsrate betrug 5,6%. Für diese Art der Kataraktoperation stellt die Tropfanästhesie eine sichere und effektive Alternative zur Peribulbäranästhesie dar.

Summary. Our prospective comparative study includes 72 cataract operations in 36 patients. Patients were randomized into two sections: in the first section the first eye was operated in topical anesthesia and the second eye was done in peribulbar anesthesia. In the second section the procedure was reversed. Subjective pain was assessed by a visual analogue pain scale (VAS), the motility situation was assigned a rank scale. Concerning the subjective pain, we found no statistically significant difference between both groups topical and peribulbar anesthesia. Regarding the motility results, the patients' possibility of active cooperation cooperation in the topical group was a beneficial factor. Topical anesthesia offers the same pain elleviation as the peribulbar technique and is adequate to more than 90% of all cataract surgery done via temporal clear-corneal approach. In the topical group, the incidence of an additional peribulbar block was 5.6%. For this type of cataract surgery, topical 4% lidocaine is a safe and effective alternative to a one-site peribulbar injection.

Einleitung

Geänderte Operationstechniken, wie die Entwicklung der Phakoemulsifikation, der Kleinschnittkataraktchirurgie und des Zugangs via „Clear Cornea“ haben auch eine Änderung der anästhesiologischen Techniken mit sich gebracht. Die Mehrzahl der modernen kataraktchirurgischen Techniken können technisch problemlos auch in Lokalanästhesie durchgeführt werden. Wird ein temporaler „Clear-Cornea“-Kleinschnittzugang gewählt, so sind die Eingriffe

J. Wollensak et al. (Hrsg.)
8. Kongreß der DGII

auch unter Minimalanästhesie, wie der „One-site"-Peribulbäranästhesie, der „Pin-point"-Anästhesie oder in Tropfanästhesie durchführbar [1, 2]. Gegenüber allen anderen Methoden zeichnet sich die Tropfanästhesie durch ein Minimum an lokalen und systemischen Komplikationen aus.

Ziel der vorliegenden Studie war es, das subjektive Schmerzempfinden der Patienten, die intraoperative Motilitätssituation und Unterschiede bei den Komplikationen unter Tropf- und Peribulbäranästhesie zu vergleichen.

Patienten und Methodik

Seit Januar 1993 wurden Patienten mit bilateralem Katarakt in eine prospektive Vergleichsstudie aufgenommen. Dazu wurden alle Patienten mit dem Wunsch, innerhalb der nächsten Monate an beiden Augen operiert zu werden, erfaßt. Studienausschlußgründe umfassten Ablehnung der Randomisierung (< 5%) und Patienten, bei denen intraoperativ erhebliche Kooperations- und Verständigungsschwierigkeiten (v. a. bei sprachlichen Problemen, Hypoakusis, Demenz oder M. Parkinson) zu erwarten gewesen wären, sowie Patienten mit vorhergegangenen Netzhautoperationen oder mit schweren Verlaufsformen einer diabetischen Retinopathie, bei denen bereits primär die Implantation einer PMMA-Hinterkammerlinse mit größerem Optikdurchmesser geplant wurde.

Alle Patienten erhielten etwa eine Stunde präoperativ eine orale Sedierung mit 400 oder 800 mg Meprobamat. Die aktuelle Dosis ergab sich aus Gewicht, Allgemeinzustand und ängstlicher Grundstimmung und wurde interindividuell bei beiden Operationen gleich gehalten. Die Mydriasis erfolgte mit Tropicamid, Phenylephrin und Cyclopentolat, immer unter zusätzlicher Gabe von Indomethazin.

Mittels Zahlenzufallspermutationen wurden die Patienten vor ihrer ersten Kataraktoperation 2 Gruppen zugeteilt. In der 1. Gruppe (T/P) erfolgte die Operation des ersten Auges in Tropfanästhesie, die des zweiten Auges in Peribulbäranästhesie. In der 2. Gruppe (P/T) war der Ablauf umgekehrt, d. h. zuerst Peribulbäranästhesie, dann Tropfanästhesie.

Die Randomisierung und Applikation der Anästhesie wurde in Abwesenheit des Operateurs vom Operationsassistenten durchgeführt. In Tabelle 1

Tabelle 1. Patientendaten

Randomgruppe	Tropf/Peribulbär (T/P)	Peribulbär/Tropf (P/T)	p
Alter	73,9 ± 5,6 Jahre	71,8 ± 9,8 Jahre	n.s.
Geschlecht	5 w/13 m	9 w/9 m	n.s.
Abstand der OPs	7,7 ± 5,8 Wochen	8,2 ± 7,7 Wochen	n.s.
Diabetes mellitus	2	2	
Asthma bronchiale	1	1	

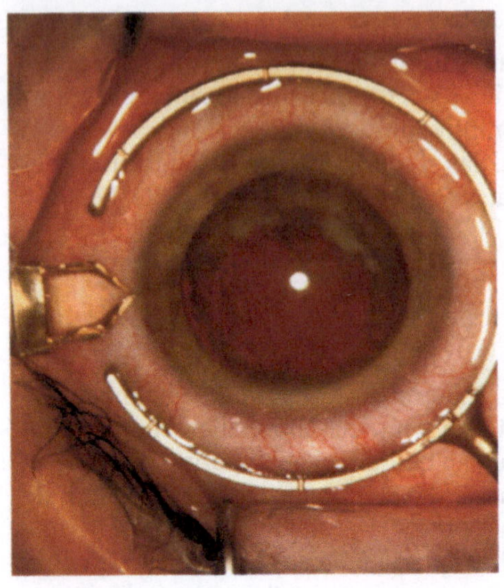

Abb. 1. Tropfanästhesie: Nach dem Vorschnitt wird mit dem Diamantkeratom die Vorderkammer eröffnet; der Bulbus ist mit einem Fixationsring stabilisiert

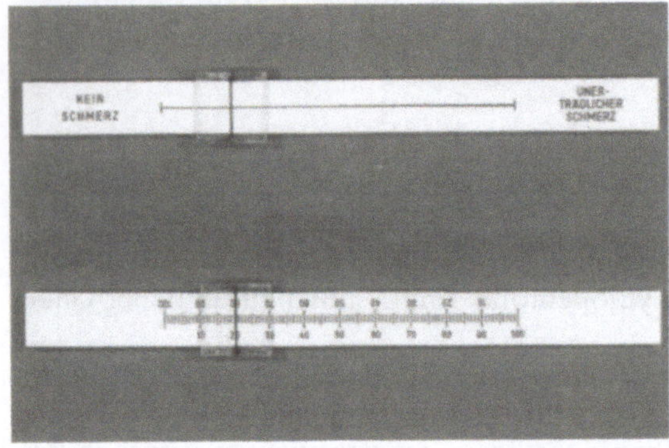

Abb. 2. Visuelle Analogskala (VAS) mit Meßschieber; oben: Patientenseite, unten: Rückseite

sind weitere Angaben über Alter, Geschlecht, Abstand der Operationen und Angaben zu Vorerkrankungen enthalten.

In allen Fällen wurde mit einem Tropfen 1%igen Oxybuprocain zuerst die Bindehaut anästhesiert.

Für eine Operation unter Tropfanästhesie wurde 20 min vor Operationsbeginn aus einer Durchstichflasche steriles 4%iges Lidocain mit einer Spritze entnommen und im Abstand von etwa 5 min 3- bis 4mal lokal appliziert.

Zur Perbulbäranästhesie haben wir eine scharfe, 20 mm lange und 0,45 mm dicke (3/4" × 26 gg.) Nadel verwendet. 15 min vor Operationsbeginn erfolgte die transkonjunktivale Injektion im Bereich der unteren Bindehautumschlagstelle, etwa 1 cm vom lateralen Orbitabogen entfernt, wobei wir innerhalb von etwa 30 s 5 ml einer Mischung von 2,5 ml Lidocain 2%, 2,5 ml Bupicacain 0,5% und 700 IE Hyaluronidase applizierten. Im Anschluß wurde dann etwa 1 min lang die Injektionsstelle, aber nicht der Bulbus, leicht digital massiert – dies, einerseits um eine rasche Hämostasis zu erreichen, andererseits, um das Anästhetikum besser in der Periorbita zu verteilen. Ein Fazialisblock, eine Okulopression oder Zügelnaht kam in beiden Gruppen nicht zur Anwendung.

Über einen temporalen „Clear-Cornea"-Zugang (CCI; Abb. 1) und einer zusätzlichen Parazentese erfolgte nach zirkulärer Kapsulorhexis die bimanuelle endokapsuläre Phakoemusifikation. Je nach Bedarf konnte vor der Linsenimplantation eine Schnitterweiterung bis maximal 5 mm durchgeführt werden. Dies aber wurde für beide Augen stets gleichgehalten: lediglich bei einem Patienten mit 4 mm CCI-Schnittöffnung bei der ersten Operation mußte – durch eine Kapselruptur mit der Notwendigkeit einer anterioren Vitrektomie beim zweiten Auge bedingt – die Schnittöffnung zur Implantation einer sulkusgestützten Hinterkammerlinse auf eine Breite von 5 mm erweitert werden. In 89% der Patienten wurden beide Augen vom selben Chirurgen operiert, in 94% der Patienten wurde bei beiden Augen dieselbe Implantationsart (Pinzette oder Injektor) angewandt.

Verbandlinsen oder subkonjunktivale Injektionen von Antibiotika und/oder Steriode wurden am Operationsende in keinem Fall appliziert.

Unmittelbar nach Operationsende wurde durch den Operateur die Motilitätssituation auf einer Rangskala zwischen –5 und +5 bewertet. –5 bedeutete dabei eine äußerst unbefriedigende Motilität, +5 eine ganz ausgezeichnete intraoperative Mitarbeit des Patienten.

Nach der Rückkehr des Patienten auf die Station wurde, etwa 15–45 min nach Operationsende, vom Stationsassistenten das intraoperative Schmerzempfinden des Patienten mit einer visuellen Analogskala (VAS) (Abb. 2) erfaßt [3]. Aus Operationsprotokollen und den Fieberblättern wurden weitere operative und postoperative Auffälligkeiten erhoben.

Ergebnisse

In Tabelle 2 sind die Ergebnisse des subjektiven Schmerzempfindens und der intraoperativen Motilitätssituation dargestellt. In beiden Therapiegruppen, Tropf- und Peribulbäranästhesie fanden sich mittlere Schmerzangaben von etwa 11%; es bestand kein signifikanter Gruppenunterschied. Bei der Beurteilung der Motilitätsangabe zeigte sich hingegen eine statistisch gesicherte Gruppendifferenz, wobei die Tropfanästhesiegruppe als deutlich kooperativer eingestuft wurde (2,1 vs. 1,1; $P = 0{,}03$).

Tabelle 2. Ergebnisse

Therapiegruppe	Tropfanästhesie	Peribulbäranästhesie	p
Subjektiver Schmerz (VAS)	10,8 ± 11%	10,9 ± 15,2%	n.s.
Motilität	2,1 ± 2,8	1,1 ± 2,5	0,03

Bei einem Patienten der Peribulbärgruppe kam es unmittelbar nach der Injektion zur Entstehung eines ausgedehnten Peribulbärhämatoms. In der Tropfanästhesiegruppe mußte bei 2 Patienten (5,6%) wegen Schmerzsensationen und Photophobie kurz nach Operationsbeginn eine Peribulbärinjektion gesetzt werden. Es handelte sich hierbei um je eine Operation eines 1. und eines 2. Auges.

In je zwei Fällen (5,5%) in beiden Gruppen Tropf- und Peribulbäranästhesie war es intraoperativ zu Defekten der hinteren Linsenkapsel gekommen. Dreimal konnte bei kleinen Kapseldefekten und erhaltener vorderer Glaskörpergrenzschicht in den Kapselsack implantiert werden, einmal – ein 2. Auge in der Peribulbärgruppe – nach anteriorer Vitrektomie in den Sulcus ciliaris.

Die Verordnung eines Analgetikums war postoperativ in der Tropfanästhesiegruppe bei einem Patienten notwendig, in der Peribulbärgruppe bei 3 Patienten.

Diskussion

Von der ursprünglich angegebenen Methode der Perbulbäranästhesie [4] existieren mittlerweile zahlreiche Modifikationen [1].

Fichman berichtete 1992 als erster über den Einsatz der Tropfanästhesie bei modernen Phakoemulsifikationstechniken [5]. Als ein Hauptvorteil der Tropfanästhesie gilt, daß injektionsbedingte iatrogene Komplikationen, wie Bulbusperforation oder Amaurosis [6, 7], völlig vermieden werden können. Zusätzlich setzt die visuelle Rehabilitation nach Tropfanästhesie viel rascher ein [8].

In unserer Studie haben wir das subjektive Schmerzempfinden unter Tropf- und Peribulbäranästhesie verglichen. Die Patienten unseres Kollektivs ließen hierbei keinerlei Präferenz bezüglich des Anästhesieverfahrens erkennen. Wir schließen daraus, daß die Tropfanästhesie mit Lidocain 4% dieselbe Schmerzreduktion wie eine „One-site“-Peribulbäranästhesie mit einem Injektionsvolumen von 5 ml bietet.

Die theoretische freie Motilität des Bulbus in Tropfanästhesie wurde von den Chirurgen als nicht störend klassifiert. Unsere Studie zeigte vielmehr, daß die Möglichkeit der aktiven Patientenmitarbeit in der Tropfanästhesiegruppe (z. B. bei der Parazentese, der Implantation oder dem Überprüfen der Wunddichtigkeit) als günstig bewertet wurde. In der Regel zeigten die getropften Patienten intraoperativ ein äußerst konstantes Fixationsverhalten und prompte und genaue Blickwendungen auf Aufforderung. Die bimanuelle Technik der Phakoemulsifikation mit ihrer „Zweipunktfixation“ des Bulbus stellt zusätzlich einen weiteren, wichtigen Sicherheitsfaktor dar. Die Bereitschaft des Operateurs zu einer stärkeren Kommunikation mit dem Patienten stellt aber für eine Operation bei erhaltener Bulbusmotilität eine wichtige Grundvoraussetzung dar.

Wir glauben, daß für Kataraktoperationen via temporaler „Clear Cornea“ die Tropfanästhesie mit Lidocain 4% eine effektive und sichere Alternative zur „One-site"-Peribulbäranästhesie darstellen kann, wobei etwa 90% bis 95% dieser Operationen mit dieser Technik durchführbar sind. Lediglich bei 5,6% unserer Patienten mußte doch eine Peribulbäranästhesie gesetzt werden. Durch den Ventilmechanismus der CCI mit stabiler Kammer war diese Injektion aber intraoperativ immer völlig problemlos durchzuführen.

Die Tropfanästhesie könnte damit für alle Patienten mit einem erhöhten lokalanästhesiologischen Risiko, wie z.B. voroperierte Augen, hohe Myopie, ischämische Netzhaut- und Optikuserkrankungen oder Koagulopathien, von echtem Vorteil sein.

Literatur

1. Gills JP, Hustead RF, Sanders DR (1993) Ophthalmic Anesthesia, Slack Inc, Thorofare, S 102–166
2. Fine IH, Fichman RA, Grabow HB (1993) Clear-Corneal Cataract Surgery & Topical Anesthesia, Slack Inc, Thorofare, S 121–153
3. Thomas TA, Griffiths MJ (1982) A pain slide ruler. Anesthesia 37:960–961
4. Davis DB, Mandel MR (1986) Posterior peribulbar anesthesia: an alternative to retrobulbar anesthesia. J Cataract Refract Surg 12:182–184
5. Fichman RA (1992) Topical eyedrops replace injection for anaesthesia. Ocular Surgery News, March 1
6. Hay A, Flynn HW, Hoffman JI, Rivera AH (1991) Needle penetration of the globe during retrobulbar and peribulbar injections. Ophthalmology 98:1017–1024
7. Hamilton RC, Gimbel HV, Strunin L (1988) Regional anesthesia for 12,000 cataract extractions and intraocular lens implantation procedures. Can J Anaesth 35: 615–623
8. Talks SJ, Chong NHV, Gibson JM, Francis IR (1994) Visual acuity and pupillary reactions after peribulbar anaesthesia. Br J Ophthal 78:41–43

Die Flüssigkeitsverteilung nach Retrobulbäranästhesie vor und nach Okulopression

F. Kehl und W. Aust

Zusammenfassung. Nach 100 Retrobulbäranästhesien wurde die Flüssigkeitsverteilung des Anästhetikums in der Orbita vor und nach Okulopression echographisch untersucht. Im Vergleich dazu verfolgten wir Einzelfälle nach parabulbärer Injektion.

Ergebnisse: In 45% der Fälle stellte sich der Tenon-Raum dar. Eine Ausbreitung des Anästhetikums längs des Sehnerven zeigten 30% der Patienten. Insgesamt in über 90% der Fälle war jedoch bereits direkt nach retrobulbärer oder parabulbärer Injektion auch eine diffuse Ausbreitung des Anästhetikums in der Orbita nachweisbar, die nach 15minütiger Okulopression bei allen Patienten vorlag.

Schlußfolgerung: Die Orbita stellt insgesamt einen interstitiellen Geweberaum dar, der nach retro- oder parabulbärer Injektion nur kurzfristig bevorzugte Verteilungsmuster des Anästhetikums erkennen läßt, in dem aber bald eine diffuse Flüssigkeitsausbreitung erfolgt. Die Okulopression unterstützt diesen Vorgang.

Summary. We examined the fluid distribution in the orbit by ultrasound after 100 retrobulbar anaesthesias before and after oculopression. We compared the results with those of some patients who got parabulbar anaesthesias.

Results: 45% of all patients showed fluid in the Tenon Space. In 30% fluid around the optic nerve was seen. Just after the injection of the fluid in over 90% of all cases a diffuse distribution in the orbit was visible. 15 minutes after the oculopression all cases showed a diffuse distribution of the anaesthetic.

Conclusion: The whole orbit is an interstitial tissue space. If a special distribution pattern of the retro- or parabulbar injected anaesthetic is seen, it will exist only for a short time. A diffuse distribution of the fluid will develop very soon. The oculopression supports this effect.

Material und Methode

Die präoperative Retrobulbäranästhesie bei den 100 Patienten setzten wir transkutan im lateralen Drittel der unteren Orbitakante nach Legen eines venösen Zuganges und Herzmonitorüberwachung. Wir injizierten mit einer um 45° abgeschrägten Retrobulbärkanüle 2–10 ml 2%iges Lidocain mit Adrenalinzusatz (1:200000) und Hyaluronidasezusatz (150 I.E.). Bei den 10 Patienten mit parabulbärer Anästhesie wurden maximal 10 ml Lidocain 2% extrakonal in die untere Orbita injiziert.

J. Wollensak et al. (Hrsg.)
8. Kongreß der DGII

Zur Echographie verwendeten wir ein Ultrascan-Digital-B-2000-Gerät der Firma Alcon. Vor der Injektion registrierten wir zuerst transpalpebral transbulbär die B-Bilder vertikal in der Sehnervenachse und danach von der medialen Orbita hinter dem Ansatz des M. rectus medialis. Die mittlere Schallabschwächung betrug 55 db. Damit stellten sich die Orbitastrukturen gut dar. Direkt nach Retrobulbäranästhesie und nach 15 min dauernder Okulopression bei 40 mmHg mit dem Okulopressor nach Vörösmarthy der Fa. Geuder kontrollierten wir den echographischen Befund.

Ergebnisse

Insgesamt bei 93% der Fälle war schon direkt nach der Retrobulbäranästhesie eine diffuse Flüssigkeitsausbreitung in der Orbita nachweisbar. Zusätzlich stellte sich in 45% der Tenon-Raum entweder segmental oder im Verlauf der gesamten hinteren Bulbuswand dar. 31% der Patienten zeigten eine deutliche Flüssigkeitsausbreitung um den Sehnerv. Bei den 100 Patienten bestanden also häufig anfangs verschiedene Verteilungsmuster gleichzeitig. Die Patienten mit parabulbärer Anästhesie wiesen echographisch keine wesentlichen Unterschiede der Verteilungsmuster im Vergleich zu den retrobulbär injizierten auf. 7% der Patienten, die nur eine geringe Menge injiziert bekamen, ließen keine diffuse Flüssigkeitsausbreitung echographisch erkennen. Der mediale Bulbusorbitaabstand im Bereich des Musculus rectus medialis vergrößerte sich durch die Injektion um 39% von 8,1 auf 11 mm. Direkt nach der Okulopression nahm der mediale Bulbusorbitaabstand um 21,8% auf 9,7 mm ab. Da die Orbita insgesamt einen interstitiellen Geweberaum darstellt, verbreiterte sich der mediale Bulbusabstand gleichmäßig, sowohl innerhalb als auch außerhalb des Muskeltrichters.

Bei nur 8% der Patienten war nach der Okulopression noch eine segmentale Verteilung im Tenon-Raum oder um den Sehnerv herum echographisch sichtbar. So ist durch die Okulopression nicht nur die gewünschte Bulbushypotonie, sondern auch eine gleichmäßige Verteilung des Retrobulbäranästhetikums zu erzielen.

Während man primär den Sehnerv in einer Länge von durchschnittlich 8,5 mm darstellen kann, sieht man direkt nach der Retrobulbärinjektion echographisch 14,4 mm vom Sehnerv, da die den Sehnerv umgebende Flüssigkeitsmenge eine bessere und tiefere Schallankoppelung erlaubt.

Zusammenfassend ist festzustellen, daß die Orbita insgesamt für Flüssigkeiten einen nicht deutlich segmentierten Geweberaum darstellt, der nach retro- und parabulbärer Injektion nur kurzfristig bevorzugte Verteilungsmuster des Anästhetikums erkennen läßt, in dem aber bald eine diffuse Flüssigkeitsausbreitung erfolgt. Die Okulopression unterstützt diesen Vorgang.

Perioperativer Verlauf von kognitiven und physiologischen Funktionen nach oraler Midazolam-Prämedikation

J. Weindler, S. Lieblang, M. Gemal, K. Hille und K. W. Ruprecht

Zusammenfassung. Unter dem Aspekt ambulanter Chirurgie sollte überprüft werden, inwieweit eine orale Prämedikation mit niedrig dosiertem Midazolam (3,75 mg) bei Patienten in Retrobulbäranästhesie perioperativ kognitive und physiologische Funktionen verändert. In einer randomisierten, doppelt maskierten und placebokontrollierten Studie wurden insgesamt 55 Frauen (Alter > 60 Jahre) der Risikogruppen ASA I–III untersucht. In der Midazolamgruppe war ½ Stunde nach Prämedikation und nach RBA die Ängstlichkeit signifikant niedriger ($P < 0{,}05$) und die Sedierung signifikant stärker ausgeprägt als in der Placebogruppe. Bei dem kognitiven Funktionstest fanden sich eine ½ h nach Prämedikation mit Midazolam beim Konzentrationstest (Revisionstest nach Stender/Marschner) signifikant niedrigere Werte. 2 h nach Operation zeigten sich bei den Werten der kognitiven Funktionstests, der Ängstlichkeit und der Sedierung keine signifikanten Unterschiede zwischen den beiden Gruppen. Bei keiner Patientin trat intraoperativ eine ernste Hypoxie auf. Da in der unmittelbar postoperativen Phase keine signifikanten Veränderungen nachgewiesen werden können und intraoperativ eine Anxiolyse und Sedierung ohne wesentliche Einschränkung der kardiopulmonalen Funktion besteht, eignet sich eine Prämedikation mit 3,75 mg Midazolam für ambulante Eingriffe bei älteren Patienten.

Summary. Recent changes in the medical system have resulted in a significant increase of ambulatory surgical procedures. Therefore, a safe and short postoperative recovery period have become increasingly important. In the present study we investigated perioperative cognitive and physiological function after premedication with low-dose midazolam (3,75 mg). The study was carried out on at total of 55 women (age > 60 years), scheduled for an elective ophthalmosurgical operation under retrobulbar anaesthesia (RBA). We measured the following parameters: sedation (modified Glasgow-coma-scale), anxiety (visual analogue scale), numerical and verbal memory (digit span and reproduction of preciously presented words) and concentration (Revisonstest of Stender/Marschner). To registrate intraoperative complications the following parameters were monitored; oxygenation, heart rate, blood pressure and endtidal pCO_2. After midazolam anxiety was significantly ($P < 0{,}05$) lower, and women were significantly ($P < 0{,}01$) more sedated. 30 min after premedication with midazolam the score of concentration was significantly decreased. No differences between the groups could be found 2 hour after operation. Oral application of low-dose midazolam (3,75) seems to be a well adapted premedication for ambulatory surgical procedures of elder patients.

J. Wollensak et al. (Hrsg.)
8. Kongreß der DGII

Einleitung

Aus der Umstrukturierung der medizinischen Versorgung ergibt sich, daß kleine chirurgische Eingriffe zunehmend ambulant durchgeführt werden. Eine kurze und sichere postoperative Erholungsphase ist daher von zunehmender Wertigkeit. Midazolam, das Benzodiazepin mit der kürzesten Halbwertszeit und schneller oraler Bioverfügbarkeit, wird in den letzten Jahren vermehrt in der Augenheilkunde als orale Prämedikation eingesetzt [4, 9]. Das Ziel unserer Untersuchungen war, insbesondere unter dem Aspekt der ambulanten Chirurgie, den perioperativen Verlauf von verschiedenen kognitiven und physiologischen Funktionen nach oraler Prämedikation mit 3,75 mg Midazolam zu untersuchen.

Methodik

In einer doppelt maskierten, Plazebo kontrollierten Studie wurden insgesamt 55 Frauen der Riskikogruppe ASA 1 bis 3 untersucht. Eine ½ Stunde vor RBA erhielten oral 35 Patienten 3,75 mg Midazolam, 20 Patienten ½ Tablette Plazebo. In die Studie aufgenommen wurden Frauen über 60 Jahre, die in Retrobulbäranästhesie operiert wurden. Von der Studie ausgeschlossen wurden Patientinnen, die Psychopharmaka oder Clonidin einnahmen.

Folgende Größen wurden gemessen: Sedierung, Ängstlichkeit, Konzentrationsfähigkeit, Merkfähigkeit und die subjektive Zufriedenheit des Patienten. Sedierung und psychometrische Parameter wurden jeweils zu 4 oder 5 Meßzeitpunkten: vor, nach Prämedikation, nach Retrobulbäranästhesie, eine ½ und 2 h postoperativ bestimmt. Zur Erfassung möglicher Komplikationen wurden kontinuierlich intraoperativ folgende kardiopulmonale Parameter kontrolliert: diastolischer, systolischer Blutdruck und Herzfrequenz. Zur Überprüfung der Oxygenierung wurde die pulsoxymetrische Sauerstoffsättigung bestimmt und zur Überprüfung der Ventilation der endexspiratorische pCO_2-Druck registriert.

Ergebnisse

Die Ängstlichkeit wurde anhand einer visuellen Analogskala mit einer Skalierung von 0 bis 10 gemessen (Abb. 1). Die niedrigsten Werte für Ängstlichkeit wurden in der postoperativen Phase gemessen. Sowohl am präoperativen Tag sowie unmittelbar vor der Prämedikation waren die Werte für Ängstlichkeit am höchsten. Eine ½ h nach Prämedikation sowie nach Retrobulbäranästhesie war Ängstlichkeit nach Midazolam signifikant niedriger ($P < 0{,}05$) als in der Plazebogruppe.

Die Sedierung wurde mit einer Rangskala von 0–5, modifiziert nach der Glasgow-Coma-Scale, bestimmt. Eine halbe Stunde nach Midazolam waren die Patientinnen signifikant ($P < 0{,}01$) mehr sediert als in der Plazebogruppe (Abb. 2). Die Stufe 4 und 5 des Sedierungsgrades wurde von keiner Patientin

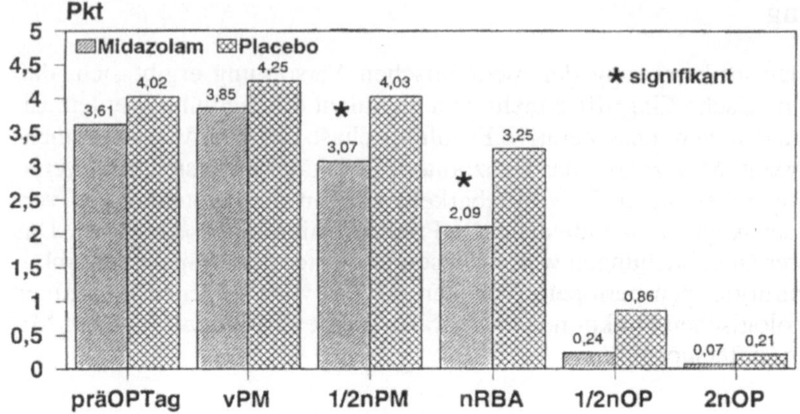

Abb. 1. Perioperative Ängstlichkeit (Visuelle Analogskala, Mittelwerte)

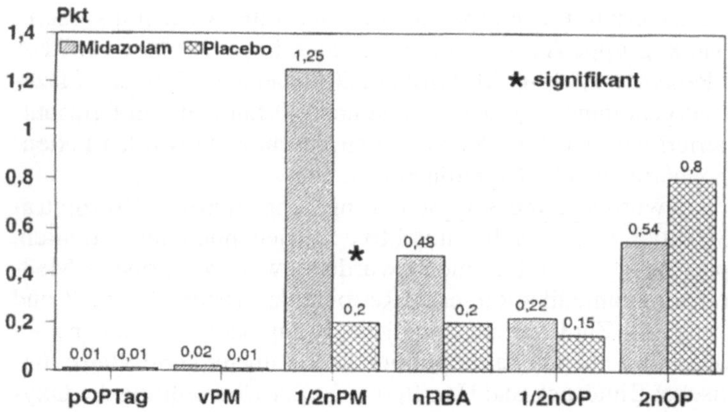

Abb. 2. Sedierungsgrad (Mittelwerte, Rangskalierungs 0-5)

erreicht. 2 Patienten in der Midazolamgruppe wurden der Sedierungsstufe 3 zugeteilt, d. h. sie reagierten nicht auf Ansprache, aber sofort auf Berührung. 34% der Patienten nach Midazolam waren in der Stufe 2 (schlafend, auf Ansprache leicht erweckbar) und 40% in der Stufe 1. Nach Plazebo war kein Patient in der Stufe 2 oder 3 und nur 20% in der Stufe 1.

Zur Überprüfung des Langzeitgedächtnisses mußten die Patientinnen vor der Prämedikation 4 Begriffe erlernen, die sie später zu den verschiedenen Meßzeitpunkten wiedergeben sollten. Beim Wiedergeben der vier Begriffe fanden sich keine signifikanten Unterschiede. Das Kurzzeitgedächtnis wurde anhand eines Subtestes nach Hawie überprüft [8]. Die Patienten mußten ihnen vorgesprochene Zahlenreihen, beim einen Teil vorwärts, beim anderen Teil rückwärts, wiederholen. Die jeweils höchst erreichte fehlerlose Reihe von Zahlen wurde zur Bewertung herangezogen und addiert. Die Werte differierten gering zwischen den beiden Gruppen.

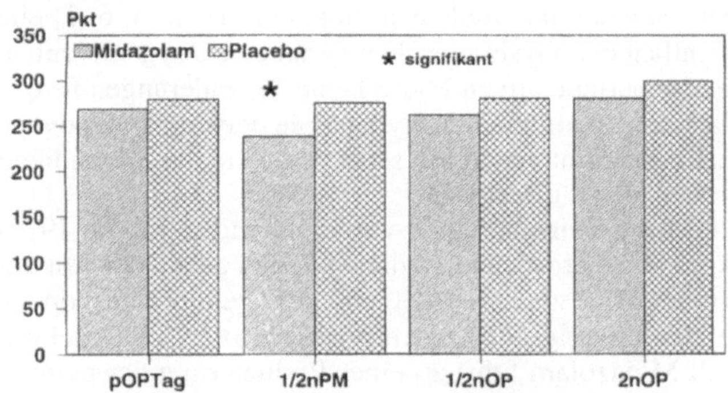

Abb. 3. Konzentrationstest nach Marschner und Stender (Mittelwerte)

Beim Konzentrationstest nach Marschner und Stender mußten die Patientinnen aus einfachen vorgegebenen Rechnungen die falschen erkennen. Bewertet wurden dann die Anzahl der gelösten Aufgaben, Fehler und Verbesserungen. Hier fand sich ein signifikanter Unterschied ($P < 0,05$) nur 30 min nach Prämedikation. Die Leistungsfähigkeit in der Midazolamgruppe war hier signifikant niedriger (Abb. 3).

Bei der Kontrolle der pulsoxymetrischen Sauerstoffsättigung traten weder in der Midazolam- noch in der Plazebogruppe bedrohliche Hypoxämien mit Sättigungswerten unter 90% auf. Die Überprüfung der Ventilation, anhand des nasalen endexspiratorischen Kohlendioxydpartialdruckes ergab eine geringe intraoperative Erhöhung des pCO_2 in der Midazolamgruppe.

Diskussion

In der Ophthalmochirurgie werden in den letzten Jahren zunehmend chirurgische Eingriffe ambulant durchgeführt. Da es sich hier meist um ältere Patienten mit multiplen Vorerkrankungen handelt, ist es wichtig, daß sich physiologische und kognitive Funktionen schnell unmittelbar postoperativ erholen. Eine sichere und kurze Erholungsphase ist daher entscheidend. Vergleichbar mit den Ergebnissen anderer Untersuchungen [9] zeigte sich auch hier, daß eine orale Prämedikation mit 3,75 mg Midazolam die Ängstlichkeit des Patienten in der operativen Phase signifikant reduziert. Es wird aber oft keine vollständige Angstfreiheit des Patienten erzielt. Die Ergebnisse der visuellen Analogskala zur Erfassung der perioperativen Ängstlichkeit sind gut vergleichbar mit den Ergebnissen der Erlanger-Angstskala [2, 9]. Auch hinsichtlich der Sedierung konnte nachgewiesen werden, daß nach einer Prämedikation mit Midazolam die Patientinnen signifikant ruhiger sind als nach Plazebo. Bei den psychometrischen Tests fanden sich beim Konzentrationstest eine ½ h nach Prämedikation signifikante Unterschiede. Bei der Testung des Langzeitgedächtnisses fanden sich keine signifikanten Unterschiede. Im Gegensatz dazu sind nach Allgemeinanästhesie verbales und numerisches Gedächtnis über mehrere Stunden unmittelbar postoperativ [1, 3, 5, 6, 7] eingeschränkt. Auch hinsichtlich der physiologischen Parameter Oxygenierung und Ventilation konnten in der perioperativen Phase keine Veränderungen festgestellt werden. Die Gefahr einer bedrohlichen Hypoxämie oder einer Hypoventilation in der unmittelbar postoperativen Phase scheint nach oraler Prämedikation mit 3,75 mg Midazolam nicht zu bestehen.

Wie bereits in einer vorhergehenden Studie [9] nachgewiesen werden konnte, zeigte sich auch diesmal, daß eine Prämedikation mit 3,75 mg Midazolam den Patienten weitgehend gegenüber intraoperativem Streß ohne Beeinträchtigung der respiratorischen Situation abschirmt. Die Prämedikation mit Midazolam führt zu einer Reduzierung der perioperativen Angst und einer geringen Zunahme der Sedierung. Da keine wesentliche Einschränkung der physiologischen und kognitiven Funktionen in der unmittelbar postoperativen Phase auftritt, scheint eine orale Prämedikation mit 3,75 mg Midazolam auch für ambulante Eingriffe bei älteren Patienten geeignet. Diese Ergebnisse sind nicht nur im Hinblick auf die subjektive Empfindlichkeit der Patienten von Bedeutung, sondern müssen auch unter dem Aspekt der Sicherheit, besonders in der ambulanten Chirurgie, gesehen werden.

Literatur

1. Asbjorn J, Jakobsen BW, Pilegaard HK, Blom L, Ostergaard A, Brand MR (1989) Mental function in elderly men after surgery during epidural analgesia. Acta Anaesthesiol Scand 33:369–373
2. Kretz F-J, Gonzales I, Peidersky P (1993) Die orale Prämedikation mit Dikaliumclorazepat. Anaesthesist 42:15–22
3. Krier C, Böhrer H, Polarz H, Schönstedt R (1993) Untersuchung der kognitiven Funktion bei geriatrischen ophthalmologischen Patienten nach Lokal- bzw. Allgemeinanästhesie. Ophthalmologe 90:367–371
4. Lindahl SGE (1990) The use of midazolam in premedication. Acta Anaesthesiol Scand 34:79–83
5. Motsch J, Breibarth J, Salzmann R, Bach A, Martin E (1992) Kognitive und psychomotorische Leistungsfähigkeit nach Isofluran-, Midazolam/Alfentanil- und Propofol-Anästhesie. Anaesthesist 41:185–191
6. Nilson WR, Gelb AW, Casey JE, Penny FJ, Merchant RN, Manninen PH (1990) Long-term cognitive and social sequelae of general versus regional anesthesia during arthroplasty in the elderly. Anaesthesiology 73:1103–1109
7. Schwender D, Müller A, Madler M, Faber-Züllig E, Ilmberger J (1993) Erholung psychomotorischer und kognitiver Funktionen nach Anästhesie. Anaesthesist 42: 583–591
8. Wechsler D (1956) Die Messung der Intelligenz Erwachsener. Textband zum Hamburg-Wechsler-Intelligenztest für Erwachsene. Huber, Bern
9. Weindler J, Rippa A, Kiefer T, Ruprecht KW (1993) Niedrig dosiertes Midazolam (3,75 mg) und Clonidin (0,15 mg) zur oralen Prämedikation bei Retrobulbäranästhesie. In: Robert YCA, Gloor B, Hartman Ch, Rochels R (Hrsg) 7. Kongreß der Deutschsprachigen Gesellschaft für Intraokularlinsen Implantation. Springer, Berlin Heidelberg New York, S 70–75

Präoperative Visusabschätzung vor Kataraktoperationen

T. Heinrich, H. Heinrich, C. Pesch, M. Warlich, R. Weik und K. W. Ruprecht

Zusammenfassung. Aussagen über die Visusprognose vor einer geplanten Kataraktoperation sind bei reduziertem oder nicht mehr gegebenem Einblick oft schwer zu treffen. Die Bestimmung der entoptischen Phänomene oder des Laserinterferenzvisus ist vielfach nicht hilfreich und zuverlässig. Eine einfache und schnell durchzuführende elektrophysiologische Untersuchung könnte dieses Problem lösen. Wir untersuchten 52 Patienten nach einem standardisierten, unfangreichen Protokoll und bestimmten die 30 Hertz-Flickerantworten. Es zeigte sich, daß diese Methode einen reproduzierbaren, zuverlässigen Anhalt für den zu erwartenden postoperativen Visus gibt. Sind keine Antworten ableitbar, so wird kein Fünfmetervisus erreicht, liegen die Amplituden unter 35 µV, so wird wahrscheinlich keine Lesefähigkeit möglich sein.

Summary. Prior to cataract surgery it is difficult to estimate postoperative visual acuity. Concerning the cooperation of the elder people the known methods are often not helpful. A simple electrophysiological examination could solve this problem. We examined 52 patients with a standardized protocol which contains the demographic data, ophthalmological findings and the cone response to flickering stimulus. If no response to flickering stimulus is recordable an increase of visual acuity is not expected, is the response less than 35 µV the postoperative visual acuity will not exceed 20/40.

Einleitung

Die Abschätzung der Visusprognose vor einer geplanten Kataraktoperation ist bei reduziertem oder nicht mehr gegebenem Einblick äußerst unzuverlässig. Die Durchführung des Laserinterferenz- oder Retinometervisus führt häufig nicht weiter, da aufgrund des oft hohen Alters der Patienten oder bestehender Makulopathien falsch positive Visusabschätzungen ermittelt werden oder überhaupt keine reproduzierbaren Ergebnisse feststellbar sind. Die Bestimmung der entoptischen Phänome ist ebenfalls abhängig von der Mitarbeit und dem Verständnis der Patienten, dazu ist die Aussagefähigkeit beschränkt.

Wir wollten ein Verfahren entwickeln, welches unabhängig von der Mitarbeit des Patienten und bestehenden Medientrübungen eine reproduzierbare Abschätzung der Visusprognose ermöglicht. Das Verfahren sollte schnell durchführbar sein, um in der klinischen Routine eingesetzt werden zu können.

J. Wollensak et al. (Hrsg.)
8. Kongreß der DGII

Material und Methodik

Wir untersuchten 52 Patienten, bei denen eine Kataraktoperation geplant war, prä- und postoperativ mit einem standardisierten Protokoll. Dieses erfaßte die wesentlichen demographischen Daten, die ophthalmologischen und internistischen Begleiterkrankungen, einen vollständigen ophthalmologischen Status, die Bestimmung der entoptischen Phänome, des Retinometervisus sowie die Ableitung der 30 Hz-Flickerantwort.

Die elektrophysiologischen Ableitungen wurden entsprechend den Empfehlungen der ISCEV (International society for clinical electrophysiology of vision) durchgeführt. Die Aufzeichnung der Potentiale erfolgte mit dem Mistral SM 280M der Firma Medelec, als Reizstimulator diente der Medilog-Ganzfeldstimulator BS-02 Typ Rotterdam der Firma Medical Electronics. Die Ableitung der Potentiale erfolgte mit Hilfe einer Arden-Goldfolienelektrode im unteren Fornix, die Referenzelektrode befand sich am ipsilateralen Lidwinkel, die Erde an der Stirn (Referenz- und Erdeelektrode waren Silberchloridelektroden der Firma Medelec). Die Ableitung erfolgte monokular nach 10 min Helladaptation in der Ganzfeldkugel (blaues Adaptationslicht, Filter Schott BG 25, Adaptationsleuchtdichte 25 cd/m2, Bandbreite des Filters 0.1–300 Hz, elektronische Artefaktverwerfung). Die Intensität des Lichtreizes bei der 30 Hz-Flickerantwort mit weißem Licht betrug 2,8 cds/m2.

Die statistische Auswertung erfolgte mit den üblichen Lage- und Streumaßen, als Testverfahren wurden bei einem α-Fehler von 0,05 der U-Test nach Wilcoxon, Mann und Withney, der Wilcoxon-Test und der Chi-Quadrat-Test eingesetzt.

Ergebnisse

Die untersuchten Patienten stellten eine kleine, aber recht repräsentative Stichprobe dar. Das Durchschnittsalter betrug bei den Männern ($n = 19$) 71 Jahre, bei den Frauen ($n = 33$) 74 Jahre. Über 70% der Patienten zeigten internistische Begleiterkrankungen, zumeist einen Hypertonus oder Diabetes mellitus. Der Median des Ausgangsvisus betrug 0,1 (Spannweite: Handbewegungen bis 0.5), der postoperative Visus war mit einem Median von 0,7 (Range: 1/35 bis 1,0) signifikant besser.

Der präoperative bestimmte Laserinterferenzvisus (LIV) stimmte nur bei jedem zweiten Patienten mit dem postoperativen Ergebnis überein, wenn man eine logarithmische Visusstufeneinteilung zugrunde legt und eine Abweichung um eine Stufe zuläßt (Tabelle 1). Bei 10% der Patienten konnte überhaupt kein LIV bestimmt werden.

Bei fast allen Patienten hingegen konnten die elektrophysiologischen Untersuchungen durchgeführt werden. Lediglich eine Patientin kooperierte so schlecht, daß keine reproduzierbaren Potentiale möglich waren. Ist keine Antwort auf 30 Hertz-Flickerantworten ableitbar, so wird postoperativ kein Fünfmetervisus erreicht werden. Liegen die Potentiale unter 35 µV, so erreichten

Tabelle 1. Laserinterferenzvisus (LIV) und postoperatives Ergebnis

LIV	Visus		
	Unter 0,05	0,05–0,5	Über 0,5
Besser	2	7	2
Gleich	1	2	24
Schlechter	–	1	8
Nicht durchführbar	1	3	1

Tabelle 2. 30 Hz-Flicker und postoperatives Ergebnis

30 Hz-Flicker	Visus		
	Unter 0,05	0,05–0,5	Über 0,5
Nicht ableitbar	4	–	–
Unter 35 μV	–	9	4
Über 35 μV	–	4	31

75% der Patienten keinen Visus über 0.5. Bei höheren präoperativen Potentialen hatten nur 11% postoperativ einen Visus unter 0.5, während alle anderen deutlich besser waren (Tabelle 2).

Diskussion

Die Visusverbesserung ist die Hauptindikation für die Durchführung einer Kataraktoperation, andere Gründe wie die Vermeidung von Komplikationen bei maturer Katarakt oder die Durchführung einer antiglaukomatösen Kataraktoperation sind nicht so häufig. Aus diesem Grund kommt der präoperativen Visusabschätzung eine hohe Bedeutung zu. Bei reduziertem Einblick oder deutlicher Makulopathie ist es wünschenswert, das zu erwartende Ergebnis abschätzen zu können, um nicht zufriedenstellende Ergebnisse zu vermeiden.

Die bisher bekannten Verfahren waren nicht hilfreich, da ihre Fehlerrate aus methodischen Gründen oder wegen der mangelnden Mitarbeit der Patienten zu hoch ist. In der von uns untersuchten Patientengruppe stimmte der präoperativ durchgeführte Laserinterferenzvisus trotz ausführlicher Aufklärung und Anleitung der Patienten nur bei der Hälfte mit dem postoperativen Ergebnis überein (Tabelle 1). Rassow et al. [2, 3] beschrieben, daß bei ausgeprägten Medientrübungen die Messung der Retinometerwerte unzuverlässiger wird. Diesen Zusammenhang konnten wir nicht bestätigen, verweisen aber auf unsere Fallzahl (n = 52). Vielmehr beeinflußt unserer Meinung nach das Ausmaß der Makulopathie wesentlich das Ergebnis der Laserinterferenzmessung. Bei 10 Patienten unserer Serie mit ausgeprägter Makulopathie konnte nur zweimal das postoperative Ergebnis richtig mit dem LIV abgeschätzt werden. Jedoch bei 7/10 Patienten war die Bestimmung mit den 30-Hertz-Flickerantworten zutreffend. Auch Goldmann u. Lotmar [1] beschrieben den Zusammenhang von Medientrübung und Zuverlässigkeit der Messung, berücksichtigten jedoch nicht den Einfluß der möglichen Makulopathie.

Tabelle 1 zeigt, daß bei Patienten mit gutem postoperativen Ergebnis ein hohes Maß an Übereinstimmung von LIV und postoperativem Visus erzielt werden konnte (68%). Für die Gruppe mit einem postoperativen Visus von 0.05–0.5 waren nur 15% Übereinstimmung festzustellen. Insbesondere die Tatsache, daß bei 54% ein zu hoher LIV bestimmt wurde, kann zu postoperativen Enttäuschungen der Patienten führen. Die Fehlerrate in dieser Gruppe war für die 30-Hertz-Flickerantwort mit 31% ebenfalls hoch, aber im Vergleich deutlich besser (Tabelle 2).

Die Ableitung der Antworten auf 30 Hertz-Flickerreize ist schnell und zuverlässig möglich [4] und gibt einen ausreichenden Anhalt für die Abschätzung der Visusprognose [5] (Tabelle 2). Sind keine Potentiale ableitbar, so ist keine spürbare Visusverbesserung zu erreichen. Sind die Potentiale gering (unter 35 μV) so wird der Visusanstieg begrenzt bleiben, eine postoperative Lesefähigkeit wird mit hoher Wahrscheinlichkeit nicht erreicht. Sind deutliche Amplituden registrierbar, so ist in aller Regel mit einem guten postoperativen Visus zu rechnen. Wir halten daher diese Verfahren als zusätzliche Untersuchung bei der Stellung der Operationsindikation für geeignet.

Literatur

1. Goldmann H, Lotmar W (1969) Beitrag zum Problem der Bestimmung der retinalen Sehschärfe. Klin Mbl Augenheilkd 154:324–329
2. Rassow B, Wolf D (1973) Erfahrungen mit dem Laserinterferenzstreifentest bei der Messung des retinalen Auflösungsvermögens. v Graefes Arch Klin Exp Ophthal 187:61–66
3. Rassow B, Rätzke P (1979) Der prognostische Wert der Bestimmung der retinalen Sehschärfe bei Patienten mit Katarakt. Klin Mbl Augenheilkd 171:643–650
4. Van Lith G, Sorel van Daalen M (1992) Pattern VEPs and cataract. XXX. Symposium ISCEV, Vienna 17.–22.5.1992
5. Van Lith G, Sorel van Daalen M (1992) Preoperative lightflash ERG and VEP in cataracts. XXX. Symposium ISCEV, Vienna 17.–22.5.1992

Perioperative lokale Infektionsprophylaxe mit Norfloxacin? Kammerwasserkonzentrationsbestimmungen nach unterschiedlichem Tropfschema

R. Beck, J. v. Keyserlink, B. Drewelow, H.-P. Vick und R. Guthoff

Zusammenfassung. 122 Patienten erhielten vor der Kataraktoperation nach vier unterschiedlichen Tropfschemata lokal 0,3% Norfloxacin. Zu Beginn der Operation wurde Kammerwasser entnommen und die Konzentration des Norfloxacin mittels Hochdruckflüssigkeits-Chromatographie bestimmt. Die höchste Konzentration (38–480 ng/ml) konnte beim Applikationsmodus vier erreicht werden, bei dem viertelstündlich (12 Tropfen) vor Operation getropft wurde. Ein Patient mit einer gestörten Schrankenfunktion (Erosion, Zustand nach Keratitis) erreichte einen Maximalwert von 746 ng/ml. Keine nachgewiesene Konzentration erreichte die MIC_{90}-Werte des Norfloxacin. Damit eignet sich der Gyrasehemmer Norfloxacin nicht für die intraokulare Infektionsprophylaxe bzw. -therapie.

Summary. 122 patients received 0,3% Norfloxacin solution at four different time intervals and frequencies before undergoing cataract extraction. At the beginning of the operation aqueous humor was withdrawn and the concentration of Norfloxacin was determined by high-speed liquid chromatography. The highest concentration (38 to 480 ng/ml) was achieved after the administration of 12 drops (mode of application n° 4), which were given every quarter of an hour before operation. In one patient with disturbed barriere function (erosion, state after keratitis) we discovered a peak value of 746 ng/ml. The concentrations detected did not reach the MIC_{90}-values of Norfloxacin. The gyrase inhibitor Norfloxacin is not suitable for intraocular prophylaxis against intraocular infections and its therapy.

Einleitung

Die neuen Chinolone, Gyrasehemmer der 2. Generation, wie Ciprofloxacin, Norfloxacin oder Ofloxacin, haben in den letzten Jahren einen festen Platz bei der Chemotherapie in der Ophthalmologie eingenommen. Dieses liegt v. a. an ihrem breiten antimikrobiellen Spektrum. Gyrasehemmer blockieren die Replikation der DNS durch die Hemmung des bakteriellen Enzyms Gyrase. Der bakterielle Stoffwechsel kommt zum Erliegen [1].

Inwieweit Gyrasehemmer für die perioperative Infektionsprophylaxe bei Kataraktoperationen indiziert sind, war das Ziel unserer Untersuchung. Es wurden die Kammerwasserkonzentrationen des 0,3% Norfloxacin nach unterschiedlichen lokalen Applikationsmodi gemessen. Ergebnisse der Messungen bei Gabe von Ciprofloxacin und Ofloxacin erfolgen zu einem späteren Zeitpunkt.

J. Wollensak et al. (Hrsg.)
8. Kongreß der DGII

Patienten und Methodik

122 Patienten, die zur Kataraktoperation vorgesehen waren, wurden in die Studie einbezogen. Die Patienten erhielten nach 4 unterschiedlichen Tropfschemata (s. Tabelle 1) 0,3% Norfloxacin am Tag vor der Operation und unmittelbar vor Beginn der Operation. Am Operationstag wurde zusätzlich das zu operierende Auge mit Phenylephrin 10% und Cyclopentolat 2,5% weitgetropft. Zu Beginn der Operation wurde die Vorderkammer mit einer 26-gg.-Kanüle punktiert und ca. 50–100 µl Kammerwasser mit einer Insulinspritze entnommen. Die Lagerung der Proben bis zur Konzentrationsbestimmung erfolgte bei –80° C. Die Norfloxacinkonzentration wurde mittels der Hochdruckflüssigkeits-Chromatographie-Analysemethode mit Fluoreszenzdetektion bestimmt (Institut für Pharmakologie und Toxikologie der Universität Rostock). Zur Kontrolle dienten fünf Kammerwasserproben ohne Norfloxacinapplikation. Die statistische Berechnung erfolgte durch das Tabellenkalkulationsprogramm Microsoft Excel.

Tabelle 1. Applikationsschema

Appl.-Modus	Anzahl Patienten	Präoperativer Tag	Operationstag Op-Zeitpunkt 9.00 Uhr
1	18	17.00 Uhr, 19.00 Uhr jeweils 1 Tropfen	Keine Antibiotika-Gabe
2	28	15.00 Uhr, 17.00 Uhr, 19.00 Uhr jeweils 1 Tropfen	6.00 Uhr bis Operationszeitpunkt stündlich je 1 Tropfen
3	41	14.00 Uhr bis 21.00 Uhr stündlich je 1 Tropfen	6.00 Uhr bis Operationszeitpunkt stündlich je 1 Tropfen
4	35	keine Antibiotika-Gabe	6.00 Uhr bis Operationszeitpunkt 15minütlich je 1 Tropfen

Ergebnisse

Die Konzentration von 0,3% Norfloxacin im Kammerwasser nach unterschiedlichem Tropfmodus ist in den Abb. 1 und 2 dargestellt. Es zeigt sich, daß der Mittelwert bei Applikationsmodus 1,49 ng/ml; bei Applikationsmodus 2,125 ng/ml; bei Applikationsmodus 3,162 ng/ml und bei Applikationsmodus 4,198 ng/ml beträgt. Der Patient mit der Erosio bei Zustand nach Keratitis weist mit 746 ng/ml einen weitaus höheren Wert als alle anderen auf.

Diskussion

Die Verwendung von Gyrasehemmer ist laut Literatur erfolgversprechend, bedingt durch das breite antibakterielle Spektrum sowohl im gramnegativen

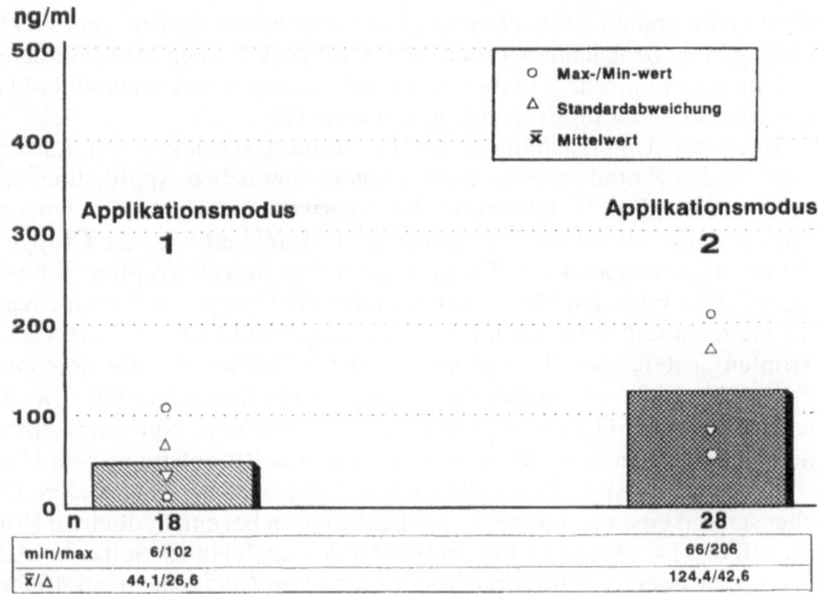

Abb. 1. Ergebnisse der Kammerwasserkonzentration (ng/ml) von 0,3% Norfloxacin bei unterschiedlichem Applikationsmodus

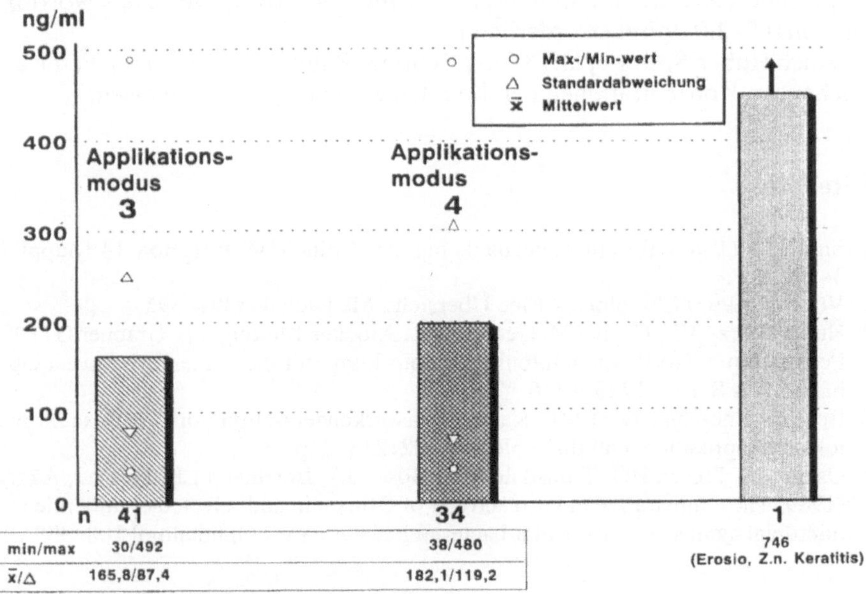

Abb. 2. Ergebnisse der Kammerwasserkonzentration (ng/ml) von 0,3% Norfloxacin bei unterschiedlichem Applikationsmodus

als auch im grampositiven Bereich. Eine allgemeine Resistenzentwicklung ist bislang nicht beobachtet worden, weder im Praxis- noch im Klinikbereich.

Einzelne klinische Isolate von Pseudomonaden und Staphylokokken zeigen eine relative Empfindlichkeitsabnahme [2].

In unserer Untersuchung ist das Penetrationsvermögen von 0,3% Norfloxacin in das Kammerwasser nach 4 unterschiedlichen Applikationsmodi geprüft worden. Der Mittelwert der Kammerwasserkonzentration bewegte sich zwischen 49–198 ng/ml. Den niedrigsten Mittelwert wies die Gruppe auf, in der nur am praeoperativen Tag getropft wurde (letzter Tropfen 14 h vor Operation). Den höchsten Mittelwert erreichte die Gruppe, in der am Operationstag viertelstündlich bis zur Operation getropft wurde. Die vermehrte Gabe (5 Tropfen anstelle von 3 Tropfen) von 0,3% Norfloxacin am praeoperativen Tag erhöht nicht wesentlich die Kammerwasserkonzentration. Das Tropfen ca. 1–3 h vor der Operation erbringt die gleichen bzw. höheren Konzentrationen. Die höchste Konzentration wurde bei den Patienten mit dem Hornhautreizzustand (Erosion, Zustand nach Keratitis) erreicht. Auch andere Untersucher stellten eine veränderte Schrankenfunktion bei entzündlichem Hornhautprozeß fest [4]. Ähnliche Ergebnisse fanden auch Huber-Spitzy et al. bei der Kammerwasserkonzentrationsbestimmung von Norfloxacin bei 46 Patienten nach unterschiedlichem Tropfmodus [3] und Behrens-Baumann [4] bei der Bestimmung von Norfloxacin im Kammerwasser bei 20 Patienten. Allerdings ist die Konzentration von Norfloxacin im Kammerwasser bei unseren Untersuchungen zu niedrig, um die wesentlichen grampositiven und gramnegativen Keime von dort zu eliminieren. Hierfür sind MIC_{90}-Werte des Norfloxacin von 0,5–2,0 μg/ml erforderlich [5].

Auch Huber-Spitzy et al. [3] und Behrens-Baumann [4] konnten keine ausreichenden Konzentrationen bei ihren Untersuchungen nachweisen.

Literatur

1. Smith JT (1986) Wirkungsmechanismus der Chinolone. Infection 14 (Suppl 1): 3–15
2. Vogel F (1993) Chinolone – Eine Übersicht. Medwelt 44:391–395
3. Huber-Spitzy VN, Czejka M, Georgiew L, Arocker-Mettinger E, Grabner G (1992) Penetration of Norfloxacin into the aqueous humor of the human eye. Invest Ophthalmol Vis Sci 33:1723–1726
4. Behrens-Baumann W (1991) Kammerwasserkonzentration von Norfloxacin nach lokaler Applikation. Ophthalmologica 202:213–216
5. Osato MS, Jensen HG, Trousdale MD, Bosso JA, Borrmann LR, Frank J, Akers J (1989) The comparative in vitro activity of Ofloxacin and selected ophthalmic autimicrobial against against ocular bacterial isolates. Am J Ophthalmol 108:308

Spezielle IOL

Entwicklung einer Intraokularlinse mit Wechseloptik

H. Mittelviefhaus

Zusammenfassung. Um bei aphaken Kleinkindern, bei denen sich Augapfellänge und Brechkraft des Auges im Laufe des Wachstums ändern, eine Kunstlinsenimplantation zu ermöglichen, wurde ein Huckepack-Intraokularlinsensystem entwickelt, bei welchem die Refraktion der Kunstlinse in situ nachträglich verändert werden kann. Da ein vollständiger Austausch der Optik einer Intraokularlinse aus Stabilitätsgründen nicht möglich ist, wurde die Linse so konstruiert, daß die primär implantierte Hinterkammerlinse im Auge belassen und die Refraktion später durch eine Zusatzoptik geändert werden kann. Die Stabilität der Haptik der Intraokularlinse erlaubt es, die Linse auch bei fehlendem Kapselapparat mit transskleralen Nähten zu befestigen. Die Optik der primär implantierten Intraokularlinse ist plankonvex. Die Wechseloptik ist konkavplan und wird auf dem Hinterkammerlinsenkörper arretiert. Das Linsensystem wurde in mehreren Schritten entwickelt und in menschliche Spenderaugen implantiert. Durch dieses Linsensystem kann man erstmals lentektomierte Kinder, bei denen der Kapselapparat vollständig fehlt, mit einer transskleral fixierten Intraokularlinse versorgen. Die Zusatzoptik ermöglicht eine später notwendig werdende Korrektur der postoperativen Refraktion.

Summary. Infants and children who had cataract extraction and intraocular lens (IOL) implantation tend to become severely myopic due to their eye growth. Frequently an exchange of the IOL becomes necessary in order to avoid anisometropia. We therefore developed a piggy pack IOL system which allows later adjustment of this change in refraction. A complete exchange of the IOL optic is not feasible because this exchange affects the stability of the IOL system. Therefore the primarily implanted posterior chamber intraocularlens (PC-IOL) is left in place. The PC-IOL is fixated by transscleral sutures. The supplementary and changeable optic with a concav-plane optic design is locked onto the plano-convex optic of the primarily implanted PC-IOL. The IOL design was improved by three succeeding lenses which were implanted in human donor eyes. This new type of piggy pack IOLs with an exchangeable optic allows the adjustment of the postoperative refraction. This IOL system will facilitate the implantation of transscleral suture fixated IOLs even in children who had undergone lentectomy.

Einleitung

Die Behandlung der frühkindlichen Aphakie mit einer Intraokularlinse ist deshalb besonders schwierig, weil die Augapfellänge im Laufe des Wachs-

J. Wollensak et al. (Hrsg.)
8. Kongreß der DGII

tums zunimmt und sich damit der Brechungszustand des Auges ändert. Der Augapfel wird in den ersten beiden Lebensjahren um ca. 6 mm länger, vom 2.–6. Lebensjahr um weitere 2 mm. Gleichzeitig ändert sich die Gesamtrefraktion des Auges. Das Auge wird myoper. In den ersten 2 Lebensjahren nimmt die Refraktion um etwa 10 dpt ab, bei einer einseitigen Aphakie innerhalb der ersten 4 Lebensjahre sogar um bis zu 15 dpt. Diese Entwicklung wurde sowohl für das aphake [1–5] als auch für das pseudophake [6–9] Auge nachgewiesen.

Die Endrefraktion, die ein aphakes Kind in einem Alter von 4–8 Jahren erreichen wird, läßt sich nur sehr ungenau voraussagen. Bei beidseitiger Aphakie ist die Prognose noch unsicherer als bei einseitiger Aphakie [2, 10]. Doch selbst wenn eine Intraokularlinse erst im 3. Lebensjahr eingepflanzt wird, kann es immer noch notwendig sein, daß die Kunstlinse 1- bis 2mal ausgewechselt werden muß.

Um trotzdem auch bei diesen Kleinkindern eine Kunstlinsenimplantation in die Hinterkammer zu ermöglichen, arbeiten wir seit 3 Jahren an einer Intraokularlinse, bei der die Brechkraft der Kunstlinse in situ geändert werden kann [11]. In der vorliegenden Arbeit soll das Prinzip einer Intraokularlinse mit Wechseloptik dargestellt werden. Anhand der einzelnen Entwicklungsschritte werden die besonderen Probleme und Schwierigkeiten dieses Linsensystems aufgezeigt.

Material und Methoden

Die verwandten Intraokularlinsensysteme (Typ I–III) wurden von der Firma Morcher, Stuttgart, gefertigt. Die Basislinsen und Zusatzoptiken wurden mit dem C-F-M Verfahren („Compression forged method") als Einstücklinsen aus Polymethylmetacrylat (PMMA) hergestellt. Als viskoelastische Substanz wurde Healon (Pharmacia, Freiburg) verwandt. Die Linsensysteme wurden in isolierte Schweineaugen und menschliche Spenderaugen, die von einer Hornhauttransplantation ausgeschlossen waren, eingepflanzt. Vor der Implantation der Intraokularlinsensysteme erfolgten zunächst eine intrakapsuläre Kataraktextraktion und vordere Vitrektomie. Die Basishinterkammerlinse wurde mit der Skleraschlitztechnik transskleral fixiert [12, 13]. Dabei wurden 10-0 Polypropylenschlingenfäden (X-1030-G, CTC-6-L Ethicon, Norderstedt) ohne Knoten an einem Fixationsloch der Haptik der Hinterkammerlinse angeschlungen und diese Fixationsfäden nach dem transskleralen Durchstich in einem Skleraschlitz versenkt. Die Basislinse wurde zunächst in die Vorderkammer implantiert und von dort mit Hilfe eines feinen Häkchens ohne Rotation unter das Irisgewebe in den Sulcus irido ciliaris manövriert. Die transskleralen Fixationsnähte wurden angezogen, die Sklera noch einmal oberflächlich durchstochen und der Fixationsfaden endgültig geknotet [13]. Anschließend wurde die Zusatzoptik mit einer Irispinzette in die Vorderkammer gebracht, auf der Optik der Basislinse zentriert und in die endgültige Position routiert und arretiert.

Ergebnisse

Die Optik der zunächst eingepflanzten Basishinterkammerlinse war plankonvex, die der zusätzlichen, austauschbaren Wechseloptik konkav plan. Sie überlappt die primär eingepflanzte Basislinse wie ein Deckel (Abb. 1).

Zur Arretierung der Zusatzoptik wurde in einem 1. Linsenmodell (Typ I) zunächst ein zusätzlicher Bügel an der Haptik der Intraokularlinse angebracht (Abb. 2a, b). Die Zusatzoptik wurde bei der Operation auf die Intraokularlinse gelegt und konnte mit Hilfe von 2 Häkchen, die in den Positionierungslöchern Halt fanden leicht eingedreht und in einer Nut fest arretiert werden. Bei leichten Manipulationen an der Haptik und dem Limbus blieb die Zusatzoptik sicher arretiert. Bei sehr kräftigem Druck auf den Limbus und durch

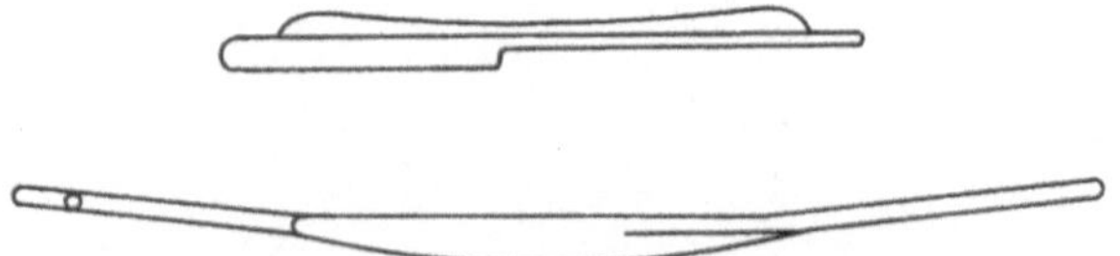

Abb. 1. Huckepack-IOL (Typ I): Die Optik der zuerst eingepflanzten Basishinterkammerlinse ist plankonvex. Die zusätzliche, austauschbare Wechseloptik ist konkav plan und überlappt die Basishinterkammerlinse wie ein Deckel

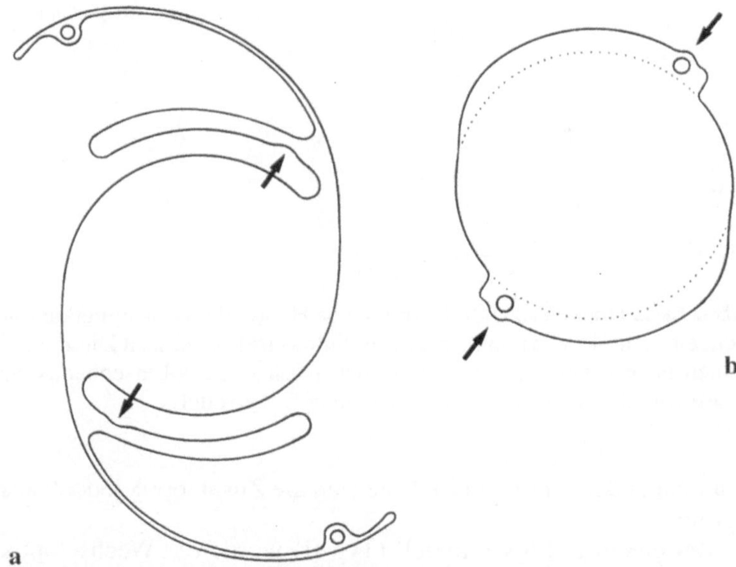

Abb. 2a, b. Huckepack-IOL (Typ I): **a** Die Basishinterkammerlinse im Aufblick. An der Haptik wurden Spannungsbügel angebracht, die mit der Nut versehen sind. **b** Die austauschbare Wechseloptik im Aufblick. Die Wechseloptik wird an den Spannungsbügeln arretiert

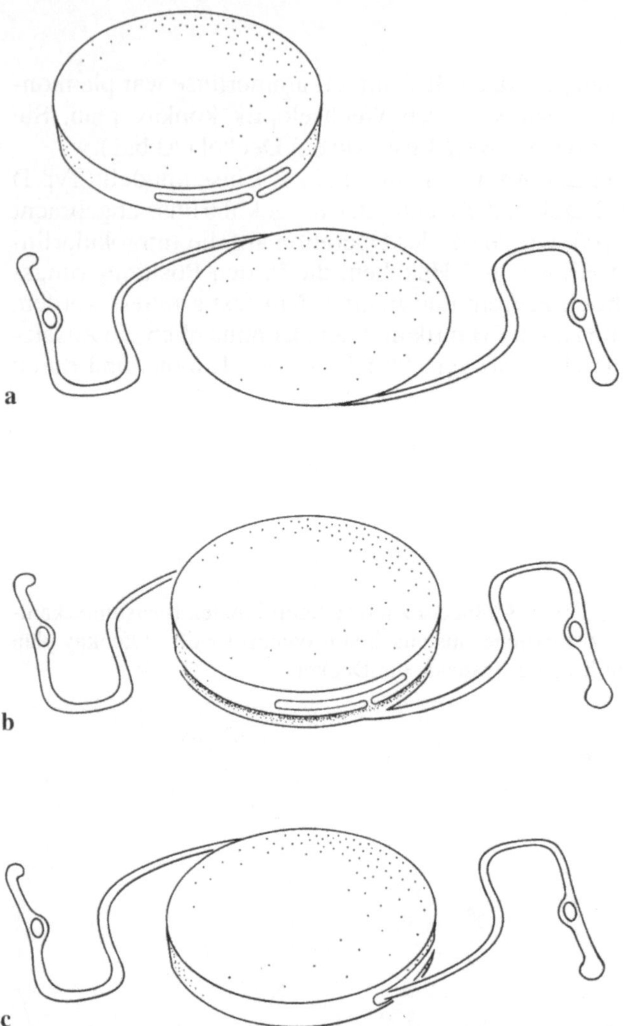

Abb. 3a–c. Huckepack-IOL (Typ II): Die Haptik der Basishinterkammerlinse ermöglicht eine stabile Vierpunktauflage im Sulcus irido ciliaris. **a** Die Zusatzoptik wird mit feinen hoch elastischen Bügeln an den Ansätzen der Linsenhaptik befestigt. **b** Die Linse wird aufgelegt und **c** durch Drehung fest arretiert

Stauchung der Linsenhaptik löste sich die Zusatzoptik jedoch aus ihrer Verankerung.

Bei einem 2. Linsenmodell (Typ II) wurde die Wechseloptik an der Linsenhaptik der Basishinterkammerlinse selber befestigt. Um die eingenähte Basisintraokularlinse besser zu stabilisieren, wurde eine Haptik mit einer Vierpunktauflage gewählt (Abb. 3 a–c). Die Zusatzoptik überlappte die primär eingepflanzte Basisintraokularlinse wie ein Deckel und hatte an den Seiten

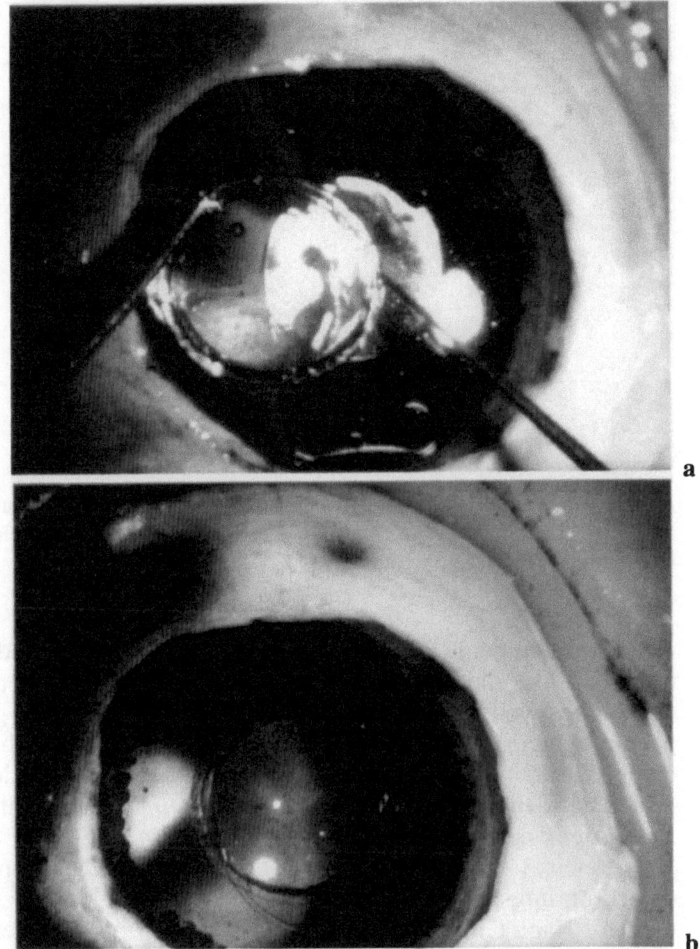

Abb. 4 a, b. Huckepack-IOL (Typ II): Die austauschbare Zusatzoptik wird an der Basishinterkammerlinse angebracht. Dargestellt ist die mit transskleralen Nähten fixierte Basishinterkammerlinse an einem weit geöffneten Augapfel an dem das Irisgewebe vollständig entfernt wurde. **a** Die Wechseloptik wird auf die Basishinterkammerlinse aufgebracht und **b** durch Rotation befestigt

zwei Verschlüsse, die über den Ansatz der beiden Haptiken geschoben wurden. Bei diesem Modell ließ sich die Optik sehr viel sicherer an der primär eingepflanzten Hinterkammerlinse befestigen. Die Zusatzoptik wurde aufgelegt und eingedreht (Abb. 4 a, b und Abb. 5). Die Befestigung und das Lösen der Zusatzoptik waren am isolierten Augapfel unter Ringerlösung sehr gut möglich. Wenn die Zusatzoptik jedoch unter dem Schutz einer viskoelastischen Substanz angebracht werden sollte, so war es sehr viel schwieriger, die Zusatzoptik zu arretieren und wieder zu lösen. Die visköse Substanz legte

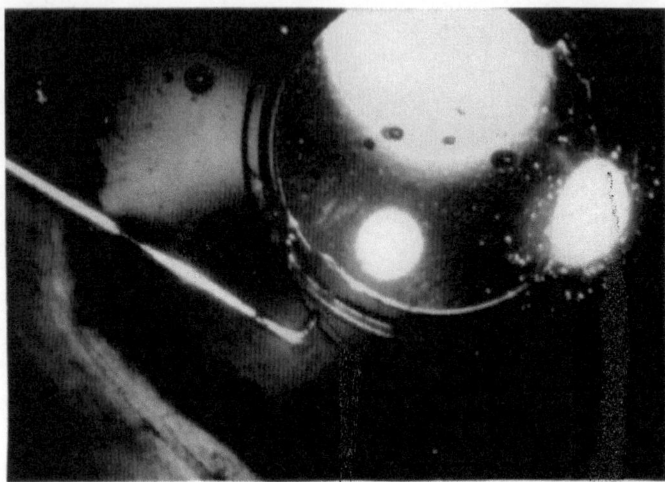

Abb. 5. Huckepack-IOL (Typ II): Intraokularlinsensystem mit arretierter Wechseloptik. Das Häkchen zeigt auf die kleine Öffnung zwischen den feinen hoch elastischen Bügeln des Verschlußmechanismus

sich zwischen beide Optiken. Die Zusatzoptik konnte an der eingenähten Intraokularlinse, die kein Widerlager durch einen Kapselapparat hatte, nur mit Hilfe eines weiteren Instruments eingerastet und wieder gelöst werden. Die primär eingepflanzte Basishinterkammerlinse mußte deshalb von hinten mit einem zusätzlichen Instrument unterstützt werden. Weder durch kräftigen Druck auf den Limbus noch durch Stauchung der Linsenhaptik ließ sich die Zusatzoptik aus ihrer Verankerung lösen.

In einem 3. Linsenmodell (Typ III) wurde eine Zusatzoptik erprobt, die mit einer Führungskante an der Basislinse angelegt, jedoch zusätzlich mit einer eigenen Haptik im Sulcus ciliaris abgestützt und zentriert wurde. Die Anwinklung der Haptik der zuerst eingenähten Basislinse betrug 10°, die Anwinklung der Haptik der Zusatzlinse 15°. Dadurch wurde die Zusatzoptik automatisch nach hinten an die primär eingepflanzte Optik der Basishinterkammerlinse angedrückt. Die zusätzliche konkav plane Wechseloptik wurde hinter die Iris implantiert und auf der Basislinse um 90° in die endgültige Position gedreht (Abb. 6a, b). Die feine Haptik der Wechseloptik konnte wegen der großen Flexibilität leicht unter dem Irisgewebe vorgezogen und damit die Wechseloptik ausgetauscht werden. Weder durch kräftigen Druck auf den Limbus noch durch Stauchung der Linsenhaptik ließ sich die Zusatzoptik aus ihrer Position bringen.

Diskussion

Das Grundprinzip des Linsensystems einer intraokularen Linse mit Wechseloptik geht auf die Huckepack-Kontaktlinse zurück. Bei einer Huckepack-

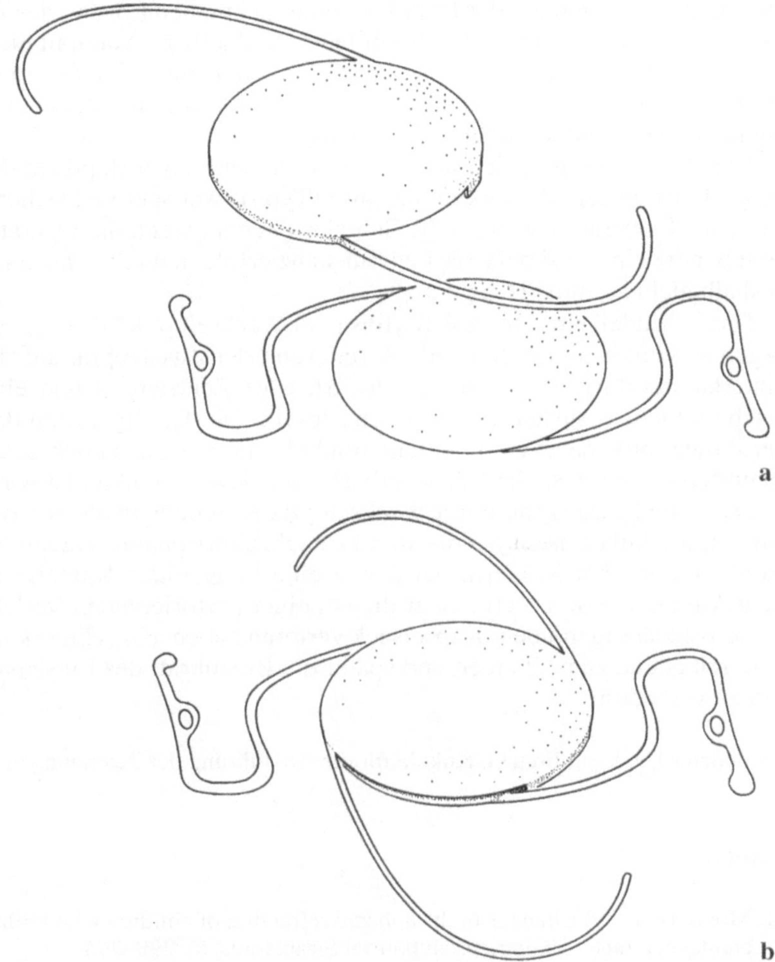

Abb. 6 a, b. Huckepack-IOL (Typ III): **a** Basisintraokularlinse mit einer Wechseloptik, die an der Basislinse arretiert und durch eine eigene Haptik im Sulcus irido ciliaris abgestützt und zentriert wird. **b** Die Zusatzoptik wird auf der Optik der Basishinterkammerlinse um 90° rotiert

Kontaktlinse wird zur besseren Verträglichkeit zunächst eine weiche Kontaktlinse auf das Auge gegeben und darauf eine feste Kontaktlinse zur optischen Korrektion angepaßt. Um die austauschbare Zusatzoptik unseres Intraokularlinsensystems zu zentrieren und zu befestigen, wurden verschiedene Verschlußmechanismen erprobt.

Die Arretierung der Zusatzoptik mit einem Spannbügel an der Haptik der primär eingepflanzten Basishinterkammerlinse erwies sich als nicht schwierig. Auch der Austausch der Zusatzoptik war technisch einfach. Ein Nachteil dieses Systems (Typ I) war jedoch, daß heftige Manipulationen am Limbus und starke Stauchungen der Haptik zu einer spontanen Lösung der Zusatzoptik aus ihrer Arretierung führen können. Da derartige Manipulationen aber möglicherweise durch Reiben des Auges oder bei einem Schlag vor das Auge auftreten können, erschien uns dieses Intraokularlinsensystem für eine Implantation bei Kindern nicht sicher genug.

Eine Befestigung der Zusatzoptik unmittelbar an den Haptiken der primär eingepflanzten Basishinterkammerlinse (Typ II) war sehr viel sicherer, bereitete jedoch operationstechnische Schwierigkeiten, wenn die Operation unter dem Schutz einer viskoelastischen Substanz erfolgen mußte und erschien uns deshalb nicht atraumatisch genug.

Das 3. Modell einer Intraokularlinse mit Wechseloptik (Typ III) erlaubt dagegen sowohl eine ausreichende Arretierung der Zusatzoptik auf der Basishinterkammerlinse als auch eine zuverlässige Zentrierung und einen technisch einfachen Austausch der Wechseloptik. Die Konfiguration der Haptik der Zusatzoptik macht es außerdem möglich, sie auch dann noch atraumatisch zu entfernen, wenn sie im Sulcus ciliaris von Gewebe umkleidet wird.

Das neue Linsensystem mit Wechseloptik erlaubt erstmals, die Brechkraft eines Intraokularlinsensystems in situ nachzukorrigieren. Dadurch wird es möglich, auch bei Kindern, bei denen eine kongenitale Katarakt mit einer Lentektomie operiert wurde oder die bei einer perforierenden Verletzung die Linse vollständig mit dem Kapselsack verloren haben, eine Hinterkammerlinse durch Nähte zu befestigen und später die Brechkraft des Linsensystems in situ zu verändern.

Besonderer Dank gilt Frau G. Kukula für die Ausführung der Zeichnungen.

Literatur

1. Moore B (1989) Changes in the aphacic refraction of children with unilateral congenital cataracts. Padiatric Ophthalmol Strabismus 26:290–295
2. Schulz E (1990) Visual development and refractive changes in congenital cataract. Eur J Implant Ref Surg 2:253–256
3. Kylies H, Schulz E (1991) Refraktionsentwicklung bei beidseitigen kongenitalen Katarakten – Eine Longitudinalstudie. Fortschr Ophthalmol 88:812–814
4. Lorenz B, Wörle J (1991) Visual results in congenital cataract with the use of contact lenses. Graefe's Arch Clin Exp Ophthalmol 229:123–132
5. Lorenz B, Friedl N, Boergen KP, Wörle J (1992) Chancen für Binokularfunktionen bei frühkindlicher Aphakie? Z Prakt Augenheilkd 13:363–371
6. Dahan E (1989) Lens implantation in microphthalmic eyes of infants. Eur J Implant Ref Surg 1:9–11
7. Huber C (1993) Increasing Myopia in children with intraocular lenses (IOL): An experiment in form deprivation myopia? Eur J Implant Ref Surg 5:154–158
8. Kora Y, Shimizu K, Inatomi M, Fukado Y, Ozawa T (1993) Eye growth after cataract extraction and IOL implantation in children. Ophthalmic Surgery 24: 467–475
9. Dahan E (1993) Letter to the editor. Eur J Implant Ref Surg 5:283

10. Lorenz B, Wörle J, Friedl N, Hasenfratz G (1993) Bulbuslängen- und Refraktionsänderung bei im ersten Lebensjahr operierter kongenitaler Katarakt. In: Robert YCA, Gloor B, Hartmann C, Rochels R (Hrsg) 7. Kongreß der Deutschsprachigen Gesellschaft für Intraokularlinsen Implantation, Springer, Berlin Heidelberg New York, S 32–42
11. Mittelviefhaus H (1994) Intraocular lenses with exchangeable optic. Investigative Ophthalmology and Visual Science 35: 1933
12. Mittelviefhaus H, Wiek J (1993) A refined technique of transcleral suture fixation. Ophthalmic Surg 24: 698–701
13. Mittelviefhaus H, Wiek J (1993) Transsklerale Hinterkammerlinsenfixation ohne Skleralappen – Vereinfachung der Technik für die Linseneinpflanzung bei komplizierter Katarakt-Extraktion. In: Robert YCA, Gloor B, Hartmann C, Rochels R (Hrsg) 7. Kongreß der Deutschsprachigen Gesellschaft für Intraokularlinsen Implantation, Springer, Berlin Heidelberg New York, S 32–42

Ein mathematisches Modell zur Akkommodation im Hinblick auf injizierbare Intraokularlinsen

H.-J. Hettlich und F. Hettlich

Zusammenfassung. Die Entwicklung injizierbarer Intraokularlinsen mit der Möglichkeit zur Akkommodation steht noch am Anfang. Bei der Komplexität des Akkommodationsvorganges bereitete es bisher große Schwierigkeiten, die physikalischen Vorgaben eines geeigneten Injektionsmaterials zu definieren.

Wir haben hierzu ein mathematisches Modell entwickelt, welches die auf die Linse einwirkende Kraft, die Elastizität des Pseudophakos sowie dessen Brechzahl in Relation setzt. Unter bestimmten Randbedingungen und der Betrachtung der Kunstlinse als isotropen, elastischen und rotationssymmetrischen Körper kann über die Methode der finiten Elemente die elastische Verformung approximiert werden. Hieraus ist die Berechnung der entsprechenden Brechkraftänderung möglich. An numerischen Beispielen wird gezeigt, daß bei Brechzahlen um 1,4, Poissonzahlen um 0,4 und physiologischen Verhältnissen zwischen Kraft und Elastizitätsmodul durchaus realistische Brechkraftänderungen resultieren.

Die bisherigen Ergebnisse ermutigen uns, an dem Programm weiterzuarbeiten und so nicht nur neue Aspekte zur injizierbaren Intraokularlinse zu gewinnen, sondern möglicherweise auch zum besseren Verständnis des Akkommodationsvorganges beizutragen.

Summary. The development of an injectable intraocular lens that allows accommodation is still at the beginning. Due to the complicated physical interactions during the accommodation process it was difficult to define the properties of a material for this purpose.

In a mathematical modell we set up a relation between the forces at the lens surface, the elasticity of the artificial lens and its refraction index. The pseudophacos can be regarded as an isotropic elastic substance with rotational symmetry. Using finite element analysis we can calculate the elastic deformation and the change of refraction of the lens. In numerical examples we got realistic changes of refraction if we use a refraction index of 1.4, a Poisson ratio of 0.4 and physiologic relations between force and Young's Modulus.

We hope that this work not only helps to characterize the material needed for an injectable lens but also lead to new informations about the accommodation process itself.

Einleitung

Dem Trend zu immer kleineren Bulbuseröffnungen bei der Implantation von Intraokularlinsen sind physikalische Grenzen gesetzt. Die Entwicklung einer

J. Wollensak et al. (Hrsg.)
8. Kongreß der DGII

injizierbaren Kunstlinse würde hier noch einmal einen wesentlichen Fortschritt darstellen, zumal man sich hierbei auch eine Akkommodation vorstellen könnte. Nachdem von verschiedenen Autoren experimentelle Ansätze zur Operationstechnik einer injizierbaren Intraokularlinse erarbeitet wurden [3, 4, 6, 7], haben wir versucht, über ein mathematisches Modell verschiedene physikalische Größen beim Akkommodationsvorgang in Relation zu setzen. Hierdurch sollten die Materialeigenschaften des zu entwickelnden Injektionsmaterials abgeschätzt werden und konkrete Vorgaben für die Polymerforschung ermöglicht werden.

Material und Methoden

1. Linsenmodell

In unserem mathematischen Linsenmodell beschreiben wir den Linsenquerschnitt D durch 2 Halbellipsen, welche rotationssymmetrisch zur gedachten y-Achse liegen (Abb. 1). Die über die Zonula auf die Linsenkapsel übertragene Kraft mit dem Betrag F wirkt ebenfalls rotationssymmetrisch, was die Betrachtung eines zweidimensionalen Modells erlaubt. Voraussetzung für diese Beschränkung auf 2 Dimensionen ist das Fehlen seitlicher Bewegungen der Linse bei der Akkommodation.

Für einen injizierten Kunststoff kann angenommen werden, daß er im Kapselsack einen isotropen elastischen Körper bildet. Da nur kleine Verschiebungen zu erwarten sind, ist in guter Näherung die lineare Elastizitätstheorie anwendbar. Demnach sind die elastischen Eigenschaften der Kunstlinse durch das Young-Elastizitätsmodul E und die Poissonzahl ν gegeben.

Die Modulation der Kraft q, d.h. wie die Zonulaspannung auf den Linsenkörper übertragen wird, bereitet Probleme, da hierzu keine experimen-

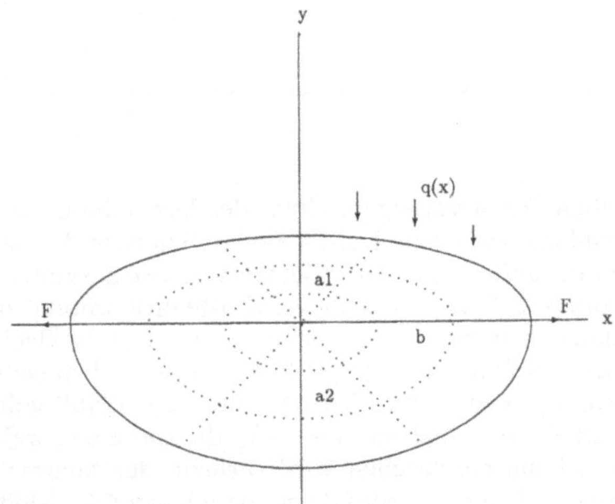

Abb. 1. Linsenquerschnitt mit Parametern und angedeuteten finiten Elementen. Erklärungen im Text

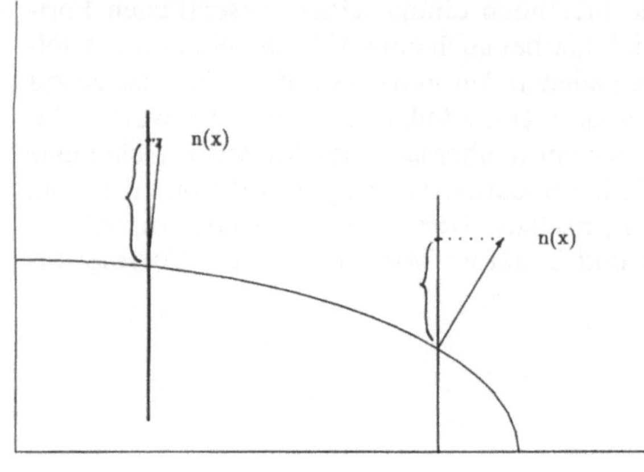

Abb. 2. Modell für die Stärke der Kraft q (s. Text)

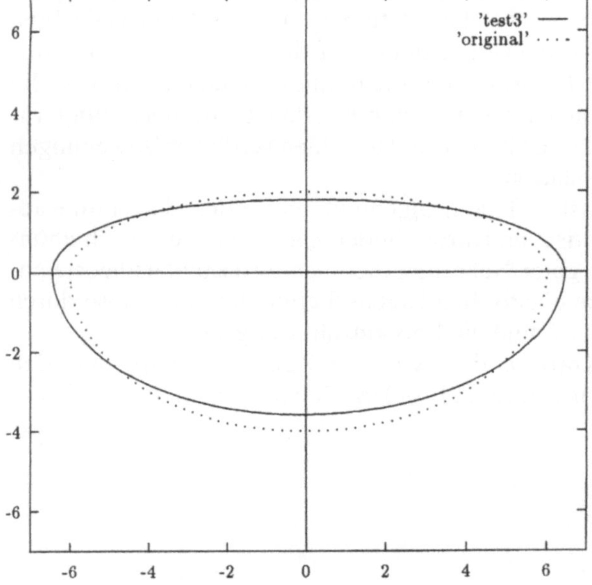

Abb. 3. Beispiel einer Berechnung der Brechkraftänderung. Mit E/F = 6,0, ν = 0,45 und n = 1,4 ergibt sich eine theoretische Akkommodationsbreite von 18,6 dpt

tellen Daten vorliegen. Unter der Vorstellung, daß keine mechanische Verbindung zwischen Kapsel und injiziertem Kunststoff besteht, dürfen nur Kräfte auftreten, die parallel zur y-Achse ausgerichtet sind. Wir setzen weiter voraus, daß die Stärke dieser Kräfte proportional zur Projektion auf die nach außen gerichtete Normale n(x) an die Oberfläche (also zur Krümmung) ist (Abb. 2). Im Scheitelpunkt der Linse ist demnach der Kraftvektor am größten, während er am Linsenäquator gegen Null geht. Unter der Kraft q stellt sich ein Verschiebezustand u für die Linse ein, welcher über eine Variationsgleichung beschrieben wird (Prinzip der minimalen potentiellen Energie). Eine Näherung dieser Gleichung wird mit der Methode der finiten Elemente berechnet, wobei die Linse in radiale krummlinige Elemente zerlegt wird (Abb. 1).

Die resultierenden Änderungen der Brennweiten werden bestimmt, indem man die zentrale Krümmung mit Hilfe des Newtonverfahrens für eine zur Hälfte durch die Iris abgedeckte Linsenoberfläche approximiert.

2. Hardware

Das Programm wurde in Fortran geschrieben und zunächst auf einer Rechenanlage (Sun-Workstation) erprobt. Inzwischen sind mit vertretbarem Zeitaufwand Berechnungen auch auf einem modernen PC möglich.

Ergebnisse

Das Modell erlaubt unter Vorgabe einer bestimmten Linsengeometrie (Halbachsen), beliebige Kombinationen von Einzelparametern durchzurechnen. Die jeweils resultierenden geometrischen Veränderungen der „Linse" lassen sich wie beschrieben in eine Brechkraftänderung umrechnen. Ein Beispiel ist in Abb. 3 dargestellt.

Erwartungsgemäß wirkt sich beim Vergleich der Einzelergebnisse eine höhere Brechzahl bei sonst gleichen Parametern in einer größeren Brechwertänderung aus. Je größer das Verhältnis von Elastizitätsmodul und Kraft gewählt wurde, um so kleiner waren die Veränderungen der theoretischen Linse. Unterschiede in der Poissonzahl zwischen 0,35 und 0,45 wirken sich nur mit etwa 2 dpt Differenz auf die Brechkraftänderung aus.

Diskussion

In dem oben beschriebenen theoretischen Modell zur Akkommodation wird erstmals die auf den Linsenkörper wirkende Kraft einbezogen. Fisher hat 1971 ein Modell vorgestellt, wo er Zentrifugalkräfte auf isolierte Linsen einwirken läßt und aus der Verformung Rückschlüsse auf die beim Akkommodationsvorgang auftretenden Kräfte zieht [1]. Koretz u. Handelmann veröffentlichten ein mathematisches Modell, welches jedoch die genannten Kräfte nicht erfaßt [5]. Aus ihren Experimenten folgern sie, daß gleichmäßig verteilte Kräfte auf die Linsenoberfläche in radialer Richtung einwirken. Wir können nach unseren Überlegungen und Berechnungen eine solche Betrachtung nicht nachvollziehen. Die unserem Modell zugrundeliegende Modulation der Kraft ist sicher noch erheblich verbesserungsfähig, kommt jedoch den physiologischen Verhältnissen bereits soweit nahe, daß realistische Verformungen der Linse berechnet werden können.

Bisher ist nicht geklärt, warum sich beim Akkommodationsvorgang fast ausschließlich die Linsenvorderfläche nach vorne wölbt, während die hintere

Linsenkapsel nahezu am Ort bleibt. Die Theorie, daß hierfür der Glaskörper verantwortlich ist, konnte von Fisher widerlegt werden [2]. Er geht davon aus, daß einzig der Zonula/Linsenkomplex die Geometrie der Linse bestimmt. In unserem Modell erfährt im Gegensatz zur natürlichen Linse die stärker gewölbte Fläche bei Einwirkung einer Kraft („Zonulaspannung") die größere Abflachung. Solange die Physiologie der Akkommodation in diesem Punkt nicht geklärt ist, sehen wir keine Möglichkeit, das unterschiedliche Verhalten von vorderer und hinterer Linsenfläche in das Modell zu integrieren.

Da bisher keine Messungen der Kräfte im lebenden Auge während der Akkommodation durchgeführt werden konnten, gehen in unsere Berechnungen Kraft und Elastizitätsmodul nur als Quotient ein. Bei der natürlichen Linse handelt es sich um einen anisotropen Körper, weshalb das Elastizitätsmodul und die Poisson-Zahl nicht exakt bestimmt werden können [5]. Falls es jedoch gelingt, einen akkommodationsfähigen Linsenersatz zu entwickeln, könnten über die Änderungen der Brechkraft im lebenden Auge bei dann bekannten Elastizitätskonstanten des künstlichen Materials Rückschlüsse auf die einwirkenden Kräfte gezogen werden.

Insgesamt lassen sich mit dem vorliegenden Modell Materialkonstanten für einen injizierbaren Linsenersatz auf ihre potentielle Akkommodationswirkung durchrechnen. Bei der multifaktoriellen Genese der Presbyopie [8], ist jedoch bisher nicht abschätzbar, wie weit das Akkommodationssystem durch einen elastischen Linsenersatz regenerierbar ist. Da das Modell noch viele Annahmen beinhaltet, dürfen die Ergebnisse bisher nur als grobe Abschätzung gewertet werden.

Literatur

1. Fisher RF (1971) The elastic constants of the human lens. J Physiol 212: 147–180
2. Fisher RF (1982) The vireous and lens in accommodation. Trans Ophthalmol Soc UK 105: 318–322
3. Haefliger E, Parel J-M, Fantes F, Norton EWD, Anderson DR, Forster RK, Hernandez E, Feuer WJ (1987) Accommodation of an endocapsular silicone lens (phaco-Ersatz) in the nonhuman primate. Ophthalmology 94: 471–477
4. Hettlich HJ, Lucke K, Asiyo-Vogel M, Schulte M, Vogel A (1994) Lens refilling and endocapsular polymerization of an injectable intraocular lens: In vitro and in vivo study of potential risks and benefits. J Cataract Refract Surg 20: 115–123
5. Koretz JF, Handelman GH (1986) Modeling age-related accommodative loss in the human eye. Math Mod 7: 1003–1014
6. Nishi O, Hara T, Hara T, Sakka Y, Hayashi F, Nakamae K, Yamada Y (1992) Refilling the lens with an inflatable endocapsular balloon: surgical procedure in animal eyes. Graefe's Arch Clin Exp Ophthalmol 230: 47–55
7. Parel J-M, Gelender H, Trefers WF, Norton EWD (1986) Phaco-Ersatz: cataract surgery designed to preserve accommodation. Graefe's Arch Clin Exp Ophthalmol 224: 165–173
8. Weale R (1989) Presbyopia toward the end of the 20th century. Surv Ophthalmol 34: 15–30

Klinische Ergebnisse nach Phakoemulsifikation: AMO Phakoflex II versus Pharmacia 728 A

H. B. Eckhardt, W. W. Hütz und J. Küper

Zusammenfassung. *Einleitung:* Mit der AMO Phakoflex II (SI 30 NB) steht eine neue Generation von Silikonlinsen mit C-loop Prolene Offenschlingendesign für die „No-stitch"-Technik zur Verfügung, die aufgrund ihres höheren Brechungsindex (1,46 bei 36° C) eine im Vergleich zu anderen faltbaren IOL deutlich geringere Mittendicke aufweist, so daß kleinere korneosklerale Inzisionen für die Implantation ausreichend sind.

Intention: Erfassen des Auftretens von Kapselkomplikationen während des Entfaltungsvorganges, der Zentrierung der IOL sowie des Auftretens und der Änderung des operativ induzierten Astigmatismus bei „No-stitch"-Technik in einer prospektiven Studie; Vergleich mit einem gleich strukturierten Patientenkollektiv, bei dem eine konventionelle 7,0 mm one piece PMMA IOL (Pharmacia 728 A) nach Phakoemulsifikation unter Verwendung der „One-Stitch" Tunneltechnik implantiert wurde.

Patientenkollektiv: jeweils 25 Patienten, bei denen nach circulärer Kapsulorhexis und Phakoemulsifikation vom gleichen Operateur die entsprechende IOL kapselsackfixiert implantiert wurde. Neben der intraoperativen Handhabung der beiden IOL wurden jeweils am 1. und 7. postoperativen Tag sowie nach 1 und 2 Monaten der beste korrigierte Visus, der Astigmatismus mit dem TMS System sowie die Zentrierung der IOL erfaßt.

Ergebnisse: Der Entfaltungsvorgang der Phakoflex II läßt sich gut steuern, implantationsbedingte Kapselläsionen (Rhexisrand oder hintere Kapsel) traten nicht auf. Bezüglich des besten korrigierten Visus ergaben sich in beiden Kollektiven keine signifikanten Unterschiede. Der operativ induzierte Astigmatismus fiel in dem „No-stitch"-Kollektiv unmittelbar postoperativ geringer aus. Zentrierungsunterschiede, bewertet mit der Methode nach Frohn et al., ließen sich bislang nicht beobachten. Inwieweit die weichen Prolenehaptiken den Schrumpfungsvorgängen des Kapselsackes standhalten, bleibt abzuwarten.

Summary. A new generation of silicone lenses with C-loop prolene open loop design is available for the no-stitch technique as represented by the AMO Phakoflex II (SI 30 NB). Owing to their higher refractive index (1.46 at 36° C), these lenses have very much lower middle thickness, so that small corneoscleral incisions are sufficient for implantation.

The objective of our prospective study was to determine the occurrence of capsular complications during the process of flattening out and centering of the IOL as well as the occurrence and alteration of the surgically induced astigmatism in the non-stitch technique. These parameters were compared with those of a patient population

J. Wollensak et al. (Hrsg.)
8. Kongreß der DGII

of the same structure in which a conventional 7,0 mm one piece PMMA IOL (Pharmacia 728 A) was implanted after phacoemulsification using the one-stitch tunnel technique. We examined two groups of 25 patients in which the IOL concerned was implanted by fixation to the capsular sac by the same surgeon after circular capsulorhexis and phacoemulsification. Besides the intraoperative handling of the two IOL, the best corrected view, the astigmatism measured with the TMS system and the centering of the IOL were established on the first and seventh postoperative day as well as after one and two months. The process of flattening out the Phakoflex II can be controlled well. There were no capsular lesions (rhexis margin or posterior capsule) due to the implantation, nor were there significant differences in the two populations with regard to the best corrected vision. The surgically induced astigmatism was less pronounced immediately after the operation in the no-stitch population. Further follow-up examinations will show whether there is a shift „against the rule". Differences in centering evaluated with the method according to Frohn et al. could not be observed in the still short period of follow-up observation. It remains to be seen to what extent the soft prolene haptics will resist shrinkage of the capsular sac.

Einleitung

Mit der AMO Phakoflex II (SI 30 NB) steht eine neue Generation von Silikonlinsen mit C-loop Prolene Offenschlingendesign für die „No-stitch"-Technik zur Verfügung, die aufgrund ihres höheren Brechungsindex (1,46 bei 36° C gegenüber 1,41 für die AMO Phakoflex SI 26 NB) eine im Vergleich zu anderen faltbaren IOL deutlich geringere Mittendicke (0,9 mm bei 20 dpt) aufweist, so daß kleinere korneosklerale Inzisionen für die Implantation ausreichend sind.

Um die klinische Einsatzfähigkeit dieser neuen IOL beurteilen zu können, verglichen wir sie mit unserer Standard one piece PMMA-IOL (Pharmacia 728 A, Brechungsindex 1,49 bei 36° C).

Material und Methoden

In einer prospektiven Studie untersuchten wir 2 gleich strukturierte Patientenkollektive von jeweils 25 Patienten, bei denen nach zirkulärer 5 mm Kapsulorrhexsis und Phakoemulsifikation vom gleichen Operateur jeweils entweder die konventionelle „One-piece-PMMA-IOL" durch eine 7,0 mm Tunnelinzision („modifizierte frown incision"), oder die neue dickenreduzierte Silikonlinse SI 30 NB durch eine selbstdichtende 3,2 mm Tunnelinzision, nach Faltung in der Längsachse mittels Mc Donald Pinzette, in den Kapselsack implantiert wurde. Der Wundverschluß erfolgte entweder durch eine 10,0 Nylonnaht oder „No-stitch".

Untersucht wurden: Die intraoperative Handhabung, das Auftreten von intraoperativen Kapselkomplikationen, von Irisalterationen sowie Läsionen des Endothels während des Entfaltungsvorganges, sowie die intraoperative Zentrierung der IOL. Bei den postoperativen Kontrollen am 1. und 7. Tag sowie nach 1 und 2 Monaten fiel das besondere Augenmerk auf das Auftreten und die Änderung des operativ induzierten Astigmatismus, erfaßt mit dem TMS-System. Des weiteren erfolgte der Vergleich des besten korregierten Visus, die Beurteilung des VK-Reizzustandes, die Zentrierung der IOL, die Beurteilung von Unterschieden in der Fibrosierungshäufigkeit der hinteren Linsenkapsel sowie die Beurteilung der Wundgestaltung auf Dichtigkeit.

Ergebnisse

Für den Implantationsvorgang wies sich die Breite des Tunnels von 3,2 mm als ausreichend. Der Entfaltungsvorgang der AMO-Phakoflex II ließ sich, unter Verwendung der Mac Donald Faltpinzette, gut steuern. Die Linse zentrierte spontan gut. Implantationsbedingte Kapselläsionen (Rhexisrand oder hinter Kapsel) traten nicht auf. Es konnten auch keine Iris- oder Endothelalterationen festgestellt werden. Bei allen Patienten konnte unmittelbar postoperativ sowie 2 Monate postoperativ ein deutlicher Abstand der IOL zur Iris festgestellt werden. Damit ist das Risiko einer implantationsbedingten Schädigung intraocularer Strukturen nicht höher als bei PMMA-IOL.

Bei der Analyse der Astigmatismuswerte, berechnet nach der Methode nach Cravy [2], zeigte sich unmittelbar postoperativ, im Vergleich zu den präoperativen Werten, eine Astigmatismusinduktion von 1,0 dpt im PMMA Kollektiv und 0,50 dpt bei Verwendung der selbstdichtenden Tunneltechnik mit Silikonlinsenimplantation. Nach zwei Monaten fiel in dem „No-stitch"-Kollektiv der induzierte Astigmatismus mit 0,25 dpt, gegenüber 0,50 dpt in der PMMA-Gruppe, noch geringer aus. In der Silikon-IOL-Gruppe war jedoch ein tendenzieller shift gegen die Regel zu verzeichnen.

Bezüglich des besten korrigierten Visus ergaben sich in beiden Kollektiven keine signifikanten Unterschiede, alle Patienten erreichten einen Visus von 0,5 und besser. Ferner bestand kein Unterschied im Ausmaß des intraokularen Reizzustandes.

Zentrierungsunterschiede, bewertet mit der Methode nach Frohn et al. [4], ließen sich bislang nicht beobachten, alle IOL waren mit beiden Haptiken im Kapselsack implantiert und die Vorderfläche der IOL am Rand von Kapsel bedeckt.

Eine Fibrosierung der hinteren Linsenkapsel konnte im Untersuchungsintervall bei beiden Kollektiven bislang nicht festgestellt werden, bei allen Patienten lag die hintere Linsenkapsel der optischen Zone der IOL an, bei 2 Patienten der Silikon-IOL Gruppe waren Spannungsfalten der hinteren Linsenkapsel entlang der Längsachse der IOL noch nach 1 Woche nachweisbar.

Wundinsuffizienzen traten in beiden Kollektiven, bei suffizienter Tunnelpraeparation, nicht auf.

Diskussion

Erst der Einsatz der Kleinschnittchirurgie bietet durch Verwendung von Tunnelinzision und Implantation faltbarer Linsen die Möglichkeit, die Vorteile der Phakoemulsifikation vollständig auszunutzen und dennoch Intraokularlinsen mit großem optischen Durchmesser verwenden zu können. Damit können die immanenten Nachteile der „small optic" PMMA Linsen vermieden werden [5]. Neben der höheren Wundstabilität und deutlichen Reduktion des operativ induzierten Astigmatismus werden insbesondere die schnellere optische Rehabilitation angeführt [1].

Mit der AMO-Phakoflex II Si 30 NB steht dem Markt eine neue faltbare Silikon-IOL zur Verfügung, deren hoher Brechungsindex von 1,49 bei 36°C die Konstruktion einer sehr flachen IOL ermöglichte (0,9 mm bei 20 dpt, im Vergleich: 1,42 mm bei 20 dpt beim Vorgängermodell SI 26 NB), die im gefalteten Zustand durch eine nicht erweiterte Phakoemulsifikationsöffnung implantiert werden kann. Mit zunehmender Dioptrienzahl bleibt die Dicke der degressiv gestalteten Linsenmitte konstant, so daß die Linsen über einen weiten Dioptrienenbereich hinweg dünn und faltbar bleiben. Dies unterscheidet die SI 30 NB von den Vorgängermodellen und anderen faltbaren IOL, die z.T. nur in einem beschränkten Lieferumfang zur Verfügung standen.

Synoptisch lassen sich die mit der Silikonlinsenimplantation verbundenen Vor- und Nachteile wie folgt skizzieren: Die aufgrund der geringen Inzisionsbreite von 3,2 mm resultierende bessere Wundstabilität führt zu einem schnelleren Heilungsverlauf mit initial geringen Astigmatismuswerten und einer schnellen optischen Rehabilitation. Intraoperative Manipulationen, wie z.B. die Irrigation/Aspiration von Rindenresten bei 12.00 Uhr gestalten sich durch die geringere Bewegungsfreiheit der Instrumente im engen Tunnel mitunter schwierig. Bei der Implantation der IOL ist darauf zu achten, daß ein zirkulär sicheres Überlappen der vorderen Linsenkapsel auf der Optik erreicht wird, um ein Luxieren der IOL nach vorn im Sinne eines „Capture"-Phänomens [6] zu verhindern. Durch kleine zirkuläre Kapsulorrhexen von 5,0 mm kann dies erreicht werden.

Die im Vergleich zu unserer Standard IOL um 1 mm kleinere Optik bedingt insbesondere im hohen Dioptrienbereich aufgrund der degressiven Linsenmittengestaltung eine schwierigere Beurteilbarkeit der Fundusperipherie [3], zu der auch die blaue Einfärbung der Haptiken beiträgt.

Ergebnis

Mit der Si-30-NB steht dem Markt eine neue, faltbare Silikon-IOL für die No-stitch-Technik zur Verfügung, deren intraoperativ guter Handhabung auch postoperativ gute Resultate gegenüberstehen, die mit denen konventioneller PMMA-Linsen konkurrieren können. Längere Follow-up Untersuchungen sind jedoch notwendig, um die Frage der Kapselfibrosierung und Kapselschrumpfung mit möglicher IOL Subluxation abschließend beantworten zu können, denn inwieweit die weichen Prolenehaptiken den Schrumpfungsvorgängen des Kapselsackes standhalten, bleibt abzuwarten.

Literatur

1. Brauweiler HP, Kessel AS (1991) „Single-stitch" – Chirurgie mit faltbaren Silikonlinsen – Ergebnisse nach 1 Jahr. In: Wenzel M, Reim M, Freyler H, Hartmann Ch (Hrsg) 5. Kongreß der DGII. Springer, Wien New York, S 429–436
2. Cravy T (1979) Calculation of the change in corneal astigmatism following cataract extraction. Ophthalmic Surg 10:38–49
3. Eckhardt B, Hütz W (1992) Astigmatismus nach Phakoemulsifikation und Implantation verschieden großer PMMA IOL's. In: Neuhann M, Hartmann Ch, Rochels R (Hrsg) 6. Kongreß der DGII. Springer, Berlin Heidelberg New York, S 103–108
4. Frohn A, Lisch W, Frohn W (1989) Die Messung der Kunstlinsenzentrierung mit einer geometrischen Konstruktion. In: Schott K, Jacobi KW, Freyler H (Hrsg) 4. Kongreß der DGII. Springer, Berlin Heidelberg New York, S 260–266
5. Klemm UM, Fridrich K (1991) PMMA Hinterkammerlinsenimplantation bei Kleinschnittechnik. In: Wenzel M, Reim M, Freyler H, Hartmann Ch (Hrsg) 5. Kongreß der DGII. Springer, Berlin Heidelberg New York, S 293–302
6. Menapace R, Papapanos P (1994) Eignung der faltbaren Offenschlingen-Linse Phakoflex SI-30 für die Kapselsackimplantation durch selbstdichtende sklerokorneale Tunnel-Inzision. Klin Monatsbl Augenheilkd 204:111–120

Mittelfristige Ergebnisse nach Kataraktoperationen mit Implantation von Minuslinsen bei hochmyopen Patienten

S. Kohnen, S. Deutsch und H. P. Brauweiler

Zusammenfassung. Bei 32 hochmyopen Augen von 27 Patienten wurde eine Kataraktoperation mit Implantation einer Intraokularlinse negativer Brechkraft (Minuslinse) durchgeführt. Die echographisch ermittelte Bulbuslänge lag im Mittel bei 33,54 mm (31,21 mm bis > 35,0 mm). Bei einem Patienten wurde eine extrakapsuläre Kataraktextraktion durchgeführt. Alle übrigen Augen wurden mittels Phakoemulsifikation operiert, in der Regel mit einer selbstschließenden Tunnelinzision, zweimal jedoch in Kombination mit einer Trabekulektomie. Die Brechkraft der implantierten Linsen lag zwischen –1,0 dpt und –8,0 dpt, es handelte sich um einstückige, konvex/konkave PMMA-Linsen mit 6,5 mm Optik- und 13,5 mm Gesamtdurchmesser. Alle Operationen verliefen komplikationslos. Der bisherige Nachbeobachtungszeitraum beträgt im Mittel 11,5 Monate (3–36 Monate). Bei 94% der Patienten wurde eine Visusverbesserung erreicht. Der mittlere bestkorrigierte Visus lag präoperativ unter 0,01 und betrug postoperativ 0,32. Nach zirka 6 Monaten trat bei 43% der Augen ein signifikanter Nachstar auf. Netzhautkomplikationen, insbesondere zystoide Makulaödeme und rhegmatogene Netzhautablösungen, fanden sich in keinem Fall. 69% der Augen lagen 1 dpt innerhalb der Zielrefraktion.

Summary. In 32 eyes of 27 highly myopic patients a cataract extraction with implantation of a negative refractive intraocular lens was performed. All patients showed a significant cataract. The mean length of the eyes, measured by ultrasound, was 33,54 mm (31,21 up to more than 35 mm). We performed one ECCE. All other patients were operated by phacoemulsification, usually with a self sealing frown incision, but twice in combination with trabeculotomy. The IOL power varied from –1,0 to –8,0 diopter. We chose a one piece, convex/concave PMMA model with 6,5 mm optic and 13,5 mm diameter. There were no intraoperative complications. We reached a follow-up of 11,5 months (3 to 36 months). In 94% of the patients (30 of 32) we achieved an improvement of best corrected visual acuity, in the mean from 0,1 to 0,32. A wide spread of postop visual acuity between 0,01 and 1,0 followed by different myopic macular degeneration. The postoperative refraction of 69% of the operated eyes were found within 1 diopter from the predicted power. 43% of the eyes developed posterior capsule fibrosis. There were no retinal complications, like retina ablations or CME. In summary we believe that cataract extraction can be performed in highly myopic eyes if necessary. For reason of postoperative refraction and intraocular stability an IOL should be implanted, even if negative lens power is required.

J. Wollensak et al. (Hrsg.)
8. Kongreß der DGII

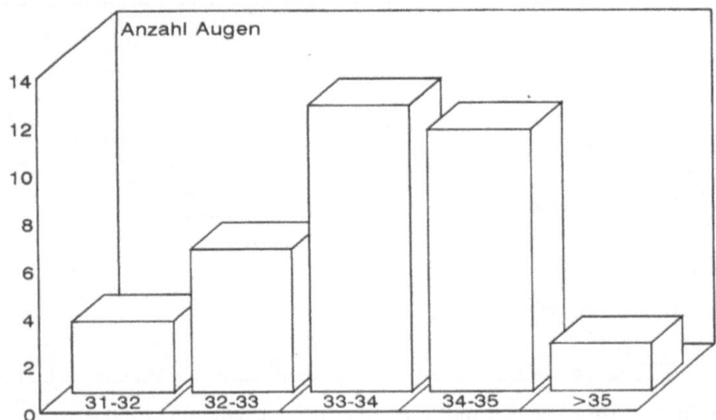

Abb. 1. Verteilung der Bulbuslängen in mm

Material und Methode

Wir berichten über 32 hochmyope Augen von 27 Patienten (16 Frauen und 11 Männer), bei denen eine signifikante Katarakt bestand. Das Durchschnittsalter betrug 61 Jahre (40–86 Jahre). Nach erfolgreicher Kataraktoperation wurde bei allen Patienten eine Hinterkammerlinse mit negativer Brechkraft (Minuslinse) implantiert. Es handelte sich um einstückige, konvex/konkave PMMA-Linsen mit 6,5 mm Optik- und 13,5 mm Gesamtdurchmesser. Die Brechkraft der implantierten Linsen lag zwischen –1,0 dpt und –8,0 dpt. Alle Operationen verliefen komplikationslos, wobei in 32 Fällen eine Phakoemulsifikation mit selbstschließender Tunnelinzision [2], einmal eine ECCE und zweimal eine Phakoemulsifikation in Kombination mit einer Trabekulektomie [7] durchgeführt wurde.

Die echographisch ermittelte Bulbuslänge lag im Mittel bei 33,54 mm (31,21 mm – 35,0 mm). Bei 2 Augen mit einer Bulbuslänge von über 35 mm konnten die exakten Maße nicht bestimmt werden (Abb. 1).

Ziel dieser Untersuchung war es, Aussagen über die Risiken und Erfolgsaussichten einer Kataraktoperation bei extrem myopen Augen zu machen, deren Anatomie eine Intraokularlinse mit negativer Brechkraft erforderte. Der bisherige Nachbeobachtungszeitraum beträgt im Mittel 11,5 Monate (3–36 Monate).

Ergebnisse

Bei 30 von 32 Augen (94%) konnte eine Visusverbesserung erreicht werden (Abb. 2). Der Ausgangsvisus lag präoperativ im Mittel unter 0,1, postoperativ bei 0,36. Die absoluten Visusergebnisse fanden sich bestkorrigiert zwischen 0,01 und 1,0. Diese breite Streuung war im wesentlichen durch den Einfluß verschieden tiefer Amblyopien und unterschiedlich ausgeprägter myoper Netzhautdegenerationen erklärt.

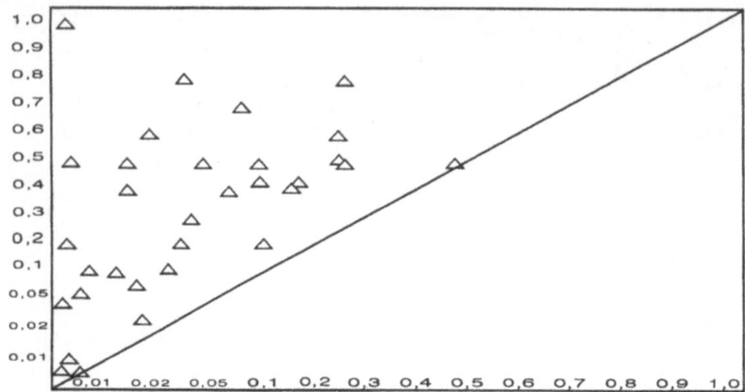

Abb. 2. Vergleich prä- und postoperativer Visus

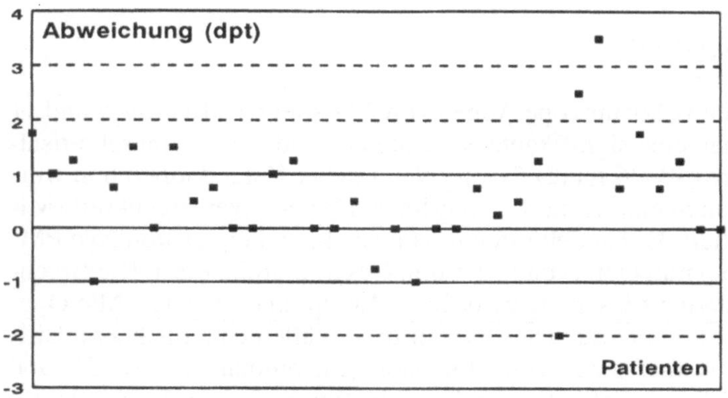

Abb. 3. Abweichung der postoperativen Refraktion von der Zielrefraktion

Bei den zwei übrigen Augen fanden sich prä- und postoperativ die gleichen Visusergebnisse, obwohl der Situs der vorderen Augenabschnitte eine bessere Sehleistung erwarten ließ. In beiden Fällen muß deshalb von tiefen Amblyopien ausgegangen werden.

Deutlich unterschieden sich die Ergebnisse der einseitig hochmyopen von denen der beidseitig hochmyopen Patienten. 7 einseitig hochmyope Patienten, die eine Bulbuslängendifferenz von im Mittel 7,7 mm (4,9 mm–10,1 mm) aufwiesen, lagen präoperativ unterhalb eines Fünfmetervisus und erreichten postoperativ einen Durchschnittsvisus von 0,21. Dagegen stieg der Visus der beidseitig hochmyopen Patientenaugen von im Mittel 0,12 auf 0,41. Orthoptische Probleme oder Doppelbilder traten in keinem Fall auf.

69% der Augen wichen weniger als 1 dpt von der Zielrefraktion ab, wobei primär eine Myopie von 2,5–3 dpt erwünscht war. Die Linsenberechnung erfolgte mittels SRK II-Formel [17, 18, 19], unter Berücksichtigung eines sog. „surgeon's factor" (Abb. 3).

Nach im Mittel 6 Monaten trat bei 43% der Augen ein signifikanter Nachstar auf. Mittels Nachstarabsaugung oder YAG-Kapsulotomie konnte wieder in allen Fällen der beste postoperative Visus erreicht werden.

Netzhautkomplikationen, wie sie in der Literatur beschrieben werden [4, 8, 9, 10, 12, 14, 15, 20], insbesondere zystoide Makulaödeme und rhegmatogene Netzhautablösungen, fanden sich innerhalb eines Nachbeobachtungszeitraumes von 3 bis zu 36 Monaten in keinem Fall.

Diskussion

Hochmyope Patienten stellen eine Problemgruppe der Kataraktchirurgie dar. Das operative Risiko wird bei ihnen i. allg. hoch eingeschätzt. Besonders in der hier betrachteten Gruppe extremer Myopien wird häufig auf die Implantation von Intraokularlinsen verzichtet. Die daraus resultierenden Refraktionsprobleme sind unbefriedigend für Patienten und Chirurgen. Darüber hinaus wird die Amotiorate bei Aphakie und exzessiver Myopie in der Literatur mit 10,0%–33,0% angegeben [3, 11, 13].

In unserem Patientenkollektiv wurde bei der Operation konsequent eine Intraokularlinse implantiert, auch wenn die Anatomie der Augen eine negative Brechkraft dieser Linsen (Minuslinsen) erforderte.

Die Ergebnisse der Operationen waren überaus zufriedenstellend. Bei 30 von 32 Augen konnte eine definierbare Visusverbesserung erreicht werden. Darüber hinaus äußerten sich auch die beiden übrigen Patienten zufrieden über die erhebliche Reduzierung der Myopie und den daraus resultierenden Gesichtsfeldgewinn, sowie die subjektive Verbesserung der Farb- und Räumlichkeitswahrnehmung.

Unterschiedlich stellten sich die Visusprognosen für einseitig und beidseitig hochmyope Patienten dar. Keiner der einseitig hochmyopen Patienten erreichte präoperativ einen Fünfmetervisus. Postoperativ lag der Visus im Mittel bei 0,21. Im Vergleich dazu besserten sich die Visusangaben der beidseitig hochmyopen Patienten von durchschnittlich 0,12 präoperativ auf 0,41 postoperativ. Der schlechtere Ausgangsvisus der Gruppe der einseitig hochmyopen erklärte sich durch fortgeschrittenere Katarakte, da diese Patienten den Kataraktchirurgen erst später aufsuchten, sowie durch ausgeprägtere Amblyopien. Unsere Erfahrungen zeigten jedoch, daß anamnestisch einseitige Amblyopien präoperativ nicht sicher zu bestimmen waren. Vielmehr waren wir gelegentlich postoperativ genauso positiv überrascht wie die Patienten, die sich sicher glaubten, mit dem operierten Auge „nie etwas gesehen zu haben".

Primär wurde von uns eine Überkorrektur von 2,5–3,0 dpt angestrebt. Kurzsichtige empfinden diese geringe Myopie als angenehm [6], da sie ihnen ein Lesen ohne Brillenkorrektur ermöglicht. Mit Hilfe der SRK II-Formel und unter Berücksichtigung eines auf Erfahrung beruhenden „surgeon's factor", gelang dies bei 69% aller Patienten.

43% der Patienten entwickelten einen signifikanten Nachstar. Damit liegt die Nachstarrate an der oberen Grenze der Streubreite, die in der Literatur angegeben wird [1]. Überwiegend handelte es sich um die fibrotische Form des Nachstars. Mittels YAG-Kapsulotomie oder Nachstarabsaugung konnte bei allen Patienten wieder der beste postoperative Visus erreicht werden. Die Indikation zur Laserbehandlung wurde streng gestellt. Weitere Komplikationen der vorderen Augenabschnitte fanden sich nicht.

Komplikationen der hinteren Augenabschnitte fanden sich weder postoperativ noch nach Laserbehandlung. Innerhalb eines Nachbeobachtungszeitraumes von bis zu 3 Jahren wurden insbesondere keine Netzhautablösungen und keine zystoiden Makulaödeme gefunden. Ursache hierfür könnte sein, daß bei diesen Formen der exzessiven Myopie bereits eine Verflüssigung und komplette Abhebung des Glaskörpers eingetreten ist. Oben genannte Komplikationen scheinen somit in höherem Alter selten zu werden. Langzeitergebnisse könnten dies bestätigen.

Erwähnenswert erscheint uns hinsichtlich der Linsenimplantation die Krankengeschichte eines Patienten, der an seinem aphaken, vor Jahren kataraktoperierten Auge eine Netzhautablösung entwickelte, wohingegen der Befund des von uns operierten, pseudophaken Auges stabil war.

Zusammenfassend lassen unsere Untersuchungen den Schluß zu, daß auch bei extrem kurzsichtigen Augen die Kataraktoperation mit Kunstlinsenimplantation in der hier durchgeführten Art kein ungewöhnliches Risiko darstellt. Es sollten jedoch die dem Auge angepaßten Minuslinsen implantiert werden, da sich mittels Biometrie die postoperative Refraktion ausreichend genau vorhersehen läßt.

Literatur

1. Apple DJ, Solomon KD, Tetz MR, Assia EI, Holland EY, Legler UFC, Tsai JC, Castaneda VE, Hoggatt JP, Kostick A (1992) Posterior Capsule Opacification. Surv Ophthalmol 37:73–116
2. Brauweiler HP, Kessler AS, Dühr R (1991) „No Stitch“-Kataraktchirurgie für konventionelle PMMA-Intraokularlinsen. Ophthalmo-Chirurgie 3:75–82
3. Buratto L (1991) Cataract Surgery in High Myopia. Eur J Implant Ref Surg 3: 271–278
4. Davison JA (1988) Retinal tears and detachment after extracapsular cataract surgery. J Cataract Refract Surg 14:624–632
5. Dardenne MU, Gerten GJ, Kokkas K, Kermani O (1989) Retrospective study of retinal detachment following neodymium: YAG laser posterior capsulotomy. J Cataract Refract Surg 15:676–680
6. Goldberg MF (1987) Clear Lens Extraction for Axial Myopia. Ophthalmology 94: 571–582
7. Hoffmann S, Brauweiler HP (1993) Triple procedure bei Glaukom. In: Robert YCA, Gloor B, Hartmann Ch, Rochels R (Hrsg) 7. Kongreß der DGII. Springer, Berlin Heidelberg New York
8. Kraff MC, Sanders DR (1990) Incidence of retinal detachment following posterior chamber intraocular lens surgery. J Cataract Refract Surg 16:477–480
9. Küllenberg C, Hermeking H, Gerke E (1991) Risikofaktoren der Netzhautablösung nach Kataraktextraktion mit Implantation einer Hinterkammerlinse. In:

Wenzel M, Reim M, Freyler H, Hartmann Ch (Hrsg) 5. Kongreß der DGII. Springer, Berlin Heidelberg New York

10. Lindstrom RL, Lindquist TD, Huldin J, Rubenstein JB (1988) Retinal Detachment in Axial Myopia Following Extracapsular Cataract Surgery. In: Cataracts, Raven Press, New York
11. Naeser K, Kobayashi C (1988) Epidemiology of aphakic retinal detachment following intracapsular cataract extraction: A follow-up study with an analysis of risk factors. J. Cataract Refract Surg 14:303–308
12. Nielsen NE, Naeser K (1993) Epidemiology of retinal detachment following extracapsular cataract extraction: A follow-up study with an analysis of risk factors. J Cataract Refract Surg 19:675–680
13. Percifal SPB (1986) High myopia: new definitions and the significance of IOL implantation. Eur J Implant Ref Surg 4:137–140
14. Percifal SPB, Baikoff G (1991) High Myopia. In: A Colour Atlas of Lens Implantation. Wolfe Publishing, Hazell Books, Aylesburry, Bucks, England
15. Percifal SPB, Setty SS (1993) Sight Threatening Pathology related to High Myopia after Posterior Chamber Lens Implantation. A Prospective Study. Eur J Implant Ref Surg 5:95–98
16. Praeger DL (1979) Five years' follow-up in the surgical management of cataract in high myopia treated with the Kelman phacoemulsification technique. Ophthalmology 86:2024–2033
17. Richards SC, Steen DW (1990) Clinical evaluation of the Holladay and SRK II formulas. J Cataract Refract Surg 16:71–74
18. Sanders DR, Retzlaff J, Kraff MC (1988) Comparison of the SRK II formula and other second generation formulas. J Cataract Refract Surg 14:22–26
19. Sanders DR, Retzlaff JA, Kraff MC, Gimbel HV, Raanan MG (1990) Comparison of the SRK/T formula and other theoretical and regression formulas. J Cataract Refract Surg 16:341–346
20. Wollensak J, Zeisberg B, Pham T (1988) Netzhautablösung nach Implantation einer Hinterkammerlinse. Klin Mbl Augenheilkd 192:1–5

Vergleich unbeschichteter und polyfluorcarbonbeschichteter Intraokularlinsen

S. Krenzer, M. C. Knorz, V. Seiberth, H. Liesenhoff

Zusammenfassung. *Einleitung:* Bisher verwendete Intraokularlinsen (IOL) aus Polymethylmethacrylat (PMMA) werden in letzter Zeit in oberflächenmodifizierten Formen unter der Zielsetzung erprobt, die Biokompatibilität der PMMA-IOL weiter zu verbessern.

Methoden: Wir untersuchten im Rahmen einer prospektiven randomisierten Studie 32 Augen von 16 Patienten. Jeder Patient erhielt randomisiert in einem Auge eine mit Polyfluorcarbon (PFC) beschichtete IOL (Domilens Flex 65 F) und im Partnerauge eine unbeschichtete Intraokularlinse (Adatomed 88 TI). Bei allen Augen wurde eine Phakoemulsifikation mit anschließender endokapsulärer Implantation der IOL durchgeführt. Postoperativ wurden am 7., 30. und 90. Tag qualitativ und quantitativ die IOL-Beschläge bestimmt.

Ergebnisse: Das Ausmaß der inflammatorischen Zellbesiedelung mit Spindelzellen lag in der Gruppe der PFC-beschichteten IOL am 7. und 30. postoperativen Tag signifikant höher als in der Gruppe der unbeschichteten IOL ($2\alpha \leq 0{,}01$/Poisson-Verteilung). Das Ausmaß der Zellbesiedelung mit Fremdkörperriesenzellen war in der Gruppe der PFC-beschichteten IOL an allen postoperativen Kontrollen durchschnittlich höher gelegen als in der Gruppe der unbeschichteten PMMA-IOL, ohne allerdings signifikant erhöht zu sein.

Schlußfolgerung: Derzeit spricht die erhöhte inflammatorische Zellbesiedlung mit Fremdkörperriesenzellen und Spindelzellen gegen eine bessere Biokompatibilität der PFC-beschichteten Linsen im Vergleich zu unbeschichteten PMMA-IOL.

Summary. *Introduction:* PMMA intraocular lenses (IOLs) were surface-modified to increase biocompatibility of the material.

Methods: In a prospective study we examined 32 eyes in 16 patients. Following randomisation, a perfluorcarbon-coated IOL (Domilens Flex 65F) was implanted in one eye and a noncoated IOL (Adatomed 88 TI) in the other eye. Phacoemulsification and in-the-bag placement of the IOL was used in all cases. The IOL surface was examined 7, 30, and 90 days postoperatively using specular microscopy (Zeiss 40 SL/P).

Results: The number of spindle cells on the IOL surface was significantly higher both 7 and 30 days postoperatively in the perfluorcarbon-coated group ($2\alpha \leq 0.01$). In addition, the number of giant cells was higher on all postoperative visits on the surface of perfluorcarbon-coated IOLs, though differences were not significant.

Conclusion: The higher number of inflammatory cells indicates that current perfluorcarbon-coated IOLs are not superior to noncoated IOLs regarding biocompatibility.

J. Wollensak et al. (Hrsg.)
8. Kongreß der DGII

Einleitung

Bisher verwendete Intraokularlinsen (IOL) aus Polymethylmethacrylat (PMMA) werden in letzter Zeit in oberflächenmodifizierten Formen unter der Zielsetzung erprobt, die Biokompatibilität der PMMA-IOL weiter zu verbessern.

Insbesondere für heparinbeschichtete IOL ließ sich im Vergleich zu unbeschichteten PMMA-Linsen postoperativ eine signifikant geringere inflammatorische Zellbesiedelung nachweisen [1, 3]. Erste In-vitro-Testergebnisse [2] ließen ein ähnlich positives Ergebnis auch für PFC-beschichtete Intraokularlinsen erwarten. Wir überprüften daher die Biokompatibilität der PFC-IOL in vivo.

Methoden

Wir untersuchten im Rahmen einer prospektiven randomisierten Studie 32 Augen von 16 Patienten. Jeder Patient erhielt randomisiert in einem Auge eine mit Polyfluorcarbon (PFC) beschichtete IOL vom Typ Domilens Flex 65 F und im Partnerauge eine unbeschichtete IOL vom Typ Adatomed 88 TI. Bei allen Augen wurde eine Phakoemulsifikation mit einer 5–6 mm großen Kapsulorhexis und anschließender endokapsulärer Implantation der IOL durchgeführt. In allen Fällen wurde die gleiche postoperative Therapie mit Gentamicinsulfat AT 3mal täglich, Prednisolon-21-acetat 10 mg AT 3mal täglich und Homatropinhydrobromid AT z.N. angewendet. Am 1., 7., 30. und 90. postoperativen Tag wurde eine Untersuchung der vorderen und hinteren Augenabschnitte vorgenommen. Hierbei wurden am 7., 30. und 90. postoperativen Tag die IOL-Beschläge pro mm^2 nach der von Wenzel et al. [4] vorgeschlagenen Methode qualitativ und quantitativ an der Spaltlampe erfaßt und anschließend mit dem Mikroskopzusatz 8fach für die Fotospaltlampe 40 SL/P der Firma Zeiss in 80- bis 120facher Vergrößerung fotodokumentiert.

Tabelle 1. Postoperativer Visus (Mittelwert)

Visus c.c. postoperativ	7. Tag	30. Tag	90. Tag
PFC-IOL	0,7	0,7	0,8
PMMA-IOL	0,7	0,8	0,9

Ergebnisse

Der korrigierte Visus war zu allen postoperativen Kontrollen in beiden Gruppen nahezu identisch (s. Tabelle 1). Das Ausmaß der inflammatorischen Zellbesiedelung am 7. postoperativen Tag ergab in der Gruppe der PFC-beschichteten Intraokularlinsen eine durchschnittliche Besiedlung mit 31 Spindelzel-

Tabelle 2. Fibrinöse Reaktion postoperativ

Fibrinöse Reaktion am:	7. Tag (n = 16 Patienten)	30. Tag (n = 14 Patienten)	90. Tag (n = 14 Patienten)
PFC-IOL	15	13	13
PMMA-IOL	2	1	1

len/mm² und 3 Fremdkörperriesenzellen/mm². Die entsprechende Anzahl für die unbeschichtete IOL lag bei 16 und 2 Zellen/mm² (*n* = 16 Patienten).

Nach 30 Tagen zeigten sich bei den PFC-beschichteten Linsen durchschnittlich 14 Spindelzellen/mm² und 3 Fremdkörperriesenzellen/mm².

Die entsprechende Besiedelung für die unbeschichtete PMMA-Linse lag bei 3 und 2 Zellen/mm² (*n* = 14 Patienten).

Die Besiedelung mit Spindelzellen lag in der Beobachtungseinheit der beschichteten Intraokularlinsen am 7. und 30. postoperativen Tag signifikant ($2\alpha \leq 0{,}01$/Poisson-Verteilung) höher als in der Gruppe der unbeschichteten Linsen.

Die Zellbesiedelung mit Fremdkörperriesenzellen war in der PFC-Gruppe gegenüber den Standard PMMA-IOLs durchschnittlich dichter, ohne allerdings signifikant erhöht zu sein.

Am 90. postoperativen Tag ergibt sich nur eine durchschnittlich erhöhte Zellbesiedelung für die PFC-Linse mit 5 Spindelzellen/mm² und 2 Fremdkörperriesenzellen/mm² im Vergleich zu 1 Spindelzellen/mm² und 1 Fremdkörperriesenzellen/mm² bei den unbeschichteten Intraokularlinsen (*n* = 14 Patienten).

Bei den postoperativen Kontrollen am 7., 30. und 90. Tag fanden sich bei den PFC-IOLS in der Mehrzahl der Fälle (s. Tabelle 2) geringe bis mäßige fibrinöse Reaktionen, wobei sich in der Linsenbeschichtung oftmals implantationsbedingte Kratzer und Faßdefekte nachweisen ließen.

Schlußfolgerung

Derzeit spricht die signifikant erhöhte inflammatorische Zellbesiedelung auf der Polyfluorcarbonlinsenoberfläche gegen eine bessere Biokompatibilität der beschichteten Linse im Vergleich zur Standard-PMMA-Linse. Ein Grund hierfür könnte die implantationsbedingte Schädigung der PFC-Oberfläche sein, deren mechanische und chemische Irritationen zu der stärkeren inflammatorischen Reaktion geführt haben könnten.

Literatur

1. Borgioli M, Coster DJ, Fan RF et al. (1992) Effect of heparin surface modifikation of polymethylmethacrylate intraocular lenses on signs of postoperative inflammati-

on after extracapsular cataract extraction. One year doublemasked multicenter study. Ophthalmology 99: 1248–1255
2. Eloy R, Parrat DM, Duc TM, Legeay G (1993) In vitro evaluation of inflammatory cell response after CF4 plasma surface modification of poly(methylmethacrylate) intraocular lenses. J Cataract Refract Surg 19: 364–371
3. Philipson B, Fagerholm P, Calel B, Grunge A (1992) Heparin surface modified intraocular lenses. Three month follow up of a randomized, double masked clinical trial. J Cataract Refract Surg 18: 71–78
4. Wenzel M, Reim M, Heinze M, Böcking A (1988) Cellular invasion on the surface of intraocular lenses. In vivo cytological observations following lens implantation. Graefe's Arch Clin Exp Ophthalmol 226: 449–454

Endothelzellverlust bei Polyfluorocarbon beschichteten Intraokularlinsen

U. Faller, M. Tetz, M. Blum, C. Greiner und H. E. Völcker

Zusammenfassung. Um die Verträglichkeit von Intraokularlinsen (IOL) zu verbessern, wurden in den letzten Jahren verschiedene IOL-Beschichtungen entwickelt. Wir untersuchten in einer prospektiven randomisierten Studie an 44 Augen von 44 Patienten den Einfluß von Polyfluorocarbon-Beschichtung (PFC) auf den postoperativen Endothelzellverlust. Mit standardisierter extrakapsulärer Operationstechnik unter Verwendung von Hyaluronsäure wurde bei 24 Patienten eine PFC-beschichtete, bei 20 Patienten eine nicht beschichtete Hinterkammerlinse (HKL) gleichen Typs implantiert. Anhand von zentralen Endothelzellphotos, die unmittelbar präoperativ, sowie 6 und 12 Monate postoperativ angefertigt wurden, wurde die Endothelzelldichte pro mm^2 ermittelt. Die präoperativen Ausgangswerte der PFC-Gruppe lagen bei durchschnittlich 2788, die der Kontrollgruppe bei 2871 Zellen/mm^2. Nach 6 Monaten zeigte sich ein Endothelzellverlust von 9,9% bei den PFC-IOLs, bzw. von 10,6% bei den nicht beschichteten Linsen. Die entsprechenden Werte nach 12 Monaten betrugen 12,9% und 13,3%. Damit ließ sich bei Verwendung einer viskoelastischen Substanz kein signifikanter Einfluß der PFC-Beschichtung auf den postoperativen Endothelzellverlust nachweisen.

Summary. In the last years different surface modified intraocular lenses (IOL) have been developed to further improve upon the biocompatibility of the implant. In a prospective randomized trial of 44 eyes of 44 patients we studied the influence of polyfluorocarbon (PFC)-coated IOLs on the postoperative endothelial cell loss. 24 patients received a PFC-coated IOL and 20 patients a control IOL of the same design by means of a standardizised operation technique. The central endothelial cell density/mm^2 was calculated by evaluating central endothelial cell photographs which were taken preoperatively, 6 and 12 months postoperatively. Preoperatively mean cell density in the PFC-group was 2788 cells/mm^2 and in the control group 2871 cells/mm^2. After 6 months the endothelial loss in the PFC-group was 9.9% and in the control group 10.6%. The loss after 12 months was 12.9% and 13.3% respectively. Our study did not indicate a significant influence of the coating tested on the postoperative endothelial cell loss.

Einleitung

Die Endotheldekompensation mit Hornhautödem ist eine ernstzunehmende Komplikation nach Implantation einer Intraokularlinse [18]. 1976 wurden von Bourne u. Kaufmann die qualitative und quantitative Schädigung des

J. Wollensak et al. (Hrsg.)
8. Kongreß der DGII

Hornhautendothels durch Kataraktoperationen mit nachfolgender Verminderung der Zelldichte nachgewiesen [3]. Meist wird ein mittlerer zentraler Endothelzellverlust nach extrakapsulärer Kataraktextraktion zwischen 10% und 20% beschrieben [1, 6, 14]. Insbesondere im Zusammenhang mit moderner Phakoemulsifikationstechnik sind auch deutlich geringere Verluste beschrieben worden [12, 17, 19]. Ziel der vorliegenden Studie war es, den Einfluß von Polyfluorocarbon beschichteten Intraokularlinsen auf den postoperativen Endothelzellverlust bei gleichzeitiger Verwendung einer viskoelastischen Substanz zu untersuchen.

Patienten, Material und Methode

In eine prospektive, randomisierte Studie wurden 44 Patienten, die zwischen November 1991 und März 1992 in unserer Klinik an einer Katarakt operiert wurden, aufgenommen. Mit standardisierter extrakapsulärer Operationstechnik unter Verwendung von Hyaluronsäure wurde bei 24 Augen von 24 Patienten eine Polyfluorocarbon-PFC-beschichtete PMMA-Intraokularlinse implantiert. In der Kontrollgruppe wurden 20 nicht beschichtete Intraokularlinsen gleichen Typs eingesetzt.

Unmittelbar präoperativ wurden mit einer Olympus OM2 Spiegelreflexkamera zentrale Endothelzellphotos angefertigt. Dies wurde 6 und 12 Monate nach Operation wiederholt. Die zentrale Endothelzelldichte pro mm^2 wurde aus 3–5 der jeweils besten Aufnahmen gemittelt. Dazu wurde die Zellzahl ausgezählt und mit einem Umrechnungsfaktor multipliziert. Dies ergab die jeweilige Zelldichte pro mm^2. Zur statistischen Auswertung der Befunde wurden die Mittelwerte und Standardabweichungen in den jeweiligen Gruppen errechnet. Die Prüfung auf Signifikanzen erfolgte auf dem 5% Niveau.

Bei allen Patienten wurden Visus, morphologischer Befund, intra- und postoperative Komplikationen, Geschlecht und Alter dokumentiert.

Ergebnisse

Das Durchschnittsalter der Patienten in der PFC-Gruppe betrug 71,4 (± 7,6) Jahre, in der Kontrollgruppe 72,3 (± 7,2) Jahre. Die Geschlechterverteilung war in beiden Gruppen vergleichbar (jeweils 8 Männer, 12 Frauen in der Kontrollgruppe gegenüber 16 Frauen in der PFC-Gruppe).

Präoperativ konnten alle 44 Augen mit in die Studie einbezogen werden, nach 6 Monaten kamen 39 (PFC-Gruppe 23, Kontrolle 16 Patienten) und nach 12 Monaten 22 Augen zur Auswertung (PFC-Gruppe 13, Kontrolle 9).

Die durchschnittliche zentrale Endothelzelldichte betrug in der PFC-Gruppe präoperativ 2788 (± 435) Zellen/mm^2, in der Kontrollgruppe 2871 (± 424) Zellen/mm^2. Nach 6 Monaten fand sich eine Reduktion auf 2511 (± 472) Zellen/mm^2 in der PFC-Gruppe und auf 2715 (± 429) Zellen/mm^2 in der Kontrollgruppe. Dies entspricht einem Endothelzellverlust im zentralen Bereich von 9,9% in der PFC-Gruppe und von 10,6% in der Kontrollgruppe. Nach 12 Monaten betrug die Zelldichte in der PFC-Gruppe 2429 (± 427) und in der Kontrollgruppe 2497 (± 588) Zellen/mm^2 entsprechend einem Zellverlust von 12,9% und 13,3%. Diese Unterschiede waren statistisch nicht signifikant.

Diskussion

Endothelzellschädigungen durch Kataraktchirurgie und IOL-Implantation sind hinreichend bekannt [6, 8, 16]. Operationstechniken (ECCE vs. Phakoemulsifikation), die Art der verwendeten Intraokularlinse und der Fixationsort sowie anatomische Gegebenheiten (Härte des Kerns) stellen wesentliche Einflußfaktoren dar [1, 10, 12]. Die Irisfixation der IOL oder der Iriskontakt können zu einer anhaltenden Endothelzellschädigung führen [7, 9, 15]. Ebenso steigt der Endothelzellverlust mit der Dauer der verwendeten Ultraschallzeit bei Phakoemulsifikation [12, 17].

Interessanterweise wurde noch 1976 in den ersten Untersuchungen zur Quantifizierung des Endothelzellverlustes nach Linsenimplantation vor der Verwendung viskoelastischer Substanzen ein Zellverlust von bis zu 70% beschrieben [3]. Ein Durchbruch in der Verbesserung des intraoperativen Endothelzellschutzes stellte die Einführung viskoelastischer Substanzen in die Ophthalmochirurgie dar [2, 4, 5, 11, 13].

Ein weiterer Ansatz zum Schutz des Endothels besteht im Einsatz verschiedener Oberflächenbeschichtungen. In unserer Studie lag nach 6 und 12 Monaten bei beiden Gruppen ein operationsbedingter Endothelzellverlust vor, der über den altersbedingten Verlust von ca. 0,5% jährlich hinausging. Jüngere Untersuchungen weisen einen Endothelzellverlust nach extrakapsulärer Kataraktextraktion von 5–20% auf [14, 19]. Unsere Ergebnisse entsprechen diesem in der Literatur angegebenen Endothelzellverlust mit 12,9% und 13,3% nach einem Jahr. Nach diesen Ergebnissen hatte die PFC-Beschichtung keinen zusätzlichen Effekt auf den postoperativen Endothelzellverlust, wenn gleichzeitig Hyaluronsäure eingesetzt wurde.

Literatur

1. Apple DJ, Mamalis N, Olson RJ, Kincaid MC (1989) Intraocular lenses. Evolution, designs, complications, and pathology. Williams & Wilkins, Baltimore
2. Apple DJ, Tetz MR, Hansen SO, Solomon KD (1988) Use of viscoelastics in intraocular lens removal. In: Rosen E (ed) Viscoelastic Materials. Pergamon Books Oxford, pp 121–137
3. Bourne WM, Kaufmann HE (1976) Endothelial damage associated with intraocular lenses. Am J Ophthalmol 81 : 481–485
4. Glasser DB, Osborn DC, Nordeen JF, Min YI (1991) Endothelial protection and viscoelastic retention during phacoemulsification and intraocular lens implantation. Arch Ophthalmol 109 : 1438–1440

5. Guthoff R, Wendl U, Bohnke M, Winter R (1992) Endothelzellschützende Wirkung hochvisköser Substanzen in der Kataraktchirurgie. Ophthalmologe 89:310–312
6. Hartmann Ch (1990) Endothelschutz bei operativen Eingriffen und bei Hornhautspendermaterial. Fortschr Ophthalmol 87:198–205
7. Hartmann Ch, Severin M, Kirchof B (1984) IOL-Endotheliopathie. Fortschr Ophthalmol 103:1347–1349
8. Hwang DG, Smith RE (1991) Corneal complications of cataract surgery. Refract Corneal Surg 7:77–80
9. Liesegang TJ, Bourne WM, Ilstrup DM (1991) Short- and long-term endothelial cell loss associated with cataract extraction and intraocular lens implantation. Am J Ophthalmol 97:32–39
10. Ohrloff C, Oldendörp J, Puck A (1985) Geringe Endothelzellverluste nach Phakoemulsifikation und Implantation einer Hinterkammerlinse. Klin Mbl Augenheilk 186:303–306
11. Ozmen A, Guthoff R, Winter R, Draeger J (1992) Vergleichende Untersuchungen zum Einsatz von viskoelastischen Substanzen in der Kataraktchirurgie. Eine randomisierte Studie. Klin Mbl Augenheilk 200:171–174
12. Patel J, Apple DJ, Hansen SO, Solomon KD, Tetz MR, Gwin TD, O'Morchoe DJC, Daun ME (1989) Protective effect of the anterior lens capsule during extracapsular cataract extraction. Part II: Preliminary results of clinical study. Ophthalmology 96:598–602
13. Rafuse PE, Nichols BD (1992) Effects of Healon vs Viscoat on endothelial cell count and morphology after phacoemulsification and posterior chamber lens implantation. Can J Ophthalmol 27:125–129
14. Reinhard Th, Reim M, Wolf S, Wenzel M (1989) Zur Zelldichte des Hornhautendothels nach Kataraktoperationen. Klin Mbl Augenheilk 195:211–215
15. Rose GE (1984) Short- and long-term endothelial cell loss associated with cataract extraction and intraocular lens implantation. Am J Ophthalmol 98:246–248
16. Schultz RO, Glasser DB, Matsuda M, Yee RW, Edelhauser HF (1984) Response of the corneal endothelial to cataract surgery. Arch Ophthalmol 104:1164–1169
17. Solomon KD, Gwin TD, O'Morchoe DJC, Tetz MR, Hansen SO, Sugita A, Imkamp EM, Apple DJ (1989) Protective effect of the anterior lens capsule during extracapsular cataract extraction. Part I: Experimental animal study. Ophthalmology 96:591–597
18. Vivell P, Lund OE (1990) Ist die Endothelmikroskopie vor Katarakt-Chirurgie notwendig? Klin Mbl Augenheilk 197:265–267
19. Werblin TP (1993) Long term endothelial cell loss following phacoemulsification: model for evaluating endothelial damage after intraocular surgery. Refract Corneal Surg 9:29–35

Intraoperative Ergebnisse einer prospektiven multizentrischen kontrollierten Studie über Silikonlinsen mit Plattenhaptik im Vergleich zu PMMA-Linsen

J. Kammann, H. von Denffer, R. Gerl, J. H. Greite, K. W. Jacobi, U. Klemen, T. Kohnen, U. Mester, F. Rentsch und R. Welt

Zusammenfassung. *Einleitung:* Mit zunehmender Anwendung der Kleinschnittchirurgie werden vermehrt Silikonlinsen implantiert. Aufgrund unterschiedlicher Materialeigenschaften und Geometrien sind neue Implantationstechniken erforderlich, die einer gewissen Übung bedürfen.

Methodik: Zur Beurteilung der Frage nach intraoperativen Komplikationen sowie Langzeitverträglichkeit von Disksilikonlinsen im Vergleich zu PMMA-Linsen, wurde eine prospektive multizentrische kontrollierte Studie mit neun Zentren und 1350 implantierten Linsen durchgeführt. Implantiert wurden entweder eine Disksilikonlinse, eine ellipsoide Silikonlinse oder die jeweilige Standard-PMMA-IOL der Klinik als Referenzlinse.

Ergebnis: Die Auswertung von 1158 Augen zeigt keine statistisch signifikanten Unterschiede zwischen Silikonlinsen und PMMA-Linsen bezüglich intraoperativer Komplikationen. Die Ergebnisse zeigen jedoch deutlich, daß diejenigen Operateure, die noch keine Erfahrung mit Silikonlinsen hatten, eine gewisse Lernkurve aufwiesen. Es besteht somit die Notwendigkeit der Gewöhnung an das Material und Design dieser Linsen, um ein gleich gutes bzw. besseres Ergebnis im Vergleich zur PMMA-Linse zu erzielen.

Schlußfolgerungen: Für eine erfolgreiche Linsenimplantation ist eine regelmäßige Anwendung der zu implantierenden Linsenmaterialien bzw. Linsendesign zu empfehlen. Nur gelegentliche Anwendung neuer Linsenmaterialien und -design bewirken, daß das Gesamtergebnis ungünstig beeinflußt wird.

Summary. *Introduction:* With increasing use of small incision surgery more and more silicone-IOLs are implanted into cataract patients. Due to different material properties and design, new implantation techniques have to be applied which need certain training and experience.

Methods: For the judgement of intraoperative complications and long-term biocompatibility of silicone-IOLs compared to PMMA-IOLs, a controlled prospective study was carried out in nine centers with a total of 1350 implanted IOLs. According to a randomized protocol a disc-shaped silicone-IOL, an oval silicone-IOL, or a PMMA-IOL, which was the standard IOL of the respective clinic, was implanted.

Results: The evaluation of 1158 implantations showed that for intraoperative complications no statistically significant differences between silicone-IOLs and PMMA-IOLs could be observed. It is evident, however, that those cataract surgeons who have no experience with silicone-IOLs showed a certain „learning curve". Therefore there

J. Wollensak et al. (Hrsg.)
8. Kongreß der DGII

is a necessity to get used to the material and design of these IOLs in order to achieve adequate or even better results compared to PMMA-IOLs.

Conclusions: For a successful intraocular lens implantation, regular application of the lens materials or lens design to be implanted is recommended. An only occasional implantation of new lens materials and design results in an unfavourable influence on the general outcome.

Einleitung

Mit Einführung der Kleinschnittchirurgie, vermehrter Anwendung der Phakoemulsifikation und nahtloser Wundadaptionstechnik werden zunehmend Linsen aus Silikonmaterial implantiert [10]. Elastische Linsen erfordern jedoch z.T. aufgrund ihrer Materialeigenschaften und Geometrien neue Implantationstechniken, die anfangs schwierig sein können und einer gewissen Übung bedürfen [1, 2, 7].

Wesentliche Voraussetzungen für die erfolgreiche Implantation dieser Intraokularlinsen sind bestimmte intraoperative Bedingungen, wie eine intakte hintere Kapsel im Fall von Silikonlinsen mit Plattenhaptik [3, 5, 6] sowie zusätzlich ein intakter vorderer Rhexisrand falls ellipsoide Silikonlinsen implantiert werden sollen [3, 5]. Besteht bereits vor der Implantation eine Zonulafaserruptur, so kann es während der Implantation zu einem Glaskörpervorfall kommen [3, 9]. Des weiteren ist die Verwendung von geeigneten Halte- und Faltinstrumenten für den jeweiligen Linsentyp für eine komplikationsfreie Implantation von Bedeutung. So kann der Einsatz von ungeeigneten Faltpinzetten, z.B. der Faulknerpinzette, beim Entfalten der Linsen zu einem hinteren Kapselriß führen [9]. Darüber hinaus erfordert das Falten oder Rollen der Silikonlinsen eine gewisse Übung, da es sonst zu einer Beschädigung der Linse durch Rißbildung kommen kann [3, 5, 9]. Dieses Anforderungsprofil setzt voraus, daß der Operateur bereits über eine ausreichende operative Erfahrung verfügt und die Implantation dieser Linsen mit gewisser Regelmäßigkeit durchführt. Außerdem ist für die Implantation von Disklinsen, sei es in gerolltem oder gefaltetem Zustand, eine Ausspannung der Kapselblätter durch eine viskoelastische Substanz erforderlich [4, 6].

Um die tatsächlichen Vor- und Nachteile dieser Linsen sowie deren Bioverträglichkeit statistisch relevant beurteilen zu können, wurde eine multizentrische kontrollierte Studie mit 2 Silikonlinsen mit Plattenhaptik im Vergleich zu PMMA-Linsen durchgeführt. An der Studie beteiligen sich ausschließlich erfahrene Kataraktchirurgen, wovon einige bisher noch keine Silikonlinsen implantiert hatten. Eine erste Auswertung umfaßt die intraoperativen allgemeinen Komplikationen, über die hier berichtet werden soll.

Material und Methode

An der randomisierten Studie nahmen 9 Kliniken teil, die Implantationen waren pro Klinik auf 2 Operateure beschränkt, um eine Vergleichbarkeit der Er-

Tabelle 1. Aufstellung der implantierten Linsentypen

Linsentypen		Hersteller	Durchmesser der Optik [mm]	Gesamtdurchmesser [mm]
Silikon	90D	adatomed	6,0	9,75
Silikon	C10	Chiron Vision	6,0	10,5
PMMA	75ST	adatomed	7,0	10 (< 20 dpt: 11)
PMMA	75ST-6	adatomed	6,0	10 (< 20 dpt: 11)
PMMA	85LT	adatomed	5,8	11
PMMA	88TI	adatomed	6,0	11 (< 20 dpt: 12)
PMMA	FLEX 60	Domilens	6,0	12,5
PMMA	808A	Kabi Pharmacia	6,5	12
PMMA	809P	Kabi Pharmacia	5,0	12

gebnisse gewährleisten zu können. Voraussetzungen für die Aufnahme der Patienten in die Studie waren eine Katarakt, ein Alter zwischen 50 und 85 Jahren, eine erforderliche Linsenstärke zwischen 15 und 30 dpt, Implantation in den Kapselsack sowie gesicherte Nachkontrolle. Ausschlußkriterien waren Cataracta complicata, Rubeosis iridis, proliferative Vitreoretinopathie, proliferative diabetische Retinopathie, vorherige glaskörperchirurgische Eingriffe, intraokulare Tumoren, HIV-Infektion, Zonuladefekte von mehr als 2 h, Pupillendurchmesser kleiner als 5 mm, falls keine Iridotomien durchgeführt wurden sowie eine intraoperative Kapselruptur während der Phakoemulsifikation oder des Absaugvorgangs der Rindenanteile. Die ausgewählten 50 Patienten nahmen nur mit einem Auge an der Studie teil. Es wurden 50 Linsen pro Linsentyp nach einem prospektiven Randomisierungsschema implantiert. Die geplante Gesamtzahl der Linsen betrug somit 1350. Insgesamt wurden 1200 Augen mittels Phakoemulsifikationstechnik operiert, 150 Augen mittels ECCE-Technik.

Folgende Linsen wurden in dieser Studie verwendet:

1. Disk-Silikonlinse (Typ 90D) Hersteller Adatomed, mit einem Gesamtdurchmesser von 9,75 mm und 2 Positionierungslöchern von 0,25 mm Durchmesser im Haptikbereich.
2. Ellipsoide Silikonlinse mit Plattenhaptik (Typ C10), Hersteller Chiron Vision, mit einem Gesamtdurchmesser von longitudinal 10,5 mm und 2 Positionierungslöchern von 0,25 mm Durchmesser im Haptikbereich.
3. Die PMMA-Linsen, die in der jeweiligen Klinik als Standardlinse benutzt wurden, dienten als Referenzlinsen.

Die einzelnen Linsentypen sind in Tabelle 1 aufgelistet.

Ergebnisse und Komplikationen

Zur statistischen Auswertung kamen 1158 der 1350 Augen. Nicht ausgewertet wurden Protokolle, die unvollständig ausgefüllt waren. Die Auswertung

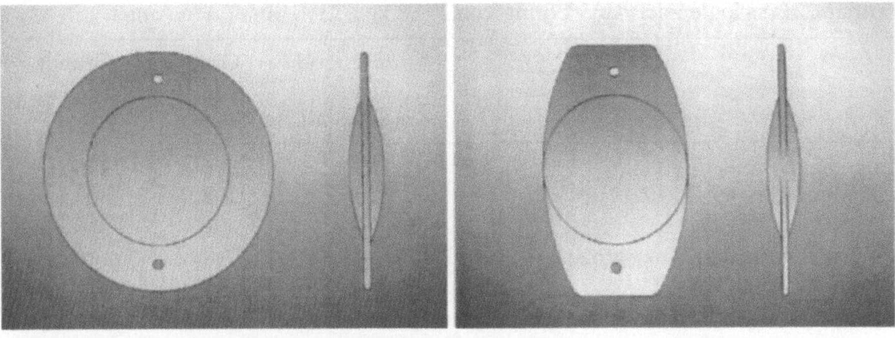

1 2

Abb. 1. Schematische Darstellung der Disksilikonlinse (Gruppe 1)

Abb. 2. Schematische Darstellung der ellipsoiden Linse (Gruppe 2)

umfaßte 720 Frauen und 438 Männer, 593 rechte Augen sowie 565 linke Augen. 17,3% der Patienten wurden ambulant operiert. Das durchschnittliche Alter der 3 Patientengruppen, bezogen auf den jeweiligen Linsentyp, betrug für die Gruppe 1 (Disksilikonlinse, Abb. 1) 72,5 Jahre, für die Gruppe 2 (ellipsoide Silikonlinse, Abb. 2) 73,2 Jahre, in Gruppe 3 (PMMA-Linse) 73,1 Jahre. In Gruppe 1 wurden 389, in der 2. Gruppe 396, in der 3. Gruppe 373 implantierte Linsen ausgewertet.

Die eingesetzten Operationstechniken verteilten sich wie folgt auf die einzelnen Gruppen:
Gruppe 1: 325 korneosklerale und 54 korneale Zugänge,
Gruppe 2: 298 korneosklerale und 98 korneale Zugänge,
Gruppe 3: 323 korneosklerale und 50 korneale Zugänge.

Die Inzisionsgröße betrug für die einzelnen Gruppen bei korneoskleralem Zugang bei den Disk- und ellipsoiden Linsen im Median 4 mm, bei den PMMA-Linsen 6 mm; bei rein kornealem Zugang entsprechend 4 mm, 3 mm und 5 mm. In Gruppe 1 wurden in 269 Augen Linsen mit der Faltpinzette nach Fine (Rhein Medical Inc.) implantiert, 102 Linsen im gerollten Zustand mittels eines Inserters (Chiron Vision). In Gruppe 2 wurden entsprechend 237 Silikonlinsen gefaltet und 148 Linsen mittels Inserter implantiert. Der Wundverschluß erfolgte überwiegend durch nahtlose Wundadaptation (Gruppe 1: 365/389; Gruppe 2: 384/396 und Gruppe 3: 309/373 Augen). In allen 3 Gruppen wurde vorwiegend eine Kapsulorhexis durchgeführt (Gruppe 1: 385/389; Gruppe 2: 391/396; Gruppe 3: 369/373). Eine sofortige Implantation in den Kapselsack gelang in der Gruppe 1 bei 298 Augen, in der Gruppe 2 bei 228, in der Gruppe 3 bei 238 Augen. Die Operationsdauer war in allen 3 Gruppen im wesentlichen gleichlang und betrug in Gruppe 1 17,7 min, in Gruppe 2 17,2 min und in Gruppe 3 17,3 min (Tabelle 2). Der von den Operateuren angegebene Schwierigkeitsgrad der Implantation der einzelnen Linsen sowie die Beurteilung der Faltbarkeit der Silikonlinsen ist in Tabelle 3 dargestellt. Die linsenunabhängigen intraoperativen Komplikationen sowie die Komplikatio-

Tabelle 2. Basisdaten der Auswertung von 1158 von 1350 operierten Augen

	Gruppe 1 Disk-Silikonlinse	Gruppe 2 ellipsoide Linse	Gruppe 3 PMMA Linse
Patientenzahl	389	396	373
Korneoskleraler Zugang	325	298	323
Kornealer Zugang	64	98	50
Durchschnittliche Inzisionsgröße korneoskleral [mm]	4	4	6
Durchschnittliche Inzisionsgröße corneal [mm]	4	3	5
Kapsulorhexis	385	391	369
Implantation der Silikon IOL gerollt	102	148	
Implantation der Silikon IOL gefaltet	269	237	
Sofortige Implantation in den Kapselsack	298	228	238
Wundadaptation nahtlos	365	384	309
Operationsdauer [min]	17,7	17,2	17,3

Tabelle 3. Beurteilung implantationsbezogener Parameter

	Gruppe 1 Disk-Silikonlinse	Gruppe 2 ellipsoide Linse	Gruppe 3 PMMA Linse
Beurteilung der Faltbarkeit der Silikon-IOL/leicht	325	307	
Beurteilung der Faltbarkeit der Silikon-IOL/schwer	36	21	
Schwierigkeit der Implantation/leicht	331	354	343
Schwierigkeit der Implantation/schwer	48	29	16

nen während der Implantation der Linsen bezogen auf die 3 Gruppen sind in Tabelle 4 aufgelistet.

An spezifischen linsenbezogenen Komplikationen fanden sich bei der 90D Linse 2 hintere Kapselrupturen. In einem Fall wurde versucht die Linse ungefaltet zu implantieren, im 2. Fall war die Linse nicht in der Mitte des Optikbereiches bei der Faltung erfaßt worden und entfaltete sich daher während des Implantationsvorganges asymmetrisch. Dies führte zu einer Ruptur der hinteren Kapsel, so daß eine PMMA-Linse implantiert werden mußte. In einem weiteren Fall war die Implantation der Disklinse aufgrund tiefliegender Augen so erschwert, daß eine Implantation in den Sulcus ciliaris erfolgte. Auch dieser Patient wurde wie die beiden vorherigen Patienten aus der Studie herausgenommen, da Voraussetzung für die Teilnahme an der Studie die Implantation der Linsen in einen intakten Kapselsack war.

Tabelle 4. Linsenunabhängige Komplikationen/Komplikationen während der Linsenimplantation

	Gruppe 1 Disk-Silikonlinse	Gruppe 2 ellipsoide Linse	Gruppe 3 PMMA Linse
Vorderer Kapselriß	9/0	12/4	7/0
Hinterer Kapselriß	4/2	0/0	9/0
Endothelkontakt	10/3	2/1	2/0
Descementablösung	10/0	6/0	7/0
Partieller Zonulaabriß	4/2	6/0	3/0
Starkes operatives Trauma	25/4	17/2	17/0
Beschädigung der IOL während der Implantation	10	3	1

In einem Fall konnte eine geplante ellipsoide Linse nicht implantiert werden, da sich die Pupille während der Operation verengte und eine Implantation in den Kapselsack nicht sichergestellt werden konnte. Es wurde daraufhin eine gerollte 90D Disksilikonlinse implantiert. In einem weiteren Fall war eine Implantation der bei diesem Patienten vorgesehenen Disksilikonlinse nicht durchführbar, da wegen maturer Katarakt eine kontinuierliche Kapsulorhexis nicht möglich war. Bei einem anderen Patienten wurde anstelle einer Disksilikonlinse aufgrund sehr enger Lidspalten bei primär geplantem skleralem Zugang eine dreiteilige faltbare Silikonlinse implantiert.

Eine vollständige Entfernung viskoelastischer Substanzen aus dem Raum zwischen der Linse und hinterem Kapselsack war teilweise nicht möglich, die jeweiligen Gruppen wurden wie folgt beurteilt: Gruppe 1: „teilweise" 80, „nicht" 28; Gruppe 2: „teilweise" 33, „nicht" 13, in Gruppe 3 entsprechend mit 13 bzw. 35 Fällen.

Diskussion

Die Vorteile der Silikonlinsen mit Plattenhaptik sind verschiedentlich beschrieben worden [3, 5, 6]. Die Einsatzmöglichkeit dieser Linsen ist jedoch dadurch eingeschränkt, daß sie nur sicher implantiert werden können, wenn eine intakte hintere Kapsel besteht. Bei ellipsoiden Linsen mit Plattenhaptik ist zusätzlich noch eine intakte vordere Kapsulorhexis erforderlich. Implantationsbedingt kam es in der vorliegenden Studie bei der ellipsoiden Linse nur in 4 von 396 Implantationen (1%) zu einem Einriß der vorderen Kapsel während der Implantation in Übereinstimmung mit Berichten von Cumming [3] und Grabow u. Martin [5]. Dies war auf eine Schädigung der Rhexis während der Entfaltung der Linse, beziehungsweise auf den zusätzlich zur Implantation der Linse erforderlichen Druck zurückzuführen, da die Linse zunächst nur teilweise im Kapselsack war. In einem Fall lag die Linsenstärke über 24 dpt. Vordere Kapselrisse traten weder bei den Disksilikonlinsen noch bei den PMMA-Linsen auf. Im Fall der diskförmigen Silikonlinsen fand sich ein implantationsbedinger Riß der hinteren Kapsel nur in 2 von 389 Implantationen (0,5%). In einem Fall war versucht worden, die Disklinse ungefaltet zu implantieren, was aufgrund des Gesamtdurchmessers der Linse eine andere Technik erforderlich macht. Im 2. Fall entfaltete sich die Linse bei der Implantation unkontrolliert. Dieses Ereignis ist wahrscheinlich darauf zurückzuführen, daß der Schnitt zu klein geführt wurde, oder die Linse bei der Faltung mit dem Fine Folder nicht im Zentrum der Optik erfaßt wurde. Die Komplikationsrate bei der Disksilikonlinse in dieser multizentrischen Studie hinsichtlich Ruptur der vorderen und hinteren Kapsel liegt somit wesentlich niedriger als von anderen Autoren [9] berichtet. Neben anderen Faktoren ist dies möglicherweise auf eine geeignetere Faltpinzette zurückzuführen. Auch der partielle Abriß von Zonulafasern während der Implantation der Disklinse bei 2 Patienten lag in unserer Studie mit einem großen Patientengut weit niedriger als in einer von anderen Autoren durchgeführten Studie mit einer kleinen Patientenzahl und über einen großen Zeitraum verteilt.

Starkes operatives Trauma, verursacht durch die Implantation der Linse, wurde in der Gruppe 1 mit 4 Patienten (1%) angegeben, in der Gruppe 2 mit 2 Patienten (0,5%), in der Gruppe 3 bei keinem Patienten. In Gruppe 1 traten 3 Fälle innerhalb der ersten 50 Implantationen auf, was auf einen Lerneffekt mit diesem neuen Linsendesign deutet. Die ellipsoide Silikonlinse hingegen war inizial bereits einfacher zu implantieren. Die 2 berichteten Fälle bei dieser Linse traten verteilt über den gesamten Verlauf der Studie auf.

Endothelkontakt war in nur 3 Fällen bei Gruppe 1 und in nur einem Fall bei Gruppe 2 linsenbedingt, die beobachtete Descemtablösung war in keinem der berichteten Fälle auf die jeweils verwendete IOL zurückzuführen.

Eine Beschädigung der Linse erfolgte in der 1. Gruppe 4mal durch Kratzer im optischen Teil der Linse durch die Haltepinzette, was für einen mangelhaften Zustand der Haltepinzette spricht; 4mal kam es bei der Anwendung der Faltpinzette und zweimal bei Einsatz des Inserters zu einem Ausriß im Haptikbereich. Diese Beschädigungen traten unabhängig von einer Lernkurve auf und fanden sich in Gruppe 2 nur bei 3 Patienten. In Gruppe 3 brach nur bei einem Patienten der Bügel ab. Der höhere Anteil von Linsenschädigungen bei der Disklinse ist sicherlich auf das ungewohnte Design dieser Linse zurückzuführen, tritt aber nicht häufig (1,5%) auf, im Gegensatz zu Erfahrungen anderer Autoren [9].

Bei der Beurteilung der Schwierigkeit der Faltung der einzelnen Silikonlinsen findet sich 21mal die Angabe „schwer" in der Gruppe 1 unter den ersten 50 Implantationen, davon 18 Linsen ≥ 24 dpt. In der Gruppe 2 tritt dies 11mal unter den ersten 50 Fällen auf, davon bei 6 Linsen mit einer Stärke ≥ 24 dpt. Diese Angaben sprechen für eine Lernphase des Operateurs bei diesem Schritt des Operationsverlaufes und weisen auf die bekannten Schwierigkeiten der Faltung von Silikonlinsen in höheren Dioptrienbereichen hin.

Ein ähnliches Ergebnis liegt vor hinsichtlich der Beurteilung der Schwierigkeit der Implantation selbst. In der Gruppe 1 wird in 26 Fällen die Implantation als schwierig angegeben, wobei in 19 Fällen Linsenstärken ≥ 24 dpt implantiert wurden und diese Implantationen alle innerhalb der ersten 50 Fälle zu finden waren. In 19 Fällen wurden Linsenstärken ≥ 24 dpt bei 16 Patienten innerhalb der ersten 50 Fälle implantiert, davon 7 mit einer Dioptrienzahl ≥ 24. In der Gruppe 3 lagen nur 7 Fälle unter den ersten 50 Patienten, nur in 2 Fällen war die Linse ≥ 24 dpt. Auch dieses Ergebnis weist darauf hin, daß speziell die Implantation der größeren Disklinse einer spezifischen Implantationstechnik bedarf, die der Operateur erst im Laufe der Zeit entwickelt.

Die Möglichkeit einer sofortigen Implantation der Linse in den Kapselsack lag bei der Disksilikonlinse signifikant höher (Disklinse zur ellipsoiden Linse $p = 0{,}0001$; ellipsoide Linse zur PMMA-Linse $p = 0{,}0001$).

Die Schnittgröße war bei korneoskleralem Zugang mit 4 mm bei den beiden Silikonlinsen im Gegensatz zu 6 mm bei den PMMA-Linsen deutlich kleiner. Die geringere korneale Schnittgröße der PMMA-Linsen im Vergleich zu den Angaben bei dem korneoskleralen Schnitt ist auf die Anwendung einer nur 5 mm großen Optik zurückzuführen.

Das Verbleiben von viskoelastischer Substanz hinter der Linse in 108 Fällen in der Gruppe 1 (27%), in 46 Fällen in Gruppe 2 (12%) und in 48 Fällen in der Gruppe 3 (13%) ist auf das spezifische Design der Linsen zurückzuführen. Postoperativ befanden sich zwischen dem ersten und dritten Tag in der Gruppe 1 noch bei 14 Patienten, in der Gruppe 2 bei 7 Patienten, in der Gruppe 3 bei 2 Patienten viskoelastische Materialien hinter der IOL. Eine Druckbeeinträchtigung fand in keinem der Fälle statt. Aufgrund der Möglichkeit der Zirkulation des Kammerwassers durch die beiden Positionierungslöcher in der Haptik der Disklinse ist auch bei diesem Linsendesign der Abtransport von viskoelastischem Material, das sich postoperativ noch hinter der Kapsel befindet, gewährleistet. Folgerichtig kann es auch hier zu keiner Druckbeeinflussung kommen.

Zusammenfassend zeigt die intraoperative Auswertung der Daten, daß neue Linsenmaterialien aus Silikonkautschuk und neuem Linsendesign wie die Disklinse und die ellipsoide Linse zwar einer gewissen Lernphase bedürfen, aber selbst in dieser Phase keine signifikanten intraoperativen Komplikationen erzeugen. Nach einer gewissen Eingewöhnungsphase an die neue Implantationstechnik sind keine Unterschiede hinsichtlich Implantationsverhalten und möglichen intraoperativen Komplikationen zwischen den neuen Silikonintraokularlinsen und Standard-PMMA-Intraokularlinsen festzustellen.

Literatur

1. Apple DJ, Mamalis N, Loftfield K, Googe JM, Novak LC, Kavka-Van Norman D, Brady SE, Olson RJ (1984) Complications of intraocular lenses. A historical and histopathological review. Survey Ophthalmol 29: 1–54
2. Bleckmann H, Hanuschik W (1991) Klinische Ergebnisse weicher intraokularer Linsen aus Poly-HEMA. Klin Monatsbl Augenheilkd 198: 9–14
3. Cumming JS (1993) Surgical complications and visual acuity results in 536 cases of plate haptic silicone lens implantation. J Cataract Refract Surg 19: 275–277

4. Duncker G (1992) Erste Erfahrungen nach Phakoemulsifikation mit Implantation unterschiedlicher scheibenförmiger Silikonhinterkammerlinsen. In: Wenzel M, Reim M, Freyler H, Hartmann Ch (Hrsg) Kongreßband 5. Kongreß der Deutschsprachigen Gesellschaft für Intraokularlinsen Implantation, Springer Verlag, Berlin, Heidelberg, S 387–394
5. Grabow HB, Martin RG (1993) One-Piece Plate-Haptic Silicone IOL. In: Martin RG, Gills JP, Sanders DR (Hrsg) Foldable Intraocular Lenses S 73–114
6. Kammann JP, Greite JH, Dornbach G, Harde J (1991) Ergebnisse der klinischen Prüfung mit einer neuen Disk-Silikonlinse. In: Schott K, Jacobi KW, Freyler H (Hrsg) Kongreßband 4. Kongreß der Deutschen Gesellschaft für Intraokularlinsen Implantation, Springer Verlag, Berlin, Heidelberg, S 13–19
7. Pham DT, Wollensak J, Wiemer C (1991) Implantationen faltbarer Hinterkammerlinsen. Klin Monatsbl Augenheilkd 198: 181–184
8. Poepel B, Knorz MC (1992) Implantation faltbarer Silikonlinsen – Eine vergleichende Studie. In: Wenzel M, Reim M, Freyler H, Hartmann Ch (Hrsg) Kongreßband 5. Kongreß der Deutschsprachigen Gesellschaft für Intraokularlinsen Implantation, Springer Verlag, Berlin, Heidelberg, S 407–414
9. Skorpik C, Menapace R, Scholz U, Scheidel W, Grasl M (1993) Erfahrungen mit Disklinsen aus Silikonmaterial. Klin Monatsbl Augenheilkd 202: 8–13
10. Wenzel M, Gloor B (1993) Zum derzeitigen Stand der Katarakt und refraktiven Hornhautchirurgie – Ergebnisse der Umfrage der DGII 1992. In: Robert YCA, Gloor B, Hartmann Ch, Rochels R (Hrsg) Kongreßband 7. Kongreß der Deutschsprachigen Gesellschaft für Intraokularlinsen Implantation , Springer Verlag, Berlin, Heidelberg, S 88–95

Beidseitige korneosklerale Durchwanderung einer Haptik nach Vorderkammerlinsenimplantation

B. Wiechens

Zusammenfassung. Vorgestellt wird der Fall eines 74jährigen Patienten mit einer sehr seltenen Dislokation der Intraokularlinsenhaptik an beiden Augen. Zwei bzw. 3 Jahre nach einer beidseitigen intrakapsulären Kataraktextraktion und Vorderkammerlinsenimplantation kam es zu einer korneoskleralen Durchwanderung der Linsenhaptik, so daß die Enden der Bügel unter der Bindehaut zu sehen waren.

Summary. Presented is a case of a 74-year old male who was transferred to our clinic for bilateral intraocular lens exchange and perforating keratoplasty on the left eye. Intracapsular cataract extraction with anterior chamber lens implantation was performed in an external eye hospital in 1990 (right eye) and 1991 (left eye). The postoperative course was without any complications. One year prior to presentation the patient started experiencing a slow decrease in vision on both eyes. On examination the visual acuity was OD 1/20 and OS hand motion. The intraocular pressure was normal bilaterally. On both eyes a corneoscleral dislocation of the footplates of the anterior chamber lens loops into the subconjunctival space could be noticed. In the right eye posterior to the IOL a central vitreous opacity could be seen. On the left eye there was an epithelial edema secondary to endothelial decompensation. We performed a bilateral explantation of the anterior chamber lens and implanted an iris claw intraocular lens combined with an anterior vitrectomy on the right. Additionally a perforating keratoplasty was performed on the left eye. Intra- and postoperative courses were without any complications. Six weeks postoperatively the visual acuity had increased to OD 0.5 and OS 0.1.

Fallvorstellung

Präsentiert wird der Fall eines 74jährigen Patienten, der in unserer Klinik mit der Frage eines Intraokularlinsenaustausches beidseits und einer perforierenden Keratoplastik am linken Auge vorgestellt wurde.

Anamnestisch war 1990 zunächst am rechten Auge und ein Jahr später auch am linken Auge in einem auswärtigen Krankenhaus eine intrakapsuläre Extraktion der Linse mit anschließender Implantation einer Vorderkammerlinse durchgeführt worden. Der postoperative Verlauf war komplikationslos, insbesondere bestand keine Wunddehiszenz bzw. eine primäre Einklemmung von Haptikanteilen im Wundspalt. Der postoperative Visus war beidseits gut. Im Verlauf des letzten Jahres vor der jetzigen Untersuchung kam es zu einer zunehmenden Sehverschlechterung beidseits.

J. Wollensak et al. (Hrsg.)
8. Kongreß der DGII

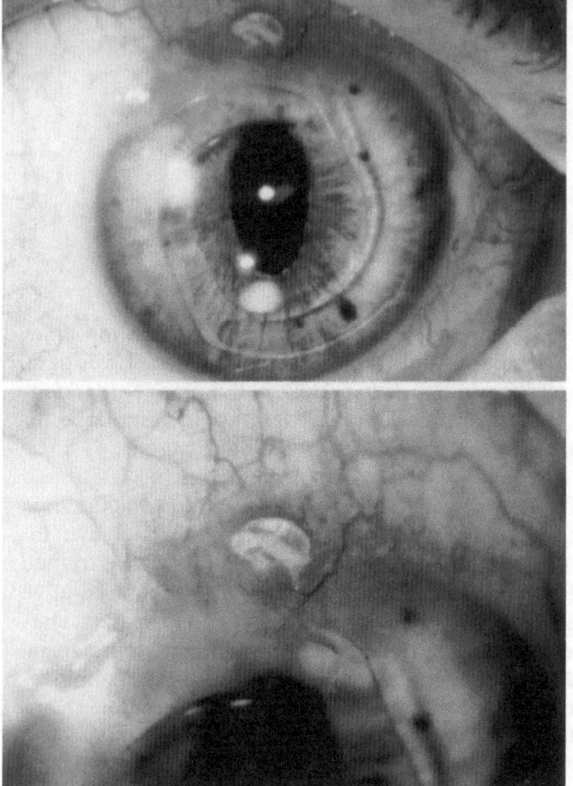

Abb. 1. Vorderabschnittsbefund des rechten Auges

Abb. 2. Rechtes Auge: Am korneoskleralen Übergang bei 12 Uhr subkonjunktival gelegenes Ende der Vorderkammerlinsenhaptik

Bei unserer Erstuntersuchung betrug der bestkorrigierte Visus rechts 1/20 und links HBW mit intakter Lichtprojektion. Die Tensiowerte lagen beidseits im Normbereich.

Spaltlampenmikroskopisch zeigte das rechte Auge einen reizfreien Pseudophakiestatus. Die Hornhautdurchmesser lagen rechts mit 11,0 mm und links mit 11,5 mm im Normbereich. Die Vorderkammerlinse wies keine grobe Dislokation auf (Abb. 1). Hinter der Intraokularlinse in der optischen Achse fand sich eine dichte, membranartige Glaskörpertrübung. Bei 12 Uhr bestand eine limbusnahe Hornhautvaskularisation mit angrenzender konjunktivaler Injektion. In diesem Bereich war es zu einer Durchwanderung der Linsenhaptik gekommen, so daß das Ende des Bügels unter der Bindehaut zu sehen war (Abb. 2).

Am linken Auge zeigte sich ein deutliches Epithelödem als Ausdruck einer Endothelkompensation nach der Intraokularlinsenimplantation (Abb. 3). Ein Einblick auf tiefere Augenabschnitte bestand daher nicht. Bei 2 Uhr am corneoskleralen Übergang fand sich jedoch, wie auch am rechten Auge, das eine Ende der unter die Bindehaut dislozierten Intraokularlinsenhaptik (Abb. 4).

Wir führten beidseits eine Vorderkammerlinsenexplantation mit anschließender Iris-Klauen-Linsen-Implantation durch; rechts wurde außerdem die

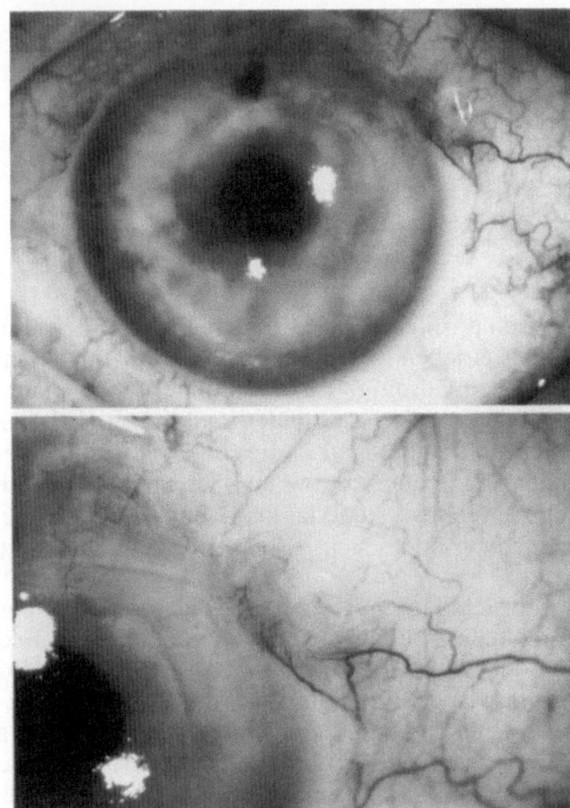

Abb. 3. Vorderabschnittsbefund des linken Auges

Abb. 4. Linkes Auge: Auch hier am korneoskleralen Übergang bei 2 Uhr subkonjunktival gelegenes Ende der Vorderkammerlinsenhaptik

zentrale Glaskörpertrübung durch eine vordere Vitrektomie entfernt. Am linken Auge wurde der Eingriff mit einer perforierenden Keratoplastik kombiniert.

Der korrigierte Visus war 6 Wochen postoperativ rechts auf 0,5 und links auf 0,1 angestiegen.

Diskussion

Dislokationen sind häufig beschriebene Komplikationen nach Intraokularlinsenimplantation (s. Tabelle 1).

Leichtere Formen zeigen sich in mehr oder minder stark ausgeprägten Dezentrierungen der Intraokularlinsen mit unter Umständen störenden optischen Erscheinungen. Eine besondere Form der Dislokation ist bei zu klein bemessenen Vorderkammerlinsen eine Drehung der gesamten Linse im Kammerwinkel, das sogenannte Propellerphänomen [1]. Deutlichere Lageveränderungen stellen Luxationen dar, die entweder intraokular oder nach extraokular – traumatisch oder spontan – vorkommen können. So sind in der Literatur 2

Tabelle 1.

Dezentrierung		
Rotation mit Verkippung (Propellerphänomen)		
Luxation	> intraokular	– traumatisch
		– spontan
	> extraokular	– traumatisch
		– spontan

Fälle einer solchen Luxation unter die Bindehaut nach einem stumpfen Trauma beschrieben [2, 3]. Bei unserem Patienten handelt es sich jedoch um eine spontane beidseitige Luxation ohne vorangegangenes Trauma. Prädisponierende internistische Grunderkrankungen (Erkrankungen aus dem rheumatischen Formenkreis etc.), die die Entstehung einer Skleromalazie oder einer anderen skleralen Erkrankung begünstigen könnten, bestanden nicht. Bei einer während des stationären Aufenthaltes durchgeführten internistischen Untersuchung ergab sich lediglich ein medikamentös gut eingestellter Hypertonus.

Hinsichtlich eines möglichen Pathomechanismus der hier beschriebenen Intraokularlinsendislokation ist zunächst der Fixationsort der Linsenhaptik von Bedeutung. Bei einer von der Größe her richtig bemessenen Vorderkammerlinse ist der Fixationsort, wie Untersuchungen von Apple et al. gezeigt haben, nicht der Sklerasporn, wie früher immer angenommen, sondern der Kammerwinkel direkt [4]. Dabei ist bereits 4 Wochen postoperativ eine Umwachsung der Haptik mit Kammerwinkelgewebe beobachtet worden [5, 6]. Bei fehlerhafter Intraokularlinsengröße sind jedoch Arrosionen des Kammerwinkels durch die Haptik bis hinein zur Iriswurzel und zum Ziliarkörper möglich [7]. In diesem Zusammenhang wird von dem Fall einer vorübergehenden totalen Dislokation einer Vorderkammerlinse bei einer 75jährigen Frau berichtet [8]. Bei dieser Patientin war es durch die Linsenhaptik zu einer Zyklodialyse gekommen, so daß die Linse in den Spalt zwischen Ziliarkörper und Sklera gelangen konnte.

Bei unserem Patienten wäre trotz normaler Hornhautdurchmesser bei primär zu großer Vorderkammerlinse eine Druckatrophie im Bereich des ehemaligen korneoskleralen Schnittes als Locus minoris resistentiae durch die Bügelenden denkbar, die schließlich zu einer beidseitigen Durchwanderung der Intraokularlinsenhaptik geführt hat. Genaue Angaben über den implantierten Linsentyp ließen sich jedoch nicht mehr einholen, um diese These zu belegen.

Empfehlenswert wäre daher bei geplanter Vorderkammerlinsenimplantation – neben der Bestimmung des Hornhautdurchmessers und einer Gonioskopie – die Wahl einer richtig dimensionierten Linse, damit auch eine ungewöhnliche postoperative Komplikation, wie bei dem hier vorgestellten Patienten, vermieden werden kann.

Literatur

1. Hales RH (1982) Dislocation of the Kelman II anterior chamber lens. J Am Intraocul Implant Soc 8(4): 376–377
2. Bene C, Kranias G (1985) Subconjunctival dislocation of a posterior chamber lens. Am J Ophthalmol 99(1): 85–86
3. Biedner B, Rothkoff L, Blumenthal M (1977) Subconjunctival dislocation of intraocular lens implant. Am J Ophthalmol 84(2): 265–266
4. Apple DJ, Mamalis N, Olson RJ, Kincaid MC (1989) Intraocular Lenses. Evolution, Designs, Complications, and Pathology. Williams & Wilkins, Baltimore Hongkong London Sidney: 392
5. Apple DJ, Brems RN, Park RB, Kavka-Van Norman D, Hansen SO, Tetz MR, Richards SC, Letchinger SD (1987) Anterior chamber lenses. Part I: Complications and pathology and a review of designs. J Cataract Refract Surg 13: 157–174
6. Apple DJ, Hansen SO, Richards SC, Ellis GW, Kavka-Van Norman D, Tetz MR, Pfeffer BR, Park RB, Crandall AS, Olson RJ (1987) Anterior chamber lenses. Part II: A laboratory study. J Cataract Refract Surg 13: 175–189
7. Ballin N (1982) Iris erosion with the Leiske lens (letter to the editor). J Am Intraocul Implant Soc 8: 158
8. Harrie RP, Lang RF (1988) The case of the disappearing and reappearing intraocular lens. Ann Ophthalmol 20(3): 115–117

Langzeitergebnis nach Sekundärimplantation von Vorderkammerlinsen bei unkomplizierter Aphakie

C.-D. Quentin, K. Dittmer und M. Vogel

Zusammenfassung. Eine Aphakie kann sekundär durch die Implantation einer Vorder- oder Hinterkammerlinse korrigiert werden. Berichte über Langzeitergebnisse mit größeren Fallzahlen liegen von beiden Methoden nur vereinzelt vor.

Retrospektiv untersuchten wir 48 Augen von 43 Patienten mit unkomplizierter Aphakie nach intrakapsulärer Kataraktextraktion. Das Alter der Patienten betrug zum Zeitpunkt der Sekundärimplantation 49 bis 89 Jahre (Mittel 71,4 Jahre). Die Nachbeobachtung dauerte bis zu 86 Monate (Mittel 27,6 Monate). Bei allen Augen wurde eine Choyce-Mark-IX-Vorderkammerlinse implantiert.

Der beste postoperativ erreichte Visus betrug im Mittel 0,69 (± 0,24) und entsprach damit dem korrigierten präoperativen Visus von 0,67 (± 0,25).

Als Visus beeinträchtigende Komplikation traten vorübergehend je einmal ein zystoides Makulaödem (2,1%) und ein intraokularer Reizzustand (2,1%) auf. Komplikationen wie Sekundärglaukom, Ablatio retinae und Hornhautdekompensation waren in dem Beobachtungszeitraum bis zu 7 Jahren nicht festzustellen.

Die Sekundärimplantation einer Vorderkammerlinse ist bei unkomplizierter Aphakie eine komplikationsarme und operativ einfache Korrekturmöglichkeit, bei der die Lage und der Sitz der intraokularen Linse postoperativ gut zu kontrollieren sind.

Summary. An aphakic eye may be corrected with an anterior or posterior chamber lens. Long-term results of secondary anterior chamber lens implantation are sparsely.

Retrospective we analysed the results of 48 aphakic eyes of 43 patients with a secondary anterior chamber lens implantation. The follow-up period ranged from 10 days to 86 months (mean, 27,6 months). All eyes received a Choyce-Mark-IX anterior chamber lens.

Best corrected final postoperativ visual acuity was 0,69 (± 0,24) and nearly the same as preoperative 0,67 (± 0,25).

Sight threatening complications were a temporary cystoid macular edema (2,1%) and a mild iritis (2,1%). Both complications lasted two to four weeks and disappeared without influencing the visual acuity (0,7, respectively 0,9). Retinal detachment, secondary glaucoma and corneal decompensation could not be observed during the follow-up period.

The secondary implantation of an anterior chamber lens in uncomplicated aphakic eyes is a safe and reliable method with a low rate of complications and the possibility of easy control of the anterior chamber lens.

Einleitung

Bei einseitiger Aphakie und Kontaktlinsenunverträglichkeit ist die Sekundärimplantation einer intraokularen Linse die gebräuchlichste Korrekturmög-

J. Wollensak et al. (Hrsg.)
8. Kongreß der DGII

lichkeit. Die Epikeratophakie, Excimer-Laserbehandlung und intrakorneale Inlays sind im Korrekturergebnis nicht sicher vorhersehbar oder befinden sich noch im Stadium der Erprobung. Die sekundäre Hinterkammerlinsenimplantation wird seit etwa 4 Jahren durchgeführt [1, 8]. Das chirurgische Vorgehen ist dabei aufwendig und bisher noch nicht standardisiert. Langzeitergebnisse liegen noch nicht vor. Die sekundäre Vorderkammerlinsenimplantation dagegen ist technisch leichter durchzuführen, und das Auge braucht zur Implantation der Vorderkammerlinse nur über etwa 5 ½ mm eröffnet zu werden. Langzeitergebnisse zur sekundären Vorderkammerlinsenimplantation sind selten und umfassen häufig ein sehr heterogenes Krankengut [3].

In der vorliegenden Arbeit wollten wir daher das Langzeitergebnis der sekundären Vorderkammerlinsenimplantation bei unkomplizierter Aphakie untersuchen.

Patienten

Bei 118 Augen von 107 Patienten wurde in den letzten 8 Jahren sekundär eine Vorderkammerlinse implantiert. Wegen der Vielfältigkeit der Ursachen für die Aphakie: Trauma, extrakapsuläre Kataraktextraktion mit Kapselruptur, Aphakie im Rahmen einer Netzhautoperation u. a. haben wir aus der Gesamtgruppe 48 Augen mit Aphakie nach intrakapsulärer Kataraktoperation ohne zusätzliche Komplikation ausgewählt und zur Beurteilung der Operationsmethode nachuntersucht. Es handelte sich um 18 Frauen und 25 Männer im Alter von 49 bis 89 Jahren (Mittel: 71,4 Jahre, ± 9,9 Jahre). Die Aphakie bestand zum Zeitpunkt der Sekundärimplantation 11 Wochen bis 26 Jahre (Mittel: 6,6, ± 6,0 Jahre). Die Indikation zur Sekundärimplantation der Vorderkammerlinse waren subjektive und objektive Kontaktlinsenunverträglichkeit, Probleme mit der Kontaktlinsenhandhabung oder eine Pseudophakie am Partnerauge.

Operationstechnik

Die Operation erfolgte in der Regel in Lokalanästhesie. Eine Vitrektomie war bei allen Augen *nicht* erforderlich, da die Glaskörpergrenzmembran intakt war, oder der Glaskörper sich hinter der Pupillarebene befand. Alle 48 Augen erhielten eine Choyce-Mark-IX-Vorderkammerlinse. Die Länge der zu implantierenden Choyce-Linse ergab sich aus dem präoperativ gemessenen Hornhautdurchmesser + 1 mm. Die am häufigsten implantierten Linsen waren 12,5 und 12,0 mm lang und wiesen Stärken von 17 bis 22 dpt auf. Die Implantation erfolgte in der Regel unter dem Schutz einer Vorderkammerluftblase und nur selten mit Hilfe einer viskoelastischen Substanz. Eine periphere Iridektomie, die bei der Vorderkammerlinsenimplantation erforderlich ist, um einem postoperativen Pupillarblock vorzubeugen, brauchte in keinem Fall angelegt werden, da sie in allen Fällen bereits vorlag.

Ergebnisse

Die Nachbeobachtungszeit der Patienten erstreckte sich auf den Zeitraum von der Entlassung aus stationärer Behandlung bis zu 86 Monaten, im Mittel 27,6 Monate. Da Patienten unbekannt verzogen, erkrankt oder verstorben waren, konnte von 4 Patienten nur der Entlassungsbefund und von 6 weiteren nur das Ergebnis der Dreimonatskontrolluntersuchung ausgewertet werden.

Der präoperative Visus betrug zwischen 0,03–1,0, im Mittel 0,67 (± 0,25). Er unterschied sich kaum vom besten postoperativ erhobenen Visus, der ebenfalls zwischen 0,03 + 1,0 lag mit einem Mittelwert von 0,69 (± 0,24) (Tabelle 1). 83,4% der Patienten hatten postoperativ einen Visus von besser als 0,5 im Vergleich zu 87,5% vor der Sekundärimplantation. Die Verteilung auf die einzelnen Visusstufen ist postoperativ gegenüber dem Ausgangsbefund fast unverändert (Tabelle 2). Der interindividuelle Vergleich der prä- und postoperativen Visuswerte ist in der Abb. 1 dargestellt.

Als Komplikation traten intra- oder unmittelbar postoperativ 4mal eine Kammerwinkelblutung und 3mal eine Pseudophakodonesis auf. Die Kammerwinkelblutungen resorbierten sich komplikationslos. Wegen wiederholter Drehung der Vorderkammerlinse wurde diese bei einem Auge gegen eine längere Linse ausgetauscht, um einem Sekundärglaukom und einer Hornhautdekompensation vorzubeugen. Der Visus dieses Auges betrug über den gesamten Nachbeobachtungszeitraum von 6 Jahren stets 1,0, und weitere Komplikationen waren nicht zu verzeichnen.

Von den Visus beeinträchtigenden Komplikationen trat vorübergehend bei einem Auge 2 Monate nach der Implantation ein fluoreszenzangiographisch

Tabelle 1. Visus nach Sekundärimplantation einer Choyce-Mark IX Vorderkammerlinse (n = 48) bei unkomplizierter Aphakie

	Visus-Mittelwert	Standardabweichung
Präoperativ	0,67	± 0,25
Postoperativ	0,69	± 0,24

Tabelle 2. Visusergebnisverteilung nach Sekundärimplantation einer Choyce-Mark IX Vorderkammerlinse bei unkomplizierter Aphakie

Visus	Anzahl der Augen	
	präoperativ (n = 48)	postoperativ (n = 48)
0,2	2	2
0,2–0,49	4	6
0,5–0,79	23	21
0,8–1,0	19	19

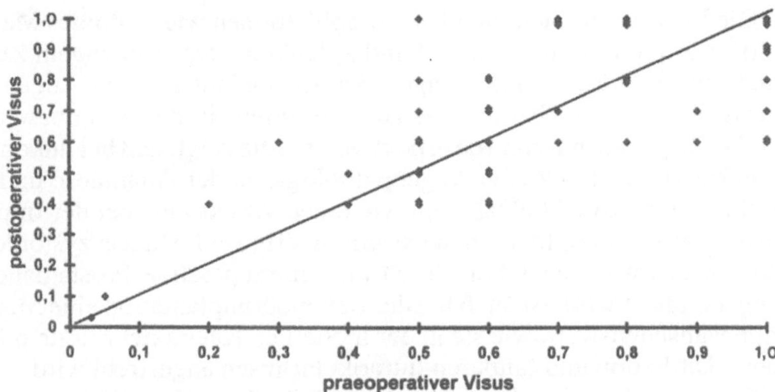

Abb. 1. Präoperativer Visus versus postoperativer Visus nach Sekundärimplantation einer Choyce-Mark IX Vorderkammerlinse bei unkomplizierter Aphakie ($n = 48$ Augen)

Tabelle 3. Visus beeinträchtigende Komplikationen nach Sekundärimplantation einer Choyce-Mark IX Vorderkammerlinse bei unkomplizierter Aphakie ($n = 48$ Augen)

Komplikationen	Augen	Zeitpunkt	Dauer
Zystoides Makulaödem	1	2. Monat	Kurzfristig
Intraokulare Reizung	1	22. Monat	Kurzfristig
Ablatio retinae	0	–	–
Hornhautödem	0	–	–
Sekundärglaukom	0	–	–

nachweisbares zystoides Makulaödem auf. Bei einem anderen Auge war 22 Monate nach der Sekundärimplantation 1malig ein iritischer Reizzustand zu verzeichnen (Tabelle 3). Sowohl das zystoide Makulaödem als auch der iritische Reizzustand führten dauerhaft nicht zu einer Visusbeeinträchtigung und waren ein 1maliges Ereignis. Netzhautablösung, Sekundärglaukom oder Hornhautdekompensation wurden in dem Nachbeobachtungszeitraum von 7 Jahren nicht gesehen.

Diskussion

Das Visusergebnis nach einer sekundären Hinterkammerlinseneinnähung oder Vorderkammerlinsenimplantation ist nach der Literatur in der Regel unverändert, es sei denn, daß zusätzliche Visus verbessernde Maßnahmen in einem kombinierten Eingriff, wie z. B. Keratoplastik, Nachstarexzision oder Vitrektomie vorgenommen wurden [1, 3, 5, 9].

Die Visus beeinträchtigenden Komplikationen wie zystoides Makulaödem (ZMÖ), Ablatio retinae und Sekundärglaukom stehen in engem Zusammenhang mit den Grunderkrankungen der zu implantierenden Augen, da diese häufig ein Trauma, Uveitis oder Ablatio retinae in der Anamnese aufweisen [1]. Das Ergebnis unserer retrospektiven Studie zeigt, daß bei unkomplizierter Aphakie, ohne zusätzliche Augenpathologie in der Anamnese und ohne zusätzliche operative Maßnahmen, wie einer Vitrektomie bei der Implantation, postoperative Komplikationen extrem niedrig sind. Da das zystoide Makulaödem höchstwahrscheinlich durch eine intraoperative Prostaglandinfreisetzung ausgelöst wird, ist auch bei der Sekundärimplantation eine Minimalchirurgie wünschenswert, wie sie in der modernen Kataraktchirurgie mit der Phakoemulsifikation und faltbaren Intraokularlinsen angestrebt wird.

Eine Vitrektomie, die bei jeder sekundären Hinterkammerlinsen-Einnähung in den Sulcus ciliaris erforderlich ist, stellt ein zusätzliches operatives Trauma und eine Verlängerung der Operationszeit für das Auge dar. Augen mit einer intraoperativen Kapselruptur und zusätzlicher Vitrektomie haben ein erhöhtes Risiko, eine Ablatio retinae oder ein zystoides Makulaödem auszubilden [6, 7, 10]. Es ist daher sinnvoll, auf zusätzliche operative Eingriffe wie Vitrektomie und Einnähung zu verzichten, wenn diese nicht zwingend notwendig sind, und möglichst schonend in kurzer Zeit über einen kleinen, limbusständigen Hornhautschnitt eine Vorderkammerlinse sekundär zu implantieren.

Lage und Sitz der Vorderkammerlinse können postoperativ im Gegensatz zur sekundär eingenähten Hinterkammerlinse stets kontrolliert werden. Eine mögliche Dezentrierung der Linse mit störenden optischen Linsenkantenphänomenen tritt ebenfalls nicht auf. Die Endoskopie zur sicheren lokalisierten Sulkusfixation der Hinterkammerlinse wie von Althaus und Sundmacher empfohlen [2], ist bei der Vorderkammerlinsenimplantation nicht erforderlich.

Komplikationen wie Sekundärglaukom, Hornhautdekompensation und Netzhautablösung, wie sie früher bei Augen mit Vorderkammerlinsen gesehen wurden, waren verursacht durch Linsen mit geschlossener Haptik (Typ Azar), traumatische, mißglückte extrakapsuläre Kataraktoperationen mit Glaskörperverlust oder fehlender Möglichkeit, eine Linse schonend unter dem Schutz von viskoelastischem Material implantieren zu können. Mit dem Wissen um die Pathogenese des gefürchteten UGH-Syndroms (Uveitis, Glaukom, Hornhautdekompensation), stellen die modernen Vorderkammerlinsen vom Typ Kelman und Choyce eine wesentlich schonendere und technisch einfachere Alternative zur Hinterkammerlinseneinnähung bei sekundärer Korrektur der Aphakie dar.

Literatur

1. Althaus C, Sundmacher R, Wester R (1991) Transsklerale Hinterkammerlinsenfixation – Gelöste und weiterhin offene Fragen. In: Wenzel M, Reim M, Freyler H, Hartmann C (Hrsg) 5. Kongreß der Deutschsprachigen Gesellschaft für Intraokularlinsen Implantation. Springer, Berlin, S 605–613
2. Althaus C, Sundmacher R (1993) Endoskopisch kontrollierte Optimierung der transskleralen Nahtfixation von Hinterkammerlinsen im Sulcus ciliaris. Ophthalmologe 90: 317–324
3. Hayward JM, Noble BA, George N (1990) Secondary intraocular lens implantation: Eight year experience. Eye 4: 548–556
4. Miyake K (1977) Prevention of cystoid macular edema after lens extraction by topical Indomethacin (I). Graefes Arch Klin Exp Ophthalmol 203: 81–88
5. Mittelviefhaus H, Grehn F (1991) Transsklerale Hinterkammerlinsenfixation – 4 Jahre Erfahrungen. In: Wenzel M, Reim M, Freyler H, Hartmann C (Hrsg) 5. Kongreß der Deutschsprachigen Gesellschaft für Intraokularlinsen Implantation. Springer, Berlin, S 597–604
6. Petersen J (1988) Die Pseudophakie – Ablationes nach ICCE mit Vorderkammerlinse und ECCE mit Hinterkammerlinse im Vergleich. In: Jacobi KW et al. (Hrsg) 1. Kongreß der Deutschen Gesellschaft für Intraocularlinsen Implantation. Springer, Berlin, S 159–163
7. Quentin C-D, Behrens-Baumann W, Lindemann K, Hilgers R, Vogel M (1993) Zystoides Makulaödem und Sehschärfe bei ICCE und Choyce-VKL vs. ECCE und HKL am Partnerauge. Ophthalmologe 90: 364–366
8. Smiddy WE, Sawusch MR, O'Brien TP, Scott DR, Huang SS (1990) Implantation of scleral-fixated posterior chamber intraocular lenses. J Cataract Refract Surg 16: 691–696
9. Spirig R, Jenny GP (1992) Erfahrungen mit der Sekundärimplantation von Vorderkammerlinsen. Klin Monatsbl Augenheilkd 200: 568–570
10. Vogel M, Behrens-Baumann W, Petersen J, Quentin C-D, Hilgers R, Kron R, Hauptvogel A (1993) Vergleich der Komplikationen nach intra- und extrakapsulärer Kataraktextraktion mit Linsenimplantation. Ergebnisse einer prospektiven, randomisierten, klinischen Studie. Klin Monatsbl Augenheilkd 203: 43–52

Zur Korrektur echographisch gemessener pseudophaker Achsenlängen bei Augen mit Intraokularlinsen aus verschiedenen Materialien

W. Haigis, J. Kammann und R. Allmers

Zusammenfassung. Zur Korrektur pseudophaker Achsenlängen wird eine Näherungsformel hergeleitet, die vom Achsenlängenmeßwert und von Brechkraft, Durchmesser und Material der Intraokularlinse abhängt. Der Fehler durch Verwendung der Näherung anstelle der (in der Praxis kaum anwendbaren) exakten Formel liegt in der Größenordnung der Meßgenauigkeit der Ultraschallbiometrie.

Summary. An approximation formula is given to correct pseudophacic axial length data, depending on the measured axial length and on refractive power, diameter and material of the intraocular lens. The error introduced by using the approximation instead of the correct formula is of the order of the measurement accuracy of ultrasonic biometry.

Einleitung

Die exakte ultraschallbiometrische Bestimmung der Achsenlänge eines pseudophaken Auges ist – je nach Material der implantierten Kunstlinse – nicht bzw. nur mit Fehlern möglich (vgl. z. B. Haigis et al. [3]). Der Grund liegt zum einen in den unterschiedlichen Schallgeschwindigkeiten und Reflexionsfaktoren der IOL-Materialien verglichen mit entsprechenden Daten des Auges, zum anderen in gerätetechnischen Begrenzungen der heute verfügbaren Ultraschallbiometriegeräte. Zur Korrektur solcher Achsenlängenmeßwerte werden im folgenden Korrekturkurven für verschiedene IOL-Materialien und verschiedene pseudophake Achsenlängen hergeleitet.

Material und Methoden

Messung der pseudophaken Achsenlänge

Der exakten Ultraschallmessung der Achsenlänge AL_{wahr} liegt folgende Beziehung zugrunde:

$$AL_{wahr} = \tfrac{1}{2}\, c_{HH}\, t_{HH} + \tfrac{1}{2}\, c_{VK}\, t_{VK} + \tfrac{1}{2}\, c_{LD}\, t_{LD} + \tfrac{1}{2}\, c_{GK}\, t_{GK}$$

J. Wollensak et al. (Hrsg.)
8. Kongreß der DGII

c_{HH}, c_{VK}, c_{LD}, c_{GK}: Schallgeschwindigkeiten für Hornhaut (HH), Vorderkammer (VK), Linse (LD), Glaskörper (GK); t_{HH}, t_{VK}, t_{LD}, t_{GK}: Schallaufzeiten. Bei pseudophaken Augen kann das Echo der Linsenrückwand aus physikalischen (Schallgeschwindigkeit, Reflexionsfaktoren) und gerätetechnischen Gründen (Auflösung) i. d. R. nicht identifiziert werden. Biometriegeräte ignorieren daher die Linsenteilstrecke und verwenden stattdessen eine mittlere Schallgeschwindigkeit $c_{meß}$ für die gemessene Achsenlänge $AL_{meß}$:

$$AL_{meß} = \tfrac{1}{2}\, c_{meß}\,(t_{HH} + t_{VK} + t_{LD} + t_{GK})$$

Den dabei entstehenden Fehler $d_{Fehler} = AL_{wahr} - AL_{meß}$ kann man leicht berechnen:

$$d_{Fehler} = d_{HH}[1- \frac{c_{meß}}{c_{HH}}] + d_{VK}[1- \frac{c_{meß}}{c_{VK}}] + d_{LD}[1- \frac{c_{meß}}{c_{LD}}] + d_{GK}[1- \frac{c_{meß}}{c_{GK}}]$$

wo d_{HH}, d_{VK}, d_{LD} und d_{GK} für die entsprechenden „wahren" Gewebedistanzen stehen. Durch geeignete Wahl von $c_{meß}$ läßt sich dieser Ausdruck vereinfachen: mit der Geschwindigkeits-Einstellung „aphak" am Ultraschallgerät, d. h. $c_{meß} = c_{GK} = c_{KW} = 1532$ m/s, wird

$$d_{Fehler} = d_{HH}[1- \frac{1532\ m/s}{c_{HH}}] + d_{LD}[1- \frac{1532\ m/s}{c_{LD}}] \approx d_{LD}[1- \frac{1532\ m/s}{c_{LD}}]$$

wobei der erste (HH-)Term vernachlässigt wurde, für den sich mit $d_{HH} = 0{,}5$ mm, $c_{meß} = 1532$ m/s und $c_{HH} = 1632$ m/s ein Wert von $\approx 0{,}03$ mm ergibt. Wird zur Messung anstelle von 1532 m/s eine andere Schallgeschwindigkeit $c_{Gerät}$ benutzt, so folgt nach kurzer Rechnung

$$AL_{wahr} = AL\,(c_{Gerät})\,\frac{1532\ m/s}{c_{Gerät}} + d_{LD}[1- \frac{1532\ /m/s}{c_{LD}}] \quad (1)$$

Diese Form der Korrektur des Biometriefehlers wurde von Holladay u. Prager 1989 zum ersten Mal angegeben [2]. (Eine spätere Publikation gibt diese Formel falsch wieder: Knaub 1993 [3]). Zur Bestimmung einer pseudophaken Achsenlänge mit dieser Formel ist die Kenntnis der Mittendicken d_{LD} für jede IOL-Stärke notwendig. In der Praxis liegen diese Daten allerdings nur selten vor, so daß sich hierfür eine Näherungslösung anbietet.

Berechnung der IOL-Mittendicke

Die Mittendicke d_{LD} einer Bikonvexlinse mit der Randdicke d_0 ist gegeben durch $d_{LD} = d_1 + d_2 + d_0$ und läßt sich direkt aus Abb. 1 ableiten. Für die Scheiteltiefe gilt

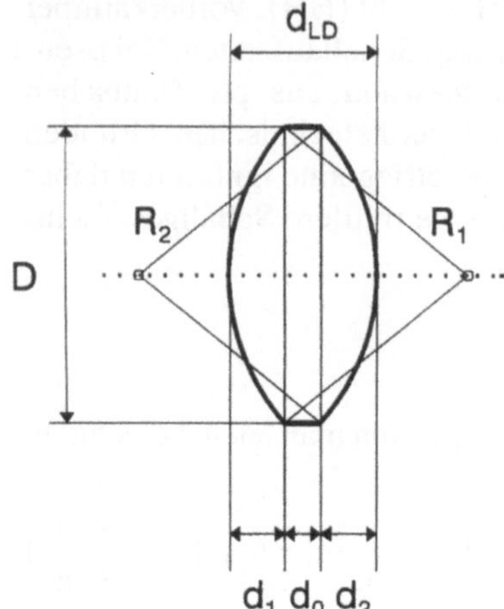

Abb. 1. Geometrie einer Bikonvexlinse zur Berechnung der Mittendicke

Tabelle 1. Werte für m in (2) für PMMA- (n_{LD} = 1.490) und Silikon-IOLs (n_{LD} = 1.413) verschiedener Durchmesser

Durchmesser D [mm]	m_{PMMA} [mm/dpt]	$m_{Silikon}$ [mm/dpt]
6,0	0,029	0,061
6,5	0,034	0,071
7,0	0,040	0,083

$$d_1 = R_1 \left[1-\sqrt{\left(1-\left(\frac{D/2}{R_1}\right)^2\right)}\,\right] \approx \frac{D^2}{8\,R_1} = \frac{D^2\,P_1}{8\,(n_{LD}-n_{GK})} \quad \text{mit } P_1 = \frac{n_{LD}-n_{GK}}{R_1}$$

wenn man die Wurzel für $D/2 << R_1$ durch Reihenentwicklung vereinfacht und den Krümmungsradius R_1 durch die Flächenbrechkraft P_1 ausdrückt (n_{LD}, n_{GK}: Brechungsindizes). Mit den weiteren vereinfachenden Annahmen $d_1 \approx d_2$ und $P_{ges} \approx P_1 + P_2$ (P_{ges}: Gesamtbrechkraft) erhält man schließlich

$$d_{LD} \approx \frac{D^2}{8(n_{LD}-n_{GK})}\,P_{ges} + d_0 =: m\,P_{ges} + d_0 \qquad (2)$$

(2) beschreibt eine Gerade, deren Steigung m vom IOL-Durchmesser D und der Differenz der Brechungsindices abhängt. Tabelle 1 gibt typische Werte von m für PMMA- und Silikonlinsen verschiedener Durchmesser an. Abb. 2 zeigt Mittendicken realer IOLs aus PMMA und Silikon mit 6 und 7 mm Optiken zusammen mit den nach (2) berechneten Abhängigkeiten. Der Abbildung liegen Herstellerdaten zugrunde (8 Linsentypen, 4 Hersteller). Man erkennt, daß sich (2) gut zur Beschreibung der Mittendicken bei verschiedenen IOL-Stärken eignet.

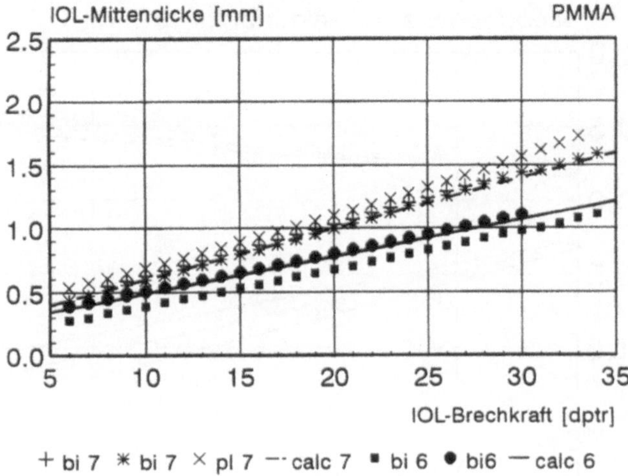

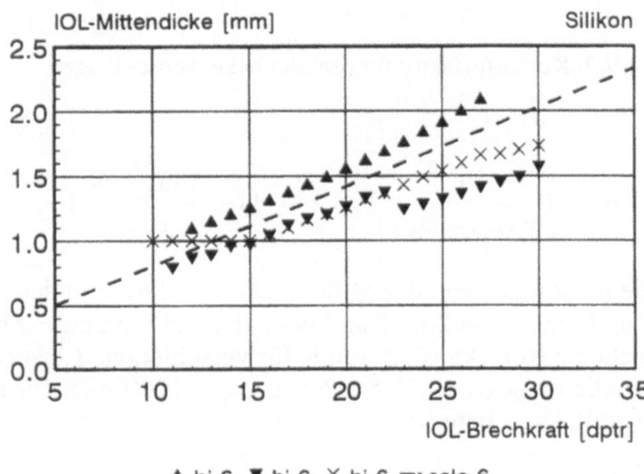

Abb. 2. Mittendicken kommerzieller Intraokularlinsen aus PMMA und Silikon für verschiedene IOL-Stärken

Ergebnisse und Diskussion

Korrektur pseudophaker Achsenlängen

Kombiniert man (2) mit (1), so erhält man eine Näherungsformel für die Achsenlängenkorrektur

$$AL_{wahr} = AL\,(c_{Gerät})\,\frac{1532\ \text{m/s}}{c_{Gerät}} + K$$

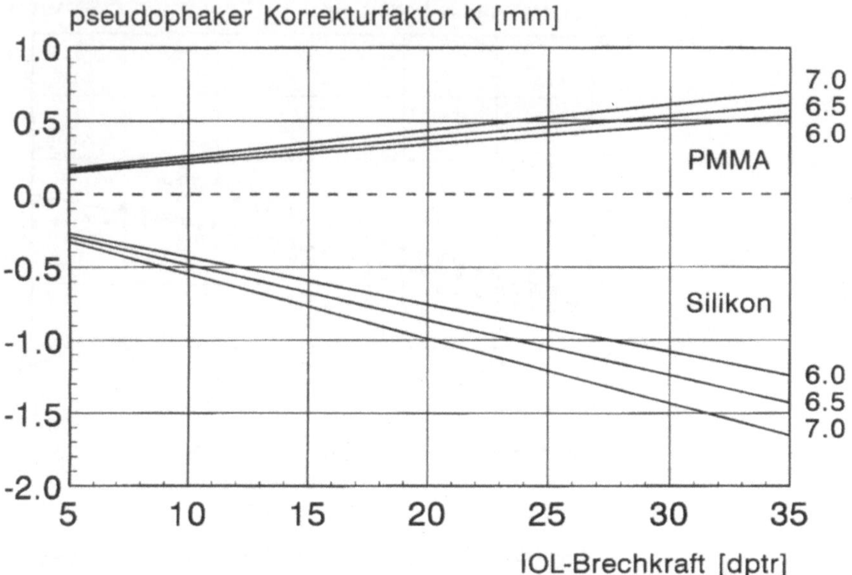

Abb. 3. Korrekturfaktor für pseudophake Achsenlängen

$$K := \left(\frac{D^2}{8\,(n_{LD}-n_{GK})}\,P_{ges} + d_0\right)\left[1 - \frac{1532\ \text{m/s}}{c_{LD}}\right] \tag{3}$$

die nicht mehr von der Mittendicke, sondern von der Brechkraft, dem Optik-Durchmesser und der Randdicke der IOL abhängt. Abb. 3 zeigt nach (3) berechnete Korrekturfaktoren K für verschiedene Linsendurchmesser und -Materialien (c_{PMMA} = 2718 m/s, $c_{Silikon}$ = 1000 m/s; für d_0 wurde als typischer Wert 0,2 mm benutzt).

Klinische Ergebnisse

Retrospektiv wurden prä- und postoperative Achsenlängen von je 15 Patienten ausgewertet, die mit PMMA- (adato 70p, 7 mm-Optik) bzw. Silikonhinterkammerlinsen (adato 90D, 5,5/6 mm Optik) versorgt worden waren.

Die Qualität der Näherung (3) wird beschrieben durch den mittleren Fehler f: = AL_{wahr} nach (3) – AL_{wahr} nach (1), der durch Verwendung der Näherung (3) anstelle der exakten Beziehung (1) bei der Korrektur der pseudophaken Achsenlänge entsteht. Mit d_0 = 0,2 mm ergaben sich dabei für die PMMA-Linsen minimale Abweichungen von 0,02 ± 0,0005 mm, während wir für Silikonlinsen f= 0,07 ± 0,014 mm (6 mm Optik) bzw. f = 0,08 ± 0,004 mm (5,5 mm Optik) erhielten. In allen Fällen lag somit der Fehler unterhalb von 0,1 mm und war damit geringer als die Meßungenauigkeit der Achsenlängenmessung. Gleichzeitig erwies sich die Wahl einer typischen Randdicke $d_0 = 0{,}2$ mm als akzeptabel. Diese Ergebnisse belegen die klinische Anwendbarkeit der Näherungsformel (3) und der darauf basierenden Korrekturkurven (Abb. 3).

Literatur

1. Haigis W, Waller W, Duzanec Z, Voeske W (1990) Postoperative biometry and keratometry after posterior chamber lens implantation. Eur J Implant Ref Surg 2: 191–202
2. Holladay JT, Prager TC (1989) Accurate ultrasonic biometry in pseudophakia. Am J Ophthalm 107: 189–190
3. Knaub J (1993) Biometry formula considers new IOL mate rials. Oc Surg News 4(6): 1

Oberflächenbeschaffenheit von Silikonintraokularlinsen

N. Schwarz, I. Knauer und Ch. Hartmann

Zusammenfassung. Die wachsende Tendenz zur Verwendung faltbarer Intraokularlinsen in der Kataraktchirurgie macht eine Beurteilung der Oberflächenbeschaffenheit im Vergleich zu PMMA-Linsen notwendig. Rasterelektronenmikroskopische Untersuchungen lassen Unterschiede in der Oberflächenqualität sichtbar werden [1, 6, 7]. PMMA-IOL sind völlig glatt, ohne sichtbare Defekte. Silikonlinsen haben materialbedingt, kleinste Unebenheiten im Linsenzentrum, die optisch wohl unwirksam sind, gering prominente Nahtstellen am Linsenrand, die wie ein Falz imponieren sowie Rißbildungen im Bereich des Haptikansatzes. Die Auswirkungen dieser Oberflächenunebenheiten auf die Biokompatibilität sind bisher nicht nachweisbar. Die Untersuchungen sollen Ansatz zur Verbesserung der Silikonlinsenoberfläche durch die Hersteller sein.

Summary. The development in cataract surgery to application of soft intraocular lenses makes it necessary to estimate the surface of silicone lenses in comparison with PMMA lenses. The examination by scanning electron microscope makes visible differences in quality of surfaces. PMMA-IOL is smooth, without any defects. Silicone lenses are uneven in the centre, they have prominentia on the border like a raphe and ruptures on appendage of lens haptic. The effects of the surface differences to biocompatibility today are not detectable. This examination should be a stimulation to improve the surface of silicone lenses by manufacturers.

Einleitung

In der modernen Kataraktchirurgie findet zunehmend die Anwendung von sog. Kleinschnittechniken Verbreitung. Im Vordergrund stehen dabei die mit dieser Technik verbundenen Vorteile, wie Senkung des operativen Traumas, Minderung des postoperativen Astigmatismus und Reduktion der Infektionsgefahr. Die bisher gebräuchlichen PMMA-Linsen können nicht mit dieser Operationstechnik implantiert werden. Für diese Anwendung wurden faltbare Linsentypen entwickelt, die im Gegensatz zu den bisher üblichen PMMA-Linsen aus Silikon gefertigt werden. Die Verarbeitungsqualität dieser Linsentypen, vor allem in bezug auf die Oberflächenbeschaffenheit, ist bisher jedoch nur wenig untersucht worden [4, 7]. Diesen Studien kommt jedoch entscheidende Bedeutung zu, da die Oberfläche der Linse ein wichtiger Parameter für die Biokompatibilität der Linse darstellt.

J. Wollensak et al. (Hrsg.)
8. Kongreß der DGII

In der vorliegenden Studie wurden deshalb verschiede Linsentypen auf die Verarbeitungsqualität der Oberfläche untersucht. Hierzu wurden rasterelektronenmikroskopische Vergleichsuntersuchungen angestellt.

Material und Methoden

Für die Studien wurden uns fabrikneue unterschiedliche Linsentypen (Disklinse, Linsen mit offener und geschlossener Haptik) von verschiedenen Herstellern zur Verfügung gestellt. Jede Silikonlinse wurde mit Silberklebefolie auf einem Aluminiumprobenteller befestigt und anschließend einer Goldbedampfung für 90 s bei 45 A mit Argongas zugeführt. Es wurde die Spatteranlage SCD 030 Balzers Union verwendet. Die rasterelektronenmikroskopischen Untersuchungen wurden mit einem JSM T 200 Rasterelektronenmikroskop durchgeführt. Die Fotodokumentation unterschiedlicher Linsenareale (Zentrum, Randbereich, Haptikansatz) erfolgte über einen Mamia-Rollfilm-Kameraansatz.

Ergebnisse

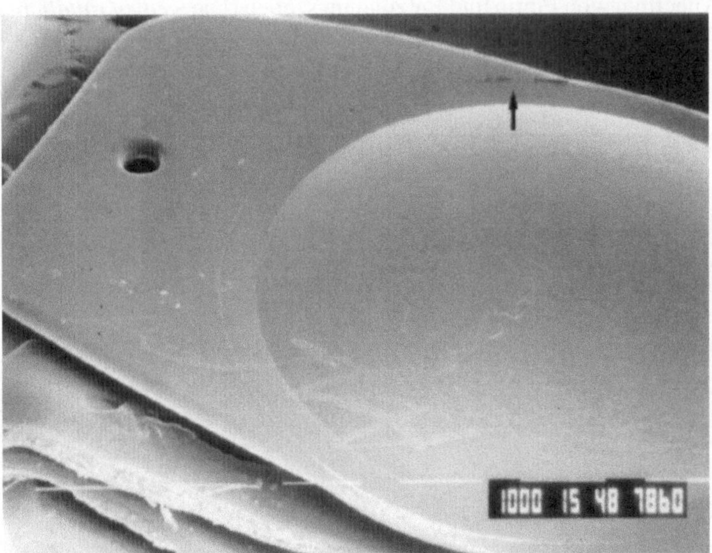

Abb. 1. Rasterelektronenmikroskopische Aufnahme einer Silikonlinse mit geschlossener Haptik. Bereits bei niedriger Vergrößerung lassen sich am Linsenrand gröbere Veränderungen erkennen *(Pfeil)*. (Initialvergr. × 15)

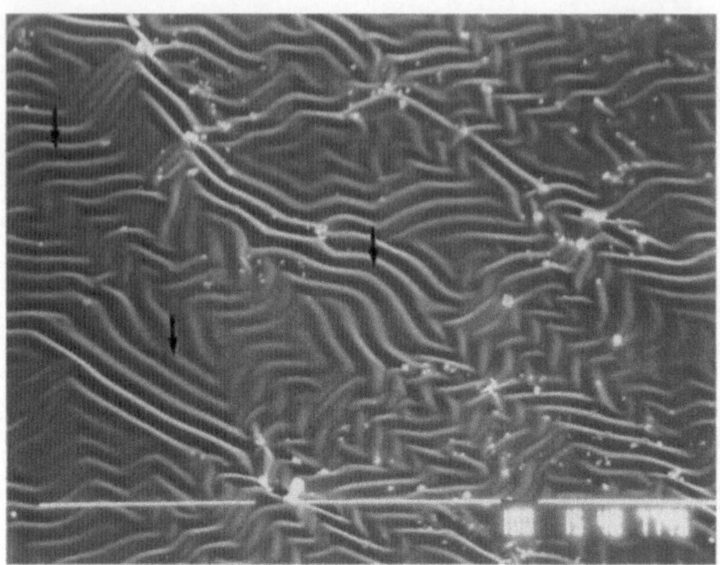

Abb. 2. Die Oberfläche des Linsenzentrums zeigt Unebenheiten in Form von unregelmäßig angeordneten Aufwerfungen *(Pfeile)*. Hier besteht die potentielle Gefahr der Anheftung von Fibrin und Entzündungszellen (Die *weißen rundlichen Strukturen* sind Artefakte). (Initialvergr. × 350)

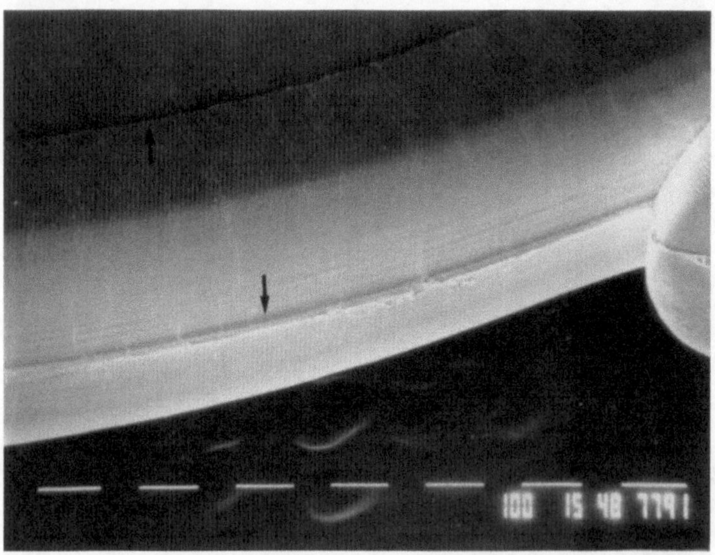

Abb. 3. Zum Linsenrand sieht man ein Falz oder gering prominente Nahtstellen, die durch den Verarbeitungsprozeß bedingt sind. Diese Randunebenheiten sind bei allen untersuchten Linsentypen nachweisbar. (Initialvergr. × 100)

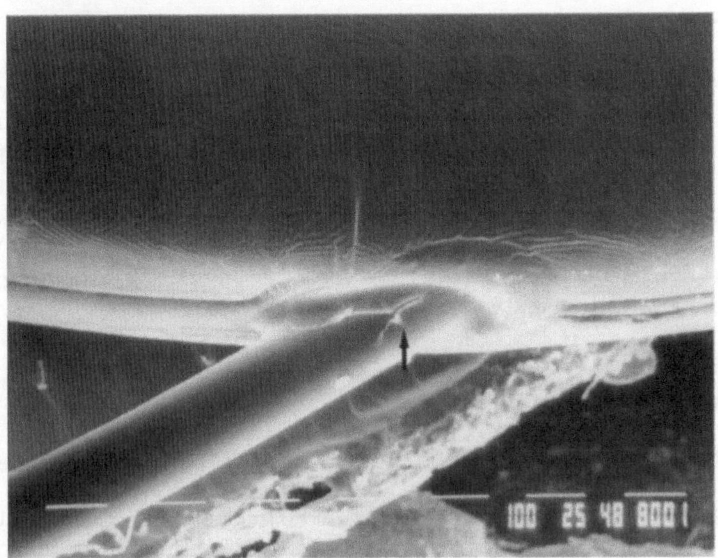

Abb. 4. Häufig reproduzierbar waren auch Rißbildungen im Bereich des Haptikansatzes, die in bezug auf ihre Intensität erheblich variierten. Diese Einrisse wurden nicht durch die Haptikmanipulationen hervorgerufen, da nur fabrikneue Linsen Verwendung fanden. (Initialvergr. × 100)

Somit zeigen sich in allen 3 beschriebenen Linsenarealen Verarbeitungsmängel, die im Vergleich zu den bisher gebräuchlichen, nicht faltbaren Intraokularlinsen aus PMMA auffallen.

Diskussion

Zweifellos sind die Belastungen, die auf die Oberfläche der Silikonlinse durch Faltung und Applikationstechnik wirken, höher als auf die Oberfläche der bisher üblichen PMMA-Linsen. Die Anforderungen an die Oberflächengüte bleiben jedoch gleich und waren auf Grund der langfristigen Entwicklung der Intraokularlinsen bisher sehr gut realisiert. Die Auswirkungen der gefundenen Aufwerfungen und Nahtstellen auf eventuelle Anheftungsmöglichkeit von Entzündungszellen müssen noch näher untersucht werden [2, 5].

Die beschriebenen Veränderungen sind ein Hinweis auf deutliche Verarbeitungsmängel. Eine Weiterentwicklung hinsichtlich der Oberflächenqualität ist notwendig.

Nicht untersucht wurden die durch Faltung bzw. Applikationsinstrumentarium (Pinzetten, Hülsen, Spezialinstrumente) entstehenden Veränderungen. Dazu sind weitere Untersuchungen geplant. Auswirkungen der Kapselschrumpfung, Nachstarbildung und YAG-Laserkapsulotomie sind ebenfalls weiterhin Untersuchungsgegenstand [3, 6].

Schlußfolgerungen

Aufgrund der hohen Oberflächenqualität von PMMA-Linsen würde man gleiches für die Verarbeitung faltbarer Linsenmaterialien erwarten. Die beobachteten Unregelmäßigkeiten könnten Anlaß sein, z. B. für vermehrte Besiedlung mit Entzündungszellen. Die Linsen werden dennoch klinisch gut vertragen. Eine Aussage über die Langzeitverträglichkeit von Silikonlinsen kann jedoch z. Zt. noch nicht gemacht werden. Die aufgezeigten Veränderungen sollen deshalb als Stimulus zur Verbesserung der Verarbeitungsqualität durch die Hersteller verstanden werden.

Literatur

1. Allarakhia L, Knoll RL, Lindstrom RL (1987) Soft intraocular lenses. J Cataract Refract Surg 13:607–620
2. Hettlich HJ, Kaufmann R, Harmeyer H, Imkamp E, Kirkpatrick CJ, Mittermayer C (1992) In vitro and vivo evaluation of a hydrophilized silicon intraocular lens. J Cataract Refract Surg 18:140–146
3. Keates RH, Sall KN, Kreter JK (1987) Effect of the Nd:YAG laser on polymethylmethacrylate, HEMA copolymer and silicone intraocular materials. J Cataract Refract Surg 13:401–409
4. Koch DD, Samuelson SW, Dimoie V (1991) Surface analysis of surface-passivated intraocular lenses. J Cataract Refract Surg 17:131–138
5. Lawin-Brussel CA, Refogo MF, Kenyon KR (1992) In vitro adhesion of Pseudomonas aeruginosa and Staphylococcus aureus to surface passivated poly (methylmethacrylate) intraocular lenses. J Cataract Refract Surg 18:598–601
6. Stacholy I, Yalon M, Goldberg EP (1989) Improved procedure for surface analysis of explanted intraocular lenses by combined light microscopy and scanning electron microscopy. J Cataract Refract Surg 15:215–217
7. Tsai IC, Castaneda VE, Apple DJ, Wassermann D, Hoggatt JP, Legler UF (1992) Scanning electron microscopic study of modern silicone intraocular lenses. J Cataract Refract Surg 18:232–235

Ultrastrukturanalyse oberflächenmodifizierter Intraokularlinsen mit Hilfe der Rasterkraftmikroskopie

A. Ettl, D. Pum, E. Schmid, A, Daxer und W. Göttinger

Zusammenfassung. Die Biokompatibilität von Intraokularlinsen (IOL) ist von deren Oberflächeneigenschaften abhängig. Um die Biokompatibilität zu verbessern, wurden verschiedene Methoden zur Oberflächenmodifikation von IOL entwickelt. Mit dem Rasterkraftmikroskop („atomic force microscope-AFM") steht seit kurzem ein Oberflächenanalyseverfahren mit im Vergleich zur Rasterelektronenmikroskopie höherer Auflösung zur Verfügung. In dieser Studie wurde untersucht, inwieweit das AFM zur ultrastrukturellen Charakterisierung von heparinoberflächenmodifizierten IOL geeignet ist. Folgende IOL wurden mit Hilfe eines AFM (Nanoscope III) im Kontaktmodus in Luft untersucht: 1. PMMA IOL verschiedener Hersteller ($n = 6$), 2. „Heparin surface modified" (HSM) IOL ($n = 3$). Bei geringer Auflösung („scan size" = 10 × 10 µm) konnten auf allen Linsen Oberflächenirregularitäten festgestellt werden. Kratzer und Rillen als Folge des Herstellungsprozesses wurden beobachtet. Bei höherer Auflösung („scan size" = 3,5 × 3,5 µm), konnte auf HSM-IOL eine Schicht globulärer Strukturen mit einem Durchmesser von ca. 50–150 nm, welche als Heparinaggregationen interpretiert wurden, festgestellt werden. Im Gegensatz dazu, zeigten IOL aus nicht modifizierten PMMA eine amorphe Oberflächentopographie. Unsere Untersuchungen haben gezeigt, daß mit Hilfe des AFM eine Charakterisierung von Oberflächenbeschichtungen auf IOL möglich ist, was für die Qualitätskontrolle von oberflächenmodifizierenden Verfahren von Bedeutung sein könnte.

Summary. We performed atomic force microscopy of unmodified and heparin surface modified PMMA intraocular lenses. At large scan sizes (10 × 10 µm), surface irregularities to a varying extent were seen on all lenses. At smaller scan sizes (3,5 × 3,5 µm), the PMMA IOL showed an amorphous surface structure. On the heparin surface modified lenses, we observed globular structures with a diameter of about 50–150 nm, which were interpreted as aggregated heparin molecules which are covalently bound to the PMMA surface. Our results showed that atomic force microscopy represents a promising tool for the ultrastructural evaluation of surface modifications on intraocular lenses.

Einleitung

Die Biokompatibilität von Intraokularlinsen (IOL) wird entscheidend von deren Oberflächeneigenschaften bestimmt [22]. Die Oberflächenstruktur von Implantlinsen hängt vom verwendeten Material (z. B. PMMA, Silikon- und Akrylopolymere), vom Herstellungsverfahren (z. B. Drehschneideverfahren,

J. Wollensak et al. (Hrsg.)
8. Kongreß der DGII

Spritzgußverfahren) und von diversen Oberflächenbearbeitungsschritten (z.B. Polieren, Oberflächenmodifikation) ab. Als klinische Kriterien für die Verträglichkeit von IOL wurden die Adhäsion von Fremdkörperriesenzellen [26, 1], die Störung der Blutkammerwasserschranke mit Proteinexsudation [16] und chronischer Entzündungsreaktion [2] und auch die Neigung zur Kapselfibrose [19, 17] beschrieben. Mit dem Ziel einer Verbesserung der Biokompatibilität von Intraokularlinsen wurden verschiedene Oberflächenmodifikationsmethoden, wie beispielsweise eine Beschichtung mit Heparin [14], mit Hydrogelen [22], mit Polyfluorocarbon [24] oder eine Behandlung mit Sauerstoffplasma [12] entwickelt.

Bei „Heparin surface modified" (HSM) IOL wird die Oberflächenmodifikation durch eine Beschichtung der Linsenoberfläche mit kovalent gebundenem niedermolekularen Heparin erreicht [14]. Dies bewirkt unter anderem eine Hydrophilisierung der Linsenoberfläche, was im Vergleich zu unbeschichteten PMMA IOL zu einer verminderten Adhäsion von Makrophagen führt [1, 14, 21]. Tierversuche haben gezeigt, daß die Fibrinreaktion nach Implantation von HSM IOL geringer ausfällt, als nach Implantation von unbeschichteten PMMA IOL [15]. In Fällen von komplizierter Katarakt (z. B. Exfoliationssyndrom oder Uveitis) scheinen deshalb HSM IOL von Vorteil zu sein [29]. Eine spezielle Oberflächentextur von IOL soll die regeneratorische Aktivität des nach extrakapsulärer Kataraktextraktion verbliebenen Linsenepithels und damit die Nachstarneigung hemmen [27].

Zur Qualitätskontrolle und Untersuchung von Biodegradationseffekten an IOL wurden bis jetzt die Rasterelektronenmikroskopie (REM) [2, 6, 23] und neulich auch die Rastertunnelmikroskopie [25] verwendet.

Die Oberfläche einer HSM IOL kann mit Hilfe des REM nicht von der Oberfläche einer unbeschichteten PMMA IOL unterschieden werden [13]. In dieser Studie wurde untersucht, inwieweit eine ultrastrukturelle Charakterisierung der Oberfläche von HSM IOL mit dem Rasterkraftmikroskop möglich ist, was für die Qualitätskontrolle von oberflächenmodifizierten IOL von Bedeutung sein könnte.

Rasterkraftmikroskopie

Das Rasterkraftmikroskop („atomic force microscope" – kurz AFM) wurde aus dem Rastertunnelmikroskop, für dessen Erfindung G. Binnig und H. Rohrer 1986 den Nobelpreis für Physik erhalten hatten, entwickelt. Bei der Rasterkraftmikroskopie wird eine mikroskopisch kleine Spitze, die sich an der Spitze eines 2beinigen Auslegers, dem sogenannten „Cantilever" befindet, der Probenoberfläche angenähert. Unebenheiten auf der Probenoberfläche führen zur Auslenkung der Spitze. Diese Auslenkung wird meist durch einen, am oberen Teil des Cantilevers reflektierten und auf eine geteilte Photodiode gerichteten Laserstrahl registriert. Eine Rückkoppelungselektronik regelt das piezoelektrische Stellelement des Probenhalters so, daß die Auslenkung der Spitze konstant bleibt („constant force mode"). Das Spannungssignal des Piezostellers wird in ein Oberflächenprofil umgesetzt. Beim Betrieb im Kontaktmodus wird die zu untersuchende Oberfläche mit Nettokräften zwischen 10^{-7} bis 10^{-9} Newton abgerastert [4, 11].

Mit Hilfe des Rasterkraftmikroskops wurden bereits viele Materialien aus dem Bereich der anorganischen und organischen Chemie untersucht, wobei die maximale Auflösung im atomaren Bereich liegt. Auch zahlreiche biologische Strukturen (u. a. lebende Zellen, Viren, Proteine und DNA) wurden bereits untersucht. Bei biologischen Proben liegt die Auflösung derzeit im molekularen Bereich [11, 7]. Der große Vorteil des Rasterkraftmikroskops gegenüber dem Rasterelektronenmikroskop besteht darin, daß die zu untersuchenden Objekte keiner speziellen Probenpräparation und damit einem Verlust an Strukturmerkmalen unterzogen werden müssen. Biologische Strukturen können somit auch im natürlichen Milieu ohne Denaturierung untersucht werden. Außerdem ist das Rasterkraftmikroskop dem Rasterelektronenmikroskop in der Auflösung weitaus überlegen.

Material und Methoden

Wir untersuchten 6 nichtoberflächenmodifizierte PMMA IOL verschiedener Hersteller und 3 HSM IOL der Firma Kabi Pharmacia (Uppsala, Schweden). Die unmodifizierten IOL wurden im Drehschneideverfahren aus hochmolekularem Polymethylmethacrylat (PMMA) hergestellt. Die Oberflächenbeschichtung der HSM IOL wurde mit Hilfe der „End-point-attachement"-Methode erzeugt [13, 20].

Die Rasterkraftmikroskopie erfolgte mit einem Nanoscope III AFM (Digital Instruments, Santa Barbara, USA). Es wurden Siliziumnitridsensoren mit einer Federkonstanten von 0,12 N/m und einem Spitzenradius von ca. 50 nm verwendet. Unmittelbar nach Öffnen der Originalverpackung wurden die IOL auf ein Stahlplättchen geklebt, welches auf dem magnetischen Probenhalter befestigt wurde. Mit Hilfe eines optischen Stereomikroskops wurde die AFM Spitze über der optischen Achse der konvexen IOL-Oberfläche positioniert. Die Rasterkraftmikroskopie erfolgte in Luft, bei Zimmertemperatur und atmosphärischem Luftdruck. Das AFM wurde bei konstanter Spitzenauslenkung („constant force mode") im Kontaktmodus betrieben. Die Dimensionen der abgerasterten Linsenflächen („scan size") betrugen zwischen 10×10 µm und 500×500 nm, wobei die Abtastfrequenzen zwischen 3 und 10 Hz lagen. Jedes abgespeicherte Bild bestand aus 512×512 Pixel. Zur Darstellung der Höheninformation („z-range") wurde eine Falschfarbenkodierung verwendet (Nanoscope III Software). In früheren AFM-Untersuchungen von PMMA IOL haben wir eine maximale horizontale Aufösung von ca. 3 nm festgestellt [8].

Ergebnisse und Diskussion

Bei geringer Vergrößerung (scan size = 10×10 µm), konnten Oberflächenirregularitäten auf allen Linsen festgestellt werden (Abb. 1 a, 2 a). Kratzer und

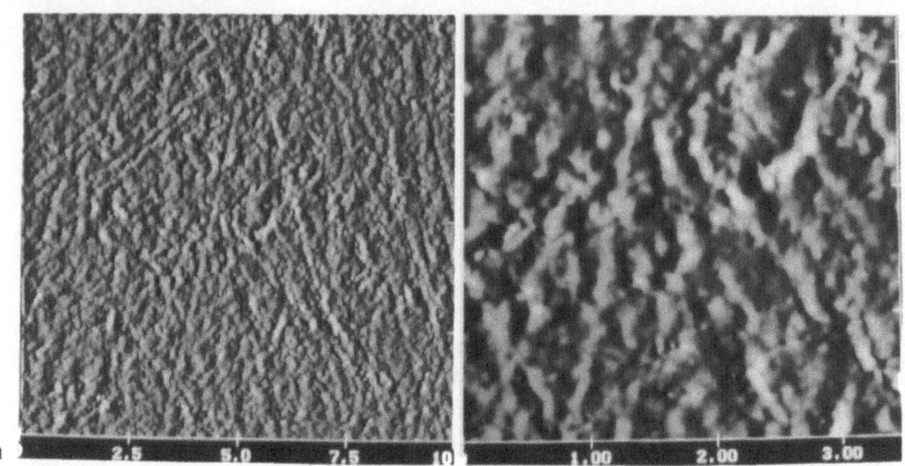

Abb. 1 a, b. Oberfläche (optisches Zentrum) einer unbeschichteten PMMA IOL bei verschiedenen Vergrößerungen. **a** Scan size = 10 × 10 µm, Abtastfrequenz (f) = 3,9 Hz, z-range der Falschfarbendarstellung = 10 nm (high-pass-gefilteres Bild): Geringgradige Oberflächenunregelmäßigkeiten sind sichtbar. **b** Scan size = 3,5 × 3,5 µm, f = 3,9 Hz, z-range = 10 nm (ungefiltertes Bild): Amorphe Oberflächenstruktur des Polymers

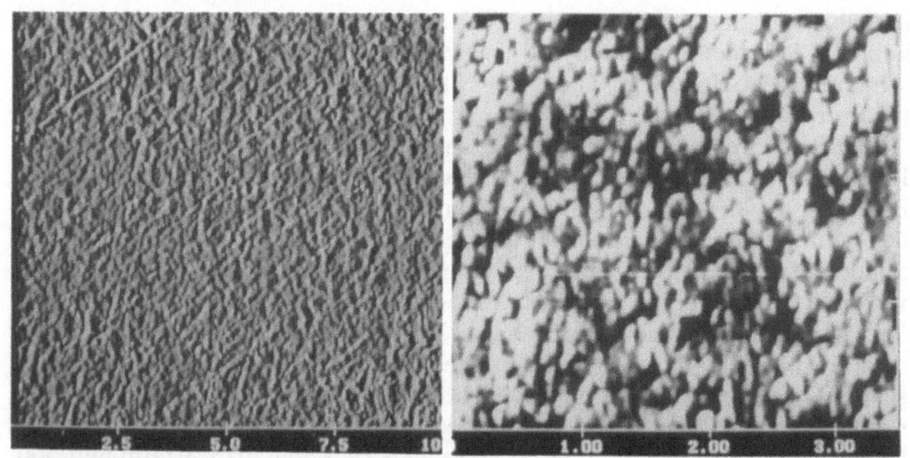

Abb. 2 a, b. Oberfläche (optisches Zentrum) einer Heparin-beschichteten PMMA IOL (HSM) bei verschiedenen Vergrößerungen. **a** Scan size = 10 × 10 µm, f = 3,6 Hz, z-range = 30 nm („high-pass"-gefiltertes Bild): Parallele herstellungsbedingte Rillen schräg zur Abtastrichtung. **b** Scan size = 3,5 × 3,5 µm, f = 4,5 Hz, z-range = 30 nm (ungefiltertes Bild): Globuläre Strukturen mit einem Durchmesser von 50–150 nm

Rillen, deren Richtung unabhängig von der Abtastrichtung war, sind vermutlich Spuren des Herstellungsprozesses (z. B. Drehschneideverfahren, Poliervorgänge). Frühere Untersuchungen von PMMA IOL und flexiblen IOL aus Hydrogel und Silikon haben gezeigt, daß zum Teil beträchtliche Unterschiede in der Oberflächenrauhigkeit von Linsen verschiedener Hersteller bestehen [8]. Die Adhärenz von Bakterien und Makrophagen auf IOL wird durch Oberflächenunregelmäßigkeiten und Hydrophobie des Linsenmaterials begünstigt [9, 1]. Aus diesem Grund sollte die Oberflächenbeschaffenheit ein wichtiges Kriterium bei der Auswahl von Intraokularlinsen darstellen.

Bei hoher Vergrößerung („scan size" = 3,5 × 3,5 μm), konnten auf HSM IOL globuläre Strukturen mit einem Durchmesser von ca. 50–150 nm beobachtet werden (Abb. 2b). Im Gegensatz dazu zeigten alle nichtmodifizierten PMMA IOL eine amorphe Oberflächentopographie (Abb. 1b). Deshalb können die globulären Strukturen der HSM IOL als Aggregationen von kurzkettigen Heparinmolekülen interpretiert werden. Teilweise wurden auf fabrikneuen HSM IOL winzige Bereiche, wo die globuläre Struktur fehlte, festgestellt. Diese Exkavationen könnten als Bereiche inkompletter Heparinbeschichtung angesehen werden. Mechanische Artefakte durch die Rasterkraftmikroskopie als Ursache für die Vertiefungen können jedoch nicht ganz ausgeschlossen werden.

Schlußfolgerung

Unsere Untersuchungen haben gezeigt, daß mit Hilfe des AFM eine Qualitätskontrolle von Intraokularlinsen möglich ist. Im Gegensatz zur Rasterelektronenmikroskopie müssen die Proben dabei nicht präpariert werden, wodurch Artefakte [5] minimiert werden können. Aufgrund der extrem hohen Auflösung des AFM konnte weiters die Oberflächenbeschichtung von HSM IOL abgebildet und von unbeschichteten PMMA-IOL differenziert werden, was bislang mit Hilfe des REM nicht möglich war. Somit könnte das AFM nicht nur für die ultrastrukturelle Überwachung von Oberflächenmodifikationsverfahren verwendet werden, sondern auch für die Untersuchung von Biodegradationseffekten an oberflächenbeschichteten Implantmaterialien.

Nachdem uns das AFM ermöglicht, dynamische biologische Abläufe, wie beispielsweise die Polymerisation von Fibrinogen [28] und ebenfalls lebende Zellen [10] zu beobachten, könnte es in naher Zukunft ein wichtiges Hilfsmittel zur Untersuchung der Interaktion zwischen Implantmaterialien und biologischen Systemen werden.

Danksagung. Unsere Studie wurde durch die Firmen Adatomed GesmbH (München), Croma Pharma GesmbH (Wien) und Kabi Pharmacia Ophthalmics (Uppsala, Schweden) unterstützt.

Literatur

1. Amon M, Menapace R (1992) Beurteilung der biologischen Verträglichkeit von PMMA-heparinmodifizierten PMMA- und Hydrogel-Intraokularlinsen mit Hilfe der Spiegelmikroskopie. Klin Mbl Augenheilk 200:95–100

2. Apple DJ, Mamalis N, Loftfield K, Googe JM, Novak LC, Kavka-Van Norman D, Brady SE, Olson RJ (1984) Complications of Intraocular Lenses. A Historical and Histopathological Review. Survey of Ophthalmology 29:1–54
3. Apple DJ, Mamalis N, Brady SE (1984) Biocompatibility of implant materials: a review and scanning electron microscopic study. Am Intra-Ocular Implant Soc J 10:53–66
4. Binnig G, Quate CF, Gerber C (1986) Atomic force microscope. Phys Rev Lett 56:930–933
5. Brewitt H, Daenecke G (1988) Rasterelektronenmikroskopische Untersuchungen zum Einfluß von Polyclens auf Kontaktlinsenoberflächen. Contactologia 10: 26–32
6. Drews RC, Smith ME, Okun N (1978) Scanning electron microscopy of intraocular lenses. Ophthalmology 85:415–424
7. Edstrom RD, Yang X, Lee G, Evans DF (1990) Viewing molecules with scanning tunneling microscopy and atomic force microscopy. The FASEB Journal 4: 3144–3151
8. Ettl A, Schmid E, Pum D (1994) Atomic Force Microscopy of Intraocular Lenses (präsentiert beim 34. Treffen der Association for Eye Research in Granada, 1993) Doc Ophthalmol, in press
9. Griffiths PG, Elliot TSJ, McTaggart L (1989) Adherence of staphylococcus epidermidis to intraocular lenses. Br J Ophthalmol 73:402–406
10. Haeberle W, Hoerber JKH, Binnig G (1991) Force microscopy on living cells. J Vac Sci Technol 9:1210–1213
11. Hansma PK, Elings VB, Marti O, Bracker CE (1988) Scanning tunneling microscopy and atomic force microscopy: Application to biology and technology. Science 242:209–242
12. Hettlich HJ, Otterbach F, Mittermayer C, Kaufmann R, Klee D (1991) Plasma induced surface modifications on silicone intraocular lenses: chemical analysis and in vitro characterization. Biomaterials 12:521–524
13. Kabi Pharmacia (1991) Heparin Surface-Modified IOL – Biocompatibilities in Focus (Firmeninformationsschrift), S 7–12
14. Larsson R, Selen G, Björklund H, Fagerholm P (1989) Intraocular PMMA lenses modified with surface-immobilized heparin: evaluation of biocompatibility in vitro and in vivo. Biomaterials 10:511–516
15. Lundgren B, Selen G, Spangberg M, Harfstrand A (1990) Fibrinous reaction on implanted intraocular lenses. A comparison of conventional PMMA and heparin surface modified lenses. J Cataract Refract Surg 18:236–239
16. Miyake K, Asakura M, Kobayashi H (1984) Effect of intraocular lens fixation. Am J Ophthalmol 98:451–455
17. Miyake K (1990) Proposal for an ideal surface modification of IOL. Eur J Implant Ref Surg 2:209–212
18. Miyake K, Maekubo K (1991) Comparison of heparin surface modified and ordinary PCLs: A Japanese study. Eur J Implant Ref Surg 3:95–97
19. Nishi O, Nishi K, Sakka Y, Sakuraba T, Maeda S (1991) Intercapsular cataract surgery with lens epithelial cell removal. Part IV: Capsular fibrosis induced by poly(methylmetacrylate). J Cataract Refract Surg 17:471–477
20. Olsson P, Larm O, Larsson R, Lins LE, Nilsson E, Swedenborg J (1983) Requirements for thromboresistance of surface-heparinized materials. Annals New York Academy of Sciences 416:515–537

21. Philipson B, Fagerholm P, Calel B, Grune A (1992) Heparin surface modified intraocular lenses. Three-month follow-up of a randomized, double-masked clinical trial. J Cataract Refract Surg 18:71–78
22. Ratner BD, Mateo NB (1991) Surface modification of Intraocular Lenses. Is there greater biocompatibility? Ophthalmology Clinics of North America 4:277–293
23. Strobel J, Jakobi K (1986) Vergleichende Rasterelektronenmikroskopische Untersuchungen von Hinterkammerlinsen der Typen Sinskey-Kratz und ähnlicher Modelle. Klin Monatsbl Augenheilkd 188:153–159
24. Tetz M, Greiner C, Burk ROW, Blum M, Völcker HE (1993) Polyfluorocarbonbeschichtete Intraokularlinsen. Der Ophthalmologe Suppl. 1 90:79
25. Wellershaus D, Berzas C, Rochels R (1991) Investigations on surfaces of various intraocular lenses by scanning-tunneling microscopy – 2. Vortrag präsentiert bei der 89. Tagung der DOG in Mannheim.
26. Wenzel M, Ygge J (1991) Zur Prophylaxe von zellulaeren Fremdkörperreaktionen gegen Linsenimplantate. Fortschr Ophthalmol 88:132–134
27. Wesendahl Th, Auffarth G, Brown S, Apple D (1993) Textur von IOL-Oberflächen ein neues Konzept zur Nachstarprävention. Der Ophthalmologe [Suppl 1] 90:140
28. Wigren R, Elwing H, Erlandsson R, Welin S, Lundstroem I (1991) Structure of adsorbed fibrinogen obtained by scanning force microscopy. FEBS Letters 280: 225–288
29. Zetterström C, Lundvall A, Olivestedt G (1992) Exfoliation syndrome and heparin surface modified intraocular lenses. Acta Ophthalmologica 70:91–95

Heparinmodifizierte Linsen bei Silikonöltamponade

R. Effert, M. Wenzel und E. Gülden

Zusammenfassung. Eine typische Komplikation nach Tamponade des Glaskörperraums mit Silikonöl ist die Entwicklung einer Katarakt, so daß häufig die Linse entfernt werden muß. Auch in solchen Fällen können Kunstlinsen implantiert werden. Nach unseren Erfahrungen ist aber der postoperative Reizzustand im vorderen Augensegment bei Silikonöltamponade wesentlich ausgeprägter im Vergleich zu einer einfachen Kunstlinsenimplantation. In der vorliegenden Studie wurde untersucht, inwieweit mit Heparin modifizierte Kunstlinsen in diesen speziellen Fällen Vorteile haben.

In Gruppe 1 ($n = 8$) wurden einfache Kunstlinsen implantiert, in Gruppe 2 ($n = 6$) mit Heparin modifizierte Linsen. In Gruppe 1 kam es in 6 Fällen zu einer partiellen hinteren Synechie mit der Kunstlinse bzw. mit vorderen oder hinteren Kapselresten. In Gruppe 2 entwickelte sich keine hintere Synechie. In Gruppe 1 konnte in 5 Fällen eine ausreichende Pupillendilatation erreicht werden, so daß auch die Fundusperipherie beurteilt werden konnte. In Gruppe 2 ließ sich dagegen in allen Fällen eine ausreichende Pupillendilatation erreichen. Innerhalb eines Zeitraumes von 4–12 Wochen postoperativ ließen sich in Gruppe 1 in 5 Fällen Riesenzellen auf der Kunstlinse an der Spaltlampe nachweisen, in Gruppe 2 in keinem Fall.

Offenbar haben mit Heparin modifizierte Linsen in diesen speziellen Fällen Vorteile.

Summary. The development of a cataract is a typical complication in silicon oil filled eyes. In such cases an artificial lens can be implanted. However, in our experience the postoperative inflammation in the anterior segment of the eye is much stronger in silicone oil filled eyes in comparison to a simple artificial lens implantation. For this reason we examined, whether heparin modified lenses have advantages in these special cases.

In group 1 ($n = 8$) simple artificial lenses were implanted, in group 2 ($n = 6$) heparin modified lenses were used. In group 1 we could observe the development of a posterior synechy with the lens or with anterior or posterior parts of the capsula in 6 cases, in group 2 no synechy was seen. In group 1 in 5 cases the pupil could be dilated sufficiently, in group 2 a sufficient dilatation of the pupil was possible in all cases. In group 1 we could see huge cells on the surface of the lens in 5 cases within a period of 4 to 12 weeks after the operation. In group 2 we could not see any cell on the surface of the intraocular lens using a slit lamp.

Obviously heparin modified lenses have advantages in these special cases.

J. Wollensak et al. (Hrsg.)
8. Kongreß der DGII

Einleitung

In Fällen komplizierter Netzhautablösung kommt es nach Tamponade des Glaskörperraumes mit Silikonöl unweigerlich zur Silikonölkatarakt, wenn das Öl nicht innerhalb eines Zeitraumes von 1 Jahr abgelassen wird. Wenn vor der Silikonölinsufflation bereits eine Katarakt bestand, schreitet die Linsentrübung erheblich schneller fort [1]. Ab einem bestimmten Trübungsgrad der Linse ist die Netzhaut nicht mehr beurteilbar. Über eine Ablassung des Silikonöls kann daher erst intraoperativ entschieden werden.

In diesen Fällen bieten sich mehrere Möglichkeiten zur Entfernung der Linse an: 1. Pars-plana Lensektomie. 2. IC-Kataraktoperation. 3. EC-Entbindung ohne oder mit Intraokularlinsenimplantation. 4. Phakoemulsifikation mit Tunneltechnik mit oder ohne Intraokularlinsenimplantation. Die Methoden 1 und 2 führen regelhaft, die Methode 3 sehr häufig (nach der Literaur in 30%) zu einem signifikanten Ölverlust, so daß, falls keine Ölablassung möglich ist, Öl ausgetauscht oder nachgefüllt werden muß [7]. Erst die Tunneltechnik ermöglichte es, die Komplikation des unkontrollierten Ölverlustes bei einer Kataraktoperation mit oder ohne Kunstlinsenimplantation zu vermeiden bzw. zu reduzieren.

Nach unseren Erfahrungen kommt es aber nach Implantation einer Kunstlinse unmittelbar vor oder bei bereits bestehender Silikonöltamponade zu einem erheblichen Reizzustand mit deutlicher Tendenz zur Synechienbildung im Vergleich zu einer einfachen Kunstlinsenimplantation. Wir haben deshalb untersucht, ob Kunstlinsen, deren Oberflächen mit Heparin modifiziert sind, in diesen speziellen Fällen Vorteile haben.

Patienten und Methode

Das untersuchte Kollektiv bestand aus 14 Patienten, bei denen nach komplizierter Netzhautablösung und erfolgloser konventioneller Netzhautchirurgie bei proliferativer Vitreoretinopathie Silikonöl insuffliert wurde. Bei 8 Patienten (Gruppe 1) waren einfache Kunstlinsen (Pharmacia Typ 730) implantiert worden, in den restlichen 6 Fällen (Gruppe 2) mit Heparin modifizierte Linsen (Pharmacia Typ 808). In Gruppe 1 erfolgte in 5 Fällen die Kunstlinsenimplantation mehrere Wochen bis Monate vor der Silikonölauffüllung, bei den restlichen Patienten wurde die Linse bei bestehender Silikonöltamponade implantiert und das Öl wurde belassen. Alle Patienten wurden innerhalb eines Zeitraumes von 4–12 Wochen nachuntersucht. In Gruppe 1 kam es in 6 Fällen zu einer partiellen hinteren Synechie mit der Kunstlinse bzw. mit Kapselresten der ursprünglichen Linse. In Gruppe 2 entwickelte sich keine hintere Synechie. In Gruppe 1 konnte in 5 Fällen eine ausreichende Pupillendilatation erreicht werden, so daß auch die Fundusperipherie sicher beurteilt werden konnte. In Gruppe 2 ließ sich dagegen in allen Fällen eine ausreichende Pupillendilatation erreichen. Innerhalb eines Zeitraumes von 4 bis 12 Wochen ließen sich in Gruppe 1 in 5 Fällen Riesenzel-

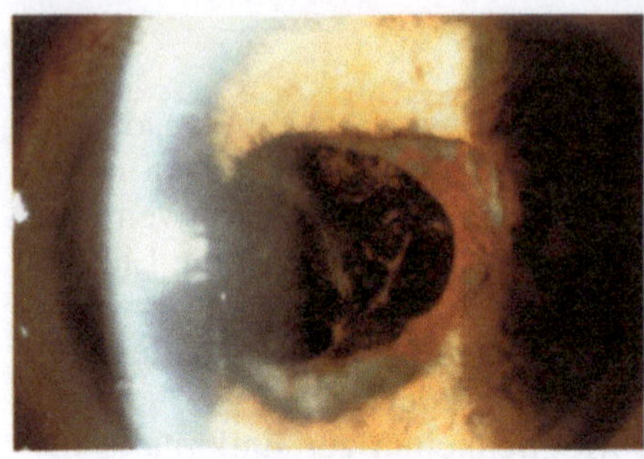
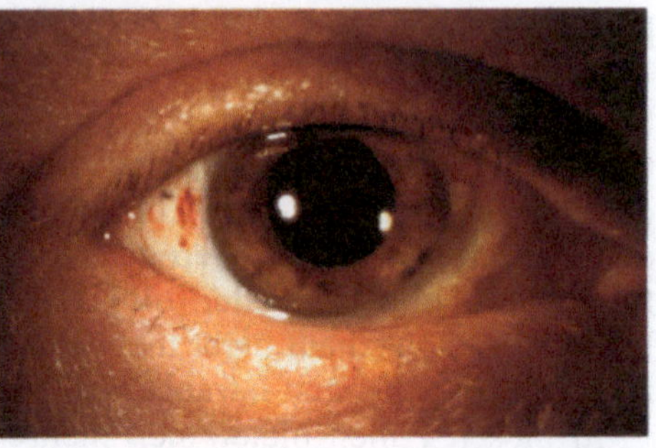

Abb. 1 a, b. a Zustand nach einfacher Kunstlinsenimplantation bei Silikonöltamponade 4 Wochen postoperativ. Es sind massive Synechien aufgetreten, die den Funduseinblick erheblich erschweren. **b** Zustand nach Sulkusimplantation einer Kunstlinse mit Heparin modifizierter Oberfläche bei Silikonöltamponade 12 Wochen postoperativ. Die Pupille läßt sich ausreichend erweitern

len auf der Kunstlinse an der Spaltlampe nachweisen, in Gruppe 2 in keinem Fall.

In Abb. 1 a erkennt man den schweren postoperativen Reizzustand mit massiver Synechienbildung 4 Wochen nach Implantation einer einfachen Kunstlinse in den Kapselsack bei Silikonöltamponade. In Abb. 1 b ist bei einem anderen Patienten eine Heparin modifizierte Linse ebenfalls bei Silikonöltamponade in den Sulkus implantiert worden. Es sind keine Synechien aufgetreten, die Pupille läßt sich ausreichend erweitern.

Diskussion

Ob es sinnvoll ist, in mit Silikonöl gefüllte Augen eine Kunstlinse zu implantieren, ist umstritten. Durch die Tunneltechnik haben sich aber neue Aspekte für die Glaskörperchirurgie ergeben. Durch den kleinen Zugangsweg bleibt intraoperativ der Bulbus jederzeit tonisiert und es können auch problemlos weitere Operationen, falls erforderlich angeschlossen werden. Gegen eine Kunstlinsenimplantation sprechen der vermehrte postoperative Reizzustand mit massiver Kapseltrübung, die die Fundusuntersuchungen erheblich erschweren können. Aus diesem Grund sollten in diesen Fällen die Linsen unserer Meinung nach in den Sulkus implantiert werden, und vordere und hintere Kapselanteile soweit wie möglich entfernt werden. Das gelingt am besten, wenn die Kunstlinsenimplantation unmittelbar vor der Silikonölinsufflation erfolgt [2, 3]. Ein weiteres Gegenargument sind die möglicherweise verstärkt auftretenden Reproliferationen. Aus diesem Grund haben wir bei unseren Patienten das Silikonöl zunächst belassen. Nach Silikonölablassung besteht ohnehin ein Wiederablösungsrisiko zwischen 20 und 50% [4, 5, 7].

Vorteile einer Kunstlinsenimplantation bei oder vor Silikonöltamponade sind der konstante Sehkomfort für den Patienten, eine dem Partnerauge angleichbare Refraktion und die jederzeit beurteilbare Netzhaut.

Während unserer Meinung nach bei einer einfachen Kunstlinsenimplantation keine Indikation für eine Heparin modifizierte Linse gegeben ist, deuten die Ergebnisse unserer Untersuchung an, daß bei Silikonöltamponade Vorteile vorhanden sind.

Literatur

1. Dimopoulos St, Heimann K (1986) Spätkomplikationen nach Silikonölinjektion. Langzeitbeobachtungen an 100 Fällen. Klin Monatsbl Augenheilk 189:223–227
2. Effert R, Imkamp E (1993) IOL Implantationsort bei Silikonöltamponade. In: Robert Y et al. (Hrsg) 7. Kongreß der Deutschsprachigen Gesellschaft für Intraokularlinsen-Implantation. Springer Verlag, Berlin Heidelberg New York, S 237–240
3. Effert R (1992) Extracapsuläre Cataractextraktion mit Phakoemulsifikation und Pars-Plana-Vitrektomie mit Silikonöltamponade in einer Sitzung. Klin Monatsbl Augenheilk 201:244–246
4. Höing C, Kampik A, Heidenkummer HP (1991) Möglichkeiten der Silikonölentfernung nach komplexer vitreoretinaler Chirurgie. Fortschr Ophthalmol 88:593–597
5. Kampik A, Höing C, Heidenkummer H-P (1992) Problems and timing in the removal of silicone oil. Retina (Suppl) 12:11–16
6. Konen W, Kirchhoff B (1991) Die Chirurgie der Silikonölkatarakt. In: Wenzel M et al. (Hrsg) 5. Kongreß der Deutschsprachigen Gesellschaft für Intraokularlinsen-Implantation. Springer Verlag, Berlin Heidelberg New York, S 527–531
7. Nawrocki J, Ghoraba H, Gabel V-P (1993) Probleme der Silikonölentfernung. Ophtahlmologe 90:258–263

Nachstar, Antientzündliche Therapie

Marfan-Syndrom – Marfan-Erkrankung

(Dystrophia mesodermalis congenita, Arachnodaktylie)

B. Gloor

Zusammenfassung. Dem Marfan-Syndrom liegt eine Störung des für die Fibrillinbildung verantwortlichen Gens auf dem langen Arm von Chromosom 15 zugrunde. Damit ist aus dem Marfan-Syndrom eine abgrenzbare Marfan-Erkrankung geworden. Weil die Krankheit dominant vererbt wird, ist an eine Gentherapie nicht zu denken. Fibrillin ist integraler Bestandteil der elastischen Strukturen der Aorta und kommt in der Zonula und in der Kornea vor. – Am Auge stehen primäre Veränderungen der Zonula und sekundäre der Linse und linsenbedingte Komplikationen im Vordergrund: Luxation, Katarakt, phakogene Uveitis und Sekundärglaukom. Zusätzliche Veränderungen von Sklera und Kornea, Anomalien des Kammerwinkels, der Iris, des Ziliarkörpers, Myopie und Netzhautdegenerationen machen aus dem Marfan-Auge ein Objekt, welches außerhalb der gewöhnlichen Operationsroutine steht. Zunehmende Erfahrung läßt aber auch bei diesen Augen eindeutige Operationsindikationen stellen: Linsenentfernung bei Visus beschränkender Subluxation, bei Glaukom, bei Luxation in die Vorderkammer, bei phakogener Uveitis. Das Aneurysma dissecans der Aorta und die kardialen Komplikationen waren bis vor wenigen Jahren lebensverkürzend. Die Fortschritte der Herzchirurgie haben die Situation bei rechtzeitiger Diagnose völlig verändert und weil 50% aller Marfan-Patienten vom Augenarzt entdeckt werden, ist er der "gate keeper" und verantwortlich, daß die Patienten zum Pädiater, Internisten, Kardiologen, Orthopäden und Genetiker gehen. Er muß aber auch die richtigen differentialdiagnostischen Überlegungen machen und v.a. die Homozystinurie und das Weill-Marchesani-Syndrom ausschließen.

Summary. Responsible for the Marfan-syndrome is an incorrect formation of Fibrillin deriving from a disturbance of the responsible gene on the long arm of chromosome 15. The Marfan-syndrome has therefore become a clearly defined disease. Gentherapy is impossible because the disease is dominantly transmitted. Fibrillin is an important component of the elastic structures of the Aorta and is also a component of the ciliary zonules and of the cornea. – In the eye, primary changes of the ciliary zonules and secondary changes of the lens inclusive lens-induced complications are well known: luxation of the lens, cataract, phacogenic uveitis and secondary glaucoma. A „Marfan-eye" is a challenge during operations because additional changes of sclera and cornea, anomalies of the chamber angle and the ciliary body, myopia and degenerative changes of the retina. However, definit indications for the removal of the lens are: subluxation of the lens which threatens visual acuity, luxation of the lens in the anterior chamber, glaucoma and phacogenic uveitis. – Until some years ago, the aneurysma dissecans of the Aorta and the cardial complications shortened the life of patients with Marfans disease. Nowadays the prognosis of these patients is much better because of the progress of cardial surgery – if the diagnosis is made on time! – The ophthalmo-

J. Wollensak et al. (Hrsg.)
8. Kongreß der DGII

logist, who discovers now the disease in 50% of all Marfan-patients, has the role of a „gate-keeper": he is responsible that the patients visit a pediatrician, an internist, a cardiologist, an orthopaedist or a specialist for genetics. Besides this, he is responsible for excluding other similar diseases. especially Homocystinury and the Marchesani-syndrome.

Einleitung

Die Marfan-Erkrankung tritt auf 10 bis 20000 Geburten einmal auf, ist damit selten, und so stellt sich die Frage, was ein Referat an der DGII über diese Krankheit rechtfertige. Es gibt mindestens 4 Gründe:

1. In 50–60% der Fälle von Marfan-Erkrankung stellt der Augenarzt die Diagnose.
2. Weil die Behandlung der Herz-Gefäßkomplikationen, die früher zum vorzeitigen Tod geführt haben, große Fortschritte gemacht hat, ist damit der Ophthalmologe für 50–60% der Marfan-Patienten verantwortlich, daß die entsprechenden Abklärungsuntersuchungen und Behandlungen durchgeführt werden.
3. Die Indikationsstellung zur Operation der subluxierten und luxierten Linsen hat sich geändert – aber zur Linsenimplantation kann man (noch?) nicht raten.
4. Die Aufklärung der der Krankheit zugrunde liegenden Stoffwechselerkrankung ist zu einem Beispiel der Leistungsfähigkeit der modernen Genetik geworden.

Genetik

Das Marfan-Syndrom ist kein Syndrom mehr, sondern eine ganz genau definierte autosomal dominant vererbte Erkrankung mit unterschiedlicher Penetranz mit Störung eines für die Fibrillinbildung verantwortlichen Gens auf dem langen Arm des Chromosoms 15 (15q15-21) [7, 8]. Ein anderes Fibrillingen sitzt auf Chromosom 5 (5q23-31) und ist verantwortlich für die kongenitale kontrakturelle Arachnodaktylie. Die klinischen und pathologischen Befunde beruhen auf einem quantitativen und/oder qualitativen Mangel von Fibrillin, eines riesigen Glykoprotein von 350000 Dalton. Dieses ist ein wichtiger Bestandteil der Mikrofibrillen und der elastischen Fasern, die besonders in der Aorta, dem Skelett und in den Zonulafasern vorkommen. Es wurde erst 1986 entdeckt [13]. Bei Marfan-Erkrankung wird in dem Glykoprotein Fibrillin u.a. das üblicherweise reichlich vorhandene Zystein durch andere Aminosäuren ersetzt (Serin und Arginin; [2]). Damit ist aber auch ganz klar bestätigt worden, daß die Zonulafasern etwas anderes als kollagene Fasern sind. Buddecke u. Wollensak hatten schon 1966 darauf hingewiesen, daß, weil in der Zonula Zystein vorkommt, es sich bei den Zonulafasern nicht um ein gewöhnliches Kollagen handeln könne, was wiederum der Anlaß war, in embryologischen Experimenten an der Maus zu untersuchen, ob Zystin, umgewandelt in Zystein, in die Zonula eingebaut wird, was auch tatsächlich der Fall ist, womit dann auch die damals aufgestellte Hypothese, die Zonula bestehe aus durch Fibrozyten gebildetem Kollagen sehr unwahrscheinlich gemacht wurde [5]. Andererseits wird verständlich, warum es zur Störung der Bildung der Zonula bei Marfan-Erkrankung kommt.

Genetische Erkrankung weckt die Assoziation Gentherapie und genetische Erkrankungen lassen sich wie folgt behandeln:

1. medikamentös,
2. mittels Diät, z.B. argininarme Diät bei Atrophia gyrata,
3. durch Ersatz des erkrankten Gewebes (Keratoplastik, Photorezeptoren, Pigmentepithelien, Aorta)
4. durch direkten Transfer von DNS z.B. bei Retinopathia pigmentosa. Dazu braucht es aber einen Vektor. Als Vektoren bieten sich Viren an, die das in sie eingebaute Gen in die Zellen bringen.

Weiter muß man sich fragen, ob die Marfan-Erkrankung die Vorbedingungen für eine Gentherapie erfüllt, das wären:

1. die Erkrankung muß durch ein einziges Gen entstehen,
2. die Erkrankung muß rezessiv sein und
3. für signifikante Morbidität und Mortalität verantwortlich sein,
4. die gegenwärtige Therapie ist inadäquat,
5. der zu therapierende Teil muß erreichbar sein,
6. der Therapieerfolg muß meßbar sein [17].

Nun, die Marfan-Erkrankung wird nicht rezessiv, sondern dominant vererbt, und darum müssen wir zur Zeit die Gentherapie vergessen.

Veränderungen des Skelettes, des kardiovaskulären Apparates und der Augen charakterisieren die Marfan-Erkrankung [15].

Die Veränderungen des Skelettes bestehen aus extensiver Länge der Knochen, die Armspannweite ist größer als Gesamtlänge bzw. – Größe. Die Arachnodaktylie hat der Krankheit den Namen gegeben. Die Spannweite vom Daumen bis zum kleinen Finger ist deutlich länger als der kleinste Umfang des Unterarmes (Murdoch-Zeichen). Muskelhypoplasie und – Hypotonie, Gelenkhyperextensibilität, genu curvatum, Kyphoskoliose, Deformität des Sternums, Pectus excavatum, hoher Gaumenbogen gehören dazu.

Kardiovaskuläre Anomalien kommen in mehr als 30% vor, nämlich Aortendilatation, Aneurysma dissecans und Mitralinsuffizienz. Sie bestimmen die Lebenserwartung der Marfan-Patienten. Noch 1972 betrug die durchschnittliche Lebenserwartung der Marfan-Patienten 32 Jahre [11]. Lungenanomalien (Septierungen), Anomalien im Urogenitaltrakt kommen vor. Die Schwangerschaft beschleunigt die Erkrankung. Es gibt kaum erkennbare bis schwerste Formen: Nicht alle Marfan-Patienten sind groß und schlank!

Allgemeines Leitsymptom und Leitsymptom am Auge ist die Dislokation der Linse. Gut 50% aller Marfan-Patienten werden vom Augenarzt entdeckt. Er, und nicht der Hausarzt, ist der verantwortliche „gate keeper“, und hat dafür zu sorgen, daß der Patient zum Pädiater, Internisten, Kardiologen, Orthopäden und Hausarzt geht und daß die nächsten Familienmitglieder ebenfalls untersucht werden.

50–80% aller Kinder mit Marfan-Syndrom haben eine Dislokation der Linse(n) (Ektopia lentis), meist nach temporal oben; beide Seiten sind betroffen. Das Leiden ist meist nicht progressiv, aber völlige Luxation ist durchaus möglich.

Die allgemeinen Marfan-Symptome erleichtern dem Augenarzt die Diagnose wesentlich, aber subluxierte Linsen kommen keineswegs nur bei Marfan-Erkrankung vor. Aus der Liste der Differentialdiagnose der Ursache von subluxierten und luxierten Linsen ist die wichtigste die Homozystinurie:

nach Trauma
vererbte Ektopia lentis, Ektopia lentis et pupillae
Homozystinurie
Weill-Marchesani-Syndrom: „Pykniker", Kugellinse
Hyperlysinämie
Sulfitdoxydase Mangel } extrem selten
kongenitale Lues

Zum Ausschluß einer Homozystinurie sollte bei jedem sog. Marfan-Syndrom eine Untersuchung des Urins auf Homozystinurie erfolgen. Die Homozystinurie ist ein Zystathionsynthetasedefekt, autosomal recessiv vererbt. Das generelle Screening erfolgt mit dem Guthrie-Test auf Methionin; das selektive Screening mit Suchen von Homocystin im Plasma und im Urin. Eine pränatale Diagnose ist möglich. Diese Patienten machen bei Operationen thromboembolische Komplikationen. Operiert soll nur in enger Zusammenarbeit mit den Pädiatern werden.

Das Weill-Marchesani-Syndrom (Sphärophakia-Brachymorphia-Syndrom), das autosomal recessiv vererbt wird, sei kurz erwähnt: Interessanterweise liegt die genetische Störung ebenfalls auf langem Arm von Chromosom 15. Das Syndrom nimmt den 3. Platz bei den differentialdiagnostischen Überlegungen bei subluxierter Linse ein (1. Marfan, 2. Homozystinurie, 3. Weill-Marchesani), die Lebenserwartung ist nicht herabgesetzt, eine Katarakt und ein Pupillarblockglaukom sind häufig.

Hier eine Liste über die Augensymptome bei der Marfan-Erkrankung:

Linse
- bilaterale (beidseitige) Subluxatio oder Luxatio lentis,
- Iridodonesis = Irisschlottern,
- Linsenkolobome,
- Sphäreophakie,
- Katarakt

Strabismus,
Megalokornea,
blaue Skleren,
Anomalien des Kammerwinkels (eine der Glaukomursachen bei Merfan),

unreifer Ziliarkörper,
posteriorer Irisansatz,
Iristransslumineszenz,
Hypoplasie des Irisstroma und des M. dilatator iridis (← schlecht dilatierbare Pupille!?),
Myopie,
Netzhautdegenerationen (myopische, Gitterlinien).

Daraus ergeben sich als Folgekrankheiten:

Katarakt,
phakogene Uveitis,
4 Glaukomformen: Pupillarblock,
akutes Glaukom bei Luxation der Linse in VK,
abnormaler Kammerwinkel,
Phakogen,
Amotio retinae.

Wann muß die subluxierte oder luxierte Linse bei Marfan-Syndrom operiert werden?

Beim Kleinkind, wenn der Äquator der Linse beinahe oder gerade durch die Mitte der Pupille geht; bei auftretendem Strabismus, bei Auftreten eines Nystagmus ist es eigentlich bereits zu spät. Geht das Kind gegen das Schulalter, entscheiden die Sehleistung und das Verhalten im Kindergarten und in der Schule. Falls der sog. Laservisus wesentlich besser ist als der Tafelvisus, ist die Operation angezeigt. Die Operation mit Absaugen der Linsen und vollständiger Entfernung des Kapselsackes mit dem Vitrektomiegerät und eine ausgedehnte vordere Vitrektomie können heute so schonend vorgenommen werden, daß die Operation sehr wohl empfohlen werden darf.

Obligat wird die Linsenentfernung bei Luxation in die Vorderkammer. Es kommt innerhalb weniger Stunden zum konservativ nicht beherrschbaren Pupillarblockglaukom. Dasselbe gilt beim phakolytischen Glaukom. Selbst ohne sichtbare Uveitis empfiehlt sich beim Glaukom bei Marfan-Syndrom die Entfernung der u. U. frei flottierenden Linsen, denn wahrscheinlich liegt eine unterschwellige phakogene Reizung vor. Die Pupille wird bei diesen Patienten undilatierbar. Wegen der Dilatatorschwäche dürfte auf die Miose sich eine Reizmiose aufpropfen. Nach Entfernung der Linse normalisiert sich der Druck [9]! Es gibt verschiedene Methoden der Entfernung: Der Pars-plana-Zugang ist nicht unbedingt der Beste. Ein Eingehen von vorne nach Stabilisation des Bulbus mit dem Flieringa-Ring mit Austrocknen des Glaskörpers und Entfernen mit dem dünnen Kryostift kann sehr schonend durchgeführt werden. Wenn die Linse reizlos im Glaskörper liegt, ist die operative Entfernung Ermessensfrage, entscheidend ist, wie sehr der Patient den Eingriff wünscht bzw. ob er wesentlich gestört ist. Bei einem Patienten, bei dem wir die Operation bei Subluxation hinauszögerten, ereignete sich beidseits eine Luxation in die Vorderkammer, und beide Male mußte notfallmäßig operiert werden.

Die reduzierte Lebenserwartung der Marfan-Patienten beruhte auf den kardiovaskulären Komplikationen, insbesondere der Medianekrose mit Aortenaneurysma. Eine moderne Herzchirurgie, noch lange nicht überall so agressiv wie nötig durchgeführt, hat dies geändert oder kann dies ändern. Die wichtigste Untersuchung ist die jährliche echographische Bestimmung der Weite der Aorta, um bei Ausweitung elektiv operieren zu können, dann sind die Operationsresultate gut. Ist es aber zum dissezierenden Aneurysma gekommen, welches die notfallmäßige Operation notwendig macht, dann wird das Operationsrisiko groß (Turina).

Machen wir zuletzt einen Schritt zurück in die Geschichte und kommen wir nochmals zurück zur Zonula und Aorta, von welcher McKusick, der Papst der Genetiker, 1956 gesagt hat: „What the suspensory ligament of the lens has in common with the media of the aorta is obscure. If this were known, the basic defect of the Marfan Syndrom might be understood."

Mit der Zonula ist der Name Zinn verbunden. Die Illustrationen für seine Descriptio anatomica Oculi Humani (1755) hat Joel Kaltenhofer, ein Freund Lichtenbergs, geschaffen. Er hat aber auch für Haller (1755) die wahrscheinlich erste Darstellung [6] eines Aortenaneurysmas bei Marfan-Erkrankung gezeichnet [3, 14], d.h. schon vor mehr als 200 Jahren hat es gewisse Beziehungen zwischen Zonula und Aorta gegeben.

Literatur

1. Buddecke E, Wollensak J (1966) Zur Biochemie der Zonulafaser des Rinderauges. Z Naturforsch 21b: 337–341
2. Dietz HC, Pyeritz RE, Puffenberger EG (1992) Marfan phenotype variability in a family segregating a missense mutation of epidermal growth factor-like motif of the fibrillin gene. J Clin Invest 89: 1674–1680
3. Gloor B (1958) Die künstlerischen Mitarbeiter an den naturwissenschaftlichen und medizinischen Werken Albrecht von Hallers. Bern, Paul Haupt
4. Gloor BP (1974) Zur Entwicklung des Glaskörpers und der Zonula VI: Autoradiographische Untersuchungen zur Entwicklung der Zonula der Maus mit ^{3}H markierten Aminosäuren und ^{3}H-Glucose. Graefes Arch klin exp Ophthal 189: 105–125
5. Gloor B (1993) Das Marfan-Syndrom – Augenveränderungen. Marfan Stiftung Schweiz, Information 8
6. Haller A v (1755) Opuscula pathologica, Lausanne
7. Kainulainen K, Pulkkinen L, Savolainen A, Kaitila I, Peltonen L (1990) Location on chromosome 15 of the gene defect causing marfan syndrome. N Engl J Med 323: 935–939
8. Kainulainen K, Steinmann B, Collins F (1991) Marfan Syndrome: No Evidence for Heterogenity in different populations, an more precise mapping of the gene. Am J Human Gen 49: 662–667
9. Kalman A, Hoppeler Th, Gloor B (1994) Ist die Linsenextraktion eine drucksenkende Operation beim Glaukom bei Marfan Syndrom? Klin Mbl Augenheilk (in print)

10. McKusick VA (1956) Heritable disorders of connective tissue. (1th edn) C. V. Mosby, St. Louis
11. McKusick VA (1972) Heritable disorders of connective tissue (4th edn). C. V. Mosby, St. Louis, Blackwell Scientific publications, Oxford
12. Pyeritz RE (1993) The Marfan Syndrome. In: Royce PM, Steinmann B (ed) Connective tissue and its heritable disorders. Wiley-Lyss, New York, pp 437–468
13. Sakai LY, Keene DR, Engvall E (1986) Fibrillin, a new 350 kD glycoprotein, is a component of extracellular microfibrils. J Cell Biol 103:2499–2509
14. Steinmann B (1993) Earliest Illustration of an Aortic aneurysm by Albrecht von Haller. Am J Med Genetics 46:734–735
15. Steinmann B (1993) Das Marfan-Syndrom – ein Überblick. Marfan Stiftung Schweiz, Information 5
16. Turina M (1993) Das Marfan-Syndrom – Kardiovaskuläre Chirurgie. Marfan Stiftung Schweiz, Information 7
17. Zack DJ (1993) Ocular Gene Therapy. Arch Ophthalmol 111:1477–1478

Vergleichende morphologische Untersuchungen des Linsenepithels bei Kataraktpatienten

H. G. Struck, D. Ehrich und V. Seydewitz

Zusammenfassung. In einer klinischen Studie werden Veränderungen der Morphologie des vorderen zentralen Linsenepithels dem Patientenalter sowie dem Reifegrad der Katarakt gegenübergestellt. 108 Patienten werden den Altersklassen I–V zugeordnet und nach dem Reifegrad in Cataracta progrediens und Cataracta (prae)matura unterteilt. Jeweils ein Fragment des vorderen zentralen Linsenepithels ($n = 108$) wird mit dem Rasterelektronenmikroskop beurteilt. Als Kriterien dienen Unregelmäßigkeiten des Epithelverbandes und Strukturveränderungen der Zellkerne. Bei der Cataracta praesenilis (Altersklassen I und II) sind 13 von 14 Kapselepithelverbänden deutlich geschädigt, bei der Cataracta senilis (Altersklassen III–V) nur 29 von 94. Ein intaktes Epithel liegt im Fall einer senilen Katarakt bei der Cataracta progrediens ($n = 76$) 62 mal, bei der Cataracta (prae)matura ($n = 18$) nur 3mal vor. Eine Häufung von Schäden des vorderen zentralen Linsenepithels ist bei frühzeitigem Auftreten der Linsentrübung ($P < 0{,}01$) und bei höherem Reifegrad der Katarakt anzutreffen. Der Umfang der Epithelschädigung könnte für einen stärkeren Einfluß des präsenilen Linsenepithels auf die Kataraktogenese sprechen.

Summary. In a clinical study morphological changes of the anterior central lens epithelium are confronted the age of the patients and the maturity grade of cataract. 108 patients are classified by their age into five classes and by the maturity grade in Cataracta progrediens and Cataracta (prae)matura. In each case a fragment of the anterior central lens epithelium ($n = 108$) is tested by scanning electron microscopy. Irregularities of the lens epithelial cells and changes in the structure of the nuclei serve as criterions. In Cataracta praesenilis 13 of 14 capsular epitheliums are distinctly defected, in Cataracta senilis only 29 of 94. In the case of senile cataract an intact epithelium occurs in the Cataracta progrediens ($n = 76$) 62 times, in the Cataracta (prae)matura ($n = 18$) only three times. An accumulation of defects of the anterior central lens epithelium is to be seen in the case of occurance of lens opacification in an early age ($P < 0{,}01$) and by a higher maturity grade of cataract. The extent of the epithelial damage could suggest the stronger influence of the presenile lens epithelium on the cataractogenesis.

Einleitung

Das Linsenepithel ist der stoffwechselaktivste Teil der Linse und hat eine hohe Enzymkonzentration [12]. Zu seinen Aufgaben zählt neben der Linsenfasern- und Kapselsynthese die Aufrechterhaltung der Schrankenfunktion zum

J. Wollensak et al. (Hrsg.)
8. Kongreß der DGII

Kammerwasser und damit die Gewährleistung der Linsentransparenz. Damit könnte dem Linsenepithel eine ursächliche Bedeutung für die Kataraktogenese zukommen [1, 3, 10, 14]. Morphologisch erfaßbare Schäden sowie eine Abnahme der Zelldichte sind u. a. bei bestimmten Kataraktformen wie der subkapsulären Linsentrübung und der Rindenkatarakt [9] und der maturen bzw. hypermaturen Katarakt [13] sowie mit zunehmendem Lebensalter [2, 5, 6] beschrieben.

Mit dieser prospektiven Studie an fortlaufend operierten Patienten sollen weitere ursächliche Zusammenhänge zwischen morphologisch erkennbaren Schäden des Epithels der Linsenkapsel und dem Patientenalter sowie dem Reifegrad der Katarakt aufgedeckt werden.

Patienten und Methode

Patientenkollektiv: 108 Patienten (55 weiblich, 53 männlich, durchschnittliches Lebensalter 71,1 Jahre),

Altersklasse I ($n = 6$): 40–49 Jahre, Altersklasse II ($n = 8$): 50–59 Jahre, Altersklasse III ($n = 26$): 60–69 Jahre, Altersklasse IV ($n = 44$): 70–79 Jahre, Altersklasse V ($n = 24$): 80–89 Jahre (gleiche Ein- und Ausschlußkriterien; alle Patienten ohne bekannte Stoffwechselstörungen).

Unterteilung nach dem Reifegrad der Linsentrübung: in Altersklasse I und II (Cataracta praesenilis): Cataracta progrediens ($n = 10$), Cataracta (prae)-matura (n) = 4); in Altersklasse III–V (Cataracta senilis): Cataracta progrediens ($n = 76$), Cataracta (prae)matura ($n = 18$).

Entnahmetechnik

Von Kataraktpatienten mit geplanter Phakoemulsifikation oder Kernausleitung mit HKL wird intraoperativ nach der Kapsulorhexis ein kreisförmiges zentrales Fragment der vorderen Linsenkapsel (Durchmesser 4–5 mm) gewonnen, auf einer Zelluloseunterlage in 3%igem Formaldehyd bei +4°C fixiert und nach 48–72 h weiterverarbeitet. Dabei wird die Probe auf ein Deckgläschen in einen Tropfen Aqua bidest. überbracht und anschließend luftgetrocknet. Durch diese Präparationstechnik werden die Manipulationen am Epithel auf ein Minimum reduziert. Die gesamte Fläche bleibt zur Beurteilung verfügbar. Durch das Zusammenfallen der Zellen treten Zellkerne und Zellgrenzen plastisch hervor und sind gut beurteilbar.

Untersuchungstechnik

Die mit der Epithelseite nach oben ausgebreiteten Linsenkapselfragmente werden mit Kohlenstoff bedampft und mit dem Rasterelektronenmikroskop S-2400 (Firma Hitachi) bei einer Beschleunigungsspannung von 15 kV und einem Kippwinkel von 30° untersucht.

Auswertung

Jeweils ein repräsentatives Gebiet der Probe wird bewertet und fotodokumentiert. Erst danach erfolgt die Krankenakteneinsicht zur Entnahme der klinischen Daten.

Als Kriterien der Epithelschädigung dienen Unregelmäßigkeiten des Zellverbandes und Strukturveränderungen der Zellkerne (Pyknose, Karyorhexis). Das Gesamtbild des jeweiligen Befundes wird abgeschätzt und entsprechend einer Scorereihe den 4 Schädigungsstufen „ohne" (1), „< 50%" (2), „> 50%" (3) und „total" (4) zugeordnet. Mathematische Bearbeitung: χ^2-Test.

Ergebnisse

Ein Vergleich der Häufigkeit der Epithelschädigung in den 5 Altersklassen (Abb. 1) zeigt eine signifikante Abnahme der Schädigung mit zunehmendem Alter ($P < 0{,}01$).

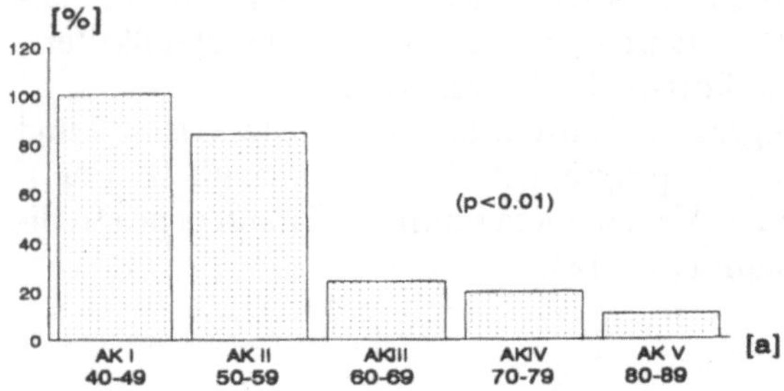

Abb. 1. Häufigkeitsverteilung der Linsenepithelschädigung in den Altersklassen I–V ($n = 108$)

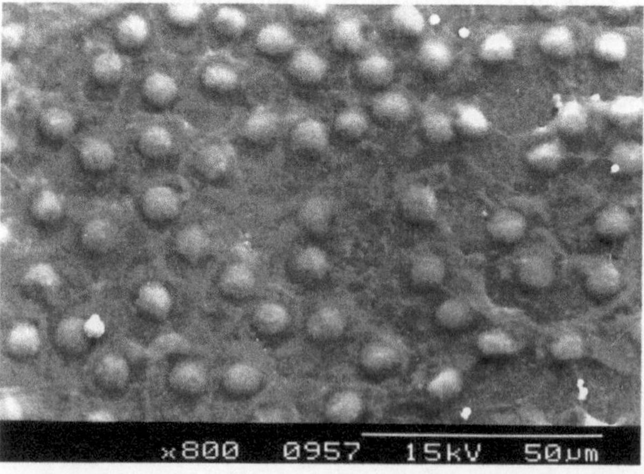

Abb. 2. Epithelzellverband der vorderen zentralen Linsenkapsel mit weniger als 50% geschädigten Zellen (Schädigungsstufe 2). Rasterelektronenmikroskopie

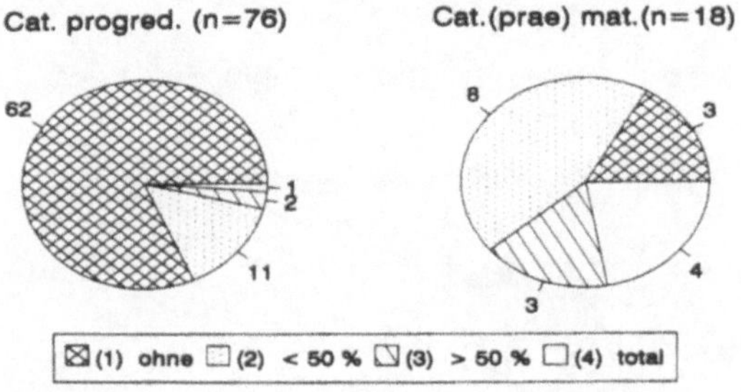

Abb. 3. Einteilung der Linsenepithelschäden der Cataracta senilis ($n = 94$) in die Schädigungsstufen (1)–(4), untergliedert nach dem Reifegrad der Linsentrübung

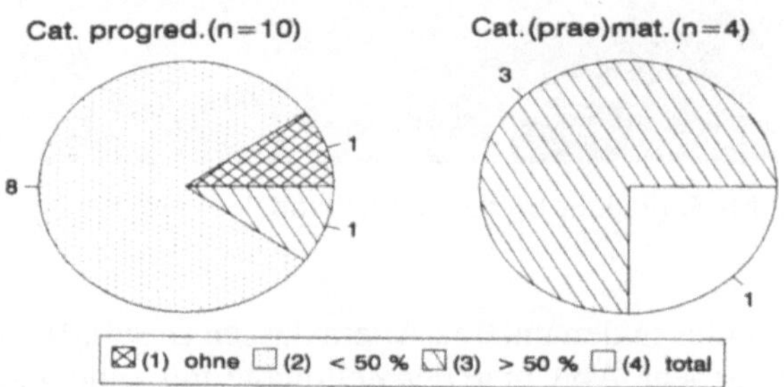

Abb. 4. Einteilung der Linsenepithelschäden der Cataracta praesenilis ($n = 14$) in die Schädigungsstufen (1)–(4), untergliedert nach dem Reifegrad der Linsentrübung

Unter Berücksichtigung klinischer Gesichtspunkte haben wir die Altersklassen I und II als Cataracta praesenilis sowie III–V als Cataracta senilis zusammengefaßt. Bei der Cataracta praesenilis (AK I u. II) sind 13 von 14 Kapselepithelverbänden deutlich geschädigt und überwiegend der Stufe 2 (8 von 13), aber auch den Stufen 3 (4 von 13) und 4 (1 von 13) zuzurechnen. Für die Cataracta senilis (AK III–V) trifft dies nur bei 29 von 94 Proben zu. Während 19 Epithelzellverbände der Schädigungsstufe 2 (Abb. 2) zugeordnet werden können, ist dies für die Stufe 3 und für die Stufe 4 jeweils 5mal der Fall.

Hinsichtlich der Klassifizierung nach dem Reifegrad der Linsentrübung ergibt sich für die Altersklassen III–V (Cataracta senilis), daß ein intaktes Epithel (Stufe 1) bei der Cataracta progrediens ($n = 76$) 62mal und bei der Cataracta (prae)matura ($n = 18$) nur 3mal vorliegt (Abb. 3).

In den Altersklassen I u. II (Cataracta praesenilis, $n = 14$) besteht ohnehin nur 1mal ein intaktes Epithel (Cataracta progrediens). Hier ist eine Häufung der schwergeschädigten Epithelzellverbände bei der Cataracta (prae)matura (Stufe 3 und 4) zu finden (Abb. 4). Geschlechtsunterschiede lassen sich nicht feststellen, auch nicht unter Berücksichtigung der einzelnen Altersklassen oder der verschiedenen Reifegrade der Linsentrübung.

Diskussion

Die in dieser Studie gewonnenen Ergebnisse zur Altersabhängigkeit von Linsenepithelschäden sprechen für ein bevorzugtes Auftreten dieser schweren pathologischen Veränderungen des vorderen zentralen Kapselepithelfrag-

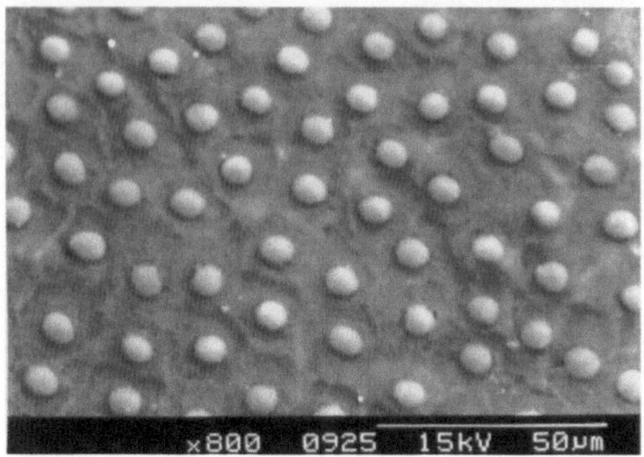

Abb. 5. Intakter Epithelzellverband der vorderen zentralen Linsenkapsel

mentes in den unteren Altersklassen ($P < 0{,}01$). Die von anderen Autoren angegebene Abnahme der Zelldichte mit zunehmendem Alter [2, 5] wurde dabei nicht berücksichtigt.

Im Gegensatz zum Altersstar geht also die Cataracta praesenilis fast ausschließlich mit einer starken Häufung morphologisch veränderter Zellen des untersuchten Linsenepithels einher. Dessen Funktionsstörung könnte im Rahmen einer multifaktoriellen Kataraktogenese [7] einen entscheidenden Einfluß auf die Kataraktentstehung haben. Somit ist eine ursächliche Bedeutung des Linsenepithels, wie sie für die Strahlen- oder die Steroidkatarakt bekannt ist, auch für die Linsentrübung im jüngeren Lebensalter anzunehmen.

Legt man den Reifegrad einer Katarakt der Bewertung zugrunde, dann wird für die Altersklassen I und II (Cataracta praesenilis) und III–V (Cataracta senilis) eine Korrelation der Zunahme von Linsenreife und Epithelschädigung wahrscheinlich, ohne daß hier eine statistische Signifikanz gesichert werden kann. Da bei der Cataracta senilis die progrediente Linsentrübung überwiegend intakte Zellverbände hat (Abb. 5), ist hier bei bekannter Abnahme der Zelldichte einer Cataracta matura [13] bis zur Entwicklung einer epithelzellfreien Kapsel hypermaturer Trübungen [11] erst die (prä)mature Katarakt aufgrund der Stoffwechsel- und Enzymstörung (ATP, Na-K-ATPase), Superoxiddismutase [4, 8]) mit der Epithelschädigung in Verbindung zu bringen.

Vertiefte Erkenntnisse über die Bedeutung des Linsenepithels für die Kataraktentstehung sind durch Studien mit weiterer Aufschlüsselung der Kataraktformen und der besseren Charakterisierung von Struktur- und Stoffwechselschäden der Linsenepithelzellen (z. B. durch den Einsatz der Röntgenstrahlmikroanalyse) zu erwarten.

Literatur

1. Anderson RS, Trune DR, Shearer TR (1988) Histologic changes in selenite cortical cataract. Invest Ophthalmol Vis Sci 29(9): 1418–1427
2. Bernbach G, Mayer U, Naumann GOH (1991) Human lens epithelial cells in tissue culture. Exp Eye Res 52(2): 113–119
3. Bleckmann H, Khadadadyan C, Schnoy N (1989) Licht- und Elektronenmikroskopie der humanen, anterioren Kataraktkapsel. Fortschr Ophthalmol 86(6): 556–560
4. Deussen A, Pau H (1989) Nucleotide levels in human lens: regional distribution in different forms of senile cataract. Exp Eye Res 48(1): 37–47
5. Guggenmoos-Holzmann J, Engel B, Henke V, Naumann GOH (1989) Cell density of human lens epithelium in women higher than in men. Invest Ophthalmol Vis Sci 30(2) : 330–332
6. Hara T, Hara T (1988) Observations on lens epithelial cells and their removal in anterior capsule specimens. Arch Ophthalmol 106(12): 1683–1687
7. Hockwin O, Okamoto T, Bergeder HD, Klein W, Ferrari L, Streit W (1969/70) Genesis of cataract. Cumulative effects of sublimal noxious influences. Ann Ophthalmol 1: 321–325
8. Jshizaki Y, Voyvadio JT, Burne JF, Roff MC (1993) Control of lens epithelial cell survival. J Cell Biol 121(4): 899–908
9. Karim AK, Jacob TJ, Thompson GM (1987) The human anterior lens capsule: cell density, morphology and mitotic index in normal and cataractous lenses. Eye 1 (Pt 6): 722–727
10. Konofsky K, Naumann GOH, Guggenmoos-Holzmann J (1987) Cell density and sex chromatin in lens epithelium of human cataracts. Quantitative studies in flat preparation. Ophthalmology 94(7): 875–880
11. Naumann GOH, Lang GK (1990) Histopathologische Aspekte der Kataraktchirurgie. In: Freyler H, Skorpik C, Grasl M (Hrsg) 3. Kongreß der DGII. Springer, Wien New York, S 65–69
12. Straatsma BR, Lightfoot DO, Barke RM, Horwitz J (1991) Lens capsule and epithelium in age-related cataract. Am J Ophthalmol 112(3): 283–296
13. Vasavada AR, Cherian M, Yadav S, Rawal UM (1991) Lens epithelial cell density and histomorphological study in cataractous lenses. J Cataract Refract Surg 17(6): 798–804
14. Worgul BV, Merriam GR Jr, Medvedovsky C (1989) Cortical cataract development – an expression in primary damage to the lens epithelium. Lens Eye Toxic Res 6(4): 559–571

Cataracta secundaria bei Diabetes mellitus

M. R. Tetz, I. Lehrer, U. Klein und H. E. Völcker

Zusammenfassung. Eine prolongierte Störung der Blut-Kammerwasserschranke, wie sie z.B. bei Diabetes mellitus (D.m.) beobachtet werden kann, soll die Ausbildung einer Cataracta secundaria nach extrakapsulärer Kataraktoperation und Kunstlinsenimplantation begünstigen. Wir untersuchten den Einfluß von D.m. auf das Ausmaß des Nachstares. 30 Augen von Diabetikern mit durchschnittlicher Diabetesdauer von 17,3 ± 10,4 Jahren und 30 Augen von stoffwechselgesunden Patienten wurden untersucht. Die Patienten wurden nach Alter (± 5 Jahre), Operateur, Kunstlinsentyp und Nachbeobachtungszeitraum (± 4 Monate) gematcht. Das Ausmaß des Nachstars wurde im Durchschnitt 3,5 Jahre nach Kataraktextraktion und Hinterkammerlinsenimplantation anhand von standardisierten Fotografien ausgewertet. Die mittlere Nachstarziffer, die nach dem verwendeten Auswertungsschema einen Wert zwischen 0 und 4 annehmen kann, betrug bei den Diabetikern 0,7. In der Kontrollgruppe lag die mittlere Nachstarziffer bei 1,6. Dieser Unterschied war signifikant (Wilcoxon-Vorzeichen-Rang-Test: $P < 0{,}002$). Diabetiker zeigten über einen Nachbeobachtungszeitraum von 3,5 Jahren eine signifikant geringere Tendenz zur Ausbildung einer Cataracta secundaria.

Summary. A breakdown of the blood-retinal barrier as can be found in the eyes of individuals with diabetes (d.m.) is believed to enhance and accelerate posterior capsule opacification (PCO). We investigated the influence of d.m. on the severity of PCO. Thirty eyes of diabetic patients with an average of 17.3 ± 10.4 years of diabetes duration were compared to 30 eyes of nondiabetic patients. The patients were closely matched by pairs according to age (± 5 years), surgeon, intraocular lens type (three-piece posterior chamber = PC-IOL), and postoperative period (± 4 months). The PCO score ranging from 0 to 4 was taken at an average of 3.5 years following extracapsular cataract extraction and PC-IOL implantation while utilizing standardized retroillummination photographs. The mean PCO score was 0.7 in diabetics and 1.6 in controls. This difference was statistically significant (Wilcoxon test: $P < 0.002$). Thus we could not confirm an increased PCO rate in the eyes of diabetics. Other factors than blood-retinal barrier breakdown may play a more important role with the formation of secondary cataract in diabetic eyes.

Einleitung

Über den Einfluß des Diabetes mellitus auf die Nachstarbildung ist bisher wenig bekannt [1]. Das jüngere Lebensalter des Patienten zum Operationszeitpunkt und die gestiegene Lebenserwartung machen bei diabetischer Katarakt

J. Wollensak et al. (Hrsg.)
8. Kongreß der DGII

Erkenntnisse über die Nachstarinzidenz wünschenswert, um eine gezielte Beratung des Patienten im Rahmen der Kataraktoperation durchführen zu können. Um den Einfluß des Diabetes auf die Nachstarrate zu untersuchen, verglichen wir bei diabetischen und zuckerstoffwechselgesunden Patienten die Nachstarrate zwischen 3 und 4 Jahren nach ECCE und Hinterkammerlinsen-(HKL)-Implantation.

Patienten und Methode

In einer vergleichenden retrospektiven klinischen Untersuchung wurde ein morphologisches Nachstarbewertungssystem eingesetzt [16]. Bekannte Einflußfaktoren wurden durch Wahl der Ein- und Ausschlußkriterien und ein enges „Matching" der Patienten ausgeschaltet.

Aus einer Gesamtzahl von 1916 extrakapsulären Kataraktextraktionen mit HKL-Implantationen, durchgeführt zwischen Juni 1988 und Dezember 1989, wurden 100 Patienten mit Diabetes mellitus vorausgewählt. Eingangsbedingung war ein mindestens 5 Jahre bestehender Diabetes mellitus. Von diesen 100 Patienten konnten 45 klinisch nachuntersucht werden. Diesen 45 Patienten wurde aus einer Auswahl von 580 kataraktoperierten Patienten ohne Stoffwechselerkrankung nach dem Zufallsprinzip ein Partner zum Paarvergleich zugeteilt. Ein Matching nach Geschlecht erfolgte nicht. Als Kriterien für die Zuteilung der Paare („matching") wurden folgende gewählt:

- Patientenalter differiert um weniger als 5 Jahre,
- Zeitraum zwischen Operation und Nachuntersuchung variiert um maximal 4 Monate,
- gleicher Operateur,
- identischer Linsentyp (IOLAB Dreistück-IOL, bikonvexe 6,5 mm Optik).

Okuläre Ausschlußkriterien für die Aufnahme in die Studie sind in folgender Übersicht aufgeführt:

- Medientrübungen mit reduzierter Beurteilbarkeit der Hinterkapsel,
- Augenerkrankungen mit bekannter erhöhter Nachstarinzidenz,
  - Pseudoexfoliationssyndrom,
  - traumatische Katarakt (Perforation),
  - Glaukom.

Als anamnestische Daten wurden für jeden Patienten Alter, Geschlecht, allgemeine Diagnosen, ophthalmologische Diagnosen, Operationsdatum, Operateur, bester postoperativer Visus und ggf. Zeitpunkt einer Nd: YAG-Laserkapsulotomie erhoben. Zusätzlich wurde bei Patienten mit Diabetes die Dauer der Erkrankung sowie Art und Dauer der Therapie dokumentiert.

Zum Kontrolluntersuchungszeitpunkt wurde bei jedem Patienten eine objektive Refraktionsbestimmung durchgeführt und nach subjektivem Abgleich der korrigierte Visus bestimmt. Die biomikroskopische Untersuchung der Augenvorderabschnitte erfolgte bei maximaler medikamentöser Mydriasis.

Zusätzlich erfolgte die Befunddokumentation nach einer standardisierten Fotografietechnik [16]. Die von jedem Patienten angefertigten spaltlampenmikroskopischen Aufnahmen der Hinterkapsel im regredienten Strahlengang dienten der Objektivierung und Reproduzierbarkeit der Befunde. Bei diesem Schema kann der Nachstarwert zwischen 0 und 4 betragen [8, 15, 16].

Ergebnisse

Bei 60 Patienten, d. h. 30 Paaren, konnten vollständige und auswertbare Daten erhoben werden. Darunter befanden sich 18 Männer und 42 Frauen. Verteilt auf die einzelnen Gruppen untersuchten wir bei den 16 insulinpflichtigen Diabetikern 13 Frauen (81%) und 3 Männer (19%), bei den 14 Patienten mit nicht insulinpflichtigem Diabetes mellitus 10 Frauen (71%) und 4 Männer (29%). Insgesamt fanden sich in der Diabetikergruppe 23 Frauen (77%) und 7 Männer (23%). In der Kontrollgruppe waren 19 weibliche (63%) und 11 männliche (37%) Patienten.

Die jüngste Patientin war 53, der älteste Patient 93 Jahre alt. Der Altersmedian lag bei 77 Jahren, das Durchschnittalter bei 76 Jahren. Die Altersverteilung der beiden Untergruppen entsprach der Verteilung der Gesamtgruppe.

Bei den 30 Patienten mit Diabetes mellitus hatten 16 Patienten einen insulinpflichtigen Diabetes mellitus (Typ I), bei 14 Patienten bestand ein Diabetes mellitus Typ II. Die durchschnittliche Diabetesdauer betrug 17 Jahre, der Median lag bei 16 Jahren. Eine Insulinpflicht bestand durchschnittlich seit 7,3 Jahren. Bei den Typ I Diabetikern war der Diabetes seit durchschnittlich 20,8 Jahren, bei den Typ II Diabetikern seit 13,3 Jahren bekannt; 5mal lag eine diabetische Retinopathie vor.

Insgesamt wurden alle Operationen von 4 Operateuren durchgeführt. Operateur A und B operierten jeweils 36,7%, Operateur C 20% und Operateur D 6,7% der Patienten.

Die Kontrolluntersuchungen wurden durchschnittlich 42 Monate nach Kataraktextraktion durchgeführt. Der längste Beobachtungszeitraum betrug 50 Monate, der kürzeste 34 Monate postoperativ. Da der Zeitraum zwischen Kataraktoperation und Kontrolluntersuchung zu den Matchkriterien zählte, variierte die Verteilung zwischen Diabetikern und Kontrollgruppe nicht.

Die Nachstarwerte verteilten sich bei den einzelnen Gruppen wie folgt: In der Diabetikergruppe betrug der Nachstarwert im Mittel 0,68. Die Kontrollgruppe wies einen Nachstarwert von durchschnittlich 1,64 auf.

Der Median für die Diabetikergruppe lag bei 0,38, für die Patienten ohne Diabetes mellitus bei 1,31. Tabelle 1 gibt einen Überblick über die berechneten Werte und Differenzen zwischen den Gruppen.

Mit Hilfe des „Wilcoxon-matched-pairs-signed-rank-Testes" wurde die Verteilung des Nachstars der Diabetikergruppe im Vergleich zur Kontrollgruppe geprüft. In der Nullhypothese wurde postuliert, daß sich die Nachstarausprägung in der Diabetikergruppe von der in der Kontrollgruppe nicht signifikant unterscheidet. Mit einer Irrtumswahrscheinlichkeit von $p = 0{,}0011$,

Tabelle 1. Verhältnis der Mediane und der 25. (Q1) und 75. (Q2) Quantilen der Nachstarwerte (N) der Diabetiker (D) und der Kontrollgruppe (K). Die Differenz: N(D) – N(K) ist als Betrag angegeben

Nachstarwert	Q1	Median	Q3
D	0,28	0,38	1,09
K	0,45	1,31	2,57
$N_{(D)}-N_{(K)}$	0,17	0,92	1,48

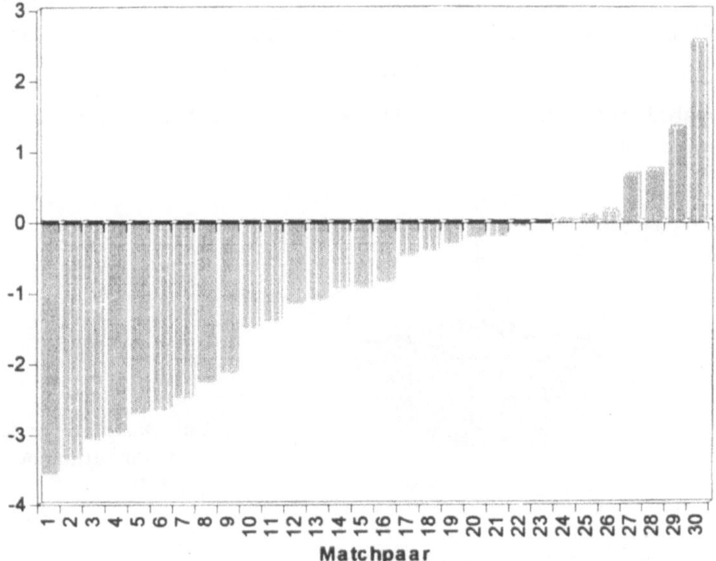

Abb. 1. Vergleich der Nachstarwerte der gematchten Untersuchungspaare. Gemäß dem Vorzeichen-Rang-Test nach Wilcoxon wird für jedes Matchpaar die Differenz der Nachstarwerte ermittelt und geordnet. Negative Differenzen bedeuten eine niedrigere Nachstarbildung bei Patienten mit Diabetes mellitus

also deutlich unter dem festgelegten Signifikanzniveau von 5%, konnte die Nullhypothese verworfen werden. Entsprechend des Ergebnisses des Rang-Testes nach Wilcoxon zeigten Diabetiker damit eine hochsignifikant geringere Neigung zur Nachstarbildung als zuckerstoffwechselgesunde Patienten.

Die Verteilung der Paardifferenzen ist in Abb. 1 dargestellt. Ein Vergleich des Einflusses der unterschiedlichen Diabetesformen (Typ 1 und Typ 2) und der Diabetesdauer auf die Nachstarrate war bei Planung der Studie nicht primär intendiert. So fand bei den Patienten mit Diabetes mellitus innerhalb ihrer Gruppe weder ein Matching der Einflußfaktoren auf den Nachstar, noch ein randomisiertes Auswahlverfahren statt. Die vergleichenden Werte sind somit nicht statistisch abgesichert, sie sollen einen orientierenden Eindruck

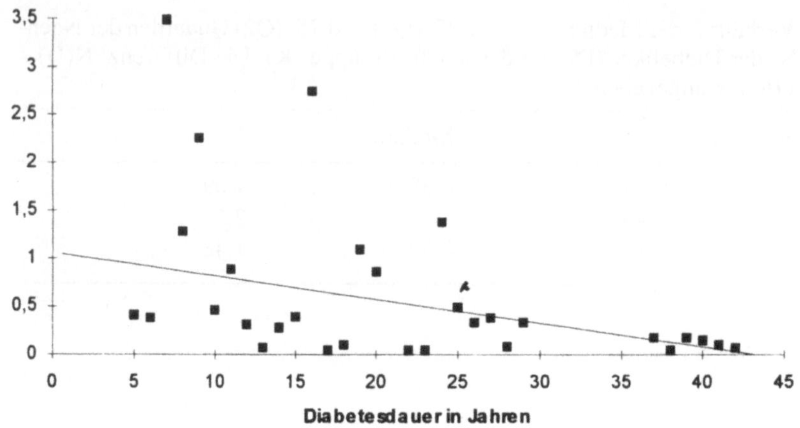

Abb. 2. Korrelation zwischen Diabetesdauer und Nachstarrate ($n = 30$)

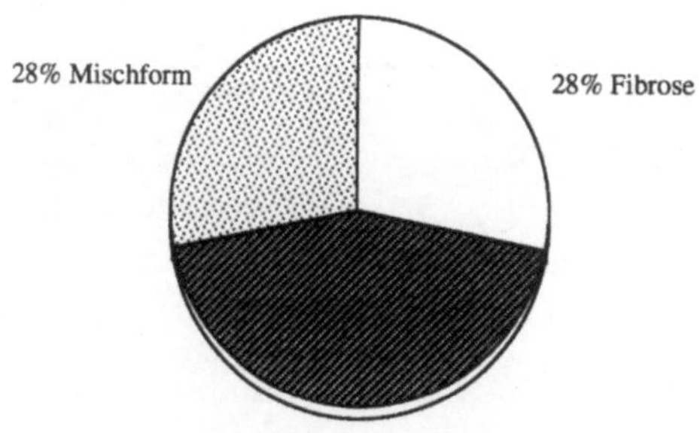

Abb. 3. Anteil der aufgetretenen Nachstarformen bei allen Patienten ($n = 60$)

vermitteln. Der Typ der Zuckererkrankung schien keinen Einfluß auf die Nachstarausprägung zu haben. In beiden Untergruppen ergaben sich im Durchschnitt gleiche Nachstarwerte. Die Nachstarausprägung war jedoch mit zunehmender Dauer der Diabeteserkrankung geringer (Abb. 2). Bei längerer Erkrankungsdauer nahm die Streuung der Nachstarwerte entlang der Korrelationsgraden ab.

In der vorliegenden Untersuchung wurden 46,7% (Diabetiker) bzw. 40% (Kontrollgruppe) des Nachstars als regeneratorischer Nachstar klassifiziert. 23,3% der Diabetiker bzw. 33,3% der Nichtdiabetiker zeigten eine Mischform aus regeneratorischem und fibrotischem Nachstar. Ein rein fibrotischer Nachstar war bei 30% der Diabetiker und 26,7% der Kontrollpatienten zu finden (Abb. 3).

Weiter wurden die direkt funktionell meßbaren Auswirkungen des Nachstars, d. h. die Visusentwicklung, als Kriterium für die Entwicklung eines zentralen Nachstars hinzugezogen. Verglichen wurde der postoperative Visus (4.–10. postoperativer Tag) mit dem korrigierten Visus im Rahmen der Nachuntersuchung (nach durchschnittlich 42 Monaten).

Tabelle 2. Verhältnis der Mediane, der 25. (Q1) und 75. (Q3) Quantilen des direkt postoperativen Visus (V_{po}) und des Visus bei Nachuntersuchung (V_{NU}). Differenz der Visuswerte D

	Diabetes			Kontrolle		
	Q1	Median	Q3	Q1	Median	Q3
V_{po}	0,44	0,61	0,81	0,42	0,84	0,90
V_{NU}	0,40	0,63	0,82	0,42	0,60	0,83
D	–0,04	0,02	0,01	0,00	–0,24	–0,07

Der durchschnittliche frühe postoperative Visus lag bei den Diabetespatienten mit 0,56 eine logarithmische Visusstufe unter dem Vergleichsvisus der Kontrollgruppe (Mittelwert 0,69). Im Rahmen der Nachuntersuchung lag der Visus in der Diabetikergruppe im Mittel bei 0,59 ± 0,25, und in der Kontrollgruppe bei 0,63 ± 0,26.

Während der Nachbeobachtungszeit fiel auf, daß in der Diabetikergruppe bei 4 Patienten (13%), in der Kontrollgruppe bei 9 Patienten (39%) ein Visusabfall zu verzeichnen war. Interessant ist deswegen bei den Kontrollpatienten eine Gegenüberstellung der Mediane des Visus direkt postoperativ versus 42 Monate postoperativ. In dieser Gruppe trat beim Vergleich der Mediane ein Verlust der Sehschärfe um eine logarithmische Visusstufe von 0,84 auf 0,6 in einem Zeitraum von 3,5 Jahren auf. Einen Überblick über die Verteilung der Visuswerte liefert Tabelle 2.

Bei 9 Patienten der Diabetikergruppe wurde eine Kapsulotomie mit dem Nd:YAG-Laser durchgeführt. Dies entsprach einem prozentualen Anteil von 30% in dieser Patientengruppe. Bei 10 Patienten der Kontrollgruppe (33%) war eine Laserbehandlung durchgeführt worden. Die Häufigkeit der Kapseleröffnung in beiden Gruppen unterschied sich nicht signifikant voneinander. Die Nd:YAG-Kapsulotomie wurde bei allen Patienten durchschnittlich 21 Monate nach Hinterkammerlinsenimplantation durchgeführt. Die Laserbehandlung erfolgte im arithmetischen Mittel 16 Monate postoperativ bei den Diabetikern und 25 Monate postoperativ bei den Kontrollpatienten. Die Indikationsstellung zur Kapseleröffnung bei den Diabetespatienten erfolgte somit im Durchschnitt 9 Monate früher als in der Kontrollgruppe.

Diskussion

Bei okulären Veränderungen wie Pseudoexfoliationssyndrom und Glaukom wurde eine erhöhte Nachstarrate beschrieben [7, 13, 19]. Gunning u. Greve 1991 fanden nach einem Jahr eine 30% Nachstarhäufigkeit bei Glaukom im Vergleich zu 14% bei nicht glaukomatösen Augen. Der Einfluß von Systemerkrankungen ist wenig untersucht. Ob der Diabetes mellitus einen Einfluß auf die Nachstarausbildung hat, wird kontrovers diskutiert.

Geiselhart et al. [5] fanden bei diabetischen Augen eine um 70%, Knorz et al. [9] eine um 12% geringere Nachstarrate als beim Normalkollektiv. Schiefer et al. [12] und Wiegand et al. [18] vermuteten bei Diabetikern eine erhöhte Nachstarrate. Letztgenannte Autoren fanden z.B. bei 118 Augen von 88 Diabetikern einen Anteil von 23% Hinterkapselfibrosen durchschnittlich 19 Monate postoperativ. Eine Untersuchung von gematchten Kontrollpatienten wurde nicht vorgenommen.

Nachdem wir wichtige, das Ergebnis verfälschende Einflußfaktoren entweder über die Eingangskriterien oder durch die Paarvergleichsstrategie ausgeschaltet hatten, konnten wir einen signifikant geringeren Nachstar bei Diabetes mellitus zeigen. Ferner fanden wir, daß im Gegensatz zu den von Geiselhart et al. gemachten Beobachtungen bei unseren Patienten mit zunehmender Diabetesdauer die Nachstarrate geringer wurde.

Die Bereitschaft zur Nachstartherapie mittels Nd:YAG-Lasers war bei diabetischen Augen erhöht. Obwohl Diabetiker insgesamt eine geringere Nachstarrate aufwiesen, war bei ihnen die Indikation zur Kapseleröffnung gleich häufig und durchschnittlich 9 Monate früher als in der Kontrollgruppe gestellt worden.

Einen nachstarsteigernden Effekt über den verstärkten postoperativen Entzündungsreiz im diabetischen Auge konnten wir nicht finden. Postoperative Entzündungen bzw. eine verlängerte Unterbrechung der Blutkammerwasserschranke sollen nachstarfördernd wirken (Literaturübersicht s. [1]). Nach Untersuchungen von Krupsky et al. [10] ist das Risiko für postoperative Entzündungen nach ECCE mit HKL-Implantation bei Diabetikern erhöht. Krupsky et al. [10] untersuchten retrospektiv Vorderkammerbefunde nach ECCE und Hinterkammerlinsenimplantationen bei 91 Diabetikern (112 Augen) und 88 nichtdiabetischen Kontrollpatienten (108 Augen). 3 Hauptkomplikationen wurden am vorderen Augenabschnitt beobachtet: Pigmentdispersion, transiente Fibrinreaktionen und Entstehung hinterer Synechien. Diese Komplikationen waren bei Diabetikern signifikant häufiger. Freigesetzte Zytokine wie Interleukin 1 und 6 sowie der Tumornekrosefaktor TNF greifen möglicherweise wachstumsfördernd in den Prozeß der Nachstarentwicklung ein.

Eine Kammerwasseranalyse dieser Mediatoren beim Patienten nach extrakapsulärer Kataraktextraktion zu rein diagnostischen Zwecken verbietet sich wegen der damit verbundenen intraokularen Infektionsgefahr. Eine Analyse eventuell vorhandener Wachstumsfaktoren oder zellproliferationsmodifizierender Substanzen im Verlauf nach Kataraktoperation beim Menschen liegt deswegen bisher nicht vor. Tripathi et al. fanden 1988 im Kammerwasser von Patienten, das zu Beginn der Kataraktoperation entnommen wurde, ein Polypeptid, das dem Fibroblastenwachstumsfaktor sehr ähnlich war [17].

Daraus ergibt sich eine mögliche Erklärung der reduzierten Nachstarrate beim Diabetiker im Analogieschluß zu bekannten Vorgängen in anderen leichter zugänglichen Geweben des menschlichen Organismus. Als Beispiel dienen bekannte Wundheilungsmechanismen in anderen Geweben, unter der Annahme, daß die Vorgänge der Nachstarbildung einen speziellen avaskulären Wundheilungsversuch der Linsenepithelien darstellen [2].

Physiologische Entzündungsreaktionen bestehen aus einer frühen katabolen Phase, der später eine anabole Phase folgt. Die Stärke der initialen Entzündungsreaktionen bestimmt das Ausmaß des nachfolgenden Regenerationsprozesses. Letzterer ist im wesentlichen durch Zellproliferation, insbesondere Fibroblastenproliferationen geprägt. Diese sezernieren die Grundsubstanz für die Kollagensynthese. Nach vergleichbarem Muster läuft ein Wundheilungsvorgang ab.

Der Diabetes mellitus soll besonders die späte anabole Phase einer Entzündungsreaktion beeinträchtigen [3, 6]. So werden u.a. die oft beobachteten Wundheilungsstörungen bei Diabetikern erklärt [11]. In tierexperimentellen Untersuchungen konnte eine verminderte Kollagensynthese bei defekter Wundheilung durch Diabetes mellitus nachgewiesen werden [14]. Fahey et al. [3] beobachteten bei diabetischen Mäusen nach einer Woche ein Absinken der Leukozytenzahl, der Vaskularisation und der Interleukin-6-Aktivität im Wundgewebe. Interleukin 6 wird hauptsächlich von Fibroblasten sezerniert und besitzt eine breite stimulatorische Wirkung auf Zellproliferationen. Fiddes et al. stellten einen Mangel an Fibroblastenwachstumsfaktor bFGF bei Diabetes mellitus fest [4].

Über solche direkt wachstumssteuernden Einflüsse auf das Linsenepithel und speziell die Nachstarentwicklung im menschlichen Auge ist bisher wenig bekannt. Es ist denkbar, daß reduzierte Konzentrationen von Wachstumsfaktoren im Kammerwasser einen pathogenetischen Mechanismus für die erniedrigte Nachstarrate bei Diabetes mellitus darstellen.

Literatur

1. Apple DJ, Solomon KD, Tetz MR et al. (1992) Posterior capsule opacification. Surv Ophthalmol 37:73–116
2. Blomstedt G, Fagerholm P, Gallo J, Philipson B (1987) After-cataract in the rabbit eye following extracapsular cataract extraction – a wound healing reaction. Acta Ophthalmol 65 (Suppl 182):93–99
3. Fahey TJ, Sadaty A, Jones WG et al. (1991) Diabetes impairs the late inflammatory responses to wound healing. J Surg Res 50:308–313
4. Fiddes JC, Hebda PA, Haward P et al. (1991) Preclinical wound-healing studies with recombinant human basic fibroblast growth factor. Ann New York Acad Sci 638:316–317
5. Geiselhart WE, Schütte E, Klump P (1989) Zur Nachstarrate bei Diabetikern. In: Lang GK, Ruprecht KW, Jacobi KW, Schott K (Hrsg) 2. Kongreß der Deutschen Gesellschaft für Intraokularlinsen Implantation (DGII). Enke, Stuttgart S 158–160
6. Goodson WH, Hunt TK (1977) Studies of wound healing in experimental diabetes mellitus. J Surg Res 22:221–225
7. Gunning FP, Greve EL (1991) Intercapsular cataract extraction with implantation of the Galand Disc Lens: a retrospective analysis in patients with and without glaucoma. Ophthalmic Surg 22:531–538
8. Hansen SO, Solomon KD, McKnight GT et al. (1988) Posterior capsular opacification and intraocular lens decentration. Part I: Comparison of various posterior

chamber lens designs implanted in the rabbit model. J Cataract Refract Surg 14: 605–613

9. Knorz MC, Soltan JB, Seiberth V, Lorger C (1991) Incidence of posterior capsule opacification after extracapsular cataract extraction in diabetic patients. Metab Pediatr Syst Ophthalmol 14:57–58
10. Krupsky S, Zalish M, Oliver M, Pollack A (1991) Anterior segment complications in diabetic patients following extracapsular cataract extraction and posterior chamber intraocular lens implantation. Ophthalmic Surg 22:526–530
11. McMurry JF (1984) Wound healing with diabetes mellitus: Better glucose control for better wound healing in diabetes. Surg Clin North Am 64:769–773
12. Schiefer U, Pötzsch D, Schütte E (1987) Komplikationen und therapeutische Möglichkeiten bei Diabetikern nach IOL-Implantation. Spektr Augenheilkd 1: 135–136
13. Sommerauer P, Haas G, Schuhmann G, Hanselmayer H (1990) Ergebnisse und Komplikationen nach Hinterkammerlinsenimplantation bei Pseudoexfoliationssyndrom. In: Freyler H, Skorpik C, Grasl M (Hrsg) 3. Kongreß der Deutschen Gesellschaft für Intraokularlinsenimplantation (DGII). Springer, Berlin Heidelberg New York, S 278–281
14. Spanheimer RG, Umpierrez GE, Stumpf V (1988) Decreased collagen production in diabetic rats. Diabetes 37:371–375
15. Tetz M, O'Morchoe DJC, Gwin T, et al. (1988) Posterior capsular opacification and intraocular lens decentration. Part II: Experimental findings on a prototype circular intraocular lens design. J Cataract Refract Surg 14:614–623
16. Tetz M (1994) Die Cataracta secundaria nach Hinterkammerlinsenimplantation: Klinik, Pathologie und Möglichkeiten der Prävention. Habilitationsschrift, Heidelberg
17. Tripathi RC, Millard CB, Tripathi BJ, Reddy V (1988) A molecule resembling fibroblast growth factor in aqueous humor. Am J Ophthalmol 106:230–231
18. Wiegand W, Kroll P, Jahn R, Heinz P (1992) Kataraktoperation und Kunstlinsenimplantation bei Diabetes mellitus. In: Neuhann T, Hartmann C, Rochels R (Hrsg) 6. Kongreß der Deutschsprachigen Gesellschaft für Intraokularlinsenimplantation (DGII). Springer, Berlin Heidelberg New York, S 598–604
19. Zetterström C (1993) Incidence of posterior capsule opacification in eyes with exfoliation syndrome and heparin-surface-modified intraocular lenses. J Cataract Refract Surg 19:344–347

Möglichkeiten der mathematischen Simulation der Wechselwirkung Kunstlinse – Kapselsack mit Hilfe der Finite-Elemente-Methode

J. Werner, A. Heine, K.-P. Schmitz und R. Guthoff

Zusammenfassung. Mit Hilfe eines Finite-Elemente (FE)-Modells wurden die mechanischen Wechselwirkungen der Implantation von Intraokularlinsen (IOL) in den Kapselsack berechnet. Die Wechselwirkung von IOL-Kapselsack und dessen Beanspruchung wird mit speziellen Kriterien beschrieben.

Summary. Based on a finite element model the mechanical interactions of intraocular lens implantation in the capsular bag are calculated. Criteria for mechanical interactions and capsular bag stresses are developed.

Einleitung

Die Nachstarbildung gilt als häufigste Langzeitkomplikation nach einer extrakapsulären Kataraktoperation. Linsenepithelzellen, die sich im Bereich der vorderen Kapsel und der Äquatorregion befinden, sind Ausgangspunkt dieser Nachstarbildung [3]. Trotz verbesserter Operationsmethoden ist es nicht möglich, diese Linsenepithelzellen vollständig zu entfernen. Ein Ansatzpunkt zur postoperativen Nachstarreduktion besteht darin, durch eine Optimierung der Geometrie der kapselsackfixierten IOL eine Limetierung der Epithelzellwanderung auf die hintere Linsenkapsel zu erreichen. Diese Forderung hat Anis bereits 1980 erhoben, indem er eine zirkuläre Ausspannung des Kapselsackäquators verbunden mit einer faltenfreien Ausspannung des hinteren Kapselblattes als wirksame Nachstarprophylaxe angibt.

Ziel

Ziel der Untersuchung war es, durch mathematische Darstellung der Verspannung von Kapselsack und IOL-Aussagen über Mechanismen, die zur Faltung der Kapselsackhinterwand führen, zu erhalten. Daraus sind Kriterien zur Beschreibung des Systems Kapselsack-IOL abzuleiten.

Methode

Die Untersuchungen basieren auf der Finite-Elemente-Methode (FEM). Die auftretenden mechanischen Kräfte sind eine Funktion der 2 mechanischen

J. Wollensak et al. (Hrsg.)
8. Kongreß der DGII

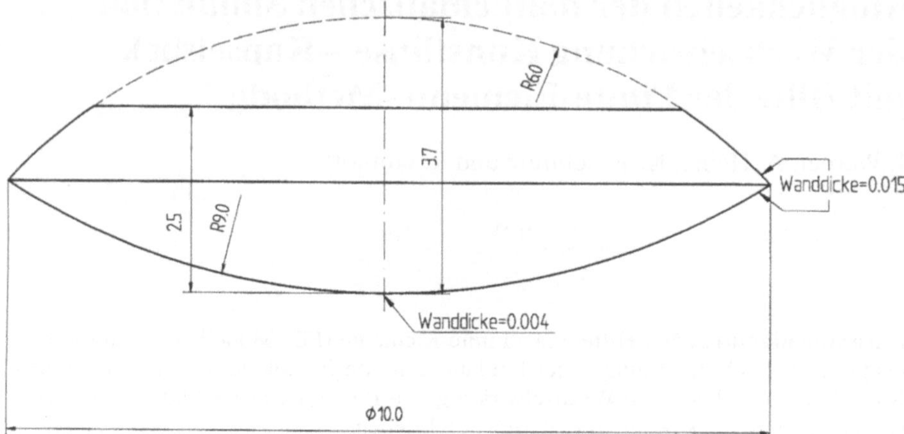

Abb. 1. Definition der Normkapselsackgeometrie

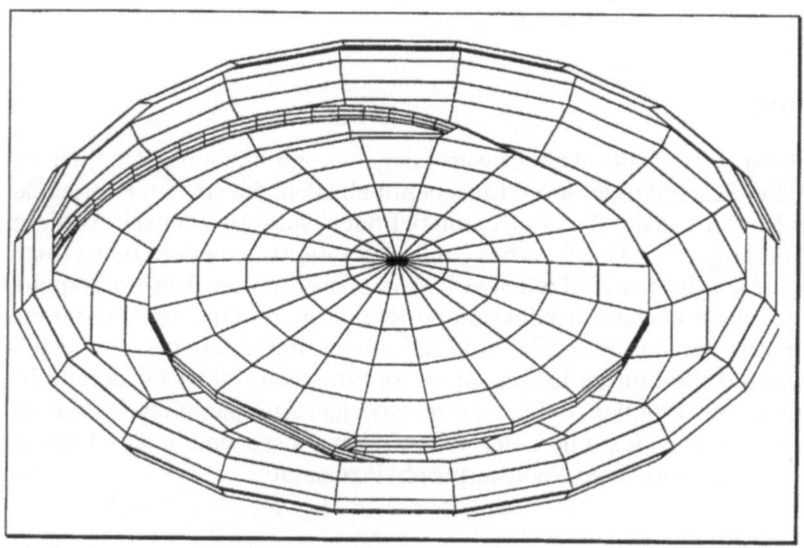

Abb. 2. Finite-Elemente-Modell für Kapselsack und intraokulare Kunstlinse

Systeme Kapselsack und IOL. Das bedeutet: wirkt die IOL über die Rückstellkräfte der Haptik mechanisch auf den Kapselsack ein, erfolgt eine Deformation des Kapselsackes. Diese Deformation wiederum bewirkt eine Verminderung der Rückstellkräfte, da die Zwangsbedingungen für die IOL gelockert werden. Der sich in der Natur nahezu sofort einstellende Gleichgewichtszustand ist numerisch nur durch aufwendige iterative Lösungen berechenbar.

Wesentlich für die Applikation der FEM ist die Phase der Modellbildung. Im weiteren sind die Teilsysteme IOL und Kapselsack beschrieben.

Der Schwerpunkt der Erstellung des Geometriemodells für die IOL liegt in der Modellierung der Haptik und des Ansatzes der Haptik am Linsenkörper. Der Linsenkörper selbst kann als unendlich steif gegenüber den anderen Elementen des Systems betrachtet werden. Der E-Modul für das Haptikmaterial wurde mit 2,5 GPa (PMMA) angenommen.

Eine Validierung der Modelle erfolgte über die Berechnung und Messung der Rückstellkräfte („compression force") nach der Meßanordnung in ISO 11979 zur Standardisierung von IOL.

Das System Kapselsack zu definieren, beinhaltet wegen individueller Unterschiede in Gestalt und mechanischen Eigenschaften des Kapselsackgewebes größere Schwierigkeiten. Nach Eröffnung des Kapselsackes und der chirurgischen Entfernung von Kern und Rinde verliert dieser seine Gestalt. Für die Anwendung der FEM ist die Definition eines „Normkapselsackes" mit zirkulärer Öffnung notwendig (Abb. 1). Zur Beschreibung des Materialverhaltens wird der E-Modul für das Kapselsackmaterial mit 5MPa verwendet [2].

Die Lagerung des Kapselsackes erfolgt mit Federelementen, welche die Zonulafibrillen repräsentieren. Eine Kontraktion des Ziliarmuskels wird vernachlässigt.

In der Rechnung müssen folgende Schritte realisiert werden: Die Haptik muß soweit in Richtung Optik komprimiert werden, daß der Linsenkörper mit Haptik ohne Kollision mit der Kapselsackwand in den Kapselsack eingeführt werden kann. Die Vorspannung der Haptik wird schrittweise gelöst und die Verspannung von Kapselsack und IOL wird schrittweise berechnet (Abb. 2). Die Lösung der Vorspannung muß in kleinen Lastschritten erfolgen, da der Verspannungszustand im anderen Falle numerisch instabil wird und Berechnungen nicht erfolgreich sind.

Ergebnisse

Die FE-Berechnungen liefern Reaktionskräfte, Verformungen und Deformationen des Systems sowie mechanische Spannungen und Verzerrungen an allen Orten des Modells. Diese Ergebnisse müssen über ein anwendungsadaptives Postprocessing in Bewertungskriterien für das System Kapselsack-IOL überführt werden.

Im folgenden werden einige Vorschläge für Bewertungskriterien vorgestellt:

1. Für den Kontaktbereich Haptik-Kapselsack:
   - *totale Kontaktkraft*: Integral der zwischen Haptik und Kapselsack auftretenden Kontaktdrücke;
   - *durchschnittlicher Kontaktdruck*: durchschnittlicher Kontaktdruck auf kontaktierenden Bereichen;
2. für den Kontaktbereich Optik-Kapselsack:
   - *totale Optikkontaktkraft*: Integral der zwischen Optik und Kapselsack auftretenden Kontaktdrücke,

- *Kontaktfläche an der Optik*: Größe der Fläche, auf der Kontakt zwischen Optik und hinterer Kapselsackwand auftritt,
- *Kontaktdruckbandbreite*: Entfernung vom Zentrum der Kapselsackhinterwand, in der die Hälfte der maximalen Kontaktkraft [6dB] auftritt;

3. für die Beanspruchung des Kapselsackes:
   - *Abweichung von der Kreisform*: Quotient aus maximalem und minimalem Durchmesser des deformierten Kapselsackes,
   - *Hauptbeulspannung*: Hauptspannung I_3 im Zentrum des Kapselsackes,
   - *Spannungsverhältnis*: Verhältnis aus Absolutwerten der Hauptspannungen I_1 und I_3 im Zentrum des Kapselsackes,
   - *totale Kontaktkraft* und *durchschnittlicher Kontaktdruck* beschreiben die Kräfte zwischen Haptik und dem Kapselsack. Dabei werden Maximalwert sowie Druckverteilung beschrieben. Der Maximalwert stellt ein Versagenskriterium für den Kapselsack dar, während die Druckverteilung ein Gütemaß für die Haptik-Kapelsackkombination ist. Eine Verteilung der Kraft auf einer großen Fläche des Kapselsackäquators beansprucht den Kapselsack weniger als bei kleiner Kontaktfläche.

Totale Linsenkontaktkraft, Kontaktfläche an der Linse und *Kontaktdruckbandbreite* beschreiben die Kontaktbedingungen zwischen Linsenkörper und dem Zentrum der Kapselsackhinterwand. Hierbei ist neben der totalen Anpresskraft das Kontaktgebiet und die Druckverteilung auf der Optikrückfläche von Bedeutung. Erreicht werden muß eine große Kontaktfläche mit einer gleichmäßigen Verteilung des Druckes (große Bandbreite). Anstelle der Bandbreite ist auch die Entfernung von der Achse der Optik, in der ein definierter Druckwert unterschritten wird, als Kriterium denkbar.

Abweichung von der Kreisform ist ein auch in vivo meßbarer Wert, der zur Validierung der Modelle beiträgt.

Die Faltung der Kapselsackhinterwand wird nicht durch die dominant herrschenden Zugkräfte bewirkt. Die Aufweitung des Kapselsackes im Bereich des Haptikkontaktes bewirkt im Winkel von 90° eine Kontraktion des Kapselsackäquators. Dabei wirkt die Kapselsackhinterwand als versteifende Struktur. Demzufolge bildet sich ein um 90° zu der Verbindungslinie der Haptikkontaktbereiche wirkender Druckspannungszustand aus, der die Faltung bewirkt (vergleiche Beulen von Schalen). Die Druckspannung ist in diesem Fall identisch mit der Hauptspannung I_3 des Spannungstensors (Eigenwerte des Spannungstensors) (*Hauptbeulspannung*).

Das Verhältnis der größten Zug- zur größten Druckspannung I1/–I3 (*Spannungsverhältnis*) gibt die maximale Kapselsackbeanspruchung wieder.

Diskussion

Die Ergebnisse des Ringversuches belegen, daß unterschiedliche Linsentypen ein differenziertes Verformungsbild des Kapselsackes hervorrufen [5]. Mit Hilfe des Geometrieparameters gelingt eine Einordnung der Linsentypen bezüglich ihres Verformungspotentials.

Es wurde ein FE-Modell für ein Kunstlinsenkapselsacksystem erstellt und berechnet. Es konnte gezeigt werden, daß die FEM grundsätzlich in der Lage ist, die Mechanik des Systems IOL-Kapselsack zu modellieren. Erhebliche Unsicherheiten bestehen noch bei der Beschreibung der Kapselsackgeometrie und der mechanischen Eigenschaften (E-Modul) des Kapselsackmaterials. Hierzu sind experimentelle Untersuchungen notwendig.

Die vorgestellten Kriterien dienen zur Beschreibung des mechanischen Systems IOL-Kapselsack. Bei Optimierung der Geometrie der IOL und Berechnung der Kontaktbedingungen mit FEM ist es denkbar, eine Nachstarreduktion zu erreichen.

Erste Berechnungen zeigen, daß die mechanischen Eigenschaften des von Kern und Rinde befreiten Kapselsackes in erheblichem Maß von der Größe und der Art der Kapselsacköffnung abhängen. Somit ist eine weitere Optimierung der IOL nicht ohne eine Anpassung an spezifische Kapselsacköffnungen möglich, das bedeutet, IOL und Kapselsacköffnung müßten theoretisch aufeinander abgestimmt sein, um eine optimale Spannungsverteilung zu erzielen.

Es wurden Bewertungskriterien für IOL auf Grund ihres mechanischen Verhaltens innerhalb des Systems IOL-Kapselsack entwickelt. Der Zusammenhang dieser Kriterien mit der Nachstarrate wäre in einer klinischen Studie zu überprüfen.

Literatur

1. Anis AY (1980) The Anis posterior chamber lens. Contact and Intraokular Lens Med J 6:286–290
2. Fisher RF (1986) The cillary body in accomodation. Trans Ophthal Soc UK 105: 208–219
3. Green WR, McDonnell PJ (1985) Opacification of the posterior capsule. Trans Ophthal Soc UK 104:727–739
4. Guthoff R, Gustmann J, Dreager J (1992) Ein Kapselsackmodell zur Optimierung von Kunstlinsenhaptiken – Erste vergleichende Untersuchungen an 74 Intraokularlinsen. In: Heukamm T, Hartmann C, Rodels R (Hrsg) 6. Kongreß der DGII. Springer, Berlin Heidelberg New York, S 149–155
5. Heine A, Stave S, Guthoff RF (1993) Verformungen des Kapselsackmodells durch Intraokularlinsen mit durchschnittlich 12,0 mm Gesamtdurchmesser. In: Robert YCA, Gloor B, Hartmann C (Hrsg) 7. Kongreß der DGII. Springer, Berlin Heidelberg New York, S 207–214
6. Werner J, Behrend D, Schmitz K-P, Guthoff RF (1993) 3-D-Simulation der Verspannung zwischen Kapselsack und intraokularer Linse. Biomed Tech 38 (Suppl): 147–148

Der Einfluß der Silikonlinsenimplantation via Tunneltechnik auf die Blut-Kammerwasser-Schranke des menschlichen Auges

– Eine kontrollierte klinische Studie –

M. Diestelhorst, W. Konen, S. Dinslage und G. K. Krieglstein

Zusammenfassung. In 100 Augen von 50 Patienten ohne Voroperation wurde die Änderung der Blut-Kammerwasser-Schranke (BKWS) nach Phakoemulsifikation und Silikonlinsenimplantation via 3mm-Tunneltechnik (Gruppe A) im Vergleich zum 6mm-Korneoskleralschnitt (Gruppe B) untersucht. Entsprechend einer Randomisierung wurden 50 Augen mit klinisch relevanter Katarakt einer der beiden Operationstechniken zugeteilt. Die Blut-Kammerwasser-Schranke (BKWS) wurde mittels Fluorophotometrie 30 und 60 min nach intravenöser Injektion von 7 mg/kg Körpergewicht Fluoreszein-Natrium 10% am Tage vor der Operation und am 5. postoperativen Tag untersucht. Die Konzentrationen für freies Fluoreszein in der Vorderkammer und im Plasma wurden zu den gegebenen Zeitpunkten bestimmt.

Alle zu operierenden Augen erhielten eine Stunde vor und jeweils 5 Tage postoperativ Diclofenac 0,1% Augentropfen. Postoperativ wurden zusätzlich Antibiotika als Salben therapiert. In beiden Gruppen wurde eine Silikonlinse der Fa. Chiron Ophthalmics Flex II Modell C24SX implantiert. Die Linse wurde mittels Injektor (3 mm) oder über einen 6mm-Korneoskleralschnitt in den Kapselsack implantiert.

In einer Kovarianzanalyse finden sich am 5. postoperativen Tag keine signifikanten Unterschiede zwischen der Blut-Kammerwasser-Schrankenstörung nach Tunneltechnik oder 6mm-Korneoskleralschnitt für die oben genannte Silikonlinse ($P > 0{,}05$). In beiden Gruppen steigt postoperativ die Konzentration für freies Fluoreszein-Natrium als Äquivalenz für die Störung der BKWS an. Im Vergleich zu früheren Untersuchungen mit unterschiedlichen Intraokularlinsen und postoperativer Steroidapplikation zeigt sich in der vorliegenden Kombination von Silikonlinsen und Diclofenac-Natrium 0,1% Augentropfen bereits am fünften postoperativen Tag eine deutliche, klinisch relevante Stabilisierung der Blut-Kammerwasser-Schranke.

Summary. The effect of phacoemulsification and silicone intraocular lens implantation via tunnel technique (3 mm) and corneoscleral incision (6 mm) was studied in patients with senile cataract on the blood-aqueous barrier. Fluorophotometry was performed in both eyes of each individual 30 and 60 min after i.v. injection of 7 mg/kg body weight sodium fluorescein (10%) on the day before surgery and on the fifth postoperative day. The concentration of free fluorescein in the anterior chamber and in the plasma was checked at each given time point. There were no other pathological findings in any of the eyes but senile cataract and no previous surgery. Diclofenac (0.1%) eye drops were given five times in the last hour before and five times daily following surgery. No other steroids or nonsteroidal antiinflammatory drugs were applied. Antibiotics were given during the night topically. Each eye had a silicone IOL implant (Chiron Ophthalmics, Flex II C24SX). All IOL's were implanted into the capsular bag.

J. Wollensak et al. (Hrsg.)
8. Kongreß der DGII

Analysis of covariance did not show any significant difference between the surgical techniques concerning the disruption of the blood-aqueous barrier on the fifth postoperative day ($P > 0.05$), nor did either groups demonstrate any clinically significant difficulties with the topical treatment or the IOL implants.

Einleitung

Bereits 1976 wurde Silikon erstmals zur Fertigung intraokularer Linsen angewandt! Nach der anfänglichen Begeisterung über die Faltbarkeit des neuen Materials folgte aufgrund von Unverträglichkeitsreaktionen der Augen bald die Ernüchterung.

Seit dieser Zeit sind verschiedene Silikonkautschuke in ihrem chemischen Aufbau und den daraus resultierenden physikalischen Eigenschaften auch hinsichtlich ihrer Bioverträglichkeit vielfach modifiziert worden. So bestimmt der Vernetzungsgrad die mechanischen Kriterien des Materials – die Elastizität, Zugfestigkeit und Reißfestigkeit. Die freien, nicht vernetzten Anteile sind entscheidend für die chemischen und physikalischen Eigenschaften und damit auch für die Biokompatibilität.

Anfang der 90er Jahre wurde in den USA eine Silikonlinse der Fa. Staar mit Polyamidhaptiken als intraokulare Linse von der Food and Drug Administration (FDA) zugelassen. Diese Linse wurde seitens der Fa. Chiron modifiziert, so daß sie als Modell C24SX mit der Bezeichnung Chiron Flex II zur Verfügung stand.

In der vorliegenden Studie sollte die Biokompatibilität dieser Linse nach Tunneltechnik und Implantation in den Kapselsack durch Injektor (3mm Schnitt) und über den 6mm-Korneoskleralschnitt (ungefaltet) nachgewiesen werden.

Methodik

In einer kontrollierten Studie wurden 50 Patienten mit altersbedingter Katarakt zur Phakoemulsifikation mit Hinterkammerlinsenimplantation stationär aufgenommen. Es erfolgte der komplette ophthalmologische Status für beide Augen. Ebenso die Ultraschallbiometrie zur Bestimmung der Linsenstärke. Das jeweils schlechter sehende Auge wurde zur Operation nach Rücksprache mit den Patienten ausgewählt. Alle Patienten wurden über die Operation und die Wahl der zu implantierenden Linse aufgeklärt. Es folgte die schriftliche Einverständniserklärung. Am Tage vor der Operation wurde die BKWS mittels Fluorophotometrie (Fluorotron Master II, Fa. Coherent, Palo Alto, USA) bestimmt. Die Partneraugen dienten der intraindividuellen Kontrolle. Diese Daten wurden als Kovariable mit ausgewertet. Die Patienten erhielten eine intravenöse Injektion von Fluoreszein-Natrium 10% (7 mg/kg Körpergewicht). Die Konzentrationen für freies Fluoreszein wurden nach 30 und 60 Minuten sowohl in der Vorderkammer beider Augen, als auch im

Blutplasma bestimmt. Die gleiche Untersuchung erfolgte am fünften postoperativen Tag.

Zur Auswertung wird die freie Fluoreszeinkonzentration im Bereich der Vorderkammer als Äquivalent für die BKWS-Störung herangezogen. Die Daten wurden entsprechend einer Kovarianzanalyse ausgewertet (Institut für Biomathematik und Statistik der Universität zu Köln). Entsprechend einer Randomisierung wurden alle Operationen in der jeweiligen Technik nach Phakoemulsifikation und Kapsulorhexis von einem Operateur ausgeführt. Dabei erhielt der Operateur einen verschlossenen Briefumschlag, welcher den Code für die jeweilige Operationstechnik enthielt.

Präoperativ erhielten alle Patienten Diclofenac 0,1% Augentropfen 5mal in der letzten Stunde vor der Operation an den zu operierenden Augen. Postoperativ applizierten wir Diclofenac 0,1% Augentropfen 5mal täglich. Intra- und postoperativ wurden keine anderen steroidalen oder nichtsteroidalen Antiphlogistika appliziert.

Nach Absaugen der Rindenreste implantierten wir der Gruppe A (3mm-Tunnel) die entsprechende Linse per Injektor in den Kapselsack. Danach erfolgte keine Naht. In der Gruppe B (Erweiterung der Korneoskleralinzision auf 6 mm) wurde die Linse mittels Implantationspinzette im Kapselsack positioniert. Anschließend folgte der korneosklerale Verschluß mit fortlaufender 10/0 Nylonkreuzstichnaht und gegebenenfalls eine Einzelknopfnaht 8/0 Vicryl der Bindehaut.

Ausschlußkriterien: Allergien, Asthma, Kontaktlinsenträger, Diabetes mellitus, Zustand nach Uveitis, Voroperationen beidseits, Lasertherapie innerhalb der letzten 6 Monate vor Operation, M. Bechterew, Gicht, Rheuma, Therapie mit steroidalen oder nichtsteroidalen Antiphlogistika innerhalb der letzten 6 Wochen vor Operation.

Ergebnisse

Entsprechend der oben genannten Methodik beendeten 20 Patienten der Gruppe A und 19 Patienten der Gruppe B das Studienprotokoll (s. Abb. 1).

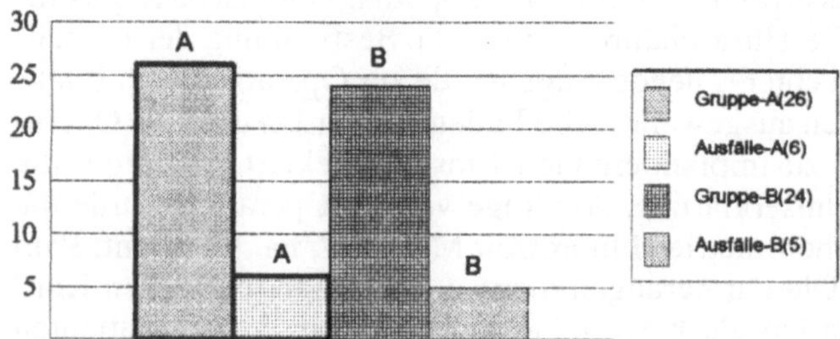

Abb. 1. Anteil der Ausfälle in Bezug auf die Gesamtzahl der Patienten nach Gruppe (Gruppe A = Tunneltechnik, Gruppe B = Standardtechnik)

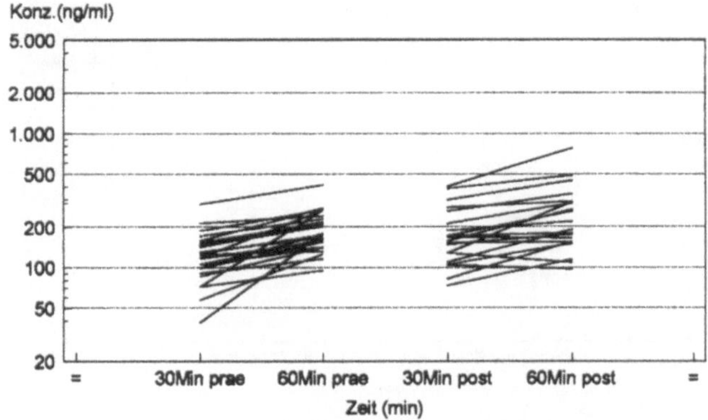

Abb. 2. Vk-Konzentration an Fluoreszein der Gruppe A vor Op (prae) und 5. Tag postoperativ (post) in min nach Fluoreszeininjektion

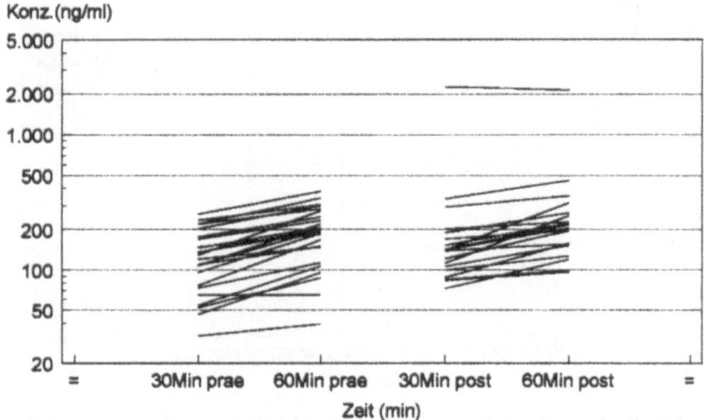

Abb. 3. Vk-Konzentration an Fluoreszein der Gruppe B vor Op (prae) und 5. Tag postoperativ (post) in min nach Fluoreszeininjektion

Abb. 2 dokumentiert die Konzentration für freies Fluoreszein-Natrium im Bereich der Vorderkammer der zu operierenden Augen mit Tunneltechnik 30 und 60 min prä- und 30 und 60 min postoperativ am fünften Tag. Es zeigt sich im Vergleich zu den präoperativen Werten ein Anstieg für freies Fluoreszein in der Vorderkammer als Äquivalent für die Störung der BKWS. Dieser Anstieg ist jedoch im Vergleich zu den Voruntersuchungen unterschiedlicher PMMA-Linsen unter Steroidtherapie an der Universitäts-Augenklinik Köln vergleichsweise gering (Der Einfluß steroidaler und nicht-steroidaler Antiphlogistika auf die Blut-Kammerwasser-Schranke nach Katarakt-Extraktion und Hinterkammerlinsen-Implantation, F. K. Aspacher, Inaugural-Dissertation, Universität Köln).

Die Abb. 3 veranschaulicht den gleichen Anstieg am fünften postoperativen Tag für die Standardtechnik nach Phakoemulsifikation und Erweiterung des korneoskleralen Schnittes auf 6 mm bei Silikonlinsenimplantation in den

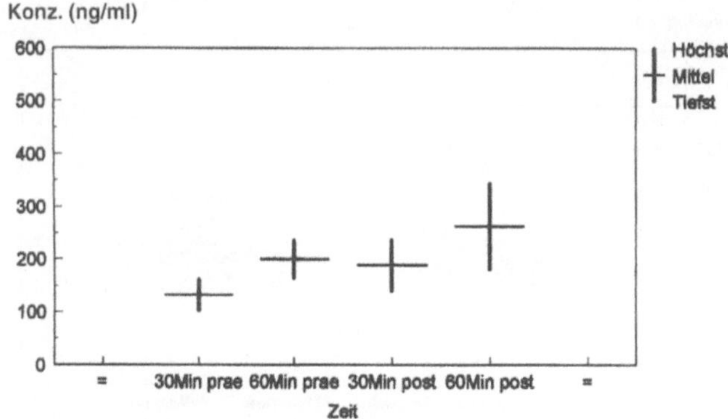

Abb. 4. Standardabweichungen (Höchst–Tiefst) und Mittelwerte (Mittel) der Vk-Konzentrationen für Gruppe A (Tunneltechnik)

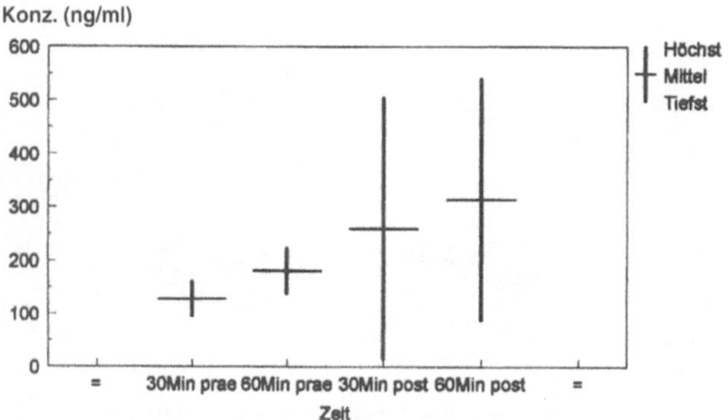

Abb. 5. Standardabweichungen (Höchst–Tiefst) und Mittelwerte (Mittel) der Vk-Konzentrationen für Gruppe B (Standardtechnik)

Kapselsack. Auch hier findet sich postoperativ ein Anstieg der Konzentration für freies Fluoreszein in der Vorderkammer. Bei einem Patienten zeigte sich in der Messung eine signifikant höhere Schrankenstörung („Ausreißer").

Anhand der Grafiken (Abb. 2 und 3) läßt sich auf den ersten Blick kein deutlicher Unterschied in den postoperativen Konzentrationsanstiegen als Äquivalent für die Störung der Blut-Kammerwasser-Schranke erkennen.

Die statistische Auswertung einer Kovarianzanalyse erlaubt nähere Rückschlüsse. So zeigt sich

1. Die gemessenen Augenkonzentrationen entsprechend der Tunneltechnik streuen um den Faktor 4 weniger, als die Konzentrationen der Standardtechnik (Abb. 4 und 5).
2. Die Unterschiede insgesamt zwischen beiden Gruppen abhängig von den Meßzeitpunkten 30 und 60 min vor und nach Operation sind nicht signifikant unterschiedlich ($P = 0{,}89$).

3. Sollte ein Unterschied zwischen beiden Methoden auf einem Signifikanzniveau von 5% mit einem β-Fehler von 0,2 nachgewiesen werden, so benötigt man einen Stichprobenumfang von 350 Augen pro Behandlungsgruppe ($n = 700$).
4. Die präoperativen Daten der zu operierenden Augen unterscheiden sich von denen der Partneraugen signifikant auf einem Niveau von $P = 0{,}040$.

Entsprechend dem Studienprotokoll ist eine erneute Kontrolle nach einem Jahr postoperativ auch bezüglich der möglichen intraokularen Veränderungen der Linsen geplant. Dabei soll auch der zu erreichende Visus und Astigmatismus berücksichtigt werden.

Diskussion

Die Ergebnisse dieser Studie dokumentieren eine gute Verträglichkeit der untersuchten Linse unter gleichzeitiger Therapie von Diclofenac 0,1% Augentropfen bezüglich der Störung der Blut-Kammerwasserschranke am fünften postoperativen Tag. Die Daten sind im Vergleich zu früheren Untersuchungen mit drei-teiligen Linsen (three-piece-lenses) aus PMMA und Polypropylenbügeln unter gleichzeitiger Steroidtherapie im Bezug auf die Biokompatibilität als positiv zu bewerten.

Präoperative Messungen der physiologischen Blut-Kammerwasser-Schranke präoperativ ergaben als signifikanten Nebenbefund der Untersuchung ($p = 0{,}04$) eine unterschiedliche Konzentration für freies Fluoreszein in der Vorderkammer in den zu operierenden Augen und den Partneraugen. Dabei sind die zu operierenden Augen anhand der spaltlampenmikroskopischen Befunde, der Visusangaben, sowie der subjektiven Befunde der Patienten zur Kataraktextraktion ausgewählt worden. Dieses Nebenergebnis der Studie läßt vermuten, daß ein Zusammenhang zwischen seitendifferenter Entwicklung der senilen Katarakt und der pathophysiologischen Veränderung der Blut-Kammerwasser-Schranke mit zunehmendem Alter bestehen könnte.

Obwohl für diese Daten eine hinreichende Signifikanz erreicht wird, muß in getrennten Untersuchungen eine entsprechende Korrelation zwischen Ausmaß der Blut-Kammerwasser-Schrankenstörung und Ausmaß der senilen Katarakt kontrolliert werden.

Bereits in früheren Studien war über die Möglichkeiten der guten Biokompatibilität der Intraokularlinsen aus Silikon berichtet worden. Die Zulassung durch die Food and Drug Administration (FDA) in den Vereinigten Staaten von Amerika für diesen entsprechenden Linsentyp hat dazu geführt, daß diese Silikonlinsen eine breite Anwendung erfahren haben. Die hier dokumentierte gute Bioverträglichkeit dieser Linsen unter gleichzeitiger Therapie des nichtsteroidalen Antiphlogistikums Diclofenac-Natrium 0,1% Augentropfen fünfmal täglich postoperativ läßt eine breite Anwendung dieser Materialien als sinnvoll erscheinen.

Der weitere Verlauf und die Kontrollen der Augen wird zeigen müssen, ob die neuen Silikonlinsen keiner Veränderung des optischen Anteils im Verlauf der Jahre unterliegen.

Frühere Silikonlinsen anderer Zusammensetzung und Hersteller hatten eine bräunliche Verfärbung der Silikonmaterialien im Verlauf der Zeit erfahren. Dies hatte zur Folge, daß die Produktion von Silikonintraokularlinsen bei manchen Herstellern eingestellt bzw. auf spätere Zeitpunkte verschoben wurde.

Literatur

1. Bonomi L (1987) Prevention of surgically induced miosis by diclofenac eye drops. Ann Ophthalmol 19: 142–143
2. Faulkner ED (1986) Early experiments with Staar-silicone-elastic lens implants. J of Cataract and Refractive Surgery 12: 36–39
3. Gothoff R (1989) Kapselsackgestützte Silikonlinsen, klinische und histopathologische Ergebnisse nach 8 Monaten Verweildauer im Hundeauge. 2. Kongreßband der DGII. Ehnke Verlag, Erlangen, S 175–180
4. Herbort CP (1992) Messung der Entzündung nach Kataraktoperation und Laserinterventionen mit dem Laserflare-Cell-Meter und deren Therapie mit dem nichtsteroidalen Entzündungshemmer Diclofenac-Natrium. Augenärztliche Fortbildung, Urban-Vogel Verlag, München 15: 203–213
5. Koch HR (1990) Klinische Ergebnisse nach Implantation von FV-II-Silikon-Intraokularlinsen in die Hinterkammer. 3. Kongreßband der Deutschen Gesellschaft für Intraokularlinsenimplantation (DGII). Springer Verlag, Heidelberg, S 148–156
6. Kraff M (1990) Inhibition of the blood-aqueous barrier breakdown with diclofenac. Arch Ophthalmol 108: 380–383
7. Rink H (1990) Zellbiologische Untersuchung zur Toxizität von Silikonintraokularlinsen. 3. Kongreßband der DGII. Springer Verlag, Heidelberg, S 163–167
8. Schlegel HJ (1989) Sieben Jahre Implantation von Silikonlinsen. 2. Kongreßband der DGII, Ehnke Verlag, Erlangen, S 164–168
9. Skorpik Ch (1987) Ersterfahrung mit der Implantation von Staar-Silikonlinsen. 1. Kongreßband der DGII. Springer, Heidelberg, S 107–111

Ist die postoperative antiinflammatorische Therapie mit Diclofenac der Dexamethasontherapie überlegen?

H. Krüger und U. Steinhäuser

Zusammenfassung. Die prospektive Studie vergleicht den entzündungshemmenden Effekt von Dexamethason und Diclofenac nach extrakapsulärer Kataraktoperation mit Linsenimplantation. Beurteilungskriterien sind Tyndallphänomen und Partikelzahl in der Augenvorderkammer, die in vivo quantitativ mit dem Laser Flare-Cell Meter gemessen werden.

40 zur Kataraktoperation anstehende sonst augengesunde Patienten im Alter zwischen 43 und 88 Jahren wurden postoperativ entweder der Gruppe A mit Dexamethasonphosphat Augentropfen 4mal täglich oder der Gruppe B mit Diclofenacnatrium Augentropfen 4mal täglich zugewiesen. Präoperativ und postoperativ am 1., 3., 7. und 28. Tag wurden Messungen mit dem Laser Flare-Cell Meter durchgeführt.

Präoperativ sowie am 1. und 28. Tag postoperativ zeigte sich bezüglich des Tyndallphänomens kein statistisch signifikanter Unterschied ($P > 0{,}05$) zwischen der Diclofenac- und der Dexamethasongruppe, wohingegen wir am 3. und 7. Tag postoperativ einen signifikanten Unterschied ($P < 0{,}005$, $P < 0{,}01$) feststellen konnten. Die Partikelzahl in der Augenvorderkammer weist für beide Gruppen keinen Unterschied auf und nimmt postoperativ kontinuierlich ab. In einem Fall mußte die Studie wegen fibrinöser Reaktion abgebrochen werden.

Die Ergebnisse zeigen, daß nach extrakapsulärer Kataraktoperation mit Linsenimplantation die antiinflammatorische Therapie mit Diclofenac im Vergleich zu Dexamethason zu einer rascheren Rückbildung des Tyndallphänomens und damit verbundenen Normalisierung der Blut-Kammerwasser-Schranke führt.

Summary. The object of this study was to compare the topical anti-inflammatory effect of an non steroidal agent, diclofenac sodium, with that of a steroidal agent, dexamethasone phosphat on postoperative inflammation following extracapsular cataract extraction and lens implantation. Anterior chamber inflammation was evaluated by measuring aqueous flare and particles with a Laser Flare-Cell Meter.

40 patients between 43 and 88 years of age scheduled for ECCE with IOL were postoperative treated in two groups, group A one drop of dexamethason four times daily, or group B one drop of diclofenac four times daily. Measurements with the Laser Flare-Cell Meter were performed praeoperative and postoperative on day 1., 3., 7. and 28. Flare values were comparable in both groups at day 1 and 28. The flare value was significantly lower in the diclofenac group at day 3 and 7 ($P < 0.005$, $P < 0.01$). Particle counts for the two groups decreased similarly. One patient was excluded because of a fibrinoid reaction.

Research indicates that diclofenac reduces quicker than dexamethasone the inflammation following extracapsular cataract extraction and lens implantation and is better for stabilisation of postoperative blood-aqueous barrier rupture.

J. Wollensak et al. (Hrsg.)
8. Kongreß der DGII

Einleitung

Die überwiegende Anzahl der Ophthalmologen verwendet Kortisonaugentropfen als antientzündliche Standardtherapie nach Kataraktoperation. Nebenwirkungen wie intraokularer Druckanstieg bei „High Respondern", verzögerte Reepithelialisierung und Progredienz viraler oder pilzbedingter Infektionen ohne gleichzeitige spezifische Therapie werden bewußt in Kauf genommen.

Das Operationstrauma bewirkt die Freisetzung der Entzündungsmediatoren Prostaglandin, Leukotrien und Thromboxan und führt zu einer Vasodilatation mit Exsudation von Proteinen und Einströmen von Leukozyten in das Kammerwasser und damit zum Zusammenbruch der Blut-Kammerwasser-Schranke. Beurteilungskriterien für die Funktion der Blut-Kammerwasser-Schranke sind Tyndallphänomen und Zellzahl in der Augenvorderkammer.

Die Wirkung der Kortikosteroide auf die Prostaglandinsynthese, die Inhibition der Arachidonsäure – und damit auch der Leukotrienbildung ist bekannt. Nichtsteroidale Antiphlogistica wie Diclofenac, ein Natriumsalz der Phenylessigsäure, greifen an späterer Stelle in die Prostglandinsynthese ein, indem sie das Enzym Zyklooxygenase hemmen. Damit haben die ophthalmologischen Konzentrationen auf die Synthese von Leukotrienen, die für die chemotaktische, zelluläre Infiltration verantwortlich sind, keinen Einfluß.

In der Literatur gibt es Hinweise [3, 4, 5, 7, 8], daß das nichtsteroidale Antiphlogisticum Diclofenac eine Alternative ohne die steroidalen Nebenwirkungen in der postoperativen, antiinflammatorischen Therapie darstellt. Die durchgeführte Studie vergleicht mit Hilfe des Laser Flare-Cell Meters (LF-CM) den entzündungshemmenden Effekt von Dexamethasonphosphat und Diclofenacnatrium nach extrakapsulärer Kataraktoperation mit Linsenimplantation.

Material und Methoden

In die prospektive Studie wurden 40 Patienten beiderlei Geschlechts im Alter von 43–88 Jahren, die zur Kataraktoperation anstanden, aufgenommen. Ausschlußkriterien waren antiinflammatorische systemische Therapie, systemische Erkrankungen mit Wirkung auf die Blut-Kammerwasser-Schranke wie z. B. Diabetes sowie andere Augenerkrankungen.

2 Operateure führten eine extrakapsuläre Standardkataraktoperation mit Kernexpression und Einpflanzung einer Voll-PMMA-Linse durch. Präoperativ wurden alle Patienten antibiotisch mit Erythromycin behandelt. Postoperativ erhielt die eine Gruppe (A) Dexamethasonphosphat 0,1% Augentropfen, die andere Gruppe (B) Diclofenac-Natrium 0,1% Augentropfen jeweils 4mal täglich. Zusätzlich wurde in beiden Gruppen 4mal täglich Erythromycin und 1mal täglich Neosynephrin getropft. Abbruchkriterium war eine fibrinöse Reaktion.

Beurteilungskriterium für die Entzündung im Vorderabschnitt waren Tyndallphänomen und Partikelzahl, gemessen mit dem Laser Flare-Cell Meter

Kowa FC 1000 [10]. Die erste Messung wurde am Tag vor der Operation nachmittags in Mydriasis durchgeführt. Diese wurde wie auch alle weiteren jeweils von einem Untersucher vorgenommen. Zur Auswertung kamen 10 kontinuierliche Messungen, die einen Backgroundunterschied < 5% aufwiesen. Aus diesen 10 Messungen wurde der Mittelwert gebildet. Die weiteren Messungen wurden am 1., 3., 7. und 28. postoperativen Tag jeweils in Mydriasis durchgeführt.

Ergebnisse

40 Patienten wurden in die Studie aufgenommen. Ein Patient mußte wegen auftretender Fibrinbildung ausgeschlossen werden. In Gruppe A verblieben 20 Patienten, 6 Männer und 14 Frauen mit einem Durchschnittsalter von

Tabelle 1. Patientenprofil der Dexamethasongruppe

	Anzahl	RA	LA	Alter	Durchschnittsalter
Gesamt	20	14	6	43–88	73,1
Männer	6	2	4	43–86	63,1
Frauen	14	12	2	65–88	77,3

Tabelle 2. Patientenprofil der Diclofenacgruppe

	Anzahl	RA	LA	Alter	Durchschnittsalter
Gesamt	19	11	8	51–87	68,8
Männer	8	5	3	51–73	66,6
Frauen	11	6	5	51–87	70,4

Tabelle 3. Tyndallwerte im Kammerwasser im Verlauf

Tag	Gruppe	
	Diclofenac (ph/ms ± SD)	Dexamethason (ph/ms ± SD)
0	6,6 ± 3,5	9,0 ± 7,2
1	44,3 ± 23,3	44,2 ± 22,9
3	14,8 ± 7,4	26,6 ± 14,7
7	14,3 ± 5,8	30,0 ± 25,0
28	8,4 ± 3,0	11,0 ± 7,4

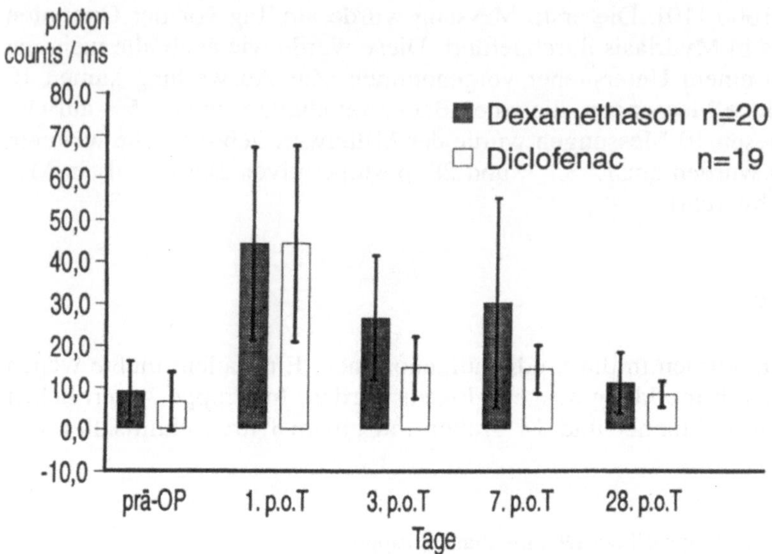

Abb. 1. Mittlerer Kammerwasser-Flare nach Operation

Tabelle 4. Partikelzahl im Kammerwasser im Verlauf

Tag	Gruppe	
	Diclofenac (Partikel/0,075mm³)	Dexamethason (Partikel/0,075 mm³)
0	7,0 ± 9,0	10,2 ± 17,1
1	34,3 ± 15,9	29,9 ± 15,7
3	9,2 ± 6,5	13,3 ± 12,2
7	4,0 ± 3,1	7,1 ± 12,4
28	0,4 ± 0,2	1,1 ± 0,8

73.1 Jahren. Die Gruppe B bestand aus 19 (8 Männer, 11 Frauen) Patienten mit einem Durchschnittsalter von 68,8 Jahren (Tabelle 1 und 2).

Der praeoperative Durchschnittsflarewert von 9,0 ph/ms in Gruppe A ist gegenüber 6,6 ph/ms in Gruppe B geringfügig höher. Postoperativ ist der maximale Tyndallanstieg in beiden Gruppen am 1. Tag erreicht und ohne statistisch signifikanten Unterschied. Am 3. Tag ist der Tyndallwert in Gruppe B deutlich niedriger (14,8 ph/ms) als in Gruppe A (26,6 ph/ms) $P < 0{,}005$. Ebenso verhält es sich am 7. Tag (14,3 ph/ms vs. 30,0 ph/ms) $P < 0{,}01$. Am 28. Tag waren in beiden Gruppen, ohne statistisch signifikanten Unterschied, die Ausgangstyndallwerte annähernd erreicht (Tabelle 3, Abb. 1).

Die Partikelzahlen weisen in beiden Gruppen keinen signifikanten Unterschied auf, sind jedoch insgesamt absteigend und liegen schon am 7. Tag unter den Ausgangswerten (Tabelle 4, Abb. 2).

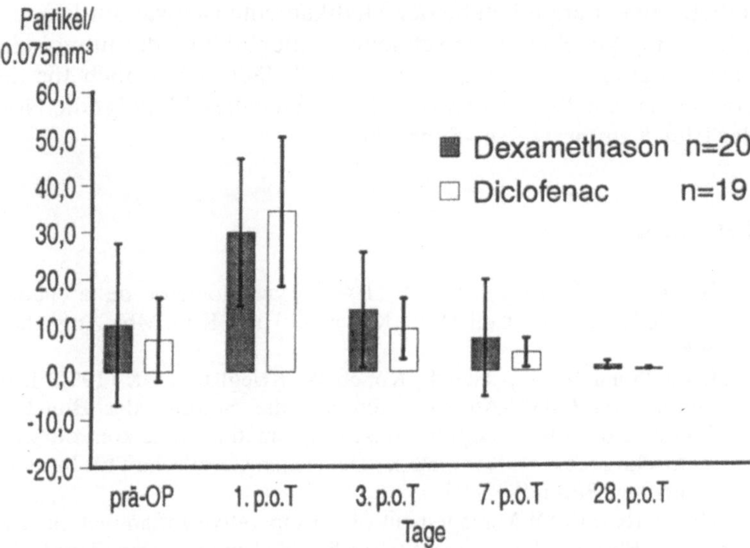

Abb. 2. Mittlere Partikelzahl nach Operation

Diskussion

Die Störung der Blut-Kammerwasser-Schranke nach Kataraktoperation mit Implantation einer Hinterkammerlinse kann durch Diclofenac [8] als auch Dexamethason [12] signifikant gesenkt werden, wobei unsere Studie zeigt, daß das Diclofenac dem Dexamethason am 3. und 7. postoperativen Tag überlegen ist. Mit der Vorderkammerfluorophotometrie konnten Diestelhorst et al. [2] den besseren Blut-Kammerwasser-Schranken stabilisierenden Effekt von Flurbiprofen gegenüber Placebo, und Kraff et al. [5] von Diclofenac gegenüber Prednisolon nachweisen. Drews [3] weist allerdings in einer Untersuchung mit dem LFCM für Flurbiprofen nach einer Woche einen höheren Tyndallwert als für Dexamethason auf. In dieser Studie unterscheidet sich die Tropffrequenz wesentlich von anderen. 2 Tropfen täglich dürften für einen therapeutischen Wirkspiegel nicht ausreichend sein.

Im Vergleich mit Othenin-Girard et al. [7] liegen die Flarewerte dieser Studie insgesamt niedriger, was durch das geringere Durchschnittsalter dieser Studie zu erklären ist. Wie in der Literatur [1, 6] beschrieben, nimmt der Flarewert mit dem Alter zu. Zusätzlich spielt das Ausmaß des Operationstraumas eine Rolle [11]. Der von Ilic et al. [4] schon am 1. postoperativen Tag gefundene Unterschied zugunsten Diclofenac gegenüber Dexamethason läßt sich in dieser Studie nicht beweisen. Eine Erklärung liegt in unserem Therapieschema. Auf eine adäquate präoperative Tropftherapie wie in der Literatur [9] beschrieben, wurde in dieser Studie zugunsten der direkten Vergleichbarkeit verzichtet.

Die Studie zeigt für die postoperative Behandlung einen günstigeren Verlauf bei Therapie mit Diclofenac gegenüber Dexamethason. Die primär vermutete Gleichrangigkeit beider Medikamente ist zwar am 1. und 28. postoperativen Tag gegeben. Eine schnellere Rückbildung der intraokularen operationsbedingten Entzündungssymptomatik läßt sich jedoch für den 3. und 7. postoperativen Tag nachweisen. Diclofenac beschleunigt die Normalisierung der Blut-Kammerwasser-Schranke.

Literatur

1. Bigar F, Herbort CP, Pittet N (1991) Tyndallométrie de la chambre anterieure avec le Laser Flare-Cell Meter Kowa FC 1000. Klin. Mbl. Augenheilk. 198:396–398
2. Diestelhorst M, Aspacher F, Konen W, Krieglstein GK (1990) Der Einfluß von Flurbiprofen-0,03%-Augentropfen auf die Störung der Blut-Kammerwasser-Schranke nach Hinterkammerlinsenimplantation. Eine kontrollierte fluorophotometrische Studie. 4. Kongreß der Deutschen Gesellschaft für Intraokularlinsenimplantation, Berlin S 92–97
3. Drews RC (1990) Management of Postoperative Inflammation: Dexamethasone Versus Flurbiprofen, a Quantitative Study Using the New Flare-Cell Meter. Ophthalmic Surgery Vol 21:560–562
4. Ilic J, Gigon S, Leuenberger PM (1984) Comparison of the Anti-Inflammatory Effects of Dexamethasone and Diclofenac Eye Drops. Klin Mbl Augenheilk 184: 494–498
5. Kraff MC, Sanders DR, McGuigan L, Raanan MG (1990) Inhibition of Blood-Aqueous Humor Barrier Breakdown With Diclofenac. A Fluorophotometric Study. Arch Ophthalmol 108:380–383
6. Krüger H, Habermehl S (1993) Ist der Tyndalleffekt mit dem Laser Flare-Cell Meter quantifizierbar? Sitzungsbericht 155. Versammlung des Vereins Rheinisch-Westfälischer Augenärzte am 1. und 2. Mai 1993 in Essen, S 109–121
7. Othenin-Girard P, Tritten JJ, Pittet N, Herbort CP (1994) Dexamethasone versus diclofenac sodium eyedrops to treat inflammation after cataract surgery. J Cataract Refract Surg 20:9–12
8. Quentin CD, Behrens-Baumann W, Gaus W (1989) Prophylaxe des zystoiden Makulaödems mit Diclofenac-Augentropfen bei ic Kataraktextraktion mit Choyce-Mark-IX Vorderkammerlinse. Fortschr Ophthalmol 86:546–549
9. Quentin CD (1990) Diclofenackammerwasserkonzentrationsbestimmung bei Kataraktoperation. 4. Kongreß der Deutschen Gesellschaft für Intraokularlinsen Implantation. Schott K, Jacobi KW, Freyler H (Hrsg) Berlin, S 98–101
10. Sawa M, Tsurimaki Y, Tsuru T, Shimizu H (1988) New Quantitative Method to Determine Protein Concentration and Cell Number in Aqueous in Vivo. Japanese J Ophthalmol 31:132–142
11. Struck HC, Schäfer K, Foja C, Giessler C (1993) Zur Bedeutung der Operationstechnik für die Entzündungsreaktion bei der Kataraktextraktion. 7. Kongreß der Deutschsprachigen Gesellschaft für Intraokularlinsen Implantation. von YCA Gloor RV, Hartmann CH, Rochels R (Hrsg) Berlin, S 338–343
12. Wenzel M, Dahlke C, Tahmaz E, Reim M (1992) Zur Bedeutung der Kortikosteroide in der Nachsorge von Patienten nach Kataraktextraktion und Linsenimplantation. Klin Mbl Augenheilk 200:262–266

Tissue-Plasminogen-Aktivator (tPA) zur Behandlung postoperativer intraokularer Fibrinmembranen nach Kataraktoperation

K. Schmitz und J.-H. Greite

Zusammenfassung. Wir berichten über unsere ersten Patienten, bei denen wir Tissue-Plasminogen-Aktivator (tPA) zur Auflösung von intraokularen Fibrinmembranen in die Vorderkammer eingegeben haben. Es war jeweils einige Tage bis Wochen nach Kataraktoperation zu einer entzündlichen Vorderkammerreaktion mit der Ausbildung von Fibrinmembranen in der Pupillarebene gekommen. Die Eingabe von 25 μg tPA in die Vorderkammer führte ohne weitere Manipulation innerhalb einer Stunde zur völligen Auflösung der Fibrinmembranen.

Summary. We report on our first patients who were treated with intraocular application of tissue plasminogen activator (tPA) for dissolution of postoperative fibrinous membranes in the pupillary plane and the anterior chamber. All patients had developed fibrinous anterior chamber reaction several days to weeks after cataract surgery. Intracameral application of 25 μg tPA resulted in complete dissolution of fibrin within one hour.

Einleitung

Die intraokulare Fibrinbildung ist eine bekannte Komplikation nach verschiedenen chirurgischen Eingriffen am Auge. Zahlreiche Fallbeschreibungen haben in den letzten Jahren darauf hingewiesen, daß die Aktivierung der körpereignen Fibrinolysesysteme durch intraokular applizierte Substanzen wie Streptokinase oder Tissue-Plasminogen-Aktivator (tPA) zur Auflösung von Fibrinmembranen führen kann, welche konventionellen Therapieformen gegenüber resistent sind. Wir berichten hier über 3 Fälle postoperativer therapieresistenter Fibrinbildung nach Kataraktoperation, die wir durch die intraokulare Applikation von rekombiniertem tPA beherrschen konnten.

Methodik

Der Tissue-Plasminogen-Aktivator wurde für die intraokulare Injektion folgendermaßen zubereitet: Die tPA-Trockensubstanz wurde entsprechend den Herstellerangaben (Actilyse, Dr. Karl Thomae GmbH, Biberach) zur i.v.-Injektion unter sterilen Bedingungen mit Aqua ad injectionem zu einer Lösung mit einer Konzentration von 1 mg/ml verarbeitet. Von dieser Lösung wurden

J. Wollensak et al. (Hrsg.)
8. Kongreß der DGII

jeweils 0,25 ml in Tuberkulinspritzen abgefüllt, so daß sich in jeder Spritze 250 µg tPA in 250 µl Volumen befanden. Diese Spritzen wurden einzeln steril verpackt und bei –80° C tiefgefroren. Experimentelle Untersuchungen haben gezeigt, daß die gelöste und sofort auf diese Temperatur tiefgefrorene Substanz über bis zu 60 Wochen ihre ursprüngliche Aktivität behält [1]. Diese Art der Zubereitung ist besonders zu erwägen, da das Präparat aufgrund des aufwendigen gentechnischen Herstellungsverfahrens sehr teuer ist, und für die eigentliche Indikation zur intravenösen Lysetherapie nur in 20- bzw. 50-mg-Dosen erhältlich ist. Auf die hier beschriebene Weise lassen sich aus einer 20 mg-Dosis 80 Einzelverpackungen à 250 µg herstellen. Nach Auftauen der Lösung wurden die Tuberkulinspritzen zur jeweiligen Anwendung mit BSS auf 1,0 ml aufgefüllt, so daß das tPA in der gewünschten Konzentration von 25 µg/100 µl zur Verfügung stand.

Fallbeschreibungen

Fall 1: Bei einer 74jährigen Patientin mit langebestehendem PES-Glaukom mit Engwinkelkomponente und mit vorausgegangener komplizierter TET wurde im Mai 1993 eine Kataraktextraktion durchgeführt. Um das intakte Filterkissen zu schonen, wurde die Phakoemulsifikation nach stumpfer Synechiolyse über einen temporalen „Clear-Cornea"-Zugang durchgeführt und eine „One-piece" Silikonhinterkammerlinse implantiert.

Der postoperative Verlauf war zunächst unauffällig, am 4. Tag kam es jedoch zur Ausbildung einer fibrinösen Membran in der Pupillarebene. Trotz intensivierter lokaler und systemischer Steroid- und Antibiotikatherapie nahm die Fibrinreaktion weiter zu, und es bildete sich eine zunehmende hintere Synechierung mit der Linsenkapsel

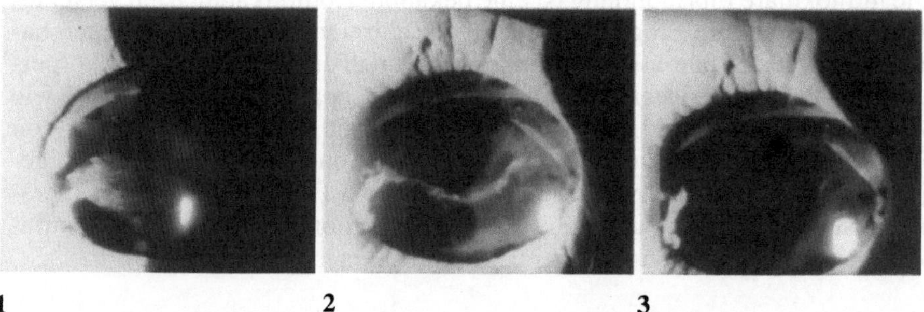

1 2 3

Abb. 1. Vor Eingabe von tPA wird nahezu die gesamte Pupillarebene von mehreren übereinanderliegenden Fibrinmembranen ausgefüllt

Abb. 2. 15 min nach Eingabe von 25 µg tPA in die Vorderkammer: bereits deutliche Resorption der Fibrinmembranen, v. a. temporal. Ein dichterer Strang durchspannt noch die Pupillarebene

Abb. 3. 60 min nach tPA-Eingabe: der dichte Fibrinstrang ist nun ebenfalls aufgerissen. Nur noch geringe Fibrinreste im nasalen Pupillenanteil

aus. Am 16. postoperativen Tag führten wir eine operative Vorderkammerrevision durch. Die flächigen Synechien wurden stumpf gelöst, fibrotische Pupillarsaumstränge wurden entfernt, die Vorderkammer wurde mehrfach gespült und es wurde 1 mg Soludecortin eingegeben. Die mikrobiologische Untersuchung des Vorderkammerpunktates ergab keinen Erregernachweis. Dieser Eingriff erfolgte durch den stumpf wiedereröffneten Clear-Cornea-Zugang. 2 Tage später hatte sich erneut eine fast die ganze Pupillaröffnung verdeckende Fibrinmembran gebildet, die temporal mit weiteren Resten fibrotischer Pupillarsaumanteile verbacken war (Abb. 1). Über eine Parazenthese wurden 25 μg tPA in 0,1 ml Volumen ohne weitere Spülung in die Vorderkammer eingegeben. Bereits 15 min nach der Applikation waren große Teile der Membran resorbiert, ein dichterer Strang war noch mit den beschriebenen Pupillarsaumanteilen verbunden (Abb. 2). Eine Stunde nach der tPA-Eingabe hatte sich dieser Strang ebenfalls aufgelöst, nur nasal verblieben dünne Membranreste (Abb. 3). In den folgenden Tagen kam es zu einer erneuten mäßigen Fibrinreaktion, die von nasal unter der Pupille ausging, jedoch durch konservative Maßnahmen beherrscht werden konnte. Bei der letzten Nachuntersuchung am 30. postoperativen Tag bestanden nur noch nasal Beschläge auf der Linsenvorderfläche, die Vorderkammer war reizfrei, Tension war 6 mmHg, und bei leichter Descemetfältelung und medikamentöser Mydriasis war der korrigierte Nahvisus 0,6 pt.

Fall 2: Eine 78jährige Patientin wurde nach auswärtiger Kataraktextraktion am linken Auge am 5. postoperativen Tag sonntags bei uns aufgenommen. Anamnestisch habe die Patientin in den ersten Tagen nach der Operation gut gesehen, sie sei schmerzfrei gewesen und habe 5mal täglich ein Gentamycin-Dexamethason-Kombinationspräparat getropft. Am 4. postoperativen Tag hatten leichte Schmerzen eingesetzt und die Sehschärfe hatte abgenommen. Bei der Aufnahme bestanden sehr starke Schmerzen, das linke Auge war massiv gerötet, Visus Fingerzählen bei intakter Lichtlokalisation, Tensio 10 mmHg. Es bestanden Descemetfalten der Hornhaut, ein massiver Vorderkammerzellbefund, ein Hypopyon von ca. 0,5 mm, nahezu zirkuläre hintere Synechien und ein dichtes Fibrinnetz auf der kapselsackfixierten Hinterkammerlinse, welches in die Vorderkammer ragte. Der Funduseinblick war erheblich reduziert, Papille und Gefäßbögen waren schemenhaft erkennbar. Unter dem Verdacht einer beginnenden bakteriellen Endophthalmitis begannen wir sofort eine intensive antibiotische und steroidale Lokaltherapie. Zusätzliche wurden systemisch Breitspektrumantibiotika verabreicht. Eine in der gleichen Nacht durchgeführte Vorderkammerspülung mit Absaugen des Hypopyons, Synechienlösung und Eingabe von 0,1 ml Gentamycin gewährleistete einen guten Funduseinblick, so daß zunächst auf eine Vitrektomie verzichtet wurde. Bei der Spülung gewonnenes Vorderkammermaterial ergab in der mikrobiologischen Aufarbeitung (Gram-Ausstrichpräparat und Kultur) keinen Erregernachweis. 2 Tage später bestand nur noch ein mäßiger Vorderkammerzellbefund, jedoch bei inzwischen weiter Pupille ein dichtes Fibrinnetz in der Pupillarebene (Abb. 4). Ohne erneute Spülung wurden 25 μg tPA in 0,1 ml Volumen in die Vorderkammer eingegeben, die gleiche Dosis wurde über die Pars plana in den Glaskörper injiziert. 10 min nach der Eingabe von tPA hatte sich das Fibrinnetz bereits deutlich verkleinert (Abb. 5), nach weiteren 60 min war das Fibrin vollständig aufgelöst, es befand sich lediglich ein Zellrasen auf der Linsenvorderfläche bei leichtem Vorderkammerzellbefund (Abb. 6). Bei der Fundusskopie ließen sich zu diesem Zeitpunkt bei mäßigen GK-Trübungen Netzhautdetails erkennen. Die Vorderkammer blieb im weiteren Verlauf frei von fibrinösen Exsudaten, die Präzipitate auf der Linsenvorderfläche resorbierten sich unter fortgesetzter reduzierter Lokaltherapie. Be-

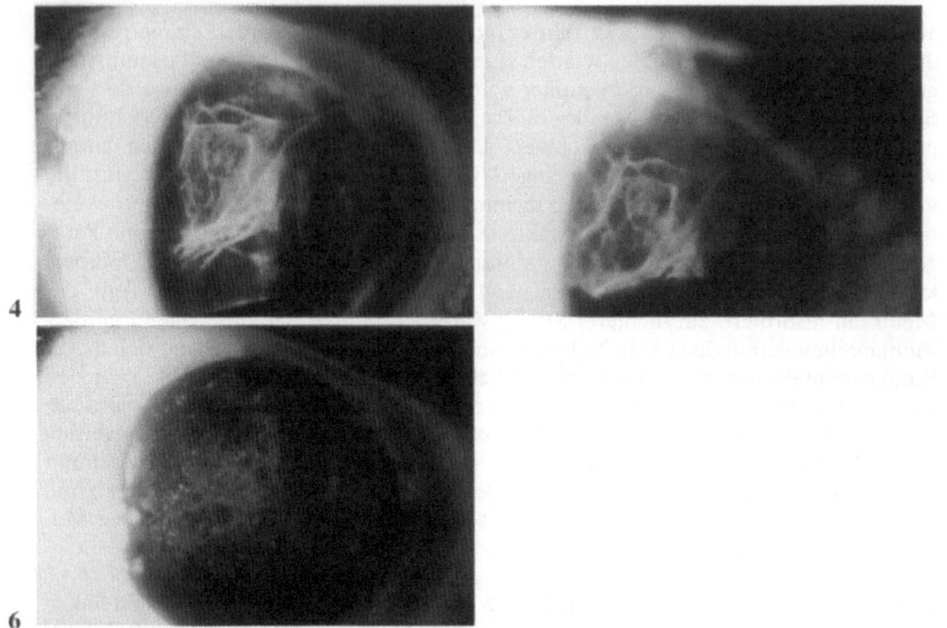

Abb. 4. Vor Eingabe von tPA: bei weiter Pupille ist ein dichtes Fibrinnetz über die gesamte Pupille ausgespannt, der Fibrinkuchen ragt auch in die Vorderkammer

Abb. 5. 10 min nach Eingabe von 25 μg tPA in die Vorderkammer (und 25 μg in den Glaskörper): bereits deutliche Verkleinerung der Fibrinmembran nach Einsetzen der Fibrinolyse

Abb. 6. 70 min nach tPA-Eingabe: kein Fibrin mehr in der Vorderkammer. Es verbleibt lediglich ein Zellrasen auf der Linsenvorderfläche

fund bei der letzten Untersuchung 16 Tage nach der tPA-Eingabe: mäßige Hornhautepithelstippung, Vorderkammerzellen +, zarte Pigmentpräzipitate auf der Linsenvorderfläche, medikamentöse Mydriasis, GK-Zellen +, unauffälliger Netzhautbefund bei reduziertem Einblick, Tension 10 mm Hg, unkorrigierter stenopäischer Visus 0,2.

Fall 3: Bei einer 35 Jahre jungen Frau wurde bei einseitiger juveniler Katarakt (unklare Ätiologie) eine Phakoemulsifikation durchgeführt und eine Silikonhinterkammerlinse implantiert. Die Operation und der postoperative Verlauf waren unauffällig. Die Patientin wurde mit einem Visus von 1,0 und mit 6mal täglicher Gabe von Antibiotika-Steroid-Augentropfen entlassen. Erneute stationäre Aufnahme erfolgte nach 3 Wochen aufgrund leichter Schmerzen und deutlicher Visusminderung. Die Spaltlampenuntersuchung zeigte eine dichte Fibrinschicht auf der Linsenvorderfläche und hintere Synechien zwischen Iris und Fibrinschicht. Die Synechien wurden durch Mydriatika gesprengt, jedoch kam es unter intensivierter Lokaltherapie zu keiner deutlichen Verbesserung des Fibrinbefundes. Nach Eingabe von 25 μg tPA über die wiedereröffnete Parazenthese wurde die Fibrinmembran innerhalb kurzer Zeit völlig aufgelöst. Während der Lyse wurden Teile der Membran in die Vorderkammer freigeschwemmt und es kam zu einem erheblichen Tensionanstieg, der durch lokale Beta-blocker und durch einmalige Azetazolamidgabe beherrscht wurde. Der weitere Verlauf war bei wieder vollem Visus unauffällig.

Diskussion

Die postoperative Fibrinreaktion ist eine gefürchtete Komplikation nach intraokularen Eingriffen. Sie tritt gehäuft auf nach Vitrektomien, nach filtrierenden Glaukomoperationen, aber auch nach perforierenden Keratoplastiken und nach Kataraktextraktionen. In der letzten Gruppe kommt es bei bestimmten Situationen besonders häufig zur Ausbildung von Fibrinmembranen; dazu gehören Kinder und junge Patienten, Diabetiker, Patienten mit einer Uveitisanamnese und allgemein solche Patienten, bei denen aus verschiedenen Gründen eine verstärkte intraoperative Iristraumatisierung erforderlich ist (z.B. enge Pupille bei langjähriger Miotikatherapie, hintere Synechien, etc.). Die gebildeten Membranen wirken nicht nur verzögernd bzw. verhindernd hinsichtlich einer Wiederherstellung eines guten Sehvermögens; nach filtrierenden Glaukomoperationen heben sie durch Verklebung der gebildelten Fistel bereits in der frühen postoperativen Phase den angestrebten Operationserfolg völlig auf.

Konservative Therapie

Die herkömmliche Therapie einer neugebildeten intraokularen Fibrinmembran besteht in der verstärkten lokalen und systemischen Gabe hochpotenter Kortikosteroide. Diese Therapie zeigt jedoch häufig nur ein verzögertes oder nicht ausreichendes Ansprechen und kann außerdem durch Nebenwirkungen (Immunsupression, Steigerung des Augeninnendrucks, systemische Nebenwirkungen der Steroide) kompliziert werden. Darüber hinaus kann die systemische Steroidgabe aufgrund bestimmter Vorerkrankungen der betroffenen Patienten kontraindiziert sein. Die alternative Methode einer chirurgischen Entfernung fibrinöser Pupillarmembranen wird in vielen Fällen durch die rasche Fibrinneubildung, unter anderem durch das erneute operative Iristrauma, kompliziert.

Tissue-Plasminogen-Aktivator

Die intraokulare Applikation von Fibrinolyseaktivatoren ist ein in der Erprobung befindlicher Ansatz zur Beherrschung der postoperativen Fibrinmembranbildung, welche wir erfolgreich in den beschriebenen Fällen eingesetzt haben. Es bestehen Erfahrungen mit der intraokularen Applikation, sowohl von Streptokinase [2] als auch von Tissue-Plasminogen-Aktivator (tPA [3–6]). Wir haben ausschließlich rekombiniertes tPA eingesetzt, da es über diese Substanz zahlreiche Berichte über Sicherheit und Wirksamkeit gibt, die auch durch experimentelle Studien hinsichtlich retinaler und kornealer Toxizität gestützt werden. tPA wird hauptsächlich zur Fibrinolyse nach akuten Koronararterienverschlüssen eingesetzt, wobei es intravenös verabreicht wird. tPA aktiviert Plasminogen zu Plasmin, einem stark fibrinolytisch wirksamen Enzym. Plasmin vermag nicht nur Fibrin, das Endprodukt der Gerinnung, in Bruchstücke zu spalten. Es wirkt auch proteolytisch auf Vorstufen der Fibrinogenese, wie Fibrinogen, Faktor V und Faktor VIII [7]. tPA wirkt selektiv am Ort von Fibrinablagerungen, da es in Abwesenheit von Fibrin kaum enzymatische Aktivität besitzt, jedoch durch Fibrin eine etwa hundertfach höhere Affinität zum Plasminogen aufweist.

Toxizität, Blutungsrisiko

Experimentelle Untersuchungen am Kaninchenauge haben gezeigt, daß tPA in einer Dosis von 25 μg nach Injektion in der Vorderkammer oder in den Glaskörperraum eine ausreichende Wirksamkeit entfaltet und fibrinöse Exsudate innerhalb von Minuten bis Stunden auflöst [8–11]. Es konnte ebenfalls gezeigt werden, daß diese Dosis keinerlei meßbare retinale Toxizität besitzt, während toxische Schäden der Netzhaut bei Dosen von 50 μg und 75 μg zunehmend häufiger werden und bei Gabe von 100 μg tPA in allen Fällen auftreten [12, 13]. Ein schädigender Einfluß auf das Hornhautendothel konnte für eine Dosis von 25 μg auch ausgeschlossen werden [14]. Da tPA die Blutgerinnung hemmt und teilweise wieder rückgängig macht, ist die intraokulare Gabe von einem erhöhten Blutungsrisiko begleitet. Experimentelle Studien zeigten, daß das Nachblutungsrisiko aus einer künstlich geschaffenen Blutungsquelle bei Gabe von tPA 10 min nach Sistieren der ursprünglichen Blutung 88% beträgt, bei Gabe 72 h nach Sistieren trat in keinem von 8 Fällen eine Nachblutung auf [15]. Wir haben bei keinem unserer Patienten eine Blutungskomplikation beobachtet, wobei die Eingabe von tPA auch in allen Fällen mehr als 3 Tage nach der primären Operation erfolgte. Um das Blutungsrisiko weiter zu minimieren und eine eventuell doch vorhandene retinale Toxizität zu vermeiden, wurden bei neueren Untersuchungen wesentlich geringere Mengen tPA appliziert, wobei sich selbst so kleine Dosen wie 3 μg als wirksam erwiesen haben [16, 17]. In den vorliegenden Studien konnte gezeigt werden, daß eine Dosisreduktion insbesondere bei Eingabe in den Glaskörperraum erforderlich ist, wenn eine tamponierende Gasinsufflation (bzw. auch Silikonölauffüllung) vorgenommen wurde, und somit der Verteilungsraum erheblich verkleinert wurde [13].

Eigene Erfahrungen

In unserem 1. beschriebenen Fall bestand eine erschwerte Operationssituation bei mehrfach voroperiertem Auge. Bei enger und synechierter Pupille war intraoperativ eine verstärkte Irismanipulation notwendig. Typischerweise – wie auch hier – kommt es nach einer solchen Manipulation nach 4–6 Tagen zu einem verstärkten Vorderkammerreizzustand. Hier bestand auch eine fibrinöse Vorderkammerreaktion, die durch eine erneute Synechierung mit der vorderen Linsenkapsel und durch Verklebung mit fibrotischen Pupillarsaumanteilen bei PES kompliziert wurde. Das durch eine temporal unten gelegene Parazenthese eingegebene tPA vermochte die teilweise dichten Fibrinmembranen innerhalb einer Stunde nahezu vollständig aufzulösen. Es verblieben jedoch geringe Fibrinreste am nasalen Pupillenrand. Da tPA eine extrem kurze Halbwertszeit besitzt, kann die ausgebliebene komplette Fibrinolyse eventuell auf die erhebliche Dicke der Membran in dieser Region zurückgeführt werden. Dennoch wurden die verbliebenen Fibrinanteile und in diesem Areal neu gebildete fibrinöse Exsudate unter konservativer Therapie ausreichend schnell abgebaut.

Im 2. Fall, wurde der gesamte ausgeprägte Fibrinkuchen durch das ebenfalls über eine Parazenthese ohne weitere Vorderkammermanipulation eingegebene tPA innerhalb einer Stunde vollständig resorbiert, es verblieb lediglich ein Zellrasen auf der Linsenvorderfläche. Bei diesem Fall, bei dem die Kataraktextraktion auswärtig durchgeführt wurde, ist uns die Operationsmethode nicht bekannt, und wir wissen nicht, ob es intraoperativ zu Komplikationen oder verstärkter Irismanipulation gekommen war.

Bei der 3. jungen Patientin war die Fibrinbildung wohl durch das frühzeitige Absetzen der Steroidmedikation induziert. Insbesondere bei jungen Patienten betonen wir immer die ausreichend lange Gabe der Steroidtropfen. Auch hier wurde die Fibrinmembran durch tPA sehr schnell aufgelöst, durch die freigesetzten korpuskulären Anteile kam es aber wahrscheinlich zu einer vorübergehenden Überlastung des Trabekelwerks mit konsekutiver Tensiondekompensation, die jedoch nur von kurzer Dauer war und gut kompensiert werden konnte.

Ansonsten beobachteten wir in keinem Fall Komplikationen durch den Einsatz von tPA. Es traten keine Blutungen auf, ferner konnten wir weder am Hornhautendothel noch an der Netzhaut Schäden feststellen.

Wir halten die lokale Gabe von tPA in die Vorderkammer für eine wirksame und ungefährliche Methode zur lokalen Lyse postoperativ gebildeter Fibrinmembranen.

Literatur

1. Jaffe GJ, Green GDJ, Abrams GW (1989) Stability of recombinant tissue plasminogen activator. Am J Ophthalmol 108:90–91
2. Cherfan GM, Maghraby AE, Tabbara KF, Nasr Y, Hassan H (1991) Dissolution of intraocular fibrinous exsudate by streptokinase. Ophthalmology 98:870–874
3. Snyder RW, Sherman MD, Allinson RW (1990) Intracameral tissue plasminogen activator for treatment of excessive fibrin response after penetrating keratoplasty. Am J Ophthalmol 109:483–484
4. Tripathi RC, Tripathi BJ, Park JK, Quaranta L, Steinsapir K, Lehman E, Ernest JT (1991) Intracameral tissue plasminogen activator for resolution of fibrin clots after glaucoma filtering procedures. Am J Ophthalmol 111:247–248

5. Williams GA, Lambrou FH, Jaffe GA, Snyder RW, Green GDJ, Devenyi RG, Abrams GW (1988) Treatment of Postvitrectomy Fibrin Formation With Intraocular Tissue Plasminogen Activator. Arch Ophthalmol 106:1055–1058
6. Jaffe GJ, Lewis H, Han DP, Williams GA, Abrams GW (1989) Treatment of postvitrectomy pupillary block with Tissue Plasminogen Activator. Am J Ophthalmol 108:170–175
7. Bartels H (1979) Fibrinolyse. In: Keidel WD (Hrsg) Physiologie. Georg Thieme Verlag, Stuttgart
8. Lambrou FH, Snyder RW, Williams GA, Lewandowski M (1987) Treatment of experimental intravitreal fibrin with tissue plasminogen activator. Am J Ophthalmol 104:619–623
9. Johnson RN, Olsen K, Hernandez E (1988) Tissue plasminogen activator treatment of postoperative intraocular fibrin. Ophthalmology 95:592–596
10. Snyder RW, Lambrou FH, Williams GA (1987) Intraocular fibrinolysis with recombinant human tissue plasminogen activator. Arch Ophthalmol 105:1277–1280
11. Jaffe GJ, Green GDJ, McKay BS, Hartz A, Williams GA (1988) Intravitreal clearance of tissue plasminogen activator in the rabbit. Arch Ophthalmol 106:969–972
12. Johnson MW, Olsen KR, Hernandez E, Irvine WD, Johnson RN (1990) Retinal toxicity of recombinant tissue plasminogen activator in the rabbit. Arch Ophthalmol 108:259–263
13. Irvine WD, Johnson MW, Hernandez E, Olsen KR (1991) Retinal toxicity of human tissue plasminogen activator in vitrectomized rabbit eyes. Arch Ophthalmol 109:718–722
14. McDermott ML, Edelhauser HF, Hyndiuk RA, Koenig SB (1989) Tissue plasminogen activator and the corneal endothelium. Am J Ophthalmol 108:91–92
15. Williams DF, Han D, Abrams GW (1990) Rebleeding in experimental traumatic hyphema treated with intraocular tissue plasminogen activator. Arch Ophthalmol 108:264–266
16. Williams DF, Bennett SR, Abrams GW, Han DP, Mieler WF, Jaffe GJ, Williams GA (1990) Low-dose tissue plasminogen activator for treatment of postvitrectomy fibrin formation. Am J Ophthalmol 109:606–607
17. Lesser GR, Osher RH, Whipple D, Abrams GW, Cionni RJ (1993) Treatment of anterior chamber fibrin following cataract surgery with tissue plasminogen activitor. J Cataract Refract Surg 19:301–305

Intraokulare r-tPA Applikation

M. Buhl und A. Kampik

Zusammenfassung. Bei Patienten mit Diabetes mellitus und/oder chronischem Glaukom tritt nach ophthalmologischen Eingriffen gehäuft eine Fibrinreaktion auf. Nach Organisation von Fibrin kann zur Auflösung eine intraokulare Applikation von Fibrinolytika erwogen werden. Der „rekombinante Tissue Plasminogen Activator" (r-tPA) führt zur Lyse von intraokularen Fibrinmembranen. 13 Patienten mit massiver postoperativer Fibrinreaktion wurden mit r-tPA postoperativ behandelt. Die gestörte Blut-Kammerwasser-Schranke mit Fibrinbildung war durch mehrmalige Voroperationen und die Anamnese erklärt. Einmalig wurden 0,1 ml mit 20 µg r-tPA Lösung in die Vorderkammer injiziert. Frühester Injektionszeitpunkt war der 4. postoperative Tag. Bei allen mit r-tPA behandelten Patienten war am 1. Tag post injektionem kein Fibrin mehr nachweisbar. Bei 2 Patienten trat am 2. Tag nach r-tPA-Injektion eine erneute Fibrinreaktion auf. Komplikationen wie z. B. Druckanstieg, Blutungen und Entzündungen wurden nicht beobachtet. Die aufgezeigten Ergebnisse belegen, daß eine intraokulare r-tPA-Injektion zur Auflösung von Fibrin und Vermeidung sekundärer Komplikationen geeignet ist.

Summary. In patients with diabetes mellitus and/or chronic glaucoma fibrin reactions are frequently seen after surgical intervention. In case of formation of a fibrin membrane intraocular injection of fibrinolytics should be considered. Tissue plasminogen activator can dissolve ocular fibrin membranes. 13 patients with marked fibrin reaction were treated with r-tPA post surgery. The impaired barrier of blood and aequeous fluid, the reason for fibrin development, is explained by repeated operations and preexisting systemic diseases. Only a single injection of 0.1 ml of 20 mg r-tPA solution was given into the anterior chamber. The earliest time of injection was the fourth day after surgery. No fibrin was provable in all with r-tPA treated patients on the first day after injection. Two patients got again a fibrin reaction on the second day after injection. Complications like increasing tension, bleeding or inflammation were not noticed. Our results point out that intraocular r-tPA injection is suitable for solving fibrin and avoiding further complications.

Einleitung

Nach Operation wird gehäuft bei Patienten mit der Grunderkrankung Glaukom und Diabetes mellitus eine Fibrinreaktion beobachtet. Zugrundeliegende Ursache dieser Reaktion ist eine gestörte Funktion der Blut-Kammerwasser-Schranke. Es kommt zu einer verstärkten Entzündungsreaktion mit Fibrinbil-

J. Wollensak et al. (Hrsg.)
8. Kongreß der DGII

dung. In manchen Fällen organisiert sich das Fibrin. Es bilden sich hintere Synechien, der Augeninnendruck kann erhöht sein und der Einblick auf die Netzhaut ist erschwert. In diesem Stadium der Fibrinbildung sind Kortikosteroide meistens nicht mehr hilfreich und eine intraokulare Gabe von Fibrinolytika muß erwogen werden.

Methode

Der „rekombinante Tissue Plasminogen Activator", Handelsname „Actilyse", ist ein relativ stabiles Glycoprotein, welches als Trockensubstanz in einer Konzentration von 20/10 mg angeboten wird. Da für ophthalmologische Zwecke Dosen von 20 µg erforderlich sind, wurde das Präparat „Actilyse" von unserer Apotheke entsprechend verdünnt. 10 mg der Trockensubstanz wurde mit 50 ml 0,9% Kochsalzlösung in Lösung gebracht. Die dadurch erreichte Konzentration beträgt 0,2 mg/ml. 0,1 ml dieser hergestellten Lösung wurde über Sterifilter mit einer Porengröße von 0,2 µm in einzelne Ampullen abgefüllt und bei –20° C gelagert. Die Ampullen bestanden aus Glas und waren nur zum einmaligen Gebrauch bestimmt. Die verwendeten Filter waren auf Zellulosebasis hergestellt.

Über einen Zeitraum von 8 Monaten wurden bei 13 Patienten 0,1 ml der hergestellten r-tPA Lösung in die Vorderkammer injiziert. Indikation zur intraokularen r-tPA Eingabe war eine persistierende Fibrinmembran, die sich durch topikale und subkonjunktivale Gabe von Kortikosteroiden nicht resorbierte.

7 Patienten waren männlich, 6 Patienten weiblich. Das Durchschnittsalter lag bei 64 Jahren. Bei 6 Patienten wurde eine extrakapsuläre Kataraktextraktion, bei 5 Patienten eine Kataraktextraktion kombiniert mit einer Pars-plana-Vitrektomie, durchgeführt. Bei 1 Patientin erfolgte eine Re-pars-plana-Vitrektomie und bei 1 Patienten war eine Gürtelfaden-Durchtrennung bei String-Syndrom notwendig. Als Grunderkrankung lag bei 5 Patienten eine proliferative diabetische Retinopathie und bei 2 Patienten eine langjährige Glaukomerkrankung vor. Bei 5 Patienten bestand eine komplizierte Ablatio retinae, die mehrmalige Operationen erforderte. Bei einer Patientin lag eine hypermature Katarakt vor.

Ergebnisse

Zeitpunkt der Fibrinbildung war durchschnittlich der 2. postoperative Tag. Der mittlere Zeitpunkt der r-tPA Eingabe lag bei 7 Tagen, wobei die früheste Eingabe am vierten Tag erfolgte. Innerhalb von 24 h kam es zu einer vollständigen Auflösung der Fibrinmembran in der Vorderkammer. Bei einem Patienten mit zusätzlicher Fibrinbildung im hinteren Linsenbereich zeigte sich über mehrere Tage eine Auflösung dieser Membran. Bei keinem der Patienten zeigten sich Komplikationen wie Infektion, Druckanstieg und Blutungen.

Bei 2 Patienten trat am 2. Tag nach r-tPA-Injektion eine erneute Fibrinreaktion auf. Als Grunderkrankung bestand ein Engwinkelglaukom und eine schwerste proliferative diabetische Retinopathie. Der Patient mit Glaukomanamnese hatte zusätzlich einen Gefäßverschluß mit retinalen Veränderungen.

Diskussion

Plasmin ist der Effektor des fibrinolytischen Systems. Vorstufe des Plasmins ist das inaktive Plasminogen. Eine Aktivierung des Plasminogens kann über endogene bzw. exogene Aktivatoren erfolgen [1]. Endogene Aktivatoren sind gewebsständige proteolytische Enzyme und haben den Vorteil gegenüber exogenen Aktivatoren z. B. Streptokinase, daß sie nicht als Antigen wirksam sind [2].

Der „rekombinante Tissue Plasminogen Activator" ist ein endogener Aktivator, welcher gen- und biotechnologisch hergestellt wird. Es ist ein relatives stabiles Glykoprotein mit spezifischer Fibrinbindungseigenschaft. Unter Bildung von Fibrinspaltprodukten wird die Fibrinolyse über eine Aktivierung des Gewebeplasminogens eingeleitet. Da für ophthalmologische Zwecke Dosen von 20 µg erforderlich sind, wurde die handelsübliche Substanz mit 0,9% Kochsalzlösung im Verhältnis 1:5 verdünnt. Um die Gefahr einer Kontamination weitgehends zu verringern, wurde die hergestellte Lösung über Sterifilter in einzelne Ampullen abgefüllt und bei –20° C gelagert. Präzipitatbildung, wie sie Ward et al. [3] als Hinweis auf Produktveränderung beschrieben hat, wurden nicht beobachtet. Da die Aufarbeitung des „Tissue Plasminogen Aktivators" in den letzten Jahren sich wesentlich verbessert hat, ist, nach Aussagen des Herstellers, bei einer Verdünnung mit 0,9% Kochsalzlösung bis 1: 10 nicht mit Präzipitatbildung zu rechnen.

Indikation zur intraokularen r-tPA-Injektion war eine postoperativ persistierende Fibrinmembran, die sich durch lokale Gabe von Kortikosteroiden nicht resorbierte. Frühester Zeitpunkt der Injektion war der 4. postoperative Tag, da bei noch früherem Injektionszeitpunkt ein erhöhtes Blutungsrisiko besteht [4, 5]. Wie in anderen klinischen Studien beschrieben [6–8], zeigte sich in unserem Patientengut innerhalb von Stunden eine vollständige Auflösung der Fibrinmembran. Bei einem Patienten mit zusätzlicher Fibrinbildung im hinteren Linsenbereich zeigte sich im Verlauf mehrerer Tage eine Membranauflösung. Eine Störung der Blut-Kammerwasser-Schranke mit postoperativer Fibrinbildung war bei allen Patienten durch Grunderkrankung und multiple Voroperationen wahrscheinlich. Bei 2 Patienten trat nach r-tPA-Eingabe erneut eine Fibrinbildung auf. Bei l Patientin bestand ein Diabetes mellitus Typ I mit schwerster profiferativer diabetischer Retinopathie. Der andere Patient wies eine langjährige Glaukomanamnese mit zusätzlichen retinalen Gefäßveränderungen auf. Eine erneute Fibrinreaktion nach r-tPA-Eingabe ist möglicherweise ein Hinweis auf das Ausmaß der Störung der Blut-Kammerwasser-Schranke. Zusammenfassend ist eine intraokulare r-tPA-Eingabe eine effektive und rasch wirksame Therapie bei persistierender Fibrinmembran. Die Wirksamkeit und Sicherheit der r-tPA Anwendung wird durch Verdünnung mit physiologischer Kochsalzlösung und Lagerung bei −20° C nicht beeinträchtigt.

Literatur

1. Siegenthaler W (1987) Klinische Pathophysiologie, 6. Aufl. Thieme, New York
2. Forth W, Henschler D, Rummel W (1987) Pharmakologie und Toxikologie, 5. Aufl. Wissenschaftsverlag, Mannheim Wien Zürich
3. Ward C, Week S (1990) Dilution and storage of recombinant tissue plasminogen activator (Activase) in Balanced Salt Solutions. Am J Ophthalmol 109:98–99
4. Koerner F, Boehnke M (1992) Clinical use of recombinant plasminogen activator for intraocular fibrinolysis. Germ J Ophthalmol 1(5):354–360
5. Sternberg P, Aguilar HE, Drews C, Aaberg TM (1990) The effect of tissue plasminogen activator on retinal bleeding. Arch Ophthalmol 108(5):720–722
6. Jaffe GJ, Abrams GW, Williams GA, Han DP (1990) Tissue plasminogen activator for postvitrectomy fibrin formation. Ophthalmol 97(2):184–189
7. Jaffe GJ, Lewis H, Han DP, Williams GA, Abrams GW (1989) Treatment of postvitrectomy fibrin pupillary block with tissue plasminogen activator. Am J Ophthalmol 108:170–175
8. Moon J, Chung S, Myong S, Park C, Beak N, Rhee S (1992) Treatment of postcataract fibrinous membranes with tissue plasminogen activator. Ophthalmol 99(8): 1256–1259

Experimentelle Untersuchungen zur Therapie der Endophthalmitis

H. L. Kain, S. Imper und C. Champion

Zusammenfassung. Die gewebedestruierenden Prozesse bei intraokularen Infektionen beruhen wesentlich auf entzündlichen Prozessen, die erst von den zellulären Abwehrsystemen des Organismus hervorgerufen werden. Ziel der Arbeit war es, Ansätze für eine Verbesserung der Therapie der Endophthalmitis am Tiermodell zu untersuchen. An Mäusen wurde durch intravitreale Injektion (Pneumokokken 10^{5-6}/ml) eine Endophthalmitis hervorgerufen, die Entzündungsreaktionen und Verlauf nach 5 Entzündungskriterien beurteilt und bei verschiedenen Therapiegruppen untersucht: 1. spontaner Verlauf ohne Therapie, 2. Penicillin 4,5 IU/kg intraperitoneal, 3. Penicillin 4,5 M IU/kg und Dexamethason 5 mg/kg intraperitoneal, 4. Penicillin 4,5 M IU/kg und Anti-CD18. Therapiebeginn war 18 Uhr nach Infektion. Bei allen nichttherapierten Tieren lag nach 24–36 h eine eitrige Panophthalmie vor. Die Monotherapie mit Penicillin führte zu einer Beschleunigung der Entzündungsreaktionen, Penicillin und Dexamethason verzögerte die Entwicklung des Vollbildes der Endophthalmitis um fast 24 h. Die besten Ergebnisse zeigte die Kombination von Antikörper CD18 und Penicillin. Bei intraokularen Infektionen sollten neben einer spezifischen antibiotischen Therapie gleichzeitig auch antientzündliche Maßnahmen durchgeführt werden, um die destruierenden Entzündungsreaktionen an der Retina abzumindern.

Summary. Infectious endophthalmitis remains as a rare but often devastating complication. Most suboptimal outcomes occur despite bacteriologic cure of the infection due to irreversible damage of the retinal structures caused by cellular infiltration of inflammatory cells. The Purpose of this study was to investigate new therapeutic approaches in treatment of endophthalmitis. In mice, endophthalmitis was intiated by intravitreal injection of pneumococci 10^{5-6}/ml. The inflammative reaction were charged according to 5 criteria in therapeutic groups: 1. controls. 2. Penicillin 4.5 M IU/kg intraperitoneal. 3. Penicillin 4.5 M IU/kg and Dexamethason 5 mg/kg intraperitoneal. 4. Antibody CD18 725 mcg/kg intravenously and Penicillin 4.5 M IU/kg intraperitoneal. Start of therapy was 18 hours post inoculation. In all non-treated animals progression of the endophthalmitis within 24–36 hours occurred. Treatment with Penicillin only accelerated the progression of inflammation, Penicillin and Dexamethason slowed down the progression; status of inflammation was after 48 h comparable to 24 h of controls. Best results were obtained with the combination of AntiCD18 and Penicillin. The present experiments and results show that for treatment of endophthalmitis beside antibiotics immunosuppression may be beneficial to reduce the impairment of the retina during inflammation.

J. Wollensak et al. (Hrsg.)
8. Kongreß der DGII

Einleitung

Die Endophthalmitis wird meist durch eine exogene bakterielle Infektion der intraokularen Gewebe verursacht. Seltener sind hämatogene Absiedelungen von Keimen oder Pilzen im Glaskörperraum und in der Retina [1, 2, 3]. Die Endophthalmitis ist eine gefürchtete Komplikation nach perforierenden Verletzungen, intraokularen Fremdkörpern oder nach intraokularen Eingriffen. Es handelt sich um ein äußerst schweres Krankheitsbild, das häufig mit dem Verlust des Auges, zumindest aber mit einer erheblichen Funktionseinbuße verbunden ist. Die Behandlung erfolgt in aller Regel durch eine Vitrektomie und durch eine gezielte antibiotische Therapie. Typischerweise zeigt die Endophthalmitis einen protrahierten Verlauf über mehrere Tage. In Abhängigkeit vom verantwortlichen Keim können die klinischen Symptome in der initialen Phase nach eingetretener Infektion nur sehr diskret sein. In der Folgezeit setzt eine massive zelluläre Infiltration der intraokularen Gewebe ein. Es kommt zu einer rapide fortschreitenden Eintrübung des Glaskörpers, zum Zusammenbruch der Blut-Retina- und Blut-Kammerwasser-Schranke, zu intraretinalen Blutungen und zu einem massiven Netzhautödem. Obwohl mit geeigneten antibiotischen Medikamenten, zumindest in den meisten Fällen, die intraokulare Infektion gut beherrscht werden kann, ist die Prognose oft infaust. Unsere klinischen Erfahrungen mit diesem Krankheitsbild über viele Jahre zeigen, daß der Funktionsverlust bzw. die Funktionseinbuße nach Endophthalmitis offenbar dieser massiven leukozytären Infiltration der Netzhaut zuzuordnen ist. Vermutlich steht daher bei der Endophthalmitis primär nicht die toxische Schädigung der Retina durch Bakterientoxine im Vordergrund, sondern die begleitenden Entzündungsvorgänge sind vornehmlich für die Destruktion der retinalen Gewebe verantwortlich zu machen.

Neuere Arbeiten zeigen eine ähnliche Problematik bei der bakteriellen Meningitis auf [4–8]. Die Autoren finden, daß bei einer Mono-Therapie mit Antibiotika bei Infektionen im Zentralnervensystem, trotz erfolgreicher bakterizider Wirkung, schwerste persistierende Schäden und Funktionsausfälle des ZNS bestehen bleiben. Sie führen dies darauf zurück, daß das Immunsystem überreagiert. Die auftretenden Gewebedestruktionen beruhen im wesentlichen auf entzündlichen Prozessen, die erst von den zellulären Abwehrsystemen des Organismus hervorgerufen werden (für Review [7]). Bei der Endophthalmitis finden sich ähnliche Verhältnisse. Die Blut-Retina-Schranke ist in ihren Aufgaben mit der Blut-Hirn-Schranke gut vergleichbar. So lassen sich bei der Endophthalmitis ohne Zweifel wichtige Parallelen zur Pathophysiologie der bakteriellen Meningitis auffinden und entsprechend auch eine verbesserte Therapie der Endophthalmitis herleiten. Ziel unserer Untersuchungen war es, erstens ein Endophthalmitismodell an der Maus zu etablieren und zweitens ein Therapiekonzept zu finden, das eine Suppression der überschießenden zellulären Infiltration und damit der Sekundärschäden ermöglicht. Durch die Hemmung der entzündlichen Prozesse in der Netzhaut sollte eine Verbesserung der Therapieerfolge und damit auch der funktionellen Ergebnisse bei Endophthalmitis erreichbar sein.

Material und Methode

Endophthalmitismodell

In allen Experimenten wurden 10 Wochen alte weibliche Mäuse, Stamm Balb/C mit einem Körpergewicht von 22–25 g verwendet. Die Mäuse wurden durch Inhalation von 2-Chlor-1,1,2-Trifluoräthyl-Difluormethyläther anästhesiert. Anschließend wurden unter mikroskopischer Kontrolle mit einer Hamilton-Kanüle über die Pars-plana-Region Pneumokokken intravitreal injiziert. Die Tiere wurden für 48–72 h je nach Verlauf der Entzündungsreaktion alle 4 h auf klinische Zeichen und den spontanen Verlauf der Endophthalmitis an insgesamt 16 Augen untersucht. Die Modellexperimente wurden in 2 Gruppen durchgeführt, mit virulenten oder mit hitzeinaktivierten Pneumokokken. Die Keimkonzentrationen lagen zwischen 10^6 und 10^3 Keime/ml. Injiziert wurde ein Volumen von ca. 10 µl. Die am besten reproduzierbaren Ergebnisse bezüglich des Zeitverlaufs und der klinischen Manifestation der Endophthalmitis erhielten wir bei Keimkonzentrationen von 10^5–10^6 Keimen/ml. In den nachfolgenden Experimenten zum Therapiekonzept wurden daher stets diese Konzentrationen von virulenten Pneumokokken injiziert. Abgetötete Pneumokokken führten in keinem der Experimente zu einer Endophthalmitis. Die Entzündungszustände wurden nach 5 Entzündungskriterien und ihrem zeitlichen Auftreten klinisch beurteilt: 1. konjunktivale Injektion, 2. Hornhautödem, 3. Fibrinschüttung in die Vorderkammer, 4. Glaskörpertrübung, 5. Vereiterung des Bulbus als Finalstadium der Endophthalmitis.

Therapiemodell

In der Therapie der Endophthalmitis steht die antibiotische Therapie im Vordergrund. In den vorliegenden Experimenten wurde Penicillin zur Therapie verwendet. Zur Suppression der Entzündungsreaktion wurde Dexamethason verabreicht, in einer weiteren Gruppe der monoklonale Antikörper CD18. Das Integrin CD18 ist ein Adhäsionsmolekül, das bei der Diapedese der Zellen des weißen Blutbildes eine Schlüsselrolle spielt [7, 10, 11]. Eine Blockierung des CD18 Integrins durch den verabreichten spezifischen monoklonalen Antikörper CD18 könnte daher theoretisch die zelluläre Invasion von Leukozyten in die Retina und in den Glaskörper abschwächen, und damit die Entzündungsreaktion unterdrücken. Der Antikörper wurde durch die Schwanzvene der Mäuse intravenös verabreicht, alle anderen Medikamente wurden intraperitoneal injiziert.

Nach intravitrealer Injektion von Pneumokokken 10^5–10^6/ml wurden die Entzündungszustände nach den oben genannten 5 Entzündungskriterien mit dem Mikroskop in 4stündigen Intervallen beurteilt und in den 3 verschiedenen Therapiegruppen untersucht und der Verlauf mit der nichttherapierten Endophthalmitisgruppe verglichen. Pro Therapiegruppe wurden 10 Augen ausgewertet: Gruppe 1 Kontrolle: spontaner Verlauf ohne Therapie, Gruppe 2:

Penicillin 4,5 M IU/kg Körpergewicht intraperitoneal, Gruppe 3: Penicillin 4,5 M IU/kg und Dexamethason 5 mg/kg intraperitoneal, Gruppe 4: Antikörper CD18 725 mcg/kg intravenös und Penicillin 4,5 M IU/kg intraperitoneal. Die Therapie der Endophthalmitis wurde in allen anderen Therapiegruppen 18 Uhr nach der gesetzten Infektion begonnen. In 6 Tieren wurde die Penicillintherapie bereits 8 h nach Inokulation der Pneumokokken begonnen, um die bakterizide Wirkung der Dosierung zu überprüfen; 12 h nach Inokulation der Pneumokokken wurden die Experimente in 3 Tieren terminiert und der Glaskörper bakteriologisch untersucht. In den anderen 3 Tieren wurde der Spontanverlauf für 24 h beobachtet, dann terminiert und der Glaskörper bakteriologisch untersucht.

Histologie

Zu verschiedenen Stadien der experimentellen Endophthalmitis wurden die Tiere getötet und die Augen durch Immersion in Karnovsky-Lösung bei 4°C fixiert. Anschließend wurden die Proben in Epon eingebettet und lichtmikroskopisch untersucht. Ein Teil der Bulbi wurde immunhistologisch untersucht. Verwendet wurde der monoklonale Antikörper CD68 zur Markierung der Monozyten in der Retina und im Glaskörper.

Bakteriologie

Die verwendeten Pneumokokkenstämme wurden vor ihrer Verwendung auf ihre Empfindlichkeit gegenüber Penicillin getestet. Nach Terminierung der Experimente wurden Augen der Kontrollgruppe und der Gruppen in denen Penicillin appliziert worden war, unter sterilen Kautelen entnommen. Teile der Glaskörpermassen wurden anschließend in Bakterienkulturmedien für 48 h bei 37°C bebrütet, um ein eventuell persistierendes Keimwachstum nachzuweisen.

Ergebnisse

Endophthalmitismodell

In den Experimenten zur Etablierung des Endophthalmitismodells an der Maus zeigte sich, daß mindestens eine Zahl von 10^3 ml virulenten Pneumokokken intravitreal appliziert werden mußten, um stets eine Endophthalmitis hervorzurufen, die auch im Verlauf gut reproduzierbar war. Geringere Zahlen führten nicht immer zu einer Endophthalmitis und die Injektion von hitzeinaktivierten Pneumokokken riefen auch bei Konzentrationen von über 10^6 Keimen/ml niemals eine Endophthalmitis hervor.

Therapiegruppen

In den Kontrollen, bei allen nichttherapierten Tieren, war nach Inokulation für 6–8 h keine wesentliche Änderung der klinischen Befunde zu bemerken. Aufgrund der Injektion lag in einigen Fällen eine leichte Chemose vor, die Majorität zeigte bereits nach 1–2 h unauffällige vordere Abschnitte, gelegentlich waren leichte Bindehautblutungen nach der Injektion vorhanden. Nach dieser 6–8stündigen unauffälligen Phase folgte eine rasche Zunahme der Entzündungsparameter und nach 24–36 h lag eine purulente Panophthalmie vor, mit subtotaler bis totaler Füllung der Vorderkammer mit Leukozyten. Der Glaskörperraum war mit dichten weißen Trübungen gefüllt. In der Therapiegruppe 2 (Abb. 1), die nur Penicillin erhielt, zeigte sich innerhalb der ersten 24 h eher eine Beschleunigung des Entzündungsverlaufs gegenüber dem Spontanverlauf in der nichttherapierten Kontrollgruppe. In der Therapiegruppe 3 wurde Penicillin und Dexamethason intraperitoneal injiziert. Diese Therapie verzögerte deutlich die Entwicklung der intraokularen Entzündung. Im Vergleich zur Kontrollgruppe war in der Gruppe 3 erst nach 36–48 h ein Entzündungszustand erreicht, der ohne Therapie bereits nach 24 h zu beobachten war.
In der Therapiegruppe 4 wurde Penicillin intraperitoneal und der Antikörper CD18 intravenös in die Schwanzvene injiziert. Die Entwicklung der intraokularen Entzündung war deutlich geringer ausgeprägt als bei allen anderen Therapiegruppen und schien für 36 h arretiert zu sein. Es ist zu betonen, daß Endophthalmitis in keiner der Therapiegruppen beherrscht werden konnte. Es

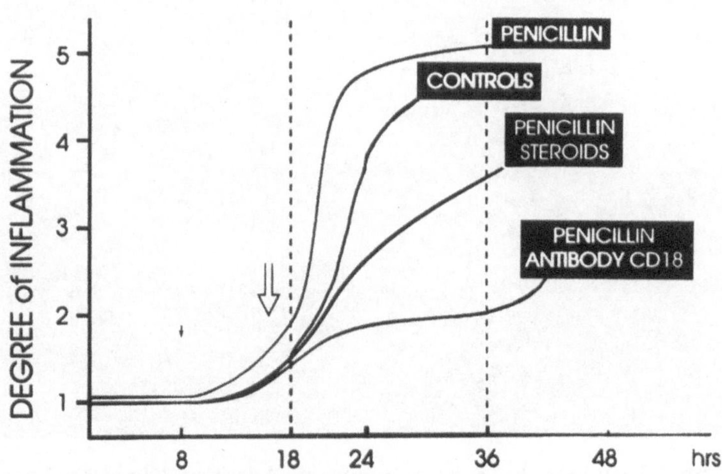

Abb. 1. Schematische Darstellung der Progression der experimentellen Endophthalmitis und der Verlauf in den unterschiedlichen Therapiegruppen. Grad 1: konjunktivale Injektion, Grad 2: Hornhautödem, Grad 3: Fibrindeposition in der Vorderkammer, Grad 4: Glaskörperinfiltration, Grad 5: Vollbild der Endophthalmitis, Panophthalmie. (Weitere Erklärungen s. Text)

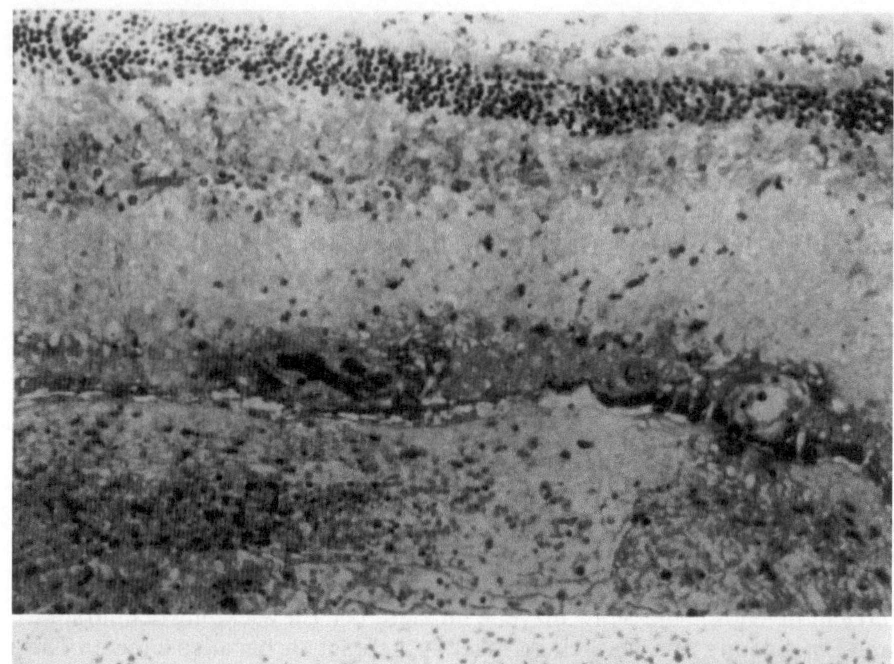

1

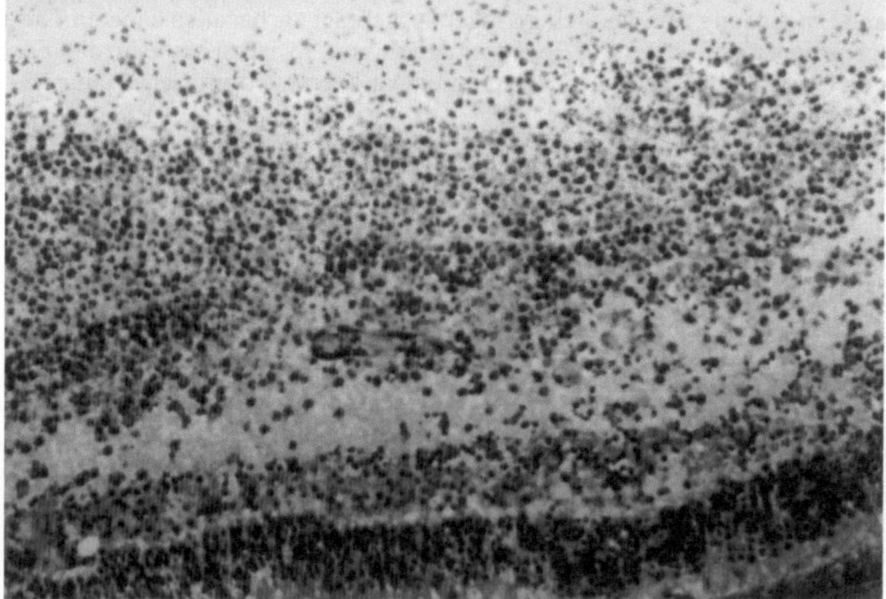

2

Abb. 2. Histologischer Schnitt: Retina und Aderhaut. Klinischer Entzündungszustand 3–4. Massives Netzhautödem und deutliche zelluläre Infiltration der Netzhaut und Aderhaut und des angrenzenden Glaskörpers

Abb. 3. Histologischer Schnitt: Retina und Aderhaut. Klinischer Entzündungszustand 4–5. Massive leukozytäre Infiltration der gesamten sensorischen Netzhaut und des Glaskörpers. Beginnende Auflösung der Grenzen zum Glaskörperraum und schwerste Gewebedestruktionen

zeigten sich jedoch deutliche Unterschiede im Verlauf und der Dynamik der Entzündungsreaktionen zwischen den einzelnen Gruppen (Abb. 1).

Histologie

Die histologischen Untersuchungen zeigten, daß die Retina ödematös war und von zahlreichen monozytären Zellen infiltriert ist (Abb. 2 und 3). In großen Teilen war die Netzhaut exsudativ abgehoben und im subretinalen Raum waren massenhaft Ansammlungen von Leukozyten zu beobachten. Eine qualitative oder quantitative Beurteilung des Entzündungszustandes war aufgrund der histologischen Untersuchungen nicht möglich. Das histologische Bild war dafür zu uneinheitlich. Bemerkenswert ist, daß bei allen untersuchten Augen trotz massivster leukozytärer Infiltration die Linsenkapseln stets intakt blieben und keine Leukozyten intralental gefunden wurden. Die immunhistologischen Untersuchungen zeigten ebenso wie die lichtmikroskopischen Untersuchungen keine verwertbaren graduellen Unterschiede in den einzelnen Therapiegruppen, so daß wir uns zur Verlaufsbeurteilung auf die klinischen Parameter beschränken mußten.

Bakteriologie

In allen Glaskörperproben, die für 48 h bei 37° C inkubiert wurden, zeigte sich bereits nach 12 h ein deutliches Bakterienwachstum, sofern die Tiere kein Penicillin erhielten. Dagegen war nach 48 h Inkubationszeit bei allen Glaskörperproben, der mit Penicillin therapierten Tiere niemals ein Wachstum zu beobachten. In der Gruppe der nach 8 h therapierten Tiere war bereits 4 h nach Beginn der Penicillintherapie kein Bakterienwachstum nachzuweisen, ebenso nicht nach 24 h, obwohl die Entwicklung der Endophthalmitis weitergelaufen war.

Diskussion

Wenn wir die klinische Dynamik einer bakteriellen Endophthalmitis betrachten, so ist sie durch eine initiale Ruhephase gekennzeichnet, die klinisch nahezu inapparent ohne spezifische Entzündungszeichen verläuft. Sie dauert in Abhängigkeit, weniger von der Menge der inokulierten Keime als vom verantwortlichen Keim, u. U. nur Stunden, kann aber auch mehrere Tage betragen. Anschließend nimmt die klinische Symptomatik dramatisch zu, so daß dann innerhalb weniger Stunden das Vollbild der Endophthalmitis oder Panophthalmie auftritt. Erklärbar ist dieser Verlauf durch die Kenntnis der bakteriellen Wachstumsphasen. Nach Klein [14] zeigen die Keime nach Inokulation in der Phase I keinerlei Vermehrung, wohl aber eine Größenzunahme. In Phase II steigt die Keimzahl mit zunehmender Geschwindigkeit an. In der Phase III, der logarithmischen Wachstumsphase, ist das Maximum der Assimilationsrate erreicht; die Vermehrungsgeschwindigkeit bleibt auf ihrem maximalen Wert konstant. Dieser Wert gibt die mittlere Verdopplungszeit an und ist für jeden Keim unterschiedlich. Das Abwehrsystem des Organismus reagiert besonders auf diese logarithmische Phase mit Mobilisierung der zellulären Abwehr [4, 9]. Bei der Endophthalmitis kommt es zur Öffnung der Blut-Kammerwasser- und Blut-Retina-Schranke und zur massiven leukozytären Infiltration der okulären Gewebe, die sich klinisch als Hypopion, Glaskörperinfiltration und Netzhautödem manifestieren. Chemoattraktiv auf Leukozyten wirken nicht nur lebende Bakterien, sondern auch Bakterientrümmer. Zerstörung von Pneumokokken mit Penicillin führt zum massiven Ansteigen der Zellwandtrümmer, die vom Abwehrsystem als Zeichen für ein explosionsartiges Bakterienwachstum gedeutet werden. Als Reaktion tritt eine verstärkte leukozytäre Infiltration der Gewebe ein [9]. Diese Erkenntnisse bieten eine gute Erklärung für unsere Beobachtungen, daß die alleinige Gabe von Penicillin die Entwicklung der klinischen Symptomatik der Endophthalmitis eher beschleunigte (Abb. 1), obwohl die Penicillindosierung ausreichte, um eine vollständige bakterizide Wirkung zu erreichen. In keiner der Glaskörperproben konnte nach Penicillingaben ein Bakterienwachstum nachgewiesen werden, die klinische Symptomatik der Endophthalmitis lief jedoch ungebremst weiter. Wurde dagegen eine kombinierte Therapie mit Steroiden oder mit Antikörpern durchgeführt, so war der Verlauf deutlich prolongiert. Die besten Ergebnisse zeigten sich bei der Kombination von Antikörpern und Penicillin. Dies würde für die klinische Behandlung von Endophthalmitispatienten bedeuten, daß durch eine zusätzliche Steroidtherapie zumindest die fulminante Entwicklung der intraokularen Entzündung und die Schadensbegrenzung positiv zu beeinflussen sind. Da gegenüber einer kombinierten Therapie mit Antibiotika und Steroiden bei schweren Infektionen noch gelegentliche Bedenken geäußert werden, sollte in die Überlegungen mit einbezogen werden, daß bei der etablierten Therapie der bakteriellen Meningitis, einem fraglos lebensbedrohlichen Krankheitsbild, neben Antibiotika höchste Dosen von Steroiden verabreicht werden [8]. Interessant ist in diesem Zusammenhang auch, daß einige der bisher als gesichert geltenden Steroidnebenwirkungen durch neuere Publikationen in Frage gestellt werden [12, 13]. So wird beispielsweise der Zusammenhang einer Steroidtherapie mit erhöhter Infektanfälligkeit, speziell mit dem Risiko des Wiederaufflammens einer Tuberkulose stark bezweifelt. Auch scheint die Vernarbung von Wunden durch therapeutische Dosen von Steroiden nicht beeinflußt zu werden.

Unsere Untersuchungen zeigten, daß durch die kombinierte Therapie mit Antibiotika und immunsupressiv wirkenden Substanzen der Verlauf der Endophthalmitis günstig beeinflußt werden kann. Diese Ergebnisse finden sich in guter Übereinstimmung mit vergleichbaren Untersuchungen zur Pathophysiologie der bakteriellen Meningitis. Bei Patienten mit Endophthalmitis ist es nach unserer Ansicht unzureichend, nur eine Monotherapie mit Antibiotika durchzuführen, da die Gewebedestruktionen nicht durch die Bakterien, sondern durch die Entzündungsreaktionen des Abwehrsystems verursacht werden (Abb. 2 und 3). Eine antibiotische Monotherapie kann daher u. U. sogar erst zu einer iatrogenen Akzeleration des Entzündungsverlaufes bei einer Endophthalmitis führen und die Prognose erheblich verschlechtern. Als Therapie der Wahl ist die Kombination von Vitrektomie, antibiotischer Therapie und Suppression der Entzündungsreaktion mit systemischer Gabe von Steroiden zu empfehlen, da derzeit keine potenteren Entzündungshemmer klinisch einsetzbar sind.

Literatur

1. Josse MV, Van Tilburg CJG, Mertens DAE, Peperkamp E, Van Meurs JC, Ringens PJ, Jager GV und Beekhuis WH (1992) Endophthalmitis: Incidence, therapy and visual outcome in the period 1983–1992 in the Rotterdam Eye Hospital. Doc Ophthalmol 82: 115–123
2. Davidorf FH, Fannin EA, Chambers RB (1985) Endogenous endophthalmitis. Ophthalmic Forum 3: 81–85
3. Graham E, Chignell AH, Eykyn S (1986) Candida endophthalmitis: a complication of prolonged intravenous therapy and antibiotic treatment. J Infect 13: 167–173
4. Swanz MN (1984) Bacterial meningitis: more involved than just the meningitis. N Engl J Med 311: 912–914
5. Tuomanen E (1988) Partner Drugs: A New Outlook for Bacterial Meningitis. Annals of Internal Medicine 109: 690–692
6. Saez-Llorens X, Ramilo O, Mustafa MM, Mertsola J, McCracken GH (1990) Molecular Pathophysiology of Bacterial Meningitis: Current Concepts and Therapeutic Implications. J Pediatrics 116: 671–684
7. Quagliarello V, Scheld WM (1992) Bacterial Meningitis: Pathogenesis, Pathophysiology and Progress. N Engl J Med 327: 864–872
8. Eichenwald HF (1992) Bakterielle Meningitis im Kindesalter. Blockade von Entzündungsmediatoren als Therapiekonzept. Die gelben Hefte 32: 173–179
9. Tuomanen EL, Saukonen K, Sande S, Cioffe C (1989) Wright SD. Reduction of inflammation, tissue damage and mortality in bacterial meningitis in rabbits treated with monoclonal antibodies against adhesion-promoting receptors of leukocytes. J Exp Med 170: 959–968
10. Rosen H, Gordon SJ (1987) Monoclonal antibody to the murine type 3 complement receptor inhibits adhesion of myelomonocytic cells in vitro and inflammatory cell recruitment in vivo. J Exp Med 166: 1685–1701
11. Whitcup SM, DeBarge LR, Rosen H, Nussenblatt RB, Chan CC (1993) Monoclonal Antibody Against CD11b/CD18 Inhibits Endotoxin-Induced Uveitis. Invest Ophthalmol Vis Sci 34: 673–681
12. Etienne SD, Chosidow O, Herson S (1989) Les corticoides. Pharmacologie et therapeutique. Ann Med Interne 140: 502–519
13. Truhan AP, Rzaque A (1989) Corticosteroids a review with emphasis on complications of prolonged systemic therapy. Ann Allergy 62: 375–391
14. Klein P (1957) Bakteriologische Grundlagen der chemotherapeutischen Laboratoriumspraxis. Springer Verlag, Berlin Göttingen Heidelberg, S 12

Entfernung viskoelastischer Substanzen nach Linsenimplantation: Eine experimentelle Studie an menschlichen Autopsieaugen

T. A. Wesendahl, G. U. Auffarth, I. Sakabe und D. J. Apple

Zusammenfassung. *Problemstellung:* Akute intraokulare Drucksteigerung ist eine mögliche Komplikation der Kataraktoperation. Neben anderen Faktoren ist möglicherweise auch die unvollständige Entfernung viskoelastischer Substanzen die Ursache für diese postoperativen Druckerhöhungen. Eine möglichst sorgfältige und vollständige Entfernung ist daher wünschenwert.

Methodik: Mit der modifizierten Miyake-Technik untersuchten wir mehrere Faktoren, die die Entfernung viskoelastischer Substanzen beeinflussen. Untersucht wurden zwei verschiedene Präparate mit unterschiedlicher Viskosität, Healon und das höher visköse Healon GV. Unser Testsystem bestand aus 16 menschlichen Autopsieaugen. Hornhaut und Iris wurden jeweils vor Beginn unserer Untersuchung entfernt. An den so vorbereiteten Augen ermittelten wir die Zeit, die nötig war, um die genannten Substanzen bei Vorgabe unterschiedlicher Parameter vollständig zu entfernen. Wir verwendeten 3 unterschiedliche Saug-Spül-Techniken, 2 unterschiedliche Vakuumeinstellungen (125 mmHg, 250 mmHg), 3 unterschiedliche Kapsulorhexisgrößen (4 mm, 5 mm, 6 mm) sowie 2 verschiedene Optikdurchmesser (5 mm, 6 mm).

Ergebnisse: Die Zeiten, die zur Entfernung benötigt wurden, waren unmittelbar von der verwendeten Technik abhängig. Die längsten Zeiten wurden gemessen, wenn die Spitze des Saug-Spül-Handgriffes stationär im Zentrum der Linsenoptik gehalten wurde. Kürzere Zeiten wurden erreicht, wenn die Spitze entlang des Kapsulorhexisrandes bewegt oder unter die Linsenoptik vorgeschoben wurde. Zeitunterschiede zwischen Healon und Healon GV wurden, außer bei Verwendung der stationären Entfernungstechnik, nicht registriert.

Summary. *Introduction:* Elevated postoperative intraocular pressure is a possible complication after cataract surgery. Apart from other factors incomplete removal of viscoelastic can be a reason for this complication. A thorough and complete removal of the viscoelastic agents used is certainly desirable.

Methods: Using the Miyake posterior view analysis technique we investigated the factors influencing the removal of 2 viscoelastics with different viscosity properties (Healon and Healon GV) from the capsular bag after intraocular lens (IOL) iraplantation in a standardized laboratory set up. The removal time was measured in 16 human eyes obtained postmortem with following variables: 1. Use of 3 different irrigation/ aspiration (I/A) techniques with high and low vacuum settings (250 mmHg and 125 mmHg). 2. Use of 3 different capsulorhexis sizes (4 mm, 5 mm, 6 mm) with 2 IOL optic sizes (5 mm, 6 mm).

Results: Using a 5 mm CCC and a 5 mm lens optic with a vacuum level of 125 mmHg resulted in one of the shortest removal times and the lowest complication rate. The I/A

J. Wollensak et al. (Hrsg.)
8. Kongreß der DGII

technique directly influenced ease and completeness of viscoelastic removal. A difference in removal time and ease between Healon and Healon GV was noted when the I/A tip was simply hold still on the top of the IOL optic. However, complete removal and no significant difference between the two viscoelastics was seen when manipulating the I/A tip along the edge of the lens optic without going behind it. This was the safest, most effective technique for complete removal.

Einleitung

Viskoelastische Substanzen haben in großem Maße zur Verbesserung der chirurgischen Möglichkeiten in der Vorderabschnittschirurgie beigetragen [1]. Sie bieten erhöhten Schutz der intraokularen Gewebe, gewährleisten einen maximalen Arbeitsraum und erzeugen ein stabiles chirurgisches Arbeitsfeld. Eine potentielle Komplikation ihres Einsatzes ist jedoch eine temporäre Drucksteigerung des Augeninnendruckes im unmittelbar postoperativen Zeitraum [2, 4]. Das Risiko der postoperativen Drucksteigerung erhöht sich mit der Menge der im Auge verbliebenen viskoelastischen Substanz.

Aus der Literatur sind mehrere Studien bekannt, die neben unterschiedlichen Eigenschaften viskoelastischer Substanzen auch den zur vollständigen Entfernung benötigten Zeitfaktor untersuchten [5, 6]. Bisher sind jedoch keine Untersuchungen bekannt, die den Einfluß der Aspirationstechnik und möglicher anderer Variablen (Vakuumeinstellung, Kapsulorhexisgröße und IOL-Durchmesser) in systematischer Weise untersucht haben.

In dieser Studie untersuchten wir die Effektivität verschiedener Absaugtechniken sowie den Einfluß diverser anderer Variablen auf die Entfernung viskoelastischer Substanzen nach Implantation einer Intraokularlinse. Im einzelnen wurden die folgenden Parameter untersucht: Die Irrigations-/Aspirationstechnik, der Durchmesser der Kapsulorhexis in Relation zum Optikdurchmesser der Intraokularlinse, die Vakuumvoreinstellung sowie die Viskosität der verwendeten viskoelastischen Substanz.

Material und Methode

Das Testsystem bestand aus 16 menschlichen Autopsieaugen, die nach der von Miyake beschriebenen Technik präpariert wurden. Der Bulbus wurde am Äquator durchtrennt und der vordere Anteil mit der Schnittfläche auf einen Glasträger geklebt. Eine Videokamera, die auf ein invertiertes Stereomikroskop montiert wurde, blickte durch eine Öffnung im Operationstuch auf den posterioren Teil der kristallinen Linse.

Nach Entfernung von Hornhaut und Iris wurde eine kontinuierliche Kapsulorhexis von 4 mm, 5 mm oder 6 mm angelegt und die kristalline Linse durch Phakoemulsifikation (Site TRX) entfernt. Anschließend wurden einstückige Polymethylmethacrylat (PMMA) Intraokularlinsen mit 12 mm Gesamtdurchmesser und bikonvexer Optik mit einem Durchmesser von 5 mm bzw. 6 mm in den Kapselsack implantiert. Sowohl die Entfernung der kristallinen Linse als auch die weiteren Manipulationen erfolgten unter „open sky"-Bedingungen. Vor Implantation der Intraokularlinsen (IOL) wurde der Kapselsack mit 0,12 ml einer fluoreszeingefärbten viskoelastischen Substanz (Healon bzw. Healon GV) gefüllt. Die Fluoreszeinfärbung diente der besseren Visualisierung, da klares Healon oft nicht sichtbar ist [6, 8]. Das viskoelastische Material wurde anschließend mit einer Irrigations-/Aspirationseinheit bei unterschiedlichen Vakuumvoreinstellungen (125 mmHg und 250 mmHg) und unter Verwendung drei unterschiedlicher Absaugtechniken abgesaugt.

Die von uns verwendeten Absaugtechniken waren wie folgt definiert:
Technik A: Die Spitze des Absaughandgriffes befand sich im Zentrum der Linsenoptik. Die Öffnung zeigte nach oben, während die Spitze der Linsenvorderfläche auflag. Der Handgriff wurde während der Aspiration nicht bewegt.
Technik B: Während des Aspirationsvorganges wurde die Spitze des Saug-/Spülhandgriffs parallel zur Kapselöffnung in einer kreisförmigen Bewegung entlanggeführt.
Technik C: Die Spitze des Handgriffs wird während des Aspirationsvorganges frei in der Vorderkammer und im Kapselsack, sowohl vor als auch hinter der IOL-Optik bewegt.

Jede der 3 beschriebenen Techniken wurde unter den 8 oben genannten Konstellationen von Optikdurchmesser, Kapsulorhexisdurchmesser und Vakuumvoreinstellung getestet, wobei aus jeweils 10 Einzelmessungen der Mittelwert gebildet wurde.

Da mit Fluoreszein angefärbtes Healon bzw. Healon GV und eine schräg einfallende Beleuchtungsquelle verwendet wurde, war das viskoelastische Material als leuchtend grüne Substanz im Auge sichtbar. Auch kleine Mengen waren so deutlich erkennbar.

Der Aspirationsprozeß erfolgte in kontinuierlicher Weise ohne Unterbrechung bis der gesamte Anteil der viskoelastischen Substanz entfernt war. Befand sich nach 60 s noch viskoelastisches Material im Auge, wurde die Messung abgebrochen.

Ergebnisse

Technik A: Technik A war meist nicht in der Lage, Healon und Healon GV innerhalb von 60 s vollständig zu entfernen. Meist blieb ein Rest hinter der IOL Optik, der auch durch längerdauernde Aspiration nicht entfernt werden konnte. Auch die höhere Saugleistung von 250 mmHg erbrachte keine deutliche Reduktion der Aspirationszeiten. Die höchste Rate kompletter Aspirationen wurde erreicht, wenn Optik- und Kapsulorhexisdurchmesser mit 5 mm identisch waren. Unterschiede zwischen Healon und Healon GV waren gering. Bei geringen Vakuumeinstellungen war der Einfluß der Optikgröße und des Kapsulorhexisdurchmessers nicht mehr nachweisbar (Abb. 1 und Tabelle 1).

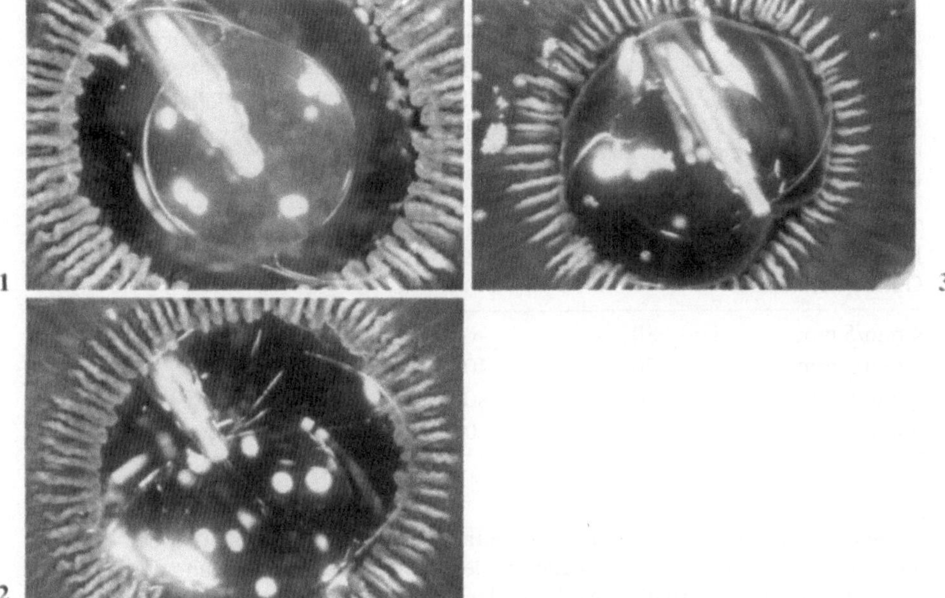

Abb. 1. Aspirationstechnik A: Blick auf den mit Healon bzw. Healon GV gefüllten Kapselsack von posterior. Das viskoelastische Material ist zur besseren Visualisierung mit Fluoreszein angefärbt. Die Spitze des Saug-/Spülhandgriffes bleibt während des Absaugvorganges im Zentrum der Linsenoptik. Diese Technik war nur in wenigen Fällen in der Lage, das viskoelastische Material komplett abzusaugen

Abb. 2. Aspirationstechnik B: Blick auf den mit Healon bzw. Healon GV gefüllten Kapselsack von posterior. Das viskoelastische Material ist zur besseren Visualisierung mit Fluoreszein angefärbt. Die Spitze des Saug-/Spülhandgriffes wird während des Absaugvorganges zirkulär entlang der Kapselöffnung bewegt. Mit dieser Technik ließ sich die zur vollständigen Entfernung benötigte Aspirationszeit deutlich verkürzen. Häufigste Komplikation war die Aspiration der Vorderkapsel am Kapselrand

Abb. 3. Aspirationstechnik C: Blick auf den mit Healon bzw. Healon GV gefüllten Kapselsack von posterior. Das viskoelastische Material ist nahezu vollständig entfernt. Die Spitze des Saug-/Spülhandgriffes wird während des Absaugvorganges frei in der Vorderkammer und im Kapselsack bewegt. Dabei wurde die Spitze des Saug-/Spülhandgriffes auch hinter die IOL-Optik bewegt. Mit dieser Technik erreichten wir die kürzesten Aspirationszeiten. Häufigste Komplikation bestand in der Aspiration der Hinterkapsel

Technik B: Während Technik A nur in 35% der Fälle zu einer vollständigen Entfernung der viskoelastischen Substanz führte, konnten wir dies bei Verwendung von Technik B, das heißt durch Bewegen der Absaugung entlang des Kapsulorhexisrandes in 96% der Fälle erreichen. Mit Ausnahme eines Falles wurden maximal 20 s bis zur vollständigen Entfernung der viskoelastischen Substanzen benötigt. Unterschiede zwischen beiden Substanzen waren

Tabelle 1. Ergebnisse der Aspirationszeitmessungen bei Verwendung der Absaugtechnik A. In der überwiegenden Anzahl der Fälle konnte weder Healon noch Healon GV mit dieser Absaugtechnik innerhalb von 60 s vollständig entfernt werden. Angegeben ist daher der Prozentsatz der Messungen, bei denen eine komplette Entfernung innerhalb von 60 s nicht erzielt werden konnte. Man beachte die relativ guten Ergebnisse bei einem Optik-/Kapsulotomiedurchmesser von 5 mm sowie den fehlenden Einfluß dieses Faktors bei Verwendung von Healon GV und 125 mmHg Vakuum

Technik A (%>60 s) Kapselöffnung/ Optikdurchmesser	Healon 125 mmHg	Healon 250 mmHg	Healon GV 125 mmHg	Healon GV 250 mmHg
4 mm/5 mm	80	90	80	40
5 mm/5 mm	50	40	90	0
5 mm/6 mm	100	80	90	70
6 mm/6 mm	100	70	90	10

Tabelle 2. Ergebnisse der Aspirationszeitmessungen bei Verwendung der Absaugtechnik B. Technik B erlaubte in allen Fällen die komplette Entfernung der viskoelastischen Substanz innerhalb von 17 s. In der Tabelle sind die Aspirationszeiten in s für die jeweilige Kombination von Optik- und Kapsulotomiedurchmesser sowie der verwendeten viskoelastischen Substanz und der verwendeten Vakuumeinstellung angegeben. Die kürzesten Aspirationszeiten wurden mit einer Optik-/Kapsulotomiekombination von 5 mm und Verwendung hoher Vakuumeinstellungen erreicht. Unterschiede zwischen Healon und Healon GV waren hierbei sehr gering

Technik B Aspirationszeit [s] Kapselöffnung/ Optikdurchmesser	Healon 125 mmHg	Healon 250 mmHg	Healon GV 125 mmHg	Healon GV 250 mmHg
4 mm/5 mm	12,2	11,1	12,7	9,3
5 mm/5 mm	10,3	6,6	12,1	7,1
5 mm/6 mm	15	9,8	12,4	9,7
6 mm/6 mm	16,8	10,7	13,8	7

sehr gering. Die höhere Saugleistung reduzierte die Zeit um 3–6 s. Auch hier zeigte sich, daß die Kombination aus 5 mm IOL und 5 mm Kapsulorhexis die besten Voraussetzungen für die schnelle Aspiration bot. Häufigste Komplikation war mit dieser Technik die Aspiration des Kapsulorhexisrandes (Abb. 2 und Tabelle 2).

Technik C: Bei freier Manipulation des Saug-/Spülhandgriffes wurden maximal 16 s bis zur vollständigen Entfernung benötigt. Weder die Kombination von Kapsulorhexisdurchmesser und Optikdurchmesser, noch die Verwendung von Healon und Healon GV hatten bedeutenden Einfluß auf die Aspira-

Tabelle 3. Ergebnisse der Aspirationszeitmessungen bei Verwendung der Absaugtechnik C. In allen Fällen konnte die komplette Entfernung der viskoelastischen Substanz innerhalb von 13 s erreicht werden. In der Tabelle sind die Aspirationszeiten in Sekunden für die jeweilige Kombination von Optik- und Kapsulotomiedurchmesser sowie der verwendeten viskoelastischen Substanz und der verwendeten Vakuumeinstellung angegeben. Die kürzesten Aspirationszeiten wurden mit einer Optik-/Kapsulotomiekombination von 5 mm und Verwendung hoher Vakuumeinstellungen erreicht. Unterschiede zwischen den untersuchten viskoelastischen Substanzen blieben gering, wobei Healon GV bei einer Vakuumeinstellung von 250 mm Hg geringfügig bessere Werte erreichte

Technik C Aspirationszeit [s] Kapselöffnung/ Optikdurchmesser	Healon 125 mm Hg	Healon 250 mm Hg	Healon GV 125 mm Hg	Healon GV 250 mm Hg
4 mm/5 mm	10,1	8,5	12,6	8,9
5 mm/5 mm	8,9	6,5	11	7,1
5 mm/6 mm	9,3	9,1	10,8	7,6
6 mm/6 mm	10,8	8,6	10,7	7

tionszeiten. Geringere Zeiten wurden mit höherer Vakuumeinstellung erreicht. Häufigste Komplikation war die Aspiration der Hinterkapsel (Abb. 3 und Tabelle 3).

Diskussion

Zusammenfassend läßt sich feststellen, daß sich bei Manipulation des Saug-/Spülhandgriffes eine nahezu vollständige Entfernung der viskoelastischen Substanzen erreichen läßt (Technik B und C) während das bei stationärer Absaugtechnik (Technik A) in nur 35% der Fälle möglich war. Die Aspirationszeiten für Healon und Healon GV unterschieden sich nur sehr geringfügig. Beide Substanzen zeigten ähnliche physikalische Eigenschaften, wobei meist größere, zusammenhängende Fragmente aspiriert wurden. Die Kombination einer 5 mm IOL mit einer 5 mm Kapsulorhexis ergab die kürzesten Absaugzeiten. In dieser Studie wurden verschiedene Aspirationstechniken, Vakuumeinstellungen und IOL-Parameter sowie deren Einfluß auf die Entfernung von 2 viskoelastischen Substanzen, Healon sowie Healon GV untersucht. Dabei wurden alle intra- und interindividuellen Einflußfaktoren weitgehend dadurch eliminiert, daß jeweils eine Meßreihe am gleichen Auge durchgeführt und die injizierte Healonmenge mit 0,12 ml konstant eingehalten wurde. Alle Messungen wurden unter kontrollierten Bedingungen im offenen System, d. h. nach Entfernung der Kornea durchgeführt. Dadurch war eine genaue Einhaltung der Kapsulorhexisdurchmesser sowie eine bestmögliche Visualisierung des Absaugprozesses gewährleistet. Strömungseigenschaften im geschlossenen System zeigen jedoch ein abweichendes Verhalten.

In einer Anschlußstudie haben wir diesen Einflußfaktor untersucht. Ausreichend große Meßreihen liegen noch nicht vor. Ein vorläufiger Vergleich zeigt aber qualitativ ähnliche Ergebnisse, läßt aber auch deutlich längere Zeiten und die Notwendigkeit einer höheren Saugleistung erkennen. Die Aspirationszeiten im geschlossenen System lagen um den Faktor 3–4 über denen im offenen System.

Literatur

1. Eisner G (1989) Rheology of the viscoelastic tools: the basis for understanding new developments in viscosurgery. Eur J Implant Refract Surg 1:221–224
2. Fry LL (1989) Postoperative intraocular pressure rises: A comparison of Healon, Amvisco, and Viscoat. J Cataract Refract Surg 15:415–420
3. Naeser K, Thim K, Hansen TE, et al. (1986) Intraocular pressure in the first days after iraplantation of posterior chamber lenses with the use of sodium hyaluronate (Healon). Acta Ophthalmol 64:330–337
4. Barron BA, Busin M, Page C, et al. (1985) Comparison of the effects of Viscoat and Healon on postoperative intraocular pressure. Am J Ophthalmol 7:16–19
5. Assia EI, Apple DJ, Lim ES, et al. (1992) Removal of viscoelastic materials after experimental cataract surgery in vitro. J Cataract Refract Surg 18:3–6
6. Smith KD, Burt WL (1992) Fluorescent viscoelastic enhancement. J Cataract Refract Surg 18:572–576
7. Apple DJ, Lim ES, Morgan RC, et al. (1990) Preparation and study of human eyes obtained postmortem with the Miyake posterior photographic technique. Ophthalmol 97:810–816
8. Öhrström A, Svesson B, Agrell B, et al. (1989) A dose titration study of fluorescein in sodium hyaluronate in ECCE with IOL implantation. Eur J Implant Refract Surg 1:19–22
9. Gaskell A, Haining WM (1991) A double blind randomized multicentre clinical trial of Healon GV compared with Healon in ECCE with IOL implantation. Eur J Implant Refract Surg 3:241–244

Der Einsatz einer hoch viskoelastischen Substanz in der Kataraktchirurgie von Problemfällen

A. Kuchar, P. Novak, A. Ofluoglu und F. J. Steinkogler

Zusammenfassung. Seit mehr als 10 Jahren werden viskoelastische Substanzen in der Kataraktchirurgie als chirurgisches Instrument im Sinne der Viskochirurgie verwendet. Die Effektivität dieser Substanzen zeigt sich in der Zunahme der Sicherheit bei Routine-Kataraktoperationen. Besonders die höher viskösen Substanzen finden ihre spezielle Indikation im Management von Komplikationen wie flache Vorderkammer (durch Drängen des Vitreus), enge Pupille und Ruptur der hinteren Kapsel mit oder ohne Vitreusprolaps. Healon GV unterscheidet sich hinsichtlich der Instillation nicht vom herkömmlichen Healon, ist aber wesentlich effektiver bei der Aufrechterhaltung der Vorderkammer, was sich im geringeren Verbrauch der Substanz zeigt. Die Entfernung von Healon GV aus der Vorderkammer gestaltet sich besonders bei der Verwendung des bimanuellen Saug/Spülsystems wesentlich einfacher, da es als in sich geschlossene Masse abgesaugt werden kann. So ist es für den Chirurgen einfach zu erkennen, ob das Healon aus dem Auge vollständig entfernt ist.

Summary. Viscoelastic substances have been used to increase safety in routine phacoemulsification as well as in phacoemulsification and lens implantation of complicated cases since 10 years. Especially Healon GV, a high viscoelastic substance, is used in difficult cases like flat anterior chamber, small pupil, posterior synechiae, high vitreus pressure, rupture of the posterior capsule of the lens with or without vitreous prolapse. The handling of Healon GV is comparable to Healon, it increases safety in all cases especially in complicated cases and the removal in one clot is easier. There is no postoperative intraocular hypertension, when the substance is completely removed.

Einleitung

Viskoelastische Substanzen sind seit etwa 10 Jahren ein wesentlicher Bestandteil der modernen Kataraktchirurgie [1–4]. Als viskoelastisches Instrument können diese Substanzen gezielt in das Auge eingeführt werden, wodurch die Sicherheit der Kataraktoperation wesentlich erhöht werden konnte.

Mehrere Substanzen sind auf dem Markt, welcher durch die Produkte aus Hyaluronsäure dominiert wird. Aus der Palette der Hyaluronsäurepräparate werden verschiedene Spezialitäten angeboten. Normales und mit Fluoreszein gefärbtes Healon [5–8, 14] und das besonders hoch visköse Healon GV [9–13]. Mit diesen Substanzen können unterschiedliche Aufgaben erfüllt werden. Einerseits kann ein Raum geschaffen werden, welcher die Einführung chirurgischer Instrumente in die Vorderkammer erleichtert; dies er-

J. Wollensak et al. (Hrsg.)
8. Kongreß der DGII

folgt teilweise durch Verschiebung von Gewebestrukturen. Andererseits können Oberflächen bedeckt und geschützt werden.

Daraus läßt sich ableiten, daß von viskoelastischen Substanzen 3 wichtige Funktionen erfüllt werden:

Oberflächenbezogene Funktion

Healon und in einem noch größeren Umfang Healon GV bindet sich an speziellen Rezeptoren des Hornhautendothels, so daß ein besonderer Schutz des Endothels gewährleistet wird [15].

Raumschaffende Funktion

Durch Instillation von Healon und Healon GV kann die Vorderkammer aufgefüllt und vertieft werden, was eine bessere Manipulation chirurgischer Instrumente, besonders des Phakogerätes im Rahmen der Kataraktchirugie erlaubt. Die besonders hohe Viskosität von Healon GV verhindert zusätzlich ein Auspressen aus der Vorderkammer über die Parazentese. Der 3mal höhere Gegendruck von Healon GV gegen einen eventuell drängenden Vitreus gewährleistet eine sichere Manipulation im Auge ohne Ruptur der hinteren Kapsel. Weiters kann der Kapselsack zur Implantation einer IOL optimal aufgefüllt werden, was eine sichere Implantation gewährleistet. Bei einem Riß der hinteren Kapsel erweist sich die Anwendung von Healon GV besonders dadurch wertvoll, daß der Raum zwischen Irisrückfläche und vorderer Kapsel erweitert wird, so daß eine sulkusfixierte Linse implantiert werden kann.

Gewebemanipulation

Einerseits können Gewebe mit Healon GV mobilisiert werden, wie z.B. bei enger Pupille die Iris nach hinten gedrängt und damit die Pupille erweitert wird. Andererseits kann auch Gewebe immobilisiert oder stabilisiert werden, wie es notwendig wird, wenn durch erhöhten intraokularen Druck der Vitreus nach vorne drängt.

Material und Methode

Bei 32 Kataraktpatienten mit ungewöhnlichem oder komplizierten Verlauf wurde Healon GV in den letzten 16 Monaten angewendet. In den meisten Fällen war ein drängender Vitreus, eine enge Pupille oder eine Ruptur der hinteren Kapsel die Indikation zur Verwendung dieser besonders hoch viskösen Substanz. Tabelle 1 listet die Unterschiede zwischen normalem Healon und Healon GV auf. Den deutlichsten Unterschied findet man in der um den Faktor 10 höheren Viskosität von Healon GV. Das Molekulargewicht und die Konzentration sind nur etwas höher als bei normalem Healon.

Tabelle 1. Unterschiede zwischen Healon und Healon GV

	Healon GV	Healon
Viskosität	2000000	200000
Molekulargewicht	5000000	4000000
Konzentration	1,4%	1,0%

Die Instillation von Healon GV erfolgt gleich wie bei allen anderen viskoelastischen Substanzen über eine Parazentese, wobei sich keine Unterschiede in der Applikation zeigten. Auch das Absaugen dieser besonders hoch viskösen Substanz gestaltete sich problemlos, da Healon GV in einem „Klumpen" abgesaugt werden kann. Dies ist besonders wichtig, um einen postoperativen Druckanstieg zu vermeiden.

Ergebnisse

Bei allen Patienten traten postoperativ keine auf die Verwendung von Healon GV zurückzuführende Beschwerden auf. Der postoperative Visus war in allen Fällen besser als 0,8, die Fälle mit SMD und Glaukom ausgenommen. Die postoperativen Druckwerte waren in den meisten Fällen gering erhöht (AT 20–25 mm Hg) wie von allen Viskoelastika bekannt, waren jedoch nach 3 Tagen postoperativ wieder im Normbereich. In keinem Fall kam es zu einer allergischen oder entzündlichen Reaktion auf Healon GV.

Die intraokulare Entzündungsreaktion wurde an der Spaltlampe untersucht. Auch hierbei zeigte sich kein deutlicher Unterschied im Vergleich zu normalem Healon. Durch die hohe Viskosität von Healon GV konnte in den Fällen mit hinterer Kapselruptur immer sicher eine sulkusfixierte Hinterkammerlinse implantiert werden.

Besonders das Problem des „pressenden" Patienten und das Vordrängen des Vitreus konnte in vielen Fällen mit Healon GV neutralisiert werden und damit ein Einreißen der hinteren Kapsel vermieden werden.

Diskussion

Es konnte in allen Fällen gezeigt werden, daß diese hochvisköse Substanz im Vergleich zu normalem Healon oder anderen viskoelastischen Substanzen bezüglich Visus, Anstieg des intraokularen Druckes und intraokularer Entzündungsreaktion keinen Unterschied aufweist wie in der Literatur schon an anderer Stelle beschrieben [13].

Ein vorübergehender minimaler Druckanstieg ist bei allen viskoelastischen Substanzen zu beobachten [7], doch bei sorgfältiger vollständiger Entfernung, die bei Healon GV durch das Absaugen in einem „Klumpen" wesentlich erleichtert ist, kommt es – wenn überhaupt – nur zu einem minimalen Druckanstieg, der nach einigen Tagen wieder verschwunden ist.

Die Auffüllung des Kapselsackes und damit eine sichere Implantation einer gefalteten Silikonkapselsacklinse ist mit Healon GV besonders bei hohem intravitralen Druck problemlos möglich.

In all den Fällen, wo schon präoperativ eine intraokulare Zweiterkrankung vorliegt, wie bei einer Keratopathie, bei traumatischen Katarakten [12] oder einem Glaukom, kann durch den Einsatz dieser besonders hoch viskösen Substanz die Hornhaut noch besser geschützt werden oder eine enge Pupille [10] mit diesem viskoelastischen Instrument erweitert werden.

Bei drängendem Vitreus kann dieser durch den Einsatz von Healon GV zurückgehalten und damit eine Kapselruptur verhindert werden. Die beruht auf der Eigenschaft von Healon GV einen 3mal so hohen Gegendruck als normales Healon auf den Vitreusdruck auszuüben.

Literatur

1. Miller D, O'Connor P, Williams J (1977) Use of Natrium hyaluronate during intraocular lens implantation in rabbits. Ophth Surg 8:58–62
2. Miller D, Stegmann R (1981) Use of Natriumhyaluronate in human IOL implantation. Annal Ophth 13:811–815
3. Liesegang TJ (1990) Viscoelastic substances in ophthalmology. Surv Ophthalmol 34:268–293
4. Miller D, Stegmann R (1983) Healon (sodium hyaluronate). A guide to its use in ophthalmic surgery. John Wiley and sons, New York
5. Öhrström A, Svensson B, Agrell B (1989) A dose titration study of fluorescein in sodium hyaluronate in ECCE with IOL implantation. Eur J Implant Refract Surg 1:19–22
6. Johnson SH (1989) Healon Yellow improves lens implantation visibility. Ophthalmology Times Vol. 14, Nr 18, p 31
7. Smith KD, Burt WL (1992) Fluorescent viscoelastic enhancement. J Cataract Refract Surg 18:572–576
8. Klemen U (1994) Zur Optimierung der Sichtbarkeit viskoelastischer Substanzen im vorderen Augenabschnitt. Vortrag OOG, Innsbruck
9. Fry LL, Yee RW (1993) Healon GV in extracapsular cataract extraction with intraocular lens implantation. J Cataract Refract Surg 19:409–412
10. Masket S (1993) Develop a system for dealing with small pupils. Ophthalmology Times Vol. 18, Nr 1
11. Stephen FB (1993) Greater Viscosity aids in precision of capsulorhexis and surgical outcomes. Ocular Surg News Int Vol. 4, Nr 1, p 18–19
12. Eisner G (1992) Trauma surgery and difficult cases using a high-viscosity viscoelastic. Ocular Surg News Int Vol. 3, Nr 1, p 24–25
13. Gaskell A, Haining WM (1991) A double blind randomized multicentre clinical trial of Healon GV compared with Healon in ECCE with IOL implantation. Eur J Implant Refract Surg 3:241–244
14. Steinkogler FJ, Kuchar A. Erste Ergebnisse nach Einsatz von Healon Yellow in der Kataraktchirurgie. Spektrum der Augenheilkunde (in press)
15. Bourne WM, Liesegang TJ, Waller RR, Ilstrup DM (1984) The effect of sodium hyaluronate on endothelial cell damage during extracapsular cataract extraction and posterior chamber lens implantation. Am J Ophthalmol 98:759–762

Die Lagebestimmung von IOL-Defekten nach der Nd:YAG Laser Therapie

J. Cendelin, K. Sedlacek und J. Korynta

Zusammenfassung. Während der Nd:YAG Lasertherapie entstehen IOL-Defekte, die mehrmals rasterelektronenmikroskopisch und spiegelmikroskopisch untersucht wurden. Die Struktur der Schäden hängt von der Laserfokuslage und Laserenergie ab. Wir fokussierten in vitro einzelne Pulse auf und vor die hintere IOL-Oberfläche und in die IOL. Die Abbildung der die PMMA-IOL angreifenden Schäden besteht aus dem Bild des Defektes und aus einem Spiegelbild, das auf der hinteren Oberfläche entsteht. Die Beziehung zwischen diesen Bildern hängt am meisten von der Distanz „Defekt – hintere Oberfläche" ab und hilft uns, die Lage der Defekte zu bestimmen.

Summary. Both the scanning electron microscopy and the specular microscopy enable us to study the Nd:YAG laser IOL-damage. The laser pulses were focused on the posterior surface and in the mass of the lathe-cut PMMA IOLs. The image of the damage involving the IOL consist of the defect image and its mirror image rising on the posterior IOL surface. The relation between the both images depends mainly on the distance „defect – posterior surface". In this way we can estimate the position of the IOL damage.

Einleitung

Die „In-vitro"-Untersuchungen von IOL-Defekten konzentrieren sich auf die rasterelektronenmikroskopische (REM) Untersuchung der Linsenoberfläche [1]. Die räumliche Ausdehnung wurde nur selten untersucht [4]. Früher haben wir gezeigt, daß durch die REM-Untersuchung entdeckte uniforme Krater eine komplizierte 3dimensionale Struktur in der IOL maskieren können. Diese Struktur ist spiegelmikroskopisch in vitro und in vivo darstellbar [2, 3]. Wir versuchten, die optischen Eigenschaften der Defektbilder zu erklären.

Methode

Zur In-vitro-Untersuchung wurden die IOL aus „lathe-cut" PMMA mit dem Nd:YAG Laser beschossen. Die einzelnen Pulse wurden auf und vor die hintere IOL-Oberfläche fokussiert. Die Pulsenergie betrug 1,2 und 2,4 mJ. Die Linsen wurden spiegelmikroskopisch (Photospaltlampe Opton 40 SL-P mit

J. Wollensak et al. (Hrsg.)
8. Kongreß der DGII

einem „non-contact" Spiegelmikroskopzusatz) und rasterelektronenmikroskopisch (SEM Tesla BS-300, 25 kV Energie) untersucht.

Ergebnisse

Wir fanden die weiter unten beschriebenen Defekt-Formen. Die nach einzelnen, in die Masse fokussierten Pulse, entstandenen Schädigungen wiesen eine komplizierte Struktur auf, die aus dem Defekt und aus seinem Spiegelbild

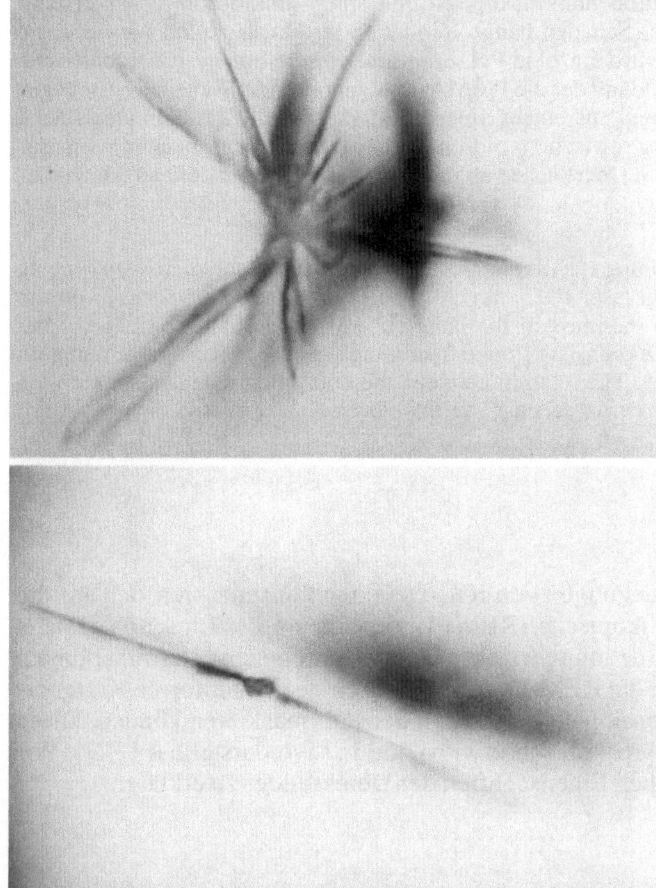

1

2

Abb. 1. Sternförmiger Defekt in der IOL mit seinem Spiegelbild. Der Defekt fokussiert (Vergr. × 200)

Abb. 2. Spaltenförmiger Defekt in der IOL mit seinem Spiegelbild. Der Defekt fokussiert (Vergr × 200)

bestand. Das Spiegelbild lag hinter dem eigentlichen Bild. Wir konnten beide Bilder fokussieren. Die auf die hintere Oberfläche fokussierten Pulse wiesen spiegelmikroskopisch ein Bild vom Defekt ohne Spiegelbild auf. Rasterelektronenmikroskopisch wurden die Krater auf der hinteren Oberfläche gefunden.

Die vor die hintere Oberfläche fokussierten Pulse wiesen einige Strukturen auf, die aus dem Bild und seinem Spiegelbild bestanden. Diese Bilder wurden miteinander korreliert, wenn die hintere Oberfläche geschädigt wurde. Die in die Linse fokussierten Pulse blieben ohne rasterelektronenmikroskopisch nachweisbare Schädigungen der hinteren Oberfläche und wiesen getrennte Bilder auf.

Die häufigsten charakteristischen Befunde waren:
1. Defekt mit der Kanalmündung auf der hinteren Oberfläche.
2. Sternförmiger Defekt in der Linse mit seinem Reflexbild (Abb. 1). Auf der hinteren Oberfläche fanden wir die spaltförmigen Risse.
3. Runder Defekt mit seinem Spiegelbild ohne Mitbeteiligung der hinteren Oberfläche.
4. Sternförmiger Defekt in der IOL mit seinem Spiegelbild (Abb. 2). Keine Schädigung der Oberfläche.

Je tiefer in die IOL die Pulse fokussiert wurden, desto größer war die Fokussierungsdistanz und Horizontaldistanz zwischen den Bildern (unter gleicher Einstellung des Illuminators und Objektivs).

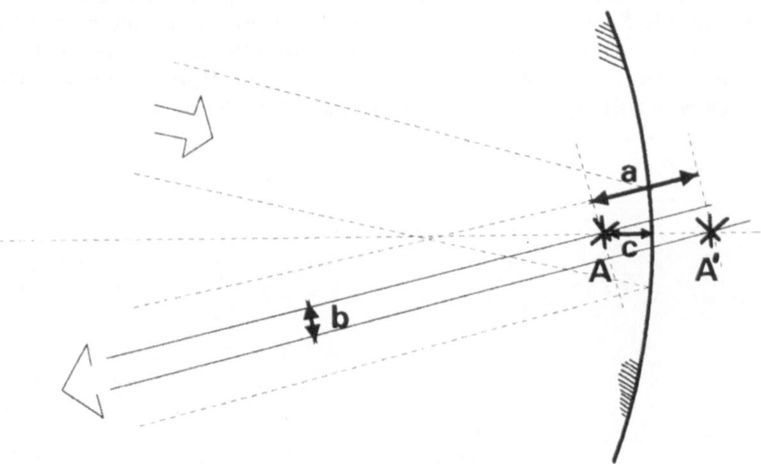

Abb. 3. Schematische Darstellung des Defektes in der IOL und seines Spiegelbildes. Darstellung der Fokusdistanz (**a**) und der Bilderdistanz (**b**), die von der Distanzdefektoberfläche (**c**) abhängen

Diskussion

Nach den optischen Prinzipien entsteht auf der hinteren IOL-Oberfläche das Spiegelbild des Defektes. Seine Größe wird durch die Krümmung der hinteren Oberfläche für unsere Zwecke nur unerheblich beeinflußt. Der Defekt und sein Spiegelbild sind viel besser mit dem spiegelnden Licht darstellbar. Während der Spiegelmikroskopie der IOL-Defekte wurden deren Spiegelbilder entdeckt. Es ist nach dem Schema (Abb. 3) klar, daß die Beziehung zwischen dem Defekt und seinem Spiegelbild von der Distanz zwischen dem Defekt und der Oberfläche (unter definierten Bedingungen von der Observationsrichtung) abhängt. Die Fokussierungsdistanz (a) und die Bilderdistanz (b) können uns helfen, die Tiefe des Defektsortes (c) abzuschätzen. Das ist nützlich für die Fokuskontrolle und Fokusverfeinerung während der Nd: YAG-Lasertherapie.

Literatur

1. Bath PE, Boerner CF, Dang Y (1987) Pathology and physics of YAG-laser intraocular lens damage. J Cataract Refract Surg 13:47–49
2. Cendelin J (1992) Review of the Specular reflex of the Intraocular Lens. Cs Oftalmologie 48:419–427
3. Cendelin J, Sedlacek K, Korynta J, Klepacek I (1993) Spiegelmikroskopische und rasterelektronen-mikroskopische Untersuchung von Nd:YAG-Laser-Defekten in den PMMA-Hinterkammerlinsen. In: Robert YCA, Gloor B, Hartmann Ch (HrsG) 7. Kongreß der DGII, Springer, Berlin Heidelberg New York, S 374–378
4. Guthoff R, Seppich A, Draeger J (1991) Experimentelle Untersuchungen zur räumlichen Ausdehnung von Neodym-YAG-Lasereffekten in verschiedenen Kunstlinsenwerkstoffen. In: Wenzel M, Reim M, Freyler, H, Hartmann Ch (Hrsg) 5. Kongreß der DGII. Springer, Berlin Heidelberg New York, S 440–444

Katarakt/Kapselsack, Glaukom, Keratoplastik, Amotio

Glaukom und Katarakt

G. Michelson, A. Jünemann und G. O. H. Naumann

Zusammenfassung. In Deutschland besteht bei ca. 1,2 Mio. Personen ein erhöhter Augeninnendruck, ca. 500000 Personen leiden an manifesten Glaukomen. Die Behandlung von Patienten mit Katarakt und Glaukom kann grundsätzlich mittels 3 operativer Varianten behandelt werden: alleinige Kataraktextraktion, filtrierende Operation, gefolgt von der Kataraktextraktion zu einem späteren Zeitpunkt und kombinierte Katarakt- und Glaukomoperation in einem Eingriff. Anhand des vorliegenden Befundes sowie des geringfügig höheren Operationsrisikos bei kombinierten Eingriffen sollte der Operateur die für den individuellen Patienten geeigneteste Behandlungsart auswählen. Als generelle Leitlinie sollte gelten: Im Zweifelsfalle kombinierte Trabekulektomie mit Kataraktextraktion und HKL-Implantation, und bei bestimmten Sondersituationen unbedingt Durchführung einer Iridektomie zur Pupillarblockprophylaxe.

Summary. In Germany about 1.2 million persons have an elevated intraocular pressure. About 500000 persons have a glaucoma. The surgery of glaucoma patients with cataract is discussed controversially. Trabeculectomy can be done simultaneously or sequentially with extracapsular cataractextraction. We report preliminary results with simultaneous and sequential procedure in patients with glaucoma and cataract. After a mean follow up time of one year we observed no essential difference in regulation of intraocular pressure between combined surgery and trabeculectomy. Therefore we recommend trabeculectomy done simultaneously with extracapsular cataractextraction.

Einleitung

Die operative Behandlung von Glaukompatienten mit einer zusätzlichen Linsentrübung wird derzeit kontrovers diskutiert. Die Behandlung von Patienten mit Katarakt und Glaukom kann grundsätzlich mittels 3 operativer Varianten behandelt werden: 1) Kataraktextraktion, 2) filtrierende Operation, gefolgt von der Kataraktextraktion zu einem späteren Zeitpunkt, 3) kombinierte Katarakt- und Glaukomoperation in einem Eingriff. Anhand des vorliegenden Befundes sowie des geringfügig höheren Operationsrisikos bei kombinierten Eingriffen sollte der Operateur die für den individuellen Patienten geeigneteste Behandlungsart auswählen.

J. Wollensak et al. (Hrsg.)
8. Kongreß der DGII

Zusammenhang zwischen Glaukom und Katarakt

Die Erkrankung „Katarakt“ und „Glaukom“ kann zufällig oder kausal bedingt zusammentreffen. Die Entwicklung akuter wie chronischer Glaukome steht häufig im Zusammenhang mit der „Phakomorphe“, andererseits können bestimmte Glaukomformen eine Linsentrübung verursachen. Lytischer Zerfall einer hypermaturen Linse kann zu einem akuten phakolytischen Offenwinkelglaukom führen, die eine sofortige Kataraktextraktion erfordert. Überproportional dicke Linsen bei kurzen Augen können zu einem primären Winkelblockglaukom infolge eines ziliolentikulären Blockes führen. Pseudoexfoliationsmaterial auf der Linsenvorderkapsel kann assoziiert sein mit einer chronischen sowie einer akuten Glaukomsymptomatik. Dabei kann es durch proteolytische Enzyme an den Ziliarzotten-Spitzen sowie durch Verschiebung der vorderen Linsenkapsel-Zonula-Lamelle zu einer Phakodonesis mit sekundärem Offenwinkelglaukom, bzw. in seltenen Fällen zu einem akuten Ziliarblock kommen. In unserer Klinik weisen ca. 10% der Kataraktoperationen das Pseudoexfoliationssyndrom auf.

Ebenfalls können bestimmte Glaukomerkrankungen bzw. die antiglaukomatöse Therapie die Entwicklung bestimmter Kataraktformen beschleunigen. Die Cataracta disseminata acuta Vogt (sog. Glaukomflecken) entwickelt sich bei einem akuten Glaukomanfall mit fleckigen subkapsulären Linsenepithelnekrosen durch eine veränderte Zusammensetzung des Kammerwassers und durch eine direkte Druckschädigung. Weiterhin kann eine langfristige Therapie mit Cholinesterasehemmer zu einer oberflächlichen, rasch progredienten Linsentrübung führen als Ausdruck einer Linsenepithelschädigung. Ebenso kommt es häufig nach filtrierenden Operationen zu Linsentrübungen infolge einer veränderten Kammerwasserzusammensetzung.

Prophylaxe postoperatives Pupillarblock-Winkelblockglaukom

Undichte Wundverschlüsse bei No-stitch-Operationen können durch Abflachung der Vorderkammer eine akute Winkelblocksymptomatik auslösen oder zu breitbasigen vorderen Synechierungen führen. Bei kongenitalen/kindlichen Katarakten sowie floriden Uveitiden muß durch eine intraoperative Iridotomie (z. B. via Tunnelboden) eine Pupillarblockprophylaxe betrieben werden.

Differentialindikation

Die Differentialindikation zum *zweizeitigen* bzw. *einzeitigen* Vorgehen beruht auf verschiedenen Variablen: Art des Glaukoms (Pseudoexfoliationssyndrom, sekundäres OWG), Ausmaß der glaukomatösen Optikusatrophie, Druckniveau, Achsenlänge, Linsendicke, vordere und hintere Synechierungen, Makulabefunde, diabetische Retinopathie [1–3]. Im Zeitraum 1981 bis

1993 wurden in der Augenklinik der Universität Erlangen-Nürnberg 1106 filtrierende Eingriffe vorgenommen, davon 128 kombiniert mit einer Kataraktextraktion und Hinterkammerlinsenimplantation.

Kataraktextraktion alleine

Ausmaß der glaukomatösen Optikusatrophie, Druckniveau. Bei medikamentös gut eingestellten Glaukomaugen und gering ausgeprägter Optikusatrophie kann primär auf eine filtrierende Operation verzichtet werden und zuerst eine alleinige Kataraktextraktion mit HKL-Implantation durchgeführt werden.

Bei Augen mit Pseudoexfoliationssyndrom sollte bei mäßiger IOP-Erhöhung ebenfalls ein eher zweizeitiges Vorgehen bevorzugt werden: Zuerst Kataraktextraktion/HKL-Implantation mit Durchführung einer Sektoriridektomie bei Vorliegen einer engen Pupille. Dadurch ergibt sich die Möglichkeit mittels pupillenverengender Antiglaukomatosa (Pilocarpin, Isoptocarbachol) erhöhte IOP-Werte zu behandeln. In vielen Fällen führt dieses Therapieregime zu regulierten Druckwerten. Eine filtrierende Operation kann gegebenenfalls zu einem späteren Zeitpunkt bei ungenügend regulierten Druckwerten durchgeführt werden.

Allgemein kann bei Vorliegen einer Glaukommiosis zur Extraktion der Linse neben der erwähnten Sektoriridektomie auch eine radiale Iridotomie durchgeführt werden. Zur Erhaltung einer normalen Pupillomotorik sollte sie mit einer quergestellten Irisnaht versorgt werden.

Kombinierte Kataraktextraktion und filtrierende Operation

Bei Druckwerten über 30 mm Hg und einer gleichzeitigen visusmindernden Linsentrübung ist stets eine kombinierte Trabekulektomie mit Kataraktextraktion und HKL-Implantation indiziert. Bei Augeninnendruckwerten zwischen 20 und 30 mm Hg ist die Indikation zur simultanen Operation abhängig von dem Ausmaß der Optikusatrophie. Bei weit fortgeschrittener glaukomatöser Schädigung des N. opticus sollte eher eine simultane Trabekulektomie mit Kataraktextraktion und HKL-Implantation durchgeführt werden.

OP-Technik

Bei Vorliegen beider Erkrankungen sind – wie oben erwähnt – prinzipiell folgende Therapieansätze möglich:

- die *zweizeitige* Durchführung von Kataraktextraktion und späterer Trabekulektomie, und
- die *einzeitige* simultane Trabekulektomie mit Kataraktextraktion und Hinterkammerlinsenimplantation.

Einzeitiges Vorgehen

Zugang. Prinzipiell können über einen einzigen korneoskleralen Zugang beide Eingriffe ausgeführt werden. Die Kataraktextraktion wird durch den Tunnelschnitt und die Trabekulektomie durch den Tunnelboden ausgeführt. Weiterhin kann in bestimmten Fällen in einer Sitzung korneoskleral die Trabekulektomie sowie seitlich korneal die Kataraktextraktion durchgeführt werden.

Sektoriridektomie/Iridotomie mit Naht. Bei Vorliegen einer Glaukommiosis kann zur Extraktion der Linse neben einer Sektoriridektomie eine radiale Iridotomie mit Irisnaht durchgeführt werden. Bei Vorliegen von PEX (Pseudo-Uveitis) oder einer floriden Uveitis ist eine Irisnaht jedoch kontraindiziert. Eine Sektoriridektomie bietet den Vorteil eines guten Funduseinblickes sowie die Möglichkeit einer antiglaukomatösen Therapie mit Isoptocarbacol und Pilocarpin.

Zweizeitiges Vorgehen

Iridektomie. Im Regelfall ist eine Iridektomie zur Pupillarblockprophylaxe bei einer Routine Kataraktextraktion mit HKL-Implantation nicht notwendig. Bei Augen mit Nanophthalmus, rezidivierenden Iridozyklitiden, Pseudoexfoliationssyndrom, Diabetes mellitus sollte eine periphere Iridektomie durch den Tunnelboden erwogen werden. Bei kindlichen Katarakten muß stets eine Iridektomie durchgeführt werden.

Nach filtrierender Operation. Die Kataraktextraktion kann über einen kornealen Zugang bei 12 Uhr sowie über einen seitlichen korneoskleralen Tunnelschnitt erfolgen. Die Entscheidung, über welchen Zugang die Linsenextraktion erfolgt, ist u. a. abhängig vom kornealen Ausgangsastigmatismus. Der präoperativ vorliegende Hornhautastigmatismus entscheidet über den Zugang der Linsenextraktion. Bei Astigmatismus gegen die Regel sollte ein seitlicher Zugang gewählt werden.

Nach Kataraktoperation. Besteht eine weit fortgeschrittene Atrophie des N. opticus, muß die Verwendung von Mitomycin (0,5 mg/ml für 1 min) bei der filtrierenden Operation in Erwägung gezogen werden. Zur Prophylaxe der episkleralen Vernarbung können prä- und postoperativ lokal Kortikosteroide bzw. nichtsteroidale Antiphlogistika verabreicht werden.

Zweizeitige Operation
Nach filtrierender Operation
- davor korneal,
- seitlich korneoskleraler Tunnel,
- (seitlich korneal).

Nach Kataraktoperation:
- evtl. mit Mitomycin bei limbusständigem Konjunktiva-Lappen.

Schlußfolgerung

Als generelle Leitlinie sollte gelten: 1) Im Zweifelsfalle kombinierte Trabekulektomie mit Kataraktextraktion und HKL-Implantation, 2) bei bestimmten Sondersituationen unbedingt Durchführung einer Iridektomie zur Pupillarblockprophylaxe.

Literatur

1. Dahan E, Rivett K, Michiels X (1994) Comparison of early postoperative complications in trabeculectomies alone versus trabeculectomies with cataract extraction. Eur J Implant Ref Surg 6:18–21
2. Menezo JL, Maldonado MJ, Cisneros AL (1994) Long-term results of combined cataract, IOL and glaucoma surgery. Eur J Implant Ref Surg 6:30–35
3. Naumann GOH (1980) Pathologie des Auges, Springer, Berlin Heidelberg New York, S 735

Ergebnisse einer kombinierten Kataraktoperation und fistulierenden Operation mit der No-stitch-Technik

N. Anders, D. T. Pham, C. Mielke und J. Wollensak

Zusammenfassung. *Hintergrund:* Gonioskopische Untersuchungen haben zeigen können, daß eine Läsion der kornealen Lamelle bei der No-stitch-Kataraktchirurgie eine Hypotonie mit Sickerkissenbildung verursachen kann. Diese Beobachtung war Anlaß zur Entwicklung einer neuen, kombinierten fistulierenden und Kataraktoperationstechnik, die in der vorliegenden prospektiven, kontrollierten und randomisierten Studie auf ihre Wirksamkeit und Zuverlässigkeit hin überprüft wurde.

Patienten: Es wurden insgesamt 50 Augen bei Patienten mit primärem Weitwinkelglaukom operiert, die einen intraokularen Druck von über 22 mmHg im Tagesprofil aufwiesen. Bei 29 Patienten wurde eine kombinierte fistulierende Operation, bei 21 Patienten nur eine Phakoemulsifikation mit Hinterkammerlinsenimplantation (Kontrollgruppe) vorgenommen.

Ergebnisse: Am ersten postoperativen Tag kam es in der Gruppe der fistulierenden Operation zu einem deutlichen Druckabfall von durchschnittlich 12,6 mmHg. Zwischen der Kontrolle nach vier Wochen und der nach vier Monaten blieben die Augendruckwerte im Durchschnitt auffallend konstant. Zwischen Verum- und der Kontrollgruppe bestand ein signifikanter Unterschied ($P < 0{,}01$). Nur 4 von 29 Augen wiesen am ersten postoperativen Tag in der Verumgruppe einen Druck von unter 10 mmHg auf. Außerdem zeigte sich, daß in der fistulierenden Gruppe nach 4 Monaten 23 von 29 unter 21 mmHg lagen, was einem Prozentsatz von 79% entspricht. In der Verumgruppe waren postoperativ durchschnittlich 1,4 Medikamente, in der Kontrollgruppe 0,4 weniger notwendig als vor Operation. Insgesamt kamen nach fistulierender Operation 22 von 29 Patienten völlig ohne Medikamente aus, nach der reinen Kataraktoperation waren es 9 von 21, das entspricht 76% gegenüber 42%.

Schlußfolgerung: Die hier gezeigte kombinierte fistulierende Kataraktoperation stellt eine technisch einfache Modifikation der bisher bekannten No-stitch-Katarakttechnik dar. In bezug auf langfristige Druckregulierung ohne Augentropfen geben die hier vorgestellten viermonatigen Nachkontrollen ihrem Trend nach Anlaß zur Zuversicht, wenngleich Fallzahl und Nachbeobachtungszeitraum noch zu gering sind, um eine weitergehende Schlußfolgerung zuzulassen.

Summary. *Background:* Gonioscopic examinations showed in the past that a radial lesion of the corneal lamella when performing no-stitch-cataract-surgery could result in a ocular hypotony and formation of a filtering bleb. Therefore a new technique for combined cataract and filtering procedure was developed. This prospective, controlled and randomized study was performed to evaluate this new combined technique in detail.

J. Wollensak et al. (Hrsg.)
8. Kongreß der DGII

Patients: 50 eyes of patients with primary open angle glaucoma were operated on. All patients had an intraocular pressure of 22 mmHg or higher. 29 patients underwent the new combined procedure and 21 patients served as a control group and were treated with phacoemulsification and posterior chamber lens implantation only.

Results: On the first post-operative day a mean decrease in IOP of 12.6 mmHg was observed in the group which underwent the new combined procedure. IOP remained constant from 4 weeks until 4 months postoperatively. There was a highly significant difference in this decrease of mean IOP between case and control group. Only 4 out of 29 eyes of patients undergoing the new combined procedure had an IOP of less than 10 mmHg on the first post-operative day. Moreover 79% of the patients with the combined procedure (23 eyes out of 29) had an IOP of less than 21 mmHg at 4 months follow up. Furthermore the number of drugs required to stabilize the IOP was markedly reduced with the new combined procedure. The case group showed a reduction in the number of drugs of 1.4 on the average whereas this was only 0.4 in the control group. In total 22 out of 29 patients (76%) undergoing the new combined procedure did not require any further medical treatment. In the control group only 9 out of 21 patients (42%) could be managed without medical treatment after cataract surgery.

Conclusion: The new combined technique described in this study is a technically easy modification of the well known no-stitch-cataract procedure. From the data presented here we conclude that this new combined procedure may prove to be a valuable option to manage cataract patients with primary open angle glaucoma.

Einleitung

Besteht bei einer zu operierenden Katarakt ein gleichzeitiges Glaukom, so kommen grundsätzlich drei Möglichkeiten des operativen Vorgehens in Betracht: Kataraktoperation allein, Glaukomoperation allein mit später nachfolgender Kataraktoperation oder kombinierte Katarakt- und Glaukomoperation [7, 11, 16]. In der Vergangenheit hat es nicht an Bemühungen gefehlt, Operationstechniken zu entwickeln, die eine gleichzeitige Katarakt- und Glaukomoperation ermöglichen [3, 5, 6, 7, 8, 10, 11, 13, 14, 16, 17, 18]. Im Vergleich zum zweizeitigen Vorgehen sind jedoch hierbei die Komplikationsraten höher und die Prognose der Druckregulierung geringer [16].

Wir haben durch gonioskopische Untersuchungen zeigen können, daß ein radiärer Einschnitt der kornealen Lamelle bei der No-stitch-Kataraktchirurgie eine passagere Hypotonie mit Sickerkissenbildung verursachen kann, sofern die Schwalbesche Linie überschritten wird [1].

Diese Beobachtung war Anlaß zur Entwicklung einer neuen, kombinierten Katarakt- und fistulierenden Operationstechnik. In der vorliegenden prospektiven, kontrollierten und randomisierten Studie sollte diese auf ihre Wirksamkeit und Zuverlässigkeit hin überprüft werden.

Tabelle 1. Patientendaten

Anzahl	Fistulierende Operation/ Kataraktoperation	Kontrollgruppe
Weiblich	21	15
Männlich	8	6
Gesamt	29	21
Alter	80,4 ± 6,5 Jahre	74,8 ± 9,7 Jahre

Patienten und Methodik

Es wurden insgesamt 50 Augen bei 50 Patienten mit primärem chronischen Weitwinkelglaukom operiert. Alle Patienten wiesen fortgeschrittene glaukomatöse Papillenexkavationen mit Gesichtsfelddefekten auf. Bei 29 Patienten wurde eine kombinierte fistulierende Operation, bei 21 Kontrollpatienten nur eine Phakoemulsifikation mit Hinterkammerlinsenimplantation vorgenommen. Die einzelnen Patientendaten sind in Tabelle 1 dargestellt.

Die Kontrolluntersuchungen erfolgten 1 Tag, 4 Wochen und 4 Monate nach der Operation. Sie beinhalteten neben der Spaltlampenmikroskopie, der gonioskopischen Untersuchung und einer Fotodokumentation der Befunde ein applanatorisch gemessenes Tagesdruckprofil von mindestens 3 Messungen. Die im folgenden dargestellten Augeninnendruckwerte stellen Mittelwerte dieser Messungen dar.

Als postoperative Medikation wurden für 4 Wochen 3mal täglich Dexamethason-Augentropfen verabreicht.

Die statistischen Berechnungen wurden mit dem *t*-Test für unverbundene Stichproben durchgeführt. Die angenommene Irrtumswahrscheinlichkeit betrug 1%.

Operationstechnik

Nach der limbusparallelen Bindehauteröffnung von 11 bis 1 Uhr erfolgte eine 2 mm hinter dem kornealen Limbus gelegene, 4 mm breite sklerale Inzision, die im 45°-Winkel um 2 mm nach posterior verlängert wurde (Abb. 1). Anschließend lamellierende Präparation mit dem Diamantmesser bis knapp in die Hornhaut, ohne daß die Vorderkammer eröffnet wurde. Nun erfolgte im Unterschied zum sonstigen Vorgehen ein limbusparalleler und am Beginn des Tunnels gelegener senkrechter Einschnitt der inneren Lamelle von 1 bis 1,5 mm Breite. Dieser diente der Vorbereitung für das spätere radiäre Durchschneiden der inneren Lamelle. Anschließend wurde die routinemäßige Kataraktoperation fortgeführt: Eröffnung der Vorderkammer mit der Phakolanze, Kapsulorhexis, bimanuelle Phakoemulsifikation. Nach der Kortexabsaugung wurde der Kapselsack mit viskoelastischer Substanz aufgefüllt und die skle-

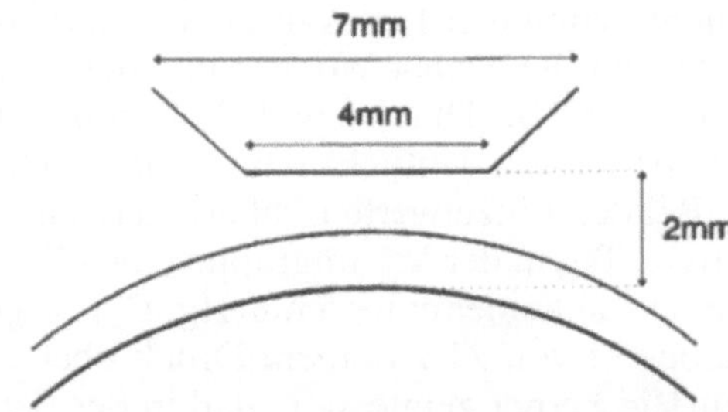

Abb. 1. Schematische Darstellung des Starschnittes

2 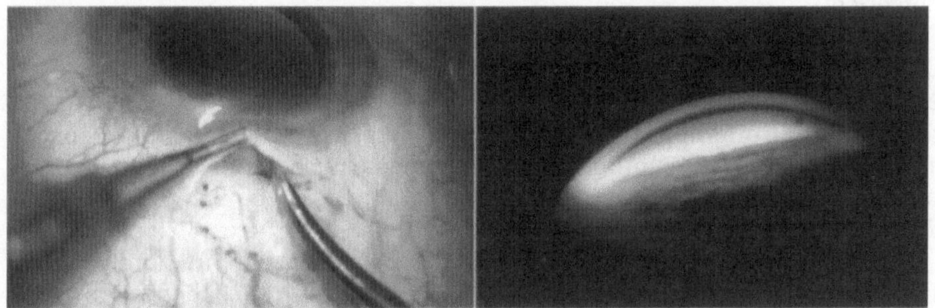 3

Abb. 2. Intraoperatives Bild der türflügelartigen Öffnung am Boden des Tunnels nach radiärer Inzision der inneren Lamelle

Abb. 3. Gonioskopischer Befund 4 Monate postoperativ mit deutlich zu erkennender radiärer Inzision

rale Inzision mit der Phakolanze auf 7 mm erweitert. Dann wurde eine Standard-PMMA-Linse mit 6,5 mm Optikdurchmesser in den Kapselsack implantiert. Im Anschluß erfolgte die eigentliche Modifikation: Von der Perforation am distalen Ende des Tunnels ausgehend wurde die untere korneosklerale Lamelle mit einer Vannas-Schere radiär in ihrer vollen Länge durchgeschnitten und eine basale Iridektomie bei 12 Uhr vorgenommen. Die so geschaffene türflügelartige Öffnung am Boden der Tunnelinzision erkennt man in Abb. 2. Eine Iridotomie mit nachfolgender Irisnaht wegen zu enger Pupille war nur einmal notwendig. Die Bindehaut wurde mit einer Nylon-10-0-Naht adaptiert. Am Ende der Operation wurde Gentamycin subkonjunctival injiziert. In Abb. 3 ist der gonioskopische Befund der radiären Inzision nach 4 Monaten zu erkennen.

Ergebnisse

Die präoperativen Augeninnendruckwerte waren mit 26,9 bzw. 23,7 mm Hg in beiden Gruppen nicht signifikant verschieden (Tabelle 2). Am ersten postoperativen Tag kam es in der Gruppe mit der fistulierenden Operation zu einem deutlichen Druckabfall von durchschnittlich 12,6 mm Hg. Zwischen der Kontrolle nach 4 Wochen und der nach vier Monaten blieben die Augendruckwerte im Durchschnitt konstant. Zwischen Verum- und der Kontrollgruppe war ein deutlich signifikanter Unterschied.

Bei den Einzelwerten fiel auf, daß nur 4 von 29 Augen am ersten postoperativen Tag in der Verumgruppe einen Druck von unter 10 mm Hg aufwiesen, davon war keiner unter 5 mm Hg. Demgegenüber kam es in der Kontrollgruppe bei 12 von 21 zu einem Druck über 20 mm Hg und bei 2 sogar über 30 mm Hg. Ferner zeigte sich, daß in der fistulierend operierten Gruppe nach 4 Monaten 23 von 29 unter 21 mm Hg lagen, was einem Prozentsatz von 79% entspricht.

Der bei den Augendruckwerten gefundene Trend wird durch die Änderung der Zahl der postoperativ noch benötigten Glaukommedikamente untermauert. In der Verumgruppe waren postoperativ durchschnittlich 1,4 Medikamente, in der Kontrollgruppe 0,4 weniger notwendig als vor der Operation. Insgesamt kamen 22 von 29 völlig ohne Medikamente nach fistulierender Operation aus, nach der reinen Kataraktoperation waren es 9 von 21, das entspricht 76% gegenüber 42% (Tabelle 3).

Der prä- und der postoperative Visus unterschieden sich mit durchschnittlich 0,21 in der Verumgruppe und 0,25 in der Kontrollgruppe nicht signifikant voneinander. Der relativ niedrige postoperative Visus mit durchschnittlich

Tabelle 2. Augeninnendruckänderung (*t*-Test, Signifikanzniveau)

	Fistulierende Operation/Katarakt-operation [mm Hg]	Kontrollgruppe [mm Hg]	
Präoperativ	26,9 ± 6,2	23,7 ± 3,7	Nicht signifikant
1. postoperativer Tag	−12,6 ± 8,2	−1,4 ± 4,4	Signifikant
Nach 4 Wochen	−8,6 ± 6,2	−3,2 ± 3,9	Signifikant
Nach 4 Monaten	−8,6 ± 5,4	−3,7 ± 4,0	Signifikant

Tabelle 3. Änderung der Anzahl der verabreichten Glaukommedikamente (*t*-Test, Signifikanzniveau 1%)

	Fistulierende Operation/ Kataraktoperation	Kontrollgruppe	
Präoperativ	1,6 ± 0,8	1,1 ± 0,5	
Nach 4 Monaten	0,2 ± 0,5	0,7 ± 0,6	
Änderung	−1,4 ± 0,9	−0,4 ± 0,6	Signifikant
Postoperativ ohne Medikamente	22 von 29 (76%)	9 von 21 (42%)	

Tabelle 4. Visus prae- und postoperativ (*t*-Test, Signifikanzniveau 1%)

	Fistulierende Operation/Katarakt-operation	Kontrollgruppe	
Vor Kataraktoperation	0,21 ± 0,15	0,25 ± 0,11	Nicht signifikant
Nach Kataraktoperation	0,41 ± 0,21	0,47 ± 0,19	Nicht signifikant

Tabelle 5. Komplikationen nach fistulierender Operation und Kataraktoperation

Revision	4
Hyphäma	2
Aufgehobene Vorderkammer	0
Aderhautamotio	0
Prolongierte Hypotonie	0
Fehlendes Sickerkissen	0

0,41 bzw. 0,47 ist in den meisten Fällen auf glaukombedingte Schädigungen und bei 6 Augen auf ein seniles Makularleiden zurückzuführen (Tabelle 4).

In vier Fällen der fistulierenden Operation war eine Revision notwendig, was in 3 Fällen auf ein unvollständiges Durchschneiden der inneren Lamelle mit der Vannas-Schere und beim 4. Patienten auf ein abgekapseltes Sickerkissen zurückzuführen war.

Bei 2 Augen lag in den ersten Tagen ein Hyphäma vor, eines davon war durch einen Sturz bedingt. In beiden Fällen wurde eine Vorderkammerspülung vorgenommen. Die Komplikationen einer aufgehobenen Vorderkammer, einer Aderhautamotio, prolongierter Hypotonie über 3 Tage nach der Operation oder ein fehlendes Sickerkissen waren nicht anzutreffen (Tabelle 5).

Es fand sich in der Verumgruppe bei 9 Augen ein normal ausgeprägtes Sickerkissen, bei 3 Augen ein sehr großes und bei 17 von 29 Augen ein sehr flaches Sickerkissen.

Diskussion

Die Tatsache, daß zahlreiche Patienten mit operationsbedürftiger Katarakt auch gleichzeitig ein chronisches Glaukom aufweisen, hat schon lange dazu veranlaßt, nach Möglichkeiten zur gleichzeitigen Operation beider Starformen zu suchen [3, 5, 6, 7, 8, 10, 11, 13, 14, 16, 17, 18].

Die Vorteile eines derartigen erfolgreichen Vorgehens liegen auf der Hand: Die antiglaukomatöse Medikation kann postoperativ zumindest reduziert werden, ein möglicher, das verbliebene Restgesichtsfeld bedrohender frühpostoperativer Augendruckanstieg kann verhindert werden und den meist älteren Patienten bleibt nicht zuletzt ein zweiter Eingriff erspart [12]. Es sollte nicht unerwähnt bleiben, daß bei zunächst vorgenommener fistulierender Operation die nachfolgende Kataraktoperation durch die zur Schonung des Sickerkissens notwendige geänderte Schnittführung deutlich kompliziert wird [16]. Zudem ist bekannt, daß, selbst wenn die Kataraktoperation zum Zeitpunkt der fistulierenden Operation noch nicht unbedingt notwendig sein sollte, diese in deren Folge deutlich verstärkt wird.

Den genannten Vorteilen stehen gravierende Nachteile der bisherigen kombinierten Verfahren gegenüber. Das Hauptproblem liegt neben einer verstärkten Entzündungs- oder Fibrinreaktion in der während der frühen postoperativen Phase abgeflachten oder gar aufgehobenen Vorderkammer [3, 10, 12, 13, 16]. Zudem kann es in der hypotonen Phase leicht zu ausgeprägten Hyphämata kommen. Begegnet man dem Abflachen der Vorderkammer in den ersten postoperativen Tagen durch die Gabe einer viskoelastischen Substanz am Ende der Operation, so verkehrt man wiederum den Vorteil des fehlenden postoperativen Druckanstieges ins Gegenteil [13].

Von der Annahme ausgehend, daß die No-stitch-Technik stabilere Vorderkammerverhältnisse als die herkömmliche Wundkonstruktion hat, konzipierten wir die hier vorgestellte Operationstechnik. Sie sollte eine technisch einfache Modifikation darstellen, deren Fistel so dosiert angelegt werden kann, daß die Vorteile der No-stitch-Technik nicht verloren gehen und trotzdem ein langfristiger, drucksenkender Effekt erzielt wird. Da in den ersten beiden postoperativen Jahren ein allein durch die Kataraktoperation bedingter drucksenkender Effekt bekannt ist [2, 4, 9, 15], stellten wir eine Kontrollgruppe gegenüber. Die erzielte drucksenkende Wirkung lag dabei mit 8,6 mm Hg nach 4 Monaten deutlich über den in anderen Studien ohne No-stitch-Technik angegebenen Werten für kombinierte Verfahren [5, 12, 13, 17] von 3 bis 7 mm Hg. Der Unterschied zur Kontrollgruppe war signifikant. Auch lag der Prozentsatz der nach der kombinierten Operation ohne Glaukommedikamente auskommenden Patienten mit 76% über dem vergleichbarer Studien [12, 13, 17]. Auffällig war, daß die nach 4 Monaten gefundenen Sickerkissen sehr flach ausgeprägt waren. Dies deckt sich mit den Beobachtungen anderer Autoren [7].

Der Mechanismus der Drucksenkung der hier vorgestellten Operationstechnik mit radiärer Inzision der inneren Lamelle läßt sich wohl am ehesten durch eine Verschiebung der Wundlamellen bei Druckanstieg und der so hervorgerufenen augeninnendruckgesteuerten Fistelöffnung in der frühpostoperativen Phase erklären. So ist auch zu begründen, daß trotz des guten drucksenkenden Effektes keine exzessiven Drucksenkungen in der frühpostoperativen Phase zu verzeichnen waren. Hieraus resultiert auch die geringe Komplikationsrate. Das Auftreten von Hypotonien mit Hyphämata und Aderhautabhebungen ist im Vergleich zu anderen kombinierten Operationstechniken deutlich seltener [5, 6, 11, 12]. Hervorzuheben ist ferner, daß in der kombinierten Gruppe im Vergleich zur Kontrollgruppe die postoperative Entzündung nicht ausgeprägter war. Im Gegensatz zu anderen Arbeiten [11, 12] wurde eine postoperative Fibrinreaktion nicht beobachtet. Auch im Vergleich zu der von Klemen und Rado angegebenen nahtlosen Glaukomkataraktoperationstechnik [7] liegen die Komplikationsraten des hier beschriebenen, technisch einfacheren Verfahrens wesentlich niedriger.

Zusammenfassend läßt sich somit folgendes schlußfolgern: Die hier gezeigte kombinierte fistulierende Kataraktoperation stellt eine technisch einfach durchzuführende Modifikation der bisher bekannten No-stitch-Kataraktechnik dar. In bezug auf langfristige Druckregulierung ohne Augentropfen geben die hier vorgestellten viermonatigen Nachkontrollen in ihrem Trend nach Anlaß zur Zuversicht, wenngleich Fallzahl und Nachbeobachtungszeitraum noch zu gering sind, um eine weitergehende Schlußfolgerung zuzulassen.

Literatur

1. Anders N, Pham DT, Wollensak J (1994, im Druck) Gonioskopische Befunde nach Fadennachlegung bei Kataraktoperationen mit No-stitch-Technik. Ophthalmologe
2. Bigger JF, Becker B (1971) Cataracts and primary open-angle glaucoma. The effect of uncomplicated cataract extraction on glaucoma control. Trans Am Acad Ophthalmol Otolaryngol 75:260–272
3. Dahan E, Rivett K, Michiels X (1994) Comparison of postoperative complications in trabeculectomies alone versus trabeculectomies with cataract extraction. Eur J Ref Surg 6:18–21
4. Handa J, Henry JC, Krupin T, Keates EU (1986) ECCE and PC-IOL implant in glaucoma patients. ARVO Abstracts. Supplement to Invest. Ophthalmol Vis Sci Philadelphia 27:167
5. Hansen LL, Hoffmann F (1987) Kombination von Phakoemulsifikation und Trabekulektomie. Klin Mbl Augenheilk 190:478–481
6. Jay JL (1985) Extracapsular lens extraction and posterior chamber intraocular lens insertion combined with trabeculectomy. B J Ophthalmol 69:487–490
7. Klemen UM, Rado G (1992) Nahtlose Glaukomkataraktoperationen. 6. Kongreß der Deutschsprachigen Gesellschaft für Intraokularlinsen Implantation. Springer, Berlin Heidelberg New York Tokyo, S 435–441
8. McCartney KL, Memmen JE, Stark W et al. (1988) The efficancy and safety of combined trabeculectomy, cataract extraction, and intraocular lens implantation. Ophthalmology 95:754
9. McGuigan LJB, Gottsch J, Stark WJ, Maumenee AE, Quigley (1986) Extracapsular cataract extraction and posterior chamber lens implantation in eyes with preexisting glaucoma. Arch Ophthalmol 104:1301–1308
10. Menezo JL, Maldonado MJ, Cisneros AL (1994) Long-term results of combined cataract, IOL and glaucoma surgery. Eur J Implant Ref Surg 6:30–35
11. Murchison JF, Shields MB (1990) Limbal-based vs fornix-based conjunctival flaps in combined extracapsular cataract surgery and glaucoma filtering procedure. Am J Ophthalmol 109:709–715
12. Neumann R, Zalish M, Oliver M (1988) Effect of intraocular lens implantation on combined extracapsular cataract extraction with trabeculectomy: A comparative study. B J Ophthalmol 72:741–745

13. Percival SPB (1985) Glaucoma triple procedure of extracapsular cataract extraction, posterior chamber lens implantation and trabeculectomy. B J Ophthalmol 69:99–102
14. Raitta C, Tarkkanen A (1988) Combined procedure for the management of glaucoma and cataract. Acta Ophthalmol 66:667–670
15. Savage JA, Thomas JV, Belcher CD, Simmons RJ (1985) Extracapsular cataract extraction and posterior chamber lens implantation in glaucomatous eyes. Ophthalmology 92:1506–1516
16. Shields MB, Krieglstein GK (1993) Glaukom. 1. Aufl. Springer, Berlin Heidelberg New York Tokyo, S 605–612
17. Simmons ST, Litoff D, Nichols DA, Sherwood MB, Spaeth GI (1987) Extracapsular cataract extraction and posterior chamber intraocular lens implantation combined with trabeculectomy in patients with glaucoma. Am J Ophthalmol 104:463–470
18. Skorpik C, Paroussis P, Gnad HD, Menapace R (1987) Trabekulektomy and intraocular lens implantation: A combined procedure. J Cat Ref Surg 13:39–42

Phako und HKL bei Diabetes mellitus

D. Knaflic, M. Rauber, T. Wagner und U. Mester

Zusammenfassung. Es ist bekannt, daß nach einer Kataraktoperation eine Verschlechterung der diabetischen Retinopathie auftreten kann. Wir haben in einer prospektiven, vergleichenden Studie untersucht, mit welchen Komplikationen bei einer zeitgemäßen Kataraktoperation (Phakoemulsifikation mit Implantation einer Intraokularlinse in den Kapselsack) gerechnet werden muß. Das Krankengut umfaßte 223 Patienten, von denen 205 über 6 Monate nachuntersucht werden konnten. Das nicht operierte Auge diente zur Kontrolle. 158 Patienten hatten zu Beginn der Studie keine diabetische Retinopathie, 45 eine diabetische Hintergrundretinopathie, bei 20 Patienten erfolgte wegen einer fortgeschrittenen diabetischen Retinopathie vor der Kataraktoperation eine Koagulationsbehandlung. Innerhalb der ersten sechs postoperativen Monate entwickelten 18% der operierten Augen eine neu auftretende diabetische Hintergrundretinopathie gegenüber 14% der nicht operierten Partneraugen. Eine präoperativ bestehende diabetische Retinopathie verschlechterte sich in 28% der Fälle während des Beobachtungszeitraumes. Die unbehandelten Partneraugen zeigten ebenfalls in 29% eine Verschlechterung. Dennoch waren die funktionellen Ergebnisse gut: Sechs Monate postoperativ zeigten 94,2% der operierten Augen eine Visusverbesserung gegenüber dem präoperativem Befund, 2,4% (5 Augen) eine Verschlechterung. Bei 3,4% war die Funktion unverändert. Die Ergebnisse sprechen dafür, daß auch bei Diabetikern eine visusreduzierende Katarakt – gegebenenfalls nach einer entsprechenden Vorbehandlung – operiert werden kann, ohne daß wesentliche Risiken zu erwarten sind.

Summary. The course of diabetic retinopathy following phacoemulsification and in the bag implantation of an IOL was studied prospectively in 223 patients (223 eyes). 205 eyes could be followed over six months. The non-operated eye served as control. At surgery 158 patients had no diabetic retinopathy, 45 showed untreated background retinopathy, and 20 had passed a previous coagulation therapy. Six months later 18% of the operated eyes without preoperative retinopathy developed background retinopathy, as well as 14% of the untreated fellow eyes. The worsening of pre-existing diabetic retinopathy during the observation period was almost identical in the operated (28%) and in the non-operated fellow eyes (29%). Despite these facts the visual results were satisfying: 94,2% of the operated eyes showed an improved visual acuity six months postoperatively, 2,4% (only 5 eyes) deteriorated, and 3,4% were unchanged. We therefore conclude that also in diabetic patients cataract surgery can be performed with a tolerable risk of complications.

J. Wollensak et al. (Hrsg.)
8. Kongreß der DGII

Einleitung

Aufgrund verbesserter diagnostischer und therapeutischer Möglichkeiten konnte die Lebenserwartung an Diabetes mellitus erkrankter Patienten deutlich erhöht werden [4]. Weiterhin weisen Diabetiker ein erhöhtes Risiko auf, mit zunehmendem Alter an einer Katarakt zu erkranken [6]. Daraus ergibt sich, daß eine immer größere Zahl dieser Patienten in ihrer Lebensqualität durch Sehverschlechterung infolge Linsentrübungen beeinträchtigt wird, oder eine erforderliche Koagulationstherapie der Netzhaut nicht durchgeführt werden kann. Die Indikationsstellung zur Kataraktoperation wird jedoch von der Erfahrung beeinflußt, daß bei Diabetikern häufiger mit postoperativen Komplikationen bzw. einer Verschlechterung der Retinopathie gerechnet werden muß [8–10]. In den letzten Jahren hat die Operationstechnik (Phakoemulsifikation mit kapselsackfixierter HKL, Tunnelschnitt und Wundverschluß mit Fibrinkleber) entscheidende Verbesserungen erfahren. Um festzustellen, inwieweit auch zeitgemäße Operationsmethoden den Fundusbefund beeinflussen, welche Komplikationen des vorderen Abschnittes entstehen können und mit welchen funktionellen Ergebnissen zu rechnen ist, führten wir eine prospektive, vergleichende Studie durch.

Patienten und Methoden

Das Krankengut umfaßte 223 Patienten. Um in die Studie aufgenommen zu werden, mußten die Patienten an Diabetes mellitus erkrankt sein, einen seitengleichen Fundusbefund und eine beidseitige Katarakt aufweisen. Weiterhin wurden Patienten mit Neovaskularisationsglaukom bzw. Voroperationen (außer Koagulationsbehandlungen) ausgeschlossen. Das Gesamtkollektiv wurde in drei Gruppen, entsprechend den Fundusveränderungen aufgeteilt: *Gruppe 1* (158 Patienten) erfaßte Diabetiker ohne diabetische Retinopathie; *Gruppe 2* wurden 45 Patienten mit diabetischer Hintergrundretinopathie zugeordnet; zu *Gruppe 3* zählten 20 Patienten mit fortgeschrittener diabetischer Retinopathie und Zustand nach Laserkoagulation bzw. nach peripherer Kryotherapie. Nach einem festgelegten Protokoll wurden präoperativ, am 1. postoperativen Tag, nach 6 Wochen und 6 Monaten Befunde erhoben. Bei der Studie handelt es sich um eine prospektive, vergleichende Studie, wobei das nicht operierte Auge des gleichen Patienten als Kontrollauge diente.

Als Operationsverfahren wurde ausschließlich die Phakoemulifikation mit kapselsackfixierter Hinterkammerlinse (PMMA), Kapsulorhexis und Wundadaptation mit Fibrinkleber eingesetzt.

Ergebnisse

Im folgenden werden die Ergebnisse 6 Monate postoperativ mit den präoperativen Befunden verglichen. Eine Verlaufsdarstellung während des 6monati-

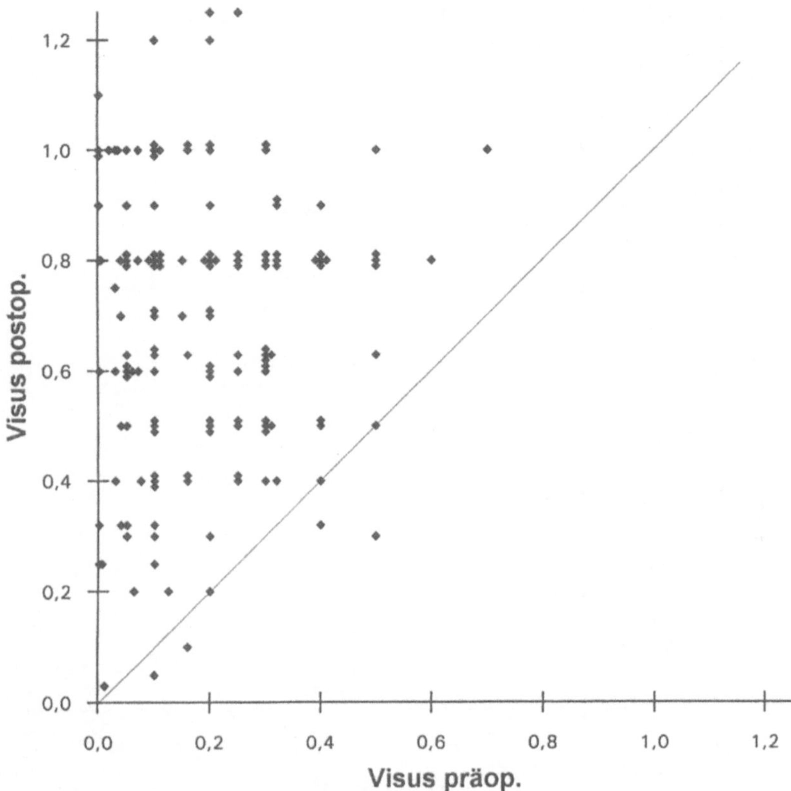

Abb. 1. Funktionelle Ergebnisse der Gruppe 1 ($n = 147$) sechs Monate postoperativ

gen Kontrollzeitraumes soll einer umfangreicheren Veröffentlichung vorbehalten bleiben. Von 223 Patienten, die in die Studie aufgenommen wurden, konnten bei 205 (Gruppe 1: 147; Gruppe 2: 39; Gruppe 3: 19) alle vorgesehenen Untersuchungen während des geplanten Zeitraumes durchgeführt werden. Während des Nachbeobachtungszeitraumes kam es bei einigen Patienten zu einer Verschlechterung der Netzhautsituation – sowohl an den operierten wie auch an den nicht operierten Partneraugen. Eine Verschlechterung wurde als Neuentstehung von Punktblutungen zentral oder peripher, Zunahme von Punktblutungen oder das Auftreten von Neovaskularisationen oder mikrovaskulären Anomalien definiert. Der Unterschied zwischen den operierten und nicht operierten Augen war jedoch gering: So entwickelten 27 der operierten Augen eine neu auftretende diabetische Hintergrundretinopathie. Drei Viertel dieser Patienten zeigten am unbehandelten Partnerauge den gleichen Befund. In einem Fall kam es nur zur Verschlechterung am Kontrollauge, nicht aber am operierten Auge. Eine präoperativ vorbestehende diabetische Retinopathie verschlechterte sich in 28% (16 Augen) der operierten Augen. An unbehandelten Kontrollaugen war der Verlauf sogar schlechter (17 Augen). Bei

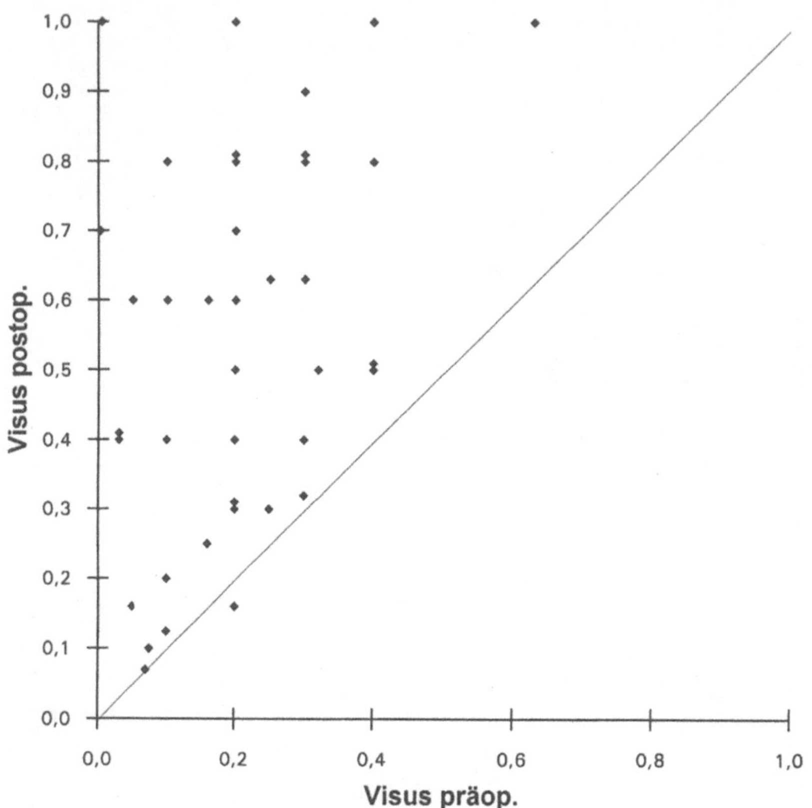

Abb. 2. Funktionelle Ergebnisse der Gruppe 2 ($n = 39$) sechs Monate postoperativ

den meisten Patienten nahmen die diabetischen Veränderungen an beiden Augen einen ähnlichen Verlauf. Nur sehr wenige Patienten zeigten eine einseitige Verschlechterung, wobei es keinen signifikanten Unterschied zwischen operierten und Kontrollaugen gab. Auch die Entwicklung von fokalen bzw. diffusen Makulaödemen zeigte keine wesentliche Prävalenz in der Gruppe der operierten Augen. Am vorderen Augenabschnitt waren mäßige Pigmentbeschläge auf der Hinterkammerlinse bei 30 von 205 nachuntersuchten Patienten zu beobachten. Eine Trübung der Hinterkapsel war nur in wenigen Fällen visusbeeinträchtigend; in solchen Fällen wurde eine YAG-Kapsulotomie komplikationslos durchgeführt. Ernste Komplikationen wie z. B. ein Neovaskularisationsglaukom traten nicht auf.

Sechs Monate postoperativ zeigten alle drei Patientengruppen gute funktionelle Ergebnisse: Von den 205 nachuntersuchten Patientenaugen hatten 94% eine bessere Sehschärfe als vor der Operation; 7 Patienten zeigten funktionell keine Veränderung; nur 5 Patienten sahen schlechter als präoperativ. Als Ursache der Sehverschlechterung fanden sich bei zwei Patienten Nachstarbildungen, bei einem weiteren Auge Hornhautnarben nach abgelaufener

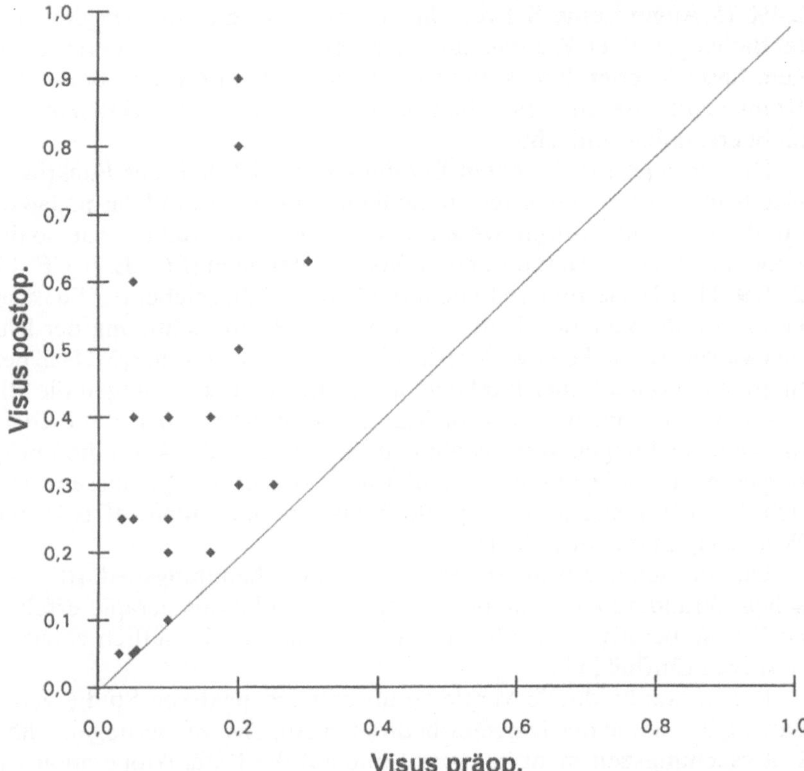

Abb. 3. Funktionelle Ergebnisse der Gruppe 3 ($n = 19$) sechs Monate postoperativ

Keratokonjunktivitis epidemica. Nur zwei Patienten hatten eine Diabetes bedingte Funktionsverschlechterung in Form eines diffusen Makulaödems. Die funktionellen Ergebnisse für die einzelnen drei Gruppen sind aus den Abbildungen 1 bis 3 zu entnehmen.

Diskussion

Die Ergebnisse sind in mehrerer Hinsicht überraschend: Bei der Auswertung hinsichtlich der Verschlechterung der diabetischen Netzhautsituation zeigte sich kein wesentlicher Unterschied zwischen operierten Augen und nicht operierten Kontrollaugen. Dies trifft überraschenderweise besonders für Patienten mit vorbestehender diabetischer Retinopathie zu (Gruppe 2 und 3). Diese Ergebnisse unterscheiden sich wesentlich von anderen Studien [u.a. 8], bei welchen es zu asymmetrischer Progression der diabetischen Retinopathie an den operierten Augen im Vergleich zu den Kontrollaugen bzw. Kontrollpatienten gekommen ist. Sechs Monate postoperativ zeigten 94,2% der operierten Augen eine Visusverbesserung gegenüber dem präoperativen Befund, nur

2,4% (5 Augen) eine Sehverschlechterung. Vergleicht man dies mit Veröffentlichungen über Kataraktchirurgie bei Nichtdiabetikern oder auch bei einem unselektierten Krankengut [2, 3], so sind unsere Ergebnisse bei einem Krankengut von ausschließlich an Diabetes mellitus erkrankten Patienten nicht erkennbar schlechter.

Die Ursache für die guten Ergebnisse hinsichtlich der Funktion und der Netzhautsituation in unserer Studie liegt zum einen wohl darin, daß die Technik der Kataraktchirurgie wesentliche Fortschritte erfahren hat, so daß selbst Arbeiten jüngeren Datums andere Voraussetzungen (ECCE, ICCE) bieten [1, 2, 7, 9–11, 13]. Besondere Bedeutung kommt dabei sicher der Phakoemulsifikation zu, die zu einer deutlich geringeren Beeinträchtigung der Blut-Kammerwasser-Schranke bzw. der Blut-Retina-Schranke führt [5]. Daß bei Diabetikern auch ohne klinisch erkennbare Netzhautveränderungen die Blut-Retina- und insbesondere die Blut-Kammerwasser-Schranke gestört ist, zeigen die Untersuchungen von Schalnus und Ohrloff [12]. Auch die übrigen Verbesserungen der Operationstechnik tragen zu diesen Ergebnissen wahrscheinlich bei (Tunnelschnitt, Kapsulorhexis, intrakapsuläre IOL-Implantation, Wundadaptation ohne Naht).

Die Tatsache, daß unsere Patienten mit behandlungsbedürftigen diabetischen Veränderungen präoperativ eine Koagulationstherapie erfuhren, bzw. auch postoperativ weiter behandelt wurden, hat vermutlich ebenfalls einen positiven Einfluß [11].

Der intraindividuelle Vergleich unserer prospektiven Studie verdeutlicht, daß die Zunahme der Diabetes bedingten Augenveränderungen während der Untersuchungszeit nicht in erster Linie auf die Kataraktoperation zurückzuführen ist, sondern eher den operationsunabhängigen Verlauf widerspiegelt [3, 13].

Als klinische Konsequenz darf gefolgert werden, daß bei zeitgemäßer Operationstechnik und sachgemäß behandelter Retinopathie auch bei Diabetikern das Risiko einer Kataraktoperation nicht wesentlich erhöht ist. Es ist daher nicht begründet, eine funktionell störende Katarakt bei Diabetikern nicht zu operieren, insbesondere wenn eine notwendige Koagulationstherapie der Netzhaut erschwert ist.

Literatur

1. Benson WE, Brown GC, Tasman W, McNamara JA, Vander JF (1993) Extracapsular cataract extraction with placement of a posterior chamber lens in patients with diabetic retinopathy. Ophthalmology 100:730–738
2. Cunliffe IA, Flanagan DW, George NDL, Aggarwaal RJ, Moore AT (1991) Extracapsular cataract surgery with lens implantation in diabetics with and without proliferative retinopathy. Br J Ophthalmol 75:9–12
3. Dang MS, Sunder Ray P (1991) Intracapsular Cataract Extraction with Intraocular Lens Implantation in Diabetes Mellitus. Eur J Implant Ref Surg 3:35–39
4. Entmacher PS, Bale GS (1981) Insurability and life expectation in diabetes. Diabetes mellitus 5:341

5. Ferguson VMG, Spalton DJ (1992) Continued breakdown of the blood aqueous barrier following cataract surgery. Br J Ophthalmol 76:453–456
6. Harding JF, Egerton M, van Heyningen R, Harding RS (1993) Diabetes, glaucoma, sex, and cataract: analysis of combined data from two case control studies. Br J Ophthalmol 77:2–6
7. Hykin PG, Gregson RMC, Stevens JD, Hamilton PAM (1993) Extracapsular Cataract Extraction in Proliferative Diabetic Retinopathy. Ophthalmology 100: 394–399
8. Jaffe GJ, Burton TC, Kuhn E, Prescott A, Hartz A (1992) Progression of Nonproliferative Diabetic Retinopathy and Visual Outcome After Extracapsular and Intracapsular Lens Implantation. Am J Ophthalmol 114:448–456
9. Pollack A, Dotan S, Oliver M (1991) Progression of diabetic retinopathy after cataract extraction. Br J Ophthalmol 75:547–551
10. Pollack A, Dotan S, Oliver M (1991) Course of diabetic retinopathy following cataract surgery. Br J Ophthalmol 75:2–8
11. Pollack A, Leiba H, Bukelman A, Abrahami S, Oliver M (1992) The course of diabetic retinopathy following cataract surgery in eyes previously treated by laser photocoagulation. Br J Ophthalmol 76:228–231
12. Schalnus R, Ohrloff C (1993) Blut-Retina-Schranke und Blut-Kammerwasser-Schranke bei Typ I-Diabetikern ohne Retinopathie. Klin Monatsbl Augenheilkd 202:281–287
13. Sebestyen JG (1986) Intraocular Lenses and Diabetes mellitus. Am J Ophthalmol 101:425–428

Bedeutung der intakten Hinterkapsel für den Glaskörper – Komplikationen nach hinterer Kapsulotomie

C. Ohrloff

Zusammenfassung. Die modernen Techniken der extrakapsulären Kataraktoperation erhalten weitgehend die Anatomie und Physiologie des Auges, da die intakte Hinterkapsel – genauso wie die kristalline Linse – ein Diaphragma zwischen Kammerwasser und Glaskörper bildet. Ist nach Eintrübung der Hinterkapsel eine Kapsulotomie notwendig – was 5 Jahre postoperativ mit einer Häufigkeit bis zu 50% angegeben wird – so nimmt u. a. die Ablationsrate und das zystoide Makulaödem zu. Weder pharmakologische noch immunologische Methoden verhindern den Nachstar. Die Implantation in den Kapselsack und bikonvexes Linsendesign reduzieren die Nachstarhäufigkeit. Wird dennoch eine hintere Kapsulotomie notwendig, so „verschließt" die bikonvexe Optik die Kapsellücke, wenn die Linse im Kapselsack fixiert ist. Mit Hilfe der Fluorophotometrie können wir zeigen, daß dann die Diaphragmafunktion bewahrt bleibt, während dies nach Fixation in den Sulcus ciliaris nicht der Fall ist.

Summary. The various extracapsular cataract surgery techniques keep the anatomy and physiology of the eye largely untouched, since both the intact posterior capsule and the crystalline lens form a diaphragm between the aqueous humour and the vitreous. If the posterior capsule opacifies – which occurs in up to 50% within five years postoperatively – a capsulotomy becomes necessary. This increases the rate of retinal detachment and cystoid macular edema. To date no pharmacologic or immunologic means exist to prevent posterior capsule opacification. Implanting the IOL into the capsule bag and the biconvex lens design by itself reduce the incidence of opacification. The biconvex optic of the IOL seals the opening in the capsule, if a capsulotomy has been performed. Fluorophtometry shows us that the diaphragm function remains intact in that case as compared to a sulcus fixated IOL.

Einleitung

Die Kataraktoperation ist heutzutage eine der häufigsten und erfolgreichsten Operationen überhaupt [17].

Dieser Erfolg wird allerdings dadurch getrübt, daß Monate und Jahre nach der Operation etwa bei 25% der Patienten das Sehvermögen durch Eintrübung der Hinterkapsel wieder abnimmt und eine Kapsulotomie notwendig wird [1]. Folge davon sind vermehrt Komplikationen besonders im Netzhaut/Glaskörperbereich und zwar Netzhautablösung [8], zystoides Makulaödem, Rubeosis iridis bei Diabetikern [12] und Endophthalmitis.

J. Wollensak et al. (Hrsg.)
8. Kongreß der DGII

Im folgenden möchte ich auf die Pathophysiologie des Nachstars und Veränderungen des Glaskörpers nach Kapsulotomie eingehen sowie präventive Maßnahmen gegen den Nachstar behandeln.

Die Trübung der Hinterkapsel ist die häufigste Komplikation nach extrakapsulärer Kataraktextraktion. Sobald das Sehvermögen merklich beeinträchtigt ist, wird eine Kapsulotomie notwendig, die durchschnittlich zwei Jahre postoperativ erfolgt und mit einer Häufigkeit von 8–50% angegeben wird.

Sehr informativ dazu ist die Arbeit von Javitt und Mitarbeitern [5], in der die Unterlagen von 57 103 Medicare-Patienten in den USA ausgewertet werden, die 1986 und 1987 operiert und bis Ende 1988 kontrolliert wurden. Bei 13 709 Patienten (24%) wurde in diesem Zeitraum eine YAG-Kapsulotomie durchgeführt.

Die überraschend großen Unterschiede in den Angaben zur Häufigkeit des Nachstares und der Notwendigkeit zur Kapsulotomie sind darauf zurückzuführen, daß unterschiedliche Faktoren zum Auftreten der Trübung beitragen.

Je älter der Patient, desto geringer ist die Nachstarhäufigkeit.

Bei Aphakie ohne implantierte Linse trübt die Hinterkapsel vermehrt ein, da der Nachstar ohne Hindernisse fortschreiten kann, während die Hinterkammerlinse dies verlangsamen oder verhindern kann. In den Augen von Glaukompatienten ist die Kapseltrübung häufiger, bei Diabetikern seltener.

Zum weiteren besseren Verständnis der Ursachen und möglicher therapeutischer Ansätze muß kurz auf die Pathogenese der hinteren Kapseltrübung eingegangen werden:

Die Linsenkapsel ist die Basalmembran der Epithelzellen und Faserzellen der Linse. Unter der Vorderkapsel befindet sich ein einschichtiges mehr kubisches Epithel, im Äquator der Region der aktiven Zellvermehrung.

Die vorderen Epithelzellen sind vermehrt für den sogenannten fibrotischen Nachstar (Pseudometaplasie mit Kollagenfaserbildung) verantwortlich, während die äquatorialen Epithelzellen eher zum regeneratorischen Nachstar mit seinen großen blasigen Zellen (Elschnig'schen-Perlen) neigen [1, 9]. Der Stimulus zur Proliferation, Migration und Pseudometaplasie des Linsenepithels ist bisher nicht bekannt. Hinweise bestehen aber, daß dieser Prozeß direkt mit der Intensität und Dauer des Zusammenbruches der Blutkammerwasserschranke bzw. mit dem Grad der Entzündung im vorderen Augensegment während und nach der Operation korrelliert ist [6].

Die modernen Techniken der extrakapsulären Kataraktoperation erhalten weitgehend die Anatomie und Physiologie des Auges, da die intakte Hinterkapsel – genauso wie die kristalline Linse – ein Diaphragma zwischen Kammerwasser und Glaskörper bildet. Dadurch wird nicht nur die Glaskörpergrenzmembran, sondern die Viskosität und Stabilität des gesamten Glaskörpers – dem jeweiligen Alter entsprechend – [2, 16] weitgehend erhalten. So weist der normale Glaskörper eine komplexe Struktur aus Kollagenfibrillen auf, die durch Hyaluronsäure stabilisiert werden. Hyaluronsäure ist höchst viskös, wasserlöslich, hydrophil und ist die wesentliche Grundlage für die Funktion des Glaskörpers, nämlich mechanischer Schutz, Barriere und aktive Hemmung der Neovaskularisation.

Veränderungen des Glaskörpers stören diese Funktionen und können das Auftreten von Komplikationen – ganz besonders einer Netzhautablösung – erleichtern [4]. Jenseits des 45. Lebensjahres nimmt die hintere Glaskörperabhebung zu [14]. Auffällig ist, daß sie nach intrakapsulärer Operation mit einer Häufigkeit von 84% vorkommt, nach extrakapsulärer Operation mit Kapsulotomie in 76% der Fälle – also genau so häufig wie nach intrakapsulärer Operation gefunden wird – dagegen bei intakter Kapsel nur eine Häufigkeit von 40% aufweist [7].

Präventive Maßnahmen

Welche präventiven Maßnahmen gegen die Eintrübung der Hinterkapsel und die Notwendigkeit zur Kapsulotomie sind z. Zt. nun denkbar:

Pharmakologische und immunologische Techniken

Zahlreiche Therapiekonzepte mit dem Ziel einer Nachstarprävention unter Schonung der hinteren Linsenkapsel sind bereits entwickelt worden. Alle bislang beschriebenen Methoden, wie der Einsatz zytotoxischer oder osmotisch wirksamer Substanzen weisen jedoch entweder eine zu geringe Effizienz auf oder sind mit einer zu großen toxischen Belastung für die angrenzenden intraocularen Strukturen wie Hornhaut und Trabekelendothel verbunden [6].

Linsenmaterial

Nach wie vor werden Linsen aus PMMA am häufigsten implantiert. Vermehrt werden auch andere Materialien benutzt, etwa PMMA-Linsen mit veränderten Oberflächeneigenschaften, darüber hinaus die faltbaren Linsen aus Silikon, Acrylamid oder Hydrogel. Für kein Material gibt es bisher verbindliche Ergebnisse dafür, daß die Nachstarbildung beeinflußt wird. Beeindruckt waren wir über die Zweijahresergebnisse einer eigenen Studie mit faltbaren Acrylamidlinsen (Acrysof).

Diese Linsen wiesen im Vergleich zum Partnerauge, in das fast zeitgleich eine PMMA-Linse ebenfalls in den Kapselsack implantiert wurde, eine erheblich geringere Nachstarrate auf. Dies ist möglicherweise auf die große Adhäsionsneigung des Materials – so auch zur Hinterkapsel – zurückzuführen und muß weiter beobachtet werden.

Operationstechnik

Weder nach Phakoemulsifikation noch nach geplanter Kernexpression wird ein Unterschied in der Nachstarhäufigkeit angegeben.

Bedeutung hat jedoch, wie intensiv der Äquator und die Vorderkapsel poliert werden, um möglichst viel Linsenepithelzellen als Quelle des Nachstars zu beseitigen (Rentsch, persönliche Mitteilung).

Linsendesign

Viele klinische wie auch experimentelle Studien lassen erkennen, daß das Linsendesign für die Nachstarentwicklung eine bemerkenswerte Rolle spielt. Die Zusammenstellung mehrerer Veröffentlichungen zeigt, daß eine Kapsulotomie bei konvex-posteriorer Optik seltener oder sehr viel später notwendig wird, als bei konvex-anteriorer Optik. Ähnliche Beobachtungen finden sich bei experimentellen Studien von Tetz, et al. [15], die an Kaninchen erfolgten und bei denen die geringste Hinterkapseltrübung mit bikonvexer Optik gefunden wurde.

Linsenfixation

Von großer Bedeutung für eine verminderte Nachstarrate ist, daß die Linse im Kapselsack und nicht im Sulcus ciliaris fixiert wird; durch die zirkuläre Anspannung der PMMA-Bügel wird die Hinterkapsel straff ausgespannt und eine Faltenbildung vermieden. Vor allen Dingen ist proliferationshemmend, daß die Optik der Hinterkapsel aufliegt.

Nach wie vor jedoch ist die Kapsulotomie der Hinterkapsel bei vielen Patienten unumgänglich, und es kommt der Kapselsackfixation mit bikonvexer Optik eine weitere Bedeutung zu: Die intakte Hinterkapsel bewahrt die Viskosität des Glaskörpers und wir haben in vivo untersucht, wie sich eine niedermolekulare Substanz, nämlich Fluorescein, aus dem Kammerwasser in den vorderen Glaskörper verteilt. Wir können davon ausgehen, daß Fluorescein bei höherer Viskosität des Glaskörpers langsam in diesen diffundiert, bei niedriger Viskosität dagegen schnell. Nach YAG-Kapsulotomie bei Sulcus-fixierten Linsen erfolgt die Diffusion in den Glaskörper genau so schnell wie nach intrakapsulärer Kataraktextraktion [11], da der Hyaluronsäureverlust durch die Kapsulotomie hindurch die Viskosität des Glaskörper – im Vergleich zum Zustand bei erhaltener Hinterkapsel – erheblich vermindert hat. Erfolgt die YAG-Kapsulotomie nach Kapselsackimplantation, so ist die Diffusion des Fluoresceins um ein vielfaches geringer und unterscheidet sich nicht signifikant von derjenigen mit intakter Hinterkapsel. Wir folgern, daß die nach hinten konvexe Optik die Kapsulotomie abdichtet und auf diese Weise verhindert, daß die biochemischen und molekularen Veränderungen des Glaskörpers, insbesondere der Verlust der Hyaluronsäure, auftreten [3, 10, 13]. Es wird sich zeigen, ob tatsächlich auch die gefürchteten Komplikationen – speziell die Netzhautablösung – vermieden werden.

Literatur

1. Apple D, Solomon K, Tetz M et al. (1992) Posterior capsule opacification. Surv of Ophthalmol 37:73–116
2. Daicker B (1993) Glaskörperpathologie – Grundlagen und Prinzipien. Ophthalmologe 90:419–425
3. Fechner P, Conrads ST (1989) Super reversed Intraokularlinse. In: Lang G, Ruprecht K (Hrsg) 2. Kongreß der Deutschen Gesellschaft für Intraokularlinsen Implantation. Ferdinand Enke, Stuttgart, S 61–67
4. Foulds WS (1987) Is your vitreous really necessary? The role of the vitreous in the eye with particular reference to retinal attachment, detachment and the mode of action of vitreous substitutes. Eye 1:641–664
5. Javitt J, Tielsch J, Canner J, Kolb M, Sommer A, Steinberg E (1992) National Outcomes of Cataract Extraction. Increased risk of retinal complications associated with Nd: YAG laser capsulotomy. Ophthalmology 99: 1487–1498
6. Knorr M (1992) Zelluläre Wirkung von Rekombination. Platelet-Derived Growth Factor. Isoformen an kultivierten bovinen Linsenepithelzellen. Habilitationsschrift Universität Tübingen
7. McDonnell P, Patel A, Green W (1985) Comparison of intracapsular and extracapsular surgery: Histopathologic study of eyes obtained postmortem. Ophthalmology 92:1208–1225
8. Messmer E (1993) Kataraktchirurgie aus der Sicht des Retinologen. In: Robert YCA, Gloor B, Hartmann C, Rochels R (Hrsg) 7. Kongreß der DGII. Springer, Berlin Heidelberg New York, Tokyo, S 353–359
9. Naumann GOH (1980) Linse. In: Naumann GOH (Hrsg) Pathologie des Auges. Springer, Berlin Heidelberg New York, S 501–554
10. Österlin S (1978) Macromolecular composition of the vitreous in the aphakic owl monkey eye. Exp Eye Res 26:77–84
11. Ohrloff C, Schalnus R, Spitznas M (1990) The role of the posterior caspule for the aqueous vitreous barrier in aphakic and pseudophakic eyes. J Cataract Refract Surg 16:198–201
12. Poliner L, Christiansen D, Escoffery E (1985) Neovascular glaucoma after intracapsular and extracapsular cataract extraction in diabetic patients. Am J Ophthalmol 100:637–643
13. Schalnus R, Ohrloff C, Magone T (1993) Der Einfluß der posterioren YAG-Laser Kapsulotomie auf die Kammerwasser-Glaskörperbarriere bei Kapselsack versus Sulcus ciliaris. Fixierung der IOL. In: Robert YCA, Gloor B, Hartmann C, Rochels R (Hrsg) 7. Kongreß der DGII. Springer, Berlin Heidelberg New York, Tokyo, S 384–388
14. Schepens CL (1987) Vitreous changes in retinal detachment. In: Schepens C, Neetens A (eds) The vitreous and vitreo retinal interface, chap 6. Springer, New York
15. Tetz M, Imkamp E, Hansen S, Solomon K, Apple D (1988) Experimentelle Studie zur Hinterkapseltrübung und optische Dezentrierung verschiedener Hinterkammerlinsen nach intrakapsulärer Implantation. Fortschr Ophthalmol 85:682–688
16. Wollensak J, Ihme A (1989) Die Alterung des Glaskörpers. In: Platt D (Hrsg) Handbuch der Gerontologie, Bd. 3. Fischer Stuttgart 1989, S 112
17. Wollensak J, Pham D, Kraffel W (1992) Intraoperative Komplikationen der Kataraktchirurgie. Ophthalmologe 89:274–277

Verhalten von Spannungsfalten der Hinterkapsel nach Kapselsackimplantation

C. Althaus, C. Nerlich und R. Sundmacher

Zusammenfassung. *Einleitung:* Das Design moderner Hinterkammerlinsen (HKL) für die Kapselsackimplantation nach Kapsulorhexis (KR) zielt auf eine primär spannungsfreie Entfaltung des Kapselsackes (KS) ab, so daß die Hinterkapsel (HK) der HKL-Rückfläche glatt anliegen kann. Spannungsfalten (SpF) der HK sind nicht erwünscht. Von ihnen können störende optische Phänomene ausgehen und die Migration von äquatorialen Linsenepithelzellen entlang der HK wird begünstigt.

Fragestellung: Wirkt sich die Reduktion des HKL-Gesamtdurchmessers auf die Häufigkeit von SpF aus?

Patienten und Methodik: Eine Kapselsackimplantation von 4 verschiedenen HKL-Typen erfolgte bei jeweils 100 Augen in randomisierter Zuteilung. Die One-piece-Polymethylmetacrylat (PMMA)-HKLs unterschieden sich in Gesamtdurchmesser, Optikdurchmesser und Haptikangulation (Typ 1: 13,5/7,0/10°; Typ 2: 12,0/7,0/10°; Typ 3: 12,0/5 · 6/6°; Typ 4: 10 bzw. 11/7,0/10°). Die Beurteilung der HK bzgl. des Auftretens von SpF sowie des Anliegens der HK an der Optikrückfläche erfolgte intraoperativ am OP-Mikroskop, am ersten postoperativen Tag und 2 Monate postoperativ an der Spaltlampe.

Ergebnisse: Intraoperativ fanden sich bei Typen 1–3 in etwa 70% der Augen ausgeprägte SpF der HK, Typ 4 hingegen wies keine SpF auf. Am ersten postoperativen Tag stieg die Häufigkeit auf etwa 75% und auch Typ 4 zeigte in 33% SpF. Nach 2 Monaten fanden sich überraschenderweise keine ausgeprägten Unterschiede zwischen der größten (19%) und der kleinsten HKL (14%). Mit abnehmendem HKL-Gesamtdurchmesser nahm die Häufigkeit eines HK-/Optikkontaktes am ersten postoperativen Tag von etwa 95% auf 42% ab. Nach 2 Monaten lag die HK der Optik aller HKL-Typen in einem vergleichbar hohen Prozentsatz an (99%–92%).

Schlußfolgerungen: Die Reduktion des Gesamtdurchmessers der HKL allein ist kein Garant dafür, daß die HK der HKL-Rückfläche spannungsfrei anliegt. Ist der Durchmesser zu klein, können sekundär im Rahmen der postoperativen Kapselsackschrumpfung SpF auftreten. Die HKL muß vom Gesamtdurchmesser und vom Haptikdesign so ausgelegt sein, daß der Kapselsack symmetrisch entfaltet wird und bleibt. Die Auswirkungen auf die Nachstarrate können noch nicht beurteilt werden.

Summary. *Introduction:* Modern posterior chamber lenses (PCL) for in-the-bag implantation after capsulorhexis are designed to unfold the capsular bag without excessive tension. The posterior capsule should be in tight contact with the PCL optic without any stressfolds. The latter might create visually distrubing phenomena and possibly allow migration of lens epithelial cells from the equator to the center of the posterior capsule.

J. Wollensak et al. (Hrsg.)
8. Kongreß der DGII

Question: Does the reduction of the PCL diameter influence the occurrence of stressfolds of the posterior capsule?

Patients and methods: We randomly asigned four different PCL types to 400 eyes for implantation into the capsular bag after capsulorhexis. These One-piece-Polymethylmetacrylat (PMMA)-PCLs differed in total and optic diameter and angulation of the haptics (type 1: 13,5/7,0/10°; type 2: 12,0/7,0/10°; type 3: 12,0/5 · 6/6°; type 4: 10 resp. 11/7,0/10°). Under the operating microscope and at the slitlamp, the posterior capsule was examined for stressfolds and apposition to the surface of the optic on the first postoperative day and after 2 months.

Results: Intraoperatively, stressfolds were observed in PCL types 1–3 in 70%, whereas PCL type 4 showed none. On the first postoperative day, the percentage increased to 75% in PCL types 1–3 and 33% in PCL type 4. Two months postoperatively, there was no significant difference between the PCL types. On the first postoperative day, the incidence of close contact of posterior capsule and optic decreased with smaller lens diameters from 95% to 42%. Two months postoperatively, we observed a high incidence for all PCL types (99%–92%).

Conclusions: The choice of a smaller PCL diameter alone does not guarantee a close and stressfoldfree contact between the posterior capsule and the PCL optic. If the PCL diameter is too small, stressfold may occure secondaryly after shrinkage of the capsular bag. The perfect combination of diameter and angulation of the haptics still has to be found to unfold the bag symmetrically. The implications of these findings for the rate of secondary cataract formation are unknown, still.

Einleitung

Die kontinuierliche anteriore Kapsulorhexis hat sich als Kapseleröffnungsmethode der Wahl durchgesetzt. Sie erlaubt die kontrollierte Implantation einer Hinterkammerlinse (HKL) in den Kapselsack und stellt somit auch langfristig eine optimale HKL-Zentrierung sicher, da auch in der Phase der postoperativen Kapselsackumbauprozesse die Haptiken durch die auf sie einwirkenden, erheblichen Kräfte nicht sekundär aus dem Kapselsack heraus rutschen können.

Unter diesen Voraussetzungen war es möglich, den Gesamtdurchmesser der HKL dem Restdurchmesser des leeren Kapselsackes von etwa 10 mm anzupassen. Die ursprünglich zur Sulkusfixation entwickelten „großen" HKLs mit 13 bis 14 mm Gesamtdurchmesser wurden so zunehmend durch kleinere Durchmesser bis zu 10 mm ersetzt. Diese kleineren Durchmesser sollen Vorteile in einer primär spannungsfreien Entfaltung des Kapselsackes haben, insbesondere sollen keine Spannungsfalten (SpF) der Hinterkapsel (HK) mehr auftreten, so daß die HK der HKL-Rückfläche glatt anliegen kann. SpF der HK sind nicht erwünscht, da von ihnen störende optische Phänomene ausgehen können und sie die Migration von äquatorialen Linsenepithelzellen entlang der HK begünstigen, womit einer Nachstarentwicklung Vorschub geleistet wird.

In unserer Studie soll die Frage beantwortet werden, wie sich die Reduktion des HKL-Gesamtdurchmessers im Rahmen der Kapselsackimplantation nach Kapsulorhexis auf die Ausspannung der HK und auf die Häufigkeit von SpF auswirkt.

Material und Methode

Nach Kapsulorhexis erfolgte eine Kapselsackimplantation von 4 verschiedenen HKL-Typen bei jeweils 100 Augen in randomisierter Zuteilung. Die One-piece-Polymethylmetacrylat (PMMA)-HKL unterschieden sich in Gesamtdurchmesser, Optikdurchmesser und Haptikangulation (Typ 1: 13,5/7,0/10° (Morcher Typ 48); Typ 2: 12,0/7,0/10° (Morcher Typ 48A); Typ 3: 12,0/5 · 6/ 6° (Alcon Style 202); Typ 4: 10 bzw. 11/7,0/10° (Adatomed ST 75). Die Beurteilung der HK auf das Vorhandensein von SpF sowie eines Anliegens der Hinterkapsel an der Optikrückfläche erfolgte intraoperativ am OP-Mikroskop, am ersten postoperativen Tag und 2 Monate postoperativ an der Spaltlampe.

Ergebnisse

Die Häufigkeit des Auftretens von Spannungsfalten der Hinterkapsel nach intrakapsulärer Implantation der 4 verschiedenen One-piece-PMMA HKL ist für die unterschiedlichen Beobachungszeitpunkte in Tabelle 1 dargestellt.

Die Inzidenz eines engen Kontaktes von Hinterkapsel und HKL-Optik ist in Tabelle 2 dargestellt.

Intraoperativ fanden sich bei Typen 1–3 in etwa 70% der Augen ausgeprägte SpF, wogegen Typ 4 keine aufwies. Am ersten postoperativen Tag stieg die Häufigkeit unter spaltlampenmikroskopischer Beurteilung auf etwa 75%,

Tabelle 1. Häufigkeit von Spannungsfalten der Hinterkapsel nach intrakapsulärer Implantation von 4 verschiedenen One-piece-Polymethylmetacrylat (PMMA)-Hinterkammerlinsen (Gesamtdurchmesser/Optikdurchmesser/Haptikangulation)

HKL-Daten	13,5/7,0/10°	12,0/7,0/10°	12,0/5 × 6/6°	10,0/7,0/10° 11,0 (≤20 dpt)
Spannungsfalten [%] intraoperativ	69,4	67,8	67,8	0,0
n	85	87	87	90
Spannungsfalten [%] 1 Tag postoperativ	75,3	77,0	73,6	33,3
n	85	87	87	90
Spannungsfalten [%] 2 Monate postoperativ	19,0	12,2	10,5	14,1
n	79	74	76	78

Tabelle 2. Häufigkeit von Hinterkapsel-/Hinterkammerlinsenkontakt nach intrakapsulärer Implantation von 4 verschiedenen One-piece-Polymethylmetacrylat (PMMA)-Hinterkammerlinsen (Gesamtdurchmesser/Optikdurchmesser/Haptikangulation)

HKL-Daten	13,5/7,0/10°	12,0/7,0/10°	12,0/5 × 6/6°	10,0/7,0/10° 11,0 (≤20 dpt)
Hinterkapsel/HKL-Kontakt [%] 1 Tag postoperativ	94,3	84,1	70,0	42,0
n	35	44	40	50
Hinterkapsel/HKL-Kontakt [%] 2 Monate postoperativ	98,7	96,0	93,4	92,1
n	79	74	76	76

und auch Typ 4 zeigte in 33% SpF. Die Inzidenz eines engen Kontaktes zwischen Optik und HK sank mit kleinerem Gesamtdurchmesser deutlich von 94,3% auf 42,0% ab. Nach 2 Monaten fanden sich zwischen großen und kleinen HKL überraschenderweise keine so ausgeprägten Unterschiede mehr. Bei den großen nahm die Häufigkeit der SpF ab und bei den kleinen der enge Optik/HK-Kontakt zu.

Diskussion

Die sichere und dauerhafte intrakapsuläre HKL-Positionierung nach Kapsulorhexis ermöglicht eine Verkleinerung des HKL-Gesamtdurchmessers im Sinne einer besseren Anpassung an den Durchmesser des leeren Kapselsackes von ca. 10 mm [1, 6]. Diese kleineren HKLs sollen zum einen bei der Implantation den Zonula-/Kapselsackapparat weniger mechanisch belasten und zum anderen den Kapselsack spannungsfrei entfalten [6]. Es sollen somit keine Spannungsfalten der Hinterkapsel entstehen, welche störende optische Phänomene im Sinne eines Maddox-Effektes auslösen können. Zum anderen können entlang der Falten äquatoriale Linsenepithelien in Richtung des optischen Zentrums migrieren und so einen Nachstar im optischen Zentrum begünstigen [2, 5].

Wie unsere Studie zeigt, ist die Beobachtung, daß mit der kleinsten HKL intraoperativ keine SpF erzeugt werden, richtig. Werden diese Augen jedoch nachuntersucht, so stellt sich überraschenderweise heraus, daß der postoperativ ablaufende, dynamische Kapselsackumbauprozeß auch bei diesen HKL SpF entstehen läßt und zwar in einem gleichhohen Prozentsatz wie größeren HKL, bei denen die Häufigkeit von SpF im gleichen postoperativen Zeitraum erheblich abnimmt. Dieser primär gepriesene Vorteil der kleinen HKL ist also nicht von Dauer, solange sie nicht vom Design her so ausgelegt werden kann, daß sie trotz der Kapselsackschrumpfung in der Lage ist, diesen symmetrisch ausgespannt zu halten.

Weiterhin ist es interessant, daß parallel zu einer Reduktion des Gesamtdurchmessers bei gleicher Haptikangulation, die Hinterkapsel der Optik unmittelbar postoperativ weniger häufig eng anliegt [11]. Da das benutzte Viskoelastikum intraoperativ sorgfältig abgesaugt wurde, kann ein Depot hiervon nicht als Ursache für diesen Spaltraum angesehen werden. Je kleiner also der Gesamtdurchmesser ist, desto seltener liegt bereits unmittelbar postoperativ die HK der HKL-Optik eng an. Zwei Monate postoperativ wird dann allerdings eine etwa gleichhohe Anlagerate für alle 4 HKL-Typen gefunden. Im Rahmen der ablaufenden Kapselsackschrumpfung kommt es über eine Straffung der HK zu einer Anlage der HK an der Optikrückfläche. Hierbei können sich sekundär SpF einstellen, wenn die HKL den Kapselsack nicht absolut symmetrisch ausspannt, was im Prinzip nur Disk-Linsen können, die drehsymmetrisch sind. Ein enger Kontakt zwischen Optik und HK ist aber von einiger Bedeutung für die Nachstarentwicklung. Denn einerseits stellt der Kontakt eine mechanische Migrationsbarriere für Linsenepithelzellen dar und andererseits hat PMMA zytotoxische Eigenschaften im direkten Zellkontakt [3, 4, 7, 8, 9, 10]. Eine zeitlich verzögerte Anlage der Hinterkapsel könnte auf diesem Wege eine erhöhte Nachstarrate zur Folge haben. Welche der beiden Einflußgrößen – Spannungsfalten oder Hinterkapselanlage an der Optik – die bedeutsamere ist, kann zur Zeit noch nicht abgeschätzt werden. Unter obigem Blickwinkel stellt ein Gesamtdurchmesser von 12,5 mm bei einer Haptikangulation von 10° einen guten Kompromiß dar.

Literatur

1. Althaus C, Nerlich C, Reinhard T, Sundmacher R (1993) Zentrierung intrakapsulärer IOLs in Abhängigkeit vom Schrumpfungsverhalten der Linsenvorderkapsel nach Kapsulorhexis. In: Robert Y, Gloor B, Hartmann C, Rochels R (Hrsg) 7. Kongreß der Deutschsprachigen Gesellschaft für Intraokularlinsen Implantation, Bd 7. Springer, Berlin Heidelberg New York Tokyo, S 197–202
2. Apple DJ, Solomon KD, Tetz MR, Assia EE, Holland EY, Legler UFC, Tsai JC, Castaneda VE, Hoggatt JP, Kostick AMP (1992) Posterior capsular opacification. Surv Ophthalmol 37:73–116
3. Davis PL, Hill P (1989) Inhibition of capsule opacification by convex surface posterior three-piece all-PMMA C-loop lenses: a fellow eye and same lens study. Eur J Implant Ref Surg 1:237–240
4. Götting J, Knorz MC, Seiberth V, Münch D (1991) Nachstarrate mit bikonvexen und konvexplanen IOLs – Eine prospektive Studie. In: Wenzel M, Reim M, Freyler H, Hartmann C (Hrsg) 5. Kongreß der Deutschsprachigen Gesellschaft für Intraokularlinsen Implantation, Bd 5. Springer, Berlin Heidelberg New York Tokyo, S 698–703
5. Green WR, McDonnell PJ (1985) Opacification of the posterior capsule. Trans ophthal Soc UK 104:727–739
6. Greite JH, Kammann JP, Tsinopoulos I, Kreiner CF (1991) Die ST-Linse – Eine Ganzkörperlinse zur spannungsfreien endokapsulären Fixation. In: Schott K, Jacobi KW, Freyler H (Hrsg) 4. Kongreß der Deutschen Gesellschaft für Intraokularlinsen Implantation, Bd. 4. Springer, Berlin Heidelberg New York Tokyo, S 5–12

7. McDonnell PJ, Stark WJ, Green WR (1984) Posterior capsule opacification: A specular microscopic study. Ophthalmology 91:853–856
8. Naeser K, Nielsen NE, Hansen TE (1990) Morphological changes 2 ½ years after extracapsular cataract extraction with implantation of posterior chamber lenses. Acta Ophthalmol 68:259–264
9. Nishi O (1986) Incidence of posterior capsule opacification in eyes with and without posterior chamber intraocular lenses. J Cataract Refract Surg 12:519–522
10. Ritzinger I, Babos S (1988) Nachstar bei Fixation der Hinterkammerlinse in den Kapselsack. Spektrum Augenheilk 2:231–233
11. Wesendahl TA, Hunhold W, Auffarth GU, Newland TJ, Blotnik C, Apple DJ (1993) Einfluß von Optikgeometrie und Haptikabwinkelung auf die Lagebeziehung von IOL und hinterem Kapselblatt. In: Robert Y, Gloor B, Hartmann C, Rochels R (Hrsg) 7. Kongreß der Deutschsprachigen Gesellschaft für Intraokularlinsen Implantation, Bd 7. Springer, Berlin Heidelberg New York Tokyo, S 222–227

Sind primäre Entlastungsschnitte einer intakten Kapsulorhexis bei der ECCE und bei der Phakoemulsifikation noch nötig?

T. Neuhann und Th. Neuhann

Zusammenfassung. Eine intakte Kapsulorhexis (KR) kann bei der konventionellen extrakapsulären Kataraktextraktion (ECCE) die Entbindung des Linsenkerns erschweren oder nahezu unmöglich machen. Grund hierfür ist die hohe Festigkeit des in sich geschlossenen Randes der vorderen Kapsel. Deshalb wurden in den vergangenen Jahren von verschiedenen Autoren Entlastungsschnitte in das vordere Kapselblatt empfohlen. Hierdurch werden aber die entscheidenden Vorteile der KR wesentlich reduziert. Die kombinierte hydrostatisch-manuell-mechanische Hydroexpression löst diese Problematik, da mit Hilfe dieser Technik nahezu jeder Linsenradius durch eine deutlich kleinere KR schonend und kontrolliert entbunden werden kann. In unserem Patientengut kam es bei 2500 konsekutiv durchgeführten Kataraktoperationen nur in 2 Fällen zur hinteren Kapselruptur, wobei einer der beiden Fälle einen hinteren Polstar aufwieß, der als Kontraindikation für die Hydroexpression angesehen werden muß. Iatrogene Zonularupturen wurden bei der Hydroexpression bisher nicht beobachtet. Diese Form der Hydroexpression ist somit eine geeignete, neue und schonende Technik bei der ECCE, den Linsenkern durch eine kleine intakte KR zu entbinden, ohne die Integridität der KR zu verletzen. Wird der Linsenkern anschließend wieder in den Kapselsack zurückgedrängt, so lassen sich auch zahlreiche Phakotechniken leichter durchführen, ebenso wie – falls nötig – die Umwandlung der Operationstechnik von Phakoemulsifikation zu ECCE.

Summary. Nucleus delivery in planned extracapsular cataract extraction (ECCE) with a continuous capsulorhexis (CR) will be sometimes extremely difficult. Nearly all techniques for solving this problem are describing a destruction of the continous curvilinear CR. The combined hydrostatic-manuell mechanic hydroexpression is a save, easy learnable and reproducible method keeping the integrity of the CR intact. It is also the ideal method for the changing ECCE surgeon to move stepwise to phacoemulsification.

Nach der Einführung der Kapsulorhexis im Jahre 1985 durch Gimbel und oben genannte Autoren [10, 12, 17] zeigte sich in den Veröffentlichungen der folgenden Jahre, daß neben den unbestrittenen Vorteilen dieser neuen Operationstechnik auch Nachteile entstehen [11, 28, 33].

Einer der Nachteile bestand darin, daß nach einer intakten, in sich geschlossenen Kapsulorhexis – sowohl bei der geplanten ECCE als auch bei der Phakoemulsifikation – die Entbindung bzw. Emulsifikation des weichen als auch harten Linsenkerns z.T. sehr viel schwieriger wurde, als z.B. mit der

J. Wollensak et al. (Hrsg.)
8. Kongreß der DGII

damals weitverbreiteten Can-opener- oder Letter-box-Kapsulotomie [1, 2, 13].

Aufgrund dessen wurden und werden besonders für die Phakoemulsifikation weltweit unzählig neue Techniken beschrieben, die sich meist nur marginal von der sog. Divide and conquer-Technik unterscheiden, erstmals beschrieben von Shepard [25] und später von Gimbel [5, 20] weiter perfektioniert. Prinzip dieser Technik ist, den Linsenkern ausschließlich im Kapselsack zu zerteilen, zu mobilisieren und zu emulsifizieren ohne die Zonula zu traumatisieren. Diese OP-Technik kann mittlerweile so schonend durchgeführt werden, daß idiopatisch oder traumatisch subluxierte Linsen per Phakoemulsifikation extrakapsulär an der Katarakt operiert werden können. Auch einige Filmbeiträge, unter anderem von Schwab während der DOG 1992, operations- und filmtechnisch brillant dargestellt, verdeutlichen dies. Ob dies allerdings auf Dauer wünschenswert ist, bedarf einer anderen Diskussion.

Für die ECCE wurden ebenfalls zahlreiche Lösungen für die einfachere Kernentbindung vorgeschlagen. Ein Lösungsmodell war, die Kapsulorhexis möglichst groß anzulegen [14, 16]. Dies scheiterte of daran, daß die Rhexis in die Zonula lief und damit gelegentlich weitere Probleme, wie z. B. eine hintere Kapselruptur, nach sich zog [34].

War die Kapsulorhexis aber um oder unter 6 mm im Durchmesser, empfehlen viele Autoren die „Zerstörung" der eben durchgeführten Kapsulorhexis mittels sog. primärer Entlastungsschnitte, um die Kern- bzw. Kataraktentbindung aus dem Kapselsack zu erleichtern [36, 38, 39]. Dies stellt aber den Sinn und den Nutzen der soeben angelegten Kapsulorhexis völlig in Frage, wie Wasserman et al. in einer postmortem Rückschau eindrucksvoll beschreiben [21, 32].

Es war also eine Lösung gefragt, welche die hilfreichen, aber destruktiven primären Entlastungsschnitte unnötig machte. Viele Operateure halfen sich mit der Hydrodissektion [19, 22, 24, 25] oder der von Klaas [23] und Anis [27] beschriebenen Hydrodelineation, um den Kern zu mobilisieren, zu rotieren, um ihn dann gezielt zu exprimieren. Koch et al. beschreiben eine ähnliche Technik als Hydrodelamination [37]. Diese Manipulation des Kerns war aber immer maßgeblich von der Geschicklichkeit des einzelnen Operateurs abhängig, da man ja nicht wußte, welchem Druck der Kapselsack bzw. die hintere Kapsel standhält. Seit den Arbeiten von Thim et al. [4] wissen wir genaueres, wobei die intrakapsulären Druckverhältnisse maßgeblich von der Elastizität der Kapsulorhexis und ihrer Größe abhängig sind [3, 4, 7].

Zuvor kannten wir bei sog. „triple-procedures" (perforierende Keratoplastik, Kataraktentfernung bei Kapsulorhexis und Kunstlinsenimplantation) schon die Hydroexpression [6], wobei nach Trepanation der Hornhaut und nach Kapsulorhexis nur durch den Wasserdruck der Spüllösung unter die Rhexis der getrübte Linsenkern von 8 mm oder mehr, mühelos und ohne die Integridität der Kapsulorhexis zu verletzen, entbunden werden konnte.

Eine andere Form der Hydroexpression zeigte D. Apple et al. [8, 19] ebenfalls 1991 in dem er in vitro bei Humanbulbi ebenfalls Flüssigkeit allerdings auch in den Glaskörperraum injizierte, um so die Elastizität bzw. Reißfestigkeit der Kapsulorhexis zu messen und zu demonstrieren.

Warum also dieses Prinzip nicht in ein geschlossenes oder zumindest halb geschlossenes System umsetzen [9, 15]? Aus der klinischen Situation heraus entwickelten wir deshalb die kombinierte hydrostatische – manuell-mechanische Hydroexpression:

Mit einer stumpfen 25 gauge Stahlkanüle, wie sie auch von Allarakhia et al. [26] beschrieben wird, verbunden über Luer-Lock mit einem Bakterienfilter auf einer BSS-gefüllten Spritze, wird, durch die Parazentese, spülend in die Vorderkammer eingegangen. Nach Tonisierung der vorderen Augenkammer führt man die Kanüle spülend unterhalb der Parazentese unter die Kapsulorhexis bis zum Linsenäquator. Die Spülflüssigkeit läuft nun zwischen Linseneiweiß und hintere Kapsel, und baut dort einen geringen Druck auf. Das so entstandene Flüssigkeitspolster schiebt nun die Katarakt durch die Kapsulorhexis nach vorne, wobei fast immer nur eine Hälfte der Katarakt in die Vorderkammer ragt, und die andere Hälfte zwar aus ihrem Bett gelöst wird, aber im Kapselsack verbleibt. Sollte sich der Linsenkern nicht wie gewünscht lösen, so kann man durch Drehen der stumpfen Kanülenspitze manuell nachhelfen. Eine zweite Parazentese beugt einem iatrogenen induzierten Ansteigen des intraokularen Druckes sicher vor, da die meisten Sklera- und Hornhautinzisionen oder limbalen Inzisionen selbstdichtend sind.

Diese von allen bekannten Techniken hinsichtlich der Exprimierung des Linsenkerns die schonendste [9, 15, 18] löst sichtbar das Linseneiweiß von der hinteren Kapsel. Der Kern stellt sich auf, wobei meist eine Hälfte der Linse in die Vorderkammer luxiert. Da durch zahlreiche Untersuchungen bekannt ist, wie elastisch die vordere Kapselkante ist [3, 7], wird durch die Entbindung eines Linsenkernes, der deutlich größer als die Öffnung der vorderen Linsenkapsel ist, die Kapselkante nur vorübergehend gedehnt, aber in ihrer Integridität nicht verändert.

Je nach OP-Technik kann man nun sehr einfach und schonend bei der ECCE [29] den zweiten Teil des Kerns in die Vorderkammer bringen, um so die gesamte Katarakt extrakapsulär zu entbinden. Größere Öffnungen als 6 mm im vorderen Kapselblatt werden somit zur ausgesprochenen Ausnahme. Sogenannte primäre Entlastungsschnitte oder geplante Destruktionen des vorderen Kapselblattes zur Erleichterung der Kernentbindung sind damit obsolet.

Für die Umstellung des extrakapsulär operierenden Chirurgen auf die Phakoemulsifikation ist die Hydroexpression ebenfalls von großem Nutzen, da zu jeder Zeit der Kern emulsifiziert werden kann als auch der „anemulsifizierte" Kern jederzeit – wie gewohnt – zu exprimieren ist [30, 35].

Für die Phakoemulsifikation bietet es sich an, den luxierten Teil der Linse wieder in den Kapselsack zurückzudrängen, wobei sich an der elastischen Kapsulorhexiskante fast immer Linsenrinde abstreift. Dies wiederum hat den Vorteil, daß sich nun eine vom Volumen her kleinere Katarakt im Kapselsack befindet, und somit in jeglicher Weise leichter im Sack manipulierbar ist. Desweiteren kann nach der Hydroexpression der Linsenkern wesentlich einfacher und gefahrloser geteilt werden, da die oft limitierende Verbindung zur hinteren Kapsel nicht mehr existiert. Somit muß auch die erste Furche mit dem Phako in die Katarakt nicht mehr so tief und peripher sein, was wiederum die Rate der Kapselrupturen während der Phakoemulsifikation deutlich reduziert.

Wenn beim Injizieren des BSS unter die Kapsulorhexiskante Druckwerte um 55 mHg entstehen [11], besteht Gefahr zur Ruptur der hinteren Kapsel [4]. Da aber BSS meist schon bei wesentlich niedrigeren Druckwerten den Linsenkern von der hinteren Kapsel trennt und anhebt, und zusätzlich die mechanische Komponente zur Kernexpression beiträgt, ist die Kapselruptur bei diesem Vorgang ein extrem seltenes Ereignis [31]. In unserem Patientengut liegt es derzeit bei 1:2500.

Somit ist die gezielte hydrostatische Expression in Kombination mit der mechanischen Expression des Linsenkernes eine Weiterführung der Hydrodissektion und verwandter Techniken, und derzeit nachweislich die schonendste Methode um bei intakter, in sich geschlossener Kapsulorhexis Linseneiweiß aus dem Kapselsack zu lösen.

Literatur

1. Mackintosh GIS (1993) Complications of capsulorhexis using ECCE in dense cataracts. Eur J Implant Refract Surg 5/2:82–87
2. Pande M (1993) Continuous curvilinear (circular) capsulorhexis and planned extracapsular cataract extraction: are they compatible? Br J Ophthalmol 77/3: 152–157
3. Tana P, Belmonte J (1993) Elasticity of the capsulorhexis and delivery of the nucleus. Eur J Implant Refract Surg 5/2:103–108
4. Thim K, Krag S, Corydon L (1993) Hydroexpression and viscoexpression of the nucleus through a continuous circular capsulorhexis. J Cataract Refract Surg 19/2: 209–212
5. Gimbel HV (1992) Evolving techniques of cataract surgery: continuous curvilinear capsulorhexis, down-slope sculpting, and nucleofractics. Semin Ophthalmol 7/4:193–207
6. Hofbauer JD, Levenson J (1992) Capsulorhexis for cataract extraction during keratoplasty. Cornea 11/3:273
7. Imkamp E, Effert R, Boehmer H, Reim M (1992) The stretching capacity of a capsulorhexis. Die Dehnungskapazität der Kapsulorhexis im Tiermodell. Ophthalmologe 89/4:271–273
8. Assia EI, Apple DJ, Tsai JC, Lim ES (1991) The elastic properties of the lens capsule in capsulorhexis. Am J Ophthalmol 111/5:628–632
9. Corydon L, Thim K (1991) Continuous circular capsulorhexis and nucleus delivery in planned extracapsular cataract extraction. J Cataract Refract Surg 17/5: 628–632
10. Gimbel HV, Neuhann T (1991) Continuous curvilinear capsulorhexis. J Cataract Refract Surg 17/1:110–111
11. Masket S (1993) Postoperative complications of capsulorhexis. J Cataract Refract Surg 19/6:721–724
12. Neuhann T, Neuhann T (1991) Capsulorhexis. New frontiers in ophthalmology

(Proc. 16. Int Congr Ophthalmol Singapore 1990 Int Congr Series 920). Excerpta Medica, Amsterdam, pp 41–42
13. Galand A (1990) Capsulorhexis or envelope technique? (Congr SFO, Paris 1990) Acta 96 eme 11
14. Lim ASM, Chiang C (1990) Capsulorhexis. How to avoid unintentional ICCE without relaxing incision. Implants Ophthalmol 4/2:57–59
15. Thim K, Krag S, Corydon L (1990) Capsulorhexis and nucleus expression. Eur J Implant Refract Surg 2/1:37–41
16. Wittemann GJ (1989) Avoiding capsulorhexis complications with extracapsular cataract surgery. J Cataract Refract Surg 15/4:463–464
17. Neuhann T (1987) Theorie und Operationstechnik der Kapsulorhexis. Klin Monatsbl Augenheilkd 190/6:542–545
18. Apple DJ, Legler UFC, Assia EI (1992) Vergleich verschiedener Kapsulektomietechniken in der Kataraktchirurgie. Eine experimentelle Studie. Ophthalmologe 89/4:301–304
19. Assia EI, Blumenthal M, Apple DJ (1992) Hydrodissection and viscoextraction of the nucleus in planned extracapsular cataract extraction. Eur J Implant Refract Surg 4/1:3–8
20. Gimbel HV (1991) Divide and conquer nucleofractis phacoemulsification: development and variations. J Cataract Refract Surg 17/3:281–291
21. Wassermann D, Apple DJ, Castaneda VE, Tsai JC, Morgan RC, Assia EI (1991) Anterior capsular tears and loop fixation of posterior chamber intraocular lenses. Ophthalmology 98/4:425–431
22. Blumenthal M, Ashkenazi I, Assia E, Cahane M (1992) Small-incision manual extracapsular cataract extraction using selective hydrodissection. Ophthalmic Surg 23/10:699–701
23. Klaas DW (1990) Aquadessectio alia post aliam. Eine hilfreiche Technik der fraktionierten Darstellung des Linsenkerns bei extrakapsulären Kataraktoperationen. Fortschr Ophthalmol 87/4:425–428
24. Faust KJ (1984) Hydrodissection of soft nuclei. J Am Intraocul Implant Soc 10/1: 75–77
25. Shepherd JR (1990) In situ fracture. J Cataract Refract Surg 16/4:436–440
26. Allarakhia L, Pearce JL (1989) A new cannula for nucleus hydrodissection. Ophthalmic Surg 20/4:296–297
27. Anis AY (1992) Hydrosonic hydrodelineation and phacoemulsification. In: Yalon M (ed) Techniques of phacoemulsification surgery and intraocular lens implantation. Slack, Thorofare, S 199–209
28. Davison JA (1993) Capsule contraction syndrome. J Cataract Refract Surg 19/5: 582–589
29. Friedburg D (1993) Viskochirurgisch unterstützte Hydro-Jet-Ausspülung des Linsenkerns. Ein sicheres Verfahren zur extrakapsulären Kataraktextraktion mit Kapsulorhexis. Klin Monatsbl Augenheilkd 202/4:288–291
30. Blumenthal M, Ashkenazi I, Assia E, Cahane M (1992) Small-incision manual extracapsular cataract extraction using selective hydrodissection. Ophthalmic Surg 23/10:699–701
31. Kerschner RM (1992) Capsular rupture at hydrodissection. J Cataract Refract Surg 18/4:423
32. Assia EI, Legler UFC, Merill C, Hicklin JC, Castaneda VE, Hogatt JP, Wasserman D, Apple DJ (1993) Clinicopathologic study of the effect of radial tears and loop fixation on intraocular lens decentration. Ophthalmology 100/2:153–158

33. Hansen SO, Crandall AS, Olson RJ (1993) Progressive constriction of the anterior capsular opening following intact capsulorhexis. J Cataract Refract Surg 19/1: 77–82
34. Lim L, Wong D, Yeoh RLS, Lim ASM (1993) Posterior capsular tears from relaxing incisions in capsulorhexis during extracapsular cataract extraction. Asia Pac J Ophthalmol 5/3: 14–17
35. Blumenthal M, Assia E, Neuman D (1991) Lens anatomical principles and their technical implications in cataract surgery. J Cataract Refract Surg 17/2: 211–217
36. Ohrloff C (1993) Vergleich von Phakoemulsifikation und geplanter Kernexpression. Klin Monatsbl Augenheilkd 19/6: 695–699
37. Koch PS, Davison JA (1991) Hydrodelamination and hydrodissection. Textbook of advanced phacoemulsification techniques. Slack, Thorofare, S 99–104
38. Groden LR (1990) Continuous tear capsulotomy and phacoemulsification cataract extraction combined with penetrating keratoplasty. Refract Corneal Surg 6/6: 458–459
39. Täumer T (1990) Probleme der Kernexpression bei e.c. Katarakt-Operationen. In: Freyler H, Skorpik C, Grasl M (Hrsg) 3. Kongreß der Deutsche Gesellschaft für Intraokularlinsen Implantation, Wien 1989. Springer, Berlin Heidelberg New York Tokyo, S 208–212

Häufigkeit und Art von Explantationsgründen von ein- und dreistückigen Hinterkammerlinsen*

G. U. Auffarth, T. A. Wesendahl, S. J. Brown und D. J. Apple

Zusammenfassung. In dieser Studie haben wir Art und Häufigkeit von Komplikationen untersucht, die zur Explantation von 1460 Hinterkammerlinsen (HKL) führten. Diese Ergebnisse wurden in Relation gesetzt zu Befunden von 1441 enukleierten Autopsieaugen, die Katarakt operiert und mit einer Hinterkammerlinse versorgt worden waren. Die untersuchten Präparate sind dem Center for IOL Research über einen Zeitraum von 10 Jahren zur pathologischen Begutachtung zugesandt worden. Von den 1460 explantierten Hinterkammerlinsen waren 1072 (73,4%) dreistückige PMMA Linsen mit Prolene Haptiken, 261 (17,9%) einstückige PMMA Linsen, 81 (5,6%) Silikonlinsen und 46 (3,1%) HKL verschiedenen Designs. Die beiden häufigsten Explantationsgründe waren HKL-Dezentrierung/Subluxation (42,6%) und entzündliche Reaktionen (23,77%). Die prozentuale Verteilung der Explantationsgründe von einstückigen und dreistückigen HKL unterschied sich nicht. Die Untersuchung der 1441 Autopsieaugen zeigte, daß die Dezentrierung signifikant korellierte mit dem Fixationsort (asymmetrische Kapselsack/Sulkusfixation, $P < 0{,}01$). Die asymmetrische Fixation trat wiederum häufiger auf in Augen, die vor 1990 mit älteren OP-Methoden operiert wurden, im Vergleich zu einem OP-Zeitpunkt zwischen 1990 und 1993 ($P < 0{,}02$). Einstückige HKL zeigten außerdem eine höhere Inzidenz von symmetrischer Kapselsackfixation. Die derzeitige Entwicklung in der Kataraktchirurgie zur sogenannten „capsular surgery" mit den damit verbundenen modernen OP-Techniken (Kapsulorhexis, Phakoemulsifikation, Kapselsackfixation) sollte sowohl die Inzidenz von Komplikationen als auch die Explantationsrate von Hinterkammerlinsen in den kommenden Jahren deutlich vermindern.

Summary. In this study we have analysed incidence and types of complications seen after cataract surgery and implantation of posterior chamber intraocular lenses (PC-IOLs) based on a review of 1460 explanted PC-IOLs and 1441 autopsy eyes with implanted PC IOLs. Out of 1460 explanted PC IOL 1072 (73.4%) were 3 Piece PMMA design with Prolene haptics, 261 (17.9%) 1 Piece All PMMA IOL, 81 (5.6%) Silicone IOL and 46 (3.1%) various designs. The two most important reasons for explantation were IOL decentration (42.6%) and inflammation (23,77%). Percentagewise there was no difference for the reasons of explantations between 1 piece and 3 piece IOLs. The examination of the 1441 autopsy eyes showed a significant correlation of decentration and asymmetrical bag/sulcus fixation ($P < 0.01$). Asymmetrical fixation was

* Diese Studie wurde gefördert durch ein Max Kade Postdoctoral Research Grant (Dr. Auffarth), Max Kade Foundation, New York, NY, einem Unrestricted Grant from Research to Prevent Blindness Inc., New York, NY, und einem Forschungsstipendium der DFG (Dr. Wesendahl)

J. Wollensak et al. (Hrsg.)
8. Kongreß der DGII

more frequent in eyes operated on before 1990 ($P < 0.02$). One piece PC IOLs showed a higher incidence of symmetrical in-the-bag fixation. We expect that operative techniques like the continuous curvilinear capsulorhexis, phacoemulsification and symmetrical in-the-bag fixation of the IOL should further decrease the explantation and complication rate of PC IOL in the future.

Einleitung

Die Kataraktchirurgie mit Implantation von Intraokularlinsen hat in den letzten 20 Jahren eine dramatische Entwicklung erlebt. Mit dem Erhalt des Kapselsackes (vor allem der Hinterkapsel) und der Verwendung von kapselsackfixierten Hinterkammerlinsen (HKL) scheint die Inzidenz von Hornhautdekompensationen, Netzhautablösungen und zystoidem Makulaödem abzunehmen [1, 2, 5, 7–12].

Kommt es zu Komplikationen, so wird häufig die HKL als auslösender Faktor betrachtet und eine Explantation bzw. ein Austausch angestrebt [9, 11].

Material und Methode

In der vorliegenden Arbeit wurden die Gründe ausgewertet, die zur Explantation von 1460 Hinterkammerlinsen geführt haben. Diese Ergebnisse wurden in Relation gesetzt zu Befunden 1441 enukleierten Autopsieaugen, die kataraktoperiert und mit einer Hinterkammerlinse versorgt worden waren.

Die explantierten Intraokularlinsen und die enukleierten Autopsieaugen wurden dem Center for IOL Research in den Jahren 1983–1993 zur pathologischen Begutachtung zugesandt.

Ergebnisse

Untersuchung von 1460 explantierten Hinterkammerlinsen

Von den 1460 explantierten Hinterkammerlinsen waren 1072 (73,4%) dreistückige PMMA HKL mit Prolene Haptiken, 261 (17,9%) einstückige PMMA Linsen, 51 (3,5%) dreistückige Silikonintraokularlinsen mit Prolene Haptiken, 30 (2,1%) einstückige Silikon HKL und 46 (3,1%) Hinterkammerlinsen verschiedener Designs (Multifokal-HKL, Disk-HKL etc).

Die durchschnittliche Verweildauer im Auge betrug für alle IOLs 25,57 ± 29,24 Monate. Dreistückige PMMA Linsen hatten eine längere Implantationsdauer (28,88 ± 13,88 Monate) als einstückige PMMA HKL (11,2 ± 14,85 Monate). Dieser Befund ist nicht unerwartet, da dreistückige HKL auch über einen längeren Zeitraum auf dem Markt sind.

Explantationsgründe: 622/1460 (42,6%) der HKL wurden aufgrund von HKL-Dezentrierung/Subluxation explantiert. 347/1460 (23,77%) waren we-

Tabelle 1. Explantationsgründe der Hinterkammerlinsen

Explantationsgrund	Dreistückige HKL [%]	Einstückige HKL [%]
Dezentrierung	42,60	41,38
Entzündung	23,97	17,62
Nicht spezifiziert	15,58	17,24
HKL-Brechkraftfehler	8,40	13,41
Kornea Pathologien	9,70	8,43
Glaukom	7,09	4,60
Hämorrhagien	3,92	2,68
Retinale Komplikatinen	3,01	6,13

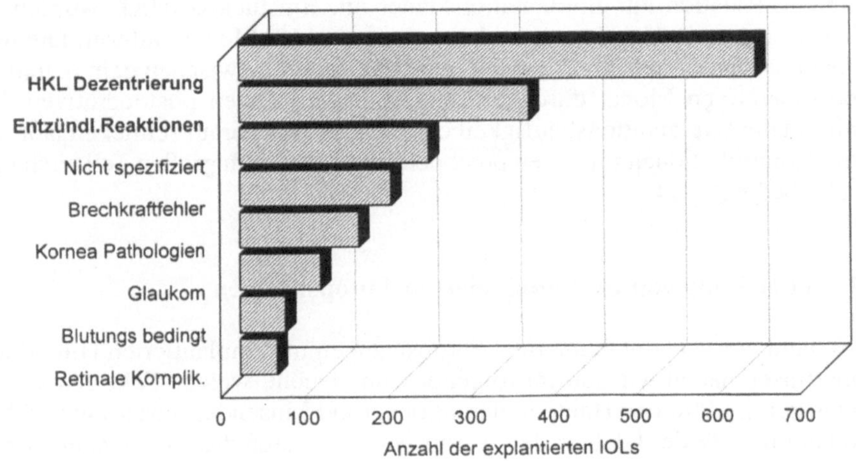

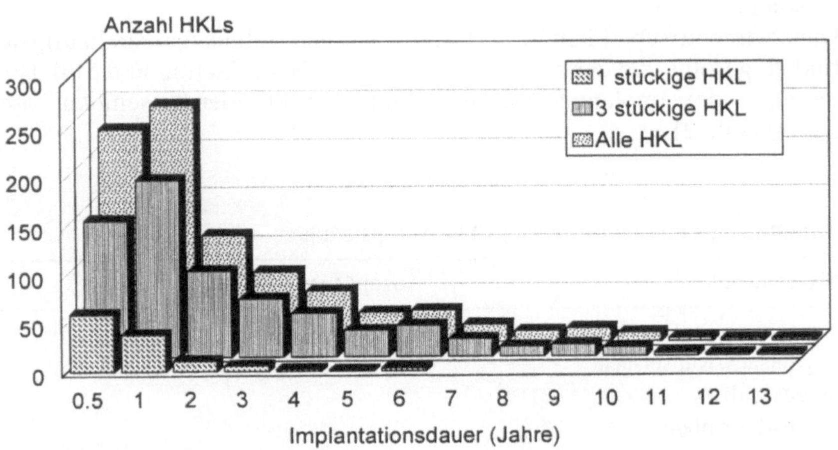

Abb. 1. a Explantationsgründe bei 1460 Hinterkammerlinsen. Über 40% der HKL wurden aufgrund von Dezentrierung/Subluxation explantiert. Weitere Angaben siehe Tabelle 2. **b** Explantationsrate von einstückigen und dreistückigen HKL in Relation zur Implantationsdauer. Die höchste Explantationsrate für einstückige HKL liegt zwischen dem 1. und 6. postoperativen Monat, für dreistückige HKL zwischen dem 6. und 12. postoperativen Monat

gen andauernder entzündlicher Reaktionen (Endophthalmitis, Uveitis, Iritis, unspezifische Entzündungen) entfernt worden (Abb. 1 a).

Als weitere Explantationsgründe kamen korneale Komplikationen (9,73%), Glaukom (6,58%), Hämorrhagien (3,71%) und retinale Komplikationen (3,01%) vor.

Bei 130 von 1460 Patienten (8,9%) war eine falsche Linsenbrechkraft Grund für die Explantation.

Vergleich von dreistückigen und einstückigen PMMA HKL: Der Vergleich der Explantationsgründe von drei- und einstückigen PMMA Linsen zeigt ein gleiches prozentuales Verteilungsmuster für alle Explantationsgründe (Tabelle 1). Abb. 1 b gibt die Komplikationen von ein- und dreistückigen PMMA IOL in Relation zur Implantationsdauer an. Einstückige HKL wurden am häufigsten zwischen dem 1. und 6. postoperativen Monat entfernt. Die meisten Explantationen der dreistückigen HKL wurden zwischen dem 6. und 12. postoperativen Monat durchgeführt. Nach dem ersten postoperativen Jahr nimmt die Explantationshäufigkeit deutlich ab, was darauf schließen läßt, daß die Komplikationen im ersten postoperativen Jahr zum großen Teil auch operativ bedingt sind.

Untersuchung von 1441 enukleierten Autopsieaugen

Anhand von 1441 enukleierten Autopsieaugen mit implantierten Hinterkammerlinsen haben wir nun im folgenden untersucht, welche Faktoren verantwortlich sind für den Hautpexplantationsgrund Linsendezentrierung und Dislokation: 85% der HKL in den Autopsieaugen waren dreistückige, etwa 13% einstückige Linsen.
Die asymmetrische Fixation in Kapselsack und Sulkus war am häufigsten zu finden, gefolgt von der symmetrischen Kapselsackfixation und Sulkusfixation. Diese drei Implantationsorte stellten etwa 90% der Linsenlokalisationen dar (Tabelle 2).

Tabelle 2. HKL Fixationsorte in 1441 Autopsieaugen

Fixationsort	Anzahl (*n*)
Kapselsack/Sulkus	517
Kapselsack/Kapselsack	504
Sulcus/Sulcus	250
Sulcus/Pars plana	22
Kapselsack Ziliarkörper	14
Kapselsack/Pars plana	14
Sulcus/Ziliarkörper	14
Pars plana/Pars plana	11

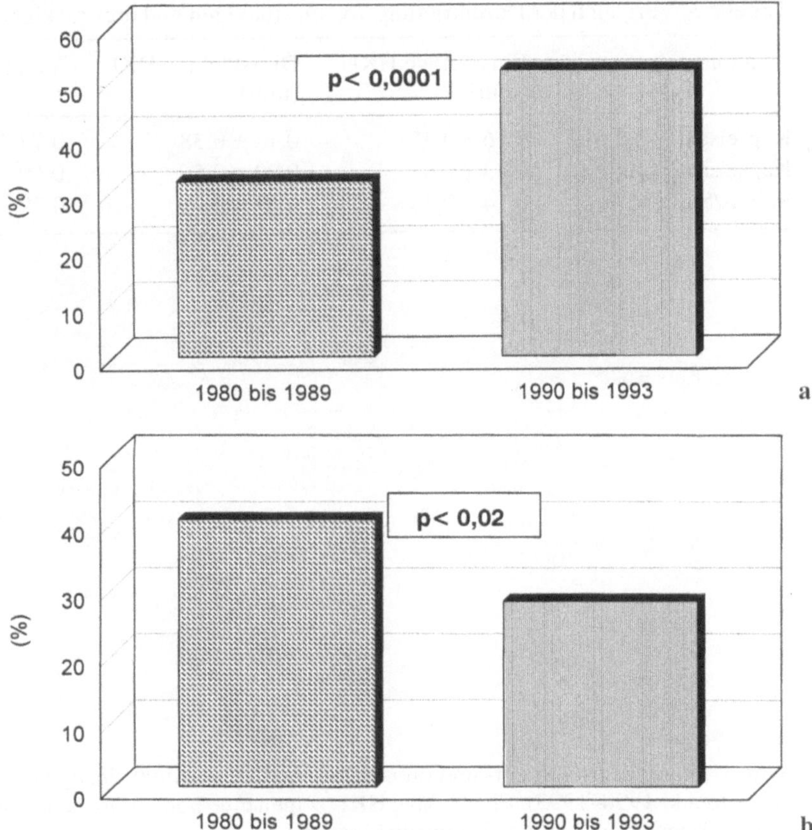

Abb. 2 a, b. HKL-Fixationsort in Relation zum Implantationszeitpunkt. **a** Die symmetrische Kapselsackfixation wurde signifikant häufiger nach 1990 erreicht. **b** die Häufigkeit der asymmetrischen Kapselsack-/Sulkusfixation hat in den 90ern abgenommen

Vergleichen wir in unserem Untersuchungsgut den Fixationsort mit dem Implantationszeitpunkt, so sehen wir, daß die symmetrische Kapselsackfixation in den 90ern signifikant häufiger erreicht wird im Vergleich zum vorherigen Jahrzehnt. Die asymmetrische Kapselsack/Sulkusfixation hingegen hat deutlich abgenommen (Abb. 2 a, b).
Die Messung der Dezentrierung der Linsen in den Autopsieaugen ergab eine deutliche Korrelation zur asymmetrischen Fixationlokalisation. Interessanterweise ergab sich bei gleichem Fixationsort kein Unterschied zwischen ein und dreistückigen Linsen in Bezug auf das Ausmaß der Dezentrierung (Tabelle 3).
Es zeigte sich jedoch, daß moderne einstückige Linsentypen, die in den 90er Jahren implantiert wurden, eine höhere Inzidenz von symmetrischer Kapselsackfixation aufweisen, im Vergleich zu dreistückigen Linsen (Abb. 3).

Tabelle 3. Vergleich der Dezentrierung von einstückigen und dreistückigen HKL

Fixation	Einstückige HKL [mm]	Dreistückige HKL [mm]	Varianzanalyse *P*
Kapselsack	0,16 ± 0,35	0,15 ± 0,38	0,77
Kapselsack/Sulkus	0,33 ± 0,65	0,29 ± 0,56	0,60
Sulkus/Sulkus	0,14 ± 0,33	0,17 ± 0,46	0,79

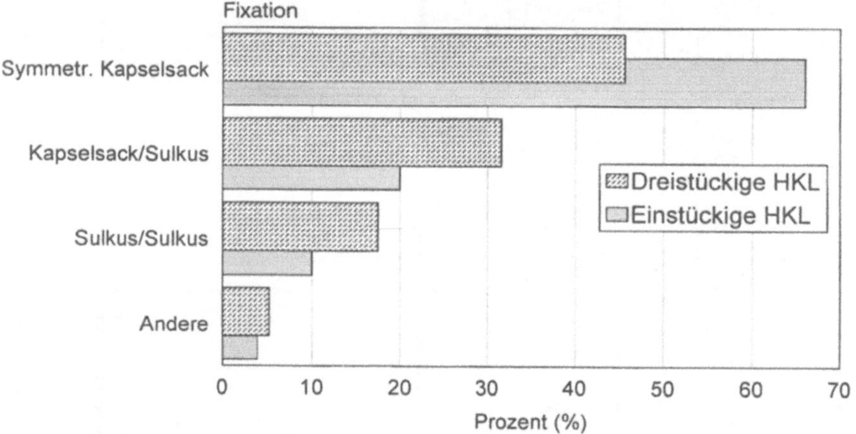

Abb. 3. Fixationsort von ein- und dreistückigen HKL in Autopsieaugen (Implantationszeitpunkt 1990–1993). Einstückige HKL zeigen eine höhere Inzidenz von symmetrischer Kapselsackfixation als dreistückige HKL

Diskussion

Die Kataraktchirurgie hat in den letzten Jahren erhebliche Weiterentwicklungen erfahren. Während in den 80er Jahren zumeist ECCE Operationen mit Dosenöffnerkapsulotomien und Kernexpression durchgeführt wurden und eine Implantation der Linse hinter die Iris angestrebt wurde, so haben die 90er mit der Kapsulorhexistechnik, Hydrodissektion, Phakoemulsifikation und Kapselsackfixation der Linsen deutliche Verbesserungen erbracht [3, 4, 6, 13].

Die hier vorgelegten Ergebnisse zeigen, daß die häufigsten Explantationsgründe von Hinterkammerlinsen Dezentrierung und entzündliche Reaktionen sind, wobei sich keine Unterschiede zwischen ein- und dreistückigen Linsen ergab. Die Linsendezentrierung korrelierte in unserem Autopsieuntersuchungsgut eindeutig mit dem Fixationsort und dem Operations- bzw. Implantationszeitpunkt. Letzteres weist deutlich auf die Veränderung der Operationsmethoden hin.

Die Dezentrierung der Linsen war bei gleichem Fixationsort unabhängig vom Linsentyp. Einstückige Hinterkammerlinsen zeigten jedoch eine höhere

Inzidenz von symmetrischer Kapselsackfixation. Wir gehen davon aus, daß dieser Trend in unserem Autopsieuntersuchungsgut in den kommenden Jahren noch zunimmt. Die derzeitige Entwicklung in der Kataraktchirurgie zur sogenannten „capsular surgery“ mit den damit verbundenen modernen OP-Techniken (Kleinschnittechniken, Kapsulorhexis, Phakoemulsifikation, Kapselsackfixation) sollte sowohl die Inzidenz von Komplikationen als auch die Explantationsrate von Hinterkammerlinsen in den kommenden Jahren deutlich vermindern.

Literatur

1. Apple DJ, Kincaid MC, Mamalis N, Olson RJ (1989) Intraocular Lenses: evolution, design, complications and pathology. Williams & Wilkins, Baltimore
2. Assia EI, Legler UFC, Castaneda VE et al. (1993) Clinicopathologic study of the effect of radial tears and loop fixation on intraocular lens decentration. Ophthalmology 2:153–158
3. Assia EI, Apple DJ, Barden A et al. (1991) An experimental study comparing various anterior capsulectomy techniques. Arch Ophthalmol 109:642–647
4. Assia EI, Apple DJ, Tsai JC, Lim ES (1991) The Relationship between the stretching capability of the anterior capsule and zonules. Invest Ophthalmol Vis Sci 32: 2835–2839
5. Doren GS, Stern GA, Driebe WT (1992) Indications for and results of intraocular lens explantation. J Cataract Refract Surg 18:79–85
6. Gimbel HV, Neuhann T (1990) Development, advantages, and methods of the continuous circular capsulorhexis technique. J Cat Refract Surg 16:31–37
7. Hansen SO, Tetz MR, Solomon KD et al. (1988) Decentration of flexible loop posterior chamber intraocular lenses in a series of 222 postmortem eyes. Ophthalmology 95:344–349
8. Hunemohr D, Pham DT, Wollensack J (1992) Retinal detachment with posterior chamber lenses. Klin Monatsbl Augenheilkd 200/2:91–94
9. Mamalis N, Crandall AS, Pulsipher MW, Follett S, Monson MC (1992) Intraocular lens explantation and exchange: A review of lens styles, clinical indications, clinical results, and visual outcome. J Cataract Refract Surg 17:811–818
10. Martin RG, Sanders DR, Souchek J, Raanan MG, De Luca M (1992) Effect of posterior chamber intraocular lens design and surgical placement on postoperative outcome. J Cataract Refract Surg 18 (4):333–341
11. Price FW, Whitson WE, Collins K, Johns S (1992) Explantation of posterior chamber lenses. J Cataract Refract Surg 18:475–479
12. Solomon KD, Apple DJ, Mamalis N, et al. (1991) Complications of intraocular lenses with special reference to an analysis of 2500 explanted intraocular lenses (IOLs). Eur J Implant Ref Surg 3:195–200
13. Wassermann D, Apple DJ, Castaneda VE, Tsai JC, Morgan RC, Assia EI (1991) Anterior capsular tears and loop fixation of posterior chamber lenses. Ophthalmology 98:425–431

Histologische Befunde explantierter IOL

J. Novák und M. Izák

Zusammenfassung. Histologische Untersuchungen explantierter Intraokularlinsen lassen neue klinische und Grundlagenkenntnisse erwarten.

Wir untersuchten 43 Intraokularlinsen mittels Lichtmikroskopie teils mit, teils ohne Färbung. Die Mehrheit der entfernten Linsen waren Linsen vom Typ Iris-clip „Sputnik" (25/43). Die häufigste Indikation zur Explantation waren die Uveitis (17/43), pseudophake bullöse Keratopathie (13/43), frühere OP-Fehler (7/43), spätere Instabilität der IOL (4/43), Verletzung (1/43), Endophthalmitis (1/43). Die Zeit zwischen Implantation und Explantation lag zwischen einem Tag und 6 Jahren.

Wir beobachteten Veränderungen im Haptikmaterial aus Polyamid besonders bei jüngeren Patienten. Die Oberfläche der IOL war von Makrophagen bedeckt (24 Stunden nach Implantation), die Makrophagen phagozytieren Pigmentpartikel, die im Zytoplasma gesehen werden können.

Einige Jahre nach Implantation beobachteten wir bewegliche Makrophagen und Riesenzellen ohne Pigment im Zytoplasma. Die Kernzahl der Makrophagen war individuell sehr unterschiedlich. Es wurde keine Fusion von Makrophagen beobachtet, aber einige hochaktive Zellen, die die Elemente in der Umgebung phagozytieren.

Summary. Intraocular lens after explantation appears to be an interesting object for the histologic examinations bringing new clinical or basic informations.

We examined 43 pieces of IOL using light microscopy without or with colouring. The majority of the removed IOLs were iris-clip „Sputnik" lenses/25 pcs/. The most common indications for explantation included uveitis – 17 eyes, pseudophakic bullous keratopathy – 13 eyes, early surgical mistake – 7 eyes, later IOL instability, – 4 eyes, injury – 1 eye, endophthalmitis – 1 eye. The time interval between implantation and explantation varied from 1 day to 6 years.

We observed changes in material of haptic elements from polyamide in young patients especially. The surface of IOL was covered by macrophages early after implantation /24 hours/. The macrophages phagocytized pigment particles which were seen in their cytoplasmic content. Some years after implantations we observed movable macrophages and giant cells with no pigment in their cytoplasma. The number of nuclei in macrophages increased very individually. No fusion of macrophages was observed, but some high active cells phagocytized surrounding elements.

Einleitung

Die Explantation einer Intraokularlinse stellt häufig eine anspruchsvollere Aufgabe dar, als deren Implantation. Oft ist mit einer Explantation noch

J. Wollensak et al. (Hrsg.)
8. Kongreß der DGII

nicht die vollständige Lösung der Probleme des pseudophaken Auges verbunden.

Zu den häufigsten Ursachen einer Explantation zählen die Keratopathie und die Uveitis. In der letzten Zeit kam eine steigende Zahl von Intraokularlinsen hinzu, die aufgrund optischer Probleme ausgetauscht wurden.

Die histologische Untersuchung explantierter Intraokularlinsen verspricht neue grundlegende und klinische Informationen [1–8].

Material und Methoden

In den vergangenen fünf Jahren haben wir 43 explantierte Intraokularlinsen licht- und REM-mikroskopisch untersucht. Zwischen Implantation und Explantation lagen 24 Stunden bis 6 Jahre.

Bei 25 der 43 explantierten Intraokularlinsen handelte es sich um Linsen vom Typ Iris-clip „Sputnik".

Häufigste Ursache der Explantation war die Uveitis (17/43) gefolgt von Keratopathie (13/43), fehlerhafter Implantation (7/43), Instabilität (4/43), Verletzung (1/43) und Endophthalmitis (1/43).

Zum Untersuchungsmaterial zählen zusätzlich fünf Bulbi von verstorbenen Patienten, von denen zwei vollständig untersucht werden konnten.

Orientierende Untersuchungen der explantierten Intraokularlinsen erfolgten ohne Färbung am Tischmikroskop (Zeiss), eine Photodokumentation wurde durchgeführt.

Ein Teil der Linsen wurde nach Explantation mit einem Färbe-Set behandelt (Firma Baxter, schnelles Differenzierungs- und hämatologisches Set). Dieses Set besteht aus drei Probiergläsern, in die die Linsen stufenweise nach 5 Sekunden getaucht wurden. Es wurde eine Färbung mit Methylorange, mit Butyrat (Untersuchung unspezifischer Esterasen) und eine Fluoreszenzfärbung (Darstellung von Pilzen) durchgeführt.

Ergebnisse und Diskussion

Unter dem Gesichtspunkt der Pathogenese des klinischen Bildes kann manchmal schon makroskopisch die Veränderung des Materials der explantierten Linse beurteilt werden, eine genaue Untersuchung der Ablagerungen auf der Linsenoberfläche ist jedoch erst nach Färbung möglich.

Bei One-piece-Linsen aus PMMA und Three-piece-Linsen mit PMMA-Optik und Polypropylenschlingen haben wir keine Biodegradation der Haptik gefunden.

Bei einem Drittel der Intraokularlinsen des Typs „Sputnik" lagen Veränderungen an der Haptik vor. Es wurden verschiedene Stufen der Biodegradation, (Polyamidhydrolyse) von feinsten Veränderungen (des Hobeltyps) über eine auffallende Verengung (an den Stellen des Einstandens der Haptik in das Irisgewebe) bis zum praktisch vollständigen Schwund von Antennen und Schlin-

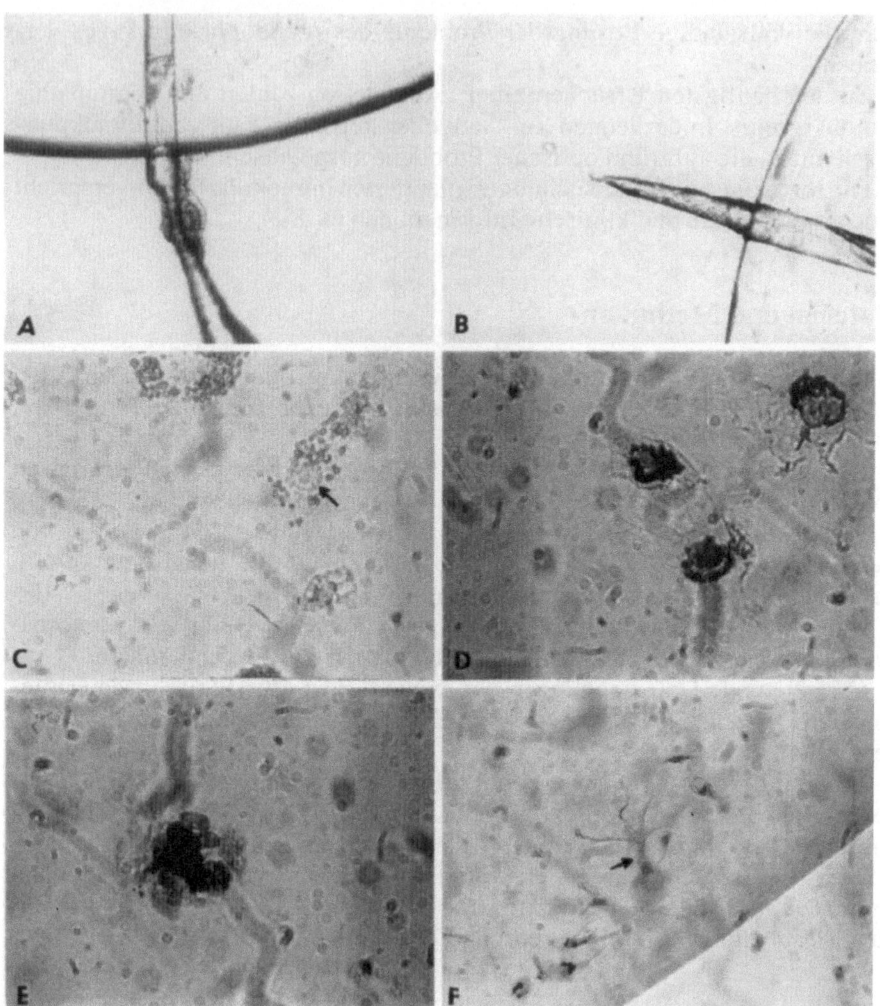

Abb. 1. a Die auffallende Verengung der Haptik aus Polyamid 5 Jahre nach Implantation. × 70. **b** Praktisch vollständige Auflösung einer Antenne der Iris-clip IOL 2 Jahre nach Implantation. Material: Polyamid. × 70. **c** Pigment im Zytoplasma der Makrophagen, ohne Färbung. Der Pfeil zeigt den Kern. × 160. **d** Die mehrkernigen Makrophagen entstehen in der Frühphase (wahrscheinlich durch Teilung der Kerne) nach der Implantation. Der *Pfeil* zeigt eine zweikernige Zelle 7 Tage nach Implantation. × 160. **e** Auch die mehrkernigen Zellen phagozytieren Pigment. 5-kernige Zelle mit Pigment im Zytoplasma. × 160. **f** Aktive Makrophagen mit Ausläufern und mit Pigmentminimum. „one-piece" IOL Adatomed. × 70.

gen, festgestellt (Abb. 1 a, b). Diese Veränderungen waren bei jüngeren Patienten auffallender.

Aufgrund der Oberflächenbefunde des optischen Teils der Intraokularlinsen werden wir uns in dieser Mitteilung besonders der Zellreaktion widmen.

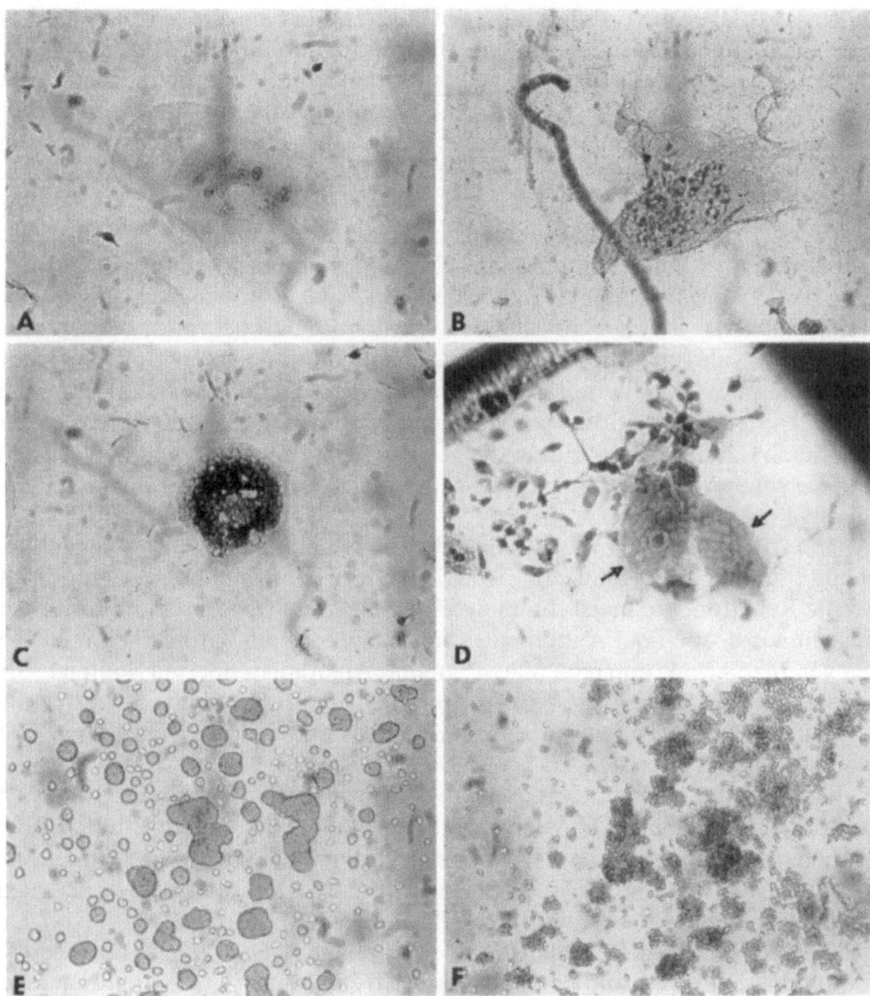

Abb. 2. a Die mehrkernige Zelle aus den fremden Körpern. × 70. **b** Positive Färbung einer Riesenzelle auf nichtspezifischen Esterasen. **c** Runde Riesenzelle mit Pigment im Zytoplasma. Es sind keine Kerne erkennbar. × 70. **d** Extrem aktivierte Riesenzellen, die die Umgebungselemente phagozytieren. Iris-clip „Sputnik" IOL 2 Jahre nach Implantation. × 70. **e** Präzipitate 2 Monate nach der Implantation auf der Oberfläche einer IOL. Sehr starke uveale Reaktion. „one-piece" Adatomed PMMA-IOL mit Sulcusfixation. × 70. **f** Nach 2 Stunden Hydrolyse im Wasser sind die Einzelteilchen des Pigments gut erkennbar, dasselbe Präparat wie 2e

Wir werden diese Befunde nicht ausführlich beschreiben, sondern uns vielmehr den allgemeinen und funktionellen Gesichtspunkten zuwenden.

Sofort nach dem Einbringen der Linse in das Kammerwasser wird diese mit einer Schicht eosinophiler Eiweißstoffe bedeckt. Nach 24 Stunden wird die Intraokularlinse von Makrophagen besetzt, die Gewebedetritus phagozytieren. Im Auge handelt es sich dabei hauptsächlich um Pigment, das im Zytoplasma der Makrophagen beobachtet werden kann. Aufgrund dieser im wesentlichen physiologischen Abbaureaktionen läßt sich die Qualität der Vorderkammerspülung vor dem Wundverschluß beurteilen. Abb. 1c zeigt Pigment im Zytoplasma der Makrophagen, fünf Tage nach Implantation der Intraokularlinse.

Nach Färbung der explantierten Linsen mit Methylorange zeigen sich Makrophagen mit dichten Pigmenteinschlüssen, vereinzelt mit Ausläufern. In der Mitte zeigen sich ein blau gefärbter Kern sowie Zytoplasma als umgebene Halo (Abb. 1d). Bei den auffallenden uvealen Reaktionen nach Implantation kommt es wahrscheinlich durch Eindringen immunogener Teilchen in die Vorderkammer (vor allem Bakterien, Iris-Detritus) schon nach fünf Tagen zur schnellen Transformation von Makrophagen in mehrkernige Zellen, wahrscheinlich durch innere Teilung der Kerne (Abb. 1d). Diese sind mit Ausläufern versehen und gut beweglich. Auch mehrkernige Zellen phagozytieren Pigment (Abb. 1e)

Drei Monate nach Implantation sehen wir viele aktive Makrophagen mit wenig Pigment im Zytoplasma (Abb. 1f). Diese kennzeichnen die chronische uveale Reaktion, die meist durch mechanische Irritation durch die Linse verursacht wird. Auch bei Augen mit Keratopathie finden wir nach einigen Jahren vereinzelt Makrophagen ohne Pigment. An prädisponierten Stellen ist die Oberfläche der Linse lädiert (häufig bei den Iris-clip-Linsen „Sputnik" und am Rand der anderen Linsen zu sehen). Hier können auch mehrkernige Elemente beobachtet werden.

Wenn die Linse nicht akut explantiert wurde (z.B. wegen einer Linsendezentrierung oder frühen uvealen Reaktion), bleiben die Riesenzellen mehrere Monate oder Jahre auf der Linsenoberfläche, phagozytieren nicht mehr und verhalten sich wie körperfremde Zellen, d.h., ihr Zytoplasma dehnt sich maximal aus. Dabei kommt es häufig zum Einreißen der Zelloberfläche (Abb. 2a).

Die Riesenzellen bestehen aus Makrophagen. Das zeigt eine positive Färbung auf für Makrophagen charakteristischen, unspezifischen Esterasen (Abb. 2b).

Die Riesenzellen entstehen meist innerhalb der ersten zwei Wochen nach der Linsenimplantation. Nach mehreren Monaten sind sie degeneriert, der Zellinhalt besteht aus Pigment. Nach dem Zerfall der Kerne nimmt die Zelle die Form eines Kreises – aus zytologischer Sicht die kleinste Form – an und befindet sich für einen längeren Zeitraum (nach unseren Beobachtungen drei Jahre) in einem Zustand relativer Ruhe – ohne Bewegung (Abb. 2c).

Dieses Geschehen ist oft an den Rändern und an der Rückfläche der Intraokularlinsen zu beobachten und außerdem am Pupillenrand entlang der Vorderfläche. Sehr aktive Riesenzellen, die auch Elemente in der Umgebung phagozytieren, sieht man Jahre nach der Implantation bei chronisch rezidivierender Uveitis (Abb. 2d).

Im frühen Stadium der Uveitis ist auch die zelluläre Reaktion an der Linse erkennbar. Bei der ausgeprägten fibrinösen Reaktion finden wir nach zwei

Monaten keine Zellen, sondern durch Pigment gebildete Präzipitate an der Linsenvorderfläche, deren Form an Hefepilze erinnert – entsprechende Färbungen sind jedoch negativ (Abb. 2e, f).

Schlußfolgerung

Die histologische Untersuchung der explantierten Linse sollte zum klinischen Standard gehören. Sie bestätigt bzw. verwirft die Richtigkeit der Indikation zur Explantation, kann manchmal den klinischen Zustand des Patienten erklären und damit die Prognose bestimmen. Die histologische Untersuchung kann dazu neue Grunderkenntnisse bringen.

Literatur

1. Alpar JJ, Fechner PU (1984) IOLinsen. Grundlagen und Operationslehre. Komplikationen der Linsenimplantation, 2. Aufl. Ferdinand Enke Stuttgart, S 251–277
2. Doren GS, Stern GA, Driebe WT (1992) Indications for and results of intraocular lens explantation. J Cataract Refract Surg 18:79–85
3. Haysaka S, Ishiguro S, Shiono T, Okabe H, Mizuno K (1982) A scanning electron microscopic study of nylon degradation by ocular tissue extracts. Am J Ophthalmol 93:111–117
4. Wolter JR (1982) Cell life on the surface of lens implants. Graefe's Arch Clin Exp Ophthalmol 218:244–249
5. Wolter JR (1982a) Foreign body giant cells on intraocular lens implants. Graefe's Arch Clin Exp Ophthalmol 219:103–111
6. Wolter JR (1982b) Lens implant cytology. Ophthalmic Surgery 13:939–942
7. Wolter JR (1983) Fusion of macrophages on lens implants resulting in the formation of giant cells. Graefe's Arch Clin Exp Ophthalmol 221:1–7
8. Wolter JR (1992) Pathology of fixation fibrosis on intraocular lenses. J Cataract Refract Surg 17:324–329

Ergebnisse der Keratoplastik wegen bullöser Keratopathie bei Pseudophakie

H. J. Meyer, T. Fröhlich und M. Verspohl

Zusammenfassung. 121 Keratoplastiken, die von Januar 1980 bis Juli 1993 wegen bullöser Keratopathie bei Pseudophakie operiert wurden, werden retrospektiv analysiert.

Die Häufigkeit dieser Fälle nahm im Laufe der Jahre kontinuierlich stark zu. Bis 1986 waren fast nur iris- und kammerwinkelgestützte IOL beteiligt, danach überwiegend HKL. Insgesamt waren es 46mal VKL, 39mal irisfixierte IOL (IFL) und 36mal HKL. IFL und VKL wurden bis auf wenige Fälle entfernt, HKL blieben alle in situ.

Mittlere Nachbeobachtungszeit 3 Jahre und 4 Monate. Die Resultate waren bei HKL deutlich besser als bei IFL und VKL. Sie werden mit anderen Ergebnissen aus der Literatur verglichen. Ursachen dafür werden diskutiert, Folgerungen für die Operationsindikation und Kontraindikation abgeleitet.

Summary. 121 patients, who had perforating keratoplasties for pseudophakic bullous keratopathy during January 1980 and July 1993 were retrospectively analyzed .

These cases show a considerable increasing frequency during the last 12 years. Until 1983 iris-supported lenses (ISL) and anterior-chamber lenses (ACL) dominated, later mainly posterior-chamber lenses (PCL) were involved. Altogether there were 46 ACL, 39 ISL and 36 PCL. ACL and ISL were removed with few exceptions. All PCL remaines in situ.

The follow-up time averaged 3 years and 4 month. Results which are much better in PCL than in ACL and ISL are compared to the literature. Reasons are discussed, the consequences for operative indication and contra-indication are drawn.

Einleitung

Auf der ersten Tagung der DGII in Gießen hatten wir [7] erstmals über Erfahrungen berichtet, die sich bei der Explantation verschiedener Intraokularlinsen ergeben. Mit der enormen Zunahme von Linsenimplantationen in den letzten 10 Jahren zeigt – wie vorher schon in den USA [6, 9, 10] – auch bei uns die Kurve der Keratoplastiken wegen bullöser Keratopathie noch immer steigende Tendenz [4, 7, 8]. Inzwischen wurden in unserer Klinik 144 Keratoplastiken wegen Hornhautschäden durch Implantation von Intraokularlinsen vorgenommen. Ziel dieser Arbeit soll sein, die Langzeitprognose dieser Patientengruppe zu erfassen.

J. Wollensak et al. (Hrsg.)
8. Kongreß der DGII

Methode

Dazu haben wir alle entsprechenden Fälle ($n = 121$) von Januar 1980 bis Juli 1993, d.h. 12½ Jahre retrospektiv aufgearbeitet. Die Befunde wurden den Krankenunterlagen entnommen. Die Daten wurden durch eine Fragebogenaktion und Berichte der nachbehandelnden Augenärzte über Zustand des Transplantates, Sehvermögen und Komplikationen ergänzt.

Die Nachbeobachtungszeit betrug maximal 8½ Jahre und minimal 19 Monate, sie lag im Mittel bei 3 Jahren und 4 Monaten.

Ergebnisse

Bis einschließlich 1986 wurden in unserer Klinik mit 2 Ausnahmen nur Augen mit irisgetragener oder kammerwinkelgestützter Linse operiert, erst danach überwogen die Hinterkammerlinsen. Während Iris-clip-Linsen und Vorderkammerlinsen bis auf wenige Fälle entfernt wurden, blieben alle Hinterkammerlinsen in situ.

Betrachtet man die Häufigkeit der Diagnose einer bullösen Keratopathie bei Pseudophakie am gesamten Krankengut unserer Klinik, so zeigt sich von 1980 bis 1993 eine gleichmäßig steigende Tendenz (Abb. 1). Während die Prozentzahl in den ersten Jahren unter fünf blieb, stieg sie schließlich auf

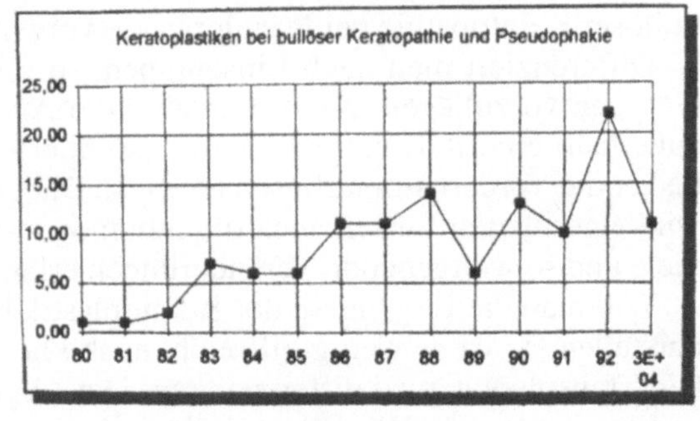

Abb. 1. Anzahl der Keratoplastiken wegen bullöser Keratopathie und Pseudophakie im Zeitraum 1980–1992. 1992 wurden nur 6 Monate ausgewertet

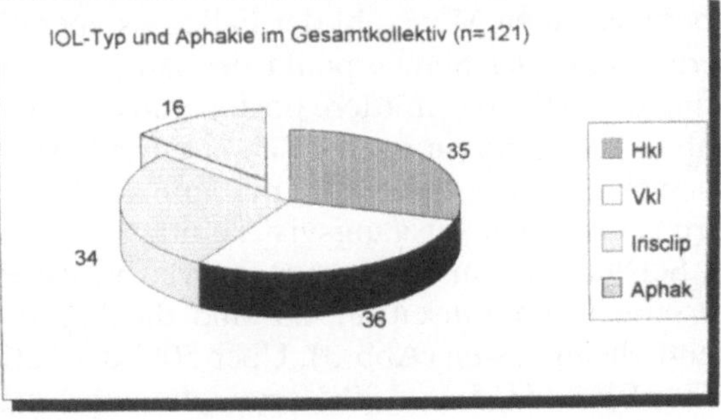

Abb. 2. 121 Keratoplastiken, Verteilung der verschiedenen IOL. Bei 16 Fällen war die IOL bereits außerhalb entfernt worden

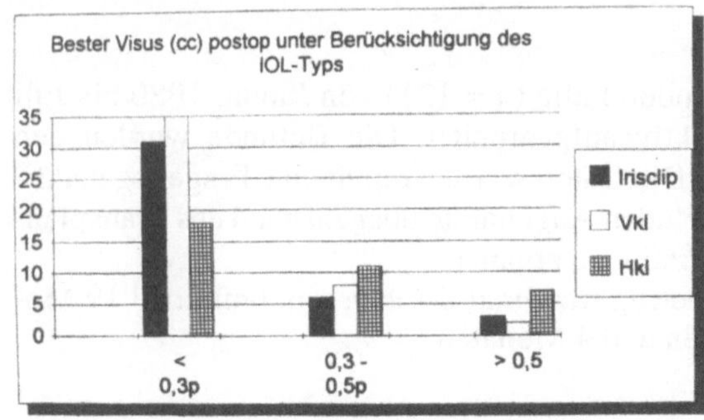

Abb. 3. Funktionelle Ergebnisse bei verschiedenen IOL

Tabelle 1. Postoperative Komplikationen: Drucksteigerung, Immunreaktion, besonders aber späte Endotheldekompensationen traten vor allem nach Explantation von Vorderkammerlinsen auf.

	Drucksteigerung	Immunreaktion	Endotheldekompensation
VKL	4	2	8
Iris-Cliplinse	4	1	3
HKL	1	1	1

knapp 16%, d.h. 1992 wurde jede 6. Keratoplastik in unserer Klinik wegen bullöser Keratopathie bei Pseudophakie vorgenommen.

Differenziert man nach Linsentypen, so scheinen drei etwa gleich große Gruppen vorzuliegen. Zählt man aber die Aphakien hinzu, bei denen schon außerhalb eine IOL entfernt wurde, so überwiegen in unserem Krankengut bisher die Vorderkammerlinsen (Abb. 2). Dabei ist diese Gruppe der kammerwinkelgestützten Linsen auch die inhomogenste, denn kein Linsentyp hat so viele und so weitgehende Veränderungen erfahren wie diese.

Will man die Ergebnisse der Keratoplastik bei verschiedenen Linsentypen darstellen, so ist es wenig hilfreich, nach klaren, semitransparenten und trüben Transplantaten zu differenzieren. Die Abgrenzung wäre viel zu unscharf und manipulierbar. Wir haben deshalb das prä- und postoperative Sehvermögen gegenübergestellt. Betrachtet man das Gesamtkrankengut, so trat in der überwiegenden Mehrzahl der Fälle postoperativ eine deutliche Visusverbesserung ein. Der Schwerpunkt des Ausgangsvisus lag zwischen Handbewegung und 0,05, das mittlere postoperative Sehvermögen bei 0,3 bis 0,4. Dabei gab es starke Streuungen. Während das beste Ergebnis 0,8 erreichte, gab es auch einige Fälle, bei denen im Laufe der Jahre postoperativ eine Verschlechterung unter den Ausgangsvisus eintrat.

Schauen wir uns die postoperativen Visuswerte und ihre Verteilung auf die verschiedenen Linsen an, so sind die Ergebnisse bei Hinterkammerlinsen deutlich am besten (Abb. 3). Über 50% der Patienten sahen postoperativ zwischen 0,3 und 0,5, und 20% erreichten sogar mehr als 0,5 Visus. Irisgetragene und Vorderkammerlinsen schnitten dagegen deutlich schlechter ab. Nur bei etwa ¼ der Fälle wurde dauerhaft ein Sehvermögen von 0,3 bis 0,5 und in Einzelfällen darüber erreicht.

Auch hinsichtlich der postoperativen Komplikationen haben wir die drei Linsentypen gegenübergestellt (Tabelle 1).

Diskussion

Fragen wir nach den Ursachen, warum Augen mit irisgetragenen Linsen, insbesondere aber Vorderkammerlinsen, viel schlechtere Ergebnisse zeigen, so fällt zunächst auf, daß der Ausgangsvisus bei diesen im Mittel schon schlechter war als im Gesamtkollektiv. Dies ist Ausdruck einer präoperativ besonders stark veränderten Hornhaut, oft mit Gefäßeinsprossungen, manchmal auch vorderen Synechien. Viel günstiger waren dagegen die lokalen Ausgangsbefunde bei Hinterkammerlinsen.

Folgende Faktoren haben für die Mißerfolge der Keratoplastik bei VKL und IOL besonderes Gewicht:

- Ist der Hornhautschaden, insbesondere der Endothelzellverlust oft sehr ausgedehnt, stellen sich dem Hornhautchirurgen bei der Explantation von Intraokularlinsen erhebliche Schwierigkeiten in den Weg, insbesondere, wenn Verwachsungen mit dem Kammerwinkel und dem Ziliarkörper vorliegen und Blutungen neue Komplikationen, wie z.B. Drucksteigerungen und sekundäre Synechien verursachen.
- Bei der Explantation von IOL tritt fast immer Korpusverlust auf, der eine ausgiebige vordere Vitrektomie erforderlich macht, womit immer die Gefahr eines zystoiden Makulaödems verbunden ist.
- Schließlich wird die Vorderkammerlinse häufig als sogenannte Stand-by-Linse implantiert. Sie kommt also oft erst zum Einsatz, wenn durch Kapselruptur, Korpusverlust und andere Komplikationen bereits bei der Kataraktoperation Probleme aufgetreten waren.

Die Häufung von über 20% späten Endotheldekompensationen bei Vorderkammerlinsen ist wahrscheinlich dadurch zu erklären, daß die Endothelschäden besonders ausgedehnt sind und bis in die Peripherie reichen. Nach der Transplantation müssen die Hornhautscheibchen von ihrem ohnehin schon rarifizierten Zellrasen auch noch Endothelien an die periphere Wirtshornhaut abgeben, so daß ihre Zahl schließlich unter das kritische Niveau absinken kann und eine Quellung des Stromas die Folge ist.

Im Vergleich mit einigen amerikanischen Arbeiten aus den frühen 80er Jahren [3, 5, 11] sind unsere Ergebnisse deutlich schlechter. Dies ist um so erstaunlicher, da die amerikanischen Studien aus einer Zeit stammen, als noch vorwiegend IFL und VKL implantiert wurden. Andererseits handelt es sich meistens um relativ kurze Nachbeobachtungszeiten, so daß unsere häufigste Komplikation, die späte Endothelermüdung, wahrscheinlich noch nicht zum Tragen kam. Wesentlich besser stimmen unsere Resultate mit denjenigen von Cohen et al. [1], Insler et al. [2] sowie von Küchle et al. [4] überein.

Unsere Untersuchungen zeigen jedenfalls, daß die funktionellen Langzeitergebnisse der Keratoplastik bei Pseudophakie trotz mancher guter Erfolge nicht überschätzt werden dürfen. Liegt bei hochbetagten Patienten neben einem komplizierten Lokalbefund auch noch ein schlechter Allgemeinzustand vor und ist ein zweites gut sehendes Auge vorhanden, so besteht unseres Erachtens unter Umständen sogar eine Kontraindikation. Wir haben in solchen Fällen oft von der Transplantation abgeraten, um den Patienten Enttäuschungen und längeres Kranksein zu ersparen. Ausgenommen davon sind allerdings Fälle mit heftigen Schmerzen durch die bullöse Keratopathie, die auch durch eine therapeutische Kontaktlinse nicht zu beheben sind. Bei diesen ist wenigstens eine Besserung der subjektiven Beschwerden durch die Transplantation zu erreichen.

Glücklicherweise wird, wie unsere Ergebnisse deutlich machen, mit der heute überwiegenden Implantation von Hinterkammerlinsen die Prognose der bullösen Keratopathie günstiger.

Literatur

1. Cohen EJ, Brady SE, Leavitt K, Lugo M, Speaker MG, Laibson PR, Arentsen JJ (1988) Pseudophacic Bullous Keratopathie. Am J Ophthalmol 116:264–269
2. Insler MS, Craig JH, Kaufmann HE (1988) Visual Results after Keratoplasty in Patients with Posterior Chamber Intraocular Lenses. Am J Ophthalmol 106:72–76
3. Koenig SB, Schultz RO (1988) Penetrating Keratoplasty for Pseudophakic Bullous Keratopathy after Extracapsular Cataract Extraction. Am J Ophthalmol 105:348–353
4. Küchle H, Ruprecht KW, Lang GK, Händel A, Naumann GOH (1988) Perforierende Keratoplastik bei Pseudophakie. Klin Mbl Augenheilk 192:637–643
5. Muenzler WS, Harms WK (1981) Visual Prognosis in Aphakic Bullous Keratopathy treated by Penetrating Keratoplasty – a retrospective Study of 73 cases. Ophthalmic Surg 12:210–218
6. Meyer RF, Sugar A (1980) Penetrating Keratoplasty in Pseudophakic Bullous Keratopathy. Am J Ophthalmol 90:677–681
7. Meyer HJ (1988) Probleme bei der Entfernung von IOL. In: Jacobi KW, Schott M, Gloor B (Hrsg) 1. Kongreß der DGII. Springer, Berlin Heidelberg New York Tokyo, S 155–158
8. Meyer HJ (1987) Keratoplastik infolge Pseudophakie. Fortschr Ophthalmol 81: 252–254
9. Mohamadi P, Mc Donnell JM, Irvine JA, Mc Donnell PJ, Rao N, Smith RE (1989) Changing Indications for Pentrating Keratoplasty. Am J Ophthalmol 107:550–554
10. Robin JB, Gindi JJ, Koh K, Schanzlin DJ, Rao NA, York KK, Smith RE (1986) An Update of the Indications for Pentrating Keratoplasty. Arch Ophthalmol 104: 87–89
11. Schanzlin DJ, Robin JB, Gomez DS, Gindi JJ, Smith RE (1984) Results of Pentrating Keratoplasty for Aphakic and Pseudophakic Bullous Keratoplasty. Am J Ophthalmol 98:302–312

Vorteile der Computerhornhauttopographie bei der Durchführung von T-Inzisionen nach perforierender KPL

J. Weindler, H. Höh, R. Hennico und K. W. Ruprecht

Zusammenfassung. Die Entwicklung der computerassistierten Hornhauttopographie hat die Möglichkeit geschaffen, Veränderungen der gesamten Hornhautoberfläche quantitativ zu dokumentieren und bildlich zu veranschaulichen. Damit sind wesentliche Voraussetzungen erfüllt, um refraktive Eingriffe effektiver zu setzen. Wir stellen die Vorteile der computerassistierten Hornhauttopographie bei der Durchführung von relaxierenden T-Inzisionen zur Reduktion des postoperativen Astigmatismus nach perforierender Keratoplastik vor. Im Rahmen der Qualitätssicherung nach perforierender Keratoplastik führen wir bei einem postoperativen Astigmatismus über 4 dpt relaxierende T-Inzisionen durch. Bei 15 Patienten wurden 26 T-Inzisionen durchgeführt. Insgesamt konnte der korneale Astigmatismus um durchschnittlich 2,5 dpt reduziert werden. Die durchschnittliche Sehschärfe stieg von 0,41 auf 0,52 an. Durch die Charakterisierung der irregulären Hornhautoberfläche mit unterschiedlichen Hemimeridianen anhand der Computertopographie können die T-Inzisionen gezielter geplant und plaziert werden. 12 von 15 Patienten zeigten eine entsprechende Asymmetrie (asymmetrische Sanduhrform) der Hornhaut, die mit der klassischen Keratometrie nicht identifiziert wird.

Summary. If the course of the quality control procedure following penetrating keratoplasty a surgical correction is necessary to reduce high residual corneal astigmatism, we make relaxing T-incisions. For preoperative evaluation the following measurement are performed after suture removal, before and after T-incisions: keratometry (ophthalmometer Carl Zeiss, Germany), objective and subjective refraction, visual acuity, computer assisted corneal topography (Eye Sys Corneal Analysis System), slit lamp examination and ultrasonic pachymetry (Omega, Storz, Germany). Up to now the results of 26 T-incisions of 15 patients (7 male, 8 female) are analysed. After T-cuts the average vectorial change in astigmatism was 5,63 D (median). The average visual acuity of all patients increased from 0,41 to 0,52 (median). Computer topography is necessary to show the irregularity of the corneal surface and therefore to make T-cuts corresponding to the asymmetry. Only by computer topography the asymmetry of hemimeridians can be identified. 12 of 15 patients had asymmetric hemimeridians. The asymmetry cannot be described by the use of kerometry.

Einleitung

Als T-Inzisionen werden Inzisionen der Hornhaut zur Korrektur eines hohen Astigmatismus definiert, die senkrecht zur steilen (positiven) Astigmatismus-

J. Wollensak et al. (Hrsg.)
8. Kongreß der DGII

achse gesetzt werden. Sie werden insbesondere bei hohem Astigmatismus nach perforierender Keratoplastik und in den letzten Jahren zunehmend nach Kataraktoperation eingesetzt. Neben fehlenden Kenntnissen der Entwicklung des postoperativen Astigmatismus sowie der Dynamik von refraktiven Eingriffen erschwerte bisher zusätzlich eine ungenaue Diagnostik und Beschreibung der Hornhautoberfläche die routinemäßige Durchführung und Standardisierung von refraktiven Eingriffen. Im letzten Jahrzehnt ist die Analyse der Hornhautoberfläche durch verschiedene Methoden verfeinert worden. Die klassische Keratometrie bestimmt nur den zentralen Astigmatismus der Hornhaut. Die Entwicklung der computergestützten Videokeratoskopie hat die Möglichkeit geschaffen, die Veränderungen der gesamten Hornhautoberfläche quantitativ zu dokumentieren und bildlich zu veranschaulichen [1, 3]. Sie ermöglicht eine bessere individuelle Darstellung der Hornhautirregularität und erfüllt damit wesentliche Voraussetzungen, um refraktive Eingriffe effektiver zu setzen [2, 4]. Anhand der ersten Ergebnisse stellen wir die Vorteile der computerassistierten Topographie bei der Durchführung von relaxierenden T-Inzisionen zur Reduktion des postoperativen Astigmatismus nach perforierender Keratoplastik vor.

Methodik

Im Rahmen der Qualitätssicherung nach perforierender Hornhautplastik führen wir bei hohem Astigmatismus von über 4 dpt relaxierende T-Inzisionen durch. Bei der präoperativen Vorbereitung wurden folgende Befunde erhoben: objektive und subjektive Refraktion, Sehschärfe, klassische Keratometrie (Zeiss-Ophthalmometer), Computerhornhauttopographie (Eye Sys Corneal Analysis System), Spaltlampenuntersuchung und Pachymetrie (Omega, Storz). Anhand der Computertopographie wird präoperativ die Schnittführung der T-Inzisionen geplant. Alle Eingriffe wurden in Tropfanästhesie durchgeführt. Die Schnitte wurden mit einem kalibrierten Diamantmesser gesetzt. Die Schnittiefe betrug 90% der pachymetrisch gemessenen Hornhautdicke. Die Plazierung der T-Inzision und die unmittelbar erreichte Änderung durch die T-Inzision werden intraoperativ zusätzlich mit einem Maloney-Keratometer kontrolliert.

Ergebnisse

Bisher wurden bei 15 Patienten 26 T-Inzisionen durchgeführt. Das durchschnittliche Alter der Patienten betrug 62 Jahre. Es handelte sich um 7 Männer und 8 Frauen. Die Indikation für die Keratoplastik war bei 7 Patienten bestehende Hornhautnarben, bei 4 Patienten ein Keratokonus und bei 4 Patienten eine Fuchs-Endothel-Epithel-Dystrophie. Insgesamt konnte bei diesen 15 Patienten der absolute korneale Astigmatismus um durchschnittlich 2,5 dpt reduziert werden. Die durchschnittliche vektorielle Änderung nach T-Inzision

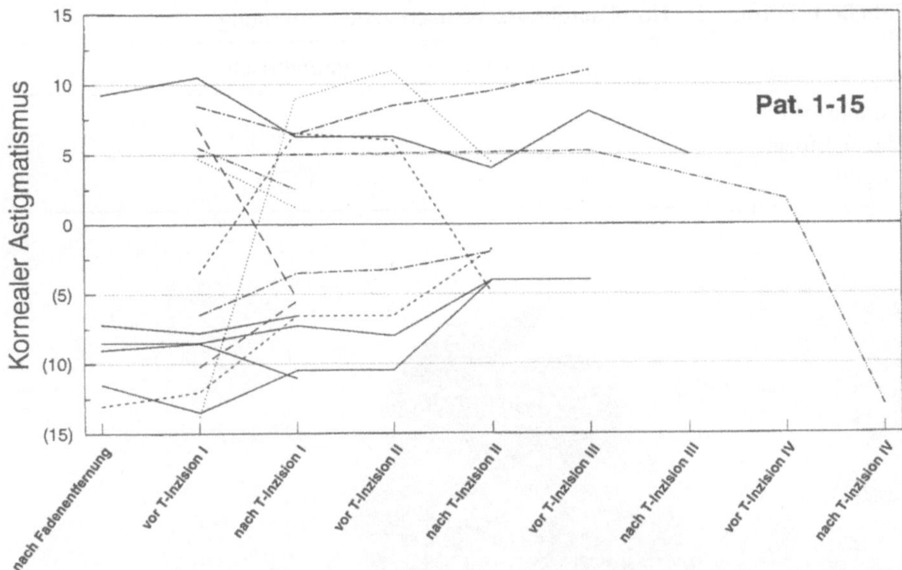

Abb. 1. Verlauf des kornealen Astigmatismus der einzelnen Patienten nach T-Inzision: Astigmatismus mit der Regel: Zahlen ohne Klammern; Astigmatismus gegen die Regel: Zahlen in Klammern

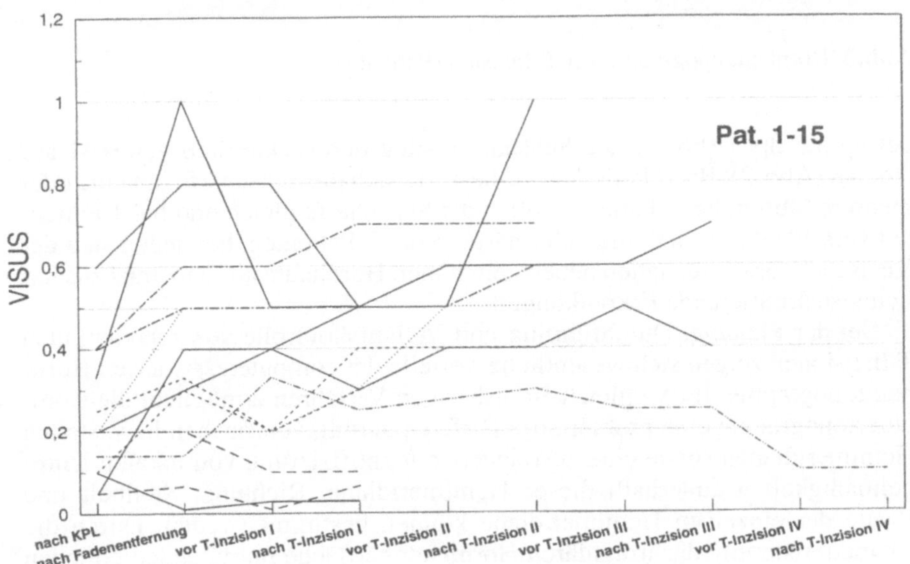

Abb. 2. Visusentwicklung der einzelnen Patienten nach T-Inzision

Tabelle 1. Formen der Hornhautoberfläche nach Fadenentfernung

	Symmetrisch	Asymmetrisch
Sanduhrform	3	12
Kleeblattform	–	–
Irregulär	–	–

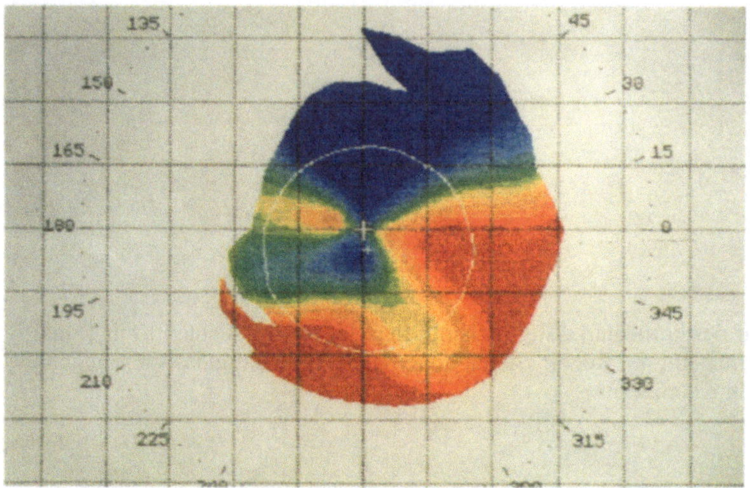

Abb. 3. Hornhauttopographie vor T-Inzision (Patient G)

betrug 5,6 dpt (Abb. 1). Die Sehschärfe stieg durchschnittlich von 0,41 auf 0,52 an (Abb. 2). Bei 7 Patienten verbesserte sich die Sehschärfe um eine oder mehrere Stufen, bei 7 Patienten blieb die Sehschärfe gleich und bei 1 Patienten verschlechterte sich die Sehschärfe. 5 der 7 Patienten, bei denen sich der Visus nicht besserte, hatten neben dem hohen Hornhautastigmatismus zusätzlich visuslimitierende Erkrankungen.

Bei der Planung, Durchführung und Verlaufskontrolle von relaxierenden T-Inzisionen zeigen sich wesentliche Vorteile der computerassistierten Hornhauttopographie. Im Vergleich zu bisherigen Verfahren ermöglicht die Computertopographie eine problemlose Differenzierung von flachen bzw. steilen Hemimeridianen sowie eine ausreichende Identifizierung von lokalen Unregelmäßigkeiten außerhalb dieser Hemimeridiane. Richtung, Steilheit und Breite der einzelnen Hemimeridiane können bestimmt werden. Durch die Charakterisierung der irregulären Hornhautoberfläche mit unterschiedlichen Hemimeridianen können Anzahl, Richtung und Größe von T-Inzisionen besser geplant und entsprechend der bestehenden Asymmetrie der Hornhautoberfläche gesetzt werden. Anhand der klassischen Keratometrie ist eine analoge Planung von T-Inzisionen nicht möglich. Bei 12 der 15 Patienten zeigte

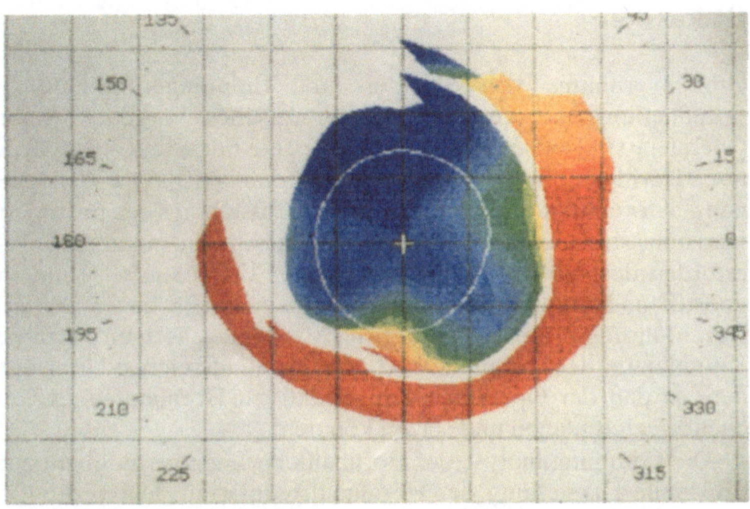

Abb. 4. Hornhauttopographie nach T-Inzision bei 4 h (Patient G)

sich nach Hornhautfadenentfernung bei der computerassistierten Hornhauttopographie eine asymmetrische Sanduhrform mit asymmetrischen Hemimeridianen, die mit der klassischen Keratometrie nicht identifiziert wird. 3 Patienten wiesen eine symmetrische Sanduhrform auf; kein Patient hatte eine Kleeblattform oder eine völlig irregulär konfigurierte Hornhautoberfläche (Tabelle 1). Von den insgeamt 26 T-Inzisionen wurden 14 als symmetrische Korrekturen ausgeführt, 9 als singuläre und 3 als gepaarte asymmetrische T-Inzisionen. Bei 12 T-Inzisionen wurde also die Asymmetrie der Hornhauttopographie berücksichtigt, was mit der Keratometrie alleine nicht möglich war. Die bisherige Erfahrung zeigt, daß die einfache und schnelle Durchführung der Computerhornhauttopographie einen routinemäßigen Einsatz in der Klinik und eine übersichtliche Dokumentation ermöglicht. Sie erleichtert die präoperative Planung bei refraktiven Eingriffen und ermöglicht als weiterer wesentlicher Vorteil eine konsequente Verlaufskontrolle zur differenzierten Analyse der Hornhautveränderungen nach refraktiven Eingriffen. Die Vorteile der Computertopographie möchten wir an einem Beispiel verdeutlichen.

Die Hornhauttopographie von Patient G (Abb. 3 und 4) zeigt die wesentlichen Vorteile der Computerdarstellung der Hornhautoberfläche bei der Durchführung von T-Inzisionen. Die beiden steilen Hemimeridiane können gut identifiziert werden. Der Hemimeridian bei 4 h ist wesentlich steiler und breiter als der Hemimeridian bei 9 h (Abb. 3). Mit den bisherigen diagnostischen Verfahren konnte man diese Asymmetrie der Hemimeridiane nicht so klar erkennen. Aufgrund der Hornhauttopographie wurde eine T-Inzision bei 4 h durchgeführt. Nach der T-Inzision zeigte sich eine deutliche Abflachung und Homogenisierung der zentralen Hornhaut (s. Abb. 4).

Diskussion

Größenverhältnis von Spender- und Empfängerhornhaut, postoperative Wundheilung mit Vernarbung, chirurgisches Vorgehen, Nahttechnik und Operateur sind entscheidende Faktoren, die Form und Ausmaß der postoperativen Hornhautunregelmäßigkeiten bestimmen [7]. Die Wertigkeit der einzelnen Faktoren und die Pathogenese der Entstehung des postoperativen Astigmatismus sind unzureichend geklärt. Ein hoher postoperativer Astigmatismus erfordert deshalb den Einsatz refraktiver Verfahren [6]. Eine ungenaue Diagnostik und Beschreibung der Hornhautoberfläche erschwerte bisher die Durchführung refraktiver Eingriffe. Mit dem bisherigen Verfahren konnte die Komplexität der Hornhautoberfläche nicht ausreichend klar dargestellt werden, so daß der Operateur den refraktiven Hornhauteingriff nicht entsprechend gezielt planen und setzen konnten.

Die Computeranalyse der Hornhautoberfläche ermöglicht eine bessere individuelle Darstellung der Hornhautirregularität. Durch die Computerhornhauttopographie konnte im Rahmen der refraktiven Chirurgie des postoperativen Astigmatismus das Konzept von zwei steilen Hemimeridianen entwickelt werden [5]. Bei hohem Astigmatismus nach perforierender KPL weisen die weitaus meisten Patienten eine asymmetrische Sanduhrform der Hornhautoberfläche auf. Man beschreibt die Hornhautasymmetrie nicht mehr nur durch eine feste Achse des steilen Hornhautzylinders, sondern bestimmt Richtung, Steilheit sowie Breite der beiden steilen Hemimeridiane. Durch die Charakterisierung der irregulären Hornhautoberfläche mit zwei unterschiedlichen Hemimeridianen können T-Inzisionen gezielter geplant und plaziert werden [5, 8]. Lokalisation und Länge der T-Inzisionen orientieren sich nach der Richtung, Steilheit und Breite der beiden steilen Hemimeridiane. Aufgrund unserer Erfahrungen über die Hornhautdynamik nach T-Inzisionen anhand der Computertopographie tendieren wir dazu, bei ausgeprägt asymmetrischer Hornhautoberfläche zuerst nur singuläre T-Inzisionen zu setzen. Bei unzureichendem Effekt kann dann in einem zweiten Eingriff erneut gezielt eine T-Inzision durchgeführt werden. Überkorrektionen scheinen dadurch eher vermeidbar. Durch den konsequenten Einsatz der computergestützten Hornhauttopographie erwarten wir Fortschritte bei der Standardisierung und Voraussagbarkeit von T-Inzisionen sowie ein besseres Verständnis der Dynamik der refraktiven Chirurgie.

Literatur

1. Busin M, Wilmanns I, Spitznas M (1989) Automated corneal topography: Computerized analysis of photokeratoscope images. Graefes Arch Clin Exp Ophthalmol 227:230–236
2. Frangieh GT, Kwitko S, McDonnell PJ (1991) Prospective corneal topographic analysis in surgery for postkeratoplasty astigmatism. Arch Ophthalmol 109: 506–510

3. Koch DD, Foulks GN, Moran CT et al. (1989) The corneal EyeSys System: Accuracy analysis and reproducibility of the first generation prototype. Refract Corneal Surg 5:424–429
4. Lundergan MK, Rowsey J (1984) Relaxing incisions. Corneal topography. Ophthalmology 92:1226–1236
5. Maguire LJ, Bourne WM (1989) Corneal topography of transverse keratotomies for astigmatism after penetrating keratoplasty. Am J Ophthalmol 107:323
6. Reinhard T, Sundmacher R, Greber H (1993) Chirurgische Astigmatismuskorrektur nach perforierender Keratoplastik. Ophthalmologe 90:495–497
7. Seitz B, Naumann GOH (1993) Limbus-parallel keratotomies and compression sutures in excessive astigmatism after penetrating keratoplasty. German J Ophthalmol 2:42–50
8. Troutman RC, Swinger C (1980) Relaxing incision for control of postoperative astigmatism following keratoplasty. Ophthalmic Surg 11:117–120

Altersabhängigkeit der Größe von Linse und Sulcus iridociliaris

M. Blum, M. Tetz, U. Faller und H. E. Völcker

Zusammenfassung. An insgesamt 64 Autopsieaugen wurden die äußeren Bulbusabmessungen, die Hornhautdurchmesser sowie die Linsendurchmesser und Linsendicke bestimmt. Nach Entfernung der Linse wurde der Sulcus iridociliaris vermessen. Die Daten wurden alterskorreliert in 6 Altersgruppen ausgewertet. Weder bei den äußeren Bulbusabmessungen noch bei den Hornhautradien ließ sich eine Alterskorrelation nachweisen. Parallel zur erwarteten Zunahme der Linsendicke mit dem Alter fand sich eine Verkleinerung des Sulcus iridociliaris sowohl im vertikalen als auch im horizontalen Durchmesser. Die Abmessungen des Sulcus iridociliaris besitzen nach diesen Ergebnissen ähnlich der Linsendicke eine Altersabhängigkeit.

Summary. The external diameters of 64 cadaver eyes, the diameter of the cornea, the size of the capsular bag and thickness of the lens were measured. After removal of the lens the ciliary sulcus measurements were taken in the vertical and horizontal diameter. The eyes were grouped by age in 6 subgroups. No age related changes were found in the external measurements or diameters of the cornea. With the expected increasing thickness of the lens with age the ciliary sulcus became gradually smaller with age in both diameters. According to these results, the lens and the ciliary sulcus diameter undergo age related changes.

Einleitung

Alterabhängige anatomische Veränderungen wurden sowohl an der Linse als auch am Ziliarkörper beschrieben [5]. Über die Größenverhältnisse des Sulcus iridociliaris und seine Relation zum Linsengesamtdurchmesser sowie mögliche Alterseinflüsse beim Menschen gibt es nur wenige kontrollierte Studien. Die Kenntnis der anatomischen Beziehungen von pars plicata und pars muscularis und damit des Sulcus iridociliaris ist gleichermaßen von Interesse und Bedeutung für die Kapselsack-, die Sulkus- und die Sulkusnahtfixation von Hinterkammerlinsen [2, 3].

Methodik

Insgesamt 64 formalinfixierte Augen von 38 Spendern wurden ausgewertet. Das durchschnittliche Alter lag bei 63 Jahren, der jüngste Spender war 23, der

J. Wollensak et al. (Hrsg.)
8. Kongreß der DGII

älteste 90 Jahre. Es wurden an allen Augen mit Mikrometer und Meßzirkel folgende Meßwerte erhoben:

1. anterior-posteriorer, vertikaler und horizontaler Bulbusdurchmesser sowie
2. vertikaler und horizontaler Hornhautdurchmesser

Nach einer äquatorialen Eröffnung des Bulbus wurde

3. der vertikale und horizontale Linsendurchmesser und – nach Entnahme der Linse – die Linsendicke bestimmt und
4. der vertikale und horizontale Durchmesser des Sulcus iridociliaris wurden vermessen.

Ergebnisse

Die Augen konnten 6 Altersgruppen zugeordnet werden. Gruppe I umfaßte $n = 6$ Augen von 23–40 Jahren, Gruppe II bis Gruppe V umfaßten jeweils $n = 12$, $n = 7$, $n = 9$ bzw. $n = 19$ Augen einer weiteren Dekade. Gruppe VI enthielt $n = 11$ Augen > 80 Jahre.

Die äußeren Bulbusabmessungen ließen für keine der drei Achsen eine Alterskorrelation erkennen. Die anterior-posterioren Bulbusdurchmesser betrugen durchschnittlich 23,9 (± 1,2) mm, die vertikalen Durchmesser 23,7 (± 1,1) mm und die horizontalen Durchmesser 23,6 (± 1,3) mm.

Die Hornhautdurchmesser waren in allen 6 Gruppen vertikal kleiner als horizontal. Im Durchschnitt betrugen sie vertikal 11,1 (± 0,4) mm und horizontal 11,6 (± 0,3) mm.

Der vertikale Linsendurchmesser war mit 9,5 (± 0,3) mm im Durchschnitt aller 64 Augen größer als der horizontale Durchmesser mit 9,4 (± 0,3) mm.

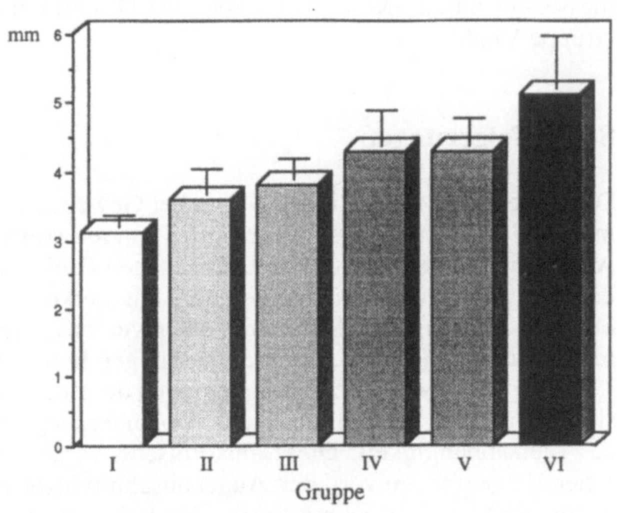

Abb. 1. Zunahme der Linsendicke über alle 6 Altersgruppen

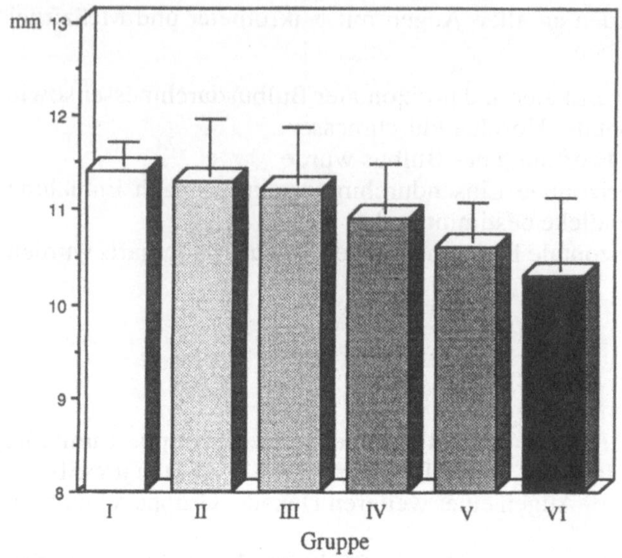

Abb. 2. Abnahme des Durchmessers des Sulcus iridiciliaris über alle 6 Altersgruppen

Die Linsendicke zeigte mit einer Steigerung von 3,1 mm (Gruppe 1) auf 5,1 mm (Gruppe VI) die erwartete Zunahme mit dem Alter (Abb. 1).

Analog zu den Linsendurchmessern war der Sulcus iridociliaris vertikal größer als horizontal und zeigte mit zunehmendem Alter eine Größenabnahme. Beim vertikalen Durchmesser betrug diese Abnahme von 12,0 mm in Gruppe I auf 10,7 mm in Gruppe VI (Abb. 2). Auch der horizontale Durchmesser des Sulcus iridociliaris nahm von 11,4 mm in Gruppe I auf 10,3 mm in Gruppe VI ab.

Schlußfolgerungen

Die gemessenen Werte liegen wegen der Gewebeschrumpfung durch die Formalinfixierung circa 10–15% unter den nativen Werten. Während die äußeren Abmessungen des Bulbus des Erwachsenen (Bulbusdurchmesser, Hornhautdurchmesser) keine Abhängigkeit vom Alter erkennen ließen, waren an intraokularen anatomischen Strukturen Altersveränderungen erkennbar. Eine Korrelation zu den äußeren Bulbusabmessungen ließ sich nicht nachweisen. Zusätzlich zu den bekannten Veränderungen der Linse und des Ziliarkörpers besitzt nach diesen Ergebnissen auch die Abmessung des Sulcus iridociliaris eine Altersabhängigkeit. Diese anatomische Veränderung sollte bei chirurgischen Eingriffen am vorderen Augenabschnitt insbesondere bei der Diskussion um den Gesamtdurchmesser von Hinterkammerlinsen und der Technik der Nahtfixation solcher Linsen Berücksichtigung finden.

Literatur

1. Apple DJ, Kincaid MC, Mamalis N, Olson RJ (1989) Intraocular Lenses; evolution, designs, complications and pathology. Williams & Wilkins, Baltimore, S 36, S 107–174
2. Daus W, Tetz M, Buschendorff P, Völcker HE (1993) Sklerale Nahtfixation von Hinterkammerlinsen, Technik und Ergebnisse. In: Neuhann T, Hartmann C, Rochels R (Hrsg) 6. Kongreß der Deutschsprachigen Gesellschaft für Intraokularlinsen Implantation. Springer, Berlin Heidelberg New York Tokyo, S 179–189
3. Ohmi S, Uenoyama K (1993) Experimental evaluation of posterior capsule opacification and intraocular lens decentration: Comparison of intraocular lenses of 12.5 mm and 14.0 mm diameter. J Cataract Refract Surg 19:348–351
4. Rohen J (1956) Über den Ansatz der Ciliarmuskulatur im Bereich des Kammerwinkels. Ophthalmologica 131:51–60
5. Weale RA (1962) Presbyopia. Br J Ophthalmol 46:660–668

Zentrierung von Hinterkammerlinsen bei Patienten mit Pseudoexfoliationssyndrom: Befunde in explantierten Autopsieaugen*

G. U. Auffarth, K. Tsao, T. A. Wesendahl und D. J. Apple

Zusammenfassung. Patienten mit Pseudoexfoliationssyndrom (PSX), die sich einer Kataraktoperation unterziehen, haben ein höheres Risiko für verschiedene intra- und postoperative Komplikationen. 24 explantierte Autopsieaugen mit PSX, die an einer Katarakt operiert und mit einer Hinterkammerlinse (HKL) versorgt worden waren, wurden hinsichtlich HKL-Fixationsort und HKL-Zentrierung untersucht. Die Ergebnisse wurden mit einer Kontrollgruppe verglichen, die sich aus 25 Autopsieaugen ohne PSX zusammensetzte und die hinsichtlich Altersverteilung, Implantationsdauer, HKL-Typen und anatomischer Parameter (axiale Bulbuslänge etc.) strukturgleich zum PSX Kollektiv war ($P < 0.01$). Die mittlere Dezentrierung der HKLs in der PSX Gruppe (0,75 ± 0,38 mm) war signifikant größer als in der Kontrollgruppe (0,40 ± 0,29 mm) ($P = 0{,}0008$). PSX-Autopsieaugen mit symmetrischer Kapselsackfixation der HKL zeigten ebenfalls eine größere Dezentrierung als die Kontrollgruppe ($P = 0{,}04$). Der wichtigste Grund für die Dezentrierung in der PSX Gruppe lag in der Dezentrierung des gesamten Kapselsackes (0,28 ± 0,3 mm versus 0,1 ± 0,2 mm in der Kontrollgruppe) ($P = 0{,}001$). Patienten mit Pseudoexfoliationssyndrom zeigten eine größere Dezentrierung von Hinterkammerlinsen als das Kontrollkollektiv. Der Grund war eine Dezentrierung des gesamten Kapselsackes und eine höhere Inzidenz von Kapselrupturen, welches für eine Insuffizienz des gesamten Aufhängeapparates der Linse bzw. des Kapselsackes spricht.

Summary. The pseudoexfoliations syndrome (PSX) is generally considered to be a disorder of abnormal extracellular matrix metabolism, in which a characteristic fibrillar material is produced and deposited in various tissues, especially in intraocular structures. Various complications can occur during and after cataract surgery in these patients. Material and Methods: In this study we examined a series of 24 autopsy eyes with PSX that had undergone cataract surgery and intraocular lens (IOL) implantation. The eyes were grossed for IOL fixation and centration. The results were compared to a control group of 25 Non-PSX autopsy eyes that matched the PSX collective in age distribution, implant duration and further anatomical parameters (i.e. axial length etc.) ($P > 0.20$). The mean IOL decentration in all PSX eyes (0.75 ± 0.38 mm) was significantly higher than in the control group (0.40 ± 0.29 mm) ($P = 0.0008$). Analysis of subgroups with symmetrical bag/bag fixated IOLs also showed a significant higher decentration in the PSX group ($P < 0.05$). The main reason for decentration was a de-

*Gefördert durch ein Max Kade Postdoctoral Research Grant (Dr. Auffarth), Max Kade Foundation, New York, NY, einem Unrestricted Grant from Research to Prevent Blindness und einem Forschungsstipendium der DFG (Dr. Wesendahl)

J. Wollensak et al. (Hrsg.)
8. Kongreß der DGII

centration of the entire capsular bag in the PSX eyes (0.28 ± 0.3 mm versus 0.10 ± 0.2 mm in controls) ($P = 0.001$). Patients with PSX showed a higher amount of IOL decentration and a higher incidence of capsular ruptur. The results indicate that an insufficient suspensory apparatus of the lens and decentration of the entire capsular bag are the main reasons for IOL decentration in patients with PSX.

Einleitung

Patienten mit Pseudoexfoliationssyndrom (PSX), die sich einer Kataraktoperation unterziehen, haben ein höheres Risiko für verschiedene intra- und postoperative Komplikationen. Eingeschränkte Pupillendilatation, Zonulolyse, Einrisse des Kapselsackes, Glaskörperverlust, verlängerte oder verstärkte postoperative Entzündungsreaktion, Dezentrierung der Hinterkammerlinse (HKL) und postoperativer Druckanstieg sind als Komplikationen beschrieben worden [1, 3–12, 14, 16–18, 21]. PSX-Material ist in intra- und extraokulären Geweben beschrieben und identifiziert worden [13, 15, 18, 20]. Die Integrität des Kapselsackes und dessen Aufhängeapparates sind essentiell für eine erfolgreiche HKL-Implantation nach extrakapsulärer Kataraktextraktion. Patienten mit PSX haben entsprechend auch ein höheres Risiko für Linsendezentrierung bzw. Linsendislokation. In der vorliegenden Studie sind 24 Autopsieaugen mit PSX, die an einer Katarakt operiert und mit einer Hinterkammerlinse versorgt worden waren, bezüglich des Zentrierverhaltens der Intraokularlinsen untersucht worden.

Material und Methode

24 explantierte Autopsieaugen mit PSX, die an einer Katarakt operiert und mit einer Hinterkammerlinse versorgt worden waren, wurden hinsichtlich HKL-Fixationsort und HKL-Zentrierung untersucht. Das Alter der Patienten betrug 82,9 ± 7,2 Jahre, die Kataraktoperation lag durchschnittlich 33,1 ± 24,7 Monate zurück. Die Bulbi wurden am Äquator durchgeschnitten und der Kapselsack mit HKL von posterior photografiert. Der Vorderabschnitt wurde

Tabelle 1. Strukturgleichheit von Kontroll- und Untersuchungsgruppe

Vergleichsparameter	PSX-Syndrom ($n = 24$)	Kontrolle ($n = 25$)	Varianz-analyse [p]
Alter (Jahre)	82,9 ± 7,2	80,0 ± 6,9	0,20
Implantationsdauer (mon.)	33,1 ± 24,7	42,7 ± 30,0	0,49
Ziliarkörperdurchmesser [mm]	10,2 ± 0,48	10,1 ± 0,16	0,35
Kapselsackdurchmesser [mm]	9,77 ± 0,41	10,0 ± 0,23	0,16
Achsenlänge der Bulbi [mm]	23,99 ± 1,32	24,04 ± 1,19	0,88

des weiteren histologisch untersucht (PAS und Hämatoxylin-Eosinfärbung). Von 2 Augen wurden nach Trocknung am kritischen Punkt rasterelektronenmikroskopische Aufnahmen angefertigt. Die Messung der Dezentrierung der HKL wurde mittels einer Bildanalyse durchgeführt. Es wurde dabei von posteriorer Blickrichtung der Mittelpunkt des Ziliarkörperringes als Zentrum definiert (und nicht die Pupillenmitte). Die Dezentrierung wurde bei zehnfacher Vergrößerung gemessen und unter Berücksichtigung des Vergrößerungsfaktors auf Absolutwerte umgerechnet. Die Ergebnisse wurden mit einer Kontrollgruppe verglichen, die sich aus 25 Autopsieaugen ohne PSX zusammensetzte. Beide Gruppen waren hinsichtlich Altersverteilung, Implantationsdauer, HKL-Typen und anatomischer Parameter (axiale Bulbuslänge etc.) strukturgleich (Tabelle 1) ($P < 0.01$).

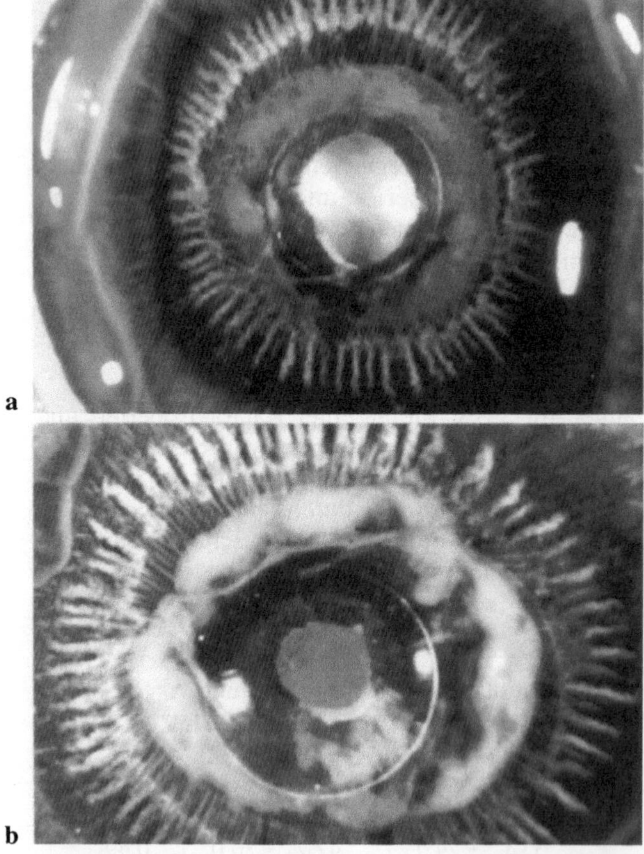

Abb. 1 a, b. Übersichtsaufnahme menschlicher Autopsieaugen mit PSX von posteriorer Blickrichtung. **a** Deutliche Dezentrierung des gesamten Kapselsackes, in den eine dreistückige HKL implantiert war. **b** Ausgeprägte Bildung eines Soemmering-Ringes

Ergebnisse

Makroskopische Übersichtsaufnahmen

Übersichtsaufnahmen des Kapselsackes von posteriorer Blickrichtung (Abb. 1 a, b) zeigen schon makroskopisch die PSX Auflagerungen auf den Zonularfasern. Es kommt z. T. zu einer Dezentrierung des gesamten Kapselsackes (Abb. 1 a) und einem weiten Auseinanderziehen der Zonulae (Abb. 1 b).

Histopathologische Untersuchung (PAS und H&E)

In allen Präparaten der PSX-Gruppe konnten typische Befunde mit Pseudoexfoliationsmaterial auf verschiedenen intraokularen Strukturen erfaßt werden.

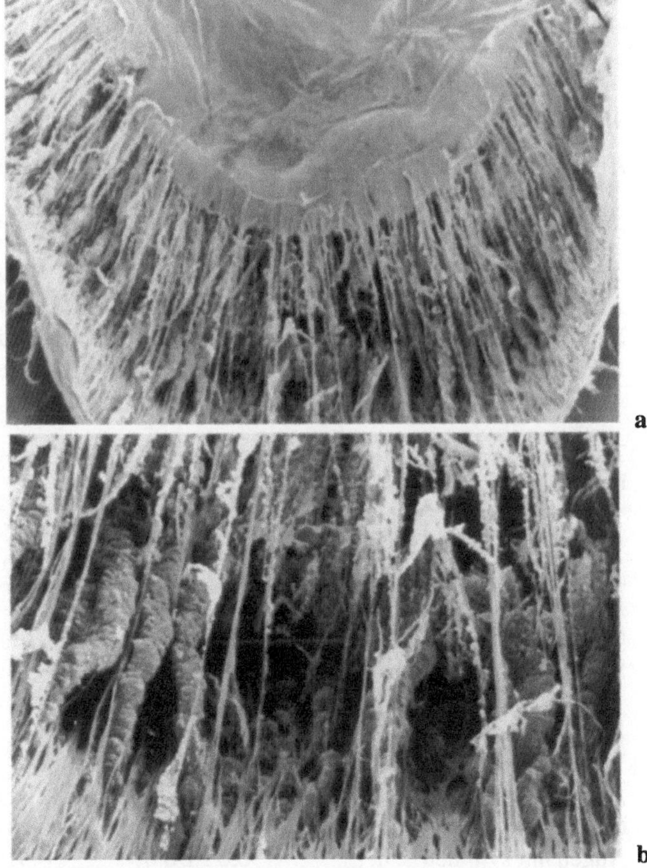

Abb. 2 a, b. Rasterelektronenmikroskopische Aufnahmen des Übergangsbereiches Kapselsack/Zonulafasern eines PSX-Auges nach Trocknung am kritischen Punkt. Man beachte das Ausmaß der Auflagerung des PSX-Materials auf den Zonulafasern

Auf eine Darstellung der histologischen Schnitte wird in diesem Kongreßband aus Platzgründen verzichtet.

Rasterelektronenmikroskopie (REM)

Von einigen ausgewählten Präparaten wurden REM Aufnahmen angefertigt. Abbildungen 2a, b verdeutlichen das Ausmaß der Auflagerungen von PSX-Material auf den Zonularfasern.

Hinterkammerlinsenfixation und Zentrierung

PSX und Kontrollaugen waren mit folgenden Hinterkammerlinsentypen versorgt worden:
- Dreistückige PMMA-Linsen mit Polypropylenhapteren: 19/21 (PSX/Kontrolle)
- Einstückige PMMA-Linsen: 4/3 (PSX/Kontrolle)
- Einstückige PMMA–Linse (Arnott-Jaffe Design): 1/1 (PSX/Kontrolle)

Fixationsart:
- Symmetrische Kapselsackfixation: 8/10 (PSX/Kontrolle)
- Symmetrische Sulcusfixation: 3/7 (PSX/Kontrolle)
- Asymmetrische Fixation (Kapselsack/Sulcus o. ä.): 13/8 (PSX/Kontrolle)

Zentrierung.
Die mittlere Dezentrierung der HKL in der PSX-Gruppe (0,75 ± 0,38 mm) war signifikant größer als in der Kontrollgruppe (0,40 ± 0,29 mm) ($P = 0{,}0008$)

Tabelle 2. Dezentrierung von Hinterkammerlinsen (HKL) in Autopsieaugen mit PSX im Vergleich zu Befunden in normalen Kontrollaugen

	Kontrollgruppe [mm]	PSX-Gruppe [mm]	Signifikanz [p]
HKL-Dezentrierung			
Gesamt	0,42 ± 0,29	0,75 ± 0,38	0,0008
Symmetrische Kapselsackfixation	0,29 ± 0,05	0,55 ± 0,08	0,04
Asymmetrische Kapselsack-Sulkusfixation	0,67 ± 0,09	0,81 ± 0,14	0,41
Kapselsackdezentrierung			
Gesamt	0,10 ± 0,02	0,28 ± 0,04	0,001
Augen mit symmetrischer Kapselsackfixation der HKL	0,05 ± 0,01	0,31 ± 0,07	0,005
Augen mit asymmetrischer Kapselsack-Sulkusfixation	0,17 ± 0,02	0,23 ± 0,03	0,42

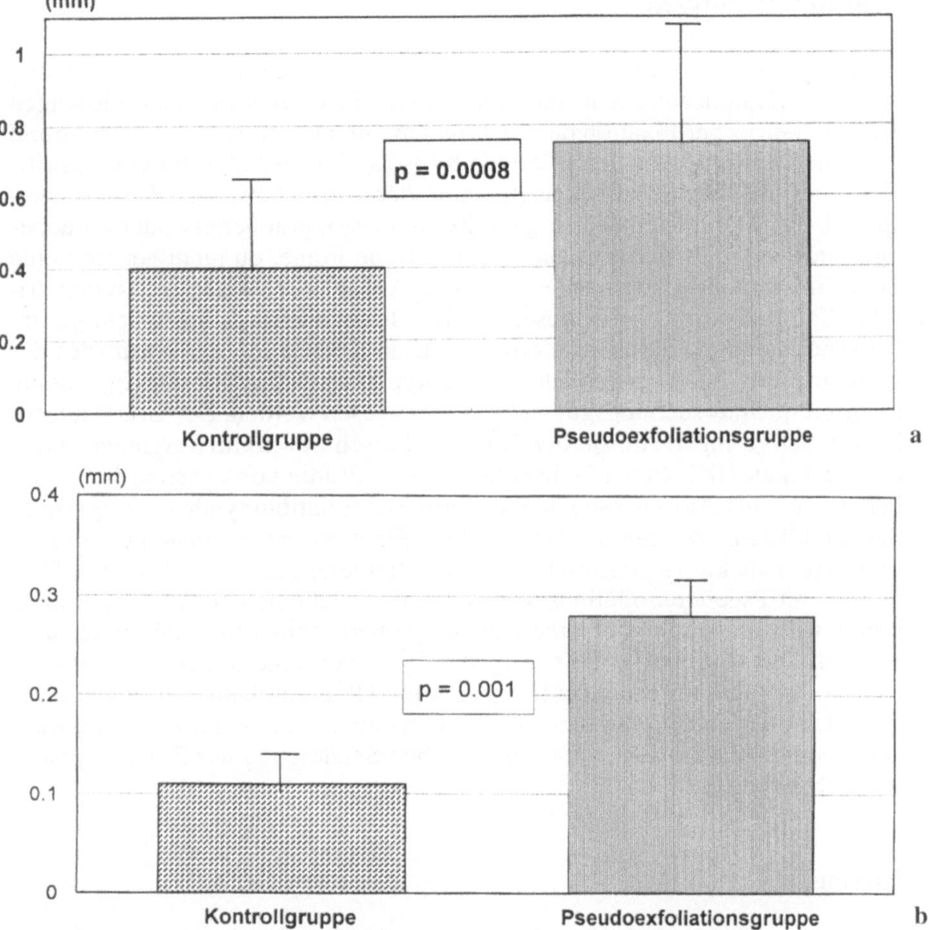

Abb. 3. a HKL-Dezentrierung: Kontroll- versus PSX-Gruppe: HKL in PSX Augen zeigten eine statistisch signifikant höhere Dezentrierung ($P = 0{,}0008$) als in der Kontrollgruppe normaler Augen. **b** Dezentrierung des gesamten Kapselsackes: Durch Auseinanderziehen der Zonulafasern kam es zu einer stärkeren Dezentrierung des gesamten Kapselsackes in der PSX-Gruppe ($P = 0{,}001$ im Vergleich zur Kontrollgruppe)

(Tabelle 2, Abb. 3 a). PSX-Autopsieaugen mit symmetrischer Kapselsackfixation der HKL zeigten ebenfalls eine größere Dezentrierung als die Kontrollgruppe ($P = 0{,}04$) (Tabelle 2). In Augen mit asymmetrischer HKL-Fixation bestand kein signifikanter Unterschied im Zentrierverhalten (Tabelle 2). Der wichtigste Grund für die Dezentrierung in der PSX-Gruppe lag in der Dezentrierung des gesamten Kapselsackes (0,28 ± 0,3 mm versus 0,1 ± 0,2 mm in der Kontrollgruppe) ($P = 0{,}001$) (Tabelle 2) (Abb. 3 b). Dies war insbesondere deutlich in Autopsieaugen mit symmetrischer Kapselsackfixation ($P = 0{,}005$) (Tabelle 2).

Schlußfolgerungen

Patienten mit Pseudoexfoliationssyndrom zeigten eine größere Dezentrierung von Hinterkammerlinsen als das Kontrollkollektiv. Dies galt auch für Augen mit symmetrischer Fixation der HKL in dem intakten Kapselsack. Der Grund war eine Dezentrierung des gesamten Kapselsackes, welches für eine Insuffizienz des gesamten Aufhängeapparates der Linse bzw. des Kapselsackes spricht. Da oft eine Schwächung der Zonulafasern präoperativ oder intraoperativ nicht erkannt werden kann, stellt sich die Frage, ob nicht generell eine Sulkusimplantation vorzuziehen sei. Die Anzahl der Augen mit symmetrischer Sulkusfixation war in dieser Studie jedoch zu gering, um eindeutige statistische Aussagen darüber zu erhalten. Eine Korrelation des Ausmaßes der Dezentrierung zum verwendeten Linsentyp (einstückig/dreistückig) konnte in unserem Untersuchungsgut nicht nachgewiesen werden. Der Grund hierfür liegt in der geringen Anzahl der Einstück-Linsen ($n = 5$) im Vergleich zu den dreistückigen HKL ($n = 19$). In einer anderen Studie von unserem Labor haben wir in 1441 Autopsieaugen ohne Pseudoexfoliationssyndrom festgestellt, daß die HKL-Dezentrierung bei gleichem Fixationsort unabhängig vom Linsentyp (einstückig vs. dreistückig) war [2]. Inwiefern dies jedoch auch auf Patienten mit Pseudoexfoliationssyndrom zutrifft, läßt sich zur Zeit noch nicht sagen. Hierfür müßte noch eine weitaus größere Zahl von Fällen untersucht werden. Die Gruppe der PSX-Augen zeigte auch eine höhere Inzidenz für Einrisse und Ruptur des Kapselsackes. Eine HKL-Implantation in den Kapselsack ist nur dann empfehlenswert, wenn eine intakte kontinuierliche Kapsulorhexis und ein intakter Kapselsack ohne Schädigung des Zonularapparates vorhanden sind.

Literatur

1. Allen JS (1987) Zonular dialysis in pseudoexfoliation syndrome. Arch Ophthalmol 105:1318–1319
2. Auffarth GU, Wesendahl TA, Brown SJ, Apple DJ (1994) Häufigkeit und Art von Explantationsgründen von einstückigen und dreistückigen Hinterkammerlinsen. In: Wollensak J et al. (Hrsg.) 8. Kongreß der Deutschsprachigen Gesellschaft für Intraokularlinsen Implantation (DGII) in Berlin. Springer, Berlin Heidelberg New York Tokyo, S 501–507
3. Bartholomew RS (1970) Lens displacement associated with pseudocapsular exfoliation. Br J Ophthalmol 54:744–750
4. Brooks AMV, Gillies WE (1983) Fluorescein angiography and fluorophotometry of the iris in pseudoexfoliation of the lens capsule. Br J Ophthalmol 51:710–715
5. Brooks AMV, Gillies WE (1987) The development of micro-neovascular changes in the iris in pseudoexfoliation of the lens capsule. Ophthalmology 94:1090–1097
6. Brooks AMV, Gillies WE (1988) The presentation and prognosis of glaucoma in pseudoexfoliation of the lens capsule. Ophthalmology 95:271–276
7. Cambiaggi A (1988) Is the exfoliation syndrome a contraindication for the use of IOL in cataract surgery. Acta Ophthalmol Suppl 184:123–125

8. Carpel EF (1988) Pupillary dilation in eyes with pseudoexfoliation syndrome. Am J Ophthalmol 105:692–694
9. Dark AJ (1979) Cataract extraction complicated by capsular glaucoma. Br J Ophthalmol 63:465–468
10. Hovding G (1988) The association between fibrillopathy and posterior capsular/zonular breaks during extracapsular cataract extraction and posterior chamber IOL implantation. Acta Ophthalmol 66:662–666
11. Kirkpatrick JNP, Harrad RA (1992) Complicated extracapsular cataract surgery in pseudoexfoliation syndrome: a case report. Abstract. Br J Ophthalmol 76: 692–693
12. Krause U, Tarkkanen A (1978) Cataract and pseudoexfoliation, a clinicopathological study. Acta Ophthalmol (Copen) 56:329–334
13. Küchle M, Schlötzer-Schrehardt U, Naumann GOH (1991) Occurrence of pseudoexfoliative material in parabulbar structures in pseudoexfoliation syndrome. Acta Ophthalmol (Copen) 69:124–130
14. Küchle M, Schönherr U, Diekmann U, Händel A, Jonas JB, Lang FG, Naumann GOH, Riepl K (1989) Risikofaktoren für Kapselruptur und Glaskörperverlust bei Extrakapsulärer Kataraktextraktion. Fortschr Ophthalmol 86:417–421
15. Morrison JC, Green WR (1988) Light microscopy of the exfoliation syndrome. Acta Ophthalmol (Copen) Suppl 184:5–27
16. Naumann GOH, Küchle M, Schönherr U, Diekmann U, Händel A, Jonas JB, Lang GK, Michelson G, Riepl K (1989) Pseudoexfoliationssyndrome als Risikofaktoren für Glaskörperverlust bei der Extrakapsulären Kataraktextraktion. Fortschr Ophthalmol 86:543–545
17. Raitta C, Setala K (1986) Intraocular lens implantation in exfoliation syndrome and capsular glaucoma. Acta Ophthalmol 64:130–133
18. Ringvold A (1973) On the occurrence of pseudoexfoliation material in extrabulbar tissue from patients with pseudoexfoliation syndrome of the eye. Acta Ophthalmol 51:511–518
19. Roth M, Epstein DL (1980) Exfoliation syndrome. Am J Ophthalmol 89: 1477–1481
20. Shimizu T, Futa R (1985) The fine structure of pigment epithelium of the iris in capsular glaucoma. Graefe's Arch Clin Exp Ophthalmol 223:77–82
21. Skuta GL, Parrish II RK, Hodapp E, Forster RK, Rockwood EJ (1987) Zonular dialysis during extracapsular cataract extraction in pseudoexfoliation syndrome. Arch Ophthalmol 105:632–634

Zentrierungsverhalten von 5mm-PMMA-Hinterkammerlinsen: Langzeitergebnisse

K.-H. Emmerich und S. Müller

Zusammenfassung. In einer Langzeitkontrolle mit einer Nachbeobachtungszeit von 12 Monaten wird das Zentrierungsverhalten von PMMA-Linsen mit einem Optikdurchmesser von 5 mm geprüft. An 80 konsekutiv operierten Augen zeigt sich ein hervorragendes Zentrierungsverhalten, nur in 3 Fällen fand sich eine geringe Dezentrierung ohne Auftreten objektiver oder subjektiver Beschwerden.

Summary. In 80 cases with a 12 months follow-up period, 5mm-PMMA-posterior-chamber-lenses show an excellent centration. Only in 3 cases, small decentration without optical conplainments had to be seen.

Einleitung

Die Attraktivität einer möglichst kleinen Schnittöffnung – schnelle Rehabilitation, kürzerer nachoperativer Heilungsverlauf – hat bei PMMA-Linsen zu der Entwicklung kleinerer Durchmesser der Linsenoptik bis hin zu einer Größe von 5 mm geführt. Als Vorteil gilt die Einsatzmöglichkeit in der Technik der Kleinschnittkataraktchirurgie. Voraussetzung hierfür ist jedoch ein ideales Zentrierungsverhalten in Zusammenhang mit einer entsprechenden Operationstechnik. Aus diesem Grunde wurde das Zentrierungsverhalten von 5mm-PMMA-Hinterkammerlinsen (Pharmacia 809 P) an 80 konsekutiv operierten Augen mit einer Mindestnachbeobachtungszeit von 12 Monaten überprüft.

Material und Methodik

Eine 5mm-PMMA-Hinterkammerlinse (Pharmacia 809 P) wurde nach Skleratunnelschnitt, Kapsulorhexis und Phakoemulsifikation in 80 Fällen konsekutiv endokapsulär implantiert. Bei postoperativen Kontrollen am 5. Tag sowie nach 3 und 12 Monaten wurde unter anderem die Refraktion, der unkorrigierte und bestkorrigierte Visus sowie das Zentrierungsverhalten der IOL überprüft. Darüberhinaus wurde der induzierte Astigmatismus nach der Methode von Jaffe und Clayman berechnet [7].

J. Wollensak et al. (Hrsg.)
8. Kongreß der DGII

Ergebnisse

Nach 12 Monaten zeigte sich bei 66% der Patienten eine ideale Zentrierung der implantierten 5mm-PMMA-IOL, bei 30% der Patienten fand sich eine

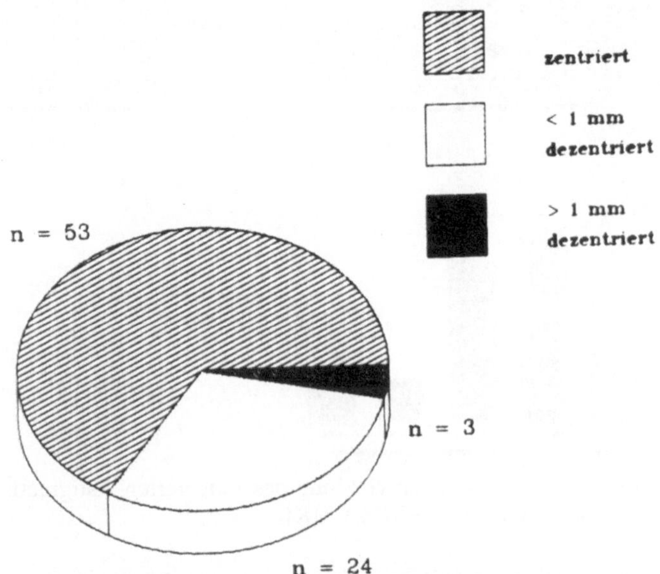

Abb. 1. Zentrierungsverhalten von 5mm-PMMA-HKL 12 Monate postoperativ ($n = 80$)

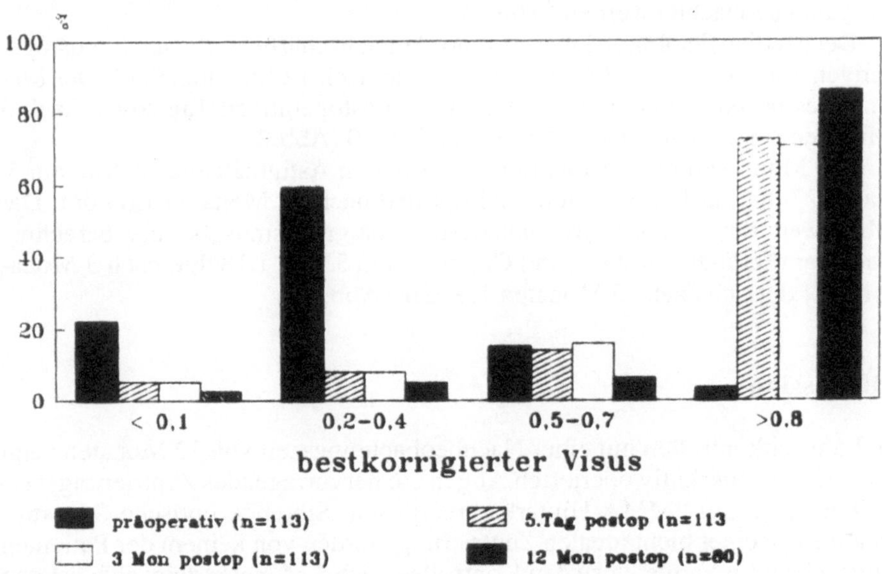

Abb. 2. Visusverteilung prä- und postoperativ 12 Monate nach Implantation von 5mm-PMMA-HKL

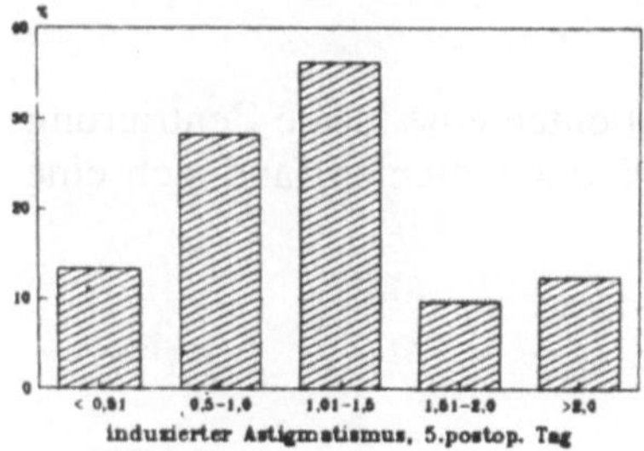

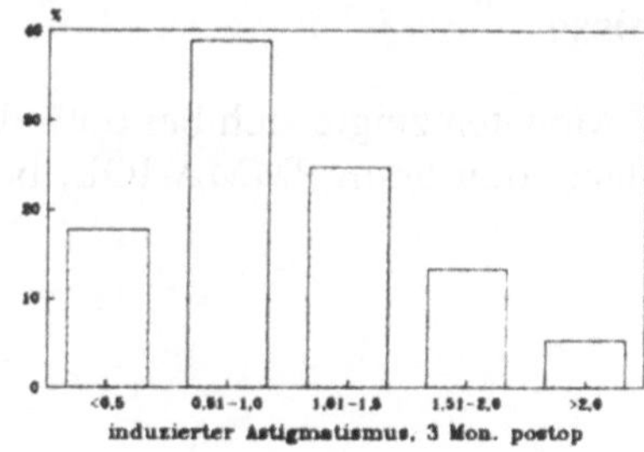

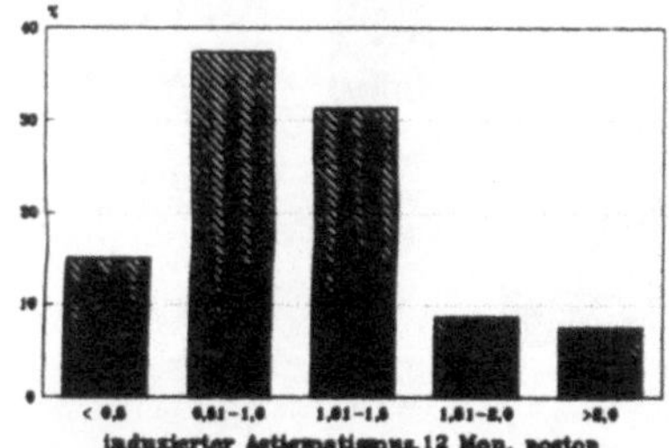

Abb. 3. Postoperative Entwicklung des induzierten Astigmatismus 12 Monate nach Implantation von 5mm-PMMA-HKL

gute Zentrierung mit nur einer geringen Abweichung von max. 1 mm der 5mm-Optik. Lediglich bei 3 Patienten konnte eine Dezentrierung von mehr als 1 mm beobachtet werden (Abb. 1).

Der Median der unkorrigierten zentralen Sehschärfe betrug am 5. postoperativen Tag sowie nach 3 Monaten 0,35 und nach 12 Monaten 0,40. Der Median des bestkorrigierten Visus lag am 5. postoperativen Tag sowie nach 3 Monaten bei 0,95 und nach 12 Monaten bei 1,0 (Abb. 2).

Der Mittelwert des postoperativen absoluten Astigmatismus betrug am 5. Tag 1,27 dpt, nach 3 Monaten 1,22 dpt und nach 12 Monaten 1,05 dpt. Der Mittelwert des postoperativ induzierten Astigmatismus betrug, berechnet nach der Methode von Jaffe und Clayman, am 5. Tag 1,18 dpt, nach 3 Monaten 1,01 dpt und nach 12 Monaten 1,03 dpt (Abb. 3).

Diskussion

In Langzeitkontrollen mit einer Nachbeobachtungszeit von 12 Monaten zeigt sich bei 80 konsekutiv operierten Augen ein hervorragendes Zentrierungsverhalten von 5mm-PMMA-Hinterkammerlinsen. Störende optische Sensationen infolge einer nicht idealen Zentrierung wurden von keinem der Patienten angegeben. Im Vergleich zu den Kontrollen nach 3 Monaten zeigt sich bei den Langzeitkontrollen nach 12 Monaten keine Tendenz zu einer vermehrten Dezentrierung.

Die Ergebnisse zeigen, daß der Vorteil einer schnellen postoperativen Rehabilitation nach Implantation einer 5mm-PMMA-Hinterkammerlinse auch in Langzeitkontrollen erhalten bleibt. Linsen mit einer 5mm-Optik aus dem bewährten PMMA erweisen sich daher in der Kleinschnittkataraktchirurgie als echte Alternative zu faltbaren, weichen Linsen.

Literatur

1. Busin M, Schmidt J, Koch J, Spitznas M (1993) Long-term results of sutureless phacoemulsification with implantation of a 7-mm polymethyl methacrylate intraocular lens. Arch Ophthalmol 111:333–338
2. Richards SC, Brodstein RS, Richards WL, Olson RJ, Combe PH, Crowell KE (1988) Long-term course of surgically induced astigmatism. J Cataract Refract Surg 14:270–276
3. Shepherd JR (1989) Induced astigmatism in small incision cataract surgery. J Cataract Refract Surg 15:85–88
4. Friedberg HL, Kline OR, Friedberg AH (1989) Comparison of the unwanted optical images produced by 6 mm and 7 mm intraocular lenses. J Cataract Refract Surg 15:541–544
5. Heider HW, Steinkamp GW, Ohrloff C (1993) Kapselsackfixierte PMMA-Intraokularlinse. Ophthalmologe 1993:325–328
6. Mc Donnell PJ, Spalton DJ, Falcon MG (1990) Decentration of the posterior lens implant: The effect of optic size on the incidence of visual aberrations. Eye 4: 132–137
7. Jaffe NS, Claymann HM (1975) The pathophysiology of corneal astigmatism after cataract extraction. Trans Am Acad Ophthalmol Otolaryngol 79:615–630
8. Neumann AC, Mc Carty GR, Sanders DR, Raanan MG (1989) Small incisions to control astigmatism during cataract surgery. J Cataract Refract Surg 15:78–84

Implantation von Intraokularlinsen bei Patienten mit Glaukom

P. Rozsíval und H. Králové

Zusammenfassung. Es wird über die Erfolge der Kataraktoperationen mit Implantation der Intraokularlinse bei Glaukompatienten im Zeitraum von 1989–1991 berichtet. Es handelt sich um 160 Augen von 146 Patienten. An 136 Augen wurde eine ECCE mit Implantation einer Intraokularlinse durchgeführt, an 21 Augen war die Operation mit Trabekulektomie kombiniert, einmal handelte es sich um eine sekundäre Implantation. Am häufigsten kam bei der Operation als Komplikation eine Ruptur der hinteren Linsenkapsel vor (13mal – 8,1%), teilweise mit Verlust des Glaskörpers (6mal – 3,7%). Häufigste postoperative Komplikation war eine fibrinöse Reaktion in der Vorderkammer (37mal – 23,1%). Die Sehschärfe war bei 125 Augen (78,1%) vor der Operation schlechter als 6/60. Bei Entlassung war bei 40,0% der Patienten der Visus 6/18 und besser. 6 Monate nach der Operation war die Sehfunktion bei 99 Augen (61,9%) 6/18 und besser. Bei 123 Augen war der Augeninnendruck vor der Operation reguliert, bei 21 Augen dekompensiert. Antiglaukomatöse Medikation nach der Operation: Bei 6 Augen wurden mehr, bei 30 Augen weniger Arzneimittel als vor der Operation gegeben. 96 hatten dieselbe Medikation und 28 Augen blieben ohne Medikation. Implantation einer Intraokularlinse in die Hinterkammer nach extrakapsulärer Extraktion der Katarakt ist für Glaukompatienten deshalb sinnvoll und gibt ihnen eine gute Möglichkeit der Verbesserung der Sehschärfe.

Summary. The author studied the results of cataract surgery with IOL implantation in 146 patients (160 eyes) operated during the years 1989–1993. ECCE with IOL implantation was performed in 138 eyes, combined with trabeculectomy in 21 eyes and one secondary IOL implantation was done. The rupture of posterior capsule (7 – 4,4%) or with loss of the vitreous (6 – 3,7%) were the most frequent complication during surgery. Fibrin exsudate in the anterior chamber (37 – 23,1%) was the most frequent early postoperative complication. 125 eyes had a visual acuity worse than 6/60 (78,1%) before the operation, 64 eyes had a visual acuity of 6/18 and better (40%) on discharge and a visual acuity of 6/18 and better was achieved in 99 eyes (61,9%) 6 months after surgery. The intraocular pressure was decompensated before the operation in 21 eyes which corresponds to the number of combined operations. Antiglaucoma treatment after the surgery: 6 eyes had more, 30 eyes less, 96 eyes the same therapy and 28 eyes were without therapy.

Conclusion: ECCE with IOL implantation is fully indicated in patients with glaucoma and cataract and it gives them a good chance for improvement of visual acuity.

J. Wollensak et al. (Hrsg.)
8. Kongreß der DGII

Einleitung

Während der letzten Jahre wurde in der Literatur über die Implantation von Intraokularlinsen bei Glaukompatienten berichtet [3, 4, 5]. Diese Publikationen beschreiben gute Erfolge auch bei nicht kontrolliertem primären Winkelblockglaukom [2]. Die Implantation einer Intraokularlinse befreit den Patienten von dem Problem Aphakie und Schwierigkeiten mit der Kontaktlinse, die oft wegen des Sickerkissens nicht getragen werden kann. Die Implantation ermöglicht darüber hinaus eine schnellere Visusrehabilitation.

Material und Methoden

Von 1989 bis 1993 haben wir 160 Augen bei 146 Patienten mit Glaukom und Katarakt operiert. Für die Bewertung haben wir die Patienten in 5 Gruppen aufgeteilt, in denen wir die verschiedenen Formen des Glaukoms, Behandlung und Kompensation des Augeninnendruckes bewertet haben (Tabelle 1). Bei 123 Augen (76,9%) war der intraokulare Druck vor der Operation reguliert, bei 16 Augen (10,0%) subkompensiert und bei 21 Augen (13,3%) dekompensiert. Bei 138 Augen (86,3%) wurde die extrakapsuläre Extraktion der Katarakt (ECCE) mit Implantation einer Intraokularlinse durchgeführt, bei 21 Augen (13,1%) kombiniert mit Trabekulektomie (TE) und einmal (0,6%) handelte es sich um eine sekundäre Linsenimplantation.

Tabelle 1. Präoperative Befunde der einzelnen Gruppen. In der Gruppe A sind auch 6 pseudoexfoliative Glaukome und 2 Glaukome mit normalem Druck

Gruppe	1989	1990	1991	1992	1993	Gesamt	[%]
A	2	11	18	35	21	87	54,4
B	–	–	4	–	1	5	3,1
C	–	1	6	9	9	25	15,6
D	–	–	7	–	1	8	5,0
E	1	5	3	9	11	35	21,9
Gesamt	3	17	44	53	43	160	100,0

A Offenwinkelglaukom – kompensiert bei Behandlung vor der Operation, *B* Offenwinkelglaukom – Laser plus lokale Behandlung vor der ECCE Operation, *C* Offenwinkelglaukom – filtrierende Operation vor der ECCE Operation, *D* Offenwinkelglaukom – vor ECCE dekompensiert, ECCE kombiniert mit TE, *E* Winkelblockglaukom – vor der ECCE chirurgisch oder mit Laseriridotomie kompensiert

Ergebnisse

Tabelle 2 zeigt die Komplikationen während der Operation, meistens war es eine Ruptur der hinteren Linsenkapsel, wobei eine Implantation der Intraokularlinse nicht möglich war (13mal, d. h. 8,1%).

Tabelle 2. Komplikationen während der Operation

Komplikation	*n*	[%]
Ruptur der hinteren Linsenkapsel	7	4,4
Ruptur der hinteren Linsenkapsel plus Glaskörperverlust	6	3,7
Flache Vorderkammer	3	1,9
Pigmentblattdefekt	5	3,1
Blutung in die Vorderkammer	4	2,5

Tabelle 3. Komplikationen nach der Operation. Meistens kam ein fibrinöses Exsudat vor

Komplikation	IP	S	RS
Fibrin-Exsudat	14	16	7
Keratopathia striata	10	21	7
Ödem der Hornhaut	5	8	–
Pigment auf der IOL	4	2	3
Reste der Linsenmasse	2	5	–
Augendruck nach der Operation erhöht	3	6	5
Deformation der Pupille	3	12	–
IOL Dezentration	–	4	–
Prolaps des Glaskörpers in die Vorderkammer	–	7	–
Blutung in die Vorderkammer	2	1	–

IP Iridoplastik (57 Augen), *S* Standard Operation (96 Augen), *RS* Synechiolysis (7 Augen).

Tabelle 4. Spätere Komplikationen

1. Trübung der hinteren Linsenkapsel	8
2. Iritis	8
Fibrinöse Membran	2
Präzipitate	6

Frühe Komplikationen nach der Operation zeigt Tabelle 3. Meistens kam ein fibrinöses Exsudat vor, das offensichtlich auf die Manipulation an der Iris zurückzuführen war.

Spätere Komplikationen zeigt Tabelle 4. Diese Komplikationen wurden 3–4 Monate nach der Operation festgestellt. Patienten mit persistierender Iritis wurden postoperativ regelmäßig und in engen Abständen kontrolliert.

Der Augendruck war bei 120 Augen (75%) nach der Operation stabil, nach 8 Wochen erhöht (5%), und bei 6 Augen (3,7%) haben wir eine zweiphasige Erhöhung des Augeninnendruckes bemerkt.

Tabelle 5. Sehschärfe

Zeit	Sehschärfe					
	< 6/60		6/60–6/24		6/18–6/6	
	[*n*]	[%]	[*n*]	[%]	[*n*]	[%]
Aufnahme	125	78,1	33	20,6	2	1,3
Entlassung	41	25,6	55	34,4	64	40,0
6 Monate nach Operation	18	11,2	43	26,9	99	61,9

Antiglaukomatöse Behandlung: Nur bei 6 Augen (3,7%) war mehr antiglaukomatöse Medikation erforderlich, bei 30 Augen (18,8%) weniger, bei 96 Augen (60,0%) war die Medikation vor und nach der Operation gleich und ohne Behandlung sind 28 Augen (17,5%) geblieben.

Die Sehschärfe (Tabelle 5) war bei 125 Augen (78,1%) vor der Operation schlechter als 6/60, nach der Operation verbesserte sie sich schnell. 6 Monate nach der Operation hatten 99 Augen (61,9%) eine Sehschärfe von 6/18 und besser, bei 18 Augen (11,3%) war sie schlechter als 6/60.

Diskussion

Unsere Ergebnisse zeigen eine gute Verträglichkeit der extrakapsulären Kataraktextraktionen mit Implantation einer Intraokularlinse – eventuell mit kombinierter Trabekulektomie. Dieser Eingriff verbessert wirksam und schnell die Sehschärfe. Dies stimmt überein mit den Schlußfolgerungen von Burrato und Ferrari [1]. Sie erwiesen an 112 Operationen (80 Patienten mit Glaukom), bei denen früher eine filtrierende Operation durchgeführt wurde, daß bei der extrakapsulären Kataraktextraktion mit Implantation einer intraokulären Hinterkammerlinse gute Ergebnisse über die Funktion und eine Stabilisierung des Augendruckes erreicht werden können.

Literatur

1. Burrato L, Ferrari M (1930) Extracapsular cataract surgery and intraocular lens implantation in glaucomatous eyes that had a filter bleb. J Cataract Refract Surg 16: 315–319
2. Gunning FP, Greve EL (1991) Uncontrolled primary angle closure glaucoma: Results of early intercapsular cataract extraction and posterior chamber lens implantation. International Ophthalmology 15:237–247
3. Gunning FP, Greve EL (1991) Intercapsular cataract extraction with implantation of the Galand disc lens: A retrospective analysis in patients with and without glaucoma. Ophthalmic Surgery 22:531–538

4. Lucas B, Krüger H, Boke W (1990) Retropupilare Linsen bei Glaukom: Vorderkammertiefe, Druckverhalten, Medikation prä- und postoperativ. Fortschr Ophthalmol 83:214–216
5. Wishart PK, Atkinson PL (1989) Extracapsular cataract extraction and posterior chamber lens implantation in patients with primary chronic angle-closure glaucoma: Effect on intraocular pressure control. Eye 3:706–712

Excimerlaser, Refraktive Chirurgie

Refraktive Hornhautchirurgie mit dem Laser

T. Seiler

Zusammenfassung. Die nunmehr seit fünf Jahren klinisch eingeführte photorefraktive Keratektomie (PRK) zur Myopiekorrektur ist im Begriff, ein Routineverfahren der chirurgischen Myopiekorrektur für geringe und mittlere Myopien zu werden. Klinische Studien haben sowohl eine hohe refraktive Trefferquote als auch eine niedrige Komplikationsrate gezeigt, sofern die Korrekturen weniger als 6 dpt betragen. Für höhere Korrekturen ist das Verfahren für die klinische Routine nicht geeignet, da es eine zu hohe Komplikationsrate von weit über 1% hat. Zu den Komplikationen zählen Vernarbung und exzentrische Behandlung, aber auch Unter- und Überkorrektur.

Die photorefraktive Keratektomie zur Astigmatismuskorrektur gelingt zur Zeit nur für myopen Astigmatismus, jedoch liegen Langzeitkontrollen noch nicht vor. Auch die hyperope photorefraktive Keratektomie ist noch im Versuchsstadium und die bisher vorliegenden Ergebnisse sind nicht besonders erfolgversprechend.

Summary. Photorefractive keratectomy (PRK) has been introduced five years ago and, meanwhile, has become a clinically accepted routine procedure for correction of low to moderate myopia. Prospective studies revealed a high refractive success rate accompanied by an extraordinarily low complication rate for corrections of up to –6,0 diopters. For corrections of high myopia PRK is not appropriate since the complication rate clearly exceeds 1%. Besides the major complications, corneal central scarring and eccentric ablation, under- and overcorrections are not uncommon.

The preliminary results of PRK – for myopic astigmatism are promising, however, long-term results are still missing. Also, hyperopic PRK is still experimental and the preliminary results are not very encouraging.

Einleitung

Die photorefraktive Keratektomie mit dem Excimerlaser wurde in den Jahren 1986 bis 1988 entwickelt [4] und in präklinischen Studien 1989 untersucht [6]. Nachdem in Pilotstudien klar wurde, daß das Verfahren für Korrekturen niederer und mittlerer Myopien eingesetzt werden kann, erfuhr es bereits klinische Verwendung, noch bevor prospektive Studien vorgelegt wurden. Dieses rege Interesse basiert einerseits auf der Tatsache, daß die Biomechanik der Hornhaut durch den Eingriff kaum beeinflußt wird und andererseits darauf, daß gleichzeitig erhebliche Nebenwirkungen und Komplikationen beim konkurrierenden Verfahren der radialen Keratotomie bekannt wurden.

J. Wollensak et al. (Hrsg.)
8. Kongreß der DGII

Nach mehr als fünf Jahren klinischer Erfahrung mit der photorefraktiven Keratektomie zur Myopiekorrektur soll in diesem Artikel die Wertigkeit des Verfahrens in der klinischen Routine vorgestellt und neuere Anwendungen zur Astigmatismus- und Hyperopiekorrektur diskutiert werden.

Photorefraktive Keratektomie zur Myopiekorrektur

Zur Anwendung des Excimerlasers für Myopiekorrekturen bis zu 6 dpt liegen prospektive Studien mit nunmehr Zweijahresergebnissen vor, die es ermöglichen, die refraktive Erfolgsrate, die Stabilität der Refraktion und die Komplikationsrate abzuschätzen [5, 7]. Auch die unter der Kontrolle der Food and Drug Administration begonnenen Studien zur Zulassung des Verfahrens für zwei Geräte (Summit, Visex) legen jetzt Zweijahresergebnisse vor, die unsere Resultate bestätigen.

Als refraktiver Erfolg der Myopiekorrektur wird gewertet, wenn die Refraktion ein Jahr nach der Operation sich im Intervall von ± 1,0 dpt um die Zielrefraktion eingependelt hat. Wie zu erwarten, ist die Erfolgsrate stark abhängig vom Ausmaß der Korrektur, wie in Tabelle 1 dargestellt ist. Die Veränderung der Refraktion im zweiten Jahr sind für Korrekturen bis zu 6 dpt statistisch nicht signifikant, erst bei höheren Werten findet sich eine signifikante Regression von mehr als 0,5 dpt in Richtung Myopie [7]. Im Gegensatz zur radialen Keratotomie, wo die progressive Hyperopie ja als eine der Hauptkomplikationen gilt, zeigt jedoch die Langzeitveränderung der postoperativen Refraktion bei der photorefraktiven Keratektomie in Richtung Myopie. In keinem der von uns kontrollierten Fälle konnten wir eine Zunahme des refraktiven Effektes von mehr als 0,75 dpt im zweiten Jahr nach der Operation finden. Auch die bisher erhaltenen Dreijahresdaten ließen uns keine progressive Hyperopie finden, jedoch ist die Anzahl der bisher kontrollierten Patienten zu klein, um eine statistische Aussage treffen zu können. Die Veränderung des refraktiven Astigmatismus durch die PRK tritt nur selten auf: Bei 2,5% der Patienten fanden wir eine Zunahme des Astigmatismus um 1,0–1,5 dpt. Höhere Astigmatismusschwankungen waren nicht zu verzeichnen [5]. Diese relativ hohe Zahl von 2,5% reduziert sich nach zwei Jahren auf

Tabelle 1. Refraktive Erfolgsrate (1 dpt um Emmetropie) ein Jahr post operationem (prospektive Studie an 193 Augen)

Myopiebereich [dpt]	Refraktive Erfolgsrate [%]
Bis –3,0	97
–3,1 bis 6,0	92
–6,1 bis 9,0	44
Über –9,0	25

Tabelle 2. Zentrale Vernarbungen 1 Jahr nach PRK (ohne Reoperationen) und 2 Jahre nach PRK (mit Reoperation)

Myopiebereich [dpt]	Inzidenz von zentralen Narben nach 1 Jahr [%]	Inzidenz von zentralen Narben nach 2 Jahren [%]
Bis –3,0	0	0
–3,1 bis –6,0	1,1	0
–6,1 bis –9,0	15	2,5
Über –9,0	16,7	8,3

weniger als 1% und liegt damit wesentlich niedriger als nach der radialen Keratotomie, wo in 4–11% der Fälle eine Astigmatismusinduktion von mehr als 1,0 dpt vorkommt [9].

Vor dem Hintergrund dieser positiven refraktiven Ergebnisse für Korrekturen bis zu 6 dpt muß nun die Rate der Komplikationen und Nebeneffekte genauer betrachtet werden, da nur dann eine gewisse Nutzen-Risiko-Bilanz vom Patienten getroffen werden kann.

Als grobes Maß für die Sicherheit einer refraktiven Operation gilt die Rate der operierten Augen, bei denen ein dauernder Visusverlust von mehr als einer Linie auftritt. In unserer prospektiven Studie fanden wir nach zwei Jahren nur ein Auge (0,5%), bei dem ein Visusverlust um mehr als eine Snellen-Linie eingetreten war. Es handelte sich dabei um eine exzentrische Ablation, die mit einer Astigmatismusinduktion einhergegangen war und bei der der Patient eine Reoperation nicht wünschte.

Neben der exzentrischen Ablation traten auch andere Komplikationen ein, die allerdings meist durch Reoperationen behandelbar sind und nicht zum dauernden Visusverlust führen. Dabei ist an erster Stelle die zentrale Hornhautnarbe zu nennen, deren Inzidenz klar mit der Höhe der Korrektur korreliert (Tabelle 2). Auch hier ist wieder die magische Grenze von 6 dpt zu verzeichnen, unterhalb derer mit Vernarbungen nur in seltenen Fällen zu rechnen ist. In der Literatur finden sich noch weitere Komplikationen, die allerdings sehr selten sind, zum Beispiel Rezidive einer Herpeskeratitis, subretinale Blutungen am hinteren Pol, eine geringe Ptosis und eine dauerhaft erweiterte Pupille.

Zusammenfassend läßt sich das Verfahren der photorefraktiven Keratektomie zur Myopiekorrektur folgendermaßen einschätzen: Bei Korrekturen bis zu 6 dpt stehen den sehr guten refraktiven Ergebnissen nur geringe Komplikationen entgegen, bei höheren Korrekturen nimmt die Trefferquote ab und die Komplikationen erheblich zu. Es besteht also ein akzeptables Nutzen-Risiko-Verhältnis nur für Korrekturen bis zu 6 dpt, während für höhere Korrekturen die Komplikationsraten und Nebenwirkungen deutlich überwiegen. Dies gilt insbesondere angesichts der Tatsache, daß in der Regel gesunde Augen operiert werden, und daher kann jeder refraktiv-chirurgische Eingriff nur als drittrangige Alternative hinter den optischen Hilfsmitteln, wie Brillen oder Kontaktlinsen, dienen.

Obwohl bei strenger Indikationsstellung Korrekturen von über 6 dpt kaum gerechtfertigt sind, kann man sich in speziell gelagerten Fällen solchen Operationen nicht verschließen. Zum gegenwärtigen Zeitpunkt führen wir in Berlin und Dresden Standard-PRK-Operationen bis zu 9 dpt durch, jedoch mit einer optischen Zone von mindestens 5,5 mm Durchmesser. Für höhere Korrekturen ist die Excimer-Keratomileusis zur Zeit in der klinischen Erprobung, ein Verfahren, bei dem die PRK erst nach einem lamellierenden Schnitt im Stroma durchgeführt wird. Der Lasereingriff kann sowohl auf der Lamelle als auch im stromalen Wundbett selber durchgeführt werden. Die so operierten Augen zeigen erstaunlich wenig Regression [1] und auch die Entzündungsreaktion der Hornhaut ist sehr gering. Neuerdings wird die Lamelle nicht ganz von der Hornhaut entfernt, sondern es wird ein kleiner Rand stehen gelassen, so daß die Lamelle nur abgeklappt werden muß (Flap and zap-Technik) und die PRK im stromalen Wundbett unter Fixation von seiten des Patienten durchgeführt wird (Waring, 1994, persönliche Mitteilung). Es liegen jedoch noch keine zuverlässigen Daten über die Treffergenauigkeit dieses Verfahrens vor, doch sind die Maßstäbe nicht so eng, da in den meisten Fällen nur eine erhebliche Reduktion der Myopie Ziel der Operation war.

Photorefraktive Keratektomie zur Astigmatismus- und Hyperopiekorrektur

Die bisherige Standardoperation zur Behandlung eines myopen Astigmatismus, jedoch auch eines gemischten Astigmatismus, besteht in der Durchführung von gekrümmten Keratotomien, die sich konzentrisch um eine optische Zone von 7 mm befinden. Sie werden symmetrisch zum steileren Meridian gelegt und haben eine Tiefe zwischen 70 und 90%, wobei jeder Operateur seine „eigene" Tiefe und dementsprechend sein „eigenes" Längennomogram hat. Das Ziel dieser Behandlung ist eine möglichst vollständige Verringerung des Astigmatismus, was – inklusive Wiederholungsoperationen (Verlängerung des Schnittes) – in mehr als 95% der Fälle genügend gut gelingt. Drei Wochen nach der letzten Keratotomie wird dann eine Standard-PRK der verbliebenen Restmyopie durchgeführt, und wir haben bei insgesamt mehr als 50 Patienten kein verändertes Heilungsverhalten gefunden.

Obwohl dieses Verfahren seit langem bekannt ist und als relativ sicher gilt, bestehen seit einigen Jahren Anstrengungen, Myopie und Astigmatismus gleichzeitig durch elliptische oder torische Ablationszonen zu behandeln. Elliptische Ablationszonen entstehen dadurch, daß die Keratektomietiefe im Zentrum in beiden Meridianen gleich groß ist, jedoch in den beiden Meridianen einen steileren oder flacheren Keratektomietiefenverlauf zeigen. Solche elliptischen Keratektomien können mit Hilfe von ablatierbaren Masken (Summit) oder durch eine Kombination eines linearen Spaltes und eines Irisdiaphragmas (Visex) bewerkstelligt werden. Bisher liegen nur vorläufige Ergebnisse von Studien geringer Fallzahlen vor. Obwohl diese Ergebnisse durchaus ansprechend sind, ist das Problem der Regression und auch der Achseneinstellung offensichtlich noch nicht gelöst, so daß es in mehr als 30% der Fälle zu einer signifikanten Unterkorrektur des Astigmatismus kommt [8].

Auch das Verfahren der rotierenden Maske, die ein asymmetrisches Ablationsmuster auf die Hornhaut projiziert, kann angewendet werden (Meditec). Die bisher vorgelegten Studien sind allerdings wenig dazu geeignet, eine genaue Einschätzung des Verfahrens zu ermöglichen, da sie formalen Anforderungen an eine prospektive Studie nicht genügen [2].

Die hyperope PRK wird seit mehreren Jahren durchgeführt [2], und die Ergebnisse sind außerordentlich widersprüchlich. Während die deutschen Arbeitsgruppen von guten Erfolgen berichten, finden die amerikanischen Arbeitsgruppen eine verstärkte Regression während des ersten postoperativen Jahres. Unsere eigenen Erfahrungen haben darauf aufmerksam gemacht, daß bei der hyperopen PRK die Zentrierung noch wesentlich kritischer ist als bei der myopen PRK, insbesondere auch deswegen, weil sich die Ablationszone in zwei Zonen unterteilt: Zentral wird eine refraktiv aktive Zone mit dem Durchmesser von 4 bis 5 mm angebracht, umgeben von einer Übergangszone, in der die Keratektomie ausläuft. Offensichtlich spielt die Form der Übergangszone und ihre Breite eine wesentliche Rolle bei den postoperativen Heilungsvorgängen. Wir fanden bei einer optischen Zone von 4,5 mm und einer Übergangszone von 1–1,5 mm eine sehr starke Regression von mehr als 50% des initialen Effektes während des ersten Jahres, einhergehend mit einer ringförmigen Vernarbung und einer wesentlichen Verkleinerung der effektiven refraktiven Zone. Bevor das Problem der kleinen, effektiven optischen Zone und der wenig vorhersagbaren Heilung nicht gelöst ist, kann diese Form der Hyperopiekorrektur nicht empfohlen werden. Auch hier bietet sich die Excimerkeratomileusis an, um die Heilungsvorgänge so gering wie möglich zu halten.

Literatur

1. Buratto L, Ferrasi M, Genise C (1993) Myopic keratectomileusis with the excimer laser: one-year follow-up. Refract Corneal Surg 9:20–29
2. Dausch D, Klein R, Laudesz M, Schröder E (1994) Photorefractive keratectomy to correct astigmatism with myopia and hyperopia. J Cataract Refract Surg 20 (suppl): 252–257
3. Deitz MR, Sanders RR, Raaunan MG, Deluca M (1994) Long-therm follow-up of metal-blade radial keratotomy procedures. Arch Ophthalmol 112:614–620
4. Marshall J, Trokel SL, Rothery S, Krueger RR (1986) Photoablative reprofiling of the cornea using an excimer laser: Photorefractive keratectomy. Lasers Ophthalmol 112:21–48
5. Seiler T, Wollensak J (1993) Results of a prospective evaluation of photorefractive keratectomy at 1 year after surgery. German J Ophthalmol 2:135–142
6. Seiler T, Kahle G, Kriegerowski M (1990) Excimer laser (193 nm) myopic keratomileusis in sighted and blind human eyes. Refract Corneal Surg 6:165–173
7. Seiler T, Holschbach A, Derse M, Jean B, Genth U (1994) Complications of myopic PRK with the excimer laser. Ophthalmology 101:153–160
8. Taylor HR, Kelly P, Alpins N (1994) Excimer laser correction of myopic astigmatism. J Cataract Refract Surg 20 (suppl):243–251
9. Waring GO, Lynn M, Gelender H, et al. (1985) Results of the prospective evaluation of radial keratotomy (PERK) study one year after surgery. Ophthalmology 92:177–198

Stand der „Anwenderstudie zur Qualitätssicherung und Langzeiterfahrung bei refraktiven Excimer-Laser-Operationen“ (AG: „Refraktive Laserchirurgie“, BVA)

J. H. Zeitz

Zusammenfassung. Trotz intensiver Bemühungen der „Arbeitsgruppe Refraktive Laserchirurgie“ haben bis dato nur wenige Anwender ihre Mitarbeit an der Studie zur Qualitätssicherung erklärt. Eine Auswertung von Ergebnissen ist daher derzeit nicht möglich. Es ergeht der nochmalige Aufruf zu wissenschaftlich fundierter Arbeits- und Aufarbeitungsweise.

Summary. Despite intensive efforts on the part of the „Arbeitsgruppe Refraktive Laserchirurgie“ (Working Group on Refractive Laser Surgery), up to now only a few users have indicated their intention to cooperate on the quality assurance study. This makes it impossible at the present time to evaluate any results. Once again, we appeal for scientifically based working and review methods.

Anfang des Jahres 1992 wurde vom Berufsverband der Augenärzte Deutschlands die „Arbeitsgruppe Excimerlaser“ ins Leben gerufen, die inzwischen in „Arbeitsgruppe Refraktive Laserchirurgie“ umbenannt ist.

Wir hielten es aus damaliger Sicht für die wichtigste Aufgabe, die noch vereinzelten Anwender zum Nutzen der Patienten, des Verfahrens, und nicht zuletzt der Anwender selbst dergestalt zu integrieren, daß eine gemeinsame Datenerfassung und -auswertung auf der Basis fundierter Arbeits- und Dokumentationsstandards Aussagen zu Langzeiterfahrungen ermöglicht und der Qualitätssicherung dient.

In zahllosen Gesprächen mit Vertretern unterschiedlicher Interessenlagen, wie Befürworter und Gegner des Verfahrens, Hersteller und Anwender, Wissenschaftler und als Beutelschneider verdächtigte Kollegen – versuchte ich, das vielerorten schlechte Image der ersten Anwender über unsere Gruppentätigkeit zu verbessern, und zwar durch eine seriöse Arbeit mit adäquater Indikationsstellung und wissenschaftlicher Aufarbeitung der Ergebnisse.

Die hierzu sicherlich notwendige Disziplinierung aller Anwender wurde in den Einzelgesprächen durchweg als Selbstverständlichkeit begrüßt, wenngleich das Vorhaben doch von Anfang an die unterschiedlichsten Reaktionen provozierte. So erhielt ich Reaktionen, die von begeisterter Zustimmung über die Meinung, daß dies eine lächerliche Qualitätssicherung sei, bis hin zu billiger Polemik reichten.

J. Wollensak et al. (Hrsg.)
8. Kongreß der DGII

Während die Standards, die ich als Minimum zugrunde legen wollte, den einen noch als viel zu oberflächlich erschienen, wurde von anderen die hierdurch auf sie zukommende Arbeit als viel zu lästig und unnötig befunden.

Zwar wurde bei öffentlichen Gelegenheiten gerade von einigen der letzteren Anwender immer wieder betont, wie seriös die Aufarbeitung ihrer eigenen Daten ja ohnehin geschähe, doch sehen die mir bekannten Kriterien einer „Multicenterstudie“ an Messungen neben Refraktion, Visus und Keratometerwert lediglich noch Augeninnendruck, Pachymeterwert und Augenfarbe vor. Bei der Operation selbst wird das Anästhetikum dokumentiert und sonst nur noch, ob das Programm für die Myopie oder Hyperopie gelaufen sei, einmal abgesehen von drei für eventuelle Komplikationen vorgesehene Zeilen.

Zwischen diesen Meinungen stellte mithin die geplante Anwenderstudie einen soliden Kompromiß aus ethischen Mindestanforderungen, praktisch Machbarem und wissenschaftlich Wünschenswertem dar.

Dennoch wurde ich von einem deutschen Ordinarius, selbst im Besitz eines Excimerlasers, auf eine Enttäuschung vorbereitet: „Ich finde Ihr Anliegen und Ihr Vorgehen äußerst ehrenvoll, aber ich sage Ihnen, Sie werden zum Schluß mit einem kleinen Häuflein von vielleicht vier, fünf Aufrechten dastehen; den meisten geht es doch gar nicht um hohe Ziele“. Man sehe es ja an der reißerischen Art, wie in diversen Medien geworben werde.

Weil dieser Ordinarius aus heutiger Sicht recht hatte, können Sie von mir den angekündigten wissenschaftlichen Vortrag über Ergebnisse der gemeinsamen Anwenderstudie leider nicht hören.

Nach meinem Eindruck dürfen sich allerdings jetzt diejenigen Anwender, die sich der Mühe der Mitarbeit nicht unterziehen wollten, auch nicht wundern oder beklagen, wenn eben dieser Ordinarius derzeit eine eigene Studie über die refraktive Excimerlaserchirurgie beginnen möchte, wobei er sinngemäß auf diesbezügliche Anfragen ausführt, daß er auf die wirtschaftlichen Belange bereits in seiner Umgebung refraktiv-chirurgisch tätiger Kollegen keine Rücksicht nehmen könne, da es ihm allein um die wissenschaftliche Beantwortung ungeklärter Fragen gehe.

Die „Arbeitsgruppe Refraktive Laserchirurgie“ hat sich die Integration aller Anwender zum Ziel gesetzt, um ihnen damit zu nützen. Von vielen ist dieses Angebot bisher nicht wahrgenommen worden, von einigen wenigen aber wohl. Man könnte zwar meinen: „Mia chelidon ouk poiei ear“, man könnte aber die bisher sichtbaren, vereinzelten Schwalben auch wenigstens für Vorboten des Frühlings halten. Ich jedenfalls gebe noch nicht auf, sondern biete erneut meine vermittelnde Tätigkeit auf der Basis einer wissenschaftlich vertretbaren Arbeit an.

Neue Aspekte in der kornealen Wundheilung nach Excimerlaser photorefraktiver Keratektomie

C. P. Lohmann, A. Patmore, D. O'Brart und J. Marshall

Zusammenfassung. Die postoperativen Ergebnisse in der photorefraktiven Keratektomie (PRK) sind sehr vielversprechend. Es werden jedoch immer wieder unerwartete, individuelle Ergebnisse beobachtet, die sich in einer exzessiven Regression der postoperativen Refraktion und in einer starken Trübung der Hornhaut widerspiegelt. Beide Phänomene sind Ausdruck der kornealen Wundheilung. Bei insgesamt 7 Patienten, die alle postoperativ eine starke Trübung der Hornhaut aufwiesen und in der Refraktion nahezu zu ihrem präoperativen Ausgangswert zurückgekehrt waren, haben wir das Epithel und die subepithelial gelegene Hornhauttrübung mechanisch abgetragen und histologisch untersucht. Dabei zeigte sich, daß sich die Trübung aus einer reichlichen Ansammlung von Proteoglykanen zusammensetzt. Kollagene Fasern konnten nicht gefunden werden.

Summary. The postoperative results of excimer laser photorefractive keratectomy (PRK) are encouraging. However, some unexpected results have been observed with excessive myopic regression and prolonged corneal haze. The magnitude of both, regression and haze is determined by the individual healing process of a given cornea. We have undertaken a histopathological study on 7 corneal samples with severe haze and myopic regression. These samples showed mainly new extracellular matrix (proteoglycans) but no newly synthesized collagen.

Einleitung

Die photorefraktive Keratektomie (PRK) mittels eines ArF-Excimerlasers hat sich in den letzten Jahren sehr schnell zu einer weltweit durchgeführten, operativen Behandlung der Myopie entwickelt. An Hand der vorliegenden Daten läßt sich sagen, daß bei Behandlungen bis zu –6.0 dpt, 90% der behandelten Augen ein erfolgreiches Behandlungsergebnis aufweisen, was einer postoperativen Refraktion von ±1,0 dpt um den angestrebten Wert entspricht [1–3]. In den verbleibenden 10% der behandelten Augen ist die Behandlung nicht erfolgreich verlaufen. Diese nicht erfolgreich behandelten Augen können in zwei Gruppen unterteilt werden. In einigen Fällen bleibt die Hornhaut während der gesamten postoperativen Phase transparent, und diese Augen zeigen eine persistierende Hyperopie. In den meisten Fällen kommt es jedoch postoperativ zu einem starken Transparenzverlust der Hornhaut („haze") und zu einer deutlichen Regression in der postoperativen Refraktion. Dan Durrie

J. Wollensak et al. (Hrsg.)
8. Kongreß der DGII

hat diese beiden Gruppen mit der Wundheilung der Hornhaut korreliert und bezeichnet dabei die Augen der erstgenannten Gruppe als Augen mit einer schlechten Wundheilung und die Augen mit einer starken Trübung der Hornhaut als Augen mit einer exzessiven Wundheilung [persönliche Mitteilung].

Obwohl nur wenige Augen in eine dieser beiden obengenannten Gruppen fallen, sind es die, die uns postoperativ am meisten beschäftigen. Mit verschiedenen Pharmazeutika, vor allem Kortikosteroiden, wird versucht, die exzessive Wundheilung der Hornhaut und den damit verbundenen Transparenzverlust der Hornhaut zu manipulieren. Auch wenn die Meinungen über den Nutzen einer solchen Kortikosteroidmedikation auseinandergehen [4–6], so zeigte eine kürzlich durchgeführte Doppel-Blind-Studie, daß die lokal applizierten Kortikosteroide nur einen günstigen Einfluß auf das postoperative Ergebnis besitzen, solange sie angewendet werden. Nach Abbruch der Kortikosteroidmedikation konnte kein signifikanter Unterschied zwischen der Plazebo- und der Steroidgruppe mehr festgestellt werden [4].

Histologische Untersuchungen der Trübung der Hornhaut nach Excimerlaser PRK sind vor allem an Kaninchen und Affen durchgeführt worden, und nur wenige Studien haben humanes Material verwendet. Dabei konnten vier Elemente ausgemacht werden, die in der kornealen Wundheilung involviert sind: 1. Epithelzellen [7–9], 2. aktivierte Keratozyten [7, 9–12], 3. neu synthetisiertes Kollagen [7, 9–12] und 4. Vakuolen [7, 9–11]. Während bei jungen Affen hauptsächlich eine Epithelhyperplasie und eine Kollagensynthese gefunden wurde, zeigten Kaninchen fast ausschließlich eine Neusynthese von Kollagen. Leider ist nur wenig über die zellulären und extrazellulären Veränderungen beim Menschen bekannt. Kenntnisse über diese postoperativen, morphologischen Veränderungen sind jedoch außerordentlich wichtig, um eine suffiziente postoperative Medikation durchzuführen. Um nähere Informationen über diese Veränderungen zu bekommen, haben wir das Epithel und die subepithelial gelegene Trübung der Hornhaut bei 7 Patienten mechanisch abgetragen und histologisch untersucht.

Patienten und Methodik

Die Untersuchungen dieser Studie wurden an Hornhautmaterial von 7 Augen durchgeführt. Die Refraktion dieser Augen war vor der Laserbehandlung zwischen –2.50 dpt und –16.0 dpt. Die photorefraktive Keratektomie wurde mit einem ExciMed UV200 Excimer Laser (Summit Technology) durchgeführt. Dieser Laser besitzt eine Emissionswellenlänge von 193 nm, eine Energiedichte von 180 mJ/cm^2 und eine Repetitionsfrequenz von 10 Hz. Die Ablationstiefe beträgt 0,22 μm pro Puls. Bei allen Patienten wurde eine optische Zone von 5 mm im Durchmesser verwendet. In allen Fällen kam es nach der PRK zu einer starken Trübung der Hornhaut und zu einer deutlichen Regression in der Refraktion. Alle Patienten erhielten eine postoperative, lokale Kortikosteroidtherapie über 3 Monate. Die mechanische Abtragung der Hornhauttrübung erfolgte zwischen dem sechsten und zwölften postoperativen Monat. Unter Anwendung eines Lokalanästhetikums (Tetracainhydrochlorid) wurde der Trübungsbereich der Hornhaut und das darüberliegende Epithel mit Hilfe eines Hockeymessers mechanisch abgetragen. Diese Abtragung erfolgte ohne Schwierigkeiten und das Material wurde sofort fixiert und sowohl licht- als auch elektronenmikroskopisch untersucht.

Ergebnisse

Das Hornhautareal der initialen PRK konnte aufgrund der Trübung bei allen 7 Augen leicht identifiziert werden. Die Trübung und das darübergelegene Epithel ließ sich bei allen Augen vollständig entfernen. Die Entfernung der Trübung resultierte in einer optisch klaren Hornhautoberfläche, und überraschenderweise waren auch nach der langen postoperativen Phase noch immer die konzentrischen Ringe, die durch die Irisblende des Excimerlasers auf die Hornhaut projiziert wurden, nachweisbar.

Das mechanisch abgetragene Material aller 7 Augen zeigte histologisch ein einheitliches Bild (Abb. 1). Jede einzelne Hornhautprobe setzte sich aus Epithel und subepithelial gelegenen Komponenten zusammen. Alle Proben zeigten ausgeprägte Adhäsionen zwischen dem Epithel und dem daruntergelegenen Material. Daher lag die Ebene der mechanischen Entfernung zwi-

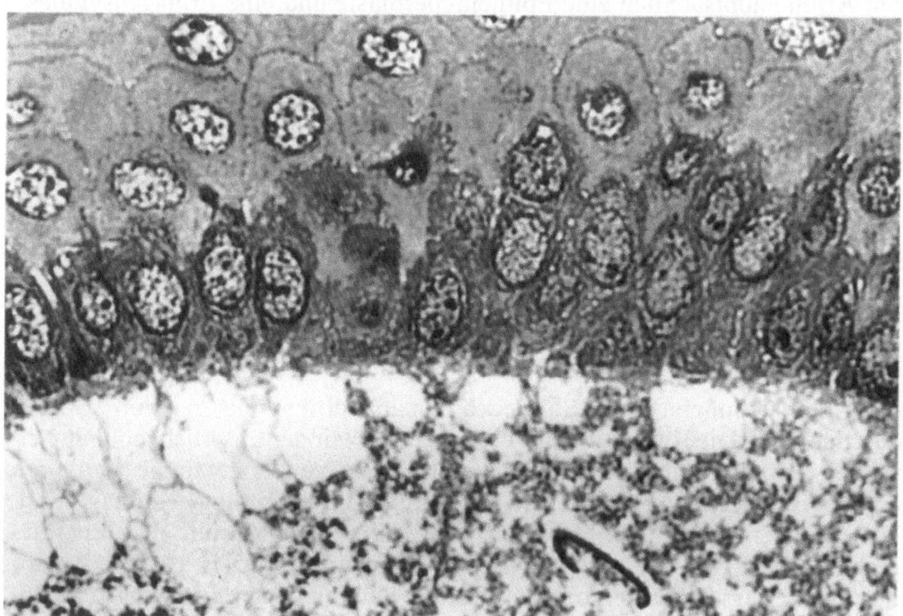

Abb. 1. Lichtmikroskopische Aufnahme von dem abgetragenen Hornhautmaterial. Das Epithel haftet fest auf einer Unterlage, die sich aus nichtfibrillären Komponenten zusammensetzt und die die typische subepitheliale Trübung nach Excimerlaser-PRK ausmacht

schen den subepithelial gelegenen Ablagerungen und des ursprünglichen PRK-Wundbettes im Stroma. Lichtmikroskopisch zeigte sich eine lose Anordnung von extrazellulärer Matrix mit nur wenigen zellulären Komponenten. In transmissions-elektronenmikroskopischen Untersuchungen fanden sich Hemidesmosomen, welche zwischen den Basalzellen des Epithels und dem subepithelialen Material ausgebildet waren. Das subepithelial gelegene Material war reich an Proteoglykanen, fasrige Strukturen konnten jedoch nicht identifiziert werden.

Diskussion

Das wohl erstaunlichste dieser Studie ist, daß selbst nach einem Zeitraum von einem Jahr nach der PRK noch immer die Ringe der Irisblende des Excimerlasers im Stroma der Hornhaut nachweisbar sind. Einige Aspekte dieses Phänomens sind zwar für den Excimerlaser einzigartig, andere lassen sich jedoch auch bei andersartig entstandenen Wunden der Hornhaut nachweisen. Seit vielen Jahren ist bekannt, daß es bei vielen Hornhautwunden, wie z.B. bei der Entfernung einer Katarakt oder nach Keratoplastik [13] nicht zu einer suffizienten Wundheilung kommt. Die gegenüberliegenden Wundränder liegen zwar aneinander, sind jedoch nicht mit Kollagenfasern verbunden, sondern nur mit Proteoglykanen „aneinandergeklebt". Betrachtet man das zur Zeit gängige Konzept, daß die individuellen Kollagenfasern in Lamellen von Limbus zu Limbus laufen [14, 15], so ist es schwer zu verstehen, wie neusynthetisiertes Kollagen sich in einer solchen Anordnung formieren kann. Bei sehr großflächigen Wunden, wie sie z.B. bei Verätzungen entstehen, kommt es schon im Rahmen der Wundheilung zu einer Neusynthese von Kollagen [16]. Dieses Kollagen ist jedoch von einem atypischen Typ und zeigt eine ungewöhnliche räumliche Geometrie, welche zu einem Transparenzverlust der Hornhaut führt. Experimentelle Studien mit dem Excimerlaser an Hornhäuten von jungen Kaninchen oder Affen zeigten postoperativ eine signifikante Neusynthese von Kollagen [7–12]. In klinischen Studien kann man den Eindruck bekommen, daß bei älteren Menschen die Stabilisation des postoperativen Refraktionsverlaufes schneller verläuft, und die Trübung der Hornhaut geringer ausgeprägt ist als bei jüngeren Menschen. Dieses würde bedeuten, daß in jungen Hornhäuten die Wundheilungsprozesse schneller und ausgeprägter ablaufen als bei älteren Hornhäuten. Während die tierexperimentellen Untersuchungen in der Regel an sehr jungen Tieren durchgeführt werden, werden PRK-Behandlungen beim Menschen ausschließlich an biologisch altem Gewebe durchgeführt, welches die Wachstumsphase schon lange abgeschlossen hat. Obwohl es keine Beweise für eine solche Hypothese gibt, mag dies der Grund dafür sein, daß in der jungen Tierhornhaut eine reichliche Kollagenneusynthese stattfindet, während in der ausgewachsenen menschlichen Hornhaut kein fasriges Kollagen mehr gefunden wird.

Nahezu alle Patienten werden in der frühen postoperativen Phase nach der PRK mit lokal applizierten Kortikosteroiden behandelt [1–6]. Das dieser Behandlung zugrundeliegende Konzept ist die Hemmung der Keratozytenaktivität und nachfolgend die Unterdrückung der Kollagenneusynthese. Dieses soll sowohl die postoperative Regression als auch die Trübung der Hornhaut einschränken. Diese Studie erbrachte jedoch Anzeichen, daß dieses Konzept nicht ganz richtig ist. Zum einen zeigt die Persistenz der Ringe in der Hornhaut, daß keine signifikante Neusynthese von Kollagen an den Wundrändern erfolgte, (andernfalls würden die Ringe durch das neue Kollagen nicht mehr sichtbar oder zumindest verwischt sein) zum anderen konnten wir keine Kollagenfasern in einem unserer histologischen Präparate nachweisen. Aufgrund unserer Ergebnisse denken wir, daß Pharmazeutika, welche die Synthese von Proteoglycanen beeinflussen, von größerem Nutzen waren als die zur Zeit gängige Anwendung von Kortikosteroiden.

Literatur

1. Gartry D, Kerr Muir M, Marshall J (1992) Excimer laser photorefractive keratectomy: 18 months follow-up. Ophthalmology 99:1209–1219
2. Seiler T, Wollensak J (1991) Myopic photorefractive keratectomy with the excimer laser: 1 year follow-up. Ophthalmology 98:1156–1163
3. Salz JJ, Maguen E, Nesburn AB, et al. (1993) A two year experience with excimer laser photorefractive keratectomy for myopia. Ophthalmology 100:873–882
4. Gartry D, Kerr Muir M, Lohmann C, Marshall J (1992) The effect of topical corticosteroids on refractive outcome and corneal haze after photorefractive keratectomy. Arch Ophthalmol 110: 944–952
5. Tengroth B, Fagerholm P, Soderberg P, Hamberg-Nystrom H, Epstein D (1993) Effect of corticosteroids in postoperative care following photorefractive keratectomies. Refract Corneal Surg 9: S61–S64
6. Carones F, Brancato R, Venturi E, Scialdone A, Bertuzzi A, Tavola A (1993) Efficiacy of corticosteroids in reversing regression after myopic photorefractive keratectomy. Refract Corneal Surg 9: S52–S56
7. Lohmann C, Gartry D, Kerr Muir M, Timberlake G, Fitzke F, Marshall J (1991) „Haze" in photorefractive keratectomy. Its origins and consequences. Lasers and Light in Ophthalmology 4: 15–34
8. Gaster RN, Binder P, Goalwell K, et al. (1989) Corneal surface ablation by 193 nm excimer laser and wound healing in rabbits. Invest Ophthalmol Vis Sci 30: 90–97
9. Marshall J, Trokel S, Rothery S, Krueger RR (1988) Long-term healing of the central cornea after photorefractive keratectomy using an excimer laser. Ophthalmology 95:1411–1421
10. Hanna KD, Pouliquen YM, Salvodelli M, et al. (1990) Corneal wound healing in monkeys 18 months after excimer laser photorefractive keratectomy. Refract Corneal Surg 6: 340–345
11. Tuft S, Marshall J, Rothery S (1987) Stromal remodelling following photorefractive keratectomy. Lasers in Ophthalmology 1: 177–185
12. SundarRaj N, Geiss MJ, Fantes F, et al. (1990) Healing of excimer laser ablated monkey corneas: An immunohistochemical evaluation. Arch Ophthalmol 108: 1604–1610

13. Swan KC, Meyer SL, Squires E (1978) Late wound separation after cataract surgery. Trans Am Acad Ophthalmol Otolaryngol 85:991–1003
14. Maurice DM (1957) The structure and transparency of the cornea. J Physiol 136: 263–286
15. Benedek GB (1971) Theory of the transparency of the eye. Appl Opt 10:459–482
16. Pahlitzsch T, Sinha P (1985) The alkali burned cornea: Electron microscopical, enzyme histochemical, and biochemical observations. Graefes Arch Clin Ophthalmol 223:278–286

Astigmatismuskorrektur mit dem Excimerlaser

M. Amm, G. Duncker und E. Schröder

Zusammenfassung. Chirurgische Maßnahmen zur Korrektur hoher Hornhautastigmatismen – insbesondere nach perforierender Keratoplastik – sind häufig unbefriedigend und wenig kalkulierbar. Wir berichten in Fallbeispielen über Visusverhalten und Komplikationen nach Astigmatismuskorrektur mit dem Excimerlaser 193 nm unter Verwendung des rotierenden Maskensystems der Firma Aesculap Meditec. Bisher behandelten wir 16 Patienten mit präoperativen Zylinderwerten zwischen 3,0 bis 9,0 dpt im Mittel 5,7 dpt. Die kürzeste Nachbeobachtungszeit beträgt bisher 3 Monate, die längste 6 Monate. In 88% der Fälle kam es zu einem Anstieg der unkorrigierten Sehschärfe bei Reduktion des Astigmatismus durchschnittlich um 3,2 dpt nach 3 Monaten. Die Ergebnisse bestätigen prinzipiell die Wirksamkeit der Excimertechnik bei postkeratoplastischen Astigmatismen. Ein Hauptproblem ergibt sich in einem sphärischen Nebeneffekt in Richtung Hyperopie. Ursachen einer ungenügenden Beeinflussung der astigmatischen Fehlrefraktion sehen wir in möglicher Maskendezentrierung und oftmals irregulärer Hornhautoberfläche.

Summary. Surgical procedures remain somewhat unpredictable for correction of high corneal astigmatism, especially after keratoplasty. We present the results after toric ablation with the excimer laser 193 nm (Aesculap Meditec) using a rotating mask. We treated until now 16 patients with preoperative cylinders between 3,0 and 9,0 D. The follow-up time ranges from 3 to 6 months. In 88% we saw an improvement of uncorrected visual acuity with average reduction of astigmatism of 3,2 D after 3 months. Our results show the safety and efficacy of the excimer laser technique for reducing postkeratoplasty astigmatism. A main problem is the development of a hyperopic shift. We see reasons for insufficient influence on astigmatic refraction in mask decentration and high percentage of primary irregular astigmatism.

Einleitung

Hohe korneale Astigmatismen, deren Korrektur mit Brille oder Kontaktlinse nicht selten scheitert, sind seit langem Ziel keratorefraktiver Bemühungen. Insbesondere der postoperative Astigmatismus nach perforierender Keratoplastik verhindert neben Immunreaktionen ein gutes Visusresultat. Anfang der 70er Jahre beschrieb Troutman eine definitive Astigmatismuschirurgie: Zur Wölbung des flacheren Meridians wandte er 1972 die Keilresektion erstmals an, 1977 beschrieb er die Relaxationsinzision zur Abflachung des steileren Meridians [1]. Die sog. Ruiz-procedure, eine Kombination aus transversa-

J. Wollensak et al. (Hrsg.)
8. Kongreß der DGII

len und semiradialen Inzisionen, wird seit 1984 von verschiedenen Operateuren z. T. in abgewandelter Form versucht [2]. Klinische Erfahrungen mit additiven Wirkprinzipien aus Kompressionsnähten mit relaxierenden Inzisionen berichteten Mandel, Shapiro und Krachmer [3]. Allen Methoden gemeinsam ist ihr häufig unbefriedigendes und wenig kalkulierbares Ergebnis. Die relativ stabilen Refraktionsverhältnisse, die bisher nach photorefraktiver Keratektomie mit dem Excimerlaser zur Myopiebehandlung erzielt wurden, ließen an eine Erweiterung der symmetrischen zur torischen Hornhautablation denken [4, 5, 6]. Im folgenden berichten wir über unsere Ergebnisse der Astigmatismuskorrektur mit dem Excimerlaser 193 nm.

Patienten und Methode

Unsere Studie enthält die Daten von 16 Patienten zwischen dem 16. und 80. Lebensjahr mit einer Mindestbeobachtungszeit von 3 Monaten; die längsten Nachkontrollen umfassen bisher einen Zeitraum von 6 Monaten. Bei 13 Patienten war eine perforierende Keratoplastik vorausgegangen, 3 Patienten hatten einen idiopathischen Astigmatismus. Der Grund für eine erforderliche PKP war in 6 Fällen ein Keratokonus, in 6 weiteren Fällen eine zentrale Hornhautnarbe. Ein Patient hatte eine dekompensierte Endotheldystrophie. Der präoperative refraktive Zylinder betrug im Mittel 5,7 dpt bei einer Reichweite von 3,0 bis 9,0 dpt. Der zeitliche Abstand zwischen PKP und Excimerlaserbehandlung streute zwischen 1,5 bis 18 Jahren. Drei Patienten hatten sich bereits andernorts astigmatismusreduzierenden chirurgischen Eingriffen unterzogen: Es waren zirkuläre Keratotomien und eine „wedge-resection“ durchgeführt worden. Bei allen Patienten lag eine Kontaktlinsenunverträglichkeit vor bzw. die Unmöglichkeit des Ausgleichs der hohen astigmatischen Fehlrefraktion mit Kontaktlinse oder Brille. Eine volle Astigmatismuskorrektur strebten wir in allen Fällen an. Die postoperative Therapie nach Epithelschluß bestand aus Fluorometholon 0,1% 5/d im 1. Monat, 3/d im 2. Monat und 1 bis 2/d im 3. Monat. Das von uns verwandte Gerät ist ein Excimerlaser der Firma Aesculap-Meditec MEL 60 mit einem rotierenden Maskensystem, das eine gleichzeitige Beeinflussung von Sphäre und Zylinder in einer Sitzung ermöglicht. Der Laserstrahl wird mit einem computerkontrollierten Spalt in einer Scantechnik geführt und erreicht bei einer Repetitionsrate von 20 Hz und einer Energiedichte von 250 mJ/cm^2 einen Gesamteffekt von 1 micron HH-Abtragung pro Scan. Das Ablationsprofil wird übertragen auf eine rotierende Maske, die mit einer speziell geformten Öffnung versehen ist; die erzielte optische Zone beträgt 7 mm. Durch Veränderung der Winkeldistanzen während der Maskenrotation kann die Ablationstiefe in jedem gewünschten Meridian verstärkt werden.

Resultate

Unsere Resultate nach 3 Monaten ergaben bei 14 von 16 Patienten einen Anstieg der unkorrigierten Sehschärfe um mindestens eine Snellen-Linie. Ein

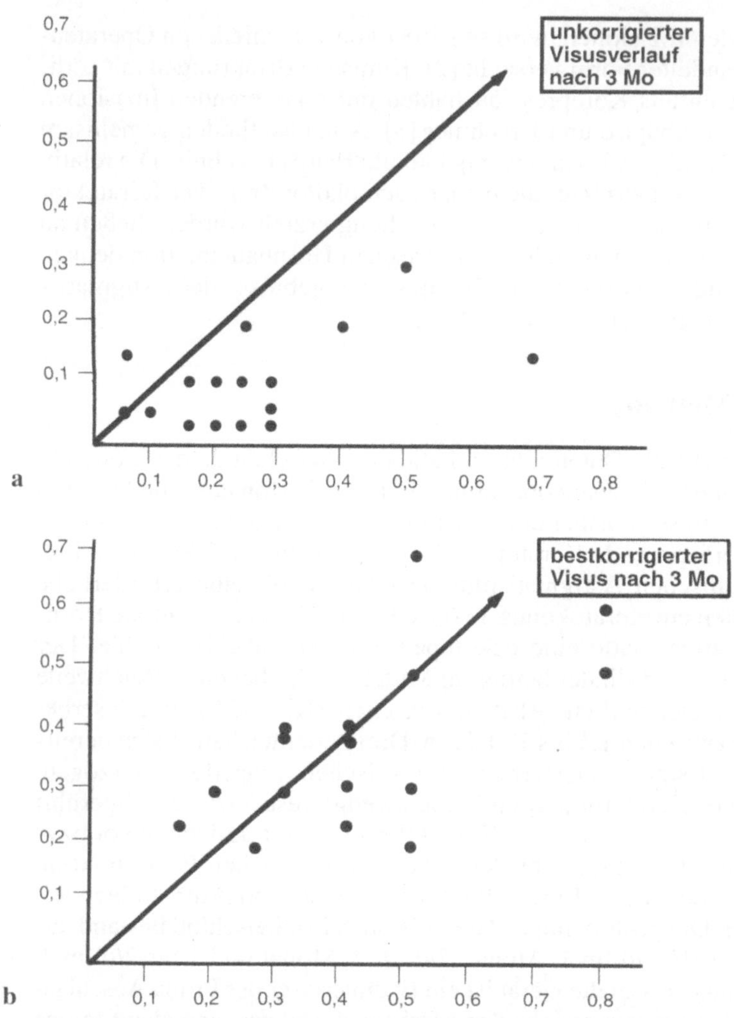

Abb. 1 a, b. Entwicklung der unkorrigierten (**a**) und bestkorrigierten Sehschärfe (**b**) 3 Monate postoperativ nach Astigmatismuskorrektur mit dem Excimerlaser. Die Diagrammpunkte unterhalb der Diagonalen repräsentieren die postoperativ verbesserten Visusergebnisse

Patient, bei dem gleichzeitig eine Myopie korrigiert wurde, verbesserte sich um 7 Visusstufen. Der mittlere Anstieg der unkorrigierten Sehschärfe betrug 3,5 Snellen-Linien. Eine größere Streuung wies der bestkorrigierte Visus auf. Vier Patienten hielten ihre Sehschärfe unverändert bei reduziertem Zylinderwert. 5 Patienten fielen um 1 bis maximal 2 Visusstufen ab, 7 Patienten verbesserten ihr Visusresultat um mindestens eine Snellen-Linie (Abb. 1.). Änderung von Zylinderwerten und Achsenlage 3 Monate postoperativ sind in Abb. 2 zusammengestellt: Eine mittlere Zylinderreduktion um 3,2 dpt konnte ver-

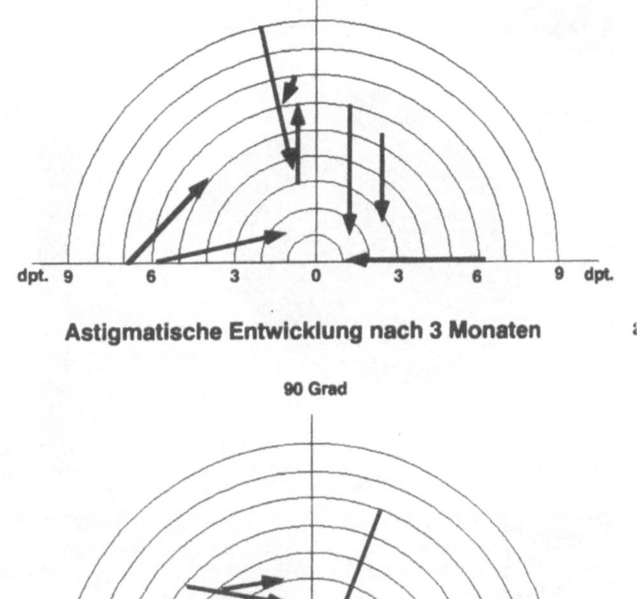

Abb. 2. Änderung von Zylinderwert und Achsenlage prä- zu 3 Monaten postoperativ

zeichnet werden. Im angestrebten Idealfall konstanter Achsenlage sollten die Pfeile von peripheren, höheren Dioptriekreisen Richtung Nullpunkt ausgerichtet sein. Z. T. erreichten wir bisher unveränderte Korrekturen um 7 dpt, z. T. brachte der Heilungsverlauf nur wenig Astigmatismusänderung. In einem Fall haben wir sogar eine Zunahme des Astigmatismus beobachtet. Die topographische Ausgangslage zeigte hier allerdings am Anfang ein vollständig unregelmäßiges Bild, was sich zumindest nach der Laserbehandlung in einen regelmäßigen Astigmatismus wandelte. Die Haze-Entwicklung (eingeteilt nach Fantes von 0 bis 4) war häufig inhomogen ausgeprägt, in 2 Fällen mit Inseln Grad 3 durchsetzt, unter Medikation stets rückläufig.

Wir möchten im folgenden gerne zwei Fälle genauer darstellen:

1. Eine 20jährige Patientin, die nach Parinaud-Syndrom 1990 ein HH-Transplantat erhielt, gab präoperativ mit der Korrektur von 0,0/–7,0/70° eine Sehschärfe von 0,5 an. Nach unkompliziertem Heilungsverlauf las die Patientin 6 Monate nach dem Excimereingriff mit der Korrektur von +0,5 die Visusstufe 0,8. Der unkorrigierte Visus stieg von 0,3 auf 0,6. Eine geringe,

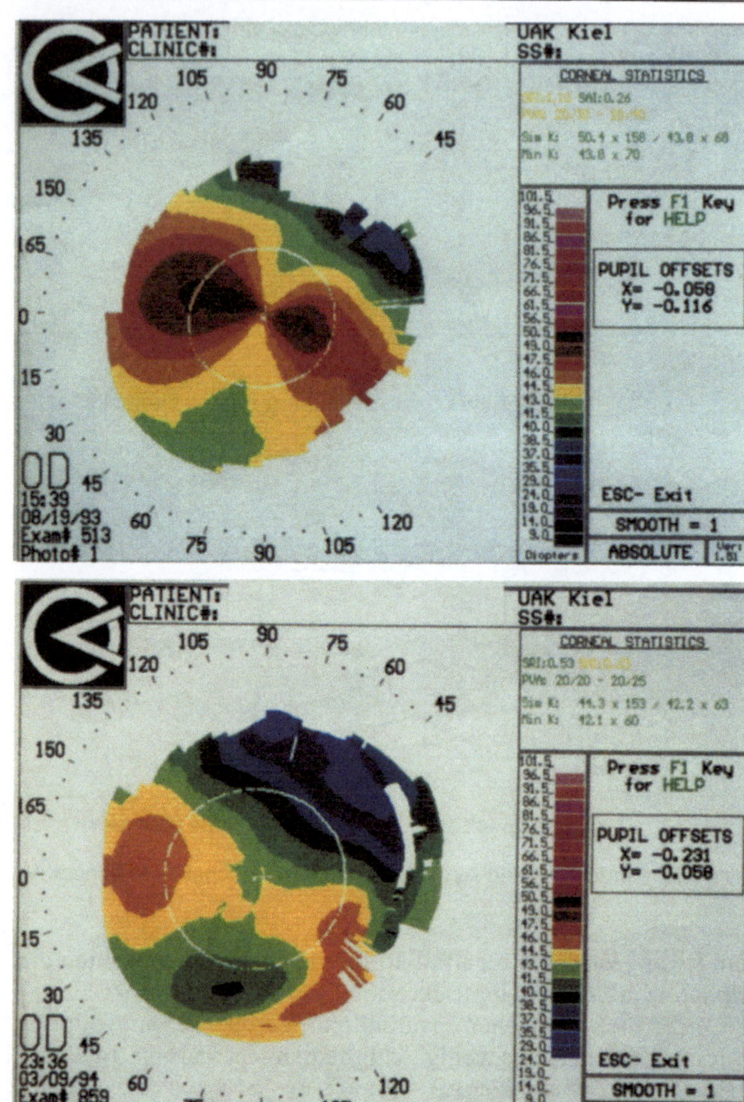

Abb. 3 a, b. Keratographie der 20jährigen Patientin mit Zustand nach Parinaud-Syndrom präoperativ (**a**) und 6 Monate postoperativ (**b**)

homogene Haze-Entwicklung Grad I wurde spaltlampenmikroskopisch beobachtet. Abb. 3 zeigt die zugehörigen Topographien.

2. Ein 59jähriger Patient unterzog sich 1991 aufgrund einer postentzündlichen zentralen Narbe einer Keratoplastikoperation. Mit +0,5/–6,0/82° erreichte er einen Visus von 0,4. 6 Monate postoperativ schwankten seine Angaben zwischen 0,32 und 0,4 bei einem Zylinder von –1,0/65°. Unkor-

rigiert kletterte das Sehvermögen von 0,1 auf 0,2. Auch hier bildete sich eine subepitheliale Trübung Grad I etwas inhomogener Natur aus.

Diskussion und kritische Bewertung unserer Ergebnisse

Durch torische Ablation mit dem Excimerlaser konnte in einzelnen Veröffentlichungen eine Wirksamkeit auf die astigmatische Komponente nachgewiesen werden [4, 6, 7, 8]. Mit der Technik einer rotierenden Maske erreichten wir im Mittel eine Zylinderreduktion um 3,2 dpt. In 10 Fällen konnte eine bisher bleibende Minderung der zylindrischen Fehlrefraktion beobachtet werden bei unterschiedlicher präkeratoplastischer Grunderkrankung, so daß sich für uns zunächst keine Korrelation zwischen ursprünglicher Hornhauterkrankung und möglicher Regression ergibt. Dies trifft auch auf die Keratokonuspatienten zu. Ein merkliches Ansprechen auf die zylindrische Ablation war auch unabhängig von der Höhe des zugrundeliegenden Astigmatismus; eine Kopplung zwischen höheren Ausgangsastigmatismen und Regression, wie sie nach der myopischen PRK bekannt ist, läßt sich gegenwärtig nicht erkennen. Insgesamt spielt die Regression bei unseren Patienten bisher nur eine geringe Rolle. Dies mag aber mit der Kürze der Nachbeobachtungszeit zusammenhängen, denn als kritischer Entwicklungspunkt wird von einigen Autoren die Dreimonatsgrenze angesehen [4]. Auch haben wir für die in einem Fall aufgetretene Überkorrektur (Umschwung von –3 cyl bei 40 Grad in einen Astigmatismus von –3 cyl bei 130 Grad) bisher keine schlüssige Erklärung. Der individuelle Heilungsverlauf scheint hier eine erhebliche Rolle zu spielen.

Die vorher beschriebene Zunahme der zylindrischen Fehlrefraktion imponierte bei einer Patientin, die sich bereits mehreren Voroperationen unterzogen hatte (tiefe lamelläre Keratoplastik und zirkuläre Keratotomie). Derartige Eingriffe verschlechtern offensichtlich die Erfolgsaussichten für astigmatische Excimerkorrekturen.

Eine ungenügende Korrektur erklären wir zum einen durch abweichende Achsenpositionierung bei Maskendezentrierung, so daß die Hauptablation nicht im gewünschten, sondern einem Nachbarmeridian stattfand. Bei 11 Patienten variierte die postoperative Astigmatismusachse um mehr als 15 Grad gegenüber den präoperativen Werten. Eine mögliche Erklärung sehen wir auch in Unregelmäßigkeiten insbesondere des epithelialen Heilungsverlaufes.

Die subjektiven Zylinderangaben unterlagen einer nicht unbeträchtlichen Schwankungsbreite zwischen den einzelnen Nachsorgeterminen (bis zu 30 Grad). Zum anderen lag in seltenen Fällen postkeratoplastisch ein wirklich regulärer Astigmatismus vor. Zumeist besaßen die Semimeridiane unterschiedliche Brechkraft bzw. flacher und steiler Meridian orientierten sich nicht in 90 Grad zueinander. ⅔ unserer Patienten boten eine solche topographische Ausgangslage, die durch das Maskendesign einer homogenen und orthogonal angeordneten Achsenverteilung nicht genügend berücksichtigt werden kann. Da während der torischen Ablation auch der flache Meridian eine – wenn auch abgeschwächte – Laserablation erfährt, resultiert durch diese weitere Abflachung ein sphärischer Nebeneffekt in Richtung Hyperopie, bei uns im Mittel von +2.29 dpt. Die beschriebene Maskentechnik eignet sich deshalb vorwiegend zur Behandlung myopischer Astigmatismen. Längere Verlaufskontrollen sind notwendig, um Aussagen über Stabilität und damit Berechenbarkeit der Methode treffen zu können. Ziel zukünftiger Untersuchungen ist es, Zusammenhänge zwischen den anatomisch-morphologischen Gegebenheiten des einzelnen Patienten, der Laserinteraktion und dem refraktiven Ergebnis besser zu verstehen.

Literatur

1. Troutman R (1977) Microsurgery of the anterior segment of the eye II. Mosby, St. Louis, pp 263–286
2. Terry M, Rowsey J (1986) Dynamic shift in corneal topography during the modified Ruiz procedere. Arch Ophthalmol 104: 1611–1616
3. Mandel MR, Shapiro MB, Krachmer JH (1987) Relaxing incisions with augmentation sutures for the correction of keratoplasty astigmatism. Am J Ophthalmol 103: 441–447
4. Campos M, Hertzog L, Garbus J (1992) Photorefractive keratectomy for severe postkeratoplasty astigmatism. Am J Ophthalmol 114: 429–436
5. McDonnell PJ, Moreira H, Garbus J (1991) Photorefractive keratectomy to create toric ablations for correction of astigmatism. Arch Ophthalmol 109: 710–713
6. Young IC, Hong KM, Pil MH (1993) Excimer laser photorefractive keratectomy for astigmatism. Korean J Ophthalmol 7: 20–24
7. Brancato R, Carones F, Trabacchi G (1993) The erodible mask in photorefractive keratectomy for myopia and astigmatism. Refract & Corn Surg (Suppl) 9: 125–130
8. McDonnell PJ, Moreira H, Clapham TN (1991) Photorefractive keratectomy for astigmatism. Initial clinical results. Arch Ophthalmol 109: 1370–1373

Histologische Untersuchungen eines lamellären Hornhautscheibchens 4 Monate nach Excimerlaserablation

M. Kohlhaas, M. Klemm, J. Draeger, M. Lombardi und M. Abbondanza

Zusammenfassung. 4 Monate nach einer Excimerlaserablation und einem resultierenden subepithelialen Haze Grad 2–3 wurde eine lamelläre Keratoplastik durchgeführt. Der durch die Laserbehandlung induzierte flächenhafte Defekt der Kornea ist in der histologischen Aufarbeitung unregelmäßig und hyperplastisch reepithelialisiert. Durch den verbliebenen Defekt der Bowman'schen Membran ist die Zone der Basalmembran disorganisiert mit reparativen Veränderungen und Einlagerungen von Proteoglykanen. Im Gegensatz zu den primär durch den Laser induzierten Veränderungen in der oberflächlichen Hornhautschicht ist das die ganze Breite der Hornhautscheibe in dem gelaserten Areal betreffende Stromaödem als Sekundärveränderung aufzufassen.

Summary. 4 months after photorefractive keratectomy with a postoperative subepithelial haze 2–3 a lamellar keratoplasty was performed. In the histology the epithelial showed a hyperplasia with 10–12 epithelial cell layers. The basal membran showed a disorganisation and several proteoglycans. The stromal edema within the ablated area must be secondary changes.

Einleitung

Der makroskopische Wundheilungsverlauf nach einer Excimerlaserbehandlung ist nicht nur am Menschen, sondern auch im Tiermodell bisher relativ ausführlich untersucht worden.

Wahrscheinlich steht die stärkere oberflächliche Vernarbungstendenz oder Haze-Bildung nach Laserkeratomileusis bei höheren Korrekturen eng mit der Exzisionstiefe in Zusammenhang.

In der Regel treten diese Vernarbungen zwischen dem ersten und dritten Monat postoperativ auf und nehmen im Laufe der weiteren Wundheilung an Ausdehnung und Dichtheit ab [5].

Der histologische Verlauf der Wundheilung ist bisher ausführlich im Tiermodell untersucht; Untersuchungen an humanen Hornhäuten nach photorefraktiver Keratektomie liegen kaum vor [1, 3].

J. Wollensak et al. (Hrsg.)
8. Kongreß der DGII

Patientenvorstellung

Im Oktober 1993 stellte sich ein 24jähriger männlicher Patient aus Italien bei uns vor, bei dem drei Monate zuvor eine Laserkeratomileusis durchgeführt wurde.

Nach Angaben des behandelnden italienischen Kollegen lag praeoperativ eine Myopie von 5,5 Dioptrien und ein Astigmatismus von 2,5 Dioptrien vor. Mit dem Visx-Laser wurde eine PRK zur Korrektur der Myopie und des Astigmatismus mit einem Durchmesser von 5 mm durchgeführt.

Ein stabiler Epithelschluß konnte erst nach vier Wochen beobachtet werden. Bereits in den ersten Wochen entwickelte sich eine subepitheliale Trübung, die trotz topischer Dexamethasonbehandlung fortschritt.

Bei der Untersuchung in unserer Klinik wurde ein Visus von 0,2 bis 0,3 festgestellt, der durch eine Korrektur nicht verbessert werden konnte. Morphologisch lag eine Haze 2 bis 3 vor, die Hornhauttopographie wies einen deutlich irregulären Astigmatismus auf.

Der Patient klagte über eine massive Blendungsempfindlichkeit mit Epiphora und fühlte sich subjektiv in seiner Lebensführung äußerst beeinträchtigt.

Eine Reablation mit dem Excimerlaser zum Versuch der Entfernung des Narbengewebes lehnte der Patient ab.

Im 4. Monat nach der Laserkeratomileusis wurde von uns eine lamelläre Keratoplastik mit dem rotierenden Mikrokeratom durchgeführt.

Die lamelläre Dissektion des Transplantates wurde an einem intakten Spenderbulbus mit einer Schnittiefe von 0,15 mm und einem Durchmesser von 8 mm problemlos durchgeführt.

Am Patientenauge wurde die lamelläre Dissektion in identischer Weise mit einer Schnittiefe von 0,15 mm und einem Durchmesser von 8 mm ausgeführt.

Das Transplantat wurde nach Anpressung mit Preßluft ohne jede Nahtfixierung zusätzlich mit einer weichen Kontaktlinse fixiert.

Die Kontaktlinse konnte bereits nach einer Woche entfernt werden. Der weitere postoperative Verlauf war komplikationsfrei, der morphologische Befund zeigte eine klare Hornhaut mit einem gut adaptierten Transplantat. Der Visus betrug nach weiteren 5 Wochen nach Anpassung einer vorläufigen harten Kontaktlinse 0,8 p.

Ergebnisse

Das nur 0,15 mm dicke zur histologischen Aufarbeitung in Formalin gelegte Hornhautscheibchen zeigt in der Übersicht eine zur Peripherie hin abnehmende Dicke.

In einer Randzone der Hornhautscheibe ist ein breiter Saum mit regulär geschichtetem kornealem Plattenepithel erkennbar, welches auf einer gut ausgebildeten Bowman-Membran sitzt. Im Zentrum ist ein breitflächiges Areal ausgebildet mit einem vollständigen Verlust der Bowman-Membran.

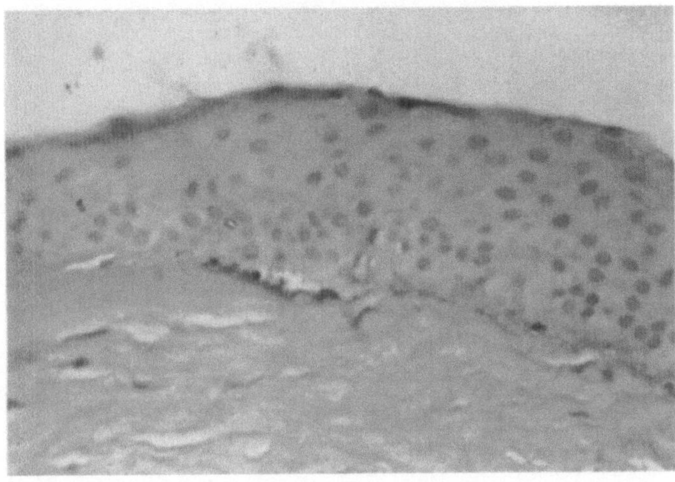

Abb. 1. (HE-Färbung) Ausschnitt aus dem Hornhautpräparat mit dem Übergang der außerhalb der Laserbehandlung gelegenen Zone mit erhaltener Bowman-Membran *(linke Bildhälfte)* und dem zentralen mit Laser behandelten Areal *(rechte Bildhälfte)*. Das Epithel der linken Bildhälfte ist deutlich schmaler im Vergleich zum hyperregeneratorischen Epithel der rechten Bildhälfte

Das Plattenepithel an der Oberfläche mit 10 bis 12 Schichten ist hier überwiegend verbreitert. Im Plattenepithelverband sind vereinzelte Einzelzellnekrosen bzw. degenerative Veränderungen einzelner Epithelzellen sichtbar. Außerdem sind ganz vereinzelte intraepitheliale Entzündungszellen eingestreut (Abb. 1).

Im Gegensatz zu der gut organisierten scharfen Grenze des Plattenepithels zur Bowman-Membran mit einer feingezeichneten, gleichmäßigen Basalmembran in der Peripherie des Präparates ist der Übergang des Epithels zum Stroma in dem zentralen Anteil unregelmäßig.

Die Basalmembran ist in der PAS-Färbung ungleichmäßig ausgebildet mit grobgranulären PAS-positiven Basalmembrankomplexen sowie Basalmembrandefekten. Bisweilen sind Invaginationen der Basalmembran zwischen den Basalzellen ausgebildet. Im unmittelbar subepithelialen Stroma sind außerdem Ansammlungen astrablau-positiver saurer Proteoglykane nachweisbar. Diese Ansammlungen sind auf die oberflächlichsten Zonen des Stromas beschränkt. Die beschriebenen Veränderungen im Bereich der Basalmembran und im oberflächlichen Stroma haben offensichtlich zu einer insuffizienten Verankerung des Epithels geführt.

Diese ist kenntlich an kleinherdigen, blasigen Ablösungen des Epithels vom Stroma, die an vereinzelten Stellen wohl intravital entstanden sein dürften, besonders unmittelbar an der Abbruchstelle der Bowman-Membran (Abb. 2).

Zusätzlich zu den beschriebenen Veränderungen, die sich im Epithel und in einer bis ca. 30 μ breiten Zone im oberflächlichen Stroma abspielen, sind

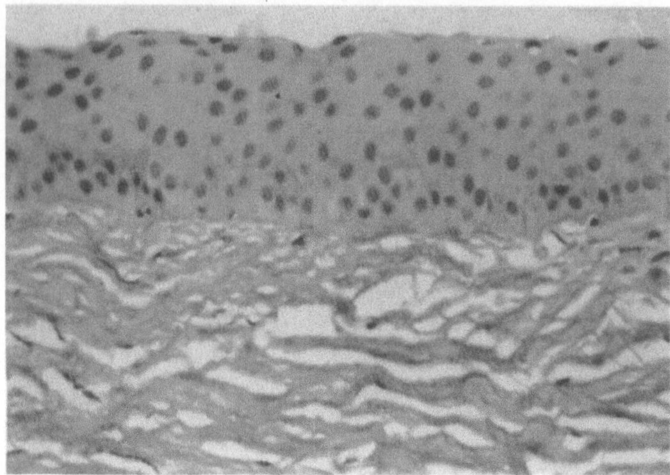

Abb. 2. (HE-Färbung) Hyperregeneratorisches Hornhautepithel mit Verlust der Bowman-Membran und deutlicher Auflockerung des darunter gelegenen Stromas in dem laserbehandelten zentralen Areal

auch sekundäre Veränderungen der tieferen Stromaanteile erkennbar, die die ganze Tiefe des Stromas betreffen.

Diese bestehen in einer deutlich aufgelockerten Struktur des Kollagenfasernetzes in den zentralen Anteilen gegenüber den regulären kompakter angeordneten Kollagenfasern in der Peripherie. Zwischen den Bündeln sind um die Keratozyten vakuolige Auflockerungen erkennbar, die auf ein Stromaödem hinweisen und eine Trübung oder einen Haze erklären könnten.

Diskussion

Seit der Einführung der Laserchirurgie der Kornea liegen erst wenige Untersuchungen zur histologischen Wundheilung nach flächiger Laserablation vor [1, 2, 3]. Wie bereits von anderen Autoren gezeigt, läßt sich der makroskopische Wundheilungsverlauf gut mit histologischen Untersuchungen nach Excimerlaserablation korrelieren [4]. Seiler et al. [5] konnten zeigen, daß nach Excimerlaserablation beim Menschen erste hauchige subepitheliale Trübungen nach einem Monat auftreten. Die maximale Ausbildung dieser Trübung wird in der Regel nach 3 Monaten beobachtet. Danach schließt sich eine über Monate erstreckende Rückbildung dieser Trübung an.

Der von uns vorgestellte Patient wies 4 Monate nach Excimerlaserablation eine Wundheilungskomplikation, eine subepitheliale Trübung, Haze Grad 2–3 auf. Das nach der lamellären Keratoplastik resultierende Lentikel wurde histologisch aufgearbeitet.

Der durch die Laserbehandlung induzierte zentrale Defekt der Hornhaut ist jetzt etwas unregelmäßig und hyperplastisch reepithelisiert. Durch den verbliebenen Defekt der Bowman-Membran ist die Zone der Basalmembran disorganisiert mit reparativen Veränderungen und Einlagerung der Proteoglykane. Im Gegensatz zu den primär durch den Laser induzierten Veränderungen in der oberflächlichen Hornhautschicht ist das Stromaödem in dem zentralen Bereich als Sekundärveränderung aufzufassen. Der Hornhautmetabolismus in diesem zentralen Bereich muß massiv gestört oder verändert sein. Zu klären ist, ob dafür endothelschädigende Sekundärphänomene, wie z.B. Schockwellen, Sekundärstrahlungen oder toxische Stoffwechselprodukte verantwortlich gemacht werden können.

Literatur

1. Aron-Rosa DS, Boerner CF (1987) Corneal wound healing after excimer laser keratomy in a human eye. Am J Ophthalmol 103:454–464
2. Fantes FE, Hanna KD, Waring III GO, Pouliquen Y, Thompson KP, Savoldelli M (1990) Wound healing after excimer laser keratomileusis (photorefractive keratectomy) in monkeys. Arch Ophthalmol 108:665–675
3. Hanna KD, Pouliquen Y, Waring III GO (1989) Corneal stromal wound healing in rabbits after 193 nm excimer laser surface ablation. Arch Ophthalmol 107:895–901
4. Kahle G, Daqun X, Seiler T, Schröter-Kermani C, Wollensak J (1991) Wundheilung nach flächiger Keratektomie: Er:YAG-Excimerlaser. Fortschr Ophthalmol 88:380–385
5. Seiler T, Kriegerowski M, Kahle G, Wollensak J (1990) Excimer Keratomileusis zur Myopiekorrektur – Erfolge und Komplikationen. Klin Mbl 87:479–483

Veränderungen des Kollagens bei Ho : YAG-Laserthermokeratoplastik

A. Daxer, P. Fratzl und T. Seiler

Zusammenfassung. *Problemstellung:* Ho : YAG Laserthermokeratoplastik, ein Verfahren zur Modellierung des Krümmungsradius der Hornhautoberfläche, kann besonders für die Behandlung von Hyperopie verwendet werden. Durch das Laserlicht mit einer Wellenlänge von 2,1 μm, welches über eine Quartzfaser und eine Saphir-Fokuslinse auf die Hornhautoberfläche appliziert wird, werden zirkulär Laserherde von jeweils ca. 0,6 mm Durchmesser um eine zentrale 7-mm-Zone angeordnet. Man nimmt an, daß es dabei zu einer Schrumpfung des stromalen Kollagens mit daraus resultierender Aufsteilung der zentralen Hornhaut kommt.

Methode: Wir haben die Veränderungen des Kollagens in und um diese Exponate mittels Röntgenstreuung untersucht.

Befunde: Auch bei therapeutischen Laserenergien fand sich eine deutliche Reduktion der Menge nativen, nicht denaturierten Kollagens. Im übrigen fand sich keine relevante Abnahme der Kollagenperiode als Maß für eine longitudinale Schrumpfung der nativen Kollagenfibrillen. Es zeigte sich allerdings eine systematische Zunahme der Kollagenperiode um ca. 5% peripher der Koagulate.

Schlußfolgerung: Diese Ergebnisse deuten darauf hin, daß die Aufsteilung der zentralen Hornhaut durch erhöhten zirkulären Zug entlang der Läsionen infolge lokaler Denaturierung und daraus resultierender Schrumpfung des Gewebes zustande kommt.

Summary. *Purpose:* Ho : YAG Laserthermokeratoplasty ist a method which permits modelling of the corneal curvature. In particular it can be used for the correction of hyperopia. Laserlight with a wavelength of 2.1 μm is applied to the corneal surface via quartzfiber and a sapphire focusing lens around a 7 mm central zone. The corneal laserspots are thought to cause shrinkage of the stromal collagen in the paracentral cornea resulting in steepening of the central corneal curvature.

Method: We investigated the changes of the corneal collagen of the lesions by means of X-ray scattering.

Results: The laser spots showed reduced content of native collagen, even if produced by therapeutic laserenergy. In addition no relevant reduction of the collagen D-period, as a measure for longitudinal shrinkage could be observed. However, a systematic increase of the collagen D-period of about 5% peripheral to the lesions has been found.

Conclusion: It may therefore be suggested, that steepening of the central corneal curvature results from increased stress around the lesions due to the reduction of tissue volume by denaturation of collagen.

J. Wollensak et al. (Hrsg.)
8. Kongreß der DGII

Einleitung

Holmium: YAG-Laserthermokeratoplastik (Ho: YAG-LTKP) ist ein Verfahren zur Modellierung der Hornhautoberfläche und ermöglicht vorzugsweise die Behandlung niedriger bis mäßiggradiger Hyperopien [5].

Das Licht des Ho: YAG-Lasers mit einer Wellenlänge von 2,1 μm wird über eine Quartzfaser, an deren Ende sich ein Handstück mit einer Sonde von 0,6 mm Durchmesser und eine Saphir-Fokus-Linse befindet, auf die Hornhautoberfläche appliziert. Dadurch werden fokale Laserherde, welche biomikroskopisch über annähernd die gesamte Hornhautdicke reichen, um eine zentrale, 7 mm durchmessende, klare Zone gesetzt. Man nimmt an, daß es bei geeigneter Wahl der Laserparameter zu einer Schrumpfung des stromalen Kollagens und daraus resultierender Aufsteilung der zentralen Hornhautoberfläche kommt. Der Grad dieser Aufsteilung entspricht dem Grad der Hyperopiekorrektur.

Wir berichten über erste Ergebnisse einer Untersuchung über das ultrastrukturelle Verhalten des stromalen Kollagens bei Ho: YAG-LTKP mittels Röntgenstreuung.

Material und Methoden

An der Hornhaut von zwei enukleierten, humanen Bulbi wurden Ho: YAG-Laserexponate unterschiedlicher Energie gesetzt. Die Hornhäute waren nicht dehydriert. Die Behandlung erfolgte mittels eines Ho: YAG-Lasers der Fa. Summit Technology (Waltham, USA). Es handelt sich dabei um einen lichtgepumpten Festkörperlaser, welcher gepulstes Licht im infraroten Bereich bei 2,1 μm emitiert. Die Laserpulse hatten eine Dauer von 200 μs und eine Frequenz von 15 Hz. Das Licht wurde mittels einer OH-freien Quartzfaser mit einem Kerndurchmesser von 600 μm zum Handstück übertragen. Das Handstück, dessen Spitze bei der Behandlung direkt auf die Hornhautoberfläche aufgesetzt wurde, enthält eine Saphir-Fokuslinse mit einem Brechungsindex von $n = 1{,}7$. Der Laser ist mikrocomputergesteuert. Die übliche Parametereinstellung für eine Hyperopiekorrektur ist 19 mJ pro Puls, 25 Pulse pro Koagulat und 15 Hz Pulsfrequenz. Wir haben folgende Parametereinstellungen in unserem Experiment verwendet: 15 mJ, 19 mJ und 21 mJ pro Puls, jeweils mit und ohne Fokuslinse bei 25 Pulsen pro Koagulat und 15 Hz Pulsfrequenz.

Die ultrastrukturellen Untersuchungen des stromalen Kollagens wurden mittels Röntgenstreuung bei kleinem Streuwinkel durchgeführt [2]. Abbildung 1 zeigt ein typisches Streubild. Dabei wurde die integrale Intensität des Reflexes 3. Ordnung der Kollagenperiode nach Normierung auf den Untergrund für die Abschätzung des relativen, lokalen Kollagengehaltes herangezogen. Dieser Reflex ist auf die periodische Anordnung der Moleküle innerhalb der Kollagenfibrillen zurückzuführen [2, 4]. Seine Intensität ist proportional zum Volumen der Kollagenfibrillen, die sich innerhalb des vom Röntgenstrahl ausgeleuchteten Bereiches (Durchmesser 0,6 mm) befinden. Die Position des Reflexes gibt die Länge der Kollagenperiode, die wir als Maß für

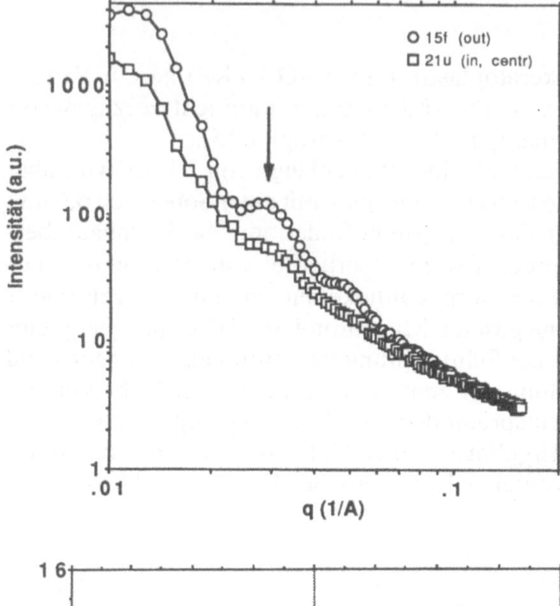

Abb. 1. Typisches Röntgenspektrum von Hornhäuten in doppelt logarithmischer Darstellung von Streuintensität I über den Wellenvektor q in 1/Å. Die *Ringe* zeigen die Röntgenstreuung außerhalb der Ho: YAG-Laserkoagulate bei Applikation mittels Fokusierlinse, und die *Quadrate* zeigen die Streuung des Hornhautgewebes im Koagulat bei Applikation ohne Fokusierlinse. Der *Pfeil* weist auf das Streumaximum 3. Ordnung der Kollagenperiode

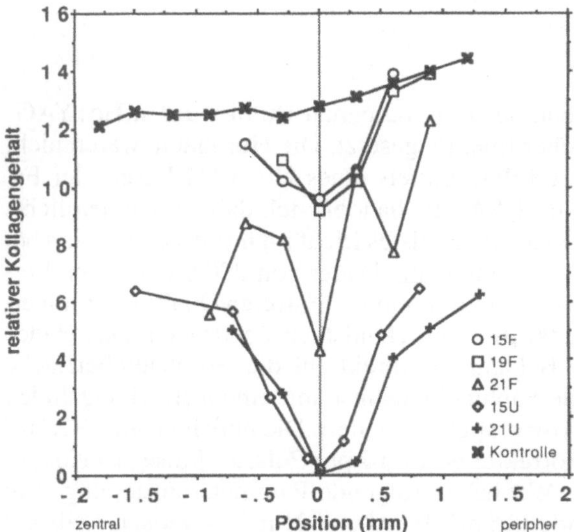

Abb. 2. Relativer, lokaler Kollagengehalt entlang der Koagulate in zentrifugaler Richtung ermittelt aus der Intensität des Streumaximums 3. Ordnung der Kollagenperiode. Die Position 0 entspricht dem Zentrum der Koagulate. Die Zahlen *15* und *21* bezeichnen die Energie pro Laserpuls in mJ und die Buchstaben *F* und *U* bedeuten fokusierte und unfokusierte Applikation des Laserlichtes

eine eventuelle Längenänderung der Kollagenfibrillen verwendet haben. Die Messung erfolgte in 0,3-mm-Schritten in zentrifugaler Richtung entlang der Exponate.

Relativer, lokaler Kollagengehalt

Es zeigt sich, daß in jedem Fall eine Abnahme des Volumenanteils an Kollagenfibrillen im Zentrum der Laserherde auftritt (Abb. 1 und 2). Man kann al-

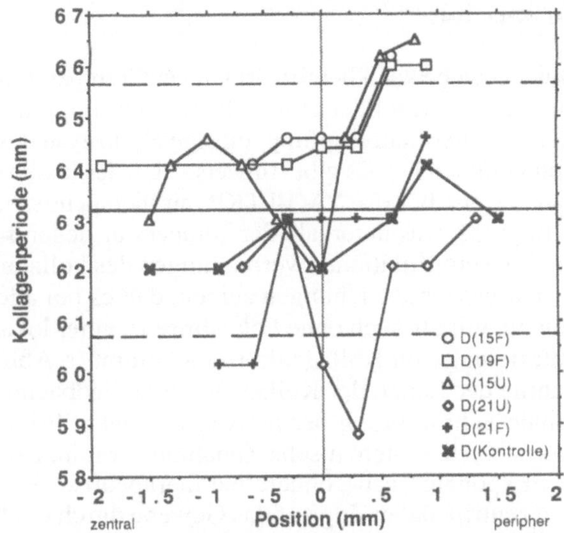

Abb. 3. Länge der lokalen Kollagenperiode entlang der Koagulate in zentrifugaler Richtung ermittelt aus der Position des Streumaximums 3. Ordnung der Kollagenperiode. Die Position 0 entspricht dem Zentrum der Koagulate. Die *durchgehende, horizontale Linie* entspricht dem Mittelwert *(m)* der Kollagenperiode ermittelt aus 6 normalen, unbehandelten Hornhäuten. Die *horizontalen, gestrichelten Linien* stellen die entsprechenden Grenzen in Form der Standardabweichung *(sd)* aus den 6 Hornhäuten dar. Die Zahlen *15, 19* und *21* bezeichnen die Energie pro Laserpuls in mJ und die Buchstaben *F* und *U* bedeuten fokusierte und unfokusierte Applikation des Laserlichtes

so annehmen, daß immer Kollagen denaturiert wird. Dieser Effekt scheint bei Verwendung der Fokusierlinse auf das vordere Stroma beschränkt zu sein, während bei unfokusierter Applikation praktisch über die gesamte Hornhautdicke ein Teil des Kollagens denaturiert wird (Abb. 2).

Kollagenperiode

Die mittlere Kollagenperiode, ermittelt an 6 normalen, unbehandelten Hornhäuten beträgt 63.2 ± 2.5 nm (m ± SD). Die Kollagenperiode, als Maß für eine longitudinale Schrumpfung der nativen Kollagenfibrillen, zeigt keine relevante Reduktion entlang der Herde (Abb. 3). Lediglich bei Laserenergien von 21 mJ pro Puls fanden sich reduzierte Kollagenperioden (Abb. 3), allerdings war bei diesen Messungen der Meßfehler infolge des verschwindenden Anteils von intaktem Kollagen wesentlich größer als bei den anderen Messungen. Interessant ist, daß es peripher der Exponate zu einer systematischen Zunahme der Kollagenperiode um ca. 5% kam, insbesondere für Herde, welche mittels therapeutischer Laserenergien erzeugt wurden (s. Abb. 3).

Diskussion

Bindegewebe kann bei Erwärmung auf Temperaturen zwischen 60° C und 65° C auf ca. ein Drittel der Originallänge schrumpfen [3, 6]. Über 70° C soll es anstatt zu einer Schrumpfung, infolge Hydrolyse des Gewebes, zu einer Relaxation kommen [1]. Es gibt Hinweise, daß der lokale Temperaturanstieg im Hornhautgewebe bei Ho:YAG-LTKP mit therapeutischen Laserenergien etwa 30° C beträgt [5], was unterhalb der Temperatur liegen sollte, bei welcher Hydrolyse der hitzeempfindlichen Verbindungen des kollagenen Netzwerkes auftritt [1].

Unsere Untersuchungen zeigen, daß es bei allen gewählten Laserenergien sowohl mit als auch ohne Fokuslinse zu einer lokalen, energieabhängigen Denaturierung von Kollagenfibrillen kommt (s. Abb. 2). Da keine relevante Abnahme der Länge der Kollagenperiode beobachtet wurde, kann eine longitudinale Schrumpfung der nativen Kollagenfibrillen praktisch ausgeschlossen werden. Die systematische Zunahme der Länge der Kollagenperiode peripher der Exponate, insbesondere bei therapeutischen Laserenergien, weist auf einen zentripedalen Zug auf das Gewebe durch die Laserherde hin. Diese Spannungen sind vermutlich auf eine Verringerung des Bindegewebsvolumens (aufgrund der Denaturierung von Kollagenfibrillen) im Bereich der Herde zurückzuführen. Eine longitudinale Schrumpfung der nativen oder denaturierten Kollagenfibrillen allein müßte wegen der bestehenbleibenden Wasserbindungskapzität der Proteoglykane zu einer makroskopischen Schwellung mit Zunahme der Hornhautdicke im Bereich der Herde führen. Dies wird jedoch in vitro nicht beobachtet. Vielmehr erscheint die Hornhaut an diesen Stellen gegenüber der Umgebung verdünnt. Man kann daher annehmen, daß das Volumen der Kollagenfibrillen selbst reduziert wird, eventuell durch Querschrumpfung infolge intrafibrillären Wasserverlustes [2]. Die Kollagenfibrillen, eventuell auch die Proteoglykane, sintern dadurch zu einer amorphen Masse zusammen. Weitere Untersuchungen an einer größeren Zahl von behandelten Hornhäuten in Verbindung mit Elektronenmikroskopie scheint notwendig, um detailliertere Aussagen zu erhalten.

Literatur

1. Allain JC, LeLous M, Cohen-Solal L, Bazin S, Matoteaux P (1980) Isometric tension developed during the hydrothermal swelling of rat skin. Connect Tissue Res 7:127–133
2. Fratzl P, Daxer A (1993) Structural transformation of collagen fibrils in corneal stroma during drying. An X-ray scattering study. Biophys J 64:1210–1214
3. Mapstone R (1968) Measurement of corneal temperature. Exp Eye Res 7:237–243
4. Meek KM, Elliot GF, Sayers Z, Whitburn SB (1981) Interpretation of the meridional X-ray diffraction pattern from collagen fibrils in the corneal stroma. J Mol Biol 149:477–488
5. Seiler T (1992) Ho:YAG Laser thermokeratoplasty for hyperopia. Ophthalmol Clin North America 5:773–780
6. Shaw EL, Gasset AR (1974) Thermokeratoplasty (TKP) temperature profile. Invest Ophthalmol 13:181–186

Korrektur hoher Myopien durch intrastromale Hornhautresektion

W. Wiegand, F. Romstöck, J. Volk und B. Krusenberg

Zusammenfassung. Es wird über die Refraktions- und Visusergebnisse von 20 Augen mit hohen Myopien zwischen –8 und –26 Dioptrien berichtet, bei denen eine intrastromale Keratektomie zur Beseitigung der Myopie durchgeführt wurde und die mindestens 6 Monate nachbeobachtet werden konnten. Bei 16 Augen wurde eine Keratomileusis in situ und bei 4 Augen eine intrastromale Excimerlaserkeratektomie durchgeführt. Die postoperativen Refraktionswerte lagen zwischen +1,5 und –4,5 dpt (sphärisches Äquivalent), wobei sich die größten Abweichungen von der Emmetropie bei den höchsten Myopien ergaben. Ein visusrelevanter Astigmatismus wurde nur bei einem Auge induziert. Der präoperative Visus wurde im Verlauf von einigen Monaten bei allen Patienten wieder erreicht, ein Visusabfall um mehr als 2 Stufen trat nicht auf. Eine wesentliche Regression der Refraktion ließ sich innerhalb der ersten 6 Monate nach der Operation nicht nachweisen. Eine Haze-Bildung wurde lediglich in einem Auge beobachtet, bei dem während der Keratektomie versehentlich eine lamelläre Verletzung der Bowman-Membran eintrat. Die intrastromale Keratektomie scheint bei hohen Myopien daher eine gute Alternative zu der derzeit üblichen anterioren photorefraktiven Keratektomie (PRK) zu sein.

Summary. We report on the refractive and visual outcome of 20 eyes with high myopias between –8 and –26 diopters, which were treated by intrastromal keratectomy and which could be followed-up at least for 6 months. In 16 eyes a keratomileusis in situ and in 4 eyes an intrastromal keratectomy with the excimer laser was performed. The postoperative refraction ranged between +1.5 and –4.5 diopters (spherical equivalent). The greatest deviation from emmetropia was found in the eyes with the highest myopia. Within the first 6 months after the surgery a significant regression of refraction did not occur. The pre-operative visual acuity was achieved in all patients within a few months, a decrease of visual acuity of more than two lines could not be observed. Therefore, intrastromal keratectomy in high myopia seems to be a good alternative to the common anterior photorefractive keratectomy (PRK).

Einleitung

Die operative Korrektur hoher Myopien durch eine konventionelle, anteriore photorefraktive Keratektomie (PRK) mit dem Excimerlaser führt bei einem erheblichen Prozentsatz der Patienten zu einer lange anhaltenden Haze-Bildung und zu einer Regression des Behandlungseffektes [2]. Derzeit gibt es verschiedene Ansätze, um die Haze-Bildung und die Regression zu verrin-

J. Wollensak et al. (Hrsg.)
8. Kongreß der DGII

gern, z. B. eine Vergrößerung der optischen Zone, eine Mehrzonenablatio oder eine asphärische Ablatio [10].

Eine weitere Möglichkeit zur Vermeidung von Haze und Regression bildet die intrastromale Keratektomie, bei der die Resektion eines refraktiv wirkenden Lentikels nicht an der Hornhautoberfläche, sondern im Hornhautstroma durchgeführt wird [1, 2–4, 6]. Zum gegenwärtigen Zeitpunkt verfügen wir über Erfahrungen an 27 hochmyopen Augen, bei denen eine intrastromale Keratektomie vorgenommen wurde. Über die operativen Ergebnisse und den postoperativen Verlauf der ersten 20 in dieser Weise operierten Augen wird berichtet.

Patienten und Methoden

Unser Vorgehen bei der intrastromalen Keratektomie besteht zunächst in einer Resektion einer oberflächlichen Hornhautlamelle von 130–150 µm Dicke und 7,2 mm Durchmesser mit einem halbautomatischen Mikrokeratom (Automatic lamellar shaper, Fa. Chiron), welche das Epithel, die Bowman-Membran und die äußeren Stromaschichten enthält. Anschließend wird von der Oberfläche des nun freiliegenden Hornhautstromas ein refraktiv wirkendes Lentikel aus dem Hornhautzentrum entfernt.

Die Resektion dieses refraktiv wirkenden Lentikels kann entweder mit dem Mikrokeratom in Form einer Keratomileusis in situ durchgeführt werden [1, 6] oder mit dem Excimerlaser (Schwind-Keratom) in Form einer intrastromalen photorefraktiven Keratektomie [2–4]. Während bei der Keratomileusis in situ die Dicke und der Durchmesser des refraktiv wirkenden Lentikels vom Ausmaß der Myopie bzw. vom Ausmaß der erwünschten Korrektur abhängen, ist bei der Excimerlaserkeratektomie der Durchmesser der Ablationszone weitgehend frei wählbar. Am Ende der Operation wird die initial entfernte oberflächliche Hornhautlamelle mit einer torsionsfreien, fortlaufenden Naht wieder auf die Hornhaut aufgenäht. Der Hornhautfaden wird zwischen dem 3. und 5. postoperativen Tag entfernt. Bis zur Hornhautfadenentfernung werden lokale Antibiotika in Tropfenform appliziert, ab dem 6. postoperativen Tag erfolgt keine medikamentöse Behandlung mehr.

Bei 27 Augen mit Myopien zwischen –8 und –26 dpt (sphärisches Äquivalent) wurde zwischen September 1992 und Oktober 1993 eine intrastromale Keratektomie durchgeführt. Bei 18 Augen wurde die Resektion des refraktiv wirkenden Lentikels mit dem Mikrokeratom vorgenommen, während bei 9 Augen der Excimerlaser verwendet wurde. Das Alter der Patienten lag zwischen 18 und 53 Jahren, bei allen Patienten bestand eine Kontaktlinsenunverträglichkeit. Als Zielkorrektur wurde eine postoperative Refraktion von –1,5 dpt angestrebt. Präoperativ wurden Visus, Refraktion, Dämmerungssehen und Blendungsempfindlichkeit bestimmt sowie eine Hornhauttopographie und eine Ultraschallpachymetrie vorgenommen. Die gleichen Parameter wurden auch postoperativ ermittelt. Die postoperativen Untersuchungen erfolgten am 1. und 6. postoperativen Tag sowie etwa 2 Wochen, 2 Monate, 6 Monate und 1 Jahr nach der Operation. Über einen Zeitraum von mindestens 6

Monaten konnten insgesamt 20 Patienten nachbeobachtet werden (16 Patienten mit Keratomileusis in situ, 4 Patienten mit intrastromaler Excimerlaserkeratektomie), über die im folgenden berichtet wird.

Ergebnisse

In den ersten postoperativen Tagen war bei allen Patienten biomikroskopisch ein geringes Stromaödem im Bereich der oberflächlichen Hornhautlamelle nachweisbar, das sich aber schnell zurückbildete. Dementsprechend wurde der präoperative Visus bei den meisten Patienten bereits innerhalb der ersten 2 Wochen nach der Operation fast wieder erreicht oder sogar überschritten (Tabelle 1 und s. Abb. 2). Die postoperativen Refraktionswerte lagen zwischen +1,5 und –4,5 Dioptrien (sphärisches Äquivalent), wobei sich die größten Abweichungen von der Emmetropie bei den höchsten Myopien ergaben (Tabelle 1). Der Astigmatismus war bei 19 der 20 Patienten postoperativ ebenso groß

Tabelle 1. Refraktions- und Visusergebnisse nach intrastromaler Keratektomie bei hoher Myopie

Methode	Refraktion (sphär. Äquivalent) Präoperativ	Refraktion (sphär. Äquivalent) Postoperativ (2 Wochen)	Visus Präoperativ	Visus Postoperativ (2 Wochen)
KM in situ	–17,5	0	0,2	0,2
KM in situ	–20,0	–2,37	0,3	0,3
KM in situ	–15,25	–3,0	0,4	0,3
KM in situ	–20,75	–3,12	0,4	0,3
KM in situ	–19,0	0	0,1	0,1
KM in situ	–18,12	0,12	0,5	0,4
KM in situ	–14,75	0	0,3	0,3
KM in situ	–18,5	0	0,3	0,3
KM in situ	–12,12	0	0,4	0,6
KM in situ	–13,12	0	0,4	0,4
KM in situ	–18,37	–2,5	0,2	0,2
KM in situ	–20,0	1,37	0,4	0,5
KM in situ	–19,75	–2,0	0,3	0,3
KM in situ	–20,5	–2,5	0,5	0,4
KM in situ	–24,75	–4,5	0,1	0,1
KM in situ	–26,0	–4,5	0,1	0,1
Intrastr. Excimer	–14,5	0,75	0,2	0,1
Intrastr. Excimer	–11,0	0	0,5	0,5
Intrastr. Excimer	–11,75	0	0,5	0,2
Intrastr. Excimer	–8,63	1,5	1,0	0,7

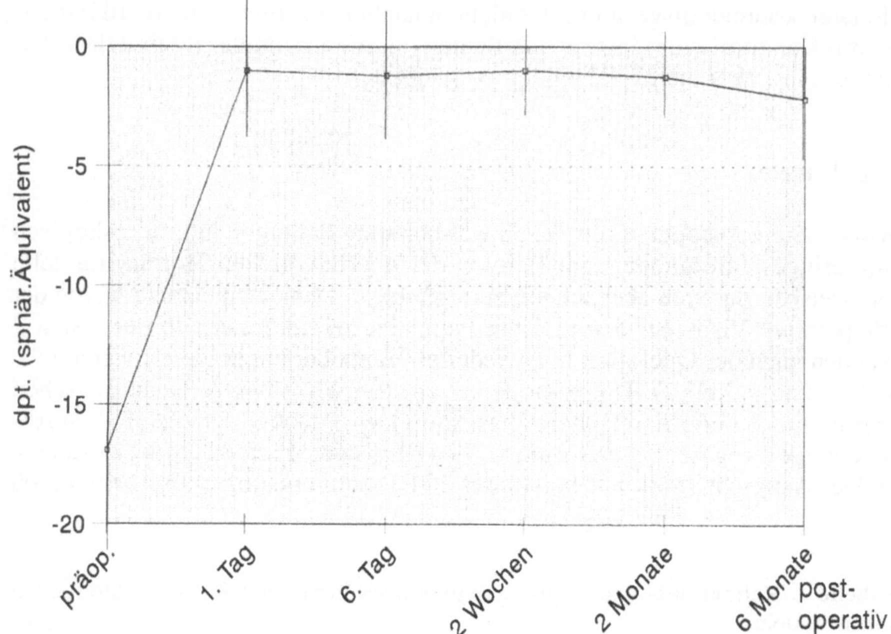

Abb. 1. Refraktionsverlauf nach intrastromaler Keratektomie (20 Augen, Nachbeobachtungszeit 6 Monate)

oder sogar etwas geringer als präoperativ, wobei nur geringe Veränderungen der Achsenlage auftraten. Lediglich bei einem Patienten wurde durch eine Keratomileusis in situ ein erheblicher postoperativer Astigmatismus induziert (präoperativ 3,75 dpt, postoperativ 6,0 dpt), der sich innerhalb von 3 Monaten allerdings spontan wieder auf den präoperativen Wert zurückbildete.

Eine Haze-Bildung wurde lediglich in einem Auge beobachtet, bei dem die Resektion der oberflächlichen Hornhautlamelle versehentlich in der Bowman-Membran und nicht im oberflächlichen Stroma erfolgt war. Dieses Auge wurde nach einem halben Jahr erfolgreich mit einer phototherapeutischen Keratektomie behandelt und hat inzwischen den präoperativen Visus wieder erreicht. Alle übrigen Augen waren bereits in den ersten postoperativen Tagen in der optischen Zone völlig transparent und wiesen während der Nachbeobachtungszeit nur eine minimale Regression des Behandlungseffektes auf (Abb. 1).

Der Visusverlauf zeigte im Mittel innerhalb der ersten 6 Monate einen Anstieg auf die präoperativen Werte (Abb. 2), wobei bei den meisten Patienten der präoperative Visus schon innerhalb der ersten 2 Wochen wieder erreicht wurde (Tabelle 1 und Abb. 2). Ein bleibender Visusabfall über zwei oder mehr Visusstufen ist bisher bei keinem Patienten aufgetreten, allerdings mußte bei dem genannten Patienten mit starker Haze-Bildung nach lamellärer Verletzung der Bowman-Membran eine phototherapeutische Keratektomie vorge-

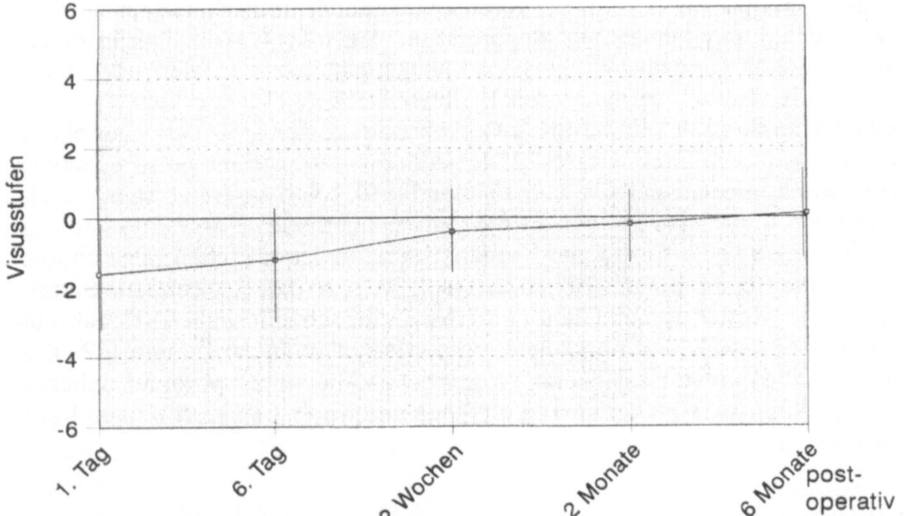

Abb. 2. Visusverlauf nach intrastromaler Keratektomie (20 Augen, Nachbeobachtungszeit 6 Monate). Dargestellt ist die Visusveränderung nach der Operation im Vergleich zum jeweiligen präoperativen Visuswert, wobei jeweils der bestkorrigierte Visus zugrunde gelegt wurde

nommen werden, um die Haze-Bildung zu beseitigen und den präoperativen Visus wieder zu erreichen.

Diskussion

Bei geringen und mäßigen Myopien bis etwa –6 dpt ist die anteriore Keratektomie mit dem Excimerlaser, d. h. die Ablatio einer oberflächlichen Hornhautlamelle nach Entfernung des Hornhautepithels, ein wirksames Behandlungsverfahren mit einer akzeptablen Erfolgsrate und geringen Komplikationen [5, 7, 8]. Bei hohen Myopien ist die anteriore photorefraktive Keratektomie jedoch mit einer Reihe von Problemen behaftet, die den Behandlungserfolg beeinträchtigen können. Dies sind vor allem eine häufige Haze-Bildung oder Narbenbildung, die zu einer erhöhten Blendungsempfindlichkeit und gelegentlich auch zu einer Verschlechterung des bestkorrigierten Visus führen können sowie eine starke Regression des Behandlungseffektes. In jedem Falle kommt es bei der konventionellen Excimerlaserphotoablation von hochmyopen Augen nur zu einer sehr langsamen Stabilisierung der Refraktion, da die Patienten erst allmählich ihren endgültigen Refraktionswert annehmen [3].

Sowohl die Haze-Bildung oder Narbenbildung als auch die Regression des Behandlungseffektes sind Folge einer Aktivierung der Wundheilung an der Hornhautoberfläche, wobei es zu Kollagenneusynthese und zu einer Epithelverdickung kommt [9]. Durch lokale Steroidapplikation können diese Wundheilungsvorgänge zwar verringert werden – ungünstig ist jedoch, daß mit zunehmender Myopie die Anzahl der Kortisonresponder immer häufiger wird, so daß eine lang anhaltende Steroidapplikation wegen der Gefahr eines intraokularen Druckanstieges bei hochmyopen Augen zumindest problematisch ist.

Als Alternative zur anterioren Excimerlaserkeratektomie bietet sich bei hohen Myopien eine intrastromale Gewebeabtragung an, die entweder photorefraktiv mit dem Excimerlaser [2–4] oder konventionell mit entsprechenden Mikrokeratomen ausgeführt werden kann [1, 6]. Nach unseren bisherigen Erfahrungen findet man bei dieser Behandlungsmethode selbst bei extrem hohen Myopien keine Haze- oder Narbenbildung in der optischen Zone und nahezu keine Regression des Behandlungseffektes, so daß eine schnelle Stabilisierung der Refraktion und damit auch eine sehr schnelle visuelle Rehabilitation gegeben ist. Dies stimmt auch mit den Angaben in der Literatur [2–4, 6] überein. Die intrastromale Keratektomie scheint bei hohen Myopien daher eine gute Alternative zu der derzeit üblichen anterioren photorefraktiven Keratektomie zu sein.

Literatur

1. Arenas Archila E, Sanchez-Thorin JC, Naranjo-Uribe GP, Hernandez-Lozano A (1991) Myopic keratomileusis in situ: A preliminary report. J Cataract Refr Surg 17:424–435
2. Buratto L, Ferrari M, Rama P (1992) Excimer laser intrastromal keratomileusis. Am J Ophthalmol 113:291–295
3. Buratto L, Ferrari M (1993) Photorefractive keratectomy or keratomileusis with excimer laser in surgical correction of severe myopia: Which technique is better? Eur J Implant Ref Surg 5:183–186
4. Buratto L, Ferrari M, Genisi C (1993) Keratomileusis for myopia with the excimer laser (Buratto technique): Short-term results. Refract Corneal Surg (suppl) 9: S130–S133
5. Epstein D, Hamberg-Nystrom H, Fagerholm P, Tengroth B (1993) Stabilität der Refraktion 18 Monate nach photorefraktiver Keratektomie mit dem Excimer-Laser. Klin Mbl Augenheilk 202:245–248
6. Ibrahim O, Salah T, Ruiz L, El-Maghraby A, Waring GO (1994) Lamellar automated keratomplasty: Myopic keratomileusis-in-situ in 107 consecutive eyes. Invest Ophthalmol Vis Sci 35(4):2156
7. McDonald MB, Lin JC, Byrd TJ, Abdelmegeed M, Andrade HA, Klyce SD, Varnell R, Munnerlyn CR, Clapham TN, Kaufmann HE (1991) Central photorefractive keratectomy for myopia: partially sighted and normally sighted eyes. Ophthalmology 98:1327–1337
8. Seiler T, Kriegerowski M, Kahle G, Wollensak J (1991) Excimer-Laserkeratomileusis zur Myopiekorrektur – Erfolge und Komplikationen. Klin Mbl Augenheilk 199:153–159
9. Shieh E, Moreíra H, D'Arcy J, Clapham TN, McDonnell PJ (1992) Quantitative analysis of wound healing after cylindrical and spherical excimer-laser ablations. Ophthalmology 99:1050–1055
10. Tavola A, Brancato R, Galli L, Carones F, Esente S (1993) Photorefractive keratectomy for myopia: Single vs double-zone treatment in 166 eyes. Refract Corneal Surg (suppl) 9:S48–S52

Präzision und Wirkungsweise von Hornhautschneidsystemen – Ein Vergleich von drei Trepanen für die Gewinnung von Hornhautexzisaten

H. Menne, M. Kohlhaas, J. Draeger und M. Böhnke

Zusammenfassung. Für das Ausmaß des postoperativen Astigmatismus nach perforierender Keratoplastik wird neben der angewandten Nahttechnik die Präzision des Trepanationsverfahrens als entscheidender Faktor angesehen. Nur ein präzises Hornhautschneidsystem, das sowohl an der Empfänger- wie auch an der Spenderhornhaut gleichmäßig runde Trepanate mit senkrechten Schnittkanten erzeugt, erlaubt eine ideale Adaptation der Wundränder und eine Minimierung des postoperativen Astigmatismus. In einer vergleichenden Studie an frischen Schweineaugen wurden drei verschiedene Verfahren zur Gewinnung von Hornhautexzisaten aus Korneoskleralscheiben auf Handhabung, Wirkungsweise und Präzision hin untersucht. Zur geometrischen Auswertung wurden die Gewebescheiben auf einen drehbaren Stützzylinder mit konkaver Fläche gelegt und seitlich in Abständen von 30 Grad photographiert. An den projizierten Negativen wurden epi- und endothelialer Durchmesser sowie der Schnittkantenwinkel für jeweils zehn Trepanate bestimmt. Zur Kontrolle der Ergebnisse im Tierversuch wurden je drei humane Korneoskleralscheiben aus der Hornhautbank in entsprechender Weise geschnitten und ausgewertet. Im Vergleich mit den manuellen Schneidverfahren zeigte sich die Anwendung des motorgetriebenen Rotortrepans hinsichtlich der Geometrie der Schnittkanten überlegen.

Summary. In the discussion concerning the causes of postoperative astigmatism following penetrating keratoplasty, great attention has recently focused on the influence of a precise trephination technique rather than on the impact of suture placement or removal. The best results for the amount of postoperative astigmatism are achieved with a trephination technique that produces round openings with steep cutting edges in both donor and recipient corneae. In an experimental study using thirty fresh pig eyes three different methods for cutting donor cornea buttons were compared. Geometric measurements of each of the excised corneal discs were taken from six representative profile projections using photographic slides and included both epithelial and endothelial diameters as well as the degree of the cutting edge angle. In addition to the porcine tissue three human eye bank corneae were used for each method and were evaluated likewise. Regarding the geometrical precision of the excised buttons, the motor-driven rotating trephine proved to be superior to the examined manual punches.

Einleitung

Bei der perforierenden Keratoplastik wird eine möglichst optimale Übereinstimmung in der Geometrie von Empfänger- und Spenderhornhaut als eine

J. Wollensak et al. (Hrsg.)
8. Kongreß der DGII

wichtige Voraussetzung für die Vermeidung eines übermäßigen postoperativen Astigmatismus angesehen. Der Einfluß der Nahttechnik wurde dagegen in der Vergangenheit in seiner Bedeutung von verschiedenen Autoren relativiert.

In früheren Untersuchungen haben wir bereits den Einfluß eines erhöhten Schneiddruckes auf die Schnittkantengeometrie ausführlich untersucht und dabei eine Korrelation zwischen Umfangsgeschwindigkeit des benutzten Trepans, Verringerung des angewandten Schneiddrucks und einer Optimierung der Geometrie des Trepanates festgestellt. In einer vergleichenden experimentellen Studie haben wir jetzt Wirkungsweise und Präzision von drei verschiedenen Verfahren zur Gewinnung von Spenderhornhautscheiben untersucht. Alle im Experiment benutzten Schneidinstrumente waren fabrikneu und besaßen einen Innendurchmesser von 8,0 mm.

Material und Methoden

Stellvertretend für das einfachste Prinzip des freihandgeführten Stanzzylinders wurde ein manueller Einmaltrepan (Superblade, Fa. Pharmacia) mit einer Hornhautstanze nach Barron (Barron Donor... bzw. Vacuum Donor Cornea-Punch, Fa. Katena) und dem motorgetriebenen Rotor-Trepan nach Draeger (Fa. Storz) verglichen. Je zehn Korneoskleralscheiben wurden von frischen Schweineaugen präpariert. Um die Ergebnisse des Tierexperimentes zu überprüfen, wurden zusätzlich je Verfahren drei humane Spenderhornhautscheiben geschnitten und ausgewertet.

Der manuelle Trepan wurde unter Verwendung eines Silikonschneidblocks senkrecht auf die endotheliale Fläche der eingelegten Korneoskleralscheibe aufgesetzt. Unter streng vertikalem Druck wurde das Hornhautgewebe ruckartig durchtrennt.

Die Hornhautstanzen nach Barron [7] bestehen aus einer konkaven Stanzfläche und einem Stanzzylinder, der über vier Führungsstäbe senkrecht über der Korneoskleralscheibe plaziert wird. Per Daumendruck wird die Klinge des Stanzdeckels durch das Hornhautgewebe getrieben. Im Unterschied zu der einfachen Ausführung besitzt die „Vacuum Donor Cornea Punch" zusätzlich ein Ansaugsystem, um die eingelegte Hornhaut zu stabilisieren.

Bei dem motorgetriebenen Rotor-Trepan nach Draeger [1] handelt es sich um eine nach oben offene rotierende Klinge, deren Antrieb über ein Zahnkranzgetriebe mit konstant 275 Umdrehungen pro Minute erfolgt. Das Instrument ist sowohl für die Trepanation am Empfängerauge als auch für die Gewinnung eines Transplantates aus einer Korneoskleralscheibe geeignet. Dazu wird die Spenderhornhaut in einem Vakuumhalter mit leichtem Sog fixiert.

Zur Auswertung wurde jede Hornhautscheibe unmittelbar nach der Trepanation auf einen speziell gefertigten Stützzylinder aus Teflon gelegt, dessen konkave Oberfläche dem Krümmungsradius der menschlichen Hornhaut entspricht. Auf einer Drehscheibe fest montiert, ließ sich so die gesamte Zirkumferenz des Trepanates beurteilen und photographisch festhalten. Die vertikale

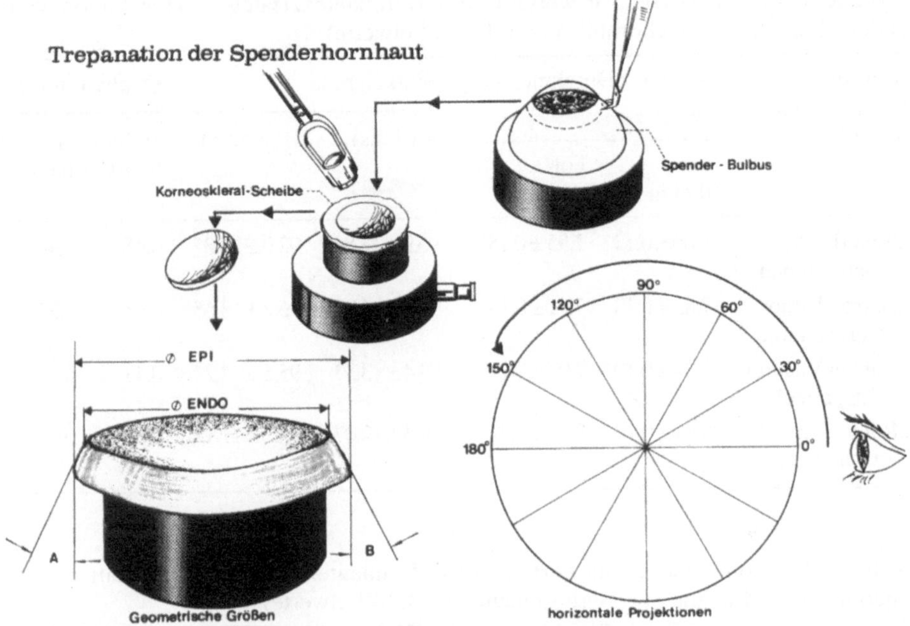

Abb. 1.

Ansicht über ein Reprostativ erlaubte die genaue Zentrierung der Hornhautscheibe auf dem Stützzylinder und eine grobe Abschätzung der Rundheit. Das Trepanat wurde dann jeweils 6mal im Abstand von dreißig Grad aus der horizontalen Perspektive von einer Spiegelreflexkamera mit Makrooptik photographiert (Abb. 1). Die Aufnahmen wurden als Dias auf eine Wand projiziert und über einen abgebildeten Vergleichsmaßstab ausgewertet. Als kennzeichnende Größen für die Präzision des Schnittes wurden für jede Aufnahme der epitheliale und endotheliale Durchmesser sowie die Seitenwinkel der Schnittkanten bestimmt.

Ergebnisse

Das weiche Hornhautgewebe der verwendeten Schweineaugen ist besonders anfällig für Verformungen. Die Bestimmung der geometrischen Größen wurde um so schwieriger, je mehr die Hornhaut Manipulationen durch das Schneidverfahren ausgesetzt war.

Wie die Ergebnisse der beiden Versuchsreihen (Tabellen 1 und 2) zeigen, besitzen die Werte beim Schwein mit Ausnahmen große Ähnlichkeit mit den Ergebnissen der Versuche am menschlichen Gewebe. Zu berücksichtigen ist jedoch bei einem Vergleich der beiden Versuchsserien, daß die statistische

Tabelle 1. Geometrische Auswertung von Hornhautexzisaten – Trepanation von endothelial – (Schweinehornhäute, $n = 10$, Mittelwerte)

Instrument (8 mm Durchmesser)	Mittlerer Durchmesser (mm)		Winkelgrade		Ovalität (mm)	
	endothelial	epithelial	A (links)	B (rechts)	endothelial	epithelial
„Superblade" man. Trepan	8,06 ± 0,13	7,95 ± 0,15	90,9 ± 3,84	92,0 ± 6,37	0,45	0,48
„Barron Donor Cornea Punch"	7,83 ± 0,13	7,91 ± 0,15	96,2 ± 6,92	96,2 ± 3,65	0,43	0,34
„Barron Vacuum D.C. Punch"	7,84 ± 0,10	7,97 ± 0,16	94,4 ± 3,33	95,5 ± 4,24	0,43	0,38
„Roter-Trepan" nach Draeger	8,14 ± 0,12	8,25 ± 0,22	99,4 ± 12,07	95,2 ± 11,12	0,65	0,61

Tabelle 2. Geometrische Auswertung von Hornhautexzisaten – Trepanation von endothelial – (Humane Spenderhornhäute, $n = 3$, Mittelwerte)

Instrument (8 mm Durchmesser)	Mittlerer Durchmesser (mm)		Winkelgrade		Ovalität (mm)	
	endothelial	epithelial	A (links)	B (rechts)	endothelial	epithelial
„Superblade" man. Trepan	8,24 ± 0,07	8,25 ± 0,14	89,6 ± 7,76	93,5 ± 3,12	0,21	0,29
„Barron Vacuum D.C. Punch"	7,84 ± 0,07	7,99 ± 0,15	100,0 ± 8,57	107,0 ± 6,20	0,23	0,26
„Roter-Trepan" nach Draeger	8,13 ± 0,07	8,13 ± 0,04	94,1 ± 4,00	92,3 ± 7,56	0,26	0,28

Aussagekraft der Schneidversuche mit humanen Korneoskleralscheiben wegen der geringen Versuchszahl begrenzt ist.

Die Ergebnisse zeigen insgesamt beim Vergleich der Mittelwerte eine deutliche Abweichung der gemessenen geometrischen Größen vom Soll. Zusätzlich zu den Mittelwerten wurde als Maß für die Ovalität jeder Hornhautscheibe die Differenz zwischen dem geringsten und dem größten gemessenen Durchmesser errechnet. Wie die Zusammenstellung der Meßwerte zeigt, ist zur Bewertung der einzelnen Verfahren eine differenzierte Betrachtung erforderlich. Legt man als entscheidendes Kriterium die Abweichung vom Durchmesser zugrunde, so wird man den manuellen Trepan bei den Versuchen am Schwein als besonders präzise bezeichnen können. Die Ergebnisse am humanen Spendergewebe lassen diese Wertung jedoch nicht zu. Hier zeigt der Trepan allerdings annähernd die gleichen guten Ergebnisse für die Winkel der Schnittkanten sowie vergleichsweise niedrige Werte für die Ovalität.

Der Vergleich der beiden Hornhautstanzen nach Barron [7] zeigte im Tierversuch keinen deutlichen Unterschied; die Serie mit menschlichen Hornhautschnitten wurde deshalb auf eines der beiden Verfahren beschränkt. Auffällig sind hier die außergewöhnlich großen Winkel der Schnittkanten bei nahezu identischen Durchmessern.

Für den Rotor-Trepan gilt in besonderem Maße die erwähnte Anfälligkeit des Schweinegewebes für Verformungen. Die unidirektionale Kreisbewegung führt hier besonders schnell zu einer Verzerrung des Gewebes und erklärt die im Vergleich höheren Werte für die Ovalität. Entsprechend besser fällt dieser Parameter für die Schnitte am menschlichen Gewebe aus. Hier besticht der Rotor-Trepan durch die Eigenschaft, identische Werte für epithelialen wie endothelialen Durchmesser bei geringer Standardabweichung zu produzieren. In Korrelation dazu besitzen auch die Schnittkanten eine gute Steilheit.

Diskussion

Seitdem sich in der Diskussion über mögliche Ursachen des Astigmatismus nach perforierender Keratoplastik die Meinung durchgesetzt hat, daß eine möglichst optimale Übereinstimmung in der Geometrie der Ausschnitte von Spender- und Empfängerhornhaut eine wichtigere Rolle einnimmt als der Faktor Nahttechnik, sind in der Vergangenheit bereits verschiedene Trepanationsverfahren auf ihre Präzision hin untersucht worden.

Auch andere Untersucher mußten bereits feststellen, daß die durchschnittliche geometrische Abweichung der Hornhautexzisate vom Trepandurchmesser zum Teil erheblich war. Das angestrebte Ziel eines ideal runden Ausschnitts mit möglichst senkrechten Schnittkanten gewinnt an Bedeutung vor dem Hintergrund, daß Spender- und Empfängerhornhaut in der Praxis häufig in verschiedenen Techniken gewonnen werden. Dabei muß ein Instrument, das jeweils nur für das eine Verfahren verwendet werden kann, dem vorgesehenen Durchmesser möglichst optimal entsprechen. Unter Berücksichtigung der Tatsache, daß der Rotor-Trepan sowohl für die Trepanation am Bulbus als auch zur Gewinnung der Spenderhornhaut verwendet wird, meinen wir die Abweichung vom vorgegebenen Durchmesser vernachlässigen zu können. Legt man die Ergebnisse am humanen Hornhautgewebe zugrunde, schneidet der Rotor-Trepan im Vergleich besser ab als die untersuchten manuellen Schneidinstrumente. Die Sicherheit bei der Anwendung am Empfängerauge (guter Einblick, geringer Schneiddruck) ist insbesondere gegenüber dem Handtrepan ein wichtiger Vorteil für die zweifache Anwendbarkeit an Spender- wie an Empfängerhornhaut.

Literatur

1. Draeger J, Hackelbusch R (1972) Experimentelle Untersuchungen und klinische Erfahrungen mit neuen Rotor-Instrumenten. Ophthalmologica 164:273–283
2. Olson RJ (1980) Corneal Curvature Changes Associated with Penetrating Keratoplasty: A Mathematical Model. Ophthalmic Surgery 11:838–842
3. Perlman EM (1981) An Analysis and Interpretation of Refractive Errors after Penetrating Keratoplasty. Ophthalmology 88:39–51
4. Pflugfelder S, Roussel T, Denham D, Feuer W, Mandelbaum S, Parel JM (1992) Photogrammetric Analysis of Corneal Trephination. Arch Ophthalmol 110:1160–1166
5. van Rij G, Waring G (1988) Configuration of Corneal Trephine Opening Using Five Different Trephines in Human Donor Eyes. Arch Ophthalmol 106:1228–1233
6. Troutman RC (1979) Astigmatic Considerations in Corneal Graft. Ophthalmic Surgery 10:21–26
7. Hessburg P, Barron M (1980) A disposable corneal trephine. Ophthalmic Surgery 11:730–733

Zirkuläre Keratotomie zur Korrektur von Hornhautastigmatismus

J. H. Krumeich, A. Knülle, M. Lauhoff und R. Gast

Zusammenfassung. Die Autoren stellen ein Verfahren zur Astigmatismuskorrektur vor, basierend auf den physikalischen Gegebenheiten des Überdrucks im Auge im Vergleich zum atmosphärischen Druck.

Die astigmatische Hornhaut wird unter Druck sphärisch geformt und in ihrem oberen Parenchym trepaniert. Nach Vertiefung der Schnitte über den kleinen Radien innerhalb der Trepanation wird durch den Innendruck die Hornhaut gerundet. Bei 32 konsekutiven Fällen ergeben sich nach einer Woche bis einem Monat Korrekturen zwischen 50 und 90% des Ausgangsastigmatismus. Bei 27 Fällen (85%) blieben die Ergebnisse innerhalb eines Jahres konstant; in 3 Fällen (9%) verschlechterte sich das Resultat um 1–2 dpt, in 2 Fällen (6%) erfolgte eine Verbesserung.

Summary. Based on the physical fact of hyperbaric pressure in the eye as compared to the atmospheric pressure the authors present a procedure to correct astigmatism. The astigmatic cornea is pressed spherically and trephined to the upper parenchyma. After redeepening of the trephination over the steep radii the intraocular pressure creates a rounding of the cornea.

In 32 consecutive cases corrections are between 50 and 90% of the initial cylindric values after one week to one month. In 27 cases (85%) the obtained result remained constant for a follow-up of one year, in 3 cases (9%) the one month's result worsened by 1–2 diopters, in 2 cases (6%) the result improved.

Einleitung

Astigmatismuskorrekturen sind innerhalb der refraktiven Chirurgie Gegenstand vielfältiger Diskussionen seit der Möglichkeit der Messung der Hornhautradien in der zweiten Hälfte des 19. Jahrhunderts. Snellen [10] und Lans [6] erprobten das Entstehen des Hornhautastigmatismus nach Inzisionen im Tierversuch. Bates [1] schlug 1894 klinische Korrekturen durch Hornhautschnitte vor. Sato [9] empfahl in Unkenntnis der Vulnerabilität des Endothels posteriore Transversalschnitte. Troutman und Swinger [12] stellen insbesondere für Korrekturen von Astigmatismus nach perforierenden Keratoplastiken „relaxcing incisions" im Wundbett vor. Ebenfalls Troutman [11] empfahl die Keilresektion. Quantitative Arbeiten zur Astigmatismuskorrektur erschienen von einer Anzahl weiterer Autoren [2, 3, 7].

Seit einigen Jahren werden arcuate Keratotomien von Merlin [8] empfohlen und klinisch durchgeführt, da er sie im Vergleich zu transversalen Inzisio-

J. Wollensak et al. (Hrsg.)
8. Kongreß der DGII

nen für effizienter hält. Im wesentlichen wurden rechtwinklig zum steileren Radius verlaufende Inzisionen oder arcuate Keratotomien über dem steilen Radius durchgeführt. Bei allen Techniken, mit Ausnahme von Troutmans Keilresektion, ist es das Ziel, den steileren Radius abzuflachen.

Angesichts der verschiedenen Faktoren, die in bezug auf den Astigmatismus eine Rolle spielen, wie z.B. Hornhautrigidität, Hornhautdurchmesser oder Ursprung des Astigmatismus, werden je nach gegebener Ausgangssituation unterschiedliche Parameter für die Schnittiefen, Schnittlängen und Abstände zum Hornhautzentrum angegeben. Die Autoren [5] haben bereits im Mai 1992 – unter Hinweis auf die Anwendung des Gauß-Prinzips – das Verfahren der zirkulären Keratotomie empfohlen. Bei den hier diskutierten Fällen handelt es sich um eine Weiterentwicklung dieses Verfahrens.

Zugrunde liegt die Erkenntnis eines Naturgesetzes, demzufolge alle Körper und Volumina die Tendenz haben, die geringstmögliche Energie zu besitzen. Dieses Prinzip wirkt sich bei allen Volumina, die innerhalb einer flexiblen Membran enthalten sind, so aus, daß sie die Tendenz haben, Kugelform anzunehmen, wenn sie sich unter höherem Druck als dem barometrischen befinden. Dieses Prinzip kann im tagtäglichen Leben, z.B. bei einem Ballon, beobachtet werden.

Das Gauß-Gesetz (1777–1855) besagt, daß bei Volumina, die sich in elastischen Umhüllungen befinden, die Modifikation eines Radius in einer gegenteiligen Veränderung des anderen Radius resultiert. Dabei ist das Produkt des reziproken Wertes konstant.

$$K = 1/R1 \cdot 1/R2.$$

Wir haben gezeigt, daß die Anwendung dieses Prinzips hoch effektiv ist, wenn die Hornhaut bis zu einer Tiefe von 90% durchtrennt wird. Das hier beschriebene Verfahren stellt eine Variation und Verbesserung des ursprünglichen Verfahrens dar.

Material und Methode

Wir benutzen das „Geführte Trepansystem" des Autors [4] – mit einem Trepandurchmesser von 7 mm und einem Obturator – einem sphärischen Glaskörper im Inneren des Trepans – mit einem konkaven Radius von 7,9 mm (Abb. 1 und 2). Mit Hilfe des zum geführten Trepansystem gehörenden Saugrings erfolgt die Fixation des Auges folgendermaßen: Zunächst erfolgt eine Markierung der horizontalen und vertikalen Achsen mit Hilfe eines Markierers für radiale Keratotomie. Der Saugring wird mit seinen Markierungen entsprechend den kornealen Markierungen aufgesetzt. Das Auge wird mit einem Schielhaken so positioniert, daß die Markierungen des Rings mit den kornealen Markierungen übereinstimmen. Dann wird ein Sog von 800 mbar freigegeben, der den Ring verläßlich fixiert. Die Anwendung dieses hohen Soges ist wegen der Konstruktion des Rings möglich, da die rechtwinkligen Saugkammern des Ringes durch dreieckige Segmente ausgefüllt sind und da-

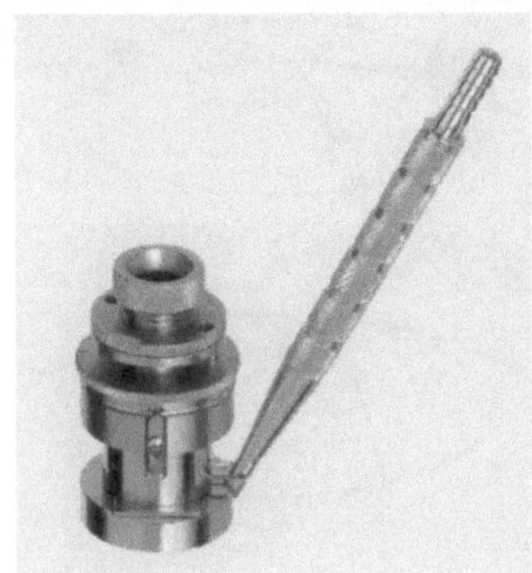

Abb. 1. Das geführte Trepansystem – Empfängerseite. Saugring und Trepan

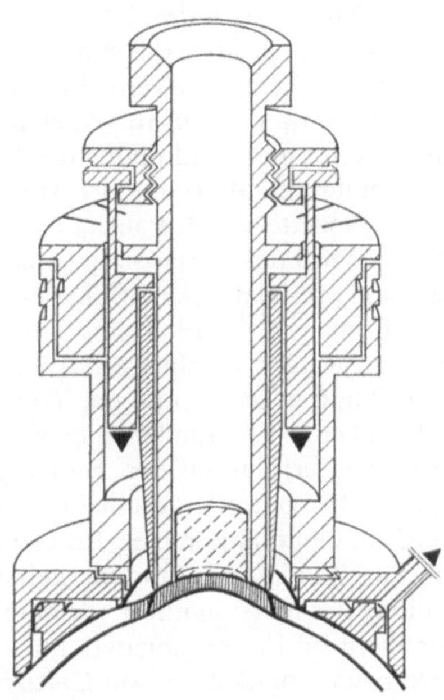

Abb. 2. Schnittzeichnung: geführtes Trepansystem am Patienten, Ankopplung der Hornhaut an den Obturator

mit verhindern, daß eine Einsaugung der Sklera in den Hohlraum des Rings erfolgt.

Der Trepan wird nun in seiner Nullstellung in den Ring eingesetzt. Die Hornhaut ist damit gegen die Sphäre des Trepans gedrückt und wird in die Form dieser Sphäre gepreßt (Abb. 3). Der Trepan selbst ist kein Saugtrepan, sondern die Saugkraft wird ausschließlich vom Ring ausgeübt, damit durch den Sog keine Deformation der Hornhaut entsteht. Der Trepan kann während des Trepanationsvorgangs unter Belassung des Sogs vom Ring entfernt werden, um den Effekt der Trepanation zu kontrollieren. Tiefenverstellung des Trepans und Schneidevorgang sind getrennt angeordnet. Mit der Rotation erfolgt somit nicht automatisch eine Tiefenverstellung des Trepans.

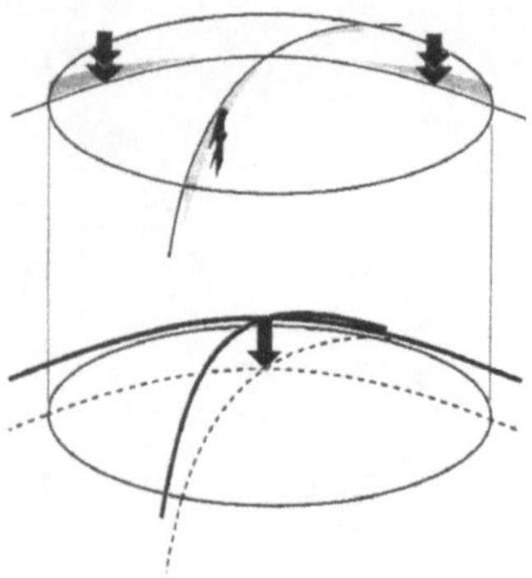

Abb. 3. Radienveränderung am Trepanobturator

Die Nullstellung des Trepans wird an einer Trommel bestimmt – z. B. einem Schälchen, über das eine Klebefolie straff gespannt ist – und auf dem Tiefenverstellring markiert. Eine zweite Markierung erfolgt für die Solltiefe von 30/100 mm. Nach Aufsetzen des Trepans wird in Schritten von 5/100 mm mit jeweils einer Umdrehung die Trepanation bis zur vorgegebenen Tiefe von 0,3 mm durchgeführt und der Trepan bei belassenem Sog entfernt. Mit einer feinen Pinzette – z. B. Paufique – wird der Effekt der Trepanation überprüft. Danach wird das Keratoskop (Mastel, Fa. Technomed) konzentrisch zur Trepanation projiziert. Der Effekt der 0,3 mm tiefen Trepanation ist unterschiedlich. In manchen Fällen muß eine Vertiefung der Trepanation über den hyperopen Radien erfolgen. Dazu wird das Diamantenmikrometermesser auf 55/100 mm gebracht und der Trepanationsschnitt im Bereich der hyperopen Achse über 1–1,5 Stunden oder 30–45° durchgeführt. Die Trepanationsschnittvertiefung erfolgt auf den beiden gegenüberliegenden Seiten des Schnittes. Die Erfolgskontrolle geschieht über das Keratoskop oder die Radienvermessung am Ophthalmometer. Im Gegensatz zur ursprünglichen Publikation erfolgt nach erfolgter Rundung keine Naht, sondern nur eine gründliche Ausspülung der Inzision mit der Vorderkammernadel mit unten gelegenem Loch, vor allem zur Entfernung evtl. im Wundspalt befindlichen Epithels. Das Auge wird nach Applikation von Cortison/Antibiotika-Tropfen verschlossen. Augensalben dürfen nicht verwendet werden, da sie zu intransparenteren Narben führen und heilungsverzögernd sind. Das Auge kann am nächsten Tag offenbleiben, da in den meisten Fällen ein epithelialer Schluß bereits wieder erfolgt ist. Applikation von z. B. Isoptomax-Tropfen 4mal/Tag für 3 Tage, danach 3mal/Tag für weitere 14 Tage erfolgt als Routinemaßnahme.

Klinische Erfahrung

Diese Arbeit stellt 32 konsekutive Fälle ohne Unterteilung nach Indikation vor. Es sollte vor allen Dingen die Frage beantwortet werden, ob das Verfahren in allen Fällen von Astigmatismus angewendet werden kann und inwieweit die erzielten Ergebnisse stabil sind. Wegen der Unterschiedlichkeit der

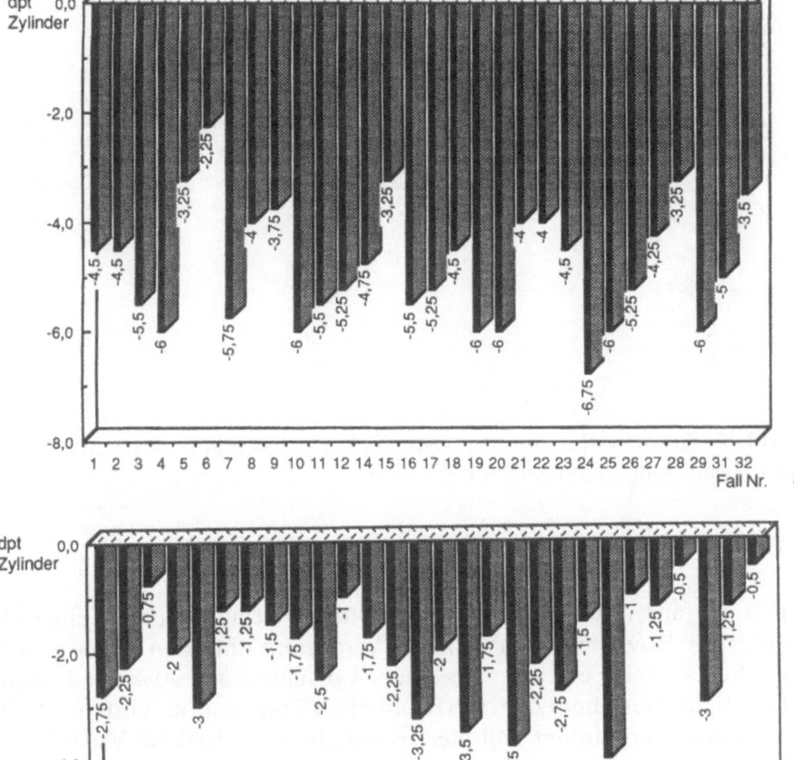

Abb. 4 a, b. Zirkuläre Keratotomie, 32 konsekutive Fälle ohne Unterteilung nach Indikation. **a** Zylinderwerte präoperativ, **b** Zylinderwerte postoperativ

erzielten Ergebnisse halten wir zunächst die Erstellung von Durchschnittswerten und Standardabweichungen nicht für sinnvoll. Man erkennt auf der Abb. 4 (präoperativ und postoperativ) den Effekt der Operationen, der zwischen 2,5 und 5,5 dpt liegt. Die Verlaufskontrolle zeigt, daß von den 32 Fällen 3 (9%, Abb. 5) zwischen dem ersten postoperativen Monat und einem Jahr zwischen 1 und 2 dpt verlieren. In 2 Fällen (6%) verbessert sich der Wert um 1 bzw. 3 dpt.

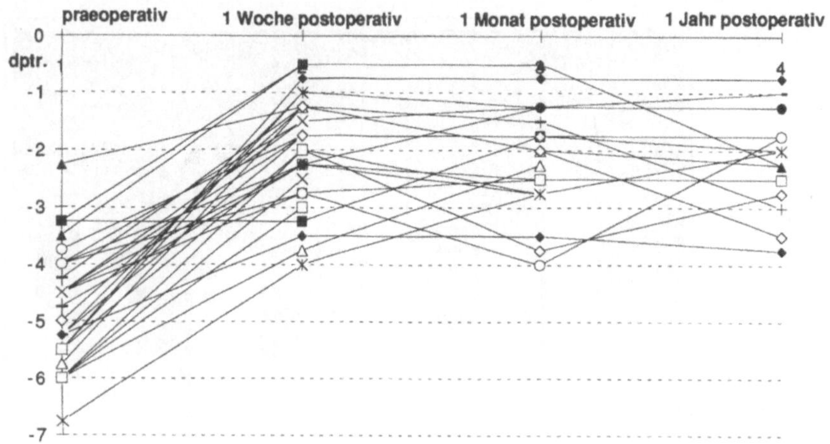

Abb. 5. Zirkuläre Keratotomie. Zylinderwerte prä- und postoperativ, 32 konsekutive Fälle ohne Unterteilung nach Indikation

Diskussion

Das Verfahren der zirkulären Keratotomie ist auch nur bei einer Durchtrennung der Bowman-Membran und Vertiefung über den hyperopen Radien in ähnlicher Weise effektiv wie eine Trepanation auf 90% der Hornhautdicke. Durch das Verfahren der oberflächlichen Trepanation wird nur die Bowman-Membran durchtrennt und die zusätzliche erforderliche Vertiefung über den hyperopen Radien unter dem Keratoskop durchgeführt. Tabellen sind nicht erforderlich. Der unterschiedliche Effekt in den einzelnen Fällen kommt wahrscheinlich dadurch zustande, daß die Endkontrollen bei der Operation nicht genau genug durchgeführt werden konnten, da die Interpretationsmöglichkeiten am Keratoskop 0 ± 2 dpt betrug. Unterschiedliche Korrekturmöglichkeiten ergeben sich hinsichtlich der Tiefe des zusätzlich gelegten Schnittes über den hyperopen Radien und der Länge dieses Schnittes. Gegenwärtig wurde die Operation nur durchgeführt, wenn ein gemischter Astigmatismus vorlag und das mathematische Ziel nicht mehr als 1,5 dpt von 0 abwich (Sphäre – ½ Zylinder). Hinsichtlich der Technik ist eine Verbesserung des Vertiefungsschnittes für die nächsten Fälle so vorgesehen, daß die Führung des RK-Mikrometermesser entlang einem Einsatz im GTS-Ring erfolgt. Dieses Vorgehen vermeidet eine unterschiedliche Anstellung des RK-Messers und damit unterschiedliche Tiefen dieses zweiten Schnittes.

Der regelmäßig erzielbare Erfolg dieses Verfahrens zeigt, daß das Gauß-Prinzip an der Hornhaut auch dann zum Tragen kommt, wenn nur die Bowman-Membran und die kleineren Radien im Parenchym durchtrennt werden. Grundsätzlich liegt das gleiche Prinzip auch als Grund für die Effizienz der Verfahren der arcuaten Keratotomie und der T-Inzisionen vor. Anders als bei diesen kann aber der flache Radius durch die vorher definierte und in der Bowman geschnittenen kreisrunden Insel den mathematischen Gegebenheiten folgen. Dies ist wegen der Fixierung des flachen Radius sonst nicht möglich, und es ergibt sich deswegen nur bei diesem Verfahren eine mathematische Voraussagbarkeit. Die bisherige geringe Anzahl der Operationen und das nicht völlig gleichartige Vorgehen läßt eine exakte Analyse über die Erfordernis von evtl. längeren oder kürzeren bzw. flacheren oder tieferen Vertiefungsschnitten noch nicht zu. Es kann aber gesagt werden, daß das Verfahren auch bei perforierenden Keratoplastiken wirkungsvoll ist, sofern der Schnitt im Transplantatgewebe erfolgt. Im Vergleich zur ursprünglichen Angabe der Notwendigkeit von 90% Tiefe und der damit verbundenen Nähe zum Endothel und der Erfordernis einer zirkulären Naht ist das Verfahren aber bereits jetzt klinisch universeller anwendbar. Die Anwendung ist allerdings nur dann effektiv, wenn über einen Trepan verfügt wird, der es erlaubt, die Hornhaut zu schneiden während sie gegen einen sphärischen Obturator gedrückt wird und bei dem die vorgegebene Tiefeneinstellung möglich ist (GTS oder Hanna). Die Verwendung eines Hohltrepans, insbesondere wenn dieser frei Hand gehalten ist, führt zu unterschiedlichen Eintrittstiefen und nicht kalkulierbaren Radien.

Literatur

1. Bates WH (1894) A suggestion of an operation to correct astigmatism. Arch Ophthalmol 23:9–13
2. Binder PS (1987) Surgical correction of astigmatism. Cornea, Refractive Surgery and Contactlens New Orleans Academy of Ophthalmology, March 1986. Raven, New York, S 35
3. Duffey RJ, Jain VN et al. (1988) Paired arcuate Keratotomy: A surgical approach to mixed and myopic astigmatism. Arch Ophthalmol 106:1130–1135
4. Krumeich J, Binder PS, Knülle A (1988) The Theoretical Effect of Trephine Tilt in postkeratoplasty astigmatism. CLAO J 14:213–219
5. Krumeich JH, Knülle A. Circular Keratotomy for the Correction of Astigmatism. Refract and Corneal Surg 8:204–210
6. Lans LJ (1898) Experimentelle Untersuchungen über Entstehung von Astigmatismus durch nicht-perforierende Corneawunden. Arch Ophthalmol 45:117–152
7. Lindstrom RL, Lindquist TD (1988) Surgical correction of postoperative astigmatism. Eur Implant Refract Surgery 6:14–26
8. Merlin U (1987) Curved keratotomy procedure for congenital astigmatism. J Refract Surg 3:92–97
9. Sato T (1950) Posterior incision of the cornea: surgical treatment for conical cornea and astigmatism. Am J Ophthalmol 33:943–948
10. Snellen H (1969) Die Richtung der Hauptmeridiäne des astigmatischen Auges. Arch Ophthalmol 15:199–207
11. Troutman RC (1973) Microsurgical control of corneal astigmatism. Trans Am Acad Ophthalmol Otolaryngol 77:OP563–OP572
12. Troutman RC, Swinger CA (1980) Relaxing incisions for control of postoperative astigmatism following keratoplasty. Ophthalmic Surg 11:117–120

Therapie der rezidivierenden Erosio corneae mittels 193 nm Excimerlaser

B. Seitz, A. Langenbucher, M. M. Kus und G. O. H. Naumann

Zusammenfassung. Bei 12 Männern und 8 Frauen im Alter von 22 bis 78 Jahren mit rezidivierender Erosio corneae (18) bzw. persistierendem Ulcus corneae (2) wurde eine phototherapeutische Keratektomie mittels 193 nm Excimerlaser durchgeführt. Häufigste Ursache der traumatischen rezidivierenden Erosio corneae waren spitze oder scharfe Gegenstände, wie Yuccapalme (3), Fingernagel des Kleinkindes auf der Hornhaut der Mutter (3), Flexspan (2), Papierkante (2) oder Fichtennadel (1). Das auslösende Ereignis lag zwischen 2 Monaten und 5,5 Jahre, im Mittel 1,5 Jahre zurück. Mindestens 2 Rezidive und eine konventionelle Abrasio corneae waren dem Lasereingriff in der Regel vorausgegangen. Mit zwei anfänglichen Ausnahmen wurde im Akutstadium therapiert. Nach Vortropfen mit Kokain erfolgte eine kleinflächige mechanische Abrasio corneae im Erosionsbereich. Der 1,5 × 1,5 mm Laserpunkt wurde unter Einsatz eines Mikromanipulators bei einer Repetitionsrate von 2 bis 3 pro Sekunde und einer Pulsenergie von 7 bis 10 mJ (70–270 Pulse) zur gezielten überlappenden oberflächlichen Ablation verwendet. Der Epithelschluß war im Mittel nach 2 Tagen, maximal nach 4 Tagen komplett. Während einer Beobachtungsdauer von 6 Wochen bis 3 Jahren (im Mittel 5 Monate) war der Visus von 0,43 (1/35 LT–1,0), auf 0,63 (0,03–1,2) angestiegen. Der korneale Nettoastigmatismus betrug präoperativ im Mittel 1,9 ± 2,0 dpt, postoperativ 1,5 ± 1,0 dpt. Die mittlere Hyperopisierung betrug 0,0 ± 0,6 dpt. Im Beobachtungszeitraum traten zwei Rezidive auf. Insbesondere die persistierende Erosio bei Keratitis herpetica konnte nicht erfolgreich behandelt werden.

Summary. 12 males and 8 females (22–78 years old) with recurrent corneal erosion (18) or persisting corneal ulcer (2) were treated by phototherapeutic keratectomy using an excimer laser 193 nm. Most common reasons of recurrent erosion after trauma were pointed or sharp-edged objects. The initial trauma dated back between 2 months and 5.5 years (mean 1.5 years). At least two recurrences and a conventional corneal abrasion had preceded. Except for the two first patients all have been treated during acute phase. Having performed a small abrasion of the epithelium we used the spot profile controlled by a "joy-stick" for a very superficial ablation in the relevant area. It took an average 2 days (range 1–4 days) until complete closure of the epithelium. During a follow-up of 6 weeks to 3 years (mean 5 months) visual acuity increased from 0.43 (1/35–1.0) to 0.63 (0.03–1.2). Preoperative mean corneal net astigmatism was 1.9 ± 2.0 diopters, postoperative astigmatism was 1.5 ± 1.0 diopters. Mean postoperative "hyperopic shift" was 0.0 ± 0.6 diopters. There were two recurrences after laser treatment, especially persisting epithelial defect in herpetic keratitis could not be cured.

J. Wollensak et al. (Hrsg.)
8. Kongreß der DGII

Einleitung

Patienten mit einer rezidivierenden Erosio corneae sind aufgrund häufig nachts auftretender, zum Teil exzessiver Schmerzen stark belastet (Abb. 1a, b). Oftmals haben Salbenverbände oder eine reine Abrasio corneae keinen schnellen und dauerhaften Erfolg. Diverse Vorschläge zu Pathogenese [20, 30, 31, 32, 34] sowie operativer [3, 4, 5, 8, 9, 10, 11, 12, 18, 22, 29, 33] und konservativer [1, 15, 17, 23, 26] Therapie dieser Erkrankung wurden publiziert. Bekanntlich eignet sich gerade der Excimerlaser gut zur kalkulierbaren und reproduzierbaren Ablation von Hornhautgewebe. Heute ist das Haupteinsatzgebiet des Excimerlasers der Wellenlänge 193 nm die photorefraktive

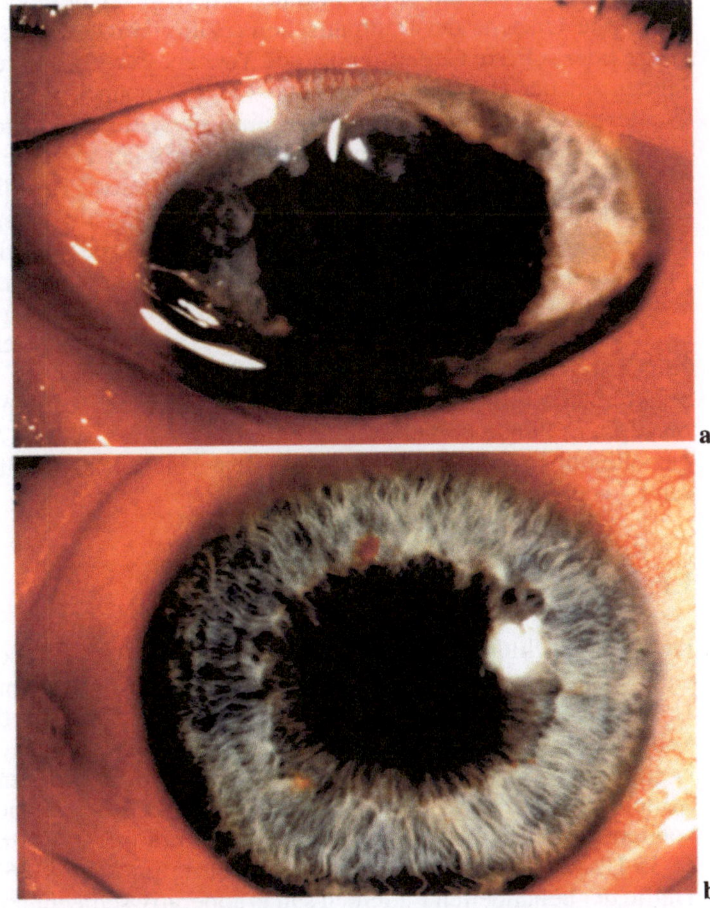

Abb. 1a, b. Patient P. W., 28 Jahre alt, seit 3 Jahren 7 Attacken einer rezidivierenden Erosio corneae nach Verletzung mit Yuccapalme. **a** Unmittelbar präoperativ, Visus 0,5, **b** 4 Tage nach der Excimerlaserablation, Visus 1,0

Keratektomie zur Myopiekorrektur [24]. Daneben erlaubt er die Hornhauttrepanation am Rande von Metallmasken im Rahmen der perforierenden und lamellären Keratoplastik [16, 19]. Über Methode und positive Ergebnisse der Entfernung von avaskulären oberflächlichen Hornhautnarben oder Dystrophien wurde vielfach berichtet [2, 4, 6, 7, 14, 25, 27, 28]. Nachfolgend stellen wir unsere Methode und Ergebnisse der Behandlung therapieresistenter Hornhautepitheldefekte mittels Excimerlaser dar.

Patienten und Methoden

Unsere eigene Erfahrung beschränkt sich bislang auf 20 konsekutive Eingriffe an 12 Männern und 8 Frauen im Alter von 22 bis 78 Jahren (im Mittel 44 ± 15 Jahre). Zwei davon litten unter einem persistierenden Ulcus corneae. Häufigste Ursache der traumatischen rezidivierenden Erosio corneae waren spitze oder scharfe Gegenstände, wie Yuccapalme (3), Fingernagel des Kleinkindes auf der Hornhaut der Mutter (3), Flexspan (2), Papierkante (2) oder Fichtennadel (1). Daneben wurde eine persistierende Erosio bei Keratitis herpetica behandelt. Das auslösende Ereignis lag zwischen 2 Monaten und 5,5 Jahre, im Mittel 1,5 Jahre zurück. Mindestens 2 Rezidive und eine konventionelle Abrasio corneae waren dem Lasereingriff in der Regel vorausgegangen. Mit zwei anfänglichen Ausnahmen wurde im Akutstadium therapiert, um das betroffene Areal exakt lokalisieren zu können. Nach Vortropfen mit Kokain erfolgte eine kleinflächige, mechanische Abrasio corneae im Erosionsbereich. Der Laser (MEL 60, Aeculap-Meditec, Heroldsberg) wurde zunächst gering defokusiert. Anschließend wurde der 1,5 × 1,5 mm Laserpunkt unter Einsatz eines Mikromanipulators bei einer Repetitionsrate von 2 bis 3 pro Sekunde und einer Pulsenergie von 7 bis 10 mJ (70–270 Pulse) zur gezielten überlappenden oberflächlichen Ablation – vor allem am Erosionsrand – verwendet.

Ergebnisse

Der Epithelschluß war selbst bei dem über mehr als 6 Wochen therapieresistenten Ulcus neuroparalyticum nach 4 Tagen komplett. Im Mittel heilte die Erosio nach 2 Tagen ab. Erfahrungsgemäß läßt sich die postoperative Schmerzempfindung durch Gabe von Voltaren lokal und systemisch günstig beeinflussen. Nach einer Beobachtungsdauer von 6 Wochen bis 3 Jahren (im Mittel 5 Monate) war der Visus bei keinem Patienten dauerhaft abgefallen, sondern in der Regel angestiegen. Der Visus präoperativ betrug im Mittel 0,43 (1/35 LT–1,0), der Visus postoperativ betrug im Mittel 0,63 (0,03–1,2). Die Hälfte der behandelten Patienten sah präoperativ schlechter als 0,25. Postoperativ war der Visus bei der Hälfte der Patienten 0,7 oder besser. Der korneale Nettoastigmatismus betrug präoperativ im Mittel 1,9 ± 2,0 dpt, postoperativ 1,5 ± 1,0 dpt. Dabei fiel präoperativ eine größere Streuung der Werte auf. Prä-

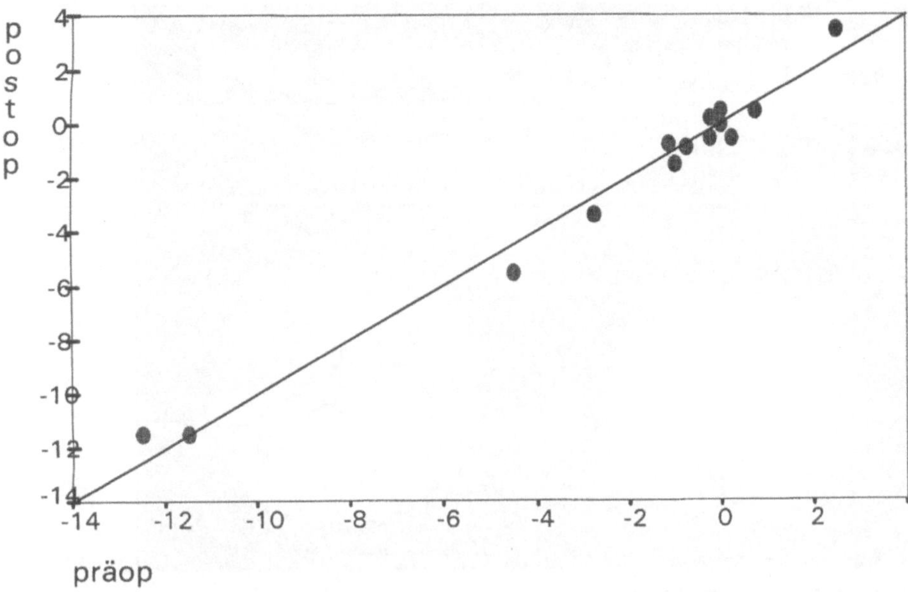

Abb. 2. Prä- und postoperatives sphärisches Äquivalent der subjektiven Refraktometrie nach gezielter Excimerlasertherapie des Erosionsareals (in dpt)

und postoperatives sphärisches Äquivalent unterschieden sich nicht wesentlich (Abb. 2). Die mittlere postoperative Hyperopisierung betrug 0,0 ± 0,6 dpt. Im Beobachtungszeitraum traten zwei Rezidive auf: Bei einer Patientin, die nicht im Akutstadium behandelt worden war, kam es 6 Wochen postoperativ zu einem Epitheldefekt in der Nachbarschaft des therapierten Areals, der eine Erweiterung des Ablationsbezirkes erforderlich machte. Über vier Monate danach ist die Patientin jetzt völlig beschwerdefrei. Die persistierende Erosio bei Keratitis herpetica konnte nicht erfolgreich behandelt werden.

Diskussion

Unter Verwendung des Punktprofils ist bei hoher Energiedichte die Möglichkeit der Induktion eines irregulären Astigmatismus bei parazentral gelegenen Prozessen zu berücksichtigen. Bei schonender Ablation mit niedriger Pulsenergie läßt sich in der Regel eine reguläre HH-Oberfläche erhalten (Abb. 3). Der Literatur zufolge scheint der Excimerlaser keine spezifische Therapie der therapieresistenten Epitheldefekte darzustellen, führen offenbar auch Stichelung des vorderen Stromas [10, 11, 12, 18, 22], Nd: YAG Laserapplikation [8] oder gar Mikrodiathermie [33] und Kryotherapie [9] zu Erfolgen. Allerdings stellt die gezielte, im akuten Stadium mit niedriger Energiedichte durchgeführte Fotoablation mittels 193 nm Excimerlaser eine *schonende* Alternative dar, um einen schnellen und sehr häufig dauerhaften Epithelschluß zu erzielen

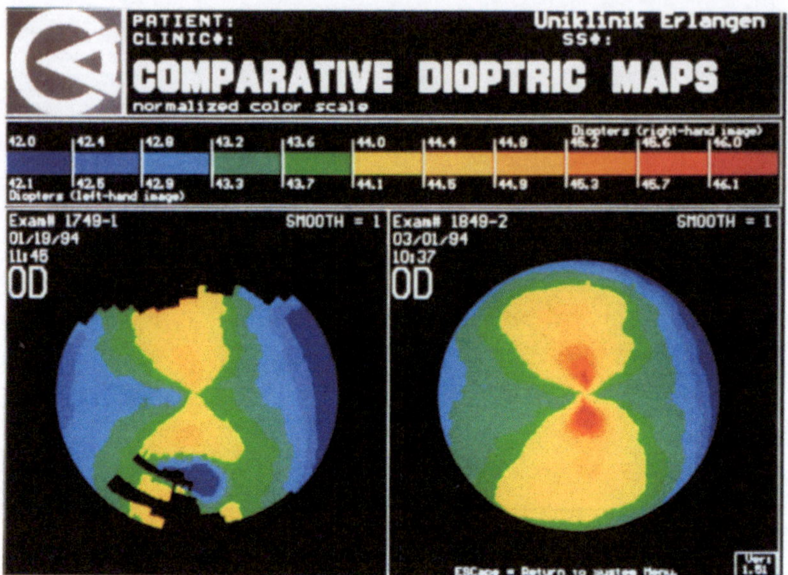

Abb. 3. Patientin B. M., 36 Jahre alt, rezidivierende Erosio corneae mittelperipher von 6 Uhr bis 7 Uhr nach Verletzung durch Fingernagel ihres Säuglings. Hornhauttopographieanalyse *links* präoperativ, *rechts* 6 Wochen nach gezielter Excimerlaserablation im Akutstadium

[3, 5]. Möglicherweise tragen funktionstüchtige Hemidesmosomen zu einer festen Epithelhaftung auf der geglätteten Bowman-Lamelle bei. Eine Modifikation der konservativen Therapie kann unterstützend wirken [1, 13, 15, 17, 21, 23, 26].

Literatur

1. Boisjoly HM, Beaulieu A (1991) Topical autologous fibronectin in patients with recurrent corneal epithelial defects. Cornea 10:483–488
2. Campos M, Nielsen S, Szerenyi K, Garbus JJ, McDonnell PJ (1993) Clinical follow-up of phototherapeutic keratectomy for treatment of corneal opacities. Am J Ophthalmol 115:433–440
3. Dausch D, Landesz M, Klein R, Schröder E (1993) Phototherapeutic keratectomy in recurrent corneal epithelial erosion. Refract Corneal Surg 9:419–424
4. Fagerholm P, Fitzsimmons TD, Örndahl M, Öhman L, Tengroth B (1993) Phototherapeutic keratectomy: Long-term results in 166 eyes. Refract Corneal Surg (Suppl) 9:S76–S81
5. Förster W, Atzler U, Grewe S, Bialasiewicz AA, Busse H (1993) Astigmatismus nach phototherapeutischer Keratektomie (PTK) bei rezidivierenden Erosiones der Hornhaut mit dem 193-nm-Excimer-Laser. Erste Ergebnisse. In: Robert YCA, Gloor B, Hartmann Ch, Rochels R (Hrsg) 7. Kongreß der Deutschsprachigen Gesellschaft für Intraokularlinsenimplantation. Springer, Berlin Heidelberg New York Tokyo, S 437–439

6. Förster W, Grewe S, Atzler U, Lunecke C, Busse H (1993) Phototherapeutic keratectomy (PTK) in corneal diseases. Refract Corneal Surg (Suppl) 9: S85–S90
7. Gatry D, Kerr-Muir M, Marshall J (1991) Excimer treatment of corneal surface pathology: a laboratory and clinical study. Br J Ophthalmol 75: 258–269
8. Geggel HS (1991) Successful treatment of recurrent corneal erosion with Nd: YAG anterior stromal puncture. Am J Ophthalmol 110: 404–407
9. Heydenreich A, Holland-Cunz J, Dietze U (1982) Posttraumatische rezidivierende Hornhauterosion und Kryotherapie. Klin Monatsbl Augenheilkd 181: 121–122
10. Hsu JKW, Rubinfeld RS, Barry P, Jester JV (1993) Anterior stromal puncture. Immunohistochemical studies in human corneas. Arch Ophthalmol 111: 1057–1063
11. Judge D, Payant J, Frase S, Wood TO (1990) Anterior stromal micropuncture electron microscopic changes in the rabbit cornea. Cornea 9: 152–160
12. Katsev DA, Kincaid MC, Fouraker BD, Dresner MS, Schanzlin DJ (1991) Recurrent corneal erosion: Pathology of corneal puncture. Cornea 10: 418–423
13. Kitazawa T, Kinoshita S, Fujita K, Araki K, Watanabe H, Ohashi Y, Manabe R (1990) The mechanism of accelerated corneal epithelial healing by human epidermal growth factor. Invest Ophthalmol Vis Sci 31: 1773–1778
14. Kornmehl EW, Steinert RF, Puliafito CA (1991) Masking fluids for excimer laser phototherapeutic keratectomy. Arch Ophthalmol 109: 860–863
15. Kossendrup D, Wiederholt M, Hoffmann F (1985) Influence of cyclosporin A, dexamethasone, and benzalkonium chloride (BAK) on corneal epithelial wound healing in the rabbit and guinea pig eye. Cornea 4: 177–181
16. Kubota T, Seitz B, Tetsumoto K, Naumann GOH (1992) Lamellar excimer laser keratoplasty: Reproducible photoablation of corneal tissue. Documenta Ophthalmologica 82: 193–200
17. McDermott ML, Chandler JW (1989) Therapeutic uses of contact lenses. Surv Ophthalmol 33: 381–394
18. McLean EN, MacRae SM, Rich LF (1986) Recurrent erosion – Treatment by anterior stromal puncture. Ophthalmology 93: 784–788
19. Naumann GOH, Seitz B, Lang GK, Langenbucher A, Kus MM (1993) Excimer-Laser-193nm-Trepanation bei der perforierenden Keratoplastik – Bericht über die ersten 70 Patienten. Klin Monatsbl Augenheilkd 203: 252–259
20. Pau H (1982) Pathogenese und Therapie der primären und sekundären rezidivierenden Erosion. Klin Monatsbl Augenheilkd 180: 259–263
21. Poland DE, Kaufman HE (1988) Clinical uses of collagen shields. J Cataract Refract Surg 14: 489–491
22. Rubinfeld RS, Laibson PR, Cohen EJ, Arentsen JJ, Eagle RC Jr (1990) Anterior stromal puncture for recurrent erosion: further experience and new instrumentation. Ophthalmic Surg 21: 318–326
23. Scardovi C, DeFelice GP, Gazzaniga A (1993) Epidermal growth factor in the topical treatment of traumatic corneal ulcer. Ophthalmologica 206: 119–124
24. Seiler T (1992) Der Excimerlaser. Ein Instrument für die Hornhautchirurgie. Ophthalmologe 89: 128–133
25. Sher NA, Bowers RA, Zabel RW, Frantz JM, Eiferman RA, Brown DC, Rowsey JJ, Parker P, Chen V, Lindstrom RL (1991) Clinical use of the 193-nm excimer laser in the treatment of corneal scars. Arch Ophthalmol 109: 491–498
26. Singh G, Foster CS (1989) Growth factors in treatment of nonhealing corneal ulcers and recurrent erosions. Cornea 8: 45–53

27. Stark WJ, Chamon W, Kamp MT, Enger CL, Rencs EV, Gottsh JD (1992) Clinical follow-up of 193-nm ArF excimer laser photokeratectomy. Ophthalmology 99:805–812
28. Talamo JH, Steinert RF, Puliafito CA (1992) Clinical strategies for excimer laser therapeutic keratectomy. Refract Corneal Surg 8:319–324
29. Vegh M (1992) Simplified microsurgical method of therapy for recurrent corneal erosion. Ger J Ophthalmol 1:135–138
30. Waltman SR (1989) Recurrent corneal erosion. Arch Ophthalmol 107:1436
31. Weene LE (1985) Recurrent corneal erosion after trauma: a statistical study. Ann Ophthalmol 17:521–524
32. Williams R, Buckley RL (1985) Pathogenesis and treatment of recurrent erosion. Br J Ophthalmol 69:435–437
33. Wood TO, McLaughlin BJ, Boykins LG (1985) Electron microscopy of corneal surface microdiathermy. Curr Eye Res 4:885–895
34. Wood TO, McLaughlin BJ (1988) Recurrent erosion. Int Ophthalmol Clin 28: 83–93

Zur Behandlung der rezidivierenden Erosio corneae mit dem 193nm-Excimerlaser

A. W. Heinrich, H. U. Frank, B. H. Eckhardt und W. W. Hütz

Zusammenfassung. Bei 52 Patienten mit einer rezidivierenden Erosio corneae (zwei und mehr Rezidive) wurde im freien Intervall, also bei geschlossenem Epithel, eine therapeutische Keratektomie (PTK) durchgeführt. Die Behandlung erfolgte mit 20 Impulsen, bei 5 mm Blendenöffnung, einer Fluence von 180 mJ/cm^2 und einer Frequenz von 5 Hz. Von den 52 Patienten hatten 47 eine posttraumatische Erosio und 5 eine spontan rezidivierende Erosio bei mikrozystischer Epitheldegeneration. Von den 47 Patienten zeigten bei einer Nachbeobachtungszeit von 3 bis 16 Monaten 2 Patienten ein umschriebenes Rezidiv am Rand des gelaserten Areals. Nach einer erneuten PTK in diesem Areal trat kein weiteres Rezidiv auf, die Patienten waren beschwerdefrei. Bei den 5 Patienten mit Epitheldegeneration traten keine objektivierbaren Rezidive auf, allerdings waren diese Patienten auch nicht beschwerdefrei, sondern klagten weiterhin über ein erhebliches Fremdkörpergefühl.

Summary. Results of phototherapeutic keratectomy (PTK) in 52 patients with recurrent corneal erosiones are shown. In spite of conventional treatment they all had suffered two or more recurrences. 47 patients had a posttraumatic erosion, in 5 patients it was due to a microcystic epithelium dystrophy. While the epithelium was recovered the excimer-treatment was carried out with 20 pulses at 5 Hz and a fluence of 180 mJ/cm^2. The treated zone was 5 mm in diameter. Just two recurrences at the border of the treated area were noted by a 3 to 16 months follow up. After retreatment there were no troubles anyway in the group of posttraumatic erosions. Patients with corneal dystrophy complained of persistent foreign body sensation though no actual erosion occured. Because of the low number of pulses Bowman's membrane was not affected anyway and no scars or change of refraction was observed.

Einleitung

Das Wissen um die Anwendungsmöglichkeiten des Excimerlasers auf dem Gebiet der refraktiven Hornhautchirurgie ist heutzutage weit verbreitet. Auch der Einsatz des Excimerlasers zur Abtragung oberflächlicher Hornhauttrübungen ist allgemein bekannt. Eine weitere, hiervon abweichende therapeutische Excimeranwendung soll anhand unserer klinischen Erfahrungen vorgestellt werden: die Behandlung der rezidivierenden Erosio corneae. Oftmals wird eine derartige Erosio durch ein sogenanntes Bagatelltrauma, z. B. Verletzung durch Fingernagel, Yuccapalme etc., ausgelöst.

J. Wollensak et al. (Hrsg.)
8. Kongreß der DGII

Jedoch kennen wir auch rezidivierende Erosiones, bei denen dieses initiale Trauma fehlt. Also spontane, rezidivierende Erosiones im engeren Sinne. Als Ursache findet sich in diesen Fällen vielfach bei genauer Untersuchung eine mikrozystische Epitheldystrophie. In allen diesen Fällen scheint der Defekt in einer verminderten Adhäsion der Epithelien auf der Basalmembran zu bestehen. Die für diese Aufgabe zuständigen Hemidesmosomen sind nur unvollständig ausgebildet. Die Basalmembran selbst ist ebenfalls oftmals unregelmäßig angelegt. Dieser mangelhaften Epithelhaftung wird in den bisherigen Therapieansätzen Rechnung getragen: Zum einen wird versucht, die mechanische Belastung des Epithels zu minimieren, dazu werden tagsüber Tränenersatzmittel und besonders zur Nacht pflegende Salben eingesetzt; auch werden in einigen Fällen therapeutische Kontaktlinsen als Verbandlinse über mehrere Wochen auf dem Auge belassen. Die zweite Überlegung zielt auf eine verbesserte Epithelhaftung durch Vorbereitung des Untergrundes. Hierzu wurden in der Vergangenheit verschiedene Methoden beschrieben, so z. B. die Kauterisation, die Stichelung oder auch die Ätzung bzw. Kryotherapie der Hornhaut. Gemeinsam war diesen Verfahren die Alteration der Bowman-Membran und das damit verbundene Risiko einer nicht kalkulierbaren Narbenbildung. Dies ist einer der Gründe, weshalb sich trotz belegter Therapieerfolge keine dieser Methoden durchsetzen konnte. Auch die Phototherapeutische Keratektomie (PTK) mit dem Excimerlaser, wie hier vorgestellt, verfolgt das Ziel, die Epithelhaftung zu verbessern, jedoch ohne jegliche Traumatisierung der Bowman-Membran.

Material und Methoden

In der Zeit von Juni 1992 bis November 1993 führten wir 52 therapeutische Laserbehandlungen mit dem ArF-193nm-Excimer-Laser bei rezidivierender Erosio corneae durch. Bei 47 Patienten war diese auf ein initiales Trauma zurückzuführen. 5 Patienten konnten keine Angaben zu einem Unfallereignis beim erstmaligen Auftreten der Erosio machen. Einer dieser vier zeigte am Partnerauge ebenfalls eine deutliche Epitheldystrophie.

Die Rezidivhäufigkeit lag zwischen einer Erosio innerhalb von 6 Monaten bis zu einer Erosio innerhalb von 6 Wochen. Der Patient mit der angesprochenen Epitheldystrophie litt seit 9 Monaten nahezu ununterbrochen unter wechselnd starken Beschwerden. Die Behandlung erfolgte im sogenannten freien Intervall bei geschlossenem Epithel ohne zuvorige Abrasio. Im Bereich der Erosio wurden mit der 5 mm Blende im „Glättprogramm" bei 180 mJ/cm^2 20 Impulse mit einer Frequenz von 5 Hz appliziert. Bei größeren Erosiones wurden überlappende Kreisflächen behandelt.

Ergebnisse

Unmittelbar nach der PTK war der behandelten Epithelfläche keinerlei Veränderung anzusehen. Dementsprechend gab auch lediglich ein Patient Be-

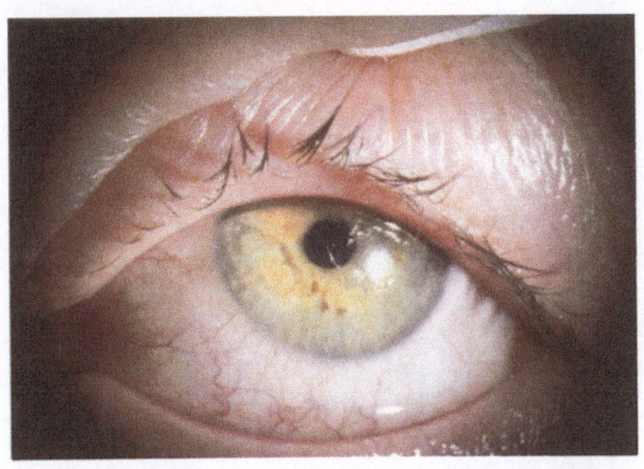

Abb. 1. Einzelfall mit ausgedehntem Erosiorezidiv am ersten Tag nach PTK, im weiteren Verlauf rezidivfrei

schwerden unmittelbar nach der Behandlung an. Es handelte sich hierbei um eine Patientin, deren Epithelhaftung nach vorangegangener traumabedingter Erosio von derart schlechter Qualität war, daß es bereits beim Einsetzen des Lidsperrers und Trocknen des Epithels mit einem Watteröllchen zu großflächigen Epithelverschiebungen kam. Am Folgetag lag eine erneute ausgedehnte, flächige Erosio vor (Abb. 1), die allerdings ohne Verzögerung und bis zum heutigen Tage rezidivlos abheilte.

Insgesamt überblicken wir heute Nachbeobachtungszeiten von 3 bis 16 Monaten.

Visus- oder Refraktonsänderungen traten nach der PTK in keinem Fall auf.

Hornhautpflegende Tränenersatzmittel oder Salben zur Nacht werden z. Z. von 13 Patienten regelmäßig, von 11 Patienten gelegentlich und von 28 Patienten nicht mehr angewandt. Lediglich bei 2 Patienten mit posttraumatischen Erosiones traten umschriebene Rezidive am Rande des anscheinend zu kleinen behandelten Areals auf. Nach entsprechender Wiederholung der PTK in dem betroffenen Gebiet waren auch diese Patienten rezidivfrei.

Objektivierbare Rezidive fehlten zwar auch bei den Patienten mit spontanen Erosiones, jedoch klagten sie über fortbestehendes, wechselndes Fremdkörpergefühl.

Diskussion

Die PTK stellt nach unserer Ansicht eine vielversprechende Bereicherung in der Behandlung der rezidivierenden, initial traumatischen Erosio dar. Die hohe Erfolgsrate bei fehlenden Nebenwirkungen sind überzeugend, auch wenn die Frage nach dem zugrundeliegenden Wirkprinzip noch offen bleiben muß. Unklar bleibt der Effekt der Excimerbehandlung auf die Epithelverankerung im Bereich der Basalmembran, denn man muß von einer nahezu vollständigen Absorption des kurzwelligen Laserlichts in der obersten Epithelschicht ausgehen, so daß die Tiefe von Basalmembran/Bowman-Membran hiervon gar nicht erreicht wird (Abb. 2).

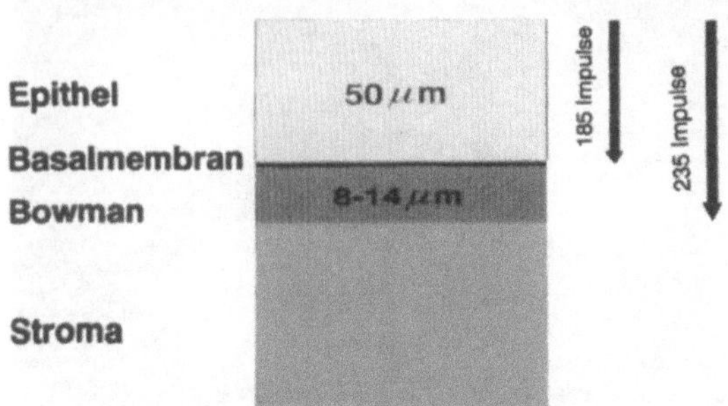

Abb. 2. Ablationsrate in Abhängigkeit von der Zahl der applizierten Impulse

Eine Epithelablation in relevanter Größenordnung wird durch die applizierten 20 Impulse sicher auch nicht erzielt. Bei einer mittleren Epitheldicke von 20 μm wären über 180 Impulse erforderlich, um direkt bis zur Bowman-Membran vorzudringen. Es wird also lediglich die oberste Epithelzellage abladiert, so daß der von uns zunächst kritiklos übernommene Begriff der phototherapeutischen Keratektomie, was die Entfernung von Hornhautgewebe angeht, inkorrekt ist.

Ob die positive Excimerwirkung auf die Epithelhaftung in Tiefe der Basalmembran auf die physikalische Wirkung eventuell penetrierender Sekundärstrahlung zurückzuführen ist oder ob es sich um eine eher biologisch vermittelte Aktivierung der Hemidesmosomen durch Irritation der Hornhautoberfläche handelt, ist bislang nicht geklärt. Sicher ist jedoch die Wirksamkeit dieser Behandlung und ebenso sicher sind Nebenwirkungen, wie z.B. eine Verletzung der Bowman-Membran mit entsprechender Narbenbildung, auszuschließen.

Literatur

1. Brown NA, Bron AJ (1976) Recurrent erosion of the cornea. Brit J Ophthal 60: 84–96
2. Fogle JA, Kenyon KR, Stark WJ, Green RW (1975) Defective epithelial adhesion in anterior corneal dystrophies. Am J Ophthal 79:925
3. McDonnel PJ, Seiler T (1992) Phototherapeutic Keratektomy with Excimer Laser for Reis-Bückler's Corneal Dystrophy. Refr Corneal Surg 8:306–310
4. Naumann GOH (1980) Pathologie des Auges. In: Doerr W, Seifert G, Uehlinger E (Hrsg) Spezielle pathologische Anatomie, Bd 12. Springer, Berlin Heidelberg New York
5. Seiler T (1990) Laserchirurgie der Kornea. Fortschr Ophthalmol 87:111–114
6. Sher NA, et al. (1991) Clinical Use of the 193-nm Excimer Laser in the Treatment of Corneal Scars. Arch Ophthalmol 109:491–498
7. Thiel H-J (1981) Degenerative Erkrankungen der Hornhaut. In: François J, Hollwich F (Hrsg) Augenheilkunde in Klinik und Praxis, Bd 2. Thieme, Stuttgart New York